gli Adelphi
180

Luigi Luca Cavalli-Sforza è professore di Genetica alla Stanford University, in California. Di lui Adelphi ha pubblicato *Geni, popoli e lingue* (1996). Paolo Menozzi è professore di Ecologia all'Università di Parma, Alberto Piazza di Genetica umana all'Università di Torino.

LUIGI LUCA CAVALLI-SFORZA
PAOLO MENOZZI ALBERTO PIAZZA

Storia e geografia dei geni umani

ADELPHI EDIZIONI

TITOLO ORIGINALE:
The History and Geography of Human Genes

Traduzione di Rosaria Maria Griffo,
Giuseppe Matullo, Sabina Rendine, Nazario Cappello

I edizione *gli Adelphi*: novembre 2000

ISBN 88-459-1588-3

INDICE

PREFAZIONE ALL'EDIZIONE ITALIANA

Sono ormai passati più di trent'anni da quando è stato compiuto il primo tentativo di ricostruire la storia della diversità umana analizzando le differenze genetiche che si osservano oggi tra le popolazioni. Per misurare tali differenze sono state impiegate le frequenze geniche, cioè le frequenze con cui il materiale ereditario (il DNA, i cui segmenti funzionali vengono chiamati geni) si distribuisce nello spazio occupato dalla nostra specie. Se sembra giustificata l'affermazione che le frequenze geniche sono stabili e piuttosto insensibili ai cambiamenti ambientali di breve periodo, è altrettanto vero che non esistono dati sulle popolazioni passate e la stabilità nel tempo viene indotta indirettamente dalla stabilità nello spazio, ovvero dall'osservazione di distribuzioni delle frequenze geniche che sono generalmente regolari, con valori che differiscono di poco anche quando si riferiscono a popolazioni che vivono in ambienti radicalmente differenti. Oggi la situazione sta cambiando molto rapidamente: i progressi della tecnologia molecolare fanno intravedere un futuro in cui sarà possibile esaminare il DNA di individui che sono vissuti in un passato anche molto lontano: risale a pochi mesi fa la notizia che il DNA mitocondriale dell'uomo di Neandertal è stato analizzato con successo (si veda l'Aggiornamento per l'edizione italiana).

Per molto tempo i dati forniti dall'antropologia fisica (quali il colore della pelle, l'aspetto fisico del corpo, i tratti facciali, ecc.) sono stati gli unici a descrivere la nostra diversità. Alcuni di questi, in particolare le dimensioni delle ossa, hanno il grande vantaggio di essere misurabili anche su materiale fossile. Tuttavia i caratteri antropometrici sono quelli che più hanno manifestato un cambiamento notevole negli ultimi 200 anni: un esempio per tutti è fornito dalla statura, il cui aumento osservato in Europa può essere difficilmente attribuito a cause genetiche. I caratteri che probabilmente riflettono risposte a cambiamenti ambientali recenti sono i meno indicati per tracciare la storia dei nostri geni. Non si vuol certo negare l'importanza dell'analisi di materiale fossile per la ricostruzione delle linee evolutive del genere *Homo,* ma il tipo di informazione, spesso unito anche alla scarsità di esemplari proprio per i periodi temporali di maggior interesse, deve essere valutato tenendo presente questi limiti.

I dati genetici sulle popolazioni attuali che abbiamo potuto usare per analizzare la geografia dei geni umani sono estremamente numerosi. I due polimorfismi genetici che sono stati scoperti per primi – i gruppi sanguigni AB0 e RH – sono molto importanti sotto il profilo clinico e per questa ragione sono stati indagati in modo particolarmente esteso. A questi si sono aggiunti molti altri marcatori genetici di minore interesse clinico ma di uguale se non maggiore valore antropologico per la loro capacità di identificare differenze genetiche tra popolazioni. Purtroppo i dati a disposizione sono assai eterogenei nel numero e nella loro distribuzione geografica: se fossero stati raccolti seguendo un progetto sperimentale più razionale e sistematico, come è accaduto per esempio nella raccolta dei dati sul polimorfismo genetico che regola l'istocompatibilità, il sistema HLA, avremmo potuto e potremmo oggi lavorare su un insieme di informazioni ben più ricco. Coltiviamo la speranza che l'esperienza acquisita induca i futuri ricercatori a meglio organizzare i loro sforzi, soprattutto nella prospettiva di una capacità di risoluzione delle differenze genetiche sempre più fine che oggi la potente tecnologia della biologia molecolare è in grado di offrire.

L'idea di questo libro ha avuto origine dal desiderio di analizzare la geografia dei geni umani, i nostri geni, usando tecniche nuove da noi messe a punto allo scopo specifico di studiare le antiche migrazioni dell'uomo. Mentre procedeva il lavoro molto impegnativo di archiviare su calcolatore l'enorme mole di dati esistenti in letteratura, diventò chiara la necessità di analizzare la stessa informazione con metodi alternativi, proposti da noi e da altri, che dessero risposte a domande di interesse storico. Ma è difficile che la sfida davvero stimolante di ricostruire la storia dell'evoluzione umana possa venire lanciata con una qualche speranza di successo se ci si limita a usare le informazioni fornite dai dati genetici. Anche le documentazioni storica, linguistica, archeologica, antropologica e paleoantropologica devono essere vagliate: al fine di trarre conclusioni proponibili senza troppe riserve, le informazioni generate da queste discipline dovrebbero essere confrontate con quelle generate dall'analisi dei dati genetici.

È superfluo sottolineare che ciascuna di queste fonti di informazione ha dei limiti. I dati storici pertinenti sono rari, spesso non quantitativi e perlopiù non sondano periodi sufficientemente lontani nel tempo. L'archeologia è in grado di dire molto poco sui caratteri fisici delle popolazioni che studia, ma fornisce datazioni e qualche vaga indicazione demografica, soprattutto sulle dimensioni numeriche, importanti per predire i tassi di evoluzione genetica. Ma gli archeologi trovano spesso difficile distinguere le migrazioni di persone dalla diffusione di artefatti o della cultura materiale che li ha prodotti. I cambiamenti linguistici seguono regole in qualche misura analoghe a quelle dell'evoluzione genetica ma con la spiacevole limitazione che la loro ben maggiore velocità, simile a quella dell'infezione batterica o virale, rende particolarmente difficile la ricostruzione dei primi stadi. Inoltre le lingue possono venire sostituite da altre lingue di origine completamente diversa in un tempo relativamente breve, confondendo così parzialmente o totalmente eventuali concordanze. Si è affermato che l'antropologia fisica può essere fuorviante perché certi caratteri fisici osservati e misurati nelle ossa talvolta cambiano rapidamente al mutare delle condizioni ambientali. Va ancora sottolineato che solamente i geni, o almeno la maggior parte di essi, sono dotati della stabilità necessaria per poter discutere i processi di divisione, fusione e migrazione che le popolazioni della nostra specie hanno vissuto nella loro storia, una storia che risale ad almeno 100 000 anni fa. Una frazione considerevole delle varianti genetiche che studiamo oggi è apparsa prima di allora e si è in seguito distribuita nello spazio in proporzioni radicalmente diverse, un processo che ci permette di orientarci nel riconoscere i vari percorsi evolutivi della storia delle popolazioni.

Sebbene i genetisti di popolazione spesso riassumano le conoscenze archeologiche, storiche e linguistiche dei gruppi etnici che hanno studiato, non ci risulta sia stata ancora pubblicata una trattazione esauriente che tenti di disegnare un affresco globale della nostra specie in una prospettiva di storia generale di cui la genetica sia parte. Ci auguriamo che questo volume svolga adeguatamente tale funzione. Nel capitolo 1 diamo alcune informazioni storiche sugli argomenti che verranno svolti successivamente, discutiamo il concetto di razza, di cui sottolineiamo l'inconsistenza sotto il profilo biologico, e forniamo un'introduzione elementare delle tecniche di analisi che verranno maggiormente usate. Abbiamo tentato di scrivere un libro che possa esser letto da cultori e specialisti di molte discipline, dal momento che non solo i genetisti ma anche gli studiosi di archeologia, antropologia, paleontologia, storia, geografia e linguistica hanno un interesse potenziale per la materia. I maggiori ostacoli agli scambi tra discipline diverse derivano dall'uso di vocabolari specifici e solo parzialmente intercomunicanti: abbiamo tentato, per quanto ci è stato possibile, di superare tale limitazione, e ciò significa che il lettore non specialista dovrebbe essere comunque in grado di capire questo libro, purché sia sufficientemente motivato a seguire un'analisi scientifica. Inevitabilmente, le discussioni sono mantenute a un livello elementare dal punto di vista di ciascuna disciplina, e il linguaggio usato è, almeno nelle intenzioni, il più semplice possibile. I metodi statistici e le nozioni elementari della genetica di popolazioni vengono sviluppati in modo qualitativo con un uso parsimonioso di termini tecnici, che sono in ogni caso tutti definiti la prima volta che vengono introdotti.

Il capitolo 2 è dedicato all'analisi dei dati a livello mondiale e intende offrire uno strumento per una comprensione generale della storia della nostra specie di *Homo sapiens sapiens*. Vengono ricostruiti e presentati alberi filogenetici che la descrivono dalle origini e tali alberi sono confrontati con le testimonianze paleoantropologiche e archeologiche, e con le classificazioni linguistiche. Vengono anche presentati altri tipi di analisi, con l'intento di tracciare un quadro globale della struttura genetica della nostra specie.

I cinque capitoli che seguono sono dedicati alle maggiori regioni geografiche dove l'uomo si è insediato. Trattiamo inizialmente il continente in cui verosimilmente la nostra specie ha incominciato a evolversi, cioè l'Africa, dopo il quale passiamo a esaminare gli altri continenti nell'ordine in cui sono stati successivamente occupati: Asia, Europa, America e Oceania. In ciascun capitolo vengono brevemente discusse la geografia e l'ecologia della regione, poi i dati storici e la documentazione paleoantropologica e archeologica. Si è dedicata particolare attenzione ai dati demografici, quando disponibili, e a tutte le informazioni sui movimenti migratori, necessario quadro di riferimento per l'interpretazione dei processi evolutivi che via via si esaminano. Successivamente vengono trattati i dati dell'antropologia fisica e della linguistica. Segue poi l'analisi di tutti i dati genetici disponibili, riferita sia all'intero continente, sia alle sue parti più importanti o meglio documentate. L'edizione originale di questo volume era corredata dalle mappe geografiche di tutti i geni esaminati. Per ragioni di economia questa edizione in lingua italiana ne presenta un campione molto limitato. Tuttavia all'interno di ciascun capitolo è stata lasciata inalterata la loro discussione così che il lettore, con un po' di immaginazione geografica, riuscirà a coglierne il disegno essenziale. Dalle mappe geografiche di ciascun gene sono poi state elaborate mappe che abbiamo definito «sintetiche»: presentate e discusse in ciascun capitolo, esse offrono, per così dire, i «paesaggi genetici» più significativi in una geografia dei geni colta nella sua globalità. Non sempre l'informazione genetica è sufficiente a illuminare o a essere illuminata dall'informazione storica o non genetica che nel testo la precede, ma ci auguriamo che l'informazione non utilizzata stimoli ulteriori ricerche.

L'ultimo capitolo riprende e discute le conclusioni di ciascun capitolo nella loro generalità, richiamando i nodi metodologici e illustrando i problemi più urgenti che questo tipo di ricerca dovrà in futuro affrontare. Oggi abbiamo gli strumenti per lavorare molto meglio sia nella fase della raccolta dei campioni sia in quella della loro analisi. Le tecnologie della biologia molecolare, che stanno esplodendo anche grazie alla loro possibilità di automazione, ci inducono a pensare che una nuova epoca si stia aprendo per lo studio genetico delle popolazioni umane, ed è un momento più che mai opportuno perché molte popolazioni (per non parlare di culture e di lingue) si stanno estinguendo, sia per le migrazioni che oggi più che mai mescolano geni, lingue e culture, sia per le dimensioni insufficienti a far valere la propria identità, sia, purtroppo, per la determinazione di alcuni popoli a far scomparire fisicamente gruppi politici, religiosi e culturali minoritari. Riteniamo che la ricchezza umana – biologica e culturale – di tutte queste popolazioni a rischio debba essere in tutti i modi salvaguardata e, ben consci che le nostre sole forze non bastano allo scopo (anzi, alcuni ci rimproverano che il nostro lavoro vada contro l'interesse delle popolazioni stesse), vorremmo contribuire al loro mantenimento nel modo in cui siamo capaci, cioè studiando e raccontando la loro identità e varietà.

Tutti i dati genetici ottenuti dalla letteratura sono stati analizzati usando fondamentalmente due tipi di rappresentazione: le mappe geografiche e gli alberi filogenetici. I metodi che generano queste rappresentazioni sottolineano due aspetti diversi ma complementari della stessa realtà genetica: gli alberi filogenetici mettono in rilievo il suo percorso storico, le mappe la sua struttura geografica. L'interpretazione storica di un albero filogenetico va convalidata saggiando la verità delle ipotesi che ne stanno alla base, il che è talvolta possibile. In generale abbiamo trovato una buona correlazione tra l'informazione genetica e quella non genetica, un risultato che ci incoraggia ad aver fiducia nelle nostre conclusioni. Se non altro, la stessa formulazione di ipotesi sufficientemente chiare da poter essere provate, dovrebbe costituire già da sola un contributo valido.

Lo scopo che ci siamo proposti ci ha messi di fronte a numerose difficoltà, ne siamo consci, non ultima quella del continuo aggiornamento dei dati e del tempo intercorso tra la loro raccolta, la loro analisi e infine la pubblicazione del testo. I lettori più critici avvertiranno che il nostro sforzo di sintesi avrà inevitabilmente generato omissioni anche importanti ed errori; delle une e degli altri ci scusiamo e saremo grati a chiunque avrà la pazienza di segnalarceli. Deliberatamente il nostro sforzo non è stato indirizzato a un'impossibile completezza, ma a suscitare e diffondere interesse per la genetica delle popolazioni umane con la speranza che venga riconosciuta l'utilità di pensare in termini multidisciplinari.

RINGRAZIAMENTI

La nostra lista di ringraziamenti è lunga, e ci auguriamo di non aver dimenticato nessuno. Molte persone ci hanno aiutato nel rendere automatica l'acquisizione dei dati su calcolatore e in molti altri modi. In particolare, vogliamo ringraziare Juliana Hwang per la stesura dei programmi, e Mariangela Trentadue, Sharon Feingold, e Michelle Leo, purtroppo scomparsa, per l'inserimento dei dati. La maggior parte delle figure del testo è stata realizzata al computer da Megan Betz, e in parte da Kim Ha: oltre a questo lavoro, quasi eroico considerando il software disponibile in quel periodo, entrambe hanno preso parte alla stesura finale della bibliografia. La maggior parte delle analisi statistiche è stata effettuata con sollecita competenza da Nazario Cappello, Eric Minch, Joanna Mountain e Sabina Rendine. A tutti loro esprimiamo i nostri ringraziamenti più sentiti.

Per la realizzazione delle mappe geografiche è stato necessario un lavoro di otto anni effettuato presso il centro di elaborazione dati dell'Università di Parma, che ha reso disponibili quantità illimitate di ore di elaborazione, innumerevoli metri di carta da stampa e fiumi di inchiostro. Non avremmo potuto portare a termine il nostro progetto senza il sostegno e l'assistenza del personale del centro di elaborazione dati. Ci è difficile esprimere la nostra gratitudine per le capacità quasi magiche di Enzo Siri nel risolvere i problemi di programmazione grafica e per la sua pazienza biblica nella produzione delle mappe geografiche, parte delle quali compaiono in questo libro.

La collaborazione creativa ma rigorosa, sempre molto al di sopra del richiesto, di Eleonora Olivetti e Sabina Rendine nel preparare le mappe sintetiche a colori è stata di grande importanza per il completamento della parte grafica del nostro lavoro.

Molte persone hanno gentilmente letto parte del manoscritto, suggerendo cambiamenti: Peter Bellwood, Jaume Bertranpetit, Anne Bowcock, Giacomo Giacobini, Barry Hewlett, Eric Minch, James V. Neel, Colin Renfrew, Philip Rightmire, S.M. Sirajuddin, Robert Sokal, Chris Stringer, Ken Weiss. Merritt Ruhlen ha letto l'intero manoscritto. Mike Crawford ci ha molto aiutati per i dati della Siberia. Frank Livingstone, Arthur Mourant e Don Tills ci hanno fornito tabelle di dati preziosi ancora inediti. Franco Scudo ci ha ricordato le parole di Darwin citate nel capitolo 8. Rosalba Guglielmino-Matessi ha contribuito all'elaborazione e all'interpretazione dei dati relativi all'emoglobina inclusi in questo libro. Nessuna di queste persone è responsabile per i nostri errori: siamo loro grati per l'aiuto e l'incoraggiamento. Infine, Ed Tenner e Judy May della Princeton University Press ci hanno inizialmente incoraggiati a estendere la nostra analisi geografica dell'Europa effettuata nel 1978 al resto del mondo; oltre al grande aiuto prestatoci, tutte le persone della Princeton University Press (in particolare Emily Wilkinson) hanno avuto un'enorme pazienza, poiché abbiamo rimandato più e più volte la presentazione del nostro manoscritto finale. La revisione del testo in inglese, un lavoro infinito, è caduta sulle spalle di Teresa Carson, che ha contribuito con grazia al miglioramento del prodotto finale. Ultima, ma non certo per importanza, Marilyn Anderson, che ha alleggerito il nostro carico di lavoro svolgendo quello di segretaria con sensibilità e buonumore.

Senza i finanziamenti GM20467 e GM10452 dei National Institutes of Health (NIH) questa ricerca non sarebbe stata possibile. Aiuti finanziari sono giunti anche dall'NIH National Library of Medicine (LM04106), dall'Associazione Benefica Lucille P. Markey, dalla Fondazione Wenner-Gren e dalla National Science Foundation (divisione di antropologia). Al di là dell'Atlantico, i nostri ringraziamenti vanno al CNR (Consiglio Nazionale delle Ricerche) italiano, progetti finalizzati «Biotecnologia e Biostrumentazione», «Ingegneria Genetica», «Archivio Biologico», e al MURST (Ministero per l'Università, la Ricerca Scientifica e Tecnologica), fondi nazionali (40%) e locali dell'Università di Torino (60%). Il CSI-Piemonte (Consorzio per il Sistema Informativo, Torino) ha messo a disposizione ore di elaborazione e servizi per la realizzazione della parte grafica (diagrammi e mappe a colori) che abbiamo apprezzato in modo particolare.

Nel corso del lavoro che ha condotto all'edizione italiana del volume abbiamo contratto numerosi debiti di riconoscenza: il nostro più vivo ringraziamento va a Monica Vezzosi, che ha aggiornato la bibliografia, e ai collaboratori della casa editrice Adelphi, in particolare Micaela Tassalini, per lo scrupolo e la competenza con cui hanno letto, riletto e corretto la traduzione italiana di un'opera che senza di loro non avremmo avuto la pazienza di rivedere ancora una volta.

STORIA E GEOGRAFIA DEI GENI UMANI

alle nostre mogli
Alba, Wallis e Ada

1
INTRODUZIONE A CONCETTI, DATI E METODI

1.1 INTRODUZIONE

Da tempo ai genetisti era nota l'esistenza di una certa variabilità genetica tra gli individui appartenenti a una stessa specie, ma fino a circa venticinque anni fa l'entità di questa variazione non era stata valutata appieno. In molte popolazioni umane, caratteri evidenti quali il colore degli occhi e dei capelli variano da un individuo all'altro: sono differenze che anche i profani notano con facilità, come pure le variazioni di altezza, di peso, di costituzione corporea e dei tratti facciali, anch'esse in parte determinate geneticamente. La loro trasmissione ereditaria è tuttavia complessa, e questi caratteri contribuiscono ben poco a farci comprendere l'entità delle variazioni. Il primo esempio di variazione genetica ben caratterizzata, quella del gruppo sanguigno AB0, fu descritto agli inizi del secolo (Landsteiner, 1901). Le differenze tra individui, riguardanti variazioni del gruppo sanguigno AB0, sono dovute a piccole differenze chimiche in molecole che si trovano sulla superficie dei globuli rossi.

Questi studi furono presto estesi ad altri sistemi di gruppi sanguigni: si accumulò una gran quantità di dati che dimostravano come, in popolazioni umane diverse, i gruppi sanguigni fossero presenti in proporzioni diverse; tuttavia solo in seguito, a partire dagli anni Cinquanta ma soprattutto negli anni Sessanta, è stato possibile intravedere la sorprendente entità della variazione genetica, grazie allo studio sistematico delle differenze nelle proteine degli individui. Una *proteina* è una molecola complessa, costituita da una sequenza lineare di componenti chiamati *amminoacidi*; le varie proteine hanno composizione amminoacidica che cambia molto dall'una all'altra e assolvono funzioni assai diverse. Le relazioni tra struttura e funzione sono state descritte per molte proteine. Tra un individuo e un altro, la stessa proteina può presentare piccole differenze che si trasmettono per via ereditaria. Il primo esempio è stato osservato nella proteina emoglobina, nella quale si è visto che la sostituzione di uno specifico amminoacido con un altro determina una malattia ereditaria conosciuta come anemia falciforme. Questo primo caso di «patologia molecolare» è stato identificato sottoponendo la proteina a un campo elettrico con un metodo chiamato elettroforesi (Pauling e coll., 1949; Ingram, 1957). La sostituzione amminoacidica coinvolta nell'anemia falciforme provoca nella molecola emoglobinica un cambiamento di carica elettrica, che permette di separare l'emoglobina normale da quella falciforme. Ulteriori perfezionamenti della tecnica elettroforetica hanno permesso di individuare un gran numero di varianti proteiche. Oggi si sa che la maggior parte delle decine di migliaia di proteine di un organismo può presentarsi sotto più di una forma, cosicché alcuni individui possono avere una variante della proteina, mentre altri possono averne un'altra.

La variabilità delle proteine rappresenta solo la punta dell'iceberg. Le reali dimensioni della variabilità genetica tra gli individui hanno cominciato a emergere solo quando è stato possibile effettuare le analisi al livello dello stesso materiale ereditario, l'acido desossiribonucleico (DNA). Questa tecnica è divenuta accessibile a molti solo negli anni Ottanta; così, i confronti tra segmenti di DNA in individui diversi, per quanto ancora rari, stanno diventando sempre più comuni e bastano a convincerci che la variazione al livello del DNA è molto maggiore di quanto si sospettasse quando si potevano analizzare solo proteine e gruppi sanguigni.

Le tecniche di analisi del DNA sono tuttora in corso di rapido sviluppo; in futuro, senza dubbio, si presterà sempre maggiore attenzione alla variabilità individuale al livello del DNA. Nel frattempo si va accumulando un'enorme quantità di informazioni sulla variabilità individuale studiata con tecniche immunologiche (come per i gruppi sanguigni) o con l'elettroforesi di proteine.

Sapendo che esistono diversi tipi genetici di una specifica proteina, o di un altro carattere ereditario, è possibile contare gli individui portatori di un tipo o dell'altro e così stabilire la proporzione di quella variante nella popolazione in esame. Queste proporzioni variano da una popolazione all'altra, in quanto in ciascuna popolazione mutano nel tempo in modo piuttosto imprevedibile. Il cambiamento delle proporzioni di queste varianti nel tempo è il *processo evolutivo* stesso, che avanza lentamente ma incessantemente, generazione dopo generazione. L'analisi di popolazioni che vivono oggi in luoghi diversi ci dà una visione sincronica di questo processo continuo, che è inevitabilmente diverso nelle varie parti della terra abitata.

Comprendere questo meccanismo evolutivo è il nostro interesse principale. Esso ci impone, come primo compito, quello di descrivere la variabilità esistente, utilizzando diverse tecniche che permettano di valutare i modelli evolutivi più importanti. Ci siamo limitati a considerare le popolazioni aborigene, che definiamo come quelle già viventi nell'area geografica studiata nel 1492 d.C. Dopo questa data, le scoperte geografiche stimolarono l'espansione e le migrazioni delle popolazioni economicamente più avanzate in tutto il pianeta. Già prima avevano avuto luogo alcuni movimenti, ma su scala assai più modesta. In genere, le popolazioni che migrarono dopo il 1492 si mescolarono solo parzialmente con quelle locali, ed è facile riconoscerle sulla base del loro aspetto fisico e di conoscenze storiche. Queste, e alcune altre popolazioni che sono molto isolate oppure hanno avuto una storia complessa (come Samaritani, Ebrei, Zingari e parecchie altre), richiedono studi speciali; in questo libro non vengono prese in considerazione. I Samaritani, come pure molte popolazioni ebraiche, sono stati oggetto di analisi da parte di Batsheva Bonné-Tamir (1980; Bonné-Tamir e coll., 1992). Agli Ebrei sono stati dedicati molti libri e articoli generali (per esempio Mourant, 1978; Carmelli e Cavalli-Sforza, 1979; Karlin e coll., 1979; Morton e coll., 1982; Livshits e coll., 1991).

Un modo efficace per studiare le popolazioni viventi è analizzarne la distribuzione geografica dei dati. A questo scopo, consideriamo in primo luogo ciascun *gene* (un segmento di DNA dotato di una funzione specifica) singolarmente, e per ciascun gene analizziamo separatamente le diverse forme che si possono riconoscere: gli *alleli* di quel gene. L'informazione grezza sulla quale si basa questo modo di analizzare i dati genetici è la proporzione di un dato allele in diverse popolazioni. È ben documentato che essa varia da luogo a luogo in modo considerevole; tuttavia la variazione maggiore si osserva a grandi distanze, mentre di solito è piccola la differenza tra popolazioni geograficamente contigue. Quando sia stato analizzato un numero sufficiente di popolazioni, si possono preparare mappe geografiche che rappresentino, per un particolare allele, queste proporzioni (chiamate anche *frequenze alleliche*, o semplicemente *frequenze geniche*). La procedura normalmente utilizzata consiste nel tracciare *curve isogeniche*, ovvero linee che uniscono i punti con frequenze geniche uguali.

Le mappe geografiche di un solo allele sono utili per comprendere processi che riguardano in modo specifico quell'allele: ad esempio la sua storia evolutiva, o gli effetti di fattori evolutivi quali la mutazione e la selezione naturale. La distribuzione geografica di un particolare allele può fornire informazioni sul luogo di origine del cambiamento genetico (*mutazione*) che lo ha generato. Le correlazioni a livello geografico tra distribuzioni di frequenze geniche e parametri ambientali sono state particolarmente utili nella scoperta di specifici adattamenti genetici. Il primo esempio di questo tipo è stato il gene responsabile dell'anemia falciforme, in quanto la sua distribuzione geografica ha mostrato una correlazione con quella della malaria (Haldane, 1949). In seguito, prove più dirette hanno confermato l'ipotesi che questo gene potesse conferire una resistenza alla malaria.

Per molto tempo gli antropologi si sono sforzati di ricostruire la storia e le relazioni evolutive sulla base di un singolo carattere o gene. Uno dei preferiti, per più di cento anni, fu l'indice cefalico (il rapporto percentuale tra larghezza e lunghezza del cranio), introdotto poco prima della metà dell'Ottocento. Tuttavia, considerando un singolo carattere, due popolazioni di origini diverse potrebbero facilmente risultare più o meno identiche. Caratteri antropometrici di questo tipo presentano anche un altro inconveniente molto serio: non vi è alcuna garanzia che il carattere sia sotto completo controllo genetico, e le variazioni osservate potrebbero essere interpretate come «risposte» a breve termine a cambiamenti ambientali. Ciò è stato dimostrato da Boas (1940) già agli inizi del secolo, ma questa lezione è stata – ed è ancora – molto spesso dimenticata. Il vantaggio principale offerto da tali caratteri, e cioè la disponibilità di dati desunti da ossa fossili, è stato quindi ridimensionato dalla natura non chiara delle differenze osservate.

Dopo la scoperta del primo sistema di gruppi sanguigni (AB0), le frequenze degli alleli A, B, e 0 divennero presto le più usate per classificare le popolazioni. Le informazioni così ottenute sono comunque inadeguate, anche se sono in buona misura esenti dalle limitazioni dovute a eventuali cambiamenti a breve termine provocati direttamente da effetti ambientali. Ciascuna frequenza genica varia nel tempo in modi che si possono ritenere, almeno in apparenza, pressoché casuali. Non meraviglia, quindi, che popolazioni con storie evolutive palesemente diverse possano mostrare frequenze geniche simili. Si può aggirare l'ostacolo cumulando le informazioni relative a più geni. Quando aumenta il numero di geni considerati simultaneamente, diventa sempre più bassa la probabilità che ambiguità di questo genere rimangano irrisolte. Nel 1963 è stato mostrato che è possibile tentare di ricostruire con successo l'evoluzione umana anche con solo venti alleli relativi a cinque polimorfismi genetici (Cavalli-Sforza e Edwards, 1964). L'esperienza successiva ha dimostrato che sarebbe preferibile, o addirittura necessario, un numero maggiore di alleli.

Per riassumere le informazioni relative a molti geni in indici statistici appropriati sono disponibili diversi metodi, di solito chiamati *multivariati* per distinguerli da quelli (*univariati*) che impiegano caratteri o geni singoli.

L'analisi multivariata è utile, in particolare, per capire le forze evolutive che tendono ad agire su tutti i geni in modo parallelo: la migrazione e la deriva genetica casuale (la fluttuazione casuale delle frequenze geniche nel tempo, che verrà descritta meglio più avanti). Questi e altri metodi vengono applicati ai dati esistenti in letteratura con lo scopo di ottenere informazioni di interesse genetico ed evoluzionistico.

Considerando le fissioni, le migrazioni più importanti e il ruolo della mutazione, della deriva genetica e della selezione naturale, ricostruire l'evoluzione umana è impresa spesso difficile e incerta. Non si può sperare di applicare alla nostra specie un approccio sperimentale, che permetta di riprodurre e condizionare in modi noti il processo evolutivo. Questo fatto, assieme all'attuale quasi assoluta mancanza di dati fossili sulla variabilità genetica di popolazioni vissute in tempi passati, determina la necessità di prove esterne che possano confermare le conclusioni dell'analisi genetica. Fortunatamente, le informazioni tratte da altre fonti possono darci alcuni chiarimenti: infatti la validità delle nostre conclusioni viene di molto rafforzata se queste sono confermate nell'ambito di un'impostazione interdisciplinare. I risultati ottenuti dai dati genetici andranno paragonati con le conoscenze provenienti da altri campi: in particolare la paleoantropologia, la preistoria, la storia, il contesto geografico ed ecologico e le testimonianze culturali che derivano indirettamente da studi linguistici. Abbiamo considerato i riscontri ottenibili da discipline diverse che hanno per oggetto l'evoluzione dell'uomo come parte essenziale della nostra analisi, e abbiamo strutturato il libro in modo da soddisfare questa esigenza metodologica. La parte successiva del capitolo è dedicata a introdurre concetti specifici, dati, modelli e metodi.

1.2 DEFINIZIONI GENETICHE

In questo paragrafo si daranno alcune definizioni elementari per i lettori privi di conoscenze generali di genetica. L'informazione genetica è contenuta, in ciascuna cellula di un organismo, nei cromosomi: nella specie umana ne esistono 23 coppie per cellula. Ogni coppia è composta da un cromosoma di origine paterna e uno di origine materna, che sono indistinguibili dal punto di vista morfologico, ma che presentano sottili differenze rilevabili a livello chimico. Il principale costituente dei cromosomi, depositario dell'informazione genetica, è l'acido desossiribonucleico (DNA), una lunga catena che consiste di una sequenza lineare di molecole relativamente piccole chiamate *nucleotidi*, o semplicemente *basi*. Vi sono quattro nucleotidi diversi: adenina, citosina, guanina, timina (indicati dai simboli A, C, G, T). Un segmento di DNA è costituito da una sequenza di nucleotidi apparentemente casuale, per esempio TAACATGCCAT...

L'ordine dei nucleotidi è in realtà responsabile del funzionamento specifico del DNA e viene copiato quasi senza errori al momento della riproduzione di cellule e individui. Così la progenie possiede un DNA che ha una sequenza essenzialmente identica a quella del genitore, e questo è il meccanismo che assicura il mantenimento delle proprietà biologiche degli organismi viventi da una generazione all'altra.

La catena del DNA molto probabilmente è continua lungo tutto un cromosoma ed è estremamente lunga, dato che il numero medio di nucleotidi per cromosoma supera i cento milioni. Nonostante tale continuità, nel DNA si possono riconoscere segmenti più corti (i *geni*) che hanno funzioni specifiche. I geni più facili da riconoscere sono quelli che determinano la struttura e la forma (e quindi anche la funzione) delle proteine, molecole biologiche complesse che compiono uno spettro assai ampio di attività specifiche. Un cromosoma può contenere, in media, molte migliaia di geni, ciascuno costituito da migliaia di nucleotidi.

Al momento della divisione cellulare, il DNA viene replicato in modo che ciascuna delle due cellule figlie, generate dalla divisione di una cellula, contenga un DNA praticamente identico a quello della cellula madre, con pochissimi errori di replicazione. Tali errori vengono trasmessi alla progenie, in quanto il nuovo DNA è lo stampo dal quale saranno prodotte tutte le copie future. Gli errori che avvengono nella replicazione del DNA sono chiamati *mutazioni*: possono consistere nella sostituzione di un nucleotide da parte di un altro, o nella inserzione o delezione di nucleotidi. Le mutazioni possono avere conseguenze modeste o rilevanti per l'intero organismo, a seconda dell'alterazione avvenuta nella funzione dello specifico gene che ha subito la mutazione. Le mutazioni che avvengono nelle cellule in divisione di un organismo multicellulare (come l'uomo) possono determinare alterazioni di parte dell'organismo, ma non sono trasmesse ai discendenti, a meno che non si verifichino nelle cellule *germinali* (*gameti*). I gameti sono deputati alla creazione degli individui della generazione successiva, e le mutazioni che in essi avvengono possono essere trasmesse alla progenie e quindi avere conseguenze evolutive. I gameti maschili (spermi) e femminili (uova) contengono solo 23 cromosomi. La riduzione del numero cromosomico avviene attraverso un meccanismo molto preciso di assortimento casuale, in modo che ogni gamete riceva solo un elemento di ogni coppia di cromosomi. L'unione di uno spermio e di un uovo genera una nuova cellula (*zigote*) che ha ancora 46 cromosomi, e cioè 23 coppie, in ciascuna delle quali un elemento è di origine paterna e l'altro di origine materna (fig. 1.2.1).

Il risultato di una mutazione è un nuovo gene che differisce di poco da quello precedente: i due tipi sono chiamati *alleli* di quel gene. Nella prima generazione dopo la mutazione c'è un solo individuo portatore del nuovo allele «mutante» in una data popolazione. Se il primo individuo che porta la mutazione raggiunge l'età adulta e ha molti figli, è maggiore la probabilità che il nuovo allele originato dalla mutazione si ritrovi nelle generazioni seguenti; tuttavia molte nuove mutazioni vanno perdute nelle generazioni immediatamente successive. È anche possibile che, per l'influenza di forze evolutive che saranno descritte più avanti, un nuovo allele diventi, in media, sempre più frequente nelle generazioni successive; dopo molte generazioni, potrebbero non rimanere copie del vecchio allele in nessuno degli individui che formano la popolazione in esame. Questa sostituzione di un allele da parte di uno nuovo (la «fis-

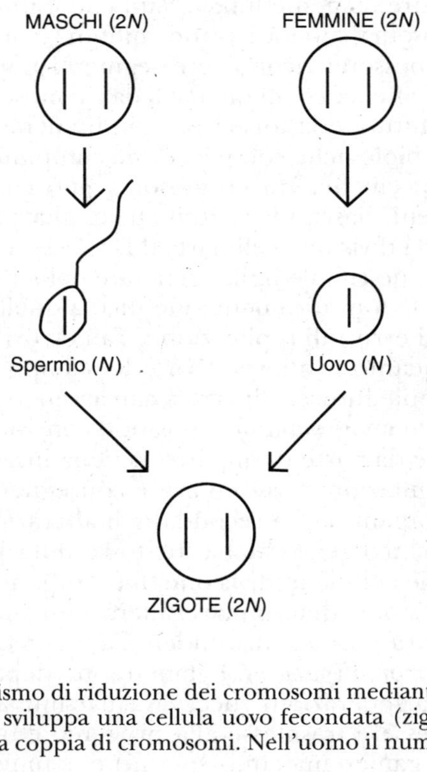

Fig. 1.2.1 Il meccanismo di riduzione dei cromosomi mediante il quale si formano i gameti. Dai gameti si sviluppa una cellula uovo fecondata (zigote). Per semplicità è rappresentata solo una coppia di cromosomi. Nell'uomo il numero di cromosomi per cellula (N) è 23.

sazione» di un nuovo mutante) costituisce il processo elementare dell'evoluzione. Esso può richiedere, in media, un gran numero di generazioni: decine o centinaia di migliaia.

Anche se le mutazioni sono rare, in ogni gamete – considerando tutti i diversi geni che contiene – ci saranno almeno alcune decine di mutazioni differenti. Il numero totale di nucleotidi in un gamete è molto alto (dell'ordine di 3 miliardi), e il tasso di mutazione per generazione può essere dell'ordine di 1 su 200 milioni di nucleotidi. La maggior parte delle mutazioni avviene in geni diversi, ma, nel tempo, lo stesso gene può essere di nuovo interessato da un'altra mutazione. In questo modo possono originarsi e coesistere, in una popolazione, molti alleli dello stesso gene. Quando in una popolazione si riscontra la presenza di due o più alleli di un gene, questo viene detto *polimorfico.* I geni polimorfici, o polimorfismi, costituiscono i marcatori usati in tutti i tipi di studi genetici, inclusi quelli riguardanti l'evoluzione: i tipi di polimorfismi normalmente analizzati sono esposti nel paragrafo seguente.

Dato che, per ogni tipo di gene, le cellule di ciascun individuo possiedono un gene (lo stesso per tutte le cellule) di origine paterna e uno di origine materna, alcuni individui possono aver ricevuto dai genitori alleli differenti di un gene polimorfico. Questi individui sono chiamati *eterozigoti,* mentre individui che hanno ricevuto gli stessi alleli da entrambi i genitori sono chiamati *omozigoti.* La percentuale di individui che sono eterozigoti per un determinato gene si definisce come l'*eterozigosità* di quel gene, ed è la misura più semplice del grado di polimorfismo di un gene: se il gene non è polimorfico essa è uguale a zero, perché non esistono eterozigoti.

Assumendo che vi siano solo due alleli – M e m – di un gene, un individuo può essere MM, mm (omozigote), o Mm (eterozigote): questi sono i tre possibili *genotipi.* Se è possibile distinguerli mediante osservazione diretta o analisi di laboratorio, diventa facile determinare la frequenza genica di M o m; a tale scopo è sufficiente contare gli alleli. Se ci sono, per esempio, 5 individui MM, 6 individui Mm, 3 individui mm su un totale di 14 individui, ci saranno allora $2 \times 5 = 10$ geni M negli omozigoti MM e 6 negli eterozigoti, per un totale di $10 + 6 = 16$ geni M. Ci sono anche 6 geni m negli eterozigoti e $2 \times 3 = 6$ geni m negli omozigoti mm, per un totale di $6 + 6 = 12$ geni m. In complesso ci sono $16 + 12 = 28$ geni, ovvero il doppio del numero degli individui contati. La *frequenza genica* di M è $16/28 = 0{,}57$ (57%) e quella di m è $12/28 = 0{,}43$ (43%). La somma delle frequenze di tutti gli alleli di un gene è 1 (100%).

Contare i geni in modo diretto può essere impossibile: se gli individui MM sono indistinguibili da quelli Mm, ed entrambi sono diversi da mm, non si possono contare separatamente gli individui portatori di due o di un solo gene M. Questo fenomeno è conosciuto come *dominanza* e i tipi che si possono distinguere sono chiamati *fenotipi* (che significa «distinguibili dall'aspetto»). Anche se la dominanza rende impossibile contare separatamente gli individui MM e Mm, in certe condizioni si possono ancora determinare le frequenze geniche. L'ipotesi principale è che i matrimoni siano casuali per quel particolare gene. Chiamiamo p la frequenza genica di M; se ci sono solo due alleli, quella di m sarà $(1-p)$. In una popolazione dove i matrimoni sono casuali, ci aspettiamo che gli omozigoti per un dato allele abbiano una frequenza uguale al quadrato della frequenza genica di quell'allele, cioè p^2 per MM e $(1-p)^2$ per mm. Gli eterozigoti avranno una frequenza pari a due volte il prodotto delle frequenze geniche dei due alleli che li compongono, in questo caso $2p\ (1-p)$. Così, i tre genotipi MM, Mm, mm dovrebbero avere rispettivamente frequenze uguali a p^2, $2p\,(1-p)$, $(1-p)^2$. Questa è la legge di Hardy-Weinberg, così chiamata dal nome dei suoi scopritori: è facile estenderla a più di due alleli. Dovremo ricorrervi spesso, ma la sua validità è limitata a popolazioni e geni per i quali i matrimoni siano casuali (come discusso nel par. 1.7). In questo libro non si danno frequenze di genotipi o di fenotipi, ma solo frequenze geniche calcolate direttamente a partire da questi, o mediante conta genica o tramite l'applicazione della legge di Hardy-Weinberg. Per caratteri visibili come l'altezza, il colore dei capelli, della pelle o degli occhi, i matrimoni generalmente non sono casuali e quindi la legge non sarebbe applicabile. In ogni caso la loro determinazione genetica è poco chiara o addirittura complessa (per ulteriori letture su questi argomenti si vedano Cavalli-Sforza e Bodmer, 1971 *a*; Bodmer e Cavalli-Sforza, 1976 *a*; Christiansen e Feldman, 1986).

Oggi si pensa all'evoluzione soprattutto in termini di frequenze geniche e di cambiamenti di tali frequenze. A differenza dei fenotipi, i geni sono essenzialmente stabili, in quanto le mutazioni sono rare. Le loro frequenze sono stabili nel tempo, se non si considerano i fattori evolutivi (che esamineremo più avanti): mutazione, migrazione, selezione e deriva genetica casuale. Lo studio genetico dell'evoluzione è essenzialmente un'analisi della funzione di questi fattori nei cambiamenti osservati.

Lo studio delle frequenze geniche restringe la nostra analisi al comportamento di singoli nucleotidi o di segmenti molto corti di DNA. Estendendo le nostre conoscenze, saremo in condizione di analizzare con sempre maggiore attenzione e frequenza la struttura di segmenti sempre più lunghi: più un segmento è lungo, maggiore è il numero di polimorfismi che può ospitare. Aumenterà la quantità di informazione, ma aumenterà anche la sua complessità. Nella loro evoluzione, le sequenze di DNA di una certa lunghezza non si comportano in modo rigido, ma possono scambiarsi segmenti. Di recente è divenuto facile «leggere» la sequenza nucleotidica del DNA, e ciò renderà sempre più accessibile lo studio diretto di lunghi segmenti; ma la maggior parte dei dati attuali consente poco più di un'analisi dei cambiamenti genetici avvenuti in uno o pochi nucleotidi.

1.3 TECNICHE PER IDENTIFICARE I MARCATORI POLIMORFICI

Il termine *polimorfismo* si riferisce alla presenza di più alleli di un gene in una popolazione. Di solito si considerano campioni relativamente piccoli, come numero di individui, e quindi si tende a definire polimorfico un gene se l'allele più raro non è troppo raro – per esempio non meno dell'1% – in modo che ci sia una buona probabilità di osservare un polimorfismo in un campione di 100 o più individui (l'ordine di grandezza della maggior parte dei campioni). Quasi tutti i geni, se esaminati al massimo livello di risoluzione, ovvero al livello del DNA, sono molto polimorfici; ma questa affermazione è basata per il momento su pochi dati. È noto che alcune regioni del DNA sono molto più polimorfiche di altre: è perciò più difficile stimare la variazione media individuale al livello del DNA. In due cromosomi presi a caso da una popolazione, e quindi anche nei due membri di una coppia di cromosomi di un individuo qualunque, circa un nucleotide su 500 è, in media, diverso. Siccome i geni sono di solito composti da molte migliaia di nucleotidi, ogni gene probabilmente è polimorfico se analizzato in modo completo. Sappiamo, tuttavia, che nel corso dell'evoluzione alcuni segmenti di DNA (in particolare quelli che codificano le proteine) si sono conservati molto più di altri, e perciò possiamo prevedere che presentino una variazione individuale molto inferiore.

I geni sono polimorfici perché si trovano in uno stadio intermedio del processo che va dalla comparsa di una mutazione al suo probabile destino finale: la fissazione o l'estinzione. Questa transizione è molto lunga, e il più delle volte non si può identificare quale sia l'allele vecchio e quale l'allele nuovo, il «mutante» per definizione. Nella specie umana possiamo ottenere qualche informazione a questo riguardo osservando la presenza di uno o dell'altro allele nelle specie più vicine, scimpanzé o gorilla. In ogni caso, che si conosca o no la loro storia, i polimorfismi fungono da indicatori della variazione di specifici segmenti cromosomici: sono, cioè, *marcatori genetici* e quindi costituiscono la chiave per comprendere e misurare la variazione genetica.

I marcatori che analizziamo sono classificati per comodità in base alla tecnica impiegata per identificarli e ai tessuti ai quali si riferiscono. Possiamo trovare polimorfismi in quasi tutti i tipi cellulari o liquidi biologici, ma il sangue è di gran lunga il preferito, perché si ottiene molto facilmente e perché si presta a numerose possibilità di analisi. La tabella 1.3.1 mostra l'elenco dei marcatori che abbiamo analizzato in un'area geografica sufficientemente ampia per i nostri scopi. Le categorie più importanti di marcatori genetici sono le seguenti.

Gruppi sanguigni I gruppi sanguigni si identificano nei globuli rossi del sangue con tecniche immunologiche. Le sostanze presenti sulla superficie dei globuli rossi agiscono come *antigeni*: esse, cioè, inducono la produzione di *anticorpi*, se iniettate in altri individui della stessa specie o di una specie diversa. Gli anticorpi sono proteine (le *immunoglobuline*) che ogni individuo è potenzialmente in grado di produrre, ma che sono sintetizzate in grandi quantità solo quando l'organismo è stimolato con l'antigene corrispondente; essi reagiscono con gli antigeni in modo spe-

Tab. 1.3.1 Marcatori genetici analizzati in questo libro. La selezione è avvenuta in base alla disponibilità delle frequenze geniche per molte popolazioni.

Nome del locus	Simbolo	Posizione sul cromosoma	Alleli analizzati
Gruppo sanguigno AB0	*AB0*	9q34,1÷34,2	*A, B, 0, A1, A2*
Fosfatasi acida 1	*ACP1*	2p25	*A, B, C*
Adenosin deaminasi	*ADA*	20q13,11	*1*
Adenilato chinasi 1	*AK1*	9q34,1÷34,2	*1,2*
Fosfatasi alcalina placentale	*ALPP*	2q37	*S1, F1*
α-1-antitripsina	*PI*	14q32,1	*M, F*
β-lipoproteina, sistema Ag	*AG*		*X*
β-lipoproteina, sistema Lp	*LPA*	6q26÷27	*Lp(a+)*
Ceruloplasmina	*CP*	3q23÷25	*A*
Colinesterasi 1	*CHE1*	3q26÷qter	*U*
Colinesterasi 2	*CHE2*	2q	*+*
Componente 3 del complemento	*C3*	19p13,3÷13,2	*S, F*
Gruppo sanguigno Diego	*DI*		*A*
Gruppo sanguigno Duffy	*FY*	1q21÷25	*A, B, 0*
Esterasi D	*ESD*	13q14,1÷14,2	*1*
6-glucoso-fosfato deidrogenasi	*G6PD*	Xq28	*A−, B−, def*
Glutammico-piruvico transaminasi	*GPT*	8q24,2÷qter	*1*
β-glicoproteina ricca in glicina, fattore B	*BF*	6p21,3	*S, F, F1, S0.7*
Gliossilasi 1	*GLO1*	6p21,3÷21,1	*1*
Componente gruppo-specifica	*GC*	4q12÷13	*1, 1F, 1S, 2*
Aptoglobina	*HP*	16q22,1	*1, 1F, 1S, 2*
Emoglobina α	*HBA*	16p13,3	
Emoglobina β	*HBB*	11p15,5	
Emoglobina δ	*HBD*	11p15,5	
Emoglobina γ	*HBG*	11p15,5	
HLA-A, sistema di istocompatibilità	*HLAA*	6p21,3	*1, 2, 3, 9, 10, 11, 28, 29, 30, 31, 32, 33*
HLA-B, sistema di istocompatibilità	*HLAB*	6p21,3	*5, 7, 8, 12, 13, 14, 15, 16, 17, 18, 21, 22, 27, 35, 37, 40, 41*

Immunoglobuline*			
GM1; GM3	*IGHG1G3*	14q32,33	*za;g*
			zax;g
			f;b0b1b3b4b5
			za;b0b1b3b4b5
			za;b0b1c3c5
			za;b0b1c3b4b5
			za;b0stb3b5
			fa;b0b1b3b4b5
			zx;g
			za;b0sb3b5
Immunoglobulina KM (Inv)	*IGKC, KM*	2p12	*1&1,2*
Gruppo sanguigno Kell	*KEL*		*K, k, Kpa, Jsa*
Gruppo sanguigno Kidd	*JK*	18q11÷12	*A, B, 0*
Lattato deidrogenasi	*LDH*		*varianti A e B*
Gruppo sanguigno Lewis	*LE*	19	*Le, le, Le(a+)*
Gruppo sanguigno Lutheran	*LU*	19q12÷13	*A*
Malato deidrogenasi	*MDH1*	2p23	*1*
Gruppo sanguigno MNS	*MNS*	4q28÷31	*M, N, S, s, S^u, MS, Ms, NS, Ns, He*
P	*P1*	22q11,2÷qter	*1*
Peptidasi A	*PEPA*	18q23	*1*
Peptidasi B	*PEPB*	12q21	*1*
Peptidasi C	*PEPC*	1q42 o 1q25	*1*
Sensibilità alla feniltio-carbammide	*PTC*		*T*
Fosfoglucomutasi 1	*PGM1*	1p22,1	*1*
Fosfoglucomutasi 2	*PGM2*	4p14÷q12	*1*
Fosfogluconico deidrogenasi	*PGD*	1p36,2÷36,13	*A, C*
Fosfoglicerato chinasi 1	*PGK1*	Xq13	*1,2*
Gruppo sanguigno Rhesus	*RH*	1p36,2÷34	*D, C, E, D^u, C^w, CDE, CDe, CdE, Cde, cDE, cDe, cdE, cde, V*
Secretore	*FUT2(SE)*	19q	*Se*
Superossido dismutasi 1	*SOD1*	21q22,1	*1*
Transferrina	*TF*	3q21	*C, D*

* I marcatori GM vengono descritti anche con un simbolo numerico. La corrispondenza fra tale codifica e quella alfanumerica da noi utilizzata è descritta in Steinberg e Cook (1981).

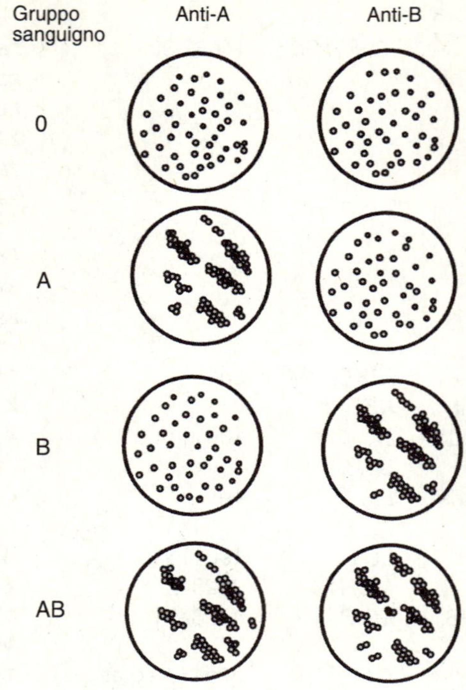

Fig. 1.3.1 Reazioni dei globuli rossi di individui di gruppo 0, A, B e AB in presenza di anticorpi anti-A e anti-B.

cifico anche in provette da laboratorio e la reazione può essere facilmente resa visibile. Il primo sistema di «gruppi sanguigni» scoperto fu chiamato AB0: A e B sono gli antigeni presenti sulla superficie dei globuli rossi che vengono riconosciuti rispettivamente dagli anticorpi anti-A e anti-B. Un individuo può avere l'antigene A o l'antigene B, entrambi, o nessuno dei due; si definiscono così quattro gruppi di individui, che possono essere caratterizzati in modo preciso (fig. 1.3.1). Gli individui con lo stesso gruppo sanguigno AB0 presentano la stessa reazione se analizzati con gli stessi reagenti e, se sottoposti a trasfusione, possono scambiarsi i globuli rossi senza conseguenze nocive. La scoperta del sistema AB0 e della sua trasmissione ereditaria precede la prima guerra mondiale; dopo l'AB0 furono scoperti molti altri sistemi di gruppi sanguigni, ma solo pochi di essi (specialmente l'RH: Landsteiner e Wiener, 1940; Levine e Stetson, 1939) sono importanti nella pratica clinica. Il sistema RH (in precedenza chiamato Rh) ha un grande numero di alleli e probabilmente si tratta di una famiglia di geni adiacenti. Oltre ai gruppi sanguigni AB0 e RH, solo il gruppo MN e pochi altri sono stati molto studiati.

Elettroforesi di proteine Le proteine, il prodotto principale dei geni, si muovono in un campo elettrico con una mobilità che dipende dalla loro carica elettrica di superficie, a sua volta dipendente dalla loro struttura chimica. Si studiano principalmente i polimorfismi delle proteine presenti

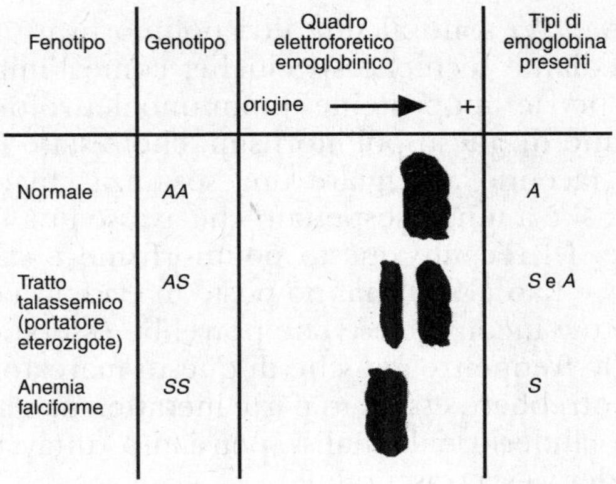

Fig. 1.3.2 Elettroforesi di una proteina (emoglobina): le due varianti alleliche sono identificabili come bande che nel campo elettrico migrano a velocità diverse. Gli omozigoti (*AA* e *SS*) presentano una sola banda, l'eterozigote (*AS*) le presenta entrambe.

nella parte liquida del sangue (siero o plasma) o nei globuli rossi. La prima scoperta del polimorfismo di una proteina del sangue fu quella relativa all'emoglobina (Pauling e coll., 1949), che mostrò la natura molecolare della mutazione responsabile dell'anemia falciforme; subito dopo si scoprì che molte proteine del siero (per esempio l'aptoglobina) sono polimorfiche. Le proteine che agiscono come catalizzatori specifici di particolari reazioni biochimiche (*enzimi*) sono presenti nel sangue a basse concentrazioni: quando si scoprì come evidenziarli attraverso reazioni colorimetriche molto sensibili e specifiche, gli enzimi fornirono la prima prova statistica che i polimorfismi sono molto più comuni di quanto si pensasse. Ciò è stato scoperto contemporaneamente nell'uomo e nella *Drosophila*, nel 1966 (Harris, 1966; Lewontin e Hubby, 1966). La figura 1.3.2 mostra un esempio di due varianti alleliche individuate con l'elettroforesi.

Antigeni umani linfocitari Gli antigeni umani linfocitari, HLA (conosciuti nei vertebrati come sistema MHC, complesso maggiore di istocompatibilità), hanno aperto nuove possibilità di studio dei polimorfismi genetici. Essi sono proteine situate sulla superficie dei globuli bianchi, che partecipano alla produzione di anticorpi e hanno un'importanza pratica nei trapianti d'organo. Lo studio di questa superfamiglia di geni, iniziato nei primi anni Sessanta, ha dimostrato che il suo livello di polimorfismo è quasi pari a quello di tutti gli altri marcatori non DNA noti, presi assieme: si tratta del sistema genetico più informativo oggi conosciuto.

Immunoglobuline Le immunoglobuline sono i normali «anticorpi». Le varianti delle immunoglobuline (*GM, KM, AM*, ecc., chiamate in precedenza *Gm, Km, Am*, ecc.) presenti nel plasma o nel siero si analizzano mediante tecniche immunologiche particolari e forniscono una ricca fonte di variabilità genetica. Con tecniche immunologiche simili si caratterizzano altre varianti proteiche.

Altri polimorfismi Vi sono alcuni altri polimorfismi il cui fenotipo è identificabile mediante tecniche specifiche, come l'immunodiffusione, spesso utilizzata per le lipoproteine, l'immunoelettroforesi, l'autoradiografia, ecc. Per uno di questi polimorfismi, che è stato molto studiato e viene analizzato facendo assaggiare una sostanza chiamata feniltiocarbammide (PTC), si è a lungo sospettato che avesse una trasmissione ereditaria irregolare. Di recente questo polimorfismo è stato nuovamente analizzato: Reddy e Rao (1989) hanno posto in evidenza che la penetranza dell'eterozigote è incompleta e che potrebbe esservi coinvolto più di un gene. Perciò le frequenze geniche di questo marcatore così comunemente studiato potrebbero essere in parte inesatte, ma sarebbe stato troppo complicato escluderlo dall'analisi: pensiamo tuttavia che l'approssimazione che ne deriva sia trascurabile.

Tutti i marcatori finora descritti rivelano variazioni al livello delle proteine o dei prodotti proteici; essi sono stati scoperti da diverso tempo e sono gli unici per i quali possediamo informazioni abbondanti. In genere, più tempo passa dalla scoperta di un marcatore, più sono disponibili dati a livello geografico (fig. 1.3.3), tranne che per alcuni geni la cui caratterizzazione presenta difficoltà pratiche.

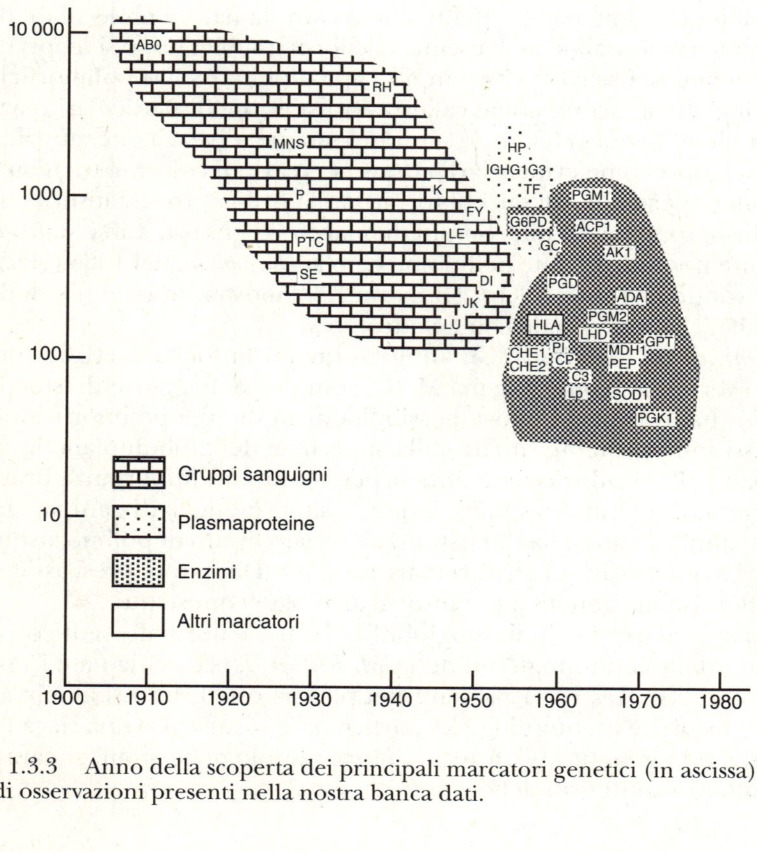

Fig. 1.3.3 Anno della scoperta dei principali marcatori genetici (in ascissa) e numero di osservazioni presenti nella nostra banca dati.

I polimorfismi del DNA Si può prevedere che in futuro ci sarà un netto aumento delle conoscenze relative alla variabilità genetica grazie ai polimorfismi evidenziabili tramite l'analisi diretta del DNA. In questo momento (1994), per molte popolazioni del mondo i dati sui marcatori del DNA sono assai pochi (essi sono riassunti brevemente nel cap. 2, par. 2.4). Un metodo usato per lo studio del DNA al livello delle popolazioni è l'analisi di restrizione: enzimi specifici, chiamati enzimi di restrizione, tagliano il DNA in siti specifici (siti di restrizione), definiti da sequenze di piccole dimensioni – quattro, sei o, meno comunemente, più di sei nucleotidi. Una mutazione in queste sequenze renderà impossibile il taglio mentre mutazioni che avvengono altrove possono generare nuovi siti di restrizione. I frammenti che derivano dal taglio del DNA di un individuo vengono quindi sottoposti a elettroforesi e separati in base alle loro dimensioni; quelli che appartengono alla regione di interesse vengono evidenziati grazie al loro legame specifico con «sonde» di DNA. Una sonda è un segmen-

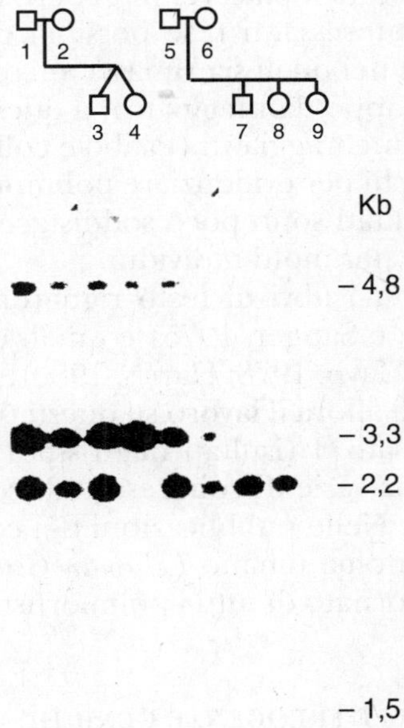

Fig. 1.3.4 Polimorfismi del DNA relativi al gene *CD8*, identificati mediante l'analisi della lunghezza dei frammenti di restrizione ottenuti con l'enzima DraI. Gli alleli di 3,3 e 2,2 kb (chilobasi) si comportano come caratteri mendeliani codominanti. Il DNA è stato digerito con l'enzima di restrizione *DraI*; i frammenti sono stati separati mediante elettroforesi su gel di agarosio, trasferiti su un supporto di nylon con il metodo di Southern (1975) e ibridati con una sonda di cDNA marcata radioattivamente, che riconosce il gene *CD8*.

to di DNA umano proveniente dalla regione cromosomica studiata, che viene moltiplicato in batteri e marcato con nucleotidi radioattivi o altre sostanze che ne permettano l'identificazione. Un polimorfismo si manifesta perciò come la variazione in lunghezza dei frammenti riconosciuti dalla sonda in individui diversi (fig. 1.3.4) e viene chiamato RFLP (dall'inglese *Restriction Fragment Length Polymorphism*, «polimorfismo di lunghezza dei frammenti di restrizione»). Con questa tecnica si possono evidenziare centinaia di migliaia o forse milioni di polimorfismi: al momento sono disponibili più di 2000 sonde in grado di identificare questo tipo di polimorfismo.

Il metodo di analisi definitivo è lo studio della sequenza del DNA, ma le sequenze esistenti sono quasi sempre limitate a uno o pochi individui. Alcune tecniche particolarmente potenti, in particolare la PCR (*Polymerase Chain Reaction*, «reazione di polimerizzazione a catena»; Erlich, 1989), rendono molto più veloci e sensibili sia il sequenziamento di segmenti di DNA sia l'analisi di polimorfismi noti dovuti a sostituzioni nucleotidiche. La tecnica della PCR sfrutta la capacità dell'enzima DNA polimerasi di moltiplicare il DNA teoricamente all'infinito. Una singola molecola di DNA può essere amplificata a piacere, in genere con un errore minimo. Una delle novità più interessanti rese possibili dalla PCR è l'analisi di campioni molto antichi nei quali sia rimasta ancora una piccola quantità di DNA (che non sia troppo danneggiato): a questo proposito sono stati descritti alcuni risultati incoraggianti (Pääbo e coll., 1989). Più volte sono stati analizzati resti antichi per evidenziare polimorfismi non DNA, in particolare l'AB0, ma i risultati sono poco soddisfacenti, soprattutto perché le reazioni sono incerte per molti individui.

Sono disponibili diversi libri di testo riguardanti i polimorfismi dei gruppi sanguigni (Race e Sanger, 1975) e quelli di proteine e di enzimi (Giblett, 1969; Brock e Mayo, 1978; Harris, 1980): sono stati pubblicati alcuni anni fa, ma dopo di allora il lavoro su questi tipi di polimorfismi è diminuito rispetto al passato. I risultati degli studi sul sistema HLA sono riassunti negli atti di una serie di congressi e di corsi periodici, chiamati *Histocompatibility Testing*. Nelle pubblicazioni dei corsi che fanno il punto sulla mappatura del genoma umano (*Human Gene Mapping*) è riportato ogni anno l'elenco aggiornato di tutti i polimorfismi del DNA disponibili.

1.4 L'EVOLUZIONE DELLE FREQUENZE GENICHE

Per i lettori privi di conoscenze generali di genetica, daremo in questo paragrafo una semplice introduzione alla genetica di popolazioni: per descrizioni più complete si possono consultare altre fonti (Crow e Kimura, 1970; Cavalli-Sforza e Bodmer, 1971 *a*; Bodmer e Cavalli-Sforza, 1976 *a*; Christiansen e Feldman, 1986; Nei, 1987; Hartl e Clark, 1989; Weir, 1989).

Le frequenze geniche cambiano nel tempo: le mutazioni forniscono il materiale grezzo generando nuovi alleli e anche nuovi geni (quando vengono duplicate intere regioni). La mutazione è perciò un elemento chiave dell'evoluzione, in quanto la sua assenza determinerebbe un arresto del processo evolutivo. Tuttavia è raro che una mutazione specifica si verifichi di nuovo in un individuo diverso da quello in cui è avvenuta la prima volta, e quindi il suo tasso di ricorrenza ha uno scarso effetto sul tasso generale di evoluzione di quella mutazione. Il suo destino dipende piuttosto dagli altri tre meccanismi evolutivi, la *migrazione*, la *selezione naturale* e la *deriva genetica casuale*, ciascuno dei quali può condizionare la frequenza genica di un allele presente in una popolazione. I primi due meccanismi evolutivi guidano le frequenze geniche in direzioni specifiche, in parte prevedibili. La selezione naturale è particolarmente importante nel determinare il futuro di una specie, in quanto è l'unico fattore evolutivo ad avere conseguenze *adattative* dirette; infatti essa è il processo automatico che vaglia e favorisce le mutazioni utili ed elimina quelle deleterie, rendendo così possibile il miglioramento funzionale degli organismi viventi. La deriva genetica non ha alcuna semplice conseguenza adattativa e non è un meccanismo direzionale, essendo il risultato del campionamento casuale di un gamete in ciascuna generazione. La mutazione, come la deriva genetica, è casuale, ma può avere differenti probabilità di verificarsi in diverse direzioni.

La *selezione naturale* è il processo di scelta automatica dei tipi più «adatti», che può trasformare un carattere inizialmente molto raro – un singolo mutante – nel tipo più comune di una popolazione, se esso è vantaggioso per gli individui che lo portano. Gli adattamenti complessi che osserviamo negli organismi viventi non si sarebbero potuti diffondere in intere popolazioni e specie soltanto per azione del caso: la selezione naturale è responsabile di questi straordinari adattamenti funzionali e dei complessi meccanismi che li regolano. È perciò comprensibile che, prima di Darwin (e anche dopo di lui, agli occhi di quanti non hanno compreso il potere della selezione naturale), questi adattamenti potessero sembrare il risultato di un vero e proprio disegno e quindi di una creazione intelligente. A un esame più attento gli adattamenti biologici appaiono straordinari ma goffi, come se fossero il risultato di continui aggiustamenti (*tinkering*, secondo Jacob, 1977), ovvero l'accumularsi di meccanismi utili non secondo un disegno preciso, ma attraverso tentativi ed errori, in un processo storico dettato dall'occasionale verificarsi di mutazioni spontanee in momenti e luoghi particolari. Le mutazioni in grado di offrire soluzioni accettabili per le necessità degli organismi vengono adottate attraverso il meccanismo della selezione naturale, ma inevitabilmente sono destinate a porre vincoli al futuro processo evolutivo (si veda, per esempio, Crick, 1988).

Dal punto di vista più elementare, la selezione naturale è semplicemente il meccanismo automatico che fa aumentare in una popolazione il numero di tipi genetici in grado di generare più figli, e fa diminuire quelli che si riproducono di meno. Si può prevedere il tasso di cambiamento dovuto alla selezione naturale sulla base del numero di discendenti di ciascun tipo genetico (più precisamente il numero di figli che raggiungono la maturità sessuale): esso è chiamato *fitness darwiniana* e si basa su parametri demografici quali sopravvivenza e fecondità. Di norma viene espresso in termini relativi, confrontando due o più genotipi o fenotipi della stessa popolazione. Sulla base della *fitness* darwiniana di due tipi genetici si può prevedere quale dei due tipi prevarrà (se uno prevarrà) e calcolare il tasso del processo di cambiamento delle frequenze geniche, sempre che la *fitness* non cambi nel tempo.

La selezione naturale opera direttamente soltanto sui fenotipi, ma agisce in modo indiretto anche sui genotipi, a seconda di come il genotipo determina il fenotipo: perciò il suo effetto genetico dipende dalla corrispondenza tra genotipo e fenotipo. La selezione naturale sceglie o scarta diversi fenotipi, ma i fenotipi sui quali agisce non sono necessariamente quelli che possono sembrarci a prima vista più «adatti»; inoltre in ambienti differenti la selezione naturale può cambiare. Consideriamo ad esempio i tre fenotipi che corrispondono ai tre genotipi del gene per l'anemia falciforme, *AA*, *AS*, *SS*: l'individuo *SS* si ammala in modo grave e spesso muore, a causa di questa malattia. Ci si aspetterebbe che il gene *S* venisse eliminato rapidamente, ed è quello che in genere avviene, ma non in tutti i casi. La situazione è molto diversa se è presente la malaria, una delle più frequenti cause di morte nelle zone tropicali e subtropicali.

Possiamo distinguere tutti e tre i genotipi dell'anemia falciforme attraverso l'elettroforesi dell'emoglobina o l'analisi del DNA, mentre esami di laboratorio più semplici permettono soltanto di separare il primo genotipo dagli altri due. Oltre a diminuire la sopravvivenza del genotipo *SS*, la selezione naturale agisce a un altro livello: in alcuni ambienti malarici, gli individui *AS* sopravvivono meglio degli individui *AA*, mentre in ambienti non malarici non si nota alcuna differenza selettiva tra i due genotipi. Questo è un classico esempio di come la selezione naturale possa cambiare in ambienti diversi, e illustra anche un fenomeno evolutivo particolare: il vantaggio selettivo dell'eterozigote rispetto a entrambi gli omozigoti in condizioni ambientali che favoriscano la diffusione di un certo tipo di parassita malarico (*Plasmodium falciparum*). Il risultato della selezione naturale a favore dell'eterozigote consiste, in termini evolutivi, nello stabilizzarsi delle frequenze di entrambi gli alleli *A* e *S* a un valore di equilibrio in genere vicino al 90% per *A* e al 10% per *S*; in questo modo nessuno dei due alleli viene fissato, ma l'allele che allo stato omozigote ha una *fitness* maggiore mantiene la frequenza più elevata. L'anemia falciforme osservata nell'omozigote *SS* è devastante ed è particolarmente grave in presenza di malaria; in queste condizioni, il genotipo *SS* è circa 10 volte meno vitale del genotipo *AA* e, in presenza di malaria, le frequenze alleliche all'equilibrio di *A* e *S* tendono a essere vicine al rapporto 10 a 1. Il vantaggio dell'eterozigote determina perciò un polimorfismo bilanciato o stabile. È probabile tuttavia che molti altri polimorfismi osservati non siano stabili, e che le loro frequenze cambino più o meno lentamente nel tempo.

Senza il vantaggio dell'eterozigote, l'allele favorito dalla selezione naturale prevarrà, mentre l'altro o gli altri alleli saranno eliminati. Il tempo necessario per raggiungere questa condizione dipende dalla forza della selezione. Questa può essere calcolata dalle *fitness* darwiniane relative ai genotipi antagonisti, spesso espresse come coefficienti selettivi s, che sono differenze percentuali tra la *fitness* darwiniana di un dato genotipo (o fenotipo) e quella di un genotipo (o fenotipo) di riferimento. Nel caso in cui l'eterozigote abbia un valore di *fitness* darwiniana esattamente intermedio tra quelli dei due omozigoti, la formula per calcolare il tempo t (espresso in generazioni) necessario perché un gene vantaggioso passi da una frequenza genica q_0 a $(1-q_0)$ è particolarmente semplice:

$$t = \log[q_0/(1-q_0)]/s,$$

dove log è il logaritmo naturale. In questa formula si assume che la selezione rimanga costante per tutto il tempo. Ovviamente ci sono numerosi altri modelli nei quali la selezione varia nello spazio o nel tempo in molti modi diversi: questo è il modello più semplice.

Per esempio, se poniamo $q_0 = 0{,}01$ in modo che t sia il tempo necessario per passare da $q = 1\%$ a $q = 99\%$, la formula precedente permette di calcolare il tempo in anni (25 anni per generazione) che il gene vantaggioso impiegherà per diffondersi nella popolazione, dato il coefficiente di selezione s: per $s = 0{,}1\%$, 115000 anni; per $s = 0{,}3\%$, 38300 anni; per $s = 1{,}0\%$, 11500 anni; per $s = 3{,}0\%$, 3800 anni; per $s = 10{,}0\%$, 1150 anni.

Sfortunatamente, però, si sa molto poco sui coefficienti di selezione predominanti nel corso dell'evoluzione umana, in quanto è difficile misurarli: bisognerebbe osservare un numero di individui troppo grande, specialmente se s è piccolo. Un coefficiente di selezione del 10% è molto elevato: sono stati stimati valori di quest'ordine di grandezza nel caso del vantaggio dell'eterozigote per l'anemia falciforme rispetto all'omozigote normale in caso di malaria, e per altri casi simili di resistenza genetica alla malaria, come la talassemia.

Un altro gene vantaggioso per il quale è stato possibile stimare il coefficiente di selezione è quello per la tolleranza al lattosio, ovvero la capacità di un adulto di digerire il lattosio, lo zucchero del latte (quasi tutti gli individui giovani digeriscono naturalmente il lattosio fino ai 3÷4 anni di età). La frequenza di questo tipo genetico è molto variabile da una popolazione all'altra: è bassa nelle popolazioni in cui gli adulti non fanno uso di latte fresco e arriva fino al 50%÷100% in quelle che ne consumano grandi quantità. Il coefficiente di selezione è stato stimato in base al tempo trascorso dall'addomesticamento dei bovini e degli ovini, da quando il latte fresco è divenuto disponibile. Uno studio precedente aveva stimato il coefficiente di selezione per la tolleranza al lattosio pari soltanto all'1,5%÷3% (Bodmer e Cavalli-Sforza, 1976 *a*), senza tener conto delle interazioni fra trasmissione genetica e trasmissione culturale dell'abitudine di bere latte da adulti. Se si considera la trasmissione culturale del consumo di latte, il coefficiente di selezione diventa pari almeno al 10% (Feldman e Cavalli-Sforza, 1989).

Anche i geni che controllano i diversi tipi di immunoglobuline sono molto variabili da una popolazione all'altra, forse perché da essi dipende la resistenza alle malattie infettive, e queste hanno un'incidenza che varia molto nelle diverse parti del mondo. Non vi sono stime dirette del coefficiente di selezione per questi geni, ma si può azzardare un'ipotesi, dal momento che sono fra i geni con le frequenze più variabili nelle popolazioni umane: con ogni probabilità tali differenze si sono sviluppate negli ultimi 50000÷100000 anni, e quindi le forze selettive coinvolte potrebbero essere espresse da valori di s molto di rado maggiori dell'1%.

Per quanto riguarda le popolazioni umane, quelli che abbiamo esemplificato sono probabilmente i coefficienti di selezione relativi a geni favorevoli con i valori più alti; c'è invece una selezione molto forte contro i geni che sono causa di malattie gravi e morti precoci (geni *deleteri*).

La *deriva genetica casuale* (*drift*) consiste nella fluttuazione delle frequenze geniche da una generazione all'altra, dovuta al campionamento casuale dei gameti (spermi e uova). Il passaggio da una generazione all'altra avviene per mezzo dei gameti: soltanto gli individui che hanno prole, e quindi i gameti che essi producono, determinano le frequenze geniche della generazione successiva (Cavalli-Sforza e Bodmer, 1971 *a*). Se una popolazione è esigua sarà esiguo anche il numero totale dei gameti che formano la generazione successiva, e nelle frequenze geniche potrebbe verificarsi una notevole *deviazione dovuta al campionamento*, dipendente dal numero totale dei genitori che contribuiscono alla nuova generazione. In termini qualitativi, le frequenze geniche possono fluttuare molto da una generazione all'altra, in una popolazione piccola, mentre saranno più stabili in una popolazione grande; la stabilità aumenterà con l'aumentare delle dimensioni della popolazione. Gli effetti della deriva genetica si accumulano nel tempo, in quanto le frequenze geniche di una generazione sono determinate interamente da quelle della generazione che la precede, senza alcuna memoria delle frequenze geniche delle generazioni antecedenti. Il risultato è che le deviazioni dovute al campionamento aumentano nel tempo e, in una popolazione, la frequenza genica di un allele potrebbe arrivare allo 0% (estinzione dell'allele) o al 100% (fissazione dell'allele). Se la deriva genetica agisce per un tempo abbastanza lungo, il destino di un allele è inevitabilmente la fissazione o l'estinzione, qualunque siano le dimensioni della popolazione, ma il processo è in media molto più lento per popolazioni numerose, essendo proporzionale alle dimensioni della popolazione. La figura 1.4.1 mostra le simulazioni al calcolatore relative a tre frequenze geniche iniziali diverse e tre popolazioni con numeri diversi di individui: gli alleli più rari vengono persi dopo poche generazioni, in due casi nella popolazione meno numerosa e in un caso nella popolazione di dimensioni intermedie.

Nel modello semplificato della figura 1.4.1, non si possono usare direttamente le dimensioni di censimento di una popolazione umana come stima del valore N che, come in pressoché tutte le trattazioni teoriche, si riferisce a una popolazione in grado di riprodursi in modo sincrono. In pratica è importante soltanto il numero dei genitori riproduttivamente attivi e, siccome in una popolazione reale solo un terzo circa degli individui è in età riproduttiva, le «dimensioni effettive della popolazione» N_e, corrispondenti a quelle di una popolazione che si riproduce in modo sincrono, sono circa un terzo delle dimensioni censuarie. Si possono fare anche stime più accurate, ma di solito non sono necessarie.

È interessante paragonare le conseguenze della deriva genetica con quelle degli altri fattori evolutivi e considerarne le interazioni. L'efficacia della deriva genetica dipende da fattori di tipo demografico: nella figura 1.4.1 vediamo l'importanza delle dimensioni della popolazione; anche la migrazione influisce molto sulla deriva genetica, e di solito ne riduce gli

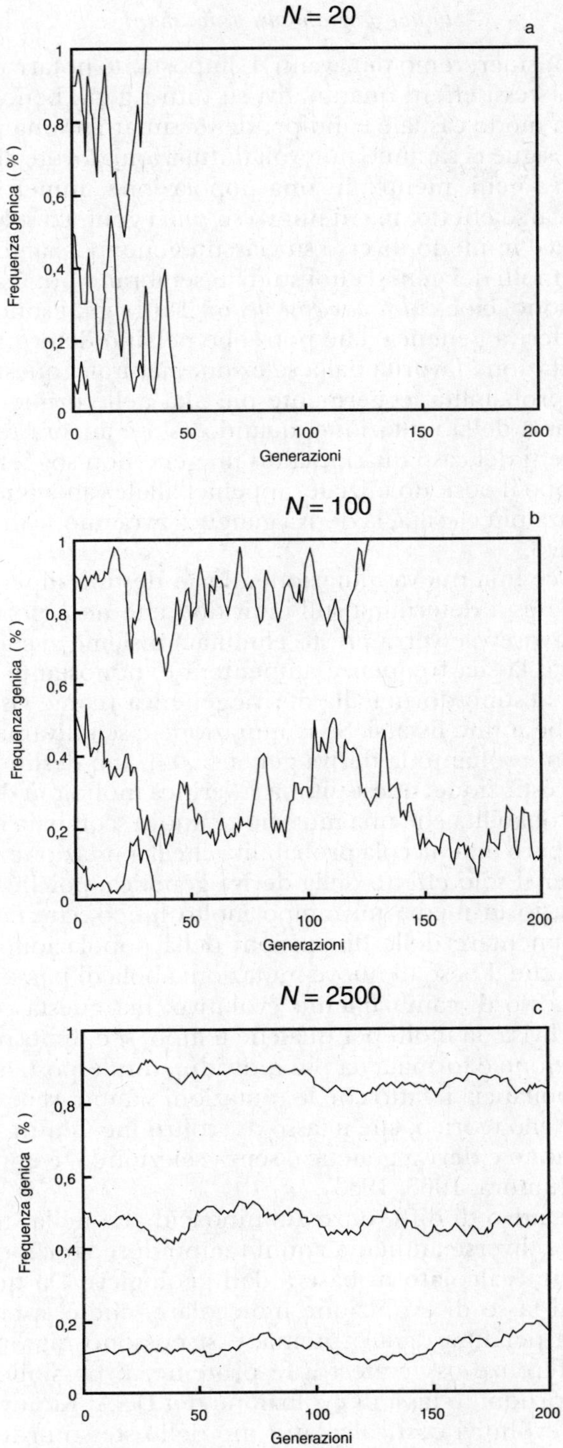

Fig. 1.4.1 Effetti delle dimensioni della popolazione sulla deriva genetica: esperimenti di simulazione con tre diverse frequenze geniche iniziali (90%, 50%, 10%) in tre popolazioni (a: $N = 20$ individui; b: $N = 100$ individui; c: $N = 2500$ individui).

effetti, ma la considereremo più avanti. È importante notare che la deriva genetica ha gli stessi effetti quantitativi su tutti i geni, benché agisca su ciascun gene in modo casuale e indipendente: infatti in una popolazione di dimensioni esigue ci saranno notevoli fluttuazioni dovute alla deriva genetica per *tutti* i geni, mentre in una popolazione numerosa la deriva genetica avrà scarso effetto, ma di nuovo su *tutti* i geni. La selezione naturale agisce invece in modo diverso su ciascun gene; possiamo comunque anticipare che molti dei geni da noi studiati sembrano non essere soggetti a selezione; sono, cioè, *selettivamente neutri.* Tutti i geni sono soggetti all'effetto della deriva genetica, che potrebbe persino determinare la perdita di una mutazione favorita dalla selezione naturale: questo può accadere con una probabilità leggermente più alta nelle prime generazioni dopo la comparsa della mutazione, quando essa è ancora rara e quindi esposta agli effetti del caso quasi quanto un gene non soggetto a selezione. Tuttavia, dopo il periodo iniziale, appena l'allele vantaggioso raggiunge una frequenza più elevata, la deriva genetica avrà uno scarso effetto sul processo selettivo.

Quando nasce una nuova mutazione, il suo destino dipenderà molto dagli effetti che essa determina sull'individuo che ne è portatore: se la mutazione è sfavorevole verrà presto eliminata insieme ai suoi portatori; se è vantaggiosa, la sua frequenza aumenterà e, nonostante l'incertezza iniziale sul suo destino dovuta alla deriva genetica (come visto in precedenza), potrebbe infine fissarsi. Se la mutazione è selettivamente neutra, sarà determinante soltanto la deriva genetica, e il suo destino finale sarà la fissazione o l'estinzione; quest'ultima si verifica molto più di frequente, e vi è un'alta probabilità che una mutazione nuova scompaia in poche generazioni. Vi è però una piccola probabilità che la mutazione sopravviva e possa fissarsi per il solo effetto della deriva genetica, poiché per la fissazione è necessario in media un tempo molto lungo, che cresce linearmente con l'aumentare delle dimensioni della popolazione. Se ne potrebbe dedurre che il peso di nuove mutazioni abbia di per sé uno scarso effetto sul processo di cambiamento evolutivo, ma questa conclusione, che è stata condivisa da molti per qualche tempo, si è dimostrata sbagliata. Una popolazione è formata da più individui, tutti esposti a mutazioni, e questo controbilancia il fatto che le mutazioni siano rare; è stato infatti dimostrato, a livello teorico, che il tasso di evoluzione neutra – cioè dovuta solo a mutazione e deriva genetica, senza selezione – è uguale al tasso di mutazione (Kimura, 1968; 1983).

Il numero relativo di differenze amminoacidiche nella stessa proteina in due specie diverse aumenta con il tempo di separazione evolutiva tra le due specie (calcolato in base a dati geologici). Da questi dati si può calcolare il tasso di evoluzione molecolare, che è approssimativamente costante per una data proteina, e si possono ragionevolmente spiegare le differenze osservate tra le proteine. È possibile estendere queste considerazioni ai tassi di evoluzione del DNA. Kimura aveva notato che i tassi evolutivi così calcolati sono dello stesso ordine di grandezza dei tassi di mutazione: questo è stato uno degli argomenti a sostegno dell'ipotesi che le mutazioni selettivamente neutre siano le principali responsabili dei cambiamenti osservati nell'evoluzione molecolare. Le mutazioni sfavorevoli non sono di certo rare e vengono eliminate abbastanza velocemente, ma, almeno in prima approssimazione, possono essere trascurate: la vera questione riguarda l'importanza relativa delle mutazioni vantaggiose rispetto a quelle neutre, essendo questi i soli due tipi di mutazione che si fissano durante l'evoluzione. Le mutazioni favorevoli sono indispensabili, altrimenti non si verificherebbe adattamento; ma l'analisi suggerisce che esse sono in realtà molto più rare di quelle neutre.

La teoria di Kimura, secondo cui l'evoluzione molecolare sarebbe dovuta soprattutto a mutazioni neutre, aveva incontrato inizialmente un forte scetticismo da parte di molti, ma nel tempo le prove a suo favore si sono accumulate (Kimura, 1983). Nel DNA e nelle proteine le regioni con una funzione di importanza vitale sono quasi sempre perfettamente conservate, cioè non variano tra un individuo e l'altro e solo di rado variano tra specie diverse. Ciò indica la presenza di un forte controllo selettivo sui cambiamenti che potrebbero essere deleteri, e mostra anche che in queste regioni la possibilità di miglioramenti in termini evolutivi è scarsa o assente. La variazione è invece molto comune nelle regioni cromosomiche che non sono di importanza vitale: un chiaro esempio è la variabilità che si osserva negli pseudogeni, che derivano da duplicazioni di geni attivi ma sono completamente inattivi. In questo caso la funzione genica è mantenuta dal gene attivo e la copia inattiva non è esposta direttamente all'azione della selezione naturale. Se paragoniamo la variabilità di uno pseudogene con quella del gene attivo corrispondente, troviamo una grande differenza: lo pseudogene può accumulare liberamente tutta la variazione che si è prodotta e fissata durante l'evoluzione in assenza di controllo selettivo, mentre il gene funzionale è sottoposto alla selezione naturale. Gli pseudogeni, quindi, soggetti soltanto all'influenza della mutazione e della deriva genetica, sono all'incirca cinque volte più variabili, tra una specie e l'altra, di un gene funzionante (Li e Graur, 1991). Ovviamente, il gene attivo è più stabile nel corso dell'evoluzione, perché la selezione naturale elimina ogni mutazione sfavorevole.

Tutte le considerazioni fatte finora si riferiscono a *popolazioni chiuse* che non ricevono immigranti: la specie è per definizione una popolazione chiusa alla migrazione da parte di altre specie, ma possono verificarsi migrazioni incrociate tra gruppi all'interno di una specie. In realtà pressoché tutte le popolazioni scambiano individui con altre popolazioni appartenenti alla stessa specie, e tale «migrazione» di solito dipende dalla distanza geografica: minore è la distanza, maggiore è il tasso di migrazione. Ostacoli fisici come montagne e fiumi possono ridurre ulteriormente il flusso migratorio, mentre strade e mezzi di trasporto possono aumentarlo. I viaggi intercontinentali hanno avuto inizio intorno al 1500, sovvertendo l'andamento precedente dei flussi migratori; abbiamo quindi ristretto il nostro studio alle popolazioni *aborigene*, intendendo per tali le popolazioni i cui antenati erano sul posto prima di questa data.

Si possono considerare due differenti tipi di migrazioni: 1) lo spostamento di un solo o di pochi individui, ad esempio una famiglia, che lascia un gruppo (un villaggio, una città) e si trasferisce in un altro; 2) lo spostamento di gruppi, di solito di maggiori dimensioni, che migrano verso nuovi territori, spesso disabitati (Cavalli-Sforza, 1973). Il primo tipo di migrazione è molto frequente e avviene perlopiù tra luoghi poco distanti, determinando una continua mescolanza all'interno delle popolazioni; il secondo tipo è raro, ma può talvolta interessare grandi distanze: è stato infatti responsabile dell'occupazione di vaste regioni e interi continenti. Possiamo definire il primo tipo *migrazione individuale* e il secondo *migrazione di massa* o *colonizzazione*.

I risultati classici relativi alla deriva genetica descritti in precedenza si riferiscono a popolazioni chiuse e *isolate*, che non ricevono immigranti. Lo scambio migratorio di individui tra queste popolazioni tende a controbilanciare gli effetti della deriva genetica, tanto più quanto più alta è la frazione m di immigranti ricevuti a ogni generazione da una popolazione. Conoscendo m e N_e (le dimensioni effettive di una popolazione) e assumendo che siano costanti nelle generazioni, si può calcolare la riduzione dell'effetto della deriva genetica causata dalla migrazione. La grandezza $N_e m$ è un indice del grado di isolamento genetico relativo di una popolazione costituita da N_e individui, che riceve una proporzione m di immigranti: ci consente infatti di considerare gli effetti congiunti della deriva genetica e della migrazione. Quanto maggiore è $N_e m$, tanto minore sarà la fluttuazione attesa delle frequenze geniche nel tempo o nello spazio (cioè tra popolazioni vicine analizzate nello stesso momento). Questa grandezza non è sempre facile da stimare come sembra, soprattutto in popolazioni numerose con una struttura complessa.

Poiché talvolta nella colonizzazione di un nuovo territorio i «fondatori» – cioè i primi colonizzatori – sono pochi, i loro geni possono essere determinanti per la storia genetica successiva della popolazione; lo stesso avviene ogni qual volta si verifichi un analogo «collo di bottiglia» demografico. Questo fenomeno è evidente soprattutto nella colonizzazione di isole minori, ma si osserva anche nei cosiddetti *isolati*, popolazioni che non si mescolano con quelle vicine per motivi sociali e/o geografici: sono stati ben documentati alcuni casi estremi di isolati religiosi, come gli Amish (Bachman, 1961) e gli Hutteriti (Hostetler e Huntington, 1980) negli Stati Uniti, o i Samaritani in Israele (Bonné-Tamir, 1980). Alcuni studiosi preferiscono fare una distinzione tra la deriva genetica e l'«effetto del fondatore», come se fossero due fenomeni diversi (Bellwood, 1979); in realtà l'effetto del fondatore è solo un aspetto della deriva genetica. A causa del modesto tasso riproduttivo dell'uomo, una popolazione inizialmente piccola rimarrà tale ancora per un certo numero di generazioni e l'effetto cumulativo della deriva genetica diventerà maggiore di quello iniziale causato dal basso numero di fondatori. In questo processo vengono persi molti alleli rari, o perché erano assenti tra i fondatori, o perché vengono eliminati nelle generazioni successive. Può anche accadere, per effetto di un basso numero di fondatori o di stretti colli di bottiglia, che gli alleli rari presenti all'inizio e sopravvissuti alle prime generazioni si ritrovino con frequenze più elevate rispetto ad altre popolazioni. In questi casi è molto facile che una o più malattie genetiche divengano frequenti nell'isola o nell'«isolato» in questione, mentre altre malattie scompaiono completamente.

Per la storia dell'evoluzione umana sono particolarmente importanti le colonizzazioni di nuovi e vasti territori, come quelle di continenti disabitati (o scarsamente abitati) o di grandi regioni. Quando in una colonizzazione vi sono condizioni favorevoli alla crescita della popolazione che migra, e gli scambi con la popolazione madre sono limitati o del tutto assenti, si verifica il classico esempio di *fissione*: un campione della popolazione madre genera, con una specie di processo di gemmazione, una nuova popolazione che si espande occupando tutto lo spazio disponibile fino a raggiungere il grado di saturazione compatibile con le nuove condizioni ambientali e con le tecnologie alimentari disponibili. Se nelle zone verso le quali erano diretti i colonizzatori vi era un numero sufficiente di aborigeni, poteva verificarsi uno scontro tra i due gruppi, oppure una mescolanza, o anche la formazione di nuovi confini (in termini di isolamento linguistico, geografico ed ecologico) tra la popolazione stanziale e i nuovi venuti. Spesso è accaduto che gruppi non (o poco) mescolati di aborigeni siano rimasti isolati in zone particolari per diverso tempo.

La migrazione di massa ha reso possibile in molti casi la formazione di nuovi gruppi che si sono separati dalla popolazione originaria e da essa hanno cominciato a divergere. Spesso ciò ha messo in contatto gruppi geneticamente molto diversi, che potevano mantenere la loro individualità genetica o anche scambiare immigranti in una o entrambe le direzioni. Si definisce *flusso genico* la migrazione che avviene prevalentemente in una direzione (da un gruppo verso un altro).

In entrambi i tipi di migrazione (individuale e di massa) tutti i geni sono coinvolti in ugual modo nello scambio. Anche la deriva genetica agisce su tutti i geni con la stessa intensità, ma in direzioni diverse e imprevedibili per ciascuno di essi; negli scambi migratori, invece, tutti i geni sono influenzati in modo parallelo e prevedibile. Se le frequenze geniche della popolazione madre sono note o possono essere stimate con ragionevole sicurezza, è possibile valutare l'entità del flusso genico da una popolazione all'altra.

Le innovazioni tecnologiche (per esempio nuove tecnologie alimentari o la più facile produzione di armi) hanno determinato spesso una crescita demografica locale: è probabile che talvolta si siano diffuse velocemente nelle popolazioni vicine, con effetti simili sulla crescita demografica, ma determinando poca o nessuna variazione genetica. Tuttavia, se tali innovazioni erano complesse e dipendevano da specifiche strutture sociali, una loro diffusione dovuta soltanto a contatti culturali può essere stata molto lenta, o impossibile. Quando la crescita della nuova popolazione oltrepassa i limiti della densità compatibile con le nuove condizioni di vita, si determina di solito una migrazione, spesso verso il luogo più vicino possibile. Nel lungo periodo, cicli successivi di crescita demografica locale, seguita da migrazione, possono determinare significative espansioni geografiche di una popolazione inizialmente poco numerosa: tali fenomeni danno luogo a *espansioni di popolazioni* paragonabili a quelle che possono avvenire durante l'occupazione di continenti o vaste regioni disabitate o scarsamente abitate. Tutti questi processi hanno avuto un ruolo importante nel definire l'attuale quadro genetico delle popolazioni, come sarà discusso in modo dettagliato più avanti (par. 2.7); per effetto di questi meccanismi evolutivi, le frequenze geniche sono cambiate, nelle diverse popolazioni. Uno degli obiettivi del nostro lavoro è quello di impiegare le variazioni geografiche ed etniche di oggi per ricostruire i differenti aspetti di questa storia. Facendo ricorso ad alcuni termini propri dell'antropologia, il problema consiste nel desumere la variazione diacronica da quella sincronica. In assenza di dati fossili, questa possibilità è limitata; ma la migliore garanzia che le conclusioni siano corrette consiste nell'effettuare continui controlli incrociati con testimonianze derivate da fonti diverse.

1.5 TENTATIVI CLASSICI DI DISTINGUERE «RAZZE» UMANE

Lo studio delle «razze» umane è molto antico. Ai primi viaggiatori su lunghe distanze dovevano essere familiari le vistose differenze tra esseri umani di diversa origine geografica. Il greco Erodoto (V secolo a.C.) descrisse il nome, la posizione geografica, i costumi e l'aspetto fisico di un gran numero di popoli, soprattutto dell'area mediterranea: egli è il padre non solo della storia, ma anche dell'antropologia (Myres, 1953). A volte le sue informazioni derivano da leggende o si confondono con favole e superstizioni; ma altre volte egli ha ricevuto ragione dagli archeologi moderni. Quando elenca i gruppi etnici incontrati dal viaggiatore greco Aristea agli estremi delle steppe dell'Asia centrale, si è tentati di riconoscere in alcuni di essi dei nomadi protorientali.

Gli antichi Egizi e i Fenici conoscevano certamente l'esistenza delle popolazioni africane e subsahariane; l'Impero romano era in contatto con gli africani, gli indiani e indirettamente, attraverso il commercio, con le popolazioni dell'Asia orientale. Il naturalista Plinio il Vecchio (I secolo d.C.) diede una spiegazione ingenua delle differenze fisiche tra gli africani e gli europei, pensando che fossero una conseguenza diretta del clima. Il poeta Lucrezio (I secolo a.C.) ebbe un'intuizione più acuta dell'evoluzione, che anticipava l'idea della selezione naturale; secondo Plinio, invece, gli africani sono «bruciati dal calore del corpo celeste che è loro vicino, e nascono con un aspetto bruciacchiato, con capelli e barba riccioluti», mentre nelle regioni settentrionali, essendo lontane dal sole, «le razze hanno pelle bianca come la neve, con capelli gialli che cadono dritti» (Rackham, 1979).

Il concetto e gli esempi, biologici e non, di classificazioni tassonomiche si possono far risalire perlopiù fino ad Aristotele (IV secolo a.C.), ma i tentativi seri di classificare le razze umane hanno dovuto attendere che si accumulassero sufficienti conoscenze geografiche. Ciò avvenne solo nel

Settecento, quando già era fiorente l'interesse per la classificazione di animali e piante. Il naturalista inglese John Ray (1627-1705) diede una definizione di *specie* che è, fondamentalmente, la stessa che noi adottiamo: un gruppo di individui mutuamente fertili.

Uno dei primi naturalisti che descrissero la variabilità umana, il francese George Leclerc conte di Buffon (1707-1788), è stato un pioniere dell'evoluzionismo, e si dice che il suo lavoro abbia influenzato Lamarck. Buffon diede una definizione di specie molto simile a quella di Ray, ma probabilmente la formulò in modo indipendente, affermando con chiarezza la convinzione che gli esseri umani costituiscono un'unica specie e «... dopo essersi moltiplicati e diffusi sull'intera superficie terrestre, essi andarono incontro a diversi cambiamenti dovuti all'influenza del clima, del cibo, dei modi di vita, delle malattie epidemiche e della mescolanza continua tra individui più o meno simili. All'inizio questi cambiamenti non erano così marcati, e determinavano soltanto varianti individuali; in seguito queste varianti divennero varianti della specie, perché l'azione continua di queste stesse cause le rese più generali, più marcate e più permanenti. Tali varianti si trasmettono di generazione in generazione, come le deformità e le malattie vengono trasmesse da padri e madri ai loro figli».

Questa citazione e le altre riportate in questo paragrafo sono tratte da Count (1950).

Elenchi di razze, o varietà – come venivano chiamate da Linneo (1707-1778) –, comparvero nel Settecento a opera dello stesso Linneo e di Kant (1724-1804), il quale formulò anche varie ipotesi sul loro meccanismo di origine; oggi le ipotesi di Kant non risultano convincenti, ma lo stesso filosofo ne riconobbe la superficialità, data la mancanza di conoscenze adeguate. Johann Friedrich Blumenbach (1752-1840), che è considerato il padre dell'antropologia fisica, esercitò grande influenza con la sua tesi di laurea in medicina conseguita all'Università di Göttingen (Blumenbach, 1775). Egli affermò che la specie umana è una sola, suddivisa in cinque varietà: caucasica (fu forse il primo a usare questo termine), mongolica, etiopica (comprendente tutti gli africani), americana e malese (abitanti delle isole del Sudest asiatico e della parte di Oceania allora conosciuta). La caratteristica umana più appariscente, il colore della pelle, aveva già a quei tempi il ruolo dominante che ancora oggi detiene nella mente dell'uomo comune. Egli definì caucasici quelli che oggi noi definiamo caucasoidi, comprendendo cioè gli europei, gli africani settentrionali, le popolazioni del Medio Oriente e dell'India, ma non i Lapponi e i Finlandesi, che incluse tra i mongoli. Blumenbach affermò di avere scelto il nome di quella varietà ispirandosi al sistema montuoso del Caucaso, in base a una motivazione che si potrebbe definire poetica: secondo una credenza largamente diffusa, quella regione ospiterebbe le genti più belle, come i Georgiani che vivono nella parte meridionale del Caucaso. Inoltre egli era convinto che con maggiore probabilità l'uomo moderno avesse avuto origine proprio in quell'area. Anch'egli, come Buffon, riteneva che il colore originario della specie umana fosse il bianco.

L'anatomista svedese Anders Retzius (1796-1860), cercando di discostarsi dal solito – e insoddisfacente – criterio del colore della pelle, mostrò che era possibile arrivare a una classificazione delle razze umane usando criteri craniometrici: introdusse così l'*indice cefalico*, il rapporto tra la larghezza e la lunghezza del cranio. Questa misura ebbe un enorme successo nell'antropologia fisica e fu usata per circa un secolo, fino a dopo la seconda guerra mondiale, quando comparvero l'analisi statistica multivariata e i marcatori genetici. La sua popolarità era dovuta alla semplicità delle misurazioni, in individui viventi e non (i crani fossili), e alla precisione che sembrava avere: il concetto di biometria veniva introdotto proprio in quel periodo dallo scienziato belga Lambert-Adolphe-Jacques Quételet (1796-1874). Nel secondo dopoguerra l'interesse per l'indice cefalico venne meno, perché furono riconosciute la sua bassa ereditarietà e la sua sensibilità agli effetti ambientali a breve termine.

All'inizio dell'Ottocento, furono suggeriti altri sistemi per distinguere le razze umane, e alcuni studiosi misero in discussione la completa interfertilità entro la nostra specie, mettendo in dubbio l'idea di una specie umana unica. La sintesi del problema che Charles Darwin (1809-1882) offre nel libro *L'origine dell'uomo e la scelta in rapporto al sesso* (Darwin, 1871) è particolarmente chiarificatrice: egli enumerò le argomentazioni pro e contro un'interfertilità completa tra gli esseri umani (oggi non ci sono dubbi sull'assenza totale di limitazioni all'interfertilità umana). Sfidando le testimonianze contrarie del suo tempo, Darwin concluse che la specie umana è probabilmente una sola, dal momento che «ogni razza confluisce gradualmente nell'altra»; inoltre «le razze umane non sono abbastanza distinte tra loro da abitare la stessa regione senza fondersi; e l'assenza di fusione offre la prova usuale e migliore della distinzione tra specie». Egli affermò poi che le differenze tra le razze, anche se vistose, sono perlopiù irrilevanti, mentre vi è una grande uniformità nelle caratteristiche veramente importanti, comprese quelle mentali: nonostante le differenze esteriori tra aborigeni americani, neri africani ed europei egli era «continuamente colpito ... dai tanti piccoli aspetti del carattere che dimostrano quanto le loro menti siano simili alle nostre». Riguardo ai problemi di classificazione, Darwin citava dodici autori nessuno dei quali concordava sul numero di razze esistenti (da 2 a 63): questo disaccordo era una prova ulteriore del fatto che «è difficile scoprire caratteri distintivi chiari» tra le razze, poiché esse «confluiscono gradualmente l'una nell'altra».

Per quanto riguarda l'origine della variabilità, Darwin credeva che «non si possono spiegare in modo soddisfacente le differenze dei caratteri esteriori tra le razze umane imputandole all'azione diretta delle condizioni di vita; le differenze tra le razze umane come il colore della pelle, la pelosità, la fisionomia, ecc., sono di tipo tale che ci si sarebbe potuto aspettare sopravvenissero per influenza della selezione sessuale». Purtroppo la ricerca sulle conseguenze evolutive delle scelte matrimoniali nella specie umana è stata molto limitata.

L'antropologo americano Franz Boas (1858-1942) è stato tra i primi a mettere in dubbio la stabilità evolutiva delle variazioni fenotipiche quantitative come la statura, le misure somatiche e in generale la maggior parte dei caratteri antropometrici. In un lavoro famoso (Boas, 1940) in cui venivano confrontate le caratteristiche fisiche dei figli degli immigrati negli

Stati Uniti con quelle dei parenti rimasti nelle zone d'origine, egli mostrò l'importanza degli effetti ambientali a breve termine. Tuttavia il suo lavoro, come era inevitabile che fosse a quel tempo, era statisticamente debole; in ogni caso la fiducia nell'antropometria rimase inalterata ancora per molto tempo, e negli ambienti più conservatori lo è forse ancora oggi. L'ampiezza degli effetti ambientali a breve termine è ben documentata; vi sono anche cambiamenti ambientali lenti, i cui effetti fisiologici sono difficili da studiare, ma che mettono in forse le interpretazioni genetiche di fenomeni come la tendenza all'aumento della statura caratteristica di questo secolo in Europa e in altre parti del mondo. Di recente ha ricevuto grande attenzione lo studio della variazione non metrica delle ossa, ma non ci sono ancora prove sufficienti che essa sia determinata dal genotipo e che sia insensibile ai cambiamenti ambientali a breve termine.

Noi siamo convinti che l'introduzione dei marcatori genetici sia stata la svolta più rilevante nello studio della variabilità umana. I marcatori genetici si trasmettono per via ereditaria e non sono soggetti a cambiamenti a breve termine indotti dall'ambiente; è improbabile, però, che essi dimostrino una completa stabilità nel tempo, altrimenti non ci sarebbe alcuna evoluzione. Sono ben note la natura e la dinamica delle forze evolutive di maggior peso che influenzano le frequenze geniche dei marcatori genetici: la selezione naturale (compresa la selezione sessuale), la mutazione, la migrazione e il caso. Quest'ultimo agisce efficacemente in due modi: 1) siccome le mutazioni sono rare e casuali, il verificarsi di una mutazione specifica in un punto particolare del tempo e dello spazio si può considerare un evento soggetto a leggi probabilistiche; 2) la deriva genetica casuale è un altro processo strettamente non deterministico.

I pionieri in questo campo furono Hirszfeld e Hirszfeld (1919), che misero in evidenza le differenze nelle frequenze geniche degli antigeni A e B del sangue in gruppi etnici diversi (fig. 1.5.1), studiando un campione di soldati della prima guerra mondiale: essi proposero un indice biochimico per distinguere le popolazioni sulla base di questi due antigeni. A partire dagli anni Trenta, l'immunologo americano W. Boyd si servì delle informazioni relative alle frequenze geniche del sistema AB0 e degli altri gruppi sanguigni allora conosciuti (MN e P; il sistema RH fu scoperto nel 1940) per ricostruire la storia evolutiva della specie umana e la differenziazione delle razze (Boyd, 1950). Boyd e altri cominciarono anche a studiare gli antigeni AB0 nelle mummie, ma questa ricerca incontrò molte critiche a causa delle possibili contaminazioni con antigeni batterici simili e della possibile distruzione degli antigeni AB0 da parte di enzimi batterici specifici.

Il contributo di R.A. Fisher (1890-1962) allo studio teorico della struttura del sistema RH (si veda Race e Sanger, 1975) e delle sue applicazioni in campo evoluzionistico fu di grande stimolo per le ricerche sui gruppi sanguigni in Gran Bretagna. Il più grande studioso dell'evoluzione umana mediante l'analisi dei marcatori genetici fu Arthur Mourant, che migliorò notevolmente la ricerca nel campo della genetica di popolazioni: grazie alla sua esperienza di ematologia genetica, egli poté caratterizzare molti gruppi etnici interessanti. Mourant pubblicò la prima tabulazione moderna di dati di frequenze geniche fornendone un'interpretazione evolutiva (Mourant,

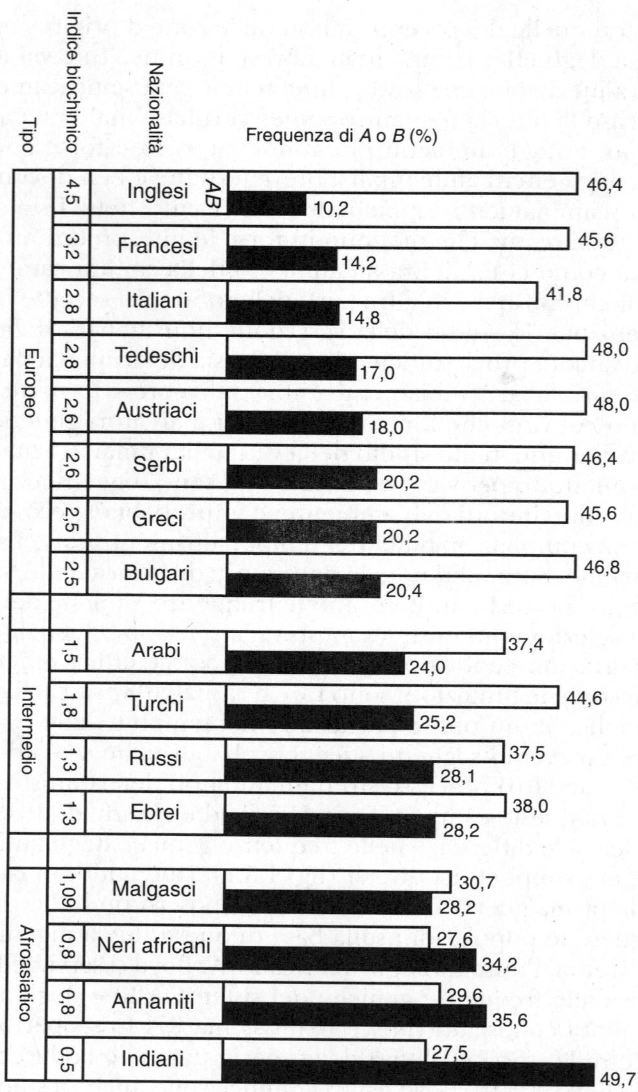

Fig. 1.5.1 Questo grafico, che mostra le differenze nelle frequenze geniche del sistema *AB0* in gruppi etnici diversi, costituisce il primo impiego di marcatori genetici per lo studio delle differenze «razziali». Gli istogrammi rappresentano le percentuali di reazioni positive ottenute con i reagenti anti-A e anti-B; l'*indice biochimico* è il rapporto tra *A* e *B*. Da Hirszfeld e Hirszfeld (1919, pp. 505-37), modificato, in Bodmer e Cavalli-Sforza (1976, p. 576).

1954); questo libro fu seguito da altri tre volumi che hanno rappresentato una delle maggiori fonti di informazione in questo campo (si veda il par. 1.9). Un utile complemento di quest'opera è stato il libro di Steinberg e Cook (1981), che offre una tabulazione delle frequenze geniche dei polimorfismi delle immunoglobuline. Inoltre è stata pubblicata più di recente (Nei e Roychoudhury, 1988) una tabulazione di dati genetici relativi a un certo numero di popolazioni umane selezionate, con alcune rappresentazioni geografiche delle distribuzioni delle frequenze geniche; poiché abbiamo terminato la raccolta dei dati nell'estate del 1986, non abbiamo potuto usare eventuali nuove informazioni contenute in questo libro.

1.6 FALLIMENTO SCIENTIFICO DEL CONCETTO DI RAZZA NELL'UOMO

Come era già chiaro a Darwin, il tentativo di classificare la specie umana in razze è stato in realtà uno sforzo futile: le razze umane sono entità ancora molto instabili nelle mani dei tassonomisti moderni, che ne definiscono da 3 a 60 o più, diverse (Garn, 1971). Questa differenza di valutazione dipende in qualche modo dalla preferenza personale dei tassonomisti, che possono decidere di essere più o meno restrittivi, riunendo (i cosiddetti *lumper*) o suddividendo (gli *splitter*) gruppi etnici diversi: non c'è dubbio che la specie umana sia una sola, ma non ci sono ragioni obiettive per arrestare a un particolare livello la suddivisione tassonomica. Infatti l'analisi evolutiva delle popolazioni umane (esposta nel cap. 2) mostra che è totalmente arbitrario fermarsi, nella classificazione, a un livello piuttosto che a un altro. Le spiegazioni sono di natura statistica, geografica e storica. Dal punto di vista statistico la variazione genetica all'interno di uno stesso gruppo è mediamente maggiore di quella tra gruppi diversi (Lewontin, 1972; Nei e Roychoudhury, 1974). Se consideriamo geni singoli, tutte le popolazioni o i gruppi di popolazioni si sovrappongono, dal momento che tutti i geni sono presenti in quasi tutte le popolazioni, anche se in proporzioni diverse; perciò nessun gene singolo è sufficiente per classificare le popolazioni umane in categorie sistematiche.

A mano a mano che si scende lungo la scala tassonomica, i confini genetici tra i gruppi divengono sempre meno chiari. In termini evolutivi la spiegazione è semplice: c'è una grande variabilità genetica in tutte le popolazioni umane, anche in quelle piccole, e queste variazioni individuali si sono accumulate in tempi molto lunghi. Infatti, la maggior parte dei polimorfismi osservati nell'uomo è anteriore alla separazione dei continenti e forse anche all'origine della specie umana (meno di 500 000 anni fa). Popolazioni diverse presentano gli stessi polimorfismi, ma con frequenze che variano dall'una all'altra: infatti la differenziazione geografica dell'uomo moderno è recente, avendo richiesto circa un terzo dell'esistenza della specie umana, e quindi non c'è stato abbastanza tempo per accumulare una divergenza sostanziale. Le differenze tra i gruppi maggiori sono perciò modeste se paragonate a quelle entro gli stessi gruppi e perfino all'interno di popolazioni singole; inoltre sia la nostra specie sia la sua antenata più vicina, *Homo erectus*, testimoniano un'attività migratoria notevole in tutte le direzioni, e in alcuni casi probabilmente si verificarono mescolanze tra gruppi che si erano separati molto tempo prima. A causa della grande mobilità umana, a livello sia degli individui sia delle popolazioni, probabilmente non ci furono mai confini genetici netti o, se ce ne furono, vennero sfumati da movimenti successivi. In alcune regioni possono ancora esistere confini genetici non chiaramente definiti, ma questo significa solo che l'esistenza di certe barriere ha causato meno mescolanza locale: per esempio Barbujani e Sokal (1990; Sokal e coll., 1988) hanno identificato un certo numero di confini genetici in Europa, legati a differenze geografiche, ecologiche e linguistiche (si veda il cap. 5).

Il concetto di razza nella specie umana non ha ottenuto alcun consenso dal punto di vista scientifico, e non è probabilmente destinato ad averne, poiché la variazione esistente nella specie umana è graduale. Si potrebbe obiettare che gli stereotipi razziali hanno una certa consistenza, tale da permettere anche all'uomo comune di classificare gli individui. Tuttavia gli stereotipi più diffusi, tutti basati sul colore della pelle, sul colore e l'aspetto dei capelli e sui tratti facciali, riflettono differenze superficiali che non sono confermate da analisi più appropriate fatte su caratteri genetici (molto più attendibili); l'origine di tali differenze è relativamente recente ed è dovuta soprattutto all'effetto del clima e forse della selezione sessuale. Un'analisi statistica multivariata – che richiede attenzione e competenza – permette di identificare «raggruppamenti» di popolazioni e ordinarli secondo una gerarchia che crediamo possa rappresentare la storia delle fissioni durante l'espansione in tutto il mondo dell'uomo anatomicamente moderno. A nessun livello si possono identificare questi raggruppamenti con le razze, dal momento che ogni livello di raggruppamento riflette una fissione diversa e non c'è alcuna ragione biologica per preferirne una in particolare. I livelli successivi di raggruppamento si dispongono in una sequenza regolare e nessuna discontinuità può indurci a considerare un certo livello piuttosto che un altro come una soglia ragionevole, anche se arbitraria, per distinguere «razze». Minimi cambiamenti nei geni studiati o nei metodi di analisi fanno spostare alcune popolazioni da un raggruppamento all'altro; solo le popolazioni «storiche», cioè quelle selezionate per il loro lungo insediamento e il loro basso grado di mescolanza, conferiscono maggiore compattezza ai raggruppamenti e maggiore stabilità all'albero filogenetico. Sebbene vi siano ben poche speranze di ottenere una buona classificazione tassonomica delle popolazioni umane (ma ciò non è molto rilevante dal punto di vista scientifico), abbiamo buone possibilità di ricostruirne la storia evolutiva, con il vantaggio che le ipotesi possono essere saggiate sulla base di altre fonti indipendenti di dati. L'accordo ottenuto dal confronto con le testimonianze derivate da fonti esterne può rafforzare le conclusioni ottenute molto più che non la semplice analisi dei dati.

In molte parti del mondo e in alcuni ceti sociali la parola «razza» è associata a pregiudizi, incomprensioni e problemi sociali: la xenofobia, gli interessi politici e un insieme di motivi totalmente estranei alla scienza sono alla base del razzismo, la convinzione che alcune razze siano biologicamente superiori alle altre e abbiano quindi un diritto innato al predominio. Il razzismo esiste da moltissimo tempo, ma soltanto nel diciannovesimo secolo si tentò di giustificarlo sulla base di argomenti scientifici: il darwinismo sociale, teorizzato principalmente dal filosofo inglese Herbert Spencer (1820-1903), fu uno dei tentativi non riusciti di giustificare la competizione sociale incontrollata, la stratificazione in classi e anche l'imperialismo anglosassone. Non sorprende il fatto che il razzismo sia spesso associato a pregiudizi di casta e sia stato invocato come motivazione per assolvere la schiavitù e persino il genocidio. Non ha basi scientifiche una supposta «superiorità» genetica di una popolazione rispetto a un'altra: nessuno dei geni che consideriamo possiede una qualche connessione accettata con caratteristiche comportamentali, la cui determinazione genetica è comunque molto difficile da studiare e al momento non è basata su fatti rigorosamente provati. Nessuna delle nostre ricerche conferma che la rivendicazione della superiorità di una popolazione nei confronti di un'altra abbia basi genetiche: la superiorità è un concetto politico e socioeconomico, legato agli eventi della recente storia politica, militare ed economica e alle tradizioni culturali di determinate nazioni o gruppi sociali. La storia insegna che questa superiorità è del tutto transitoria, mentre il genotipo cambia molto lentamente. Tuttavia il pregiudizio razziale ha una tradizione con radici lontane nel tempo e non è facile da sradicare.

1.7 IDENTIFICAZIONE DELLE UNITÀ DI POPOLAZIONE

In teoria, l'unità di studio dell'analisi dell'evoluzione umana sarebbe l'individuo, ma ciò presupporrebbe l'esame di un gran numero di geni per ogni individuo, e la quantità di informazione così ottenuta diventerebbe presto proibitiva. Fino a oggi si è utilizzato questo tipo di analisi solo nello studio del DNA mitocondriale (Brown, 1983; Johnson e coll., 1983), che verrà trattato nel paragrafo 2.4. Lo sviluppo di tecniche semplici per estrarre il DNA e analizzarne la sequenza ha favorito il diffondersi di questa impostazione, ma sarebbe necessario rendere più efficienti i metodi di analisi statistica oggi disponibili. Inoltre gli alberi filogenetici così sviluppati forniscono informazioni di tipo diverso rispetto a quelli che esamineremo in questo libro, che sono ricostruiti in base a dati di popolazioni; essi descrivono la storia delle mutazioni e si riferiscono a eventi diversi da quelli di cui ci occuperemo, che riguardano la storia delle popolazioni.

Un'analisi rigorosa dovrebbe cominciare definendo la «popolazione» da campionare: in realtà, si lavora su campioni che sono già stati raccolti e analizzati, cosicché ci si trova limitati a decidere se un campione sia accettabile o no. Una «popolazione mendeliana» è formata da individui che si accoppiano in modo casuale (si veda, per esempio, Cavalli-Sforza e Bodmer, 1971 *a*). La legge di Hardy - Weinberg (HW), esposta nel paragrafo 1.2, descrive la distribuzione dei fenotipi osservati in un organismo diploide come l'uomo in presenza di matrimoni casuali, conoscendo le frequenze geniche e le eventuali leggi di dominanza. È noto che la legge di HW è molto solida, e valida per la maggior parte dei campioni osservati. Si possono avere deviazioni in uno dei seguenti casi:

1) Il modello genetico (cioè il numero di alleli e le relazioni di dominanza postulati) non è corretto.

2) I protocolli di laboratorio o i reagenti utilizzati per l'analisi non sono adeguati.

3) La selezione naturale elimina preferenzialmente alcuni fenotipi (ad esempio l'effetto della mortalità dovuta alla malaria sulla distribuzione dei fenotipi relativi all'anemia falciforme negli individui adulti).

4) Il campione della popolazione è eterogeneo, essendo costituito da strati geografici e socioeconomici diversi, con frequenze geniche differenti, in cui i matrimoni non sono casuali.

Per saggiare la deviazione dalla legge di HW si utilizza il χ^2, un indice statistico che evidenzia la bontà dell'approssimazione: quando esso supera un certo valore, la deviazione dalla legge di HW viene considerata statisticamente significativa. Il valore numerico del χ^2 è proporzionale al numero di individui che formano il campione: in presenza di una deviazione reale, più grande è il campione, più è probabile che la deviazione risulti significativa. Così i campioni più grandi evidenziano in misura maggiore le deviazioni dalla legge di HW, mentre molti campioni piccoli, che apparentemente sono in accordo con essa, possono in realtà non soddisfarla, ma con una probabilità minore che la loro deviazione sia statisticamente significativa. I campioni molto grandi si adattano meno alla legge di HW anche perché sono quasi sempre costituiti da donatori di sangue, per i quali sono disponibili molti dati relativi ai gruppi sanguigni importanti per le trasfusioni; è inevitabile che questi campioni di grandi dimensioni provengano da vaste aree geografiche, e quindi da una popolazione che è più probabile sia eterogenea. Una valutazione del grado di eterogeneità tra campioni con la stessa origine geografica o etnica può segnalare l'esistenza di problemi di questo tipo: perciò in alcuni casi abbiamo evitato di usare le dimensioni del campione quale peso nel calcolo della media di frequenze geniche. Per ulteriori informazioni sulle applicazioni della legge di Hardy - Weinberg si consultino Cavalli-Sforza e Bodmer (1971 *b*), Bodmer e Cavalli-Sforza (1976 *b*, *c*).

Nel caso di geni che esprimono fenotipi dominanti (per esempio, nei sistemi *AB0* e *RH*), una deviazione dalla legge di HW può determinare un errore sistematico nella stima delle frequenze geniche – errore che può essere relativamente importante nel confronto di popolazioni geneticamente vicine, ma che spesso diventa trascurabile quando si studiano popolazioni geneticamente molto diverse tra loro, come accade pressoché sempre nel nostro lavoro. È tuttavia difficile definire una soglia non arbitraria secondo la quale includere o escludere, in base alla significatività del χ^2, una frequenza genica stimata: per tale motivo, solo di rado abbiamo fatto esclusioni di questo tipo.

Definire una popolazione mendeliana in base alla *panmissia* (matrimoni casuali all'interno di una popolazione), e quindi all'analisi dell'equilibrio di HW, ha in pratica una scarsa rilevanza per i nostri scopi. Se la legge di HW fosse applicata a intere popolazioni invece che a campioni di esse, probabilmente dimostrerebbe che molte popolazioni sono eterogenee, quando provengono da grandi città. È difficile prevedere a quale livello si potrebbe evidenziare questa eterogeneità, ma ovviamente non si può definire una soglia legata alle dimensioni della popolazione, dal momento che la probabilità di un'eterogeneità significativa aumenta in modo continuo con l'aumentare delle dimensioni della città. Una delle cause dell'aumento del χ^2 oltre il valore atteso è la ridondanza interna presente nelle popolazioni e nei campioni che includono diversi membri della stessa famiglia, fenomeno di cui non è facile tener conto. Inoltre c'è la tendenza a sposarsi a poca distanza dai propri luoghi di residenza o di nascita e questo, a meno che l'area investigata non sia molto piccola, determina spesso una certa eterogeneità geografica. Anche l'eterogeneità socioeconomica e altre barriere che limitino le relazioni interpersonali possono creare stratificazioni all'interno di quasi tutte le popolazioni studiate. Per ricerche comparative di largo raggio, la validità della legge di HW non è cruciale: la maggior parte delle popolazioni presenta un certo grado di eterogeneità genetica interna, anche se non in tutti i casi è possibile rilevarla, e comunque essa importa poco, per questo tipo di analisi. Si può saggiare l'eterogeneità genetica locale nell'ipotesi di un campionamento casuale binomiale; il test, che è molto sensibile per i campioni di grandi dimensioni, potrebbe identificare piccole differenze che sono molto spesso trascurabili se paragonate con le distanze genetiche tra le popolazioni che ci interessa studiare. La spiegazione di questa eterogeneità va ricercata nella presenza di gruppi etnici diversi che coesistono in una piccola area e non sono soggetti a scambi genetici frequenti.

Chi non ha familiarità con lo studio delle popolazioni umane, della loro demografia e della genetica, difficilmente riesce a comprendere questi problemi (Bateman e coll., 1990 *a*; Cavalli-Sforza e coll., 1990). Per indicare un'unità di popolazione che sia panmittica e riceva proporzioni note di immigranti da popolazioni note è stato comunemente usato il termine *deme*. Fatta eccezione per pochissime popolazioni umane, non si può dare una definizione operativa di deme, per motivi simili a quelli che rendono difficile o impossibile definire le «razze»: ovviamente un deme ha dimensioni molto minori di quelle di una «razza», ma alla scala geografica del deme la variazione delle frequenze geniche e delle distanze matrimoniali è ancora più continua di quella che si osserva per le «razze» (Cavalli-Sforza, 1958, 1963, 1986 *a*, *b*).

Può essere utile citare alcune delle ragioni che rendono difficile definire i demi umani: potrebbero essere molto vicini alla definizione di deme le unità etnografiche (per esempio le tribù) o i raggruppamenti di persone definiti geograficamente (villaggi e città più o meno grandi), che hanno spesso un certo grado di endogamia; tuttavia le scelte possibili sono varie e mancano di criteri sicuri. Molte tribù sono andate incontro a straordinarie espansioni demografiche (per esempio in Nigeria) e presentano suddivisioni complesse. Nelle società tribali, come in quelle moderne, le scelte matrimoniali sono spesso condizionate da limitazioni di tipo geografico, socioeconomico, religioso, etnico, ecc.: il patrimonio genetico è perciò suddiviso e stratificato in modi molto complessi. Inoltre, specialmente in Africa, la maggior parte dei villaggi è composta da diversi gruppi etnici, e anche le tribù meno numerose sono sparse in diversi villaggi (uno dei pochi studi demografici riguardanti una popolazione di agricoltori in Africa, gli Ngbandi della Repubblica Centrafricana, è quello di Thomas, 1963). Nella società moderna la maggior parte della popolazione agricola è molto dispersa sul territorio, vivendo in case isolate vicino alle fattorie; così è, per esempio, nella pianura padana e nelle regioni agricole degli Stati Uniti. Nelle economie moderne, la popolazione agricola, che una volta costituiva il 90%÷95% dell'intera popolazione, è diminuita enormemente fino a ridursi al 10%÷15% o meno; oggi la popolazione tende a concentrarsi in grandi città, in assetti di segregazione residenziale molto complessi. L'effetto della distanza geografica sulla probabilità dei matrimoni è stato osservato in tutte le popolazioni, sebbene in misura diversa, ma da solo non è sufficiente per spiegare il modo in cui la popolazione si distribuisce. I notevoli cambiamenti nei mezzi di trasporto e le nuove opportunità di lavoro hanno alterato profondamente le tradizioni matrimoniali: Dahlberg coniò l'espressione *breakdown of isolates* (rottura degli isolati) per indicare questo fenomeno, che implica un calo dei matrimoni tra consanguinei e un aumento della distanza geografica tra i luoghi di nascita degli sposi (si vedano anche Cavalli-Sforza, 1957, 1958, 1963, 1986 *b*; Cavalli-Sforza e Bodmer, 1971; Bodmer e Cavalli-Sforza, 1976 *b*; Cavalli-Sforza e Hewlett, 1982; Wijsmann e Cavalli-Sforza, 1984).

Da un punto di vista operativo, perché il campionamento sia statisticamente valido, la popolazione va definita in modo che, se necessario, sia possibile ottenere da essa un altro campione: per questo scopo di solito sono sufficienti le indicazioni fornite dal ricercatore che abbia campionato in precedenza la medesima popolazione. Persino nel caso delle due popolazioni di indiani americani studiate più a fondo, gli Yanomame e i Makiritare, non ci si può aspettare che un nuovo campione possa soddisfare le condizioni di un rigoroso campionamento statistico, cioè rimanga entro l'errore di campionamento binomiale. L'eterogeneità genetica tra i villaggi è molto alta (Ward e Neel, 1970) e la loro composizione genetica è instabile nel tempo e nello spazio: l'origine di gran parte di questa eterogeneità è legata al fatto che le trasformazioni interne della popolazione avvengono attraverso suddivisioni che tendono a seguire linee di parentela. In genere, a causa dell'eterogeneità genetica interna presente in tutte le popolazioni, è possibile trovare una certa variazione tra campioni diversi della stessa popolazione, ma quasi sempre tale variazione è di gran lunga inferiore a quella osservata negli Yanomame e nei Makiritare, che rappresentano casi limite.

Le descrizioni riportate in letteratura sulle origini geografiche o etniche delle popolazioni di cui vengono pubblicati i dati variano notevolmente e possono causare alcune difficoltà pratiche. In generale, una frequenza genica si riferisce a una popolazione che occupa un'area geografica talvolta mal definita; per un certo numero di campioni, fortunatamente basso, gli articoli originali contengono una descrizione imprecisa della popolazione da cui è stato tratto il campione (per esempio, è definita semplicemente come «aborigeni australiani» o «africani»). In casi come questi abbiamo eliminato i campioni identificati in modo non chiaro, se per gli stessi geni erano disponibili altri campioni definiti con maggior precisione. In molti paesi vi è una grande variabilità etnica interna, e quindi anche la nazionalità, che spesso è la sola informazione disponibile, può essere un'indicazione insufficiente: quando è stato necessario includere nell'analisi campioni di questo tipo, li abbiamo riferiti alla capitale dello Stato in questione.

Sono state escluse dal nostro studio tutte le popolazioni definite come miste senza ulteriori dettagli; se dalla distribuzione dei marcatori genetici risultavano prove di mescolanze interne con altri gruppi etnici molto diversi (come la presenza di un numero non trascurabile di individui di gruppo sanguigno A o di portatori di anemia falciforme tra le popolazioni indie dell'America centrale e meridionale), ciò è stato giudicato sufficiente per eliminare la popolazione, quando l'articolo originale non dava informazioni sull'argomento. Tuttavia, se questo criterio fosse stato applicato in modo troppo rigoroso, le stime delle frequenze geniche avrebbero potuto essere affette da un errore sistematico, e quindi ci è parso importante adottare un atteggiamento prudente, scartando soltanto le popolazioni con mescolanze superiori al 10%. Sfortunatamente, però, solo pochi marcatori permettono di identificare con precisione le mescolanze presenti in un campione.

L'applicazione dell'analisi multivariata ha posto problemi più difficili: è richiesto il massimo numero possibile di geni per ciascuna popolazione, mentre molti autori hanno analizzato soltanto pochi marcatori e per di più diversi da campione a campione. È stato quindi necessario mettere a punto un metodo affidabile per riunire tra loro le informazioni relative a più campioni. Quando i campioni che si riferiscono a studi diversi vengono indicati con lo stesso nome (nazionalità, gruppo etnico, tribù, ecc.), è più difficile commettere errori, anche se l'operazione di amalgamare campioni della stessa popolazione raccolti da autori differenti introduce sempre un certo grado di confusione. Talvolta è stato necessario definire le unità di popolazione in modo più ampio, soprattutto nel caso di tribù di piccole dimensioni, che sono state aggregate per raggiungere un numero di marcatori genetici sufficiente per il nostro studio. Poche popolazioni sono state saggiate in modo sistematico per un numero elevato di marcatori genetici.

La nostra banca dati contiene 76676 frequenze geniche, che corrispondono a 6633 campioni con localizzazioni geografiche differenti e a 1915 nomi di popolazioni diverse. Tutti questi dati hanno posto un problema di classificazione non indifferente, e le rare classificazioni che l'antropologia fisica ha suggerito si sono rivelate inadeguate.

Nel raggruppare le popolazioni per creare categorie più ampie, abbiamo seguito soprattutto un criterio di tipo geografico; ma, specialmente nel caso di popolazioni dei paesi in via di sviluppo, abbiamo dovuto ovviamente tener conto anche di specifiche informazioni antropologiche, poiché a volte popolazioni di origini molto diverse vivono a breve distanza le une dalle altre. Quando criteri di altro tipo si sono rivelati inadeguati, ci siamo rivolti alla linguistica, giacché è sempre più chiara l'esistenza di un certo grado di parallelismo tra l'evoluzione linguistica di una popolazione e la sua evoluzione genetica. Certo, questo parallelismo non è completo, e si conoscono molte eccezioni; d'altro canto, l'uso di un codice linguistico per classificare le nostre popolazioni ci offriva la possibilità di verificare direttamente la corrispondenza (e le eventuali deviazioni) tra criteri di classificazione linguistici e genetici, un problema di per sé interessante. Inoltre mettere assieme popolazioni su basi linguistiche offre un criterio di raggruppamento supplementare, che può essere usato all'interno di gruppi definiti in modo classico, cioè con criteri geografici o etnici. È importante che le classificazioni linguistiche seguano anche, di norma, criteri geografici, cosicché i due tipi di classificazione procedano di pari passo. Tuttavia il criterio linguistico è più fine ed è più spesso in accordo con le differenze etniche, soprattutto nei paesi in via di sviluppo: in effetti i nomi delle tribù corrispondono molto spesso a quelli delle lingue che esse parlano. Il codice linguistico verrà discusso nel paragrafo seguente.

Questo processo di raggruppamento/amalgamazione ha permesso di ridurre i 6633 campioni iniziali, la maggior parte dei quali analizzati soltanto per pochi geni (alleli), a 491 popolazioni finali. Molte di queste 491 «popolazioni» compaiono nelle analisi di ciascun continente descritte nei capitoli 3-7, per le quali sono state effettuate ulteriori selezioni, escludendo le popolazioni con il minor numero di geni. Con lo scopo di aumentare ancora il numero medio di geni nell'analisi complessiva del mondo, abbiamo ulteriormente ridotto il numero delle popolazioni, eliminando quelle che avevano un numero di geni insufficiente e nessun gruppo affine con il quale poterle unire, e raggruppando quelle che mostravano un alto grado di affinità etnica. Con questo secondo ciclo di selezioni e raggruppamenti il numero di popolazioni è sceso a 42; gli alleli indipendenti considerati sono 120, ma non tutti sono saggiati in tutte le 42 popolazioni. Nonostante questi sacrifici e compromessi, il campione delle 42 popolazioni rispondeva ancora ragionevolmente al desiderio di rappresentare in modo adeguato il mondo intero; la loro analisi è descritta nel capitolo 2.

1.8 CLASSIFICAZIONE LINGUISTICA

La classificazione linguistica più recente (Ruhlen, 1987) fornisce un elenco di 4736 lingue: questo indica in media un milione di persone che parlano una lingua, ma in realtà la maggior parte delle lingue è parlata da qualche decina di migliaia di persone, poche lingue da centinaia di milioni di persone e molte soltanto da poche centinaia o addirittura da meno di cento persone. Le lingue di quest'ultimo gruppo sono probabilmente destinate a estinguersi nel giro di poche generazioni; è già accaduto a molte altre, alcune delle quali sono state studiate prima della loro scomparsa. Fatta eccezione per le pochissime lingue ad ampia diffusione, tende a esservi una corrispondenza biunivoca tra i nomi delle tribù e i nomi delle lingue. Così, tranne nel caso delle grandi nazioni moderne, nelle quali si è persa (ma non del tutto) l'identità delle tribù originarie, le lingue costituiscono un'ottima guida etnica che è molto più completa delle classiche informazioni etnografiche. Inoltre vi sono classificazioni filogenetiche delle lingue (definite «genetiche» dai linguisti), che offrono una gerarchia tassonomica almeno parziale dalla quale si potrebbe desumere un codice linguistico numerico: è ovvio che non si può usare tale codice per ottenere automaticamente una classificazione biologica, ma esso ci ha fornito un buon punto di partenza, che è stato modificato in base ad altre informazioni.

È interessante notare che le classificazioni moderne suddividono le lingue in *phyla*, o famiglie linguistiche, i gruppi linguistici maggiori. Lasciando da parte le poche lingue non classificate, le lingue ibride recenti (le lingue «pidgin» e creole), le lingue inventate, come l'esperanto, e alcuni linguaggi isolati che, sebbene siano stati molto studiati, non possono essere oggi classificati, Ruhlen ha identificato 17 gruppi tassonomici principali (l'elenco è riportato nel capitolo seguente). Grazie a Ruhlen stesso, abbiamo avuto la possibilità di impiegare tale classificazione prima che fosse pubblicata. Anche altri libri, come *Classification and Index of the World's Languages* (Voegelin e Voegelin, 1977) e *Ethnologue* (Grimes, 1984), ci sono stati di grande aiuto per riconoscere i nomi diversi che identificano le stesse lingue e per ottenere la localizzazione geografica di molte popolazioni; il libro di Grimes è stato utile anche come fonte di dati di censimenti demografici. Abbiamo ricavato alcune informazioni anche dalla *Encyclopaedia Britannica* (1974) e da alcune pubblicazioni dei governi dell'URSS e della Cina, come *The USSR in Figures for 1986* e *China Handbook Editorial Committee* (1985).

Il codice che alla fine abbiamo adottato per classificare le nostre popolazioni segue criteri di tipo geografico, antropologico (fisico), linguistico, etnografico: l'ordine riflette la priorità dei criteri usati nei casi incerti. In base a tale codice abbiamo classificato tutti i dati di frequenza genica in quattro categorie gerarchiche: il continente di appartenenza, i raggruppamenti geografici maggiori all'interno dei continenti e due livelli gerarchici minori. Il terzo livello include raggruppamenti di rilevanza numerica molto disuguale, perché identifica sia gruppi etnici rilevanti per la loro dimensione sia alcune popolazioni di particolare interesse, per le quali sono necessarie analisi specifiche; il quarto livello gerarchico comprende le 491 popolazioni inizialmente selezionate per l'analisi multivariata, di cui fanno parte tribù, nazioni o regioni all'interno di nazioni, a seconda dell'estensione geografica. Il nostro codice è stato scelto in base a considerazioni pratiche, e perciò non corrisponde sempre a suddivisioni destinate a risultare poi completamente significative dal punto di vista filogenetico; esso ha però consentito una semplice ricostruzione dei *phyla* linguistici e delle loro suddivisioni maggiori.

Le tribù non corrispondono necessariamente alle popolazioni mendeliane definite in precedenza, e la discrepanza diventa rilevante se le tribù sono di grandi dimensioni. In effetti tali tribù possono presentare stratificazioni sociali e differenziazioni geografiche molto pronunciate, e anche quelle relativamente piccole a un esame attento hanno mostrato una certa eterogeneità interna: ad esempio questo è particolarmente evidente nel caso degli Yanomame e dei Makiritare (Ward e Neel, 1970). Le aggregazioni sovratribali, quelle nazionali e le loro suddivisioni geografiche si comportano anche peggio, da questo punto di vista. Se tuttavia escludiamo i casi di eterogeneità genetica che possono insorgere in varie circostanze, le tribù non troppo grandi si avvicinano molto all'unità di popolazione adatta per l'analisi genetica; in ogni caso non ci sono alternative migliori. Siccome è difficile disporre di popolazioni mendeliane ideali, ai fini pratici dell'analisi genetica consideriamo il livello di suddivisione minimo possibile come un insieme di individui che si uniscono in modo casuale o quasi, ben sapendo che unità di popolazione così definite possono sì essere più grandi di una popolazione mendeliana, ma offrono il compromesso pratico migliore.

È rassicurante notare che la variazione linguistica nello spazio ha un andamento parallelo a quella genetica e/o geografica: ciò è stato dimostrato in alcuni studi particolari riguardanti sia aree limitate (per la Sardegna da Piazza e coll., 1997; per la Micronesia da Cavalli-Sforza e Wang, 1986) sia regioni più vaste (per l'America settentrionale da Spuhler, 1979; per l'Europa da Sokal e coll., 1988 e da Barbujani e Sokal, 1990; per l'America centrale da Barrantes e coll., 1990). In realtà molte ragioni teoriche giustificano che ci si aspetti una stretta similarità tra patrimoni culturali e patrimoni genetici: i contatti di tipo culturale e quelli di tipo genetico seguono gli stessi percorsi, subiscono gli effetti delle stesse barriere geografiche ed ecologiche, e possono influenzarsi a vicenda, rafforzandosi reciprocamente. La tribù, per esempio, può costituire un modello imperfetto di patrimonio culturale: spesso le tribù sono endogame, e questa caratteristica coincide in qualche modo con l'idea di patrimonio genetico. Più in generale, la struttura del patrimonio genetico è determinata da fattori di tipo geografico, dalla presenza di differenze socioeconomiche, e da un certo numero di fattori culturali (religiosi, linguistici, ecc.); tutti questi elementi agiscono anche sul patrimonio culturale e lo condizionano in modo parallelo. Non sembra che siano disponibili ricerche sugli effetti congiunti di tutte queste variabili, anche se sarebbero molto interessanti: è verosimile, però, che due individui abbiano una tanto maggiore probabilità di sposarsi quanto minore sia la loro distanza, rispetto a uno di questi parametri.

Si sono così prodotte importanti correlazioni tra patrimoni genetici da una parte e patrimoni socioculturali dall'altra. Il parallelismo tra evoluzione genetica ed evoluzione linguistica presenta, tuttavia, alcune limitazioni: le lingue si evolvono molto più velocemente dei geni e due lingue possono diventare mutualmente incomprensibili in meno di mille anni, a causa della loro progressiva differenziazione. Da un punto di vista formale, il fenomeno è simile all'origine di due specie diverse in biologia: il processo di speciazione implica la perdita di fertilità reciproca, che si può considerare come l'equivalente genetico della perdita della possibilità di comunicare, con la differenza che la speciazione avviene in tempi dell'ordine di un milione di anni. Per di più una lingua può sostituirne completamente un'altra nel giro di appena tre generazioni, in seguito ad avvenimenti politici che portano al predominio di un popolo su un altro.

Può essere difficile, invece, mettere in evidenza i cambiamenti genetici che accompagnano la sostituzione di una lingua dovuta a un'invasione cui fa seguito l'imposizione della lingua parlata dai nuovi dominatori: infatti gli invasori costituiscono spesso solo una piccola frazione della popolazione che hanno sottomesso. È anche possibile che si sia verificata una sostituzione di geni su larga scala senza cambiamenti nella lingua, in seguito a contatto e flusso genico prolungato con una popolazione vicina che parla la stessa lingua. Perciò, confrontando geni e lingue, ci si aspetta di trovare – e in effetti si trovano – incongruenze più o meno rilevanti.

L'analisi linguistica è molto utile soprattutto per lo studio di raggruppamenti nazionali e sovranazionali di grandi dimensioni nei quali si parli una lingua comune; in questi casi può essere necessario fare una distinzione più sottile, a livello di dialetti. Per misurare la somiglianza tra due o più dialetti o lingue non troppo distanti tra loro, il metodo più semplice consiste nel valutare la proporzione di parole che presentano un'origine lessicale comune, anche se possono aver subito cambiamenti di tipo fonologico o semantico: tali parole sono dette *cognate*. La proporzione di parole con la stessa origine presenti in due lingue (o dialetti) è una misura della somiglianza tra queste lingue e dell'affinità linguistica tra le popolazioni corrispondenti. I tentativi fatti per correlare la somiglianza – o il suo opposto, la distanza – tra due lingue con il loro tempo di separazione (glottocronologia) non hanno avuto molto successo.

In media i dialetti dovrebbero presentare distanze reciproche minori di quelle riscontrabili tra le lingue; ma la transizione tra un dialetto e una lingua è continua, e vi è una «zona grigia» entro la quale è del tutto arbitrario chiamare lingua o dialetto una forma parlata.

1.9 NATURA E FONTI DEI DATI

Abbiamo ristretto la nostra analisi alle popolazioni aborigene presenti sul globo terrestre alla fine del XV secolo, quando ebbero inizio le grandi migrazioni europee; perciò sono stati esclusi i neri americani e tutte le colonizzazioni recenti di origine caucasoide, cinese o indiana. Sono state escluse anche tutte le popolazioni miste, che presentavano una mescolanza superiore al 25%, tutte le popolazioni di origine israeliana (per i motivi già esposti nel par. 1.2) e alcuni isolati, compresi i gruppi nomadi come gli Zingari; sono state anche escluse le popolazioni definite come «viventi all'estero», per le quali non fosse indicata chiaramente l'origine.

Sono state incluse nella banca dati tutte le frequenze geniche in grado di soddisfare tali requisiti, senza tener conto delle dimensioni della popolazione (eliminando però i campioni con meno di 50 individui, facendo pochissime eccezioni per le aree geografiche in cui i dati erano molto scarsi) e del χ^2 relativo alla legge di Hardy - Weinberg. Il motivo di quest'ultima decisione, come abbiamo già spiegato in precedenza, è legato al fatto che nella maggioranza dei campioni ci si aspetta una certa eterogeneità, ma a causa delle dimensioni ridotte della maggior parte di essi di solito non si riesce a metterla in evidenza. Questa eterogeneità è causa di un certo errore nella stima delle frequenze geniche che determinano fenotipi dominanti: l'errore, tuttavia, diventa trascurabile e non sistematico se paragonato alle differenze di frequenze geniche esistenti tra le popolazioni analizzate. In ogni caso sarebbe difficile stabilire in modo arbitrario un limite generale per il χ^2, al di sopra del quale ignorare i dati.

Per le frequenze geniche delle popolazioni con le stesse coordinate geografiche è stata calcolata la media aritmetica, pesata per le dimensioni del campione, e per ciascun caso è stato valutato il χ^2 relativo all'eterogeneità.

Il lavoro di collaborazione dei tre autori di questo libro è iniziato nel 1977, con un'analisi sulla geografia dei dati genetici europei: dopo la pubblicazione del nostro primo articolo, che aveva come oggetto quelle che furono da noi definite mappe geografiche sintetiche dell'Europa (Menozzi e coll., 1978 *a*), abbiamo deciso di estendere la ricerca al resto del mondo. In quel periodo era già uscita la tabulazione generale dei dati genetici di Mourant e coll. (1976 *a*), che però riportava soltanto i dati pubblicati fino al 1972. Era quindi necessario aggiornarli; perciò iniziammo una ricerca bibliografica mediante calcolatore, usando il software allora disponibile e parole chiave adeguate: in questo modo furono anche identificate le riviste utilizzate più spesso per la pubblicazione di articoli contenenti dati di frequenze geniche, riviste che furono poi consultate direttamente in modo sistematico.

Quando il nostro lavoro era ormai a buon punto, venimmo a conoscenza del fatto che Tills, Kopeć e Tills stavano aggiornando il volume di Mourant e coll. (1976 *a*) con i dati usciti dal 1972 in poi. Questi autori avevano riassunto i dati dei 9÷10 anni successivi, pubblicandoli secondo un formato molto simile a quello che era stato usato in precedenza da Mourant e coll. e adottando la stessa numerazione per le tabelle che si riferivano agli stessi geni; anche noi abbiamo adottato questa numerazione per citare i dati raccolti nei due libri. Grazie alla gentilezza di Mourant e di Tills, abbiamo potuto disporre di fotocopie delle tabelle aggiornate da Tills molti mesi prima che queste fossero pubblicate, scoprendo che gran parte del materiale da noi raccolto corrispondeva al loro. Abbiamo trovato altre parziali duplicazioni dei nostri dati nel materiale pubblicato da Steinberg e Cook (1981), riguardante il sistema dei marcatori genetici *GM*, e in quello raccolto da Livingstone (1985) sulle emoglobine.

Un'altra importante raccolta di dati è quella di Roychoudhury e Nei (1988), che elenca 362 loci sia polimorfici sia monomorfici, per un numero di popolazioni variabile (circa 180 per le quali sono disponibili tutti i dati); questa raccolta comprende anche 50 rappresentazioni geografiche delle frequenze geniche mondiali, con i loro valori numerici. Sfortunatamente il volume è stato pubblicato troppo tardi perché potesse entrare a far parte sistematicamente della nostra banca dati.

Poiché per vari motivi siamo stati costretti a rimandare l'inizio del lavoro di analisi, è stato necessario riaggiornare i nostri stessi dati per coprire il periodo compreso tra l'estate del 1982 e quella del 1986: questa operazione è stata eseguita attraverso un'analisi sistematica delle riviste che nella ricerca precedente si erano dimostrate più ricche di articoli che ci interessavano. Nella prima ricerca erano stati utilizzati lavori provenienti da 136 riviste, 12 delle quali avevano fornito il 66% di tutti gli articoli; nella seconda sono state consultate soltanto le 12 riviste seguenti: «American Journal of Human Genetics», «American Journal of Physical Anthropology», «Annals of Human Biology», «Annals of Human Genetics», «Genetics» (rivista russa), «Human Biology», «Human Genetics», «Human Heredity», «Japanese Journal of Human Genetics», «Journal of Human Evolution», «Tissue Antigens» e «Vox Sanguinis». Pertanto questo secondo periodo è coperto in modo meno completo di quello che precede il 1982. Complessivamente abbiamo catalogato più di 2900 articoli, che si sono ridotti a 971, una volta eliminate le ripetizioni presenti in altri libri o articoli di rassegna.

Una domanda importante, alla quale è molto difficile rispondere con precisione, riguarda la quantità di informazione che va perduta in una banca dati come la nostra (o un'altra qualsiasi). Probabilmente essa varia da paese a paese: nel caso di parecchi paesi europei, la proporzione dei dati sfuggiti alla raccolta potrebbe essere alta, dal momento che nelle biblioteche americane o inglesi non è facile trovare molte riviste mediche scritte in lingue diverse dall'inglese. Michael Crawford ci è stato di grande aiuto per trovare i dati riguardanti la Russia, e in particolare la Siberia, chiedendo personalmente ai colleghi russi, che aveva visitato prima della perestrojka, di inviarci gli estratti degli articoli. J. Bertranpetit ha compiuto, sulle riviste in lingua spagnola e portoghese, una ricerca molto accurata dei dati relativi alla penisola iberica, molti dei quali erano sfuggiti alla nostra raccolta. Per ovvie ragioni, ci è stato facile trovare i dati italiani, tanto che per l'Italia il rischio è probabilmente quello opposto.

Anche se la nostra banca dati non è completa, probabilmente costituisce la raccolta più ampia oggi disponibile, almeno per quanto riguarda i geni più comunemente studiati. In futuro speriamo di poter mettere a disposizione dei colleghi l'intera banca dati, in un formato adatto all'uso su calcolatore. Per ciascuna popolazione sono elencati: la frequenza genica, le dimensioni del campione, il nome e il luogo di origine indicati dall'autore, la latitudine e la longitudine del luogo di residenza (o di nascita, se conosciuto) degli individui che formano il campione, mentre non sono state incluse la frequenza genotipica e quella fenotipica. Nei casi in cui nell'articolo originale compaia come luogo di origine soltanto il nome del paese, quei dati sono stati eliminati se ne erano disponibili altri relativi allo stesso gene e allo stesso paese con indicazioni più precise sul luogo di origine; in caso contrario li abbiamo inclusi, attribuendo loro le coordinate geografiche della capitale di quel paese.

Non sono ancora stati fatti progetti in merito, ma speriamo di poter continuare ad aggiornare la nostra banca dati, mantenendo lo stesso formato; in ogni caso saremo molto grati a chiunque ci segnalerà eventuali errori e omissioni.

1.10 METODI DI ANALISI

Abbiamo analizzato i dati con vari metodi, che qui definiremo brevemente e descriveremo in modo dettagliato nei paragrafi seguenti, fornendo anche riferimenti bibliografici; la tabella 1.10.1 riassume alcune delle formule usate.

Distanze genetiche (par. 1.11) Le distanze genetiche vengono usate per misurare le differenze genetiche globali esistenti tra due popolazioni. Vi sono molte distanze genetiche, tutte altamente correlate tra loro: nelle analisi effettuate per questo libro è stata usata quasi esclusivamente una sola misura di distanza, che verrà descritta in modo dettagliato nel paragrafo seguente.

Alberi filogenetici (par. 1.12) Gli alberi costituiscono il metodo più comune di analisi filogenetica. Per costruire un albero dicotomico si impiega una matrice delle distanze calcolate tra tutte le possibili coppie di *n* popolazioni. I primi autori che suggerirono questo metodo per studiare l'evoluzione umana (Cavalli-Sforza e Edwards, 1964, 1967; Edwards e Cavalli-Sforza, 1964) intendevano l'albero quale rappresentazione della storia delle fissioni (divisioni, separazioni) avvenute nella specie umana o in una parte di essa. L'interpretazione storica di una sequenza di fissioni richiede tuttavia, per poter essere accettata, alcuni controlli interni ed esterni, che eliminino le possibili fonti di errori. Vi sono molti metodi per ricostruire un albero filogenetico: alcuni danno luogo ad alberi aventi una radice (la radice o origine è la prima ramificazione), mentre altri producono alberi senza radice. Si può comunque aggiungere una radice a un albero che ne è privo in base a evidenze interne o esterne alla rappresentazione stessa; nel caso di evidenze esterne, l'albero risulta più robusto. I metodi che costruiscono gli alberi con radice impongono che tutte le ramificazioni, a partire dall'origine fino alle popolazioni che si stanno analizzando, abbiano la stessa lunghezza: questa è una conseguenza necessaria dell'ipotesi di una velocità di evoluzione costante che sta alla base di tali metodi. Gli alberi senza radice non sono vincolati da queste limitazioni, ma il loro significato in termini evoluzionistici è meno chiaro. Metodi diversi possono produrre alberi diversi, e anche l'uso di distanze genetiche differenti può determinare alcune variazioni nei risultati: se il numero di caratteri (nel nostro caso le frequenze geniche) non è sufficientemente alto, l'errore statistico legato alla costruzione di un albero filogenetico può essere molto grande. Per valutare questo errore si può usare il metodo di ricampionamento chiamato *bootstrap* (Efron, 1982), che consiste nel confrontare la congruenza degli alberi ottenuti ricampionando per un numero di volte sufficiente l'insieme di geni utilizzati nell'analisi: secondo la nostra esperienza, il *bootstrap* è un ottimo metodo per valutare la bontà di un albero. Una delle più gravi carenze dei modelli di rappresentazione ad albero sta nel non tener conto delle possibili interconnessioni tra i rami, dovute alle mescolanze tra popolazioni diverse; purtroppo i metodi in grado di tener conto di queste interconnessioni e di introdurle in modelli di evoluzione non sono ancora maturi.

Tab. 1.10.1 Quadro riassuntivo delle principali formule impiegate più di frequente nell'analisi numerica.

A) Omozigosità, eterozigosità e F_{ST}

In un dato locus con L alleli, dove p_{ij} è la frequenza genica dell'allele i nella popolazione j,

$$\sum_{i=1}^{L} p_{ij} = 1.$$

L'omozigosità della popolazione j è:

$$H_j = \sum_{i=1}^{L} p_{ij}^2;$$

e l'eterozigosità della popolazione j è:

$$h_j = 1 - H_j.$$

La frequenza genica media dell'allele i in un gruppo di s popolazioni è:

$$\overline{p}_i = \sum_{j=1}^{s} p_{ij} \Big/ s.$$

Pesando per la numerosità del campione è:

$$\overline{p}_i = \sum_{j=1}^{s} n_j p \Big/ \sum n_j,$$

dove n_j è il numero di individui in un campione della popolazione j.
L'eterozigosità di un gruppo di popolazioni è espressa da

$$h = 1 - \sum_{i=1}^{L} (\overline{p}_i)^2, \tag{1}$$

in cui non vengono considerate le suddivisioni nelle s popolazioni.
L'eterozigosità media di s popolazioni è:

$$h_s = \sum_{j=1}^{s} h_j \Big/ s. \tag{2}$$

La statistica F_{ST} (una misura della variazione delle frequenze geniche delle popolazioni) si ottiene da

$$F_{ST} = (h - h_s)/h. \tag{3}$$

Nel caso di un singolo allele i, la si può esprimere come

$$F_{STi} = \text{var}(p_i)/[\overline{p}_i(1 - \overline{p}_i)], \tag{4}$$

dove

$$\operatorname{var}(p_i) = \sum_{j=1}^{s} \left(p_{ij} - \overline{p}_i\right)^2 \Big/ (s-1).$$

Considerando tutti gli alleli di un locus, è

$$F_{ST} = \frac{\sum_{i=1}^{L} \overline{p}_i (1 - \overline{p}_i) \cdot F_{STi}}{\sum_{i=1}^{L} \overline{p}_i (1 - \overline{p}_i)}.$$

In presenza della sola deriva genetica casuale, in una popolazione di N individui, F_{ST} aumenta con il tempo:

$$F_{ST} = 1 - e^{-t/2N}. \quad (5)$$

Da cui

$$-\log(1 - F_{ST}) = t/2N. \quad (6)$$

Se il valore di t è piccolo rispetto a $2N$, si ha:

$$F_{ST} \cong t/2N.$$

B) Distanza genetica F_{ST} *unbiased*, cioè non viziata dall'errore di campionamento (Reynolds e coll., 1983).
Il valore di F_{ST} tra s popolazioni (nel caso della distanza tra 2 popolazioni, $s = 2$) è:

$$b = 2 \sum_{j=1}^{s} n_j h_j \Big/ s(2\overline{n} - 1), \quad (7)$$

dove n_j = numerosità della popolazione j e

$$\overline{n} = \sum_{j=1}^{s} n_j / s.$$

$$a + b = \frac{\sum_{j=1}^{s} n_j \sum_{i=1}^{L} \left(p_{ij} - \overline{p}_i\right)^2}{n^*(s-1)} + \frac{(2n^* - 1)b}{2n^*}, \quad (8)$$

dove

$$n^* = \frac{\overline{n}s}{s-1} - \frac{\sum_{j=1}^{s} n_j^2}{\overline{n}s(s-1)}.$$

$a + b$ è una stima *unbiased* dell'eterozigosità totale e b è una stima dell'eterozigosità interna della popolazione, analogamente alla comune analisi della varianza; la differenza tra le due eterozigosità dà a, l'eterozigosità tra popolazioni, e la stima della F_{ST} di quel locus è data da:

$$\hat{\Theta} = \frac{a}{a+b}. \quad (9)$$

Facendo la media su tutti i loci, sembra preferibile pesare per il denominatore sommando i numeratori e i denominatori separatamente.
La stima della distanza è data da:

$$D = -\log_e\left(1 - \hat{\Theta}\right). \tag{10}$$

Si notino alcune differenze tra le formule per il calcolo dei valori di F_{ST} tra due popolazioni. Se nell'equazione (4) p è calcolata a partire dalle frequenze geniche di due popolazioni, si ha

$$F_{ST1} = \frac{(p_1 - p_2)^2}{2\overline{p}(1 - \overline{p})},$$

che tende ad assumere valori elevati, compresi tra 0 e 2.
Invece, nel caso di campioni molto numerosi, dall'equazione (9) si ha:

$$F_{ST2} = \frac{(p_1 - p_2)^2}{2(\overline{p} - p_1 p_2)},$$

che è sempre compreso tra 0 e 1.

C) Calcolo della distanza genetica *unbiased* di Nei (Nei, 1978; 1987) mediante il rapporto di coefficienti di parentela (*kinship*).
Per calcolare la *kinship* tra due popolazioni x e y si usa la formula

$$J_{xy} = \sum_{i=1}^{L} \sum_{j \neq i}^{L} p_{xi} p_{yj}. \tag{11}$$

Il valore standardizzato,

$$l = \frac{J_{xy}}{\left(J_{xx} J_{yy}\right)^{1/2}}, \tag{12}$$

si calcola con le formule $J_{xx} = 1 - h_x$ e $J_{yy} = 1 - h_y$, dove h_x e h_y sono le eterozigosità delle due popolazioni. Si può calcolare la distanza come

$$D_N = -\log_e l. \tag{13}$$

Nel caso di un solo locus si possono calcolare stime *unbiased* con la

$$l = \frac{1 - a - b}{1 - b}, \tag{14}$$

(Reynolds e coll., 1983). Nel caso di più loci, prima di calcolare l si sommano in modo indipendente numeratore e denominatore su tutti i loci.

Mappe delle componenti principali (par. 1.13) Negli studi filogenetici le mappe delle componenti principali (CP) sono utilizzate quasi quanto gli alberi: esse permettono di riassumere in poche e semplici figure gran parte dell'informazione totale contenuta nei geni analizzati. In genere si possono sintetizzare, con un'efficienza del 20%÷40%, i dati di più di 100 frequenze geniche relative a un certo numero di popolazioni, sostituendo i dati genetici di ogni popolazione con un unico valore numerico, quello relativo alla prima componente principale. In questo modo viene perso circa il 60%÷80% dell'informazione (ovvero della variazione) totale, che però può essere parzialmente recuperata calcolando il valore numerico di una seconda componente principale: la quantità di informazione che viene riassunta dalla seconda CP è minore di quella della prima, ma costituisce un prezioso contributo ulteriore. Si può poi continuare calcolando anche i valori delle successive componenti principali. Le prime due CP, da sole, permettono quasi sempre di ottenere un'ottima descrizione delle somiglianze genetiche esistenti tra le popolazioni in esame; infatti la rappresentazione in diagramma cartesiano bidimensionale delle prime due CP permette di condensare più di un terzo – e a volte più di metà – dell'informazione totale contenuta nella variabilità di tutti i geni. Dal punto di vista grafico è possibile aggiungere i valori della terza CP, come terza variabile, ma il risultato non è chiaro come il diagramma bidimensionale.

Si può descrivere il valore di una componente principale come una media ponderata di tutte le frequenze geniche relative a una popolazione, dove i pesi sono calcolati in modo da rendere massima la quantità di informazione che può essere condensata in un singolo valore di distanza. I diagrammi bi- o tridimensionali delle CP così ottenuti possono integrare utilmente le informazioni date dagli alberi, ma tendono a raggiungere conclusioni simili, e quindi non si possono considerare un metodo di analisi del tutto indipendente. È probabile che essi descrivano più fedelmente (degli alberi) i dati quando sono presenti scambi genetici di un certo rilievo tra popolazioni molto vicine geograficamente. Esistono metodi leggermente diversi per ottenere le componenti principali (par. 1.13).

Mappe geografiche (par. 1.14) Le mappe geografiche delle frequenze alleliche illustrano la distribuzione geografica di un allele. È probabile che la frequenza di un allele sia più alta nel suo luogo di origine o nelle zone in cui esistono fattori selettivi a esso favorevoli, ma non sempre è facile distinguere tra queste due spiegazioni possibili. La distribuzione geografica di alleli particolari si è dimostrata molto preziosa in passato, per esempio nell'indicare quali mutanti conferiscano resistenza alla malaria (una malattia molto diffusa e grave).

Le mappe geografiche dei valori delle componenti principali hanno permesso di saggiare alcune ipotesi riguardanti migrazioni avvenute in tempi antichi e di formularne altre di tipo simile, o riguardanti la presenza di fattori selettivi: queste mappe sono state definite *sintetiche* (si veda il par. 1.15) per distinguerle dalle mappe bidimensionali delle CP descritte in precedenza.

Isolamento dovuto alla distanza geografica (par. 1.16) Quasi tutte le popolazioni scambiano individui con i loro vicini geografici, attraverso la migrazione; accumulandosi nel tempo, il fenomeno determina una forte correlazione tra la distanza genetica e la distanza geografica di due popolazioni: questa sembra essere una regola generale per le popolazioni umane. Sono disponibili molti metodi per valutare questo fenomeno; noi ne abbiamo impiegato uno particolarmente semplice, e lo abbiamo applicato a distanze geografiche molto maggiori di quelle considerate in passato.

Mescolanze genetiche (par. 1.17) Le fissioni tra popolazioni, seguite da un'evoluzione indipendente delle due ramificazioni originatesi, devono aver avuto un ruolo importante nella storia genetica della specie umana. È accaduto spesso che le popolazioni umane che si sono evolute in zone diverse da quelle di origine, in seguito a una fissione, abbiano scambiato individui con i loro nuovi vicini. Con lo sviluppo dei mezzi di trasporto, gli scambi genetici dovettero assumere un'importanza sempre maggiore, ma probabilmente tali scambi hanno avuto un certo effetto anche sulla storia più antica dell'evoluzione umana.

È particolarmente facile prevedere le conseguenze degli scambi genetici nel caso più semplice, quando una popolazione è il risultato della mescolanza – più o meno recente – tra due o più popolazioni più antiche. Se si conoscono le dinamiche migratorie, si possono prevedere anche nel caso di situazioni più complesse le modificazioni che gli scambi migratori determinano nella matrice delle distanze genetiche; ma ciò avviene molto di rado. I modelli evolutivi che sono alla base degli alberi dicotomici normalmente impiegati non tengono conto della mescolanza, e, tranne che nei casi più semplici, non vi è ancora alcun metodo soddisfacente per studiare i *network*, cioè gli alberi che presentano interconnessioni tra i rami. Un'analisi completa dell'*evoluzione reticolare* resta un obiettivo da perseguire – ma già alcuni tentativi iniziali sono stati fatti (per un esempio si veda il par. 2.4).

1.11 DISTANZE GENETICHE

Le distanze genetiche sono un esempio particolare di «distanze» tra popolazioni, e costituiscono un capitolo importante della metodologia statistica. Le numerose applicazioni ai caratteri antropometrici fin dal secolo scorso (Heincke, 1898) e il grande numero di formule esistenti per calcolare le distanze genetiche attestano la necessità di sintetizzare l'informazione di molte variabili per rendere più preciso lo studio della differenziazione tra le popolazioni. L'arte di misurare le distanze per molti caratteri quantitativi è culminata nell'elaborazione della «distanza generalizzata» di Mahalanobis (1936), che è la misura più semplice per i caratteri distribuiti in modo normale, nei casi in cui la matrice delle intercorrelazioni tra i caratteri entro una popolazione è uguale per tutte le popolazioni.

Le frequenze geniche, però, non sono distribuite in modo normale. Benché non sia facile calcolare direttamente la matrice delle correlazioni entro popolazioni, la si può inferire con un margine di errore limitato impiegando i valori attesi di una distribuzione binomiale delle varianze e delle covarianze per gli alleli relativi allo stesso gene e ponendo uguali a zero tutte le correlazioni tra gli alleli appartenenti a geni diversi e non concatenati. In questo modo la matrice delle correlazioni interne di una popolazione sarà composta quasi interamente da zeri e sarà diversa da popolazione a popolazione, sicché la distanza di Mahalanobis risulterà meno appropriata. Il primo tentativo di generare una misura di distanza adatta alle proprietà statistiche delle frequenze geniche ha fatto uso della «trasformazione angolare», un metodo che ebbe origine da un suggerimento di R.A. Fisher a Cavalli-Sforza ed è equivalente, nel caso di un locus singolo, a una formula proposta precedentemente da Bhattacharrya (1946). In seguito, Cavalli-Sforza e Edwards (1964) hanno proposto varie formule leggermente diverse fra loro, basate sulla trasformazione angolare. Questa viene ancora impiegata, ma di recente è divenuta più popolare una misura alternativa proposta da Nei, che ha riesaminato l'intero argomento in un capitolo del suo libro pubblicato nel 1987; in questo volume si possono trovare molte formule pertinenti all'argomento con i relativi riferimenti bibliografici. Per le applicazioni di questi metodi ai dati umani si veda anche Jorde (1985). Nella tabella 1.10.1 sono riassunte le formule di più frequente impiego.

Nel caso di un gene biallelico, la forma più semplice di distanza genetica tra due popolazioni sarebbe data dalla differenza tra le loro frequenze geniche: se le frequenze geniche sono x e y, la distanza sarà semplicemente $x - y$. Facendo la media su tutti i geni, bisognerebbe ovviamente trascurare il segno della differenza; tuttavia sarebbe più appropriato usare il quadrato della differenza, $(x-y)^2$, come in quasi tutte le applicazioni statistiche. Questa però è una misura di distanza non ancora soddisfacente, in quanto le frequenze geniche più vicine allo 0% o al 100% avrebbero un peso minore di quelle con valori intermedi. Considerazioni di genetica di popolazioni dimostrano che, specialmente se le differenze tra le popolazioni sono causate da deriva genetica casuale, si può rimediare al problema calcolando

$$d = (x-y)^2 / [2P(1-P)], \qquad (1.11.1)$$

dove P, in teoria, rappresenta la frequenza genica ancestrale (sconosciuta) comune a tutte le popolazioni, e in pratica la media delle frequenze geniche calcolata su tutte le popolazioni considerate. La grandezza F_{ST}, suggerita per la prima volta da Wright (1951), chiamata anche varianza di Wahlund (Cavalli-Sforza e Bodmer, 1971 *a*), è definita dall'espressione:

$$F_{ST} = V_p / \overline{p}(1-\overline{p}) \qquad (1.11.2)$$

dove V_p è la varianza delle frequenze geniche di un insieme di n popolazioni, e $\overline{p}$ è la loro frequenza genica media (si veda anche la tab. 1.10.1);

con due popolazioni ($n = 2$), le formule (1.11.1) e (1.11.2) sono equivalenti. Per una proprietà algebrica del calcolo della varianza, la media dei valori di d tra tutte le coppie possibili di n popolazioni è uguale alla F_{ST} tra le n popolazioni. Un'altra proprietà molto utile è che si può calcolare la distanza tra due raggruppamenti formati da n_1 e n_2 popolazioni facendo la media delle distanze tra le $n_1 \times n_2$ coppie di popolazioni costituite da tutte le combinazioni a due a due appartenenti a raggruppamenti diversi. Un vantaggio ulteriore consiste nella possibilità di ottenere la stessa distanza per un locus sia calcolandola allele per allele e facendo la media dei risultati ottenuti, sia considerando l'intero locus con tutti i suoi alleli in una volta sola. La distanza di Nei condivide solo in parte queste utili proprietà.

Quando sono presenti molti geni, bisogna fare la media delle distanze ottenute per ciascun gene, pesandola se possibile mediante il denominatore di ciascuna distanza. Se i campioni sono piccoli, bisogna aggiungere all'espressione alcuni termini, per correggere l'errore dovuto al campionamento: nella tabella 1.10.1 sono riportate le formule più complesse ottenute a questo scopo da Weir e Cockerham (si veda Reynolds e coll., 1983). Il nome *coefficiente di coascendenza* (*coancestry*), attribuito a questa misura dagli autori, non è tuttavia appropriato, in quanto sembra indicare una misura di somiglianza, mentre in realtà si tratta di una distanza: perciò preferiamo definirlo come una distanza del tipo F_{ST}, dal momento che essa appartiene sicuramente alla famiglia delle F_{ST} (come la distanza angolare). Dopo una serie di simulazioni con questa e altre distanze, Reynolds e coll. sono giunti alla conclusione che la distanza F_{ST} sia preferibile alla distanza di Nei quando nel periodo di tempo esaminato si siano manifestate soltanto poche mutazioni nuove.

Poiché questo è il caso del periodo di evoluzione dell'uomo moderno, abbiamo deciso di impiegare sempre la distanza F_{ST}. Nel nostro articolo del 1988 (Cavalli-Sforza e coll., 1988) abbiamo invece adottato una versione modificata della distanza di Nei: ciascun allele è stato considerato come facente parte di un locus biallelico e sono state fatte le medie ponderate di tutti gli alleli e i loci, calcolando i pesi secondo la formula (14) della tabella 1.10.1. Questo procedimento si è reso necessario per l'incompletezza della matrice dei dati, in cui non erano rappresentati tutti gli alleli e i loci per tutte le popolazioni in esame. Per ogni analisi in cui siano stati impiegati la ricostruzione di alberi filogenetici e il metodo delle componenti principali è stato riportato il numero medio di alleli indipendenti effettivamente usato, con il suo errore standard. Nel caso di loci complessi, come ad esempio il sistema RH, si sono verificate alcune duplicazioni dei dati relativi agli aplotipi e agli alleli. Purtroppo nell'articolo del 1988 non menzionavamo esplicitamente la versione modificata della distanza di Nei; la figura 2.3.3, tuttavia, dimostra che fra la F_{ST} e la distanza modificata di Nei vi è una correlazione molto alta.

A noi interessa soprattutto stimare il tempo di evoluzione, sulla base della distanza genetica tra le popolazioni: per questo scopo è necessario che il valore della F_{ST} calcolato dalla (1.11.1) sia espresso in modo proporzionale al tempo di evoluzione. Per effetto della deriva genetica, la statistica F_{ST} aumenta con il tempo, secondo l'espressione

$$d = F_{ST} = 1 - e^{-t/2N} \tag{1.11.3}$$

dove t è il tempo, espresso in generazioni, e N è il numero di individui che nella popolazione concorrono alla generazione successiva (dimensioni «effettive»; si vedano, ad esempio, Crow e Kimura, 1970; Cavalli-Sforza e Bodmer, 1971 *a*). Per semplicità si suppone che N sia uguale per tutte le popolazioni.

La grandezza

$$D = -\log(1-d) = t/2N, \tag{1.11.4}$$

dove log è il logaritmo naturale, per $d \ll 1$ è proporzionale al tempo di separazione delle popolazioni, t, e la costante di proporzionalità è $1/(2N)$. Ci riferiremo a D come alla *distanza genetica*, e la impiegheremo in tutte le analisi filogenetiche.

In generale le distanze genetiche sono sempre molto correlate tra loro, anche se calcolate in base a formule differenti: uno studio che paragona distanze molto diverse (Karlin e coll., 1979) ha mostrato che esse tendono a dare risultati simili. Ciò nonostante, distanze differenti calcolate in base allo stesso insieme di dati possono dare alberi filogenetici leggermente diversi, dal momento che il metodo di ricostruzione degli alberi può essere molto sensibile anche ai piccoli cambiamenti nella matrice delle distanze. Ciò può destare qualche imbarazzo; tuttavia le discrepanze che si ottengono nei risultati usando metodi differenti per misurare le distanze genetiche tendono a verificarsi più spesso quando le diversità tra le popolazioni analizzate sono esigue: poiché, però, tali diversità sono in genere trascurabili, se confrontate con gli errori standard, le discrepanze sono perlopiù poco importanti.

Vi sono varie formule per calcolare gli errori teorici delle distanze genetiche (Nei, 1987), ma noi preferiamo stimarli mediante il *bootstrap*, una metodologia statistica che sarà descritta nel prossimo paragrafo (si veda anche Pamilo, 1990). In tutte le nostre analisi utilizzeremo le distanze F_{ST} (coefficienti di coascendenza), che in alcuni casi confronteremo con le distanze modificate di Nei calcolate secondo la formula (14) riportata nella tabella 1.10.1.

1.12 ANALISI DI ALBERI FILOGENETICI

1.12.a Definizioni

In questo paragrafo esamineremo in modo più approfondito i metodi per ricostruire gli alberi filogenetici, e i possibili problemi legati alla loro interpretazione; non descriveremo, invece, i dettagli tecnici, che si possono trovare nelle pubblicazioni originali o in molti programmi per calcolatore. I lettori che si servono degli alberi a scopo di ricerca saranno particolarmente interessati a questo argomento: ci auguriamo però che anche gli altri lettori possano farsi un'idea delle conclusioni più importanti. Per dirla in breve, gli alberi sono amici fallibili; sono molto preziosi per fornire una sintesi di grandi raccolte di dati, e grazie a metodi indiretti è possibile valutare la loro attendibilità e completezza, o identificarne i punti deboli. Attualmente gli alberi costituiscono l'unico modo per inferire storie evolutive. Come tutti i metodi statistici, essi non sono migliori dei dati su cui si basano: il difetto più comune dei dati reali è lo scarso numero di geni disponibili. Siamo consapevoli di aver lavorato, alcune volte, sotto il limite che consideriamo accettabile, cioè 50 o più alleli (che per semplicità sono anche chiamati geni) indipendenti (ovvero il numero di alleli relativi a un locus meno uno, sommati su tutti i loci); ma i nostri alberi sono basati su un numero di geni superiore a quello impiegato nella maggior parte delle altre pubblicazioni. Abbiamo ottenuto questo risultato accettando talvolta una percentuale di dati mancanti superiore a quella normalmente ammessa, in base a considerazioni e a precauzioni che esporremo più avanti. L'alternativa sarebbe stata quella di ridurre le matrici dei dati (popolazioni × geni) eliminando popolazioni e geni fino a che tutte le caselle con dati mancanti fossero state cancellate, o almeno ridotte a una quota prefissata, assai piccola. In quest'ultima circostanza si sarebbero potuti sostituire i dati mancanti con le medie delle popolazioni vicine geograficamente; ma con questo procedimento si ottengono quasi sempre insiemi di dati che hanno troppo pochi geni per essere informativi.

Nell'*Origine delle specie* di Darwin (1859) si trova espresso il convincimento fondamentale che tutti gli esseri viventi abbiano un'origine comune: quindi le connessioni tra le varie forme di vita esistenti si possono rappresentare per mezzo di alberi di discendenza da un unico antenato. Negli ultimi anni le rappresentazioni ad albero hanno goduto di un rinnovato interesse grazie allo sviluppo della tassonomia numerica (Sokal e Sneath, 1963; Sneath e Sokal, 1973), cioè l'analisi delle relazioni tra le specie per mezzo di algoritmi che permettono di ricostruire, rapidamente e in modo obiettivo, tassonomie – che in genere si rappresentano sotto la forma di alberi. Questa nuova disciplina si affida all'impiego del calcolatore, senza il quale sarebbe stato difficile studiare un numero sufficiente di specie (o più in generale di unità tassonomiche operative, OTU, dall'inglese *Operational Taxonomic Units*) e di caratteri. Confrontando la prima e la seconda edizione del libro di Sokal e Sneath, appare evidente che essi all'inizio non erano interessati a problematiche evoluzionistiche, ma cercavano di sviluppare metodi obiettivi di classificazione per «scopi generali». Carolus Linnaeus e Michael Adanson, i due maggiori naturalisti del XVIII secolo, crearono classificazioni di piante e animali prima che fosse diffusa l'ipotesi dell'origine comune degli esseri viventi e della loro evoluzione. La seconda edizione di *Numerical Taxonomy* (Sneath e Sokal, 1983) contiene invece un capitolo dedicato all'analisi evoluzionistica.

Una tassonomia definita in modo formale e per scopi generali non riguarda necessariamente anche aspetti dell'evoluzione, ma in alcuni casi vi si può avvicinare. Nel tentativo di specificare più chiaramente gli scopi per i quali sviluppare una tassonomia, Edwards e Cavalli-Sforza (1964) hanno considerato tre tipi di definizioni: 1) formale, ovvero l'elaborazione di informazioni con scopi puramente descrittivi; 2) applicata o pratica, cioè basata su caratteri particolari che rappresentano un interesse specifico: un esempio tipico è la classificazione delle varietà canine in base alle loro capacità (si veda John Caius in Edwards e Cavalli-Sforza, 1964); 3) evoluzionistica, ovvero la ricostruzione di una storia filogenetica.

Per gli alberi ricostruiti per gli scopi specificati nella prima e terza definizione sono stati suggeriti nomi diversi, rispettivamente *dendrogrammi* e *cladogrammi*; ma l'uso di questi termini può essere fuorviante, in quanto riflette lo scopo e le speranze dei ricercatori piuttosto che il risultato raggiunto. Il termine *fenogramma*, che è stato introdotto di recente come sinonimo di dendrogramma, è improprio se viene riferito a dati relativi ai genotipi, come quelli da noi impiegati. I nostri alberi dovrebbero, allora, chiamarsi *genogrammi*? Il termine *albero* sembra sufficientemente accurato e sintetico, e se necessario lo si può specificare meglio con l'attributo «filogenetico».

Alcuni zoologi e botanici, che si autodefiniscono «cladisti», si sono dedicati alla messa a punto di metodi robusti che permettano di ricostruire l'evoluzione selezionando accuratamente i caratteri più informativi a questo scopo (si vedano Hennig, 1966; Farris, 1973; Sober, 1988); è difficile tuttavia estendere questi metodi a uno studio delle popolazioni umane basato sulle frequenze geniche. Ecco alcune delle differenze più importanti: 1) i processi studiati dai cladisti riflettono un'evoluzione avvenuta in tempi superiori di due o tre ordini di grandezza a quelli relativi alla specie umana: di conseguenza, il grado di differenziazione è molto maggiore, mentre nelle popolazioni umane è spesso vicino al limite di risoluzione; 2) a differenza delle specie studiate dai cladisti, spesso geneticamente molto distanti fra loro, le popolazioni umane scambiano individui; 3) le frequenze geniche hanno proprietà statistiche ed evolutive molto diverse da quelle dei tratti che vengono utilizzati nell'analisi cladistica, e questa è forse la differenza più importante; 4) i cladisti hanno scelto di usare esclusivamente metodi di «massima parsimonia», dei quali parleremo più avanti. I caratteri che vengono utilizzati nell'analisi cladistica e in quella delle frequenze geniche presentano perciò problemi di tipo diverso, più di quanto si potrebbe immaginare considerando che in entrambi i casi si studia l'evoluzione, sia essa una macro o una microevoluzione.

1.12.b Metodi per ricostruire alberi filogenetici in base ai dati di frequenze geniche

Alla Conferenza Internazionale di Genetica tenutasi a L'Aia nel 1963, furono presentati per la prima volta alcuni metodi quantitativi messi a punto per l'analisi filogenetica (Cavalli-Sforza e Edwards, 1964), con lo scopo preciso di studiare i dati relativi alle frequenze geniche delle popolazioni umane. Inizialmente (1962-1963) erano stati elaborati quattro metodi, descritti in modo particolareggiato nel 1967 (Cavalli-Sforza e Edwards, 1967), che saranno esposti in breve più avanti come metodi 1, 2, 3 e 5. In seguito se ne sono aggiunti molti altri, alcuni dei quali sono descritti in Sneath e Sokal (1973). Noi prenderemo in considerazione soltanto altri due metodi (il 4 e il 6), che sono tra quelli usati più spesso per i nostri scopi specifici.

1) Il primo metodo è basato sull'analisi della varianza: esso esamina tutti i possibili raggruppamenti selezionando a ogni fissione quelli che rendono massimo il rapporto della varianza tra, e le varianze entro, i due gruppi che derivano da ciascuna ramificazione: Edwards e Cavalli-Sforza (1964) lo chiamarono *analisi dei raggruppamenti* (*clusters*). In modo indipendente Ward (1963) mise a punto un metodo simile a questo, che si può trovare nella collezione di programmi statistici SAS (SAS Institute, 1985, e versioni successive).

2) Il secondo metodo stima la quantità di evoluzione in ciascun segmento dell'albero, basandosi sull'ipotesi che la somma dei segmenti che separano due popolazioni dell'albero debba essere uguale (con un certo errore statistico) alla loro distanza genetica: viene scelto come il migliore possibile l'albero in cui la somma delle differenze al quadrato tra le distanze stimate e quelle osservate di ogni coppia di popolazioni è minima. L'albero risultante è detto *albero additivo* o *albero dei minimi quadrati*. Questo metodo è servito per ricostruire il primo albero pubblicato nell'articolo del 1964, e l'algoritmo usato è stato pubblicato da Cavalli-Sforza e Edwards (1967). Fitch e Margoliash (1976) hanno proposto un metodo simile, in cui le differenze vengono pesate in base ai loro errori standard.

3) Un metodo classico di inferenza statistica è quello della *massima verosimiglianza*, sviluppato per adattare modelli teorici a dati osservati (il metodo dei minimi quadrati è un caso particolare, valido soltanto se vengono rispettate certe condizioni restrittive). Applicato agli alberi, il modello si basa sull'ipotesi di una variazione casuale delle frequenze geniche a un tasso costante in tutti i segmenti dell'albero formatisi in seguito alle fissioni. Questo metodo classico di inferenza statistica si è dimostrato particolarmente difficile da applicare all'analisi degli alberi (Cavalli-Sforza e Edwards, 1967): soltanto alcuni anni dopo è stato possibile renderlo completo ed efficace (Felsenstein, 1973; Thompson, 1975).

4) Il metodo dell'*average linkage* o UPGMA (dall'inglese *Unweighted Pair-Group Method Using Arithmetic Averages*, «metodo di raggruppamento a coppie non pesato che usa medie aritmetiche») è stato suggerito da Sokal e Michener (1958) quale tipico algoritmo per la tassonomia numerica. Si seleziona la coppia di popolazioni che presenta la distanza minore, che costituirà l'ultima (più bassa) ramificazione dell'albero: le due popolazioni vengono riunite in una sola popolazione che ha per frequenza genica la media delle frequenze geniche delle due popolazioni; vengono ricalcolate le distanze genetiche dalle popolazioni riunite e la matrice

delle distanze si riduce di una riga e una colonna. Il processo viene ripetuto fino a che non rimangono due sole popolazioni, che costituiscono la prima ramificazione. Alcuni esperimenti di simulazione hanno mostrato che questo metodo possiede molte caratteristiche interessanti; oggi è uno dei più popolari e in questo libro è stato ampiamente usato: perciò verrà descritto meglio in seguito (par. 1.12.g).

5) Il metodo del *percorso minimo* (o *minimum path*) cerca di rendere minima la somma delle distanze tra le popolazioni nello spazio dei caratteri: è stato elaborato e quindi usato per costruire l'albero privo di radice che compare, sovrapposto alla carta geografica del mondo, nel lavoro di Edwards e Cavalli-Sforza (1964). Questo metodo è stato il primo esempio di applicazione del principio di «evoluzione minima», simile – ma non identico – al principio della «massima parsimonia», che sarà discusso in seguito. Il gruppo di Neel ne ha fatto ampio uso nei suoi studi filogenetici sugli indiani dell'America meridionale (si veda il cap. 6).

6) Saitou e Nei (1987) hanno proposto un metodo chiamato *neighbour joining* o NJ («unione dei vicini»), che si può ritenere applichi il principio di evoluzione minima; anche se recente, il metodo NJ si è molto diffuso. I suoi risultati sono simili, ma non identici, a quelli ottenuti con il metodo del percorso minimo, in primo luogo perché nello spazio delle frequenze geniche esso impiega le distanze genetiche e non le distanze euclidee, usate dall'algoritmo del percorso minimo. Per quanto ne sappiamo, non è mai stato fatto un confronto sistematico tra i due metodi.

Tutti questi metodi danno risultati simili, ma di solito non uguali, se vengono applicati agli stessi dati; tuttavia non è facile individuare un criterio per scegliere il metodo teoricamente migliore. Inoltre, la maggior parte di essi presenta varie limitazioni pratiche.

Uno dei maggiori problemi teorici riguarda l'ipotesi, o l'insieme di ipotesi, che sono alla base del metodo di ricostruzione dell'albero filogenetico. Tale ipotesi è chiara solo per il metodo della massima verosimiglianza, che assume tassi evolutivi costanti e di recente è stato esteso in modo da includere le mescolanze (si veda il par. 1.17). Per tutti gli altri metodi, le ipotesi di partenza sono meno chiare, ma alcune simulazioni hanno mostrato che i metodi dell'*average linkage* e dell'albero additivo danno risultati simili a quelli del metodo della massima verosimiglianza (par. 1.12.g).

Un problema pratico non indifferente è rappresentato dal numero degli alberi da esaminare, che può essere anche molto elevato, come vedremo. Per tutti i metodi, ad eccezione dell'*average linkage*, è necessario effettuare l'analisi di tutti gli alberi possibili o di una vasta frazione di essi, per scegliere l'albero migliore. La semplicità del metodo dell'*average linkage* e l'equivalenza quasi completa dei suoi risultati con quelli ottenuti con il metodo della massima verosimiglianza spiegano perché abbiamo scelto tale metodo per le nostre analisi.

1.12.c Il numero di alberi possibili

Il numero di alberi possibili che si ottengono operando biforcazioni successive cresce molto rapidamente, con l'aumentare del numero di popolazioni studiate. Per contare tutti gli alberi possibili è necessario distinguere due tipi di alberi, quelli con radice e quelli senza radice.

Gli alberi senza radice non danno alcuna indicazione riguardo all'origine – cioè la suddivisione o ramificazione iniziale. Ad esempio, con tre popolazioni esiste soltanto un albero senza radice; con quattro popolazioni (*A, B, C, D*) gli alberi possibili sono tre:

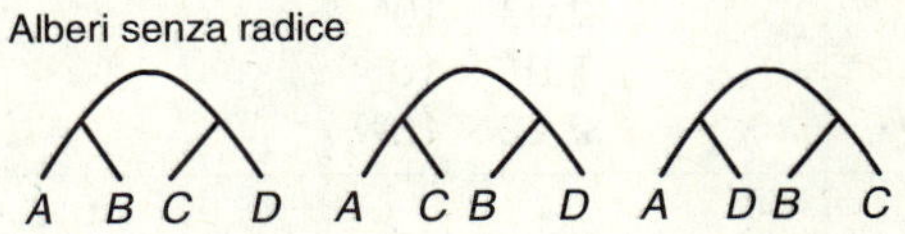

La tabella 1.12.1 riporta il numero di alberi che si ottengono in funzione del numero di popolazioni.

Per quanto riguarda gli alberi con radice, tre popolazioni danno luogo a tre alberi:

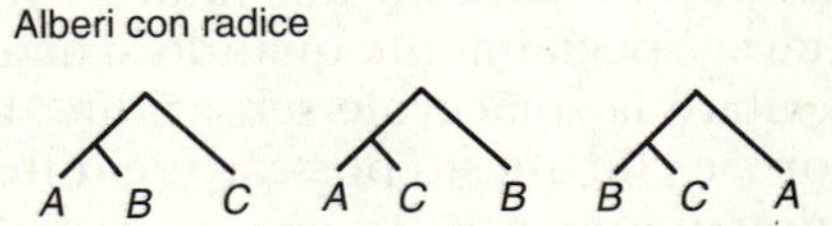

Aggiungendo una quarta popolazione, il numero di alberi possibili sale a 15; per numeri maggiori di popolazioni, si veda la tabella 1.12.1.

La *topologia* è la forma di un albero, ed è indipendente dalle popolazioni presenti sui suoi rami (Cavalli-Sforza e Edwards, 1967). Per esempio, tutti gli alberi con radice relativi a tre popolazioni hanno la stessa topologia, mentre quelli di quattro popolazioni esistono in due topologie: nella figura 1.12.1, le due topologie sono rappresentate dagli alberi all'estrema destra e all'estrema sinistra. In pratica, però, si tende a considerare il numero di topologie come sinonimo del numero di alberi.

L'esistenza di un grande numero di alberi possibili con un numero fisso di popolazioni è un ostacolo serio: come si è già visto, per quasi tutti i metodi è necessario considerare tutti gli alberi possibili, in modo da stabilire quale sia il migliore. Inoltre alcuni metodi (in particolare quello della massima verosimiglianza) richiedono tempi di calcolo non trascurabili anche per l'analisi di un solo albero: con i metodi più complicati può essere quindi molto ardua o del tutto impossibile un'analisi soddisfacente di tutti gli alberi anche solo per 6 o 7 popolazioni. In pratica, si può aggirare il problema selezionando con un metodo semplice (per esempio il primo o il quarto) un albero iniziale che si adatti in modo ragionevole ai dati, e poi si può cercare di migliorare l'adattamento dell'albero iniziale modificandone la topologia e saggiando la bontà del-

Tab. 1.12.1 Numero dei possibili alberi con e senza radice.

Numero di popolazioni	Numero di alberi senza radice	Numero di alberi con radice
n	$(2n-5)!!$*	$(2n-3)!!$*
3	1	3
4	3	15
5	15	105
6	105	945
8	10395	$1{,}25 \times 10^{5}$
10	$2{,}03 \times 10^{6}$	$3{,}44 \times 10^{7}$
15	$7{,}91 \times 10^{12}$	$2{,}13 \times 10^{14}$
20	$2{,}22 \times 10^{20}$	$8{,}20 \times 10^{21}$

* Per N dispari: $N!! = 1 \times 3 \times 5 \times ... \times N$.

l'adattamento di ciascun nuovo albero così ottenuto; si può compiere la stessa operazione partendo da uno o più alberi a caso. Di solito gli alberi che si avvicinano a quello che si adatta meglio ai dati presentano, rispetto a questo, differenze trascurabili nel valore che misura la bontà dell'adattamento: tuttavia, specialmente quando si analizzano molte popolazioni, è difficile evitare la spiacevole sensazione di non avere identificato l'albero migliore, e che questo possa avere differenze importanti rispetto a quello selezionato.

1.12.d La posizione della radice

La collocazione della radice di un albero pone un problema importante e difficile. La prima volta che lo affrontarono, nell'articolo pubblicato nel 1964, Cavalli-Sforza e Edwards decisero di collocare la radice al centro

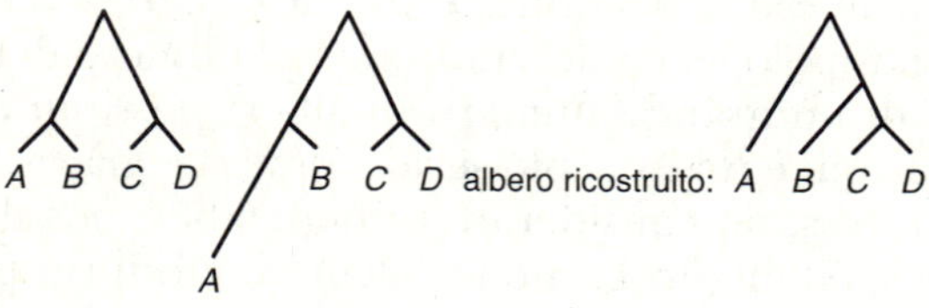

Fig. 1.12.1 *Albero a sinistra*: tre fissioni hanno dato origine a quattro popolazioni, soggette a uguale velocità evolutiva. I segmenti che rappresentano la quantità totale di evoluzione dall'antenato comune hanno quindi la stessa lunghezza totale. *Albero al centro*: dopo la seconda fissione, nella ramificazione che ha portato ad A è avvenuta un'evoluzione più rapida. *Albero a destra*: lo si ottiene ricostruendo l'albero di discendenza secondo l'ipotesi di un tasso evolutivo costante; la radice risulta collocata in modo errato. Da Cavalli-Sforza e Piazza (1975).

del segmento di albero che univa le due popolazioni più distanti, gli africani e gli australiani (si veda il par. 2.3): in questo modo la radice cadeva tra gli europei e le popolazioni dell'Asia occidentale. Da tempo, ormai, sia noi sia molti altri autori non consideriamo corretta tale conclusione: il metodo può dar luogo a errori, e inoltre lo scarso numero di geni esaminati può aver contribuito allo spostamento della radice di quel primo tentativo (si veda il par. 2.3).

In linea generale si può localizzare la radice in base a evidenze interne o esterne rispetto all'albero che si vuole ricostruire. Di solito le evidenze interne si basano sull'ipotesi di un *tasso evolutivo costante*. Il tasso evolutivo è la quantità di cambiamento evolutivo (che in genere si misura come la distanza genetica tra un antenato e un discendente) divisa per il tempo in cui esso si è verificato.

Alcuni studiosi di evoluzione quantitativa hanno analizzato l'ipotesi secondo la quale i tassi evolutivi sarebbero costanti, effettuando confronti tra specie diverse: dalla validità di tale ipotesi dipende infatti la precisione dell'orologio molecolare, la stima del tempo trascorso dalla separazione di due specie basata sulla loro distanza genetica. All'orologio molecolare è dedicato un volume della rivista «Journal of Molecular Evolution» pubblicato nel 1987, a cura di T.H. Jukes.

Secondo una teoria molto diffusa (Goodman, 1985) si sarebbe verificato un rallentamento nell'evoluzione degli ominidi, rispetto a quella, per esempio, dei roditori o degli equini; una spiegazione ragionevole potrebbe essere che le generazioni degli ominidi durano tempi più lunghi, e quindi i tassi di mutazione per unità di tempo astronomico sono più bassi. In più i confronti tra specie si riferiscono a tempi molto lunghi, superiori di solito di uno o più ordini di grandezza a quelli tra popolazioni all'interno della specie umana; inoltre essi dipendono dal numero di differenze dovute a mutazioni, che sono indipendenti dalla deriva genetica, mentre le distanze genetiche basate sulle differenze tra le frequenze geniche, quali quelle che noi studiamo, sono determinate soprattutto dalla deriva genetica. Perciò è meglio tenere distinte le conclusioni tratte dai confronti tra specie diverse da quelle basate sulle differenze intraspecifiche.

Nel capitolo 2 saggeremo l'ipotesi di un tasso evolutivo costante nel caso delle frequenze geniche umane: essa dà buoni risultati se si confrontano popolazioni di grandi dimensioni che occupano interi continenti o vaste regioni di essi, mentre in altri casi può cadere in difetto, soprattutto a causa della variabilità del numero di individui che compongono le diverse popolazioni, come sarà chiarito in seguito. La figura 1.12.1 illustra l'esempio di due alberi di quattro popolazioni, nei quali la lunghezza di ciascun segmento rappresenta la quantità di evoluzione avvenuta a partire dalla loro origine: nel diagramma a sinistra le quattro popolazioni sono andate incontro alla stessa quantità di evoluzione; in quello centrale la popolazione *A* si è evoluta molto più delle altre, dopo la sua separazione da *B*, e quindi la sua distanza dall'antenato più vicino viene indicata con un segmento di lunghezza maggiore rispetto a tutti gli altri segmenti dell'albero. Qualunque sia il metodo di ricostruzione interna della radice, nel secondo albero essa verrà collocata tra *A* da una parte e *B*, *C* e *D* dall'altra, nella stessa posizione di quella del terzo albero mostrato in figura, che si riferisce a una storia evolutiva diversa.

Tre dei metodi descritti nel paragrafo 1.12.b (l'analisi dei raggruppamenti, il metodo della massima verosimiglianza e quello dell'*average linkage*) forniscono indicazioni interne per la collocazione della radice; i primi due dipendono più chiaramente dalla validità dell'ipotesi di un tasso evolutivo costante, e probabilmente l'ultimo dipende anche dalle popolazioni disponibili – un problema che richiederebbe ulteriori approfondimenti.

Gli unici metodi davvero soddisfacenti per collocare una radice sconosciuta o per saggiarne la validità consistono nel ricorrere a informazioni esterne rispetto ai dati sulla base dei quali è stato ricostruito l'albero. Alcune di queste informazioni sono genetiche, altre non lo sono. Di seguito sono riportati tre esempi.

1) Eventuali dati paleoantropologici riguardanti i caratteri utilizzati nella ricostruzione filogenetica possono indicare la posizione degli «antenati» nell'albero, mentre le somiglianze tra questi antenati e gli individui o le popolazioni viventi possono aiutarci a collocare la radice dell'albero. Attualmente però tali dati sono inadeguati, o perché sono insufficienti o perché non se ne conosce l'attendibilità rispetto alle frequenze geniche umane.

2) Un aiuto per scegliere tra varie radici possibili può venire dalla conoscenza dei «cugini» viventi dell'uomo, le scimmie antropomorfe più vicine, come lo scimpanzé e il gorilla; questo è il metodo chiamato anche *del gruppo esterno*. Ad esempio, nel caso di un gene particolare, il retrovirus endogeno ERV3 (Pacciarini e coll., non pubblicato), è possibile trova-

Tab. 1.12.2 Frequenze di quattro alleli del locus *ERV3* (identificati con l'enzima MspI) nei primati e in alcune popolazioni umane. I dati indicano che l'allele *D* ha un'origine africana recente, mentre l'allele *C* è originario dell'Asia. Da Pacciarini e coll. (non pubblicato).

Allele	Kb	Pigmei della RCA*	Pigmei dello Zaire	Melanesiani	Cinesi	Caucasoidi	Scimpanzé
A	3,6	0,55	0,36	0,33	0,57	0,58	0,00
B	2,8	0,31	0,43	0,54	0,35	0,41	0,00
C	3,7	0,00	0,00	0,13	0,08	0,01	0,00
D	2,9	0,14	0,21	0,00	0,00	0,00	1,00
Numero di cromosomi analizzati		42	28	24	88	176	16

* Repubblica Centrafricana.

re prove esterne per scegliere la radice. Nei primati non umani (scimpanzé, gorilla, orangutan) è presente soltanto uno dei quattro alleli relativi al polimorfismo di ERV3 identificabile nelle popolazioni umane, ed è uno dei tre alleli trovati in Africa: probabilmente esso rappresenta la forma ancestrale del gene. Un altro allele è presente solo nelle popolazioni umane che non vivono in Africa. Questi dati potrebbero confermare l'ipotesi che i discendenti più diretti dei primi uomini anatomicamente moderni fossero africani, e che gli altri alleli umani che si trovano solo fuori dall'Africa abbiano avuto origine in Asia dopo il passaggio degli uomini moderni dall'Africa all'Asia (tab. 1.12.2). Ma sono possibili altre spiegazioni, e ovviamente un gene solo non basta per determinare la posizione della radice relativa a tutta la specie (si veda anche Mountain e coll., 1992).

3) Le prove di tipo paleoantropologico e archeologico sull'origine delle specie, quando siano disponibili e non presentino ambiguità, costituiscono la fonte di informazione – di natura non genetica – più importante per collocare la radice dell'albero. Nel secondo capitolo verranno discusse le informazioni che riguardano più specificamente l'evoluzione umana.

1.12.e Sequenze di DNA, massima parsimonia e minima evoluzione

È possibile effettuare l'analisi di alberi filogenetici ricostruiti in base a sequenze di DNA, usando gli stessi metodi messi a punto per i caratteri quantitativi, come le frequenze geniche, e adottando come distanze genetiche il numero di cambiamenti per i quali due sequenze differiscono. Tuttavia è più comune applicare metodi di *massima parsimonia*, che si usano per caratteri di tipo qualitativo: essi tendono a ricostruire l'albero che minimizza il numero di cambiamenti di tipo qualitativo necessari per ottenere l'albero osservato (Farris, 1972; Swofford, 1989). I cladisti ne sono strenui sostenitori, soprattutto per gli studi volti a ricostruire la filogenesi in base a tratti fenotipici di tipo qualitativo. Sober (1988) ha pubblicato un'eccellente rassegna delle analisi in questo campo (per un approfondimento si vedano i riferimenti bibliografici ivi citati).

Il sistema più semplice per determinare la distanza genetica tra due sequenze di DNA è quello di contare il numero minimo di mutazioni necessarie per determinare le differenze che si osservano tra esse; non è detto, però, che in questo modo si ottenga il numero di passaggi evolutivi avvenuti in realtà. I singoli nucleotidi potrebbero essere passati attraverso una serie di retromutazioni o cicli mutazionali più complessi: una differenza nucleotidica non significa necessariamente una sola mutazione, mentre l'assenza di differenze nucleotidiche non significa necessariamente assenza di mutazioni. È meno probabile che eventi mutazionali più complessi – come delezioni, inserzioni o trasposizioni di parecchi nucleotidi – siano ricorrenti; perciò essi hanno un peso maggiore dal punto di vista evolutivo, e poiché tali eventi sono anche più rari, si può affermare che la maggior parte dei cambiamenti che avvengono nelle sequenze coinvolge nucleotidi singoli. Un problema importante da affrontare è quello di attribuire un peso ai diversi tipi di cambiamenti avvenuti nelle sequenze di DNA.

Per tali motivi non è detto che un metodo in grado di ricostruire alberi filogenetici rendendo minimo il numero di mutazioni sia il migliore possibile, o che riesca a sfruttare tutte le informazioni contenute nelle sequenze. Sapendo che le mutazioni sono rare, renderne minimo il numero può intuitivamente sembrare una buona idea; spesso, però, si fa un po' di confusione tra questa intuizione e l'aforisma, talvolta invocato, del rasoio di Occam (*Entia non sunt praeter necessitatem multiplicanda*, che significa: «Gli enti non dovrebbero essere moltiplicati senza necessità»), che fu sviluppato nel contesto della teologia medioevale. L'estrapolazione del rasoio di Occam al numero di mutazioni in un albero evolutivo è poco convincente.

La vera debolezza di tale impostazione è che non fa riferimento a un'ipotesi scientifica verificabile: non segue, cioè, la procedura scientifica classica in cui si sviluppa un modello teorico che si possa verificare empiricamente e che all'occorrenza possa essere modificato o anche rifiutato. I modelli evolutivi specifici, come quelli che impongono un tasso evolutivo costante, un'evoluzione indipendente, ecc., prevedono condizioni particolari, che possono essere verificate (anche se a volte con una certa difficoltà). Un'analisi più approfondita rivela quindi che l'attrazione che intuitivamente si tende a provare per i metodi basati sul principio di massima parsimonia non costituisce una garanzia del loro rigore scientifico. È stato fatto un tentativo di presentare il principio di massima parsimonia come un modello (Sober, 1988) e di conciliarlo con quello statistico della massima verosimiglianza, ma con risultati poco persuasivi.

A differenza del metodo della massima verosimiglianza, i metodi basati sulla massima parsimonia non permettono di collocare la radice, che deve essere localizzata ricorrendo a criteri di altro tipo. Il metodo della massima verosimiglianza è stato anche adattato all'analisi di alberi filogenetici basati su dati discreti, come il numero di differenze dovute a mutazioni (Langley e Fitch, 1973); lo si può impiegare anche per l'analisi delle sequenze, ma è persino più dispendioso, in termini di occupazione di memoria del calcolatore, dei metodi basati sulla massima parsimonia. In linea di principio, i metodi sviluppati per le frequenze geniche potrebbero essere usati direttamente per l'analisi di matrici di distanze genetiche calcolate in base al numero di differenze di caratteri discreti come le mutazioni: sarebbe interessante fare delle simulazioni per saggiarne la validità.

Il metodo del percorso minimo (si veda il par. 1.12.b), messo a punto per le frequenze geniche, è stato il primo dei metodi basati sul concetto di parsimonia; tuttavia la parsimonia relativa al percorso evolutivo nello spazio delle frequenze geniche e quella nello spazio del numero di mutazioni non sono la stessa cosa. Il numero di mutazioni stimato con il metodo della massima parsimonia potrebbe essere esattamente uguale a quello reale, ma di solito quest'ultimo tende a essere maggiore, in media, a causa delle retromutazioni; la probabilità che il percorso evolutivo nello spazio delle frequenze geniche sia minimo è praticamente uguale a zero. I tracciati evolutivi ricostruiti dal metodo del percorso minimo sono linee rette nello spazio delle frequenze geniche, mentre i tracciati evolutivi reali, per effetto della deriva genetica casuale (che sicuramente ha avuto una certa importanza), saranno stati molto simili a quelli di una particella sottoposta a moto browniano, e quindi a zigzag. Anche nei confronti del metodo NJ si possono sollevare obiezioni simili.

Alcune prove mostrano che, se il tasso evolutivo è in media costante, il metodo del percorso minimo *non* è il migliore per ricostruire una filogenesi in base alle frequenze geniche. Sono state fatte simulazioni per verificare questo punto (Astolfi e coll., 1981), confrontando i cinque metodi descritti nel paragrafo 1.12.b (escluso quello NJ, che non era stato ancora proposto): come era prevedibile, il metodo migliore è risultato quello della massima verosimiglianza, seguito a breve distanza da quello dei minimi quadrati e dall'*average linkage*, pressoché alla pari; segue poi l'analisi dei raggruppamenti, mentre il metodo del percorso minimo è il peggiore di tutti, in quanto ricostruisce alberi filogenetici con un numero di errori molto maggiore rispetto a tutti gli altri metodi. Questa simulazione non ci rivela come si comporterebbe il metodo del percorso minimo nel caso in cui non fossero soddisfatte le condizioni di un tasso evolutivo costante e di un'evoluzione indipendente tra le varie ramificazioni dell'albero; tuttavia le deviazioni da tali ipotesi potrebbero avvenire in molti modi diversi: questo problema complesso rimane da esplorare.

1.12.*f* *Errore statistico nella costruzione degli alberi filogenetici*

Il test della bontà di un albero filogenetico è un problema statistico delicato: le frequenze geniche non soddisfano le condizioni di normalità con una varianza costante, e la natura di un albero è così diversa da quella di altri modelli statistici che non consente di applicare concetti classici come l'errore standard o gli intervalli di confidenza. Il metodo più soddisfacente oggi disponibile per saggiare gli effetti dell'errore di campionamento sull'inferenza di un albero è l'analisi chiamata *bootstrap* (Efron, 1982), che si basa sul ricampionamento con possibilità di replica della matrice originale dei dati. Generando un campione casuale dei geni utilizzati, si può ottenere una nuova matrice dei dati, la quale va considerata come un campionamento indipendente degli stessi dati: in pratica si estrae un campione casuale dalla matrice originale dei dati (frequenze geniche per popolazioni), sostituendo alcuni geni e creando una nuova matrice, nella quale alcuni geni compaiono una volta sola, altri due o più volte, e parecchi – circa un terzo – sono scomparsi del tutto. Dopo ciascun ricampionamento della matrice, il numero totale dei geni resta uguale a quello originale, e le popolazioni rimangono esattamente le stesse. Il numero di ripetizioni del procedimento dipende dalla velocità del calcolatore disponibile; in genere sono sufficienti 50 o 100 ripetizioni. Su ogni nuova matrice generata a partire da quella originale viene ripetuta la ricostruzione dell'albero, o qualunque altro tipo di analisi si desideri effettuare.

Felsenstein (1985) ha introdotto l'uso del procedimento di *bootstrap* per saggiare la stabilità dei nodi di diramazione di un albero: si valuta la frequenza con la quale lo stesso nodo riappare nei campioni indipendenti ricampionati mediante il *bootstrap*, e dal numero totale dei ricampionamenti si può ottenere facilmente l'errore standard di questa frequenza. Tuttavia non ci si può aspettare che essa sia molto alta, nel caso di alberi con molte popolazioni, e non sarebbe realistico pensare che possa raggiungere i livelli comunemente usati nei test di significatività (95% o 99%). Nei capitoli seguenti sono riportati alcuni esempi di applicazioni di questo metodo ad alberi reali.

Con l'analisi *bootstrap* si possono calcolare gli errori standard di grandezze predeterminate, come la lunghezza di segmenti specifici, e si può verificare se essa sia significativamente diversa da zero, assumendo una distribuzione normale il cui errore standard è calcolato mediante il *bootstrap*. La natura del processo di ricampionamento tende a generare distribuzioni che si avvicinano a quella normale, per la maggior parte dei dati sottoposti a questo procedimento, anche nel caso di grandezze che non sono distribuite in modo normale. Perciò, per valutare la significatività ci si può servire degli errori standard derivati dal *bootstrap* e delle probabilità che si trovano nelle tavole statistiche della distribuzione normale: tutti gli errori standard riportati nelle nostre tabelle, relativi a segmenti di alberi filogenetici o a distanze genetiche, sono stati calcolati mediante il *bootstrap*. I segmenti che risultano più corti del loro errore standard si possono sostituire con tri- o multiforcazioni. Il *bootstrap* può dare una soluzione semplice a molti altri test di significatività che sarebbero difficili da applicare impiegando i procedimenti statistici classici.

Inoltre questo metodo può fornire altre informazioni utili, ad esempio indicando se una popolazione tende ad associarsi a un raggruppamento diverso quando – in uno o più ricampionamenti – abbandona il gruppo di popolazioni del quale fa parte normalmente: questa nuova associazione, mostrando relazioni genetiche con gruppi diversi, può indicare mescolanze passate, che si possono poi saggiare più direttamente con altri test. L'introduzione del metodo del *bootstrap* ha costituito un notevole progresso nell'analisi degli alberi filogenetici: permettendo di calcolare gli errori standard delle grandezze che si ottengono nella loro ricostruzione, ha reso possibile l'applicazione di molti test di significatività.

1.12.g La «treeness» e la scoperta delle deviazioni dal modello più semplice di evoluzione

La costanza dei tassi di evoluzione e l'evoluzione indipendente dei segmenti di un albero – due proprietà importanti del modello evolutivo più semplice – determinano una proprietà caratteristica della matrice delle distanze tra tutte le coppie di popolazioni: nell'albero di sette popolazioni illustrato nella figura 1.12.2, ci si aspetta che la struttura della matrice sia a blocchi (si veda la figura), cioè tutte le coppie di popolazioni che condividono un nodo dovrebbero avere la stessa distanza. Per visualizzare in mo-

	A	B	C	D	E	F	G
A	0						
B	,2	0					
C	,5	,5	0				
D	,8	,8	,8	0			
E	,8	,8	,8	,1	0		
F	,8	,8	,8	,6	,6	0	
G	,8	,8	,8	,6	,6	,3	0

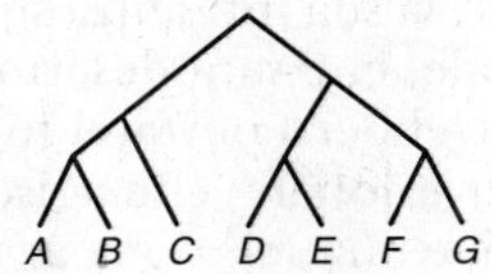

Fig. 1.12.2 Matrice teorica delle distanze relative a un albero di sette popolazioni.

do semplice questa proprietà, nella matrice delle distanze le popolazioni devono essere ordinate in modo che quelle sottese dallo stesso nodo (cioè che si sono evolute da una popolazione ancestrale comune) siano adiacenti le une alle altre. Nella matrice delle distanze della figura 1.12.2 le popolazioni sono state corsì ordinate; le distanze che ci si aspetta siano identiche sono state racchiuse entro blocchi rettangolari.

La struttura a blocchi della matrice corrisponde al principio che un albero con radice è identificato da $(n-1)$ parametri, dove n è il numero di popolazioni e $n-1$ il numero di nodi. Le distanze empiriche sono influenzate dall'errore statistico, ma in una matrice di distanze empiriche con buona struttura ad albero si può riconoscere la struttura a blocchi, se le righe e le colonne sono state ordinate in modo corretto. Si possono porre in evidenza le deviazioni da questa struttura attesa con test statistici adeguati, uno dei quali, basato sul metodo della massima verosimiglianza (Cavalli-Sforza e Piazza, 1975), è stato chiamato test di *treeness* (test di «alberalità»).

Il test di *treeness* che abbiamo sviluppato inizialmente è difficile da applicare, soprattutto nel caso di alberi di grandi dimensioni. Nel paragrafo 2.4 è descritta l'analisi (effettuata con la tecnica del *bootstrap*) di una semplice ipotesi in un albero di cinque popolazioni: è facile estendere questo esempio ad altre situazioni. Una semplice applicazione qualitativa del test è mostrata in varie tabelle dei capitoli 3-7, nelle quali le distanze che si attendono uguali in base a una specifica ipotesi sono racchiuse in rettangoli; nella tabella 2.4.2 è illustrato un esempio reale.

Le cause di variazione dei tassi di evoluzione delle frequenze geniche che il test di *treeness* pone in evidenza sono fondamentalmente due: una *variazione vera,* generata da tassi differenti della deriva genetica casuale e/o dalla presenza di fattori selettivi nelle diverse ramificazioni dell'albero e una *variazione spuria,* causata da mescolanze tra popolazioni.

Se per il calcolo delle distanze genetiche si impiegano soltanto caratteri selettivamente neutrali, la selezione naturale non influenzerà i risultati; comunque è probabile che solo alcuni geni siano sottoposti a una forte selezione naturale, e soltanto in alcune situazioni particolari. L'analisi dei valori di F_{ST} descritta nel capitolo 2 fornisce qualche indicazione. La presenza della selezione naturale non è necessariamente fuorviante nella ricostruzione del cambiamento evolutivo: quando agisce su tutte le popolazioni in modo parallelo, non ha un effetto di errore sistematico (Cavalli-Sforza e Edwards, 1967). Se la selezione naturale varia in modo più o meno casuale nel tempo, nello spazio o in entrambi (deriva selettiva: Crow e

Kimura, 1970), la sua influenza si può confondere con quella della deriva genetica casuale, che sarà descritta più avanti. Le forme di selezione naturale che potrebbero portarci fuori strada in questo tipo di analisi sono la selezione direzionale, che agisce soltanto per alcune popolazioni e in certi ambienti, e una selezione a vantaggio dell'eterozigote, molto diversa a seconda degli ambienti e delle popolazioni. Tali situazioni possono verificarsi ma, nel caso dei polimorfismi che studiamo di solito, sono relativamente rare; inoltre, se riguardano solo una frazione dei geni analizzati, hanno uno scarso effetto sulle distanze genetiche.

Poiché la deriva genetica casuale è una funzione delle dimensioni della popolazione, le ampie variazioni di queste, e in particolare gli effetti dei cosiddetti «colli di bottiglia» verificatisi in passato, possono causare deviazioni da un tasso evolutivo costante. Se la popolazione è piccola (si veda N_e nel par. 1.4) ci si aspetta che, per effetto della deriva genetica, in ogni generazione avvengano in media cambiamenti maggiori nelle frequenze geniche; quindi, se N_e è piccolo, i tassi evolutivi dovuti alla deriva genetica saranno, in media, elevati. La storia demografica passata non è molto conosciuta, e perciò è difficile identificare gli effetti di collo di bottiglia avvenuti in passato; è facile, invece, capire che la deriva genetica deve essere stata un fattore evolutivo importante soprattutto negli isolati di piccole dimensioni. In teoria tali popolazioni tendono a essere diverse da altre con la stessa origine geografica o etnica; ma se si considera un numero sufficiente di marcatori genetici, è poco probabile che esse presentino somiglianze con altre popolazioni più lontane dal punto di vista sia genetico sia geografico: in un albero filogenetico tenderanno, quindi, a comportarsi come popolazioni «anomale». Tuttavia, come più avanti verrà osservato ancora, questo non è l'unico meccanismo che dà luogo a popolazioni estreme o anomale.

Spesso non si conoscono gli effetti di collo di bottiglia verificatisi in passato; perciò in genere evitiamo di considerare le popolazioni di piccole dimensioni e spesso le raggruppiamo con altre che giudichiamo abbiano la stessa origine, per ragioni di affinità etnica, antropologica (fisica) o linguistica. Formando raggruppamenti di popolazioni e facendo la media delle loro frequenze geniche, si aumenta la probabilità di considerare tassi evolutivi medi, poco diversi tra un raggruppamento e l'altro. Popolazioni particolarmente interessanti sono state invece analizzate singolarmente: gli Yanomame sono l'esempio di una tribù piuttosto piccola che per effetto della deriva genetica si è separata notevolmente dalle altre popolazioni aborigene dell'America meridionale. Ne è stato collezionato un campione completo, che costituisce una frazione non trascurabile di tutti i dati relativi agli Amerindi meridionali. Se si raggruppano questi dati con quelli delle popolazioni vicine, essi hanno uno scarso effetto sulla media del raggruppamento generale; se invece li si considera separatamente e li si analizza con tecniche che permettano di stimare le lunghezze delle singole ramificazioni (come il metodo del percorso minimo o gli alberi di tipo additivo), diventa chiaramente riconoscibile l'effetto della deriva genetica che allunga i rami dell'albero.

Un altro importante meccanismo evolutivo che può causare una variazione di lunghezza dei rami di un albero è un artefatto che risulta dalla mescolanza di due popolazioni. Se queste sono distanti geograficamente, la loro mescolanza per generazione dovuta all'intermigrazione individuale è in genere scarsa o trascurabile. Vi sono però altre occasioni importanti di mescolanza: in periodi critici della storia di due tribù, in cui si allentano le abituali restrizioni all'esogamia, possono aver luogo fusioni ed emergere popolazioni miste. La mescolanza tra due popolazioni, inizialmente molto diverse dal punto di vista genetico, dà origine a una popolazione intermedia, le cui proprietà risaltano con chiarezza nelle matrici delle distanze e negli alberi ricostruiti con i metodi che non assumono un tasso di evoluzione costante: alla popolazione mista corrisponde infatti un ramo dell'albero più corto. Perciò si può ricorrere alle evidenze di tipo genetico, associate alla struttura dell'albero, per identificare possibili mescolanze; a volte le ipotesi di mescolanza possono essere sostenute da informazioni storiche o di altro tipo. Nel paragrafo 1.17 discuteremo brevemente le mescolanze e le loro conseguenze nella ricostruzione degli alberi filogenetici.

1.12.h Le ragioni delle scelte fatte

La presenza di molti metodi diversi per la ricostruzione degli alberi filogenetici ha costituito inevitabilmente un motivo di incertezza. Tuttavia, sono stati di grande aiuto nella scelta del metodo da impiegare alcuni esperimenti di simulazione (Astolfi e coll., 1981), nei quali l'efficienza di vari metodi di ricostruzione è stata saggiata per un insieme di alberi casuali, generati assumendo un'evoluzione indipendente, una probabilità di fissione costante e un tasso evolutivo costante. Scopo di quegli esperimenti era desumere la topologia corretta dell'albero – che era nota – dall'analisi dei dati simulati. È già stato detto (par. 1.12.b) che il metodo della massima verosimiglianza ha dato l'errore minore: era ciò che ci si attendeva, dal momento che le ipotesi su cui è basato il metodo corrispondono esattamente a quelle delle simulazioni. Per fortuna l'algoritmo più semplice, quello dell'*average linkage*, si comporta in modo inaspettatamente simile al metodo della massima verosimiglianza. Simulazioni effettuate da altri autori (citate in Nei, 1987) hanno ottenuto risultati simili.

Come già ricordato, il metodo dell'*average linkage* presenta il notevole vantaggio di condurre (quasi sempre) direttamente all'albero migliore e quindi, a differenza di quasi tutti gli altri metodi, non richiede l'analisi di molti alberi. Come il metodo della massima verosimiglianza, esso si basa implicitamente sull'ipotesi di un tasso evolutivo costante, e quindi genera un albero con radice: la radice è valida solo se l'ipotesi è verificata.

Il fatto che gli alberi ottenuti mediante l'algoritmo dell'*average linkage* – metodo comunemente usato per produrre dendrogrammi (par. 1.12.a) – siano buoni candidati per essere considerati cladogrammi è in un certo senso sorprendente. Ovviamente questo non equivale a dire che un albero ricostruito con l'*average linkage* sia necessariamente corretto, o che lo si possa definire un cladogramma; ma si può contare sull'osservazione che i suoi risultati sono simili a quelli del metodo della massima verosimiglianza, che è il migliore se il tasso evolutivo è costante. L'*average linkage* è anche l'unico metodo praticamente impiegabile quando il numero di popolazioni è grande.

Una debolezza del metodo è la scelta arbitraria dei raggruppamenti quando più di due popolazioni hanno uguale distanza. Utilizzando metodi diversi per calcolare le distanze genetiche, si possono avere cambiamenti nella distribuzione delle distanze tra le popolazioni, in grado di modificare la topologia dell'albero; tuttavia in questi casi la discrepanza tra gli alberi ottenuti con i due metodi di calcolo delle distanze è spesso trascurabile, poiché le differenze tra i due insiemi di distanze sono probabilmente piccole.

In ogni caso, *occorre rendersi conto che è ben difficile che un albero con un gran numero di popolazioni sia privo di errori*: anche assumendo la correttezza delle ipotesi sui meccanismi evolutivi, è necessario analizzare un gran numero di caratteri (geni) per rendere trascurabili le possibilità di errori di campionamento (per avere delle stime, si veda Astolfi e coll., 1981). Ad esempio, per mantenere una media di un errore per albero, con 7 popolazioni sono necessari 20 caratteri indipendenti (ovvero alleli indipendenti) e con 20 popolazioni ne sono necessari 100. La tecnica del *bootstrap* è uno strumento eccellente per rendersi conto della debolezza di un albero e per acquisire il necessario grado di umiltà.

Sembrerebbe inutile osservare ancora quanto sia importante l'uso di un gran numero di geni per ottenere risultati affidabili, se non fosse per il serio problema che la maggior parte dei dati esistenti sono incompleti. Per avere una matrice «popolazioni per geni» completa bisognerebbe o organizzare direttamente la raccolta dei dati (un obiettivo molto ambizioso) o sacrificare un gran numero di popolazioni o di geni. Riempire le caselle vuote con la frequenza media del gene di cui manca l'informazione, o con i dati relativi a popolazioni vicine, comporta uno «smussamento» arbitrario dei dati, che ha un effetto sistematico, tollerabile solo per pochi geni.

In teoria è meglio usare esattamente gli stessi geni per ciascuna popolazione. In passato ci siamo attenuti a questa regola con molto rigore e, per analizzare molti geni, è stato necessario ridurre in modo drastico il numero di popolazioni. I dati disponibili in letteratura includono moltissimi geni e popolazioni, ma sono stati raccolti da migliaia di ricercatori diversi senza alcun piano di lavoro preorganizzato: ciò rende impossibile studiare tutte le popolazioni più interessanti con un numero di geni sufficiente. Se ne ricava una chiara lezione per il futuro, ora che sono disponibili nuove tecniche per analizzare il DNA e per produrre linee cellulari dalle quali si può ricavare una quantità di DNA praticamente illimitata. Pertanto sarà possibile studiare qualunque parte del genoma su qualsiasi popolazione, a patto che la raccolta dei campioni degli individui e la loro conservazione, distribuzione e analisi siano state organizzate in modo adeguato.

Per utilizzare le incomplete matrici dei dati esistenti, abbiamo messo a punto un metodo che ha consentito di calcolare le distanze di tutte le coppie di popolazioni, in base ai geni disponibili per entrambi i membri della coppia. Questo procedimento è basato sul principio di usare un campione casuale di geni per ogni confronto tra due popolazioni, purché tale campione sia abbastanza grande da evitare confronti basati su un numero insufficiente di geni; per «geni» si intendono alleli indipendenti, ovvero il numero totale di alleli in tutti i loci meno il numero dei loci. Le matrici di popolazioni per geni che presentano lacune producono in realtà campioni di geni che sono in qualche modo diversi da una coppia di popolazioni all'altra. Questo procedimento permette di aumentare in modo considerevole il numero di geni analizzati. Conoscendo il numero totale di geni a disposizione, siamo stati attenti a eliminare tutte le popolazioni i cui geni siano poco conosciuti, perché i confronti di cui sono oggetto sarebbero particolarmente deboli: abbiamo eliminato popolazioni invece di geni, ma se ci fossimo attenuti alla regola della matrice completa avremmo dovuto eliminarne una quantità molto superiore. Quando possibile o necessario, abbiamo rinforzato la conoscenza genetica delle popolazioni aumentando il numero di vicini geografici che concorrono a formare una «popolazione»: questo è il processo di «taglia e cuci» che abbiamo adottato per formare l'insieme di popolazioni esaminate. Alcune simulazioni hanno mostrato che, analizzando 110÷120 geni, un numero di casi mancanti – distribuiti in modo casuale – fra il 20% e il 50% dell'intera matrice ha uno scarso effetto sui risultati finali.

Se il campione di geni mancanti non fosse casuale, questo procedimento darebbe luogo a gravi difficoltà: in realtà, il campione di geni a disposizione per questo tipo di studi non è esattamente casuale, ma tale deviazione sistematica è in senso favorevole. Poiché alcuni geni conosciuti da molto tempo sono stati analizzati in un numero maggiore di popolazioni (come abbiamo visto nel par. 1.3), i dati relativi a questi geni sono quasi sempre presenti e i confronti quasi sempre possibili: questo nucleo di geni più studiati (soprattutto i sistemi *AB0, MNS, RH, GM* e alcuni altri) contribuisce a stabilizzare le distanze. Inoltre, nel capitolo 2 vedremo che la varianza delle frequenze geniche tra le diverse popolazioni è distribuita come se la maggior parte delle differenze genetiche fosse dovuta alla deriva genetica: questo fa sì che si possano evitare errori sistematici. La tecnica del *bootstrap* fornisce la prova migliore che l'uso di un campione di geni casuale o semicasuale, invece di un insieme costante, non crea problemi. Tale metodo, che calcola gli errori standard tenendo implicitamente conto dei dati mancanti, genera un insieme variabile di alberi che, con una certa probabilità, è compatibile con i dati: a ogni ricampionamento casuale, esso elimina una frazione importante di geni (poco più di un terzo) e aumenta in modo casuale il peso di quelli (un po' meno di un terzo) che sono stati estratti due o più volte; quindi verifica automaticamente l'effetto dei casi mancanti. Permettendo l'esistenza di lacune nei dati è possibile includere nell'analisi un numero di geni molto maggiore di quello che si userebbe se si eliminassero tutti i geni non determinati in una sola o poche popolazioni.

È ovvio che la probabilità che un albero filogenetico rimanga lo stesso, a parità di geni usati, aumenti con l'aumentare del numero di geni; tuttavia, anche quando esso è sufficientemente grande da rendere trascurabile l'errore di campionamento, non c'è alcuna garanzia di poter ottenere lo stesso albero usando un metodo di ricostruzione diverso o formule diverse per il calcolo delle distanze genetiche, oppure apportando cambiamenti di altro tipo. Il numero di alberi possibili è così grande che, se si analizzano molte popolazioni, anche il minimo cambiamento dei dati o dei metodi potrebbe alterare in qualche modo la forma dell'albero. Ciò è inevitabile, e forse la maniera migliore per ovviare a questo problema sarebbe quella di ricostruire solo alberi in cui le dicotomie siano confermate più volte; a nostra conoscenza, però, non vi è ancora un algoritmo in grado di produrre tale risultato in modo soddisfacente. In alcune circostanze gli errori standard dei segmenti generati dal *bootstrap* possono essere di aiuto, ma non è necessario ricorrere costantemente alle policotomie, alle quali non è facile assegnare una probabilità precisa; sembra sufficiente rendersi conto che tutti i segmenti corti sono potenzialmente deboli, e che si può valutarne la debolezza stimando il loro errore standard.

1.12.i Conclusioni sull'utilità degli alberi filogenetici

In sostanza, che cosa ci si può aspettare dalla ricostruzione di un albero filogenetico? Si può considerare un albero come la descrizione semplificata di una matrice di distanze (o di somiglianze): con n popolazioni, gli elementi di una matrice di distanze sono $n(n-1)/2$. I parametri che definiscono un albero sono i valori dei nodi, uguali a $n-1$ se l'albero è dotato di radice: quindi, l'albero può descrivere un insieme di dati con una notevole economia, poiché riduce il numero di parametri di un fattore $n/2$. È però inevitabile una perdita di informazione, che può essere più o meno seria a seconda della natura dei dati: se – a prescindere dagli errori di campionamento – la matrice delle distanze è compatibile con un modello ad albero perfetto (cioè ha una *treeness* perfetta), allora non ci sarà perdita di informazione.

L'analisi degli alberi filogenetici è la tecnica più importante per capire le complesse relazioni esistenti tra popolazioni diverse: offre un semplice sussidio di tipo grafico per visualizzare queste relazioni, e una guida per inferire la storia evolutiva che le ha determinate; fornisce indicazioni basilari per interpretare una matrice di distanze e anzi la può sostituire completamente, se la *treeness* è buona. È comunque importante esaminare ulteriormente la matrice, ma non bisogna pensare che contenga tutte le informazioni, dal momento che, calcolando le distanze o le somiglianze, si perdono i dati relativi ai singoli geni, e quindi la descrizione della loro variazione e delle loro correlazioni. Poiché i meccanismi evolutivi che influenzano i vari geni possono essere molto diversi, si perde anche la possibilità di distinguerli; tuttavia di solito la complessità dei dati è tale che bisogna essere preparati a pagare il costo di una certa perdita di informazione pur di acquistare in possibilità di sintesi (almeno a un primo livello di analisi).

Gli alberi non specificano alcun ordine in cui disporre le popolazioni se non quello dato dai nodi, che però possono essere ruotati a piacere senza cambiare la topologia dell'albero: in un albero perfetto la rotazione dei nodi non dovrebbe determinare alcuna perdita di informazione. Per descrivere questa proprietà, Gould (1989) ha utilizzato la metafora per cui ogni nodo di un albero è come un punto di sospensione di una «composizione mobile». I quattro alberi che seguono sono del tutto equivalenti tra loro:

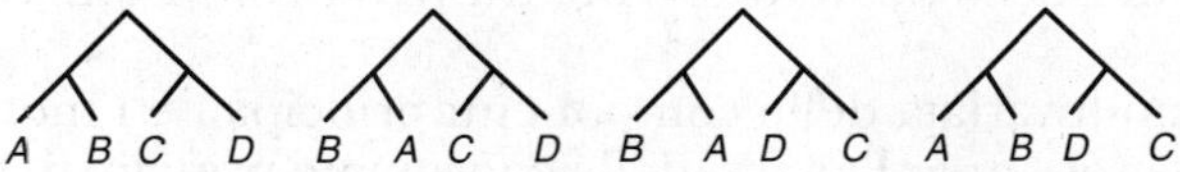

Se, però, sappiamo che *B* e *D* sono più simili fra loro rispetto alle coppie *BC*, *AC* e *AD*, allora potremmo preferire il quarto albero, e così facendo useremmo informazioni che l'albero in genere non esprime. Non abbiamo sfruttato questo criterio se non in circostanze molto particolari, perché esso presenta alcuni svantaggi, anche se a volte può essere utile.

Per influenza dei cladisti, negli studi di tipo evoluzionistico c'è stata la tendenza a usare preferibilmente il metodo della massima parsimonia e, più di recente, quello dell'evoluzione minima. Come già si è accennato, una difficoltà del primo metodo è quella di non poter seguire i canoni scientifici classici: saggiare modelli evolutivi specifici e poterli modificare se non si adattano ai dati. Forse è più appropriato descrivere l'algoritmo della massima parsimonia – scegliere l'albero che minimizza il numero di cambiamenti – come un procedimento senza un modello evolutivo, che utilizza un postulato accettabile e può suggerire, perciò, un albero ragionevole a partire dai dati osservati. Tale albero, però, probabilmente non corrisponde a quello atteso nel caso di un tasso evolutivo costante. In genere non si usa il metodo della massima parsimonia per calcolare valori attesi da confrontare con valori osservati, o per saggiare ipotesi evolutive alternative.

In base alla nostra esperienza, gli alberi filogenetici sono utili schemi riassuntivi di insiemi di dati potenzialmente molto grandi. Quasi sempre contengono inesattezze, che possono essere il risultato di un numero insufficiente di osservazioni o di assunzioni sbagliate, ma può essere difficile identificare gli errori, spesso perché l'informazione disponibile è scarsa. È essenziale usare il maggior numero possibile di geni: per questo motivo abbiamo raccolto il maggior numero di dati, anche a costo di usare matrici incomplete. Sarebbe possibile migliorare notevolmente la qualità dei nostri alberi se si potesse analizzare con più attenzione un'altra importante fonte di errori: le mescolanze tra le popolazioni. Bisognerebbe trasformare gli alberi in «reti», identificando cioè le interconnessioni più importanti tra i rami. Le tecniche che permetteranno di fare questo nuovo passo sono però allo stadio iniziale, ed esigono ancora molto lavoro.

Gli alberi filogenetici, che non costituiscono l'unico strumento di analisi disponibile, possono essere affiancati con profitto da altre tecniche, riassunte brevemente nei paragrafi seguenti. Oltre alle numerose e importanti pubblicazioni metodologiche sull'argomento, Felsenstein (1982) ha pubblicato una storia dell'analisi filogenetica e ha messo a disposizione un'utile raccolta di programmi di calcolo, chiamata *Phylip*. Il volume di Sneath e Sokal (1973) sulla tassonomia numerica descrive i fondamenti logici e le tecniche relative a molti metodi di classificazione, compresi quelli impiegati specificamente nell'analisi filogenetica.

1.13 ANALISI DELLE COMPONENTI PRINCIPALI (CP) E METODI DERIVATI

L'analisi multivariata delle componenti principali e i metodi correlati o derivati (per esempio l'analisi delle coordinate principali, l'analisi multidimensionale, l'analisi fattoriale, il *biplot* e l'analisi delle corrispondenze) sono tecniche che permettono di semplificare dati con molte variabili con una perdita minima di informazione. Quasi tutti gli insiemi di dati costituiti da molte popolazioni e molte frequenze geniche presentano una certa ridondanza interna, che si può misurare, per esempio, tramite le correlazioni esistenti tra i geni di una coppia di popolazioni: due popolazioni identiche hanno una correlazione uguale a uno, e via via che si differenziano l'una dall'altra, nel corso dell'evoluzione, la correlazione diminuisce. Perciò si può dire che la correlazione esistente tra popolazioni misura la storia della loro origine comune. La distanza è una misura opposta a una correlazione: è uguale a zero per popolazioni identiche e aumenta con il loro differenziarsi. Per alcune formule di distanza si può esprimere esattamente l'interdipendenza tra questi due parametri; nel caso più semplice, la relazione tra essi è $d = 1 - r$, dove r è una correlazione e d una misura di distanza (che può essere trasformata ulteriormente, se la si vuole rendere proporzionale al tempo evolutivo). La matrice delle correlazioni e quella delle distanze tra coppie di popolazioni hanno quindi una relazione di tipo biunivoco, ma significati opposti.

Le componenti principali offrono il modo più semplice per analizzare un insieme di dati del tipo popolazioni × frequenze geniche. Mostriamo ora un semplice esempio di applicazione, con cinque popolazioni e cinque geni (tab. 1.13.1); per visualizzare più chiaramente il procedimento, all'inizio considereremo solo i primi due geni e riporteremo le loro frequenze su un diagramma cartesiano come ascissa e ordinata, in modo che le cinque popolazioni siano rappresentate da cinque punti (fig. 1.13.1).

Tab. 1.13.1 Frequenze geniche (%) di cinque geni in cinque popolazioni.

	Popolazione				
Gene	Africa	Asia	Europa	America	Australia
*RH*D−*	20	15	36	2	0
*AB0*0*	69	60	65	90	76
*FY*A*	11	60	42	70	99
KM(1&1,2)*	34	19	8	35	30
*DI*A*	0	2	0	9	0

Tracciamo la retta più vicina possibile ai cinque punti, con il criterio di rendere minima la somma delle distanze tra i punti e la retta (segmenti tratteggiati). Per inciso, questo criterio differisce da quello normalmente utilizzato per calcolare le normali rette di regressione, in cui i segmenti – dei quali si rende minima la somma dei quadrati – sono paralleli all'ascissa o all'ordinata: nel caso dell'analisi delle componenti principali, i segmenti sono perpendicolari alla retta, che è chiamata (primo) asse o componente principale. I valori originari delle due frequenze geniche si possono ora sostituire con i cinque punti P_1, P_2, P_3, P_4 e P_5 sull'asse principale, in una scala di tipo arbitrario, normalmente scelta in modo che i cinque punti abbiano media uguale a zero e varianza uguale a uno. Formalmente, il valore di ciascun punto è una combinazione lineare delle frequenze geniche originali:

$$\mathrm{CP} = a_1 x_1 = a_2 x_2 + \ldots$$

dove x_1, x_2, ... sono le frequenze geniche di una data popolazione e a_1, a_2, ... coefficienti calcolati nel processo di minimizzazione. La somma viene estesa a tutte le frequenze geniche utilizzate; nella figura 1.13.1 ve ne sono soltanto due.

Sotto il diagramma è mostrata la rappresentazione della componente principale così ottenuta: sostituendo i dati originari con il valore della loro prima componente principale, si è persa una certa quantità di informazione, ma il processo di minimizzazione ha ridotto la perdita al minimo, e inoltre si è ottenuta una rappresentazione più semplice, trasformando un diagramma bidimensionale in una linea retta. Il vero vantaggio di questo metodo si ottiene, però, quando si analizzano molti geni: per aggiungere un terzo gene nella figura 1.13.1 bisognerebbe riportarlo su un asse ortogonale alla pagina o, più chiaramente, in un modello tridimensionale da fotografare o disegnare. Dal punto di vista matematico è facile aggiungere altri assi, tanti quanti sono i geni, mentre viene meno la nostra capacità di intuire e di riprodurre una rappresentazione spaziale che vada oltre la terza dimensione. Nella figura 1.13.1 si potrebbe aggiungere un secondo asse principale, che passi per il centro della retta e sia ortogonale a essa; ma in questo caso sarebbe inutile, perché sono stati considerati solo due geni, e quindi aggiungendo il secondo asse avremmo ricreato semplicemente il diagramma iniziale, ricollocando l'origine e ruotando gli assi. Se però ci sono più di due geni, come nella tabella 1.13.1, allora è conveniente calcolare un primo asse principale nello spazio pentadimensionale formato dalle cinque frequenze geniche, e quindi un secondo asse, ortogonale al primo e passante per l'origine, con lo stesso criterio di minimizzare la distanza dei punti dalla nuova retta. L'ortogonalità garantisce che il secondo asse non contenga informazioni già presenti nel primo: ciò equivale a dire che le due componenti principali hanno una correlazione uguale a zero. Si potrebbe continuare ad aggiungere altri assi, sempre con gli stessi criteri; ma siccome lo scopo principale è quello di produrre una rappresentazione visiva della variazione totale, di solito ci si ferma alla seconda o al massimo alla terza componente,

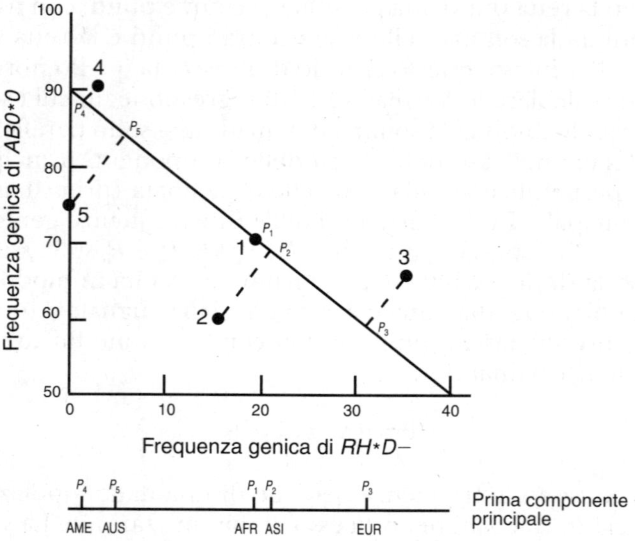

Fig. 1.13.1 Diagramma cartesiano delle prime due frequenze geniche della tabella 1.13.1 in cinque popolazioni (1, Africa; 2, Asia; 3, Europa; 4, America; 5, Australia), con la prima componente principale (CP) sull'asse principale. La prima componente principale è anche rappresentata sotto il diagramma come una linea orizzontale. Le posizioni delle cinque popolazioni sono state ottenute dalle proiezioni perpendicolari di ciascun punto sull'asse principale.

in modo da ottenere una figura bi- o tridimensionale facilmente interpretabile. Grazie a questo procedimento, le prime componenti principali contengono quanta più informazione possibile, e si può stimare la quantità che è andata persa come una quota della varianza totale: le componenti successive recupereranno frazioni sempre più piccole della variazione residua. Rappresentando tutti i dati della tabella 1.13.1 attraverso le prime due componenti principali, si otterranno la tabella 1.13.2 e la figura 1.13.2: dalla tabella, che riporta gli *autovalori* della matrice dei dati, si possono calcolare le percentuali di informazione recuperate dalle diverse componenti. In questo caso la prima componente esprime il 64% dell'informazione (varianza) totale e la seconda il 27%; quindi la rappresentazione bidimensionale esprimerà il 91% della varianza, un valore notevole, con una perdita d'informazione del 9%, relativamente trascurabile.

I diagrammi come quello riportato nella figura 1.13.2 sono chiamati *mappe delle componenti principali*: le distanze delle popolazioni nella mappa danno un'idea delle loro differenze genetiche, ma, a seconda della quantità di informazione andata persa, le relazioni tra esse possono risultare più o meno distorte. Ovviamente la prima CP della figura 1.13.2 è diversa da quella della figura 1.13.1: la prima è basata su cinque geni e la seconda

Tab. 1.13.2 I cinque autovalori della matrice della tabella 1.13.1 corrispondenti alle cinque componenti principali e le percentuali della varianza totale a essi proporzionali.

Componente principale	Autovalore	% della varianza	% della varianza cumulativa
1	3,195	63,9	63,9
2	1,365	27,3	91,2
3	0,276	5,5	96,7
4	0,164	3,3	100,0
5	0	0,0	100,0
Totale	5		

soltanto su due di essi. Spesso nelle mappe delle componenti principali i due assi sono rappresentati in scala, per esprimere la loro importanza relativa: la prima è più importante della seconda, e così via. Il fattore di scala è dato, per ciascuna CP, dalla radice quadrata dell'autovalore corrispondente.

L'utilità del metodo delle componenti principali non è molto evidente in esempi come questo, che servono solo a offrirne un'illustrazione semplificata, ma si rende manifesta quando si analizzano molti geni e molte popolazioni. Spesso con le prime due CP è possibile recuperare una proporzione relativamente alta dell'informazione genetica totale (40%÷50%), anche nel caso di molte decine o persino centinaia di geni; ciò consente di ottenere una semplificazione enorme, poiché si riduce un grande numero di variabili in due o tre dimensioni arbitrarie, con una perdita di informazione ragionevole (e misurabile).

Molti considerano le mappe delle componenti principali un metodo di analisi multivariata indipendente da quello degli alberi filogenetici, invece vi sono strette connessioni tra queste due tecniche (Cavalli-Sforza e Piazza, 1975). Se i dati seguono esattamente un modello di evoluzione indipendente, la prima diramazione dell'albero corrisponderà alla divisione operata dalla prima CP tra le popolazioni; se le popolazioni separate dalla prima fissione dell'albero sono di numero molto diverso, la posizione dello zero sull'asse delle CP potrebbe non separare esattamente le stesse popolazioni già divise dalla radice dell'albero, ma il loro ordine è tale che, traslando l'origine della prima CP in un punto diverso dallo zero, si potrà riprodurre la prima ramificazione dell'albero. Analogamente, la seconda ramificazione corrisponde alla seconda CP, e così via. Le componenti principali di ordine più basso, come i rami più bassi dell'albero, mettono in evidenza le relazioni esistenti tra popolazioni vicine; ma siccome le mappe delle CP di solito impiegano solo le prime due o tre componenti, l'informazione relativa a tali popolazioni viene persa: se non si tiene conto delle ultime CP, la loro rappresentazione può risultare inesatta.

Le distanze genetiche (si veda il par. 1.11), sensibili a quelle geogra-

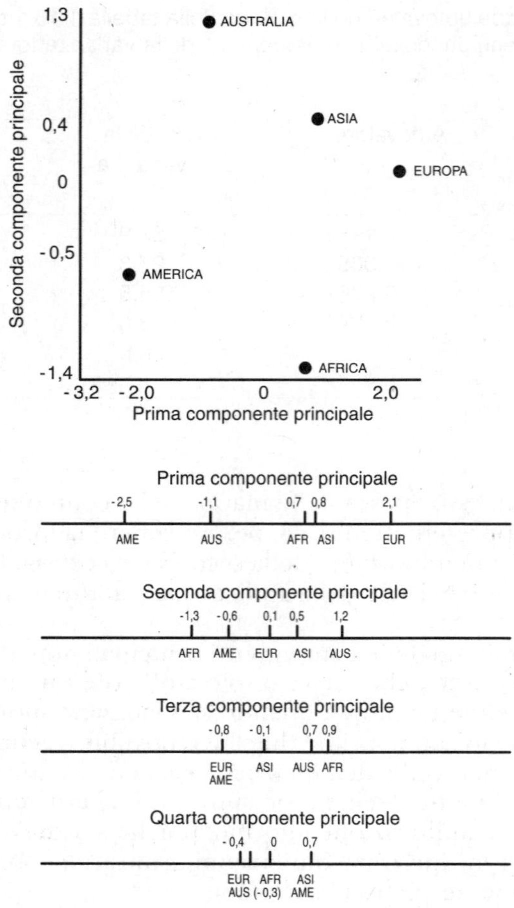

Fig. 1.13.2 Rappresentazione grafica delle prime due componenti principali relative a cinque geni (le cui frequenze sono riportate nella tab. 1.13.1) in cinque popolazioni (Africa, Asia, Europa, America e Australia).

fiche, tendono ad aumentare regolarmente con queste; ciò è spesso evidente nelle mappe delle CP. Quando la distanza geografica è l'unico fattore a determinare la variabilità genetica, ci si può aspettare che le prime due componenti principali forniscano una rappresentazione molto simile alla carta geografica; dal momento che l'origine e la direzione degli assi principali sono arbitrarie, spesso è necessario ruotarli e invertirne il verso per poter confrontare mappe delle CP e carta geografica.

In alcuni casi è interessante stimare la correlazione esistente tra la mappa delle CP e la carta geografica, o un'altra mappa delle CP basata su variabili di tipo diverso, come quelle tratte da dati antropometrici o linguistici: per fare ciò si adotta un metodo che genera la maggior congruenza possibile tra le due mappe – e che è stato a volte definito «di Procuste», il leggendario brigante della mitologia classica greca che ha lasciato il suo nome associato ai metodi brutali con cui adattava i prigionieri alla lunghezza del suo letto. Il metodo della massima congruenza, sviluppato da Schönemann e Carroll (1970) e codificato in un programma per calcolatore da Lalouel (1973), può essere molto utile per stimare diverse misure di concordanza.

Descriveremo ora alcune variazioni sul tema che meritano attenzione. Si possono calcolare le componenti principali invertendo i ruoli delle popolazioni e dei geni: cioè calcolare CP nello spazio delle popolazioni in cui ogni punto rappresenta un gene, in modo da poter riportare popolazioni e geni sulla stessa mappa. Questo tipo di diagramma a doppio uso (*biplot display*; Gabriel, 1971) mette in evidenza il gene o i geni maggiormente responsabili delle differenze tra una popolazione e le altre. Nelle nostre mappe delle componenti principali è stato difficile usare questo perfezionamento, a causa del grande numero di popolazioni analizzate; noi abbiamo soprattutto cercato di rendere il più possibile evidenti le posizioni reciproche delle popolazioni.

Nella maggior parte delle applicazioni, per ottenere le componenti principali si calcolano i coefficienti di correlazione di Pearson tra tutte le coppie di caratteri. Prima di calcolare le correlazioni, si possono trasformare le frequenze geniche originali; è importante sottrarre la frequenza genica media di tutte le popolazioni, perché altrimenti la prima CP metterebbe in evidenza soprattutto le differenze tra le frequenze geniche medie, che dal nostro punto di vista non hanno alcun interesse. Si può aumentare la quantità di informazione recuperata standardizzando le frequenze geniche con la loro deviazione standard media, o meglio ancora dividendole per $\sqrt{[\bar{p}(1-\bar{p})]}$, dove $\bar{p}$ è la frequenza genica media. Usare le correlazioni delle frequenze geniche, però, non è del tutto soddisfacente, e per vari motivi; ad esempio, perché è preferibile impiegare parametri proporzionali al tempo di evoluzione, come le distanze genetiche. Per calcolare le componenti principali è necessario trasformare le matrici di distanza in matrici di correlazione; lo si può fare, per esempio, con la tecnica del *multidimensional scaling* (Torgenson, 1958; Kruskal, 1971) e con l'analisi delle coordinate principali (Gower, 1966). Per produrre le mappe delle componenti principali da matrici di distanze genetiche, abbiamo usato il secondo metodo; pertanto tutti i nostri diagrammi bidimensionali sono più precisamente mappe delle coordinate principali. Questo procedimento, che colloca i dati in uno spazio non euclideo, può sì determinare una perdita di informazione, ma presenta i vantaggi che derivano da distanze genetiche con un significato evolutivo.

Per costruire le mappe geografiche sintetiche descritte nel paragrafo 1.15 abbiamo invece impiegato le componenti principali ordinarie. Tra i risultati delle mappe delle CP descritte in questo paragrafo e quelli delle mappe sintetiche vi sono quindi due cause di differenza, oltre alla diversità fondamentale dovuta al tipo di rappresentazione. In primo luogo, nelle mappe delle CP la variazione delle frequenze geniche è in qualche modo standardizzata, poiché il divisore $\sqrt{[\bar{p}(1-\bar{p})]}$ usato nelle formule delle distanze tende a renderla indipendente dalle frequenze geniche stesse, ma non del tutto; nelle mappe sintetiche invece si usano direttamente i valori delle frequenze geniche. La seconda causa di differenza risiede nelle variazioni non euclidee introdotte nelle mappe delle CP. Tra le conclusioni di questi due metodi potrebbero perciò sussistere delle discrepanze, ma noi non ne abbiamo osservata alcuna degna di rilievo.

In generale, quanto maggiore è la frazione dell'informazione totale fornita dalle prime due o tre componenti principali, tanto più utili sono le mappe delle CP e le rappresentazioni sintetiche: esse possono integrare gli alberi filogenetici presentando i dati in forma diversa, particolarmente vantaggiosa se sono ben visibili i raggruppamenti delle popolazioni. Se la *treeness* è perfetta, le mappe aggiungono poche informazioni a quelle fornite dall'albero; ma, poiché più spesso le matrici osservate deviano da quelle attese in base a una struttura ad albero, i due metodi possono giungere a conclusioni diverse. In generale le mappe delle CP sono più flessibili delle rappresentazioni ad albero, perché impiegano un numero maggiore di parametri; sono particolarmente utili per confrontare insiemi diversi di dati, dal momento che è più facile paragonare due mappe delle CP che due alberi.

L'analisi delle componenti principali è stata proposta per la prima volta da Hotelling (1933). Oggi quasi tutte le collezioni di programmi statistici per calcolatore sono in grado di calcolare le componenti principali, e tutti i testi di analisi statistica multivariata ne contengono la teoria. Questo metodo è stato applicato per la prima volta da Rao (1948) all'antropometria e da Cavalli-Sforza e Edwards (1964) alle frequenze geniche umane. L'analisi delle componenti principali si è diffusa soltanto dopo l'introduzione di programmi per calcolatore, e le mappe delle CP sono ora usate sempre più frequentemente sia in antropometria sia nell'analisi genetica. Ci auguriamo che la presentazione elementare offerta in questo paragrafo abbia chiarito alcuni aspetti di tale metodologia molto diffusa.

L'abbreviazione CP viene qui usata per indicare sia le componenti principali sia le coordinate principali, ma in caso di possibile confusione daremo il nome completo; le analisi delle componenti principali si riferiscono propriamente alle mappe sintetiche e alle carte del clima.

1.14 MAPPE DELLE FREQUENZE GENICHE

Una carta che rappresenti la distribuzione geografica delle frequenze geniche si può paragonare a una mappa delle altitudini (o di qualunque altra grandezza che possa variare da un punto all'altro della Terra) nella quale i diversi valori siano rappresentati da colori o ombreggiature di intensità variabile. Di solito si calcolano le curve isoplete (nel nostro caso, le linee di uguale frequenza genica) per vari livelli di frequenze geniche (per esempio il 10%, il 20%, ecc., oppure altri intervalli più adatti), e si riempiono le aree comprese tra due curve isoplete con un colore o un tratteggio di intensità crescente: in questo modo la carta geografica fornisce informazioni immediate sulla posizione dei massimi e dei minimi relativi (picchi e avvallamenti) e sui gradienti (clini) della superficie delle frequenze geniche. A meno che non sia necessaria la precisione del numero esatto, vale il detto che una figura è meglio di mille numeri.

Mourant (1954; Mourant e coll., 1976 *a*) è stato il primo a fare ampio uso di queste mappe geografiche, in cui la superficie delle frequenze geniche era ricostruita manualmente (cioè soggettivamente). Poiché il nostro interesse specifico consisteva nel costruire mappe sintetiche (descritte nel par. 1.15), era importante adottare metodi oggettivi. A quel tempo, la metodologia per la costruzione automatica di mappe geografiche di frequenze geniche era un campo quasi inesplorato; oggi, invece, sono stati proposti vari metodi per l'interpolazione o l'adattamento di una serie di variabili (clima, depositi minerari, ecc.) per la loro rappresentazione geografica. Ciascun tipo di variabile presenta problemi particolari, ma alcuni di essi sono comuni a quasi tutte le variabili. Questo paragrafo riassume i problemi metodologici generali (tralasciando alcune questioni già discusse per esteso in Piazza e coll., 1981 *a*), i metodi sperimentati e il procedimento infine adottato.

1.14.a Scelte da compiere

Le principali decisioni da prendere sono le seguenti:

1) *Selezione dei geni* Qual è il numero di dati sufficiente per disegnare una mappa geografica di frequenze geniche? A questa domanda non c'è una risposta semplice che porti a una decisione oggettiva. Sono importanti due variabili: il numero totale di punti con dati presenti nell'area geografica da ricostruire e la regolarità della loro distribuzione geografica. Nel caso di dati relativi a punti con le stesse coordinate geografiche, è stata fatta la media pesata per le dimensioni del campione; è stata poi calcolata la loro eterogeneità e nell'edizione originale di questo testo è stata indicata graficamente la presenza di eterogeneità locale nella mappa finale. Per le difficoltà dovute alla distribuzione geografica irregolare dei punti osservati, si è deciso in modo empirico di includere soltanto le mappe con almeno 20 punti (contati dopo aver fatto la media dei dati geograficamente molto vicini).

2) *Scelta tra interpolazione e adattamento* L'interpolazione è la ricostruzione di una superficie che passa esattamente per i punti osservati; l'adattamento è la costruzione di una superficie che passa molto vicina ai punti osservati, ma non è forzata a toccarli. Le frequenze geniche sono affette da un errore di campionamento piuttosto alto, specialmente se sono basate su un campione di pochi individui. Le aree geografiche eterogenee hanno un errore standard anche più grande di quello atteso in base al numero totale di osservazioni. Vi sono poi punti che sono veri valori erratici: questi punti anomali o estremi sono rilevabili specialmente in aree con alta concentrazione di dati e sono comuni in alcune regioni particolari del mondo (per esempio l'India, come verrà discusso nel cap. 4). Perciò la risposta giusta sembra essere l'adattamento.

3) *Metodi di adattamento* Questo è uno dei problemi principali, a cui è dedicata la seconda parte del presente paragrafo.

4) *Scelta delle classi di frequenze geniche e dei tipi di grafica* Le classi di frequenze geniche devono essere scelte in modo da dare una chiara impressione visiva dei valori relativi delle frequenze geniche; solo in questo modo si possono apprezzare le posizioni dei massimi e dei minimi e la regolarità e la pendenza dei gradienti. Le mappe geografiche del libro di Mourant hanno una qualità grafica eccellente, ma l'incremento della densità di grigio non è sempre direttamente proporzionale alla frequenza genica. Nelle nostre prime mappe multivariate (Menozzi e coll., 1978 *a*), abbiamo usato gradazioni di grigio di intensità variabile, una soluzione semplice per costruire mappe al calcolatore. Ma l'occhio umano ha difficoltà nel distinguere chiaramente più di cinque toni diversi, che nella maggior parte dei casi non sono sufficienti. Un'altra difficoltà, più insidiosa, è la tendenza dell'occhio umano a percepire in modo alterato due diverse tonalità di grigio nella zona di passaggio dall'una all'altra; infine la stampa dei toni di grigio, se estesa a grandi superfici, genera facilmente un effetto di marezzatura fastidioso per la vista.

L'uso di retini al posto dei toni di grigio d'altra parte genera illusioni ottiche che alterano la percezione dell'intensità media dei colori o del nero. Anche se i retini sono ordinati secondo la percentuale di nero per unità di area, con un coefficiente logaritmico di incremento di densità da intervallo a intervallo, spesso l'ordine di intensità dei retini è percepito in modo sbagliato, e il confronto con la scala standard non è sufficientemente chiaro.

Il ricorso a intervalli discreti genera una perdita di informazione che abbiamo calcolato come eccesso di varianza prodotta artificialmente (misurata secondo Shannon e Weaver, 1972): è risultato che la perdita di informazione è relativamente piccola anche con soli quattro o cinque intervalli. Inoltre abbiamo preferito usare limiti di classi percentuali con valori interi da 1 a 10, evitando intervalli frazionari. Un'alternativa interessante è l'uso di percentili, che però ha lo svantaggio di richiedere una conversione fastidiosa, per ottenere le frequenze geniche reali. La forma delle distribuzioni delle frequenze geniche (illustrate in ciascuna mappa) è spesso complicata: poiché la maggior parte delle aree geografiche ha un elevato numero di valori erratici, le distribuzioni risultano asimmetriche e molto leptocurtiche. Abbiamo fatto anche in modo che gli intervalli di frequenza non fossero più piccoli dell'errore standard dovuto al campionamento delle frequenze geniche, perché intervalli minori avrebbero suscitato una falsa idea di precisione.

5) *Analisi della bontà di adattamento della superficie* In un lavoro precedente (Piazza e coll., 1981 *b*) abbiamo usato la tecnica statistica del *jackknife* per saggiare la bontà di adattamento della superficie ai dati. In questo testo, invece, abbiamo seguito un metodo che verrà descritto più avanti (par. 1.14.c).

6) *Corrispondenza tra frequenze geniche e aree geografiche* Poiché le frequenze geniche si calcolano a partire dalle popolazioni e non dai singoli individui, esse non si riferiscono a punti sulla superficie, ma ad aree geografiche: questo problema potrebbe richiedere un'analisi statistica parti-

colare che introdurrebbe varie complicazioni. Molte popolazioni, però, occupano un'area piccola in riferimento alla scala delle nostre mappe, e quindi al nostro livello di risoluzione grafica non è necessario considerare l'area effettiva occupata da una popolazione, che in genere è poco conosciuta e non campionata in modo omogeneo.

7) *Aree occupate da più di una popolazione* Abbiamo selezionato, dove era possibile, solo popolazioni aborigene: per esempio i Lapponi nella Scandinavia settentrionale e le popolazioni khoisanidi nei deserti della Namibia e del Botswana. In altri casi la situazione è più complicata e, per esempio, non abbiamo provato a separare i Pigmei dagli agricoltori africani nelle aree dove coesistono: il grado di risoluzione geografica delle nostre mappe renderebbe ardua tale distinzione. Per i geni che hanno diverse frequenze nei Pigmei e negli agricoltori africani, si avrà perciò un'eterogeneità locale. Situazioni di questo tipo saranno trattate in modo più particolareggiato nei capitoli dedicati a ciascun continente.

8) *Aree in cui gli aborigeni sono scomparsi* Nelle mappe non figurano le aree in cui non sono rimasti aborigeni (per esempio le isole caribiche e la Tasmania), come pure le aree per le quali non sono disponibili sufficienti dati genetici (per esempio il Madagascar).

9) *Scelta della proiezione geografica* Per le mappe del mondo abbiamo scelto la proiezione di Mercatore, in cui tutti i meridiani sono linee rette parallele; ciò determina una distorsione che cresce con l'aumentare della latitudine, ma rimane la stessa a una data latitudine. Per le carte dei continenti abbiamo scelto un metodo che genera una proiezione equivalente (proiezione omolografica di Mollweide; Odyssey World Atlas, 1966) e non distorce le aree relative delle diverse parti della carta.

1.14.b Metodi per adattare le superfici geografiche a dati di frequenze geniche

In questa parte del paragrafo verrà discusso l'importante problema dell'adattamento di superfici a frequenze geniche. In passato sono stati fatti alcuni tentativi di adattare superfici polinomiali a mappe geografiche di frequenze geniche (Cavalli-Sforza e Bodmer, 1971 *a*; Cavalli-Sforza, 1974), ma il grado del polinomio necessario per un buon adattamento è troppo elevato e, dove non esistono punti, specialmente ai margini della mappa, la superficie polinomiale tende a deformarsi e a generare valori anomali. Un altro tentativo ha condotto a una serie di programmi per l'elaborazione automatica di mappe geografiche scritti da D. Schreiber, i cui risultati sono pubblicati nel libro *Genetics, Evolution and Man* (Bodmer e Cavalli-Sforza, 1976 *a*): si impiega la formula di Shepard (Shepard, 1968), che calcola ciascun punto della mappa come una media pesata di tutti i dati; il peso diminuisce all'aumentare della distanza tra il punto che si sta calcolando sulla superficie delle frequenze geniche e i dati osservati. Tale metodo è consigliabile per la sua grande semplicità; altri tentativi con funzioni diverse della distanza per determinare i pesi hanno portato a risultati ambigui. Infine è stato adottato come peso l'inverso del quadrato della distanza, più una piccola costante, in accordo con lo schema generale suggerito da Shepard (1968).

Questi metodi possono essere definiti *globali*, nel senso che usano contemporaneamente tutti i punti osservati, mentre i metodi *locali* usano solo punti vicini all'area da rappresentare scelti con criteri adatti. Quando le condizioni locali dell'area da rappresentare lo richiedano, i metodi (locali) possono essere resi *adattativi* cambiando i parametri o le funzioni.

I risultati esposti in Menozzi e coll. (1978 *a*) erano stati ottenuti con un algoritmo (descritto nei particolari in Piazza e coll., 1981 *a*) basato su un metodo locale e in parte adattativo. Ciascun punto era «adattato» in base ai dati provenienti dalle popolazioni più vicine, selezionate nei quattro quadranti definiti dalla latitudine e dalla longitudine del punto stesso. L'adattamento veniva effettuato con la formula di Shepard o con una formula polinomiale quadratica, a seconda del numero di punti disponibili nell'intorno geografico.

Questo programma per calcolatore è stato saggiato con il metodo del *jackknife*, e confrontato con un algoritmo di *kriging* (in ingegneria mineraria, questo termine indica il metodo di adattamento delle mappe dell'abbondanza delle risorse disponibili), introdotto in Francia da Delfiner (1976) e basato sulla teoria delle «variabili regionalizzate» di Mathéron (1971). Tale algoritmo può essere sia locale sia globale e, se necessario, localmente adattativo, nel senso che può usare una funzione locale o generale che colleghi la distanza genetica a quella geografica; la funzione può essere una relazione empirica tra i due tipi di distanze o una specifica formula teorica. Per quanto riguarda la bontà dell'adattamento, questa tecnica, malgrado la sua flessibilità, non presenta vantaggi sostanziali rispetto al nostro metodo meno raffinato. La superficie prodotta presenta un difetto simile, anche se meno evidente, a quello già notato per l'adattamento polinomiale: cioè, fuori dal campo dei punti osservati, anche a poca distanza dal punto più vicino, la superficie calcolata tende ad assumere valori estremi non giustificabili (Piazza e coll., 1981 *a*). Questo è un problema generale comune a tutti i procedimenti di estrapolazione.

Abbiamo anche sperimentato un altro metodo, sviluppato da Wahba e coll. (Wahba e Wendelberger, 1980; Wahba, 1982, 1984), che può essere definito globale e adattativo. Esso impiega due funzioni: la prima stima una superficie facendo ricorso a splini polinomiali o espressioni più complicate che minimizzano le differenze tra valori osservati e valori attesi sulla superficie; la seconda funzione calcola il grado di irregolarità locale della superficie, facendo la media delle derivate seconde su tutta la superficie. La necessità di minimizzare le differenze tra dati osservati e dati attesi per ciascun punto e quella di regolarizzare quanto più possibile la superficie sono incompatibili; si può raggiungere un compromesso minimizzando una somma pesata delle grandezze calcolate da queste due funzioni e adottando un metodo di controllo incrociato (*cross validation*) per determinare i pesi relativi da attribuire alle soluzioni che esse forniscono. Si potrebbe definire questo metodo adattativo rispetto alla distribuzione più o meno irregolare dei dati della regione da rappresentare geograficamente. Modificando il peso relativo delle due funzioni, si ottiene di solito un adattamento complessivo ottimale.

La difficoltà principale di questo metodo, almeno nella prima versione da noi usata, è che si basa su una funzione di approssimazione media della mappa: sappiamo per esperienza che alcune aree sono molto più approssimate di altre, nel senso che la distribuzione dei punti osservati può essere più o meno regolare, come dimostrano chiaramente gli esempi relativi alla regione occupata dai caucasoidi, riportati in Piazza e coll. (1981 *a*). Se consideriamo il mondo intero, si possono trovare aree anche più irregolari, per esempio la parte settentrionale dell'America meridionale. Una soluzione per trovare una superficie adatta è quella di suddividere la regione in esame in diverse sottoregioni, disomogenee tra loro, ma al cui interno le irregolarità siano minori; però il problema di «cucire» assieme le superfici ottenute nelle diverse aree ha presentato difficoltà matematiche che non abbiamo saputo risolvere. Perciò, con rammarico, abbiamo abbandonato questo metodo; sappiamo comunque che in seguito è stato ulteriormente perfezionato. Noi abbiamo preferito sviluppare metodi caratterizzati da una maggiore capacità di adattamento ai dati (locali) della porzione di area geografica da rappresentare.

1.14.c *Il metodo adottato per calcolare le superfici delle frequenze geniche*

Alla fine, per costruire le mappe geografiche abbiamo adottato un metodo sviluppato da A. Piazza e Margaret Wright: per ogni punto osservato sono state calcolate le frequenze geniche «attese», usando solo le informazioni dei punti vicini e non quelle del punto osservato. A questo scopo è stato adattato un piano ai dati dei punti vicini, ciascuno dei quali è stato pesato con la formula di Shepard (1968), includendo nel peso anche le dimensioni del campione. I punti sono stati scelti in modo sequenziale, iniziando dai tre punti più vicini e aggiungendo via via quelli più distanti; ogni volta che si aggiunge un punto, si calcola la differenza tra il valore del punto osservato che si interpola e quello atteso in base ai punti vicini. A ogni aggiunta il valore atteso cambia; il procedimento si ferma quando l'errore del punto interpolato (cioè la differenza tra il valore osservato e quello atteso) non diminuisce più.

Poiché il numero di punti vicini presi in considerazione dipende dalla regolarità locale della superficie, si potrebbe usare tale numero per misurarla. Esso dipende anche dalle funzioni usate per calcolare il valore atteso. Abbiamo sperimentato e confrontato due funzioni: una superficie di primo grado e la media dei punti vicini, pesata per la distanza (con la formula di Shepard). La differenza tra i risultati si è rivelata modesta, e abbiamo scelto la seconda. Se il punto osservato è davvero anomalo (un valore erratico), la bontà dell'adattamento può non migliorare affatto dopo l'aggiunta dei primi tre punti vicini.

Nel processo di adattamento che associa a un punto osservato il suo valore atteso sulla superficie, il punto osservato non si utilizza: la differenza tra la frequenza genica osservata e quella attesa sulla superficie permette di calcolare un χ^2 con un grado di libertà, per esprimere la discrepanza locale della mappa in ogni punto. I valori di χ^2 calcolati per punti vicini non sono del tutto indipendenti, ma la probabilità di accordo relativa a un singolo punto, valutata attraverso la distribuzione del χ^2, è comunque valida. Per questo e qualunque altro test è stato deciso di definire il limite di significatività come l'inverso del numero di punti osservati sulla mappa, in modo che ci si attende esattamente una discrepanza statisticamente significativa per ciascuna mappa. In media se ne osserva più di una, ma di solito si trovano distanti l'una dall'altra, e quindi sono pressoché indipendenti. Tuttavia non è sufficiente l'indicazione di una discrepanza fornita dal χ^2, in quanto questo dipende dalle dimensioni del campione, che possono variare notevolmente da un campione all'altro. Dal momento che il χ^2 è proporzionale alle dimensioni del campione, è più probabile che differenze significative tra i valori osservati e attesi si rivelino nei campioni più grandi; perciò i punti relativi ai campioni grandi possono risultare significativi, anche se la differenza reale tra la frequenza genica osservata e quella attesa può essere trascurabile. Nella definizione di punto anomalo (valore erratico) bisogna quindi tener conto, per ogni punto, anche della deviazione assoluta tra la frequenza genica osservata e quella attesa. È stata calcolata la probabilità di ciascuna deviazione assoluta in una distribuzione normale, ed è stata considerata statisticamente significativa se minore di uno diviso il numero totale di punti osservati nella mappa.

In una seconda fase del procedimento, dai valori delle frequenze geniche attese vengono calcolati i valori delle frequenze geniche in un reticolo di punti a intervalli regolari (nodi del reticolo o della griglia). A questo fine, per ciascun nodo del reticolo sono stati identificati i punti vicini di Voronoi (fig. 1.14.1) e sono stati calcolati i valori delle frequenze geniche in questi nodi come medie pesate dei punti vicini di Voronoi; il peso è direttamente proporzionale alle dimensioni del campione e inversamente proporzionale al quadrato della distanza geografica (sul cerchio massimo) tra il nodo e il punto vicino di Voronoi. La risoluzione della mappa dipende dalla densità del reticolo (la tab. 1.14.1 riporta il numero di punti calcolato per ciascuna mappa). Il risultato finale di questa fase del procedimento è una matrice di valori di frequenze geniche attese, calcolate per ciascun nodo del reticolo.

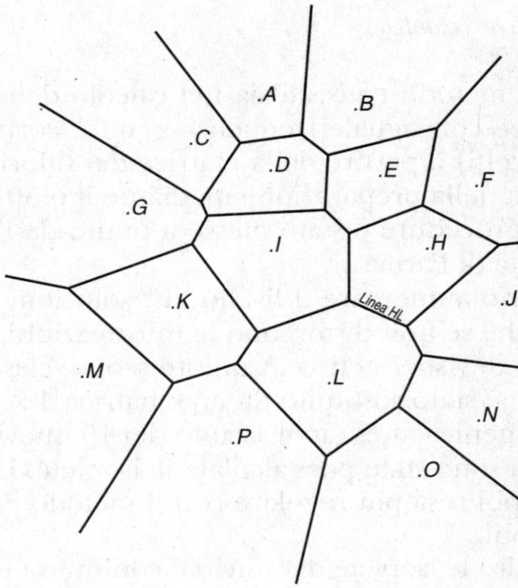

Fig. 1.14.1 Esempio di poligoni di Voronoi e di punti vicini di Voronoi associati a 16 punti osservati (*A-P*). I vertici dei poligoni di Voronoi sono chiamati *punti di Voronoi* e le linee di confine tra i poligoni sono chiamate *lati di Voronoi*. La posizione di un punto, più vicino per esempio al punto *H* che al punto *L*, è definita da uno dei due semipiani determinati dalla linea *HL*. Quindi, la posizione di un punto più vicino a *H* che a tutti gli altri punti è data dall'intersezione di tutti i semipiani associati con *H*, cioè il *poligono di Voronoi* associato a *H* (Lee, 1982). Nel nostro procedimento, i punti *A-P* corrispondono ai valori delle frequenze geniche attese descritti nel testo. Ciascun punto del reticolo, che di solito non coincide con tali valori, viene associato automaticamente a un insieme di valori delle frequenze geniche attese che formano il suo poligono di Voronoi.

Tab. 1.14.1 Numero di punti della griglia interpolati per mappa e distanza media (in miglia) tra punti contigui del reticolo nelle diverse mappe.

	Numero di punti interpolati	Distanza media fra due punti vicini
Africa	1604	92,0
Asia	2549	87,5
Europa	2379	47,5
Eurasia (per il mondo)	1601	125,5
Giappone	79	56,3
America	1184	133,9
Australia	1221	54,1
Nuova Guinea	477	29,8

1.14.d Linee isogeniche (isoplete)

L'ultima fase del metodo consiste sia nel calcolo delle linee isogeniche (isoplete, o linee con uguale frequenza genica, corrispondenti agli intervalli di classe scelti) a partire dalla matrice dei valori delle frequenze geniche attese, sia nella preparazione mediante il plotter delle mappe (questo insieme di procedure è stato messo a punto da P. Menozzi e da E. Siri, dell'Università di Parma).

Si è reso necessario aumentare il livello di risoluzione per evitare discontinuità che, anche se non distorcono le informazioni, non sono soddisfacenti dal punto di vista estetico. A questo scopo, ciascuno dei punti originali del reticolo è stato sostituito da una matrice 4 × 4, lasciando invariata la frequenza genica attesa in ciascuno dei 16 nuovi punti; su questa griglia ingrandita sono state poi calcolate le isoplete. La curva spezzata risultante è stata poi resa più regolare con il metodo della media mobile in due dimensioni.

Il problema di unire le isoplete definite dai confini tra due intervalli di classe e la linea che definisce il profilo delle coste è stato risolto dividendo le coordinate che identificano la costa in gruppi associati ai nodi del reticolo più contigui al mare. Ciò ha complicato i calcoli, e determinato un aumento significativo del tempo necessario per la produzione delle mappe; ma, che noi sappiamo, non vi sono, al momento, soluzioni alternative.

Per ombreggiare le aree corrispondenti alle varie classi di frequenze geniche sono richieste altre procedure di elaborazione grafica: è stato scelto un tipo di ombreggiatura che garantisse una proporzionalità diretta tra la densità percepita dall'occhio umano e il valore delle frequenze geniche.

Per evitare una artificiosa continuità tra i continenti, abbiamo prodotto le mappe del mondo analizzando ciascun continente in modo separato. Nelle mappe del mondo, per evitare discontinuità, abbiamo preferito preparare ex novo una mappa dell'Eurasia – non, quindi, unendo le mappe dell'Europa e dell'Asia. Ciò può determinare, per alcuni alleli, differenze tra le mappe geografiche delle frequenze geniche del mondo e quelle dei due continenti (Europa e Asia), essendo stati usati per il mondo una griglia di interpolazione diversa e un unico insieme di dati.

Benché non esista un modo ovvio per misurare il grado di isolamento delle isole, abbiamo dovuto affrontare questo problema. Come soluzione di compromesso, abbiamo trattato in maniera diversa da tutte le altre un gruppo di isole grandi, vicine a un continente e non molto diverse da esso dal punto di vista genetico: sono state considerate parte del relativo continente la Groenlandia in America, la Gran Bretagna, l'Irlanda, la Sicilia e le isole tra la Danimarca e la Svezia in Europa, e l'arcipelago giapponese in Asia. Il Giappone è stato ingrandito artificialmente, poiché per esso è disponibile un numero di informazioni molto maggiore che per altri paesi dell'Asia. La griglia dei punti dei continenti è stata estesa per incorporare queste isole. Tutte le altre isole sono state considerate come isolati, e i dati delle loro frequenze geniche non sono stati usati per ricostruire la mappa del rispettivo continente: le loro posizioni geografiche sono ripora

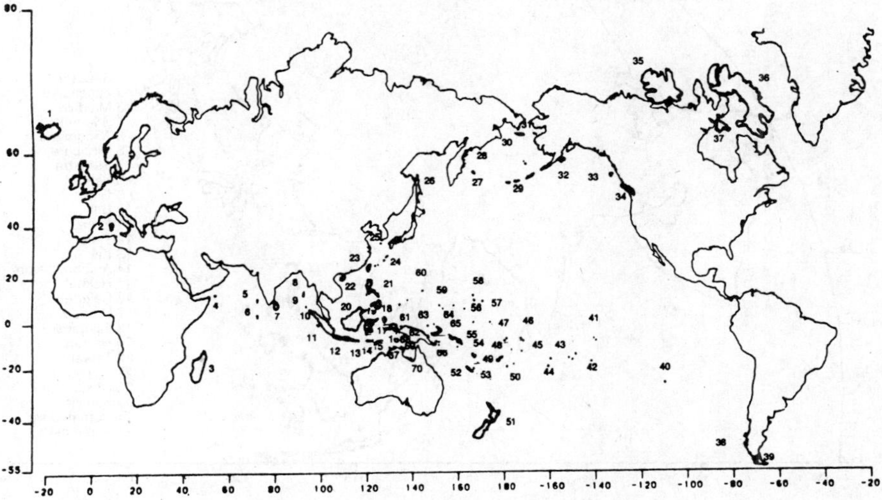

1 Islanda
2 Sardegna
3 Madagascar
4 Socotra
5 Laccadive
6 Maldive
7 Sri Lanka
8 Andamane
9 Nicobare
10 Sumatra
11 Siberut
12 Giava
13 Bali
14 Flores
15 Timor
16 Kai
17 Ambon, Seram
18 Halmahera
19 Celebes
20 Borneo
21 Filippine
22 Hainan
23 Taiwan
24 Riūkyū
25 Cheju
26 Sahalin
27 Commodoro
28 Karaginskij
29 Aleutine
30 San Lorenzo
31 King
32 Kodiak
33 Regina Carlotta
34 Vancouver, Flores
35 Victoria
36 Baffin
37 Southampton
38 Wellington
39 Terra del Fuoco
40 Pasqua
41 Marchesi
42 Tuamotu
43 Società
44 Cook
45 Samoa
46 Tokelau
47 Tuvalu
48 Wallis
49 Figi
50 Tonga
51 Nuova Zelanda
52 Nuova Caledonia
53 Lealtà
54 Nuove Ebridi
55 Salomone
56 Nauru
57 Gilbert
58 Marshall
59 Caroline
60 Marianne
61 Schouten
62 Karkar
63 Ammiragliato
64 Nuova Irlanda
65 Nuova Britannia
66 D'Entrecasteaux
67 Bathurst
68 Elcho
69 Forsyth, Mornington
70 Bentinck

Fig. 1.14.2a Posizioni geografiche e nomi delle isole rappresentate nelle mappe del mondo. Le loro frequenze geniche medie, rappresentate nelle mappe, non sono state usate nel processo di interpolazione del reticolo.

tate nelle figure 1.14.2a-f. Per ogni isola è stata calcolata la media di tutti i dati disponibili, pesata per le dimensioni dei campioni, e tale media è stata associata alla classe di ombreggiatura che ricopre l'intera isola. In molti casi, quando le isole erano troppo piccole per consentire un'ombreggiatura chiaramente visibile, è stata ombreggiata un'area maggiore.

1.14.e *Le superfici delle frequenze geniche: implicazioni evolutive*

Quali sono le ipotesi o le implicazioni evolutive delle mappe di frequenza genica? In generale, il calcolo di una tale mappa presuppone l'esistenza di una superficie teorica di frequenze geniche. È interessante considerare se questa superficie sia in linea di principio continua o possa avere discontinuità; però dimostrare in modo rigoroso l'esistenza di discontinuità è difficile. Il metodo introdotto da Barbujani e coll. (1989) permette di calcolare confini, che però non dovrebbero essere intesi neb

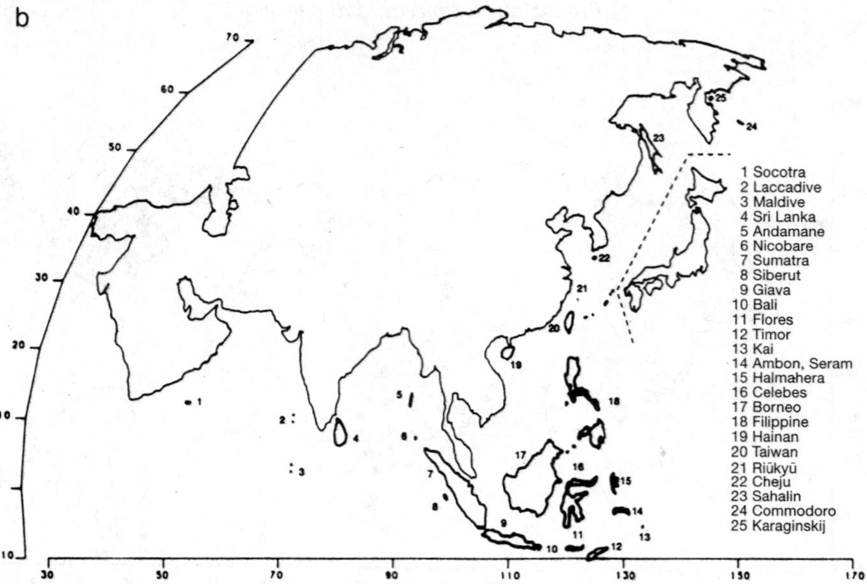

Fig. 1.14.2b Posizioni geografiche e nomi delle isole rappresentate nelle mappe dell'Asia. Le loro frequenze geniche medie, rappresentate nelle mappe, non sono state usate nel processo di interpolazione del reticolo.

c

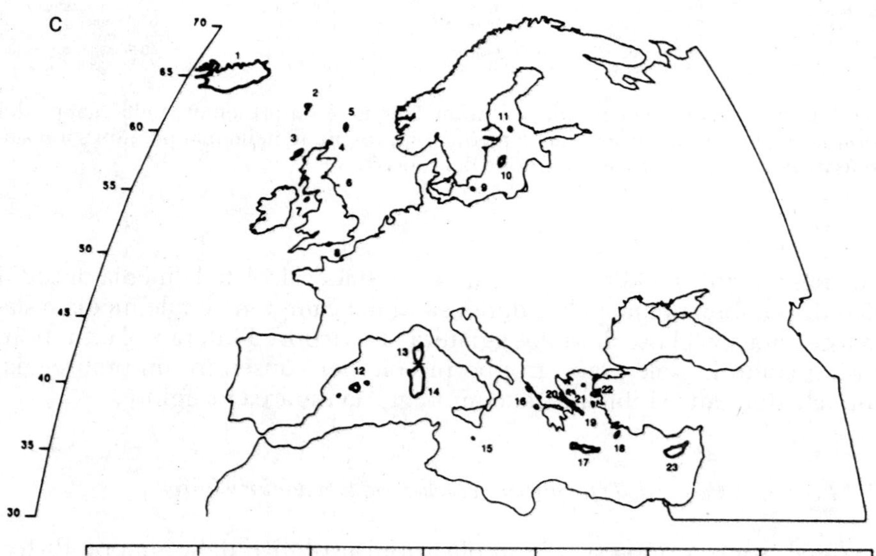

1 Islanda	6 Holy	11 Åland	16 Corfù	21 Sporadi
2 Faer Øer	7 Man	12 Baleari	17 Creta	22 Isole egee (Samo, Chio, Lesbo, Lemno, Samotracia)
3 Ebridi	8 Wight	13 Corsica	18 Rodi	23 Cipro
4 Orcadi	9 Bornholm	14 Sardegna	19 Cicladi	
5 Shetland	10 Gotland	15 Malta	20 Eubea	

Fig. 1.14.2c Posizioni geografiche e nomi delle isole rappresentate nelle mappe dell'Europa. Le loro frequenze geniche medie, rappresentate nelle mappe, non sono state usate nel processo di interpolazione del reticolo.

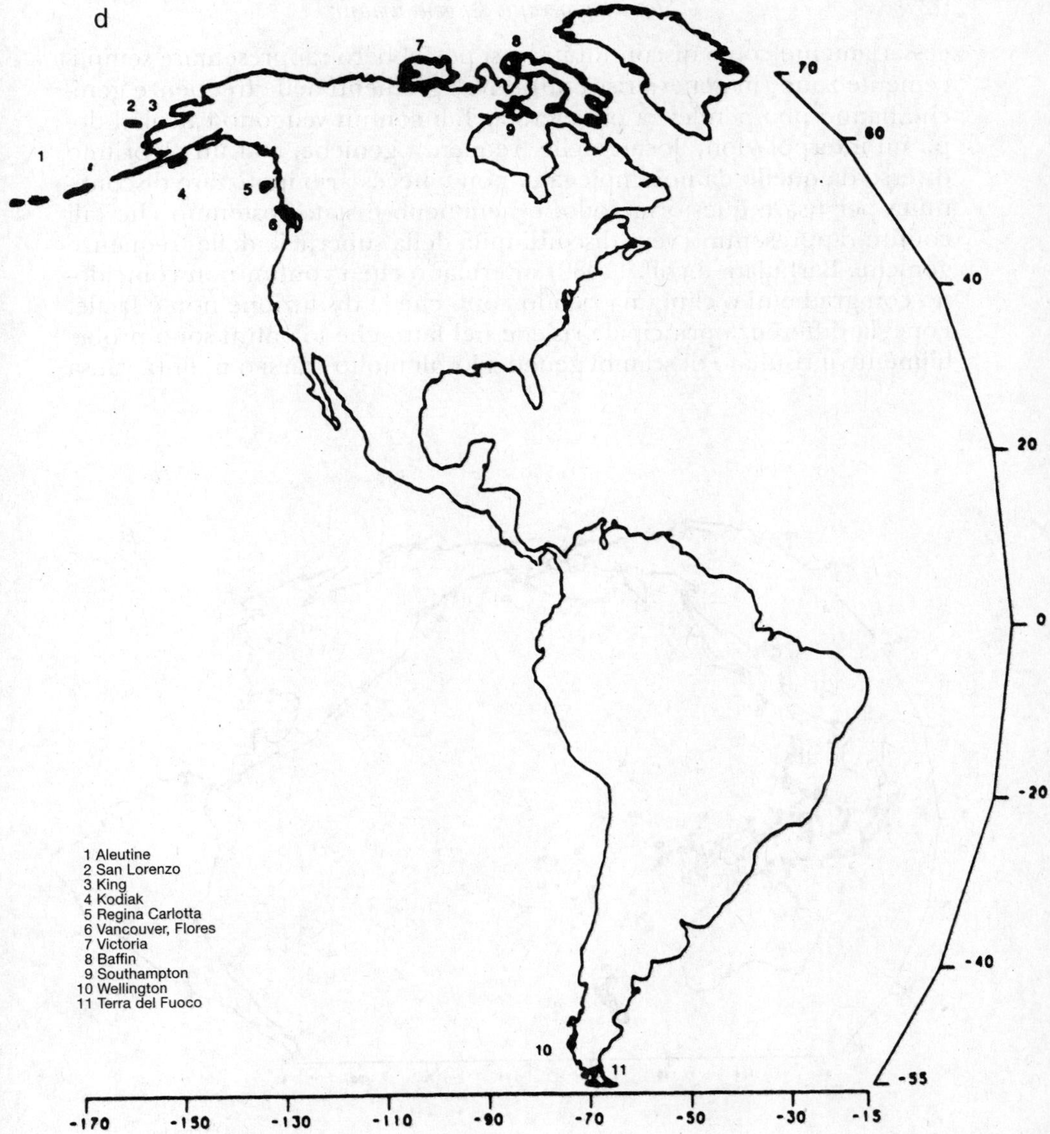

Fig. 1.14.2d Posizioni geografiche e nomi delle isole rappresentate nelle mappe dell'America. Le loro frequenze geniche medie, rappresentate nelle mappe, non sono state usate nel processo di interpolazione del reticolo.

cessariamente come discontinuità: essi potrebbero rappresentare semplicemente zone (in genere ristrette) dove i gradienti delle frequenze geniche hanno una pendenza più elevata. Tali confini vengono calcolati dopo un'interpolazione locale delle frequenze geniche, con un algoritmo diverso da quello da noi impiegato; non è necessario ipotizzare discontinuità per usare questo metodo, e nemmeno è stato sostenuto che tali confini rappresentino vere discontinuità della superficie delle frequenze geniche. Barbujani e coll. (1989) affermano che i confini non coincidono con gradienti o clini, ma riconoscono che la distinzione non è facile. Forse la differenza principale risiede nel fatto che i confini sono probabilmente il risultato di scambi genetici locali molto scarsi o nulli (a causa

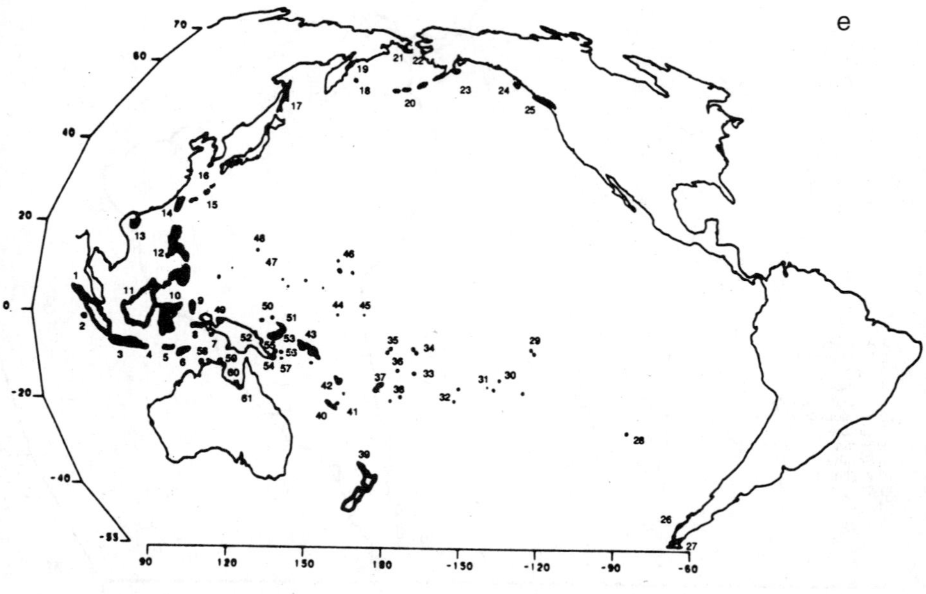

1 Sumatra
2 Siberut
3 Giava
4 Bali
5 Flores
6 Timor
7 Kai
8 Ambon, Seram
9 Halmahera
10 Celebes
11 Borneo
12 Filippine
13 Hainan
14 Taiwan
15 Riūkyū
16 Cheju
17 Sahalin
18 Commodoro
19 Karaginskij
20 Aleutine
21 San Lorenzo
22 King
23 Kodiak
24 Regina Carlotta
25 Vancouver, Flores
26 Wellington
27 Terra del Fuoco
28 Pasqua
29 Marchesi
30 Tuamotu
31 Società
32 Cook
33 Samoa
34 Tokelau
35 Tuvalu
36 Wallis
37 Figi
38 Tonga
39 Nuova Zelanda
40 Nuova Caledonia
41 Lealtà
42 Nuove Ebridi
43 Salomone
44 Nauru
45 Gilbert
46 Marshall
47 Caroline
48 Marianne
49 Schouten
50 Ammiragliato
51 Nuova Irlanda
52 Karkar
53 Nuova Britannia
54 D'Entrecasteaux
55 Trobriand
56 Woodlark
57 Misima
58 Bathurst
59 Elcho
60 Forsyth, Mornington
61 Bentinck

Fig. 1.14.2e Posizioni geografiche e nomi delle isole rappresentate nelle mappe del Pacifico. Le loro frequenze geniche medie, rappresentate nelle mappe, non sono state usate nel processo di interpolazione del reticolo.

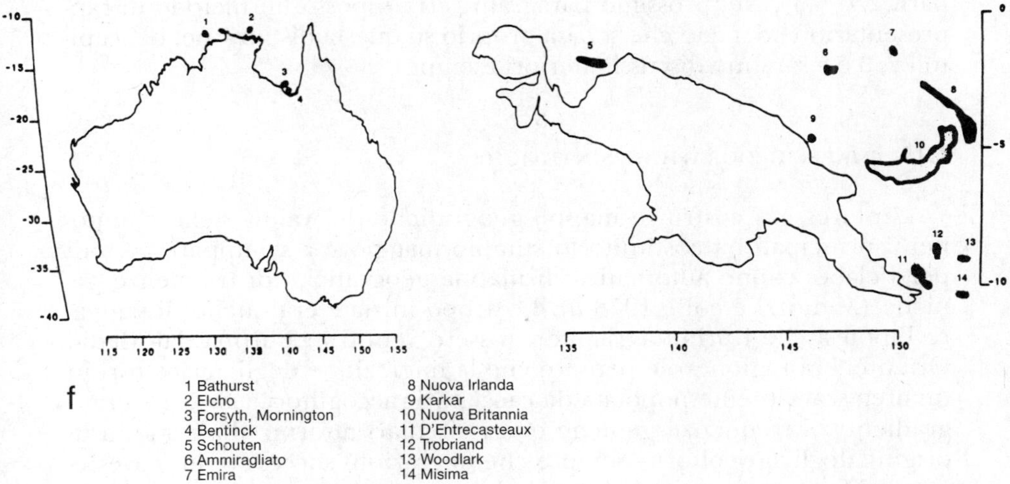

Fig. 1.14.2f Posizioni geografiche e nomi delle isole rappresentate nelle mappe dell'Australia e della Nuova Guinea. Le loro frequenze geniche medie, rappresentate nelle mappe, non sono state usate nel processo di interpolazione del reticolo.

di barriere fisiche, linguistiche, sociali o di altro tipo), mentre i gradienti possono originarsi in molti modi e gli scambi genetici locali hanno un ruolo secondario, nella loro origine. Tuttavia, dal punto di vista operativo i confini si definiscono come clini assai ripidi e di solito si osservano per molti geni contemporaneamente.

Alcune popolazioni, veri valori erratici, isolate dal punto di vista geografico, sociale, ecc., potrebbero essere considerate discontinuità locali: esempi di tali situazioni si possono rappresentare nelle nostre mappe, ma è difficile dimostrarlo senza ulteriori analisi a livello locale.

I gradienti di freqùenze geniche osservati nelle mappe potrebbero essere dovuti a selezione naturale o a deriva genetica; la distinzione dovrebbe basarsi su prove esterne. La migrazione locale (lo scambio genetico tra gruppi geograficamente vicini), quasi sempre presente, tende sempre a smussare le differenze sotto forma di gradienti, ma in alcune condizioni non è molto efficace (si vedano i parr. 2.7, 5.3, e Rendine e coll., 1986). Quando la migrazione è direzionale e si mantiene per diverse generazioni può creare gradienti di frequenze geniche relativamente stabili nel tempo. Tale fenomeno è comune nelle espansioni delle popolazioni. A differenza dei gradienti determinati dalla selezione o dalla deriva genetica (più recente), i gradienti causati da espansioni hanno un'origine storica (in senso lato). Si possono distinguere i gradienti determinati dalle espansioni demiche da quelli di altro tipo per il fatto che i primi tendono a influenzare molti geni in modo simile (si vedano i parr. 2.7, 5.3). Nel prossimo paragrafo verrà esposto un metodo di rappresentazione dei dati che si basa proprio su questa distinzione; nei capitoli 2, 3 e 5 saranno discussi ulteriori esempi.

1.15 MAPPE GEOGRAFICHE SINTETICHE

L'interesse a costruire mappe geografiche dei valori delle componenti principali ha costituito lo stimolo maggiore a sviluppare metodi per l'elaborazione automatica di mappe geografiche di frequenze geniche (Menozzi e coll., 1978 *a*). Lo scopo iniziale era quello di saggiare l'ipotesi che i primi agricoltori fossero venuti in Europa dal Medio Oriente: era ragionevole pensare che la migrazione degli agricoltori in un'area scarsamente popolata da cacciatori-raccoglitori avesse generato gradienti di frequenze geniche quasi circolari attorno alla regione di origine degli agricoltori – sempre che migrazioni successive non avessero modificato tale struttura. Un singolo gene può mostrare o no i gradienti attesi, a seconda della differenza iniziale nelle frequenze geniche degli agricoltori e dei cacciatori-raccoglitori e a seconda dei possibili effetti selettivi in grado di alterare la situazione determinata dalla migrazione originaria degli agricoltori.

La migrazione, a differenza della selezione, agisce su tutti i geni allo stesso modo; quindi la frequenza genica di una popolazione che abbia ricevuto immigranti cambia in un modo semplice e facilmente prevedibile, che dipende dal numero di immigranti rispetto a quello dei residenti e dalla differenza tra le loro frequenze geniche (par. 1.17). Poiché il numero di individui immigranti è ovviamente indipendente dal particolare gene studiato, l'effetto della migrazione sui diversi geni dovrebbe manifestare un certo grado di congruenza. Un'ulteriore considerazione di tipo matematico è che, rispetto alle frequenze geniche, sia l'effetto delle mescolanze risultanti dalla migrazione, sia l'espressione per il calcolo dei valori delle componenti principali sono di tipo lineare. Ciò renderebbe le componenti principali potenzialmente molto utili per identificare le migrazioni: in parole semplici, la mappa geografica dei valori di una componente principale può offrire una visione sintetica di tutte le frequenze geniche globalmente considerate, cogliendo dai dati relativi a tutti i geni la struttura comune determinata da una singola migrazione passata. La costruzione di queste *mappe sintetiche* dei valori di singole CP può permettere di visualizzare migrazioni antiche, così come altri fenomeni che influenzano in modo parallelo tutti, o molti, geni. Lo studio delle mappe sintetiche consente di mettere in evidenza anche alcuni fattori selettivi di grande rilievo (per esempio il clima, o una malattia importante) che hanno influito su molti geni in maniera sistematica. In teoria si potrebbe sperare che una componente principale sia in grado di isolare l'effetto di singoli fattori evolutivi, come antiche migrazioni di massa o fattori selettivi importanti.

Le nostre attese sono state soddisfatte: abbiamo ottenuto un quadro genetico dell'Europa in accordo con quello che ci attendevamo in base alle ipotesi formulate sulle più antiche migrazioni degli agricoltori e ad altre migrazioni che l'archeologia e la storia testimoniano. Questo metodo è stato ora esteso ad altre regioni e continenti; i risultati verranno presentati e discussi nei vari capitoli.

Messo a punto il metodo per il calcolo delle mappe geografiche di frequenze geniche, bisogna produrre una mappa per ogni allele per il quale siano stati raccolti dati sufficienti. Per determinare se un allele è utilizzabile, più che il numero totale dei punti geografici è importante verificare in che misura l'area geografica è coperta (come si è visto nel par. 1.14). Successivamente, da tali mappe si ricavano i valori delle frequenze geniche in un numero adeguato di nodi del reticolo (di norma, diverse centinaia), si calcolano le componenti principali e si costruisce una mappa geografica per i valori di ciascuna CP.

Le mappe geografiche delle CP presentano uno o più picchi e avvallamenti. I valori positivi e negativi di una CP sono intercambiabili, poiché dipendono dalla normalizzazione iniziale: non c'è, quindi, alcuna differenza di significato tra un picco e un avvallamento. Entrambi indicano la presenza di una popolazione le cui frequenze geniche, considerate nel loro insieme, assumono valori estremi nell'area analizzata, e quindi corrispondono a popolazioni uniche, nel senso che sono molto diverse da tutte le altre presenti nella stessa area. Un picco e un avvallamento nella stessa mappa indicano comportamenti opposti; due picchi (o due avvallamenti) simili in parti diverse della mappa possono o no indicare la presenza di popolazioni simili. Per capire se tali popolazioni siano in realtà geneticamente affini, è necessario considerare anche altre CP, poiché in questo caso le stesse popolazioni dovrebbero risultare simili rispetto a tutte le componenti principali, o almeno rispetto a quelle di ordine più elevato.

Di solito – ma non necessariamente – i picchi e gli avvallamenti sono uniti da gradienti piuttosto regolari, che possono indicare la presenza di clini risultanti da due ambienti con diversi coefficienti di selezione. I clini creati da espansioni di tipo migratorio generano spesso – ma non sempre – gradienti approssimativamente concentrici attorno al centro di espansione, soprattutto se la migrazione può procedere senza ostacoli in tutte le direzioni. Se in una mappa sintetica si può osservare con chiarezza un gradiente di questo tipo, la direzione dominante della migrazione potrebbe essere centrifuga, come nel caso in cui una popolazione cresca e si espanda: queste espansioni demiche, dette anche radiazioni, sono discusse nel capitolo 2 e in quelli successivi. Non si può però escludere a priori una migrazione inversa, cioè prevalentemente centripeta, anche se è meno probabile: ad esempio, il centro di una serie di gradienti concentrici potrebbe essere costituito da una capitale importante, che attrae immigranti da molto tempo. Per identificare questi casi sono essenziali conoscenze di tipo storico. Infine, la presenza di barriere fisiche o sociali, o di vie di migrazione preferenziali, può generare complicazioni, determinando una distorsione in un quadro di gradienti altrimenti concentrici.

In pratica, la presenza di picchi e avvallamenti significa che una popolazione differisce da quelle vicine, per uno o più motivi. Per esempio, in un certo momento del passato i membri di una popolazione di origine geograficamente lontana si insediarono in quell'area; oppure all'inizio della sua evoluzione la popolazione non era geneticamente diversa da quelle vicine, ma si sono sviluppati fattori di diversità locali dovuti a un accentuato isolamento, a dimensioni ridotte della popolazione e/o al persistere di simili condizioni per un tempo molto lungo; tutti questi elementi possono aver determinato una forte deriva genetica. Quali che siano tali fattori, o combinazioni di fattori, è più probabile trovare popolazioni diverse da quelle vicine nelle zone di montagna, in regioni impervie o isolate per altri motivi, nelle aree controllate gelosamente da popolazioni con forte endogamia, o che per qualche ragione non hanno subito immigrazioni per molto tempo.

Data l'importanza di identificare le differenze genetiche tra le popolazioni in base all'analisi simultanea di più CP, abbiamo creato mappe tricromatiche sovrapponendo tre colori (di solito il verde per la prima, il blu per la seconda e il rosso per la terza CP). Vi sono diverse limitazioni all'uso di tali mappe: le più importanti sono il costo elevato della stampa e la difficoltà di scegliere la giusta combinazione delle intensità dei tre colori fondamentali. Alterazioni dell'intensità di un colore possono avere notevoli effetti sulla percezione complessiva dell'immagine; noi abbiamo cercato di usare una gamma di intensità del colore proporzionale alla percentuale di varianza spiegata da ciascuna componente.

L'area entro cui effettuare l'analisi delle componenti principali determina il quadro genetico che sarà osservato; abbiamo scelto di limitare l'analisi ai continenti, e l'abbiamo ripetuta per il mondo intero. Poiché, in base alla nostra esperienza, è molto improbabile che le componenti principali di ordine più elevato siano sensibili alla variabilità estrema di un solo o pochi geni, con questa tecnica è difficile osservare effetti selettivi: solo di rado un singolo fattore selettivo influisce su molti geni contemporaneamente. Anche in casi come la resistenza alla malaria (in passato una delle maggiori cause di morte), è raro trovare nella stessa popolazione dei mutanti resistenti in più di uno o al massimo pochissimi loci. Di solito, le CP di ordine più elevato tendono a evidenziare strutture che interessano in modo consistente, anche se meno chiaro, il 10%÷40% di tutti i geni; probabilmente tali strutture comuni sono dovute a fenomeni migratori di grande impatto protrattisi nel tempo, che hanno coinvolto popolazioni inizialmente abbastanza diverse da quelle che abitavano nell'area di espansione. In alcuni casi sono stati rilevati possibili effetti selettivi dovuti al clima.

1.16 ISOLAMENTO DOVUTO ALLA DISTANZA GEOGRAFICA

L'espressione «isolamento per la distanza», introdotta da S. Wright (1943, 1946), indica la tendenza delle popolazioni umane a scambiare geni con quelle più vicine. Ciò determina un'affinità genetica maggiore tra i gruppi geograficamente più vicini e la probabile presenza di differenze genetiche tra gruppi distanti, a causa della deriva genetica. Wright ha introdotto il concetto di distribuzione delle distanze di migrazione individuali: cioè le distanze tra il luogo di nascita di un genitore e quello dei figli. Raccogliere questo tipo di dati è, ovviamente, più facile per l'uomo che per le altre specie, ma purtroppo le distribuzioni reali sono molto spesso asimmetriche e difficili da analizzare. Tuttavia, le medie e le varianze delle distribuzioni forniscono stime che, anche se non molto accurate, aiutano nel definire gli ordini di grandezza. La distanza media di migrazione per generazione varia da pochi chilometri ad alcune decine, a seconda della popolazione: nelle popolazioni moderne le stime delle deviazioni standard delle distanze di migrazione variano da 1 a 300 km, con una mediana di 20 (Wijsman e Cavalli-Sforza, 1984), ma bisogna ricordare che di recente tali stime hanno subito un aumento sostanziale, causato dal miglioramento dei trasporti.

I modelli sviluppati da Wright hanno avuto una forte influenza teorica, ma solo poche applicazioni pratiche. Hanno avuto, invece, maggior diffusione i modelli di isolamento dovuto alla distanza di Malécot (1948, 1950, 1965, 1966, 1967) e di Kimura e Weiss (1964), sviluppati in spazi mono- o bidimensionali a seconda che le popolazioni soggette a migrazione vivano in un habitat lineare (per esempio un gruppo di isole disposto lungo una linea, o di villaggi lungo un fiume) o, più comunemente, in un habitat bidimensionale. I modelli di Malécot e di Kimura e Weiss sono differenti, ma le previsioni qualitative sono simili. Entrambi i modelli unidimensionali mostrano una diminuzione esponenziale della somiglianza genetica tra due *demi* (villaggi, o gruppi di persone che vivono in un'area geografica definita) rispetto alla loro distanza geografica. Più precisamente, si può scrivere tale relazione nella forma generale:

$$f(d) = ae^{-bd} / d^c \qquad (1.16.1)$$

dove d è la distanza geografica e a, b, c sono costanti che non dipendono dalla distanza. A seconda del modello scelto si danno interpretazioni (e scale) leggermente diverse ai parametri a, b, c e alla funzione $f(d)$. Il modello di Kimura e Weiss assume che i demi siano disposti a distanze discrete, uguali e scalate all'unità (modello *stepping stone*), e che perciò le distanze siano misurate con numeri interi. In questo modello $a = 1$, $f(d)$ è la correlazione tra le frequenze geniche delle popolazioni alla distanza $d(d = 1, 2, ...)$ e c vale 0 oppure $1/2$, a seconda che i demi si trovino in un habitat mono- o bidimensionale. Ci si attende che il parametro b sia uguale alla radice quadrata del doppio del rapporto M/m, dove m è il tasso di migrazione per generazione tra due demi contigui. M è una grandezza che riassume i contributi genetici prodotti da altre cause che hanno un effetto lineare sulle frequenze geniche: la mutazione (che di solito è trascurabile), la selezione a favore degli eterozigoti e il flusso genico proveniente da una sorgente genetica esterna, sia essa molto distante (distanza «infinita», migrazione a lungo raggio), sia essa non correlata con la distanza. Una delle difficoltà principali di questa parametrizzazione è che, essendo le distanze di migrazione distribuite in modo continuo, è arbitrario dividerle in migrazioni a breve (m) e a lungo raggio (probabilmente il contributo maggiore alla grandezza M).

Dopo il lavoro pionieristico di Wright, la teoria matematica del modello dell'isolamento per la distanza è stata perfezionata dal trattamento probabilistico di Malécot, che ha introdotto il concetto di *kinship* (tradotto in italiano con «parentela») e la sua misura, il coefficiente di *kinship*. Si definisce *coefficiente di kinship* la probabilità di un individuo di avere due geni identici per discendenza, uno da ciascuna delle due popolazioni che si vogliono confrontare, trasmessi a loro volta da una «popolazione fondatrice» comune. Malécot (1950 e articoli successivi) ha dimostrato che, in un habitat continuo come in un habitat lineare discreto, si può esprimere la variazione della *kinship* rispetto alla distanza con la formula generale (1.16.1) dove $c = 0$, $b = \sqrt{(2M/m)}$ (formalmente come nel modello di Weiss - Kimura) e

$$a = 1/\left[1 + 4D\sqrt{(2mM)}\right]. \qquad (1.16.2)$$

Nel caso di un habitat continuo, m è la distanza quadratica media di migrazione per generazione e D è la densità effettiva di popolazione per generazione (si veda il par. 1.4); nel caso di un habitat discreto, m è il tasso di migrazione tra popolazioni contigue per generazione e D è il numero medio di individui per deme per generazione; M ha lo stesso significato che nel modello di Kimura e Weiss. Tutte queste definizioni valgono in condizioni di equilibrio. In un habitat continuo bidimensionale, le formule (1.16.1) e (1.16.2) sono ancora valide, ma $c = 1/2$ in accordo con Kimura e Weiss. In questo caso l'approssimazione più semplice, $c = 0$, è valida solo per valori piccoli di d e per un valore di M/m molto vicino a 1 (Imaizumi e coll., 1970).

In conclusione, il modello dell'isolamento per la distanza prevede che la *kinship*, intesa come una misura della somiglianza genetica tra coppie di popolazioni, diminuisca esponenzialmente con la distanza, a partire da un valore iniziale che misura la *kinship* locale.

Morton e molti altri autori hanno applicato il modello di Malécot a diverse popolazioni umane: una rassegna dei loro risultati si può trovare in Morton (1982). Da un punto di vista qualitativo, la relazione prevista dall'equazione (1.16.1) è verificata quasi sempre per $c = 0$, anche nel caso di popolazioni che vivono in un habitat che si presume bidimensionale. Tuttavia, questo criterio ha una capacità predittiva limitata, per quanto riguarda la stima di alcuni parametri demografici come i tassi di migrazione e la densità di popolazione (eq. 1.16.2). Vi sono due motivi principali: il primo è implicito nelle assunzioni che hanno lo scopo di semplificare il modello (uguali dimensioni per tutti i demi, tassi di migrazione m e M costanti e, più importante di tutte, la mancanza di una distinzione solida, dal punto di vista sia teorico sia empirico, tra migrazioni a breve e a lungo raggio); il secondo riguarda il significato autentico della *kinship* nella teoria di Malécot. Con il termine *kinship* si dovrebbe intendere una probabilità d'identità dipendente dalle frequenze geniche di una popolazione *ancestrale* fondatrice, che trasmette i suoi geni di generazione in generazione; ma ciò che possiamo in realtà misurare è una covarianza o una correlazione tra le frequenze geniche, calcolate nelle popolazioni *contemporanee.* Così, alcune delle *kinship* empiriche calcolate risultano negative, e la *kinship* del modello (1.16.1) non è calcolabile senza introdurre una correzione. Morton e coll. (1982) nella loro teoria della *kinship bioassay* hanno proposto che un'equazione della forma

$$r(d) = (1 - L)f(d) + L \tag{1.16.3}$$

sia la migliore per esprimere la relazione tra *kinship* stimate nelle popolazioni contemporanee (*kinship* «condizionale», $r(d)$) e distanze geografiche. Peraltro, la validità di questa formula e la sua capacità di tener conto di gradienti di frequenze geniche non associabili all'equilibrio tra migrazione e deriva genetica costituiscono ancora problemi aperti.

Grazie alla disponibilità di dati di frequenze geniche su scala mondiale, ci è stato possibile analizzare le relazioni tra variazione delle frequenze geniche e distanza geografica su aree geografiche molto più estese di quelle considerate da Morton e altri. Uno dei problemi principali del modello di Malécot nella formulazione di Morton (1.16.3) consiste nel fatto che, stimando contemporaneamente i parametri a, b e L, la presenza di clini molto estesi può influenzare in modo sistematico la stima delle varianze delle frequenze geniche tra popolazioni geograficamente poco distanti. Per evitare questa difficoltà, abbiamo introdotto una parametrizzazione diversa (Piazza e coll., 1981 *a*; Piazza e Menozzi, 1983), sviluppata inizialmente per studi di geostatistica, che utilizza il *variogramma,* cioè una rappresentazione grafica delle varianze delle frequenze geniche in funzione delle distanze. Il modello dell'isolamento per la distanza prevede che il variogramma aumenti con la distanza tra le coppie di popolazioni e raggiunga un asintoto (un *plateau*) alla distanza alla quale gli effetti del flusso genico compensano quelli della deriva genetica.

Il variogramma

Se la distribuzione x_i di una variabile p (nel nostro caso la frequenza genica), specificata da n coordinate geografiche, è casuale e stazionaria (in termini genetici, si assume che ci sia equilibrio tra deriva genetica e mutazione più migrazione), il valore atteso $E[p(x)]$ per ciascun punto x è indipendente da x; anche la varianza tra due punti qualsiasi $p(x_i)$ e $p(x_j = x_i + d)$ è indipendente da x, essendo solo una funzione della distanza d.

Nel modello di Kimura e Weiss e in quello di Malécot si assume sempre che il processo evolutivo sia stazionario, cioè che, almeno per brevi distanze, la covarianza delle frequenze geniche tra due punti qualsiasi x_i e x_j dipenda soltanto dalla distanza $d = x_i - x_j$. Il variogramma

$v(d) = v(i,j)$ tra le frequenze geniche $p(x_i)$ e $p(x_j)$ nei punti x_i e x_j si può definire come

$$v(i,j) = 1/2\,\mathrm{var}\left[p(x_j) - p(x_i)\right], \tag{1.16.4}$$

e il modello dell'isolamento per la distanza prevede che

$$v(i,j) = \frac{P(1-P)}{1+4D\sqrt{(2mM)}}\left\{1-\exp\left[\sqrt{(2M/m)}(x_i - x_j)\right]\right\}, \tag{1.16.5}$$

(Piazza e Menozzi, 1983), dove $P = E[p(x)]$ è il valore atteso della frequenza genica che si assume sia in equilibrio nella regione geografica considerata (ipotesi di stazionarietà). Le altre variabili hanno lo stesso significato di quelle dell'equazione (1.16.2). In questo testo abbiamo usato la standardizzazione

$$v(i,j)^* = v(i,j)/P(1-P) \tag{1.16.6}$$

(*variogramma standardizzato*), in cui il variogramma è diviso per il massimo valore teorico della varianza delle frequenze geniche: ciò è analogo a trasformare le varianze delle frequenze geniche in valori di F_{ST}. Questa trasformazione è utile per confrontare alleli diversi, ciascuno con una diversa frequenza all'equilibrio $E[p(x)]$.

Il variogramma corrispondente al modello dell'isolamento per la distanza ha origine zero, è sempre crescente e tende all'asintoto H:

$$H = v(\infty) = 1/\left[1+4D\sqrt{(2mM)}\right]. \tag{1.16.7}$$

Per brevi distanze, il comportamento del variogramma è approssimativamente lineare, con una pendenza iniziale s circa uguale a

$$s = 1/\left[4mD + \sqrt{(m/2M)}\right]. \tag{1.16.8}$$

La distanza alla quale un variogramma raggiunge un asintoto viene definita come il suo *campo di variazione*; essa misura le dimensioni dell'area geografica entro cui l'isolamento dovuto alla distanza determina un decremento esponenziale della somiglianza genetica. La pendenza iniziale del variogramma, calcolata secondo l'equazione (1.16.8), dipende solamente dalla struttura della popolazione (all'interno dell'area geografica studiata) e dovrebbe essere uguale per tutti gli alleli.

I variogrammi relativi a tutti gli alleli e tutti i continenti analizzati in questo volume sono stati stimati risolvendo l'equazione (1.16.4) per classi di distanza (quando possibile) di 200 miglia (circa 322 km). Tali valori sono stati poi trasformati secondo l'equazione (1.16.6) e quindi interpolati utilizzando la regressione locale pesata e la tecnica di smussamento (*smoothing*) descritte in Cleveland (1979), che danno come risultato curve quasi continue.

L'origine del variogramma empirico può essere diversa dallo zero atteso e avere un valore dell'intercetta positivo, determinato dalla varianza media dovuta al campionamento delle popolazioni. Inoltre le distribuzioni delle varianze, per date classi di distanze geografiche, sono molto asimmetriche e perciò è necessario utilizzare tecniche di analisi molto robuste.

Per ciascun variogramma è stata anche calcolata la pendenza iniziale; tuttavia tale stima è influenzata dal fatto che, a causa della varianza dovuta al campionamento, il valore atteso dell'intercetta del variogramma per una distanza uguale a zero non è zero, come prevede il modello, ma è maggiore.

Nel descrivere le singole mappe genetiche verrà anche compiuta un'analisi elementare dei variogrammi, di cui sarà tentata un'interpretazione: per quanto ne sappiamo, è la prima applicazione di questa tecnica a una collezione di dati così estesa. In Piazza e Menozzi (1983) è stata fatta una descrizione preliminare e ancora incompleta del metodo; in Barbujani (1988) se ne può trovare un'applicazione più recente, relativa a 11 frequenze geniche in popolazioni europee e asiatiche.

La struttura lineare dei variogrammi è stata confermata anche per ampi intervalli di distanze geografiche e per un gran numero di geni; le poche eccezioni si possono di solito spiegare in modo semplice e talvolta interessante. Le deviazioni dall'andamento monotòno (massimi e minimi diversi dall'asintoto finale) probabilmente sono dovute a una di queste tre possibilità: 1) i dati sono inadeguati, per la loro scarsità e/o distribuzione geografica molto irregolare; 2) non è stato raggiunto l'equilibrio nella diffusione di una mutazione nuova; 3) possono esistere barriere dovute alla selezione naturale. Non è stato effettuato alcun tentativo rigoroso di verificare queste possibili spiegazioni; di sicuro il comportamento medio di tutti i geni (par. 2.9) è più chiaro di quello di molti alleli singoli, ed è in accordo con l'idea che la distanza geografica sia uno dei fattori principali di differenziazione genetica tra le popolazioni.

Dai variogrammi ai correlogrammi

Si potrebbe trattare lo studio della correlazione tra la differenziazione delle frequenze geniche e la distanza geografica come un problema di autocorrelazione spaziale: la correlazione dei valori di una variabile con quelli della stessa variabile in tutti gli altri punti di una superficie bidimensionale. L'analisi dell'autocorrelazione spaziale, molto complessa, è stata trattata in diversi testi: per una rassegna del problema si veda Cliff e Ord (1981). Sokal e i suoi colleghi sono stati tra i più convinti fautori dell'applicazione di questo metodo alle frequenze geniche (Sokal e Oden, 1978; Sokal, 1979; Sokal e Menozzi, 1982; Sokal e Wartenburg, 1983; Sokal e coll., 1986; Barbujani, 1987 *b*; Sokal e Winkler, 1987). Un coefficiente di autocorrelazione spaziale molto usato è l'indice di Moran, I (Moran, 1950): si tratta di un coefficiente di correlazione ristretto alle coppie di popolazioni la cui distanza geografica (stimata in base a qualsiasi definizione o struttura si desideri) rientra in un intervallo dato, il cui valore centrale è d. Si definisce *correlogramma* spaziale la rappresentazione grafica dei valori di I in funzione delle distanze d.

È stato dimostrato (Barbujani, 1987 *a*) che, per qualunque frequenza genica e qualunque distanza d, l'indice I è equivalente al rapporto tra la *kinship* (stimata per quell'allele e quella distanza) e la F_{ST}:

$$I = f(d)/F_{ST}. \tag{1.16.9}$$

In presenza di isolamento dovuto alla distanza i correlogrammi, come la *kinship*, dovrebbero mostrare un decremento monotòno in funzione della distanza: se questa è uguale a zero, $f(d=0) = F_{ST}$, e quindi $I = 1$. Analizzando l'andamento delle frequenze geniche ottenuto simulando un modello di isolamento dovuto alla distanza (Sokal e Wartenburg, 1983) è stato osservato un decremento di tipo esponenziale dei correlogrammi. Per grandi distanze, I tende a L/F_{ST} (si veda l'eq. 1.16.3), indicando che i correlogrammi empirici (come si è visto nella formulazione della *kinship* di Morton) sono probabilmente più difficili da interpretare dei variogrammi standardizzati.

1.17 LE MESCOLANZE: COME LE SI STIMA E QUALE EFFETTO HANNO SULLA STRUTTURA AD ALBERO

La diversità genetica presente tra gli uomini moderni è il risultato di un gran numero di separazioni, dovute a gruppi di individui che si staccarono dalle popolazioni originarie migrando verso nuovi territori. Tali separazioni non furono necessariamente drastiche tutte le volte: per produrre un aumento della diversità è sufficiente la semplice espansione demografica oltre il raggio della cosiddetta migrazione matrimoniale che, in una popolazione stabile, di solito è minore di 100 km. Se l'espansione demografica si estende oltre barriere fisiche come montagne, fiumi o mari difficili da attraversare, finisce per generarsi una certa discontinuità genetica.

Anche nei casi di espansioni demografiche limitate o completamente finite, certamente non furono rari i movimenti di intere tribù, persino di agricoltori: le popolazioni con un'agricoltura più progredita sono molto più stabili delle altre, ma potrebbero essere state obbligate a muoversi in seguito a cambiamenti climatici duraturi, o all'impoverimento permanente del suolo, oppure a causa di guerre o di continui attacchi da parte di gruppi vicini. I movimenti su vasta scala determinano l'acquisizione di nuovi vicini, a volte molto diversi e, nonostante le tendenze endogamiche della maggior parte delle tribù, possono avvenire scambi genetici tali da modificare il loro patrimonio genetico.

Nel paragrafo precedente si è visto che due popolazioni distanti geograficamente tendono a essere piuttosto diverse dal punto di vista genetico. Spostamenti successivi possono determinare la vicinanza geografica di tali popolazioni; la loro mescolanza darà origine a una nuova popolazione con caratteristiche intermedie tra le due e probabilmente uniche.

Di solito le mescolanze tra popolazioni non avvengono in modo «catastrofico», ma più probabilmente sono dovute a un lento e continuo passaggio di individui (un piccolo numero ogni generazione) da un gruppo all'altro. In alcune circostanze il cosiddetto *flusso genico* può aver luogo soltanto, o principalmente, in una direzione, come nel caso dei neri americani, che nei 300 e più anni nei quali sono stati deportati dall'Africa all'America hanno ricevuto geni dai caucasoidi in piccole quantità a ogni generazione. Gli effetti del flusso genico, durato per più di 10 generazioni dall'arrivo degli africani, sono riconoscibili, per esempio, nel colore più chiaro della pelle dei neri americani rispetto a quello degli individui dell'Africa occidentale, centrale o meridionale. Si può riconoscere la direzione del flusso genico anche nel caso dei geni che hanno frequenze diverse nei caucasoidi e negli africani: ad esempio i gruppi sanguigni RH e FY o le immunoglobuline GM. Glass e Li (1953) si sono serviti di queste informazioni per stimare la componente caucasoide dei neri americani. Se nelle due popolazioni d'origine (caucasoidi e africani) le frequenze di un dato gene sono q_A e q_B, e nella mescolanza la proporzione del tipo A è m e quella del tipo B è $(1-m)$, allora la frequenza genica della popolazione mista, q_M, è data da

$$q_M = (1-m)q_B + mq_A \tag{1.17.1}$$

in modo che, dati q_A, q_B e q_M, è possibile stimare m. Il modo più ovvio di verificare l'ipotesi di mescolanza consiste nel fatto che si dovrebbe ottenere la stessa stima di m per tutti i geni: quelli che danno valori anomali di m potrebbero essere sotto l'effetto della selezione naturale. Purtroppo non è facile attuare questa utile verifica, sia perché si conoscono solo in modo approssimato le frequenze geniche delle popolazioni che danno origine alla mescolanza, sia perché le stime di m non sono precise nel caso di geni recessivi o quando la differenza $q_A - q_B$ è piccola. Le prospettive di questo tipo di analisi potranno presto cambiare grazie alle nuove informazioni raccolte sui polimorfismi del DNA, che sono praticamente tutti codominanti; in più, le ricerche sul DNA mitocondriale e sui marcatori del cromosoma Y permetteranno di identificare le proporzioni – probabilmente molto diverse – di maschi e di femmine coinvolti nelle unioni miste.

Nel caso dei neri americani, la mescolanza è dovuta a un passaggio di geni lento e continuo. Assumendo che a ogni generazione sia costante la proporzione di geni che entrano in un gruppo, e conoscendo il numero di generazioni, si può stimare il tasso di mescolanza per generazione. Oggi il patrimonio genetico dei neri americani è per il 30% di origine caucasoide: questa è una media approssimativa per tutti gli Stati Uniti, con valori che vanno dal 10% nel Sud al 50% nel Nord (T. Reed, 1969). È probabile che una frazione di individui con caratteri africani molto diluiti abbia oltrepassato la barriera razziale, ma la maggioranza non lo ha fatto. Dopo n generazioni, la proporzione di mescolanza diventa $m(n)$

$$m(n) = 1-(1-m)^n. \tag{1.17.2}$$

Tab. 1.17.1 Frequenza genotipica residua dopo un flusso genico *m* (per generazione) dell'1%, 5%, 10%, 20%, secondo la formula (1.17.2).

Tempo		Flusso genico (%) per generazione			
Generazioni	Anni	1	5	10	20
0	0	100	100	100	100
1	25	99	95	90	80
4	100	96	81	66	41
8	200	92	66	43	17
20	500	82	36	12	1,1
40	1000	67	13	1,5	–
80	2000	45	1,7	–	–
200	5000	13	–	–	–

Supponiamo che siano trascorse 10 generazioni dal periodo in cui la deportazione di schiavi dall'Africa agli Stati Uniti fu massima (dal 1500 al 1880); allora si può stimare che la quota di m per generazione sia pari al 3,5%.

Non sempre si comprende come il flusso genico, in periodi di tempo molto lunghi, possa essere così efficace da sostituire quasi completamente il patrimonio genetico. In tutto il mondo le tribù sono sostanzialmente endogame, ma un certo grado di esogamia per generazione è comune. Se ipotizziamo che una tribù riceva dall'esterno un flusso genico dell'1%, del 5% o del 10%, possiamo calcolare la diluizione genetica risultante come nella tabella 1.17.1 (durata di una generazione: 25 anni).

Poiché la grande maggioranza dei matrimoni esogamici nasce dall'unione di un membro di una tribù e uno dell'altra, in tali casi il tasso di migrazione utile per calcolare il flusso genico è uguale a metà della frequenza dei matrimoni esogamici.

Se il genotipo residuo di un gruppo etnico che ha ricevuto un flusso genico dall'esterno è dell'ordine del 10% o meno, diventa molto difficile calcolarne una stima precisa, o addirittura identificarlo. La tabella mostra che dopo 2000÷5000 anni può essere difficile mettere in evidenza una mescolanza anche nel caso di un flusso genico modesto (tasso dell'1%÷3%). Con un flusso genico del 10% bastano 500 anni per cancellare le tracce genetiche della popolazione originale. Bisogna tener conto di queste limitazioni, poiché in alcune circostanze la sostituzione genica può essere stata così completa da rendere molto difficile la ricostruzione dell'origine genetica di un gruppo. Per concludere, nel caso di gruppi etnici che per lungo tempo sono stati circondati da popolazioni con caratteristiche genetiche differenti, se ne può distinguere l'origine genetica diversa solo se essi hanno mantenuto un'endogamia abbastanza rigida per tutto – o quasi – il periodo in cui sono stati in contatto con altri gruppi.

Per stimare il grado cumulativo di mescolanza sono stati suggeriti e impiegati diversi metodi e formule. Molto lavoro è stato dedicato a migliorare i metodi statistici (per una rassegna si veda Chakraborty, 1986), ma questi tengono conto soprattutto dell'errore di campionamento relativo alle frequenze geniche osservate. Di solito tali fonti di errore sono trascurabili rispetto al problema di ottenere una stima soddisfacente delle frequenze geniche delle popolazioni ancestrali, e di formulare ipotesi riguardanti la storia evolutiva della popolazione mista e di quelle parentali dalle quali ha avuto origine. Ciò è vero soprattutto quando – come nel nostro caso – si è interessati alle popolazioni aborigene: poiché spesso le loro mescolanze hanno avuto luogo molto tempo fa, l'identificazione genetica delle popolazioni che oggi ipoteticamente discenderebbero dalle supposte popolazioni ancestrali è spesso impossibile. In genere si sa molto poco della situazione demografica della popolazione mista e di quelle parentali nel periodo trascorso dopo la mescolanza: i cambiamenti evolutivi avvenuti dopo la mescolanza dipendono dall'intensità della deriva genetica e degli altri possibili fattori evolutivi che hanno influenzato le popolazioni i cui dati sono oggetto di analisi. La garanzia migliore contro tutte queste difficoltà è sempre la disponibilità di dati relativi a molti geni.

In alcuni casi abbiamo usato metodi più raffinati (Wijsman, 1984), ma per stime grossolane abbiamo preferito seguire un semplice procedimento di approssimazione che impiega le distanze F_{ST} adottate in tutto il libro. La figura 1.17.1 illustra graficamente il significato delle mescolanze nello spazio delle frequenze geniche. Si può facilmente capire che, nello spazio multidimensionale formato da tutte le frequenze geniche, la popolazione generata da una mescolanza tra due popolazioni «ancestrali» si trovi sulla linea che le congiunge (la linea retta nel primo grafico della fig. 1.17.1). Tuttavia, alcune generazioni dopo la mescolanza, tutte le frequenze geniche di A, B (le popolazioni ancestrali) e M (la popolazione mista) hanno acquisito nuovi valori che non si trovano più su una linea retta, ma formano un triangolo (si veda il secondo grafico della fig. 1.17.1). Queste conclusioni non cambiano se si sostituiscono le frequenze geniche originali p con la trasformazione $p/\sqrt{[\bar{p}(1-\bar{p})]}$, dove $\bar{p}$ è la media generale delle frequenze di quel gene. In questo spazio i quadrati delle distanze tra i punti sono le distanze F_{ST} che abbiamo descritto in precedenza. Le distanze genetiche reali sono una trasformazione logaritmica delle F_{ST}, ma per calcolare la mescolanza usiamo più semplicemente i valori originali delle F_{ST} prima della trasformazione logaritmica.

Se fosse possibile valutare la deriva genetica o, più in generale, la quantità di evoluzione che ha avuto luogo dopo la mescolanza, quest'ultima potrebbe essere stimata e saggiata con maggiore precisione mediante test statistici. Di solito, però, tali informazioni non sono disponibili, ed è più semplice assumere che la quantità di evoluzione accumulatasi nelle tre popolazioni dopo la mescolanza sia uguale (ipotesi di un tasso evolutivo costante): nell'ultimo grafico della figura 1.17.1, la quantità di evoluzione è rappresentata dai tre segmenti verticali tratteggiati, di uguale lunghezza. La proporzione di geni, m, che rappresenta il contributo di A a M, è quindi data da

$$m = 1/2 + (f_{BM} - f_{AM})/(2 * f_{AB}) \qquad (1.17.3)$$

dove f_{AB} è la distanza F_{ST} tra le due popolazioni ancestrali e f_{AM}, f_{BM} sono le distanze tra ciascuna di esse e la popolazione mista.

La quantità di evoluzione avvenuta in A, B e M dopo la mescolanza è una funzione della metà dell'altezza del triangolo. In Cavalli-Sforza e Piazza (1975) abbiamo dato le formule per il calcolo delle distanze genetiche tra la popolazione mista M e quelle ancestrali; qui abbiamo usato tali formule per calcolare il tempo t intercorso tra la separazione delle popolazioni ancestrali e il momento della mescolanza (espresso come una frazione del tempo totale trascorso dalla separazione delle popola-

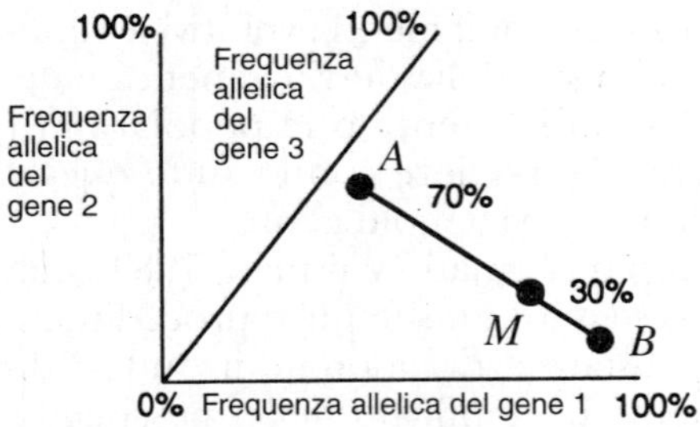

Dopo una mescolanza, la popolazione mista M si trova sulla retta che congiunge le due popolazioni parentali A e B, in un punto determinato dalle proporzioni di A e B nella mescolanza. In questo caso, M è costituita per il 30% dalla popolazione A e per il 70% dalla popolazione B.

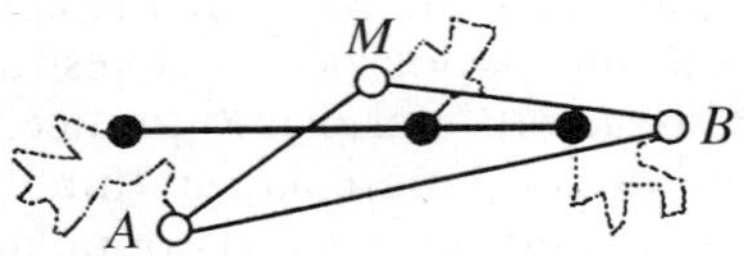

Se le popolazioni A, B e M si sono evolute per un certo periodo in modo indipendente e casuale, la linea retta diventerà un triangolo.

Cerchi pieni: valori originali.
Cerchi vuoti: dopo un certo periodo di tempo.

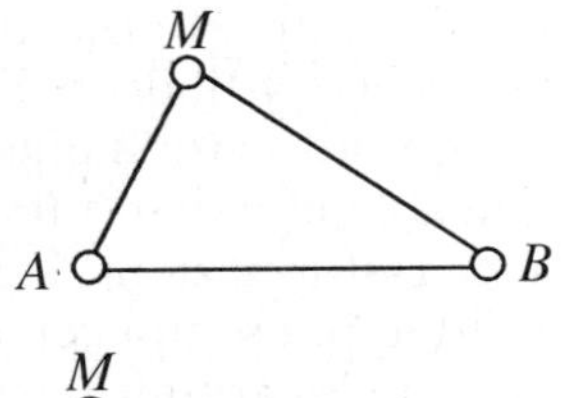

Nel caso di mescolanze più antiche, il triangolo ha altezza maggiore.

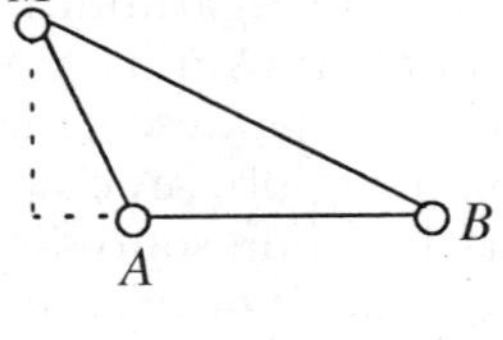

In questo esempio la mescolanza non è più riconoscibile come tale.

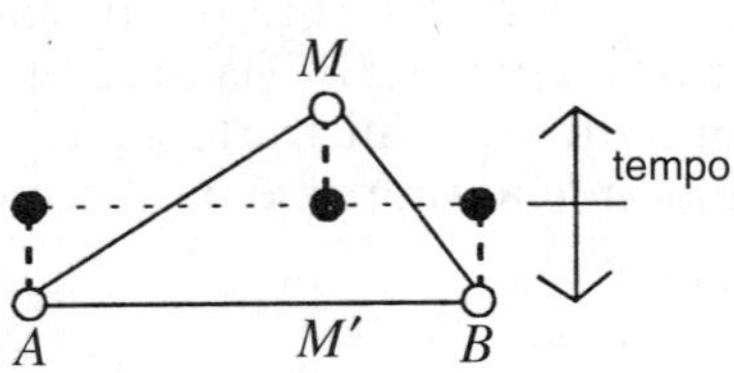

Si possono stimare la proporzione di mescolanza e il tempo in cui è avvenuta assumendo una evoluzione minima con un tasso costante. Le proporzioni di mescolanza vengono stimate dai valori di AM' e $M'B$ in funzione di AB.

Fig. 1.17.1 Triangoli che descrivono le mescolanze fra popolazioni.

zioni ancestrali). Il tempo trascorso dalla mescolanza, espresso sempre come frazione del tempo totale dopo la separazione, è $1-t$. Si può ricavare la formula per t da quelle riportate in Cavalli-Sforza e Piazza (1975), supponendo un tasso di evoluzione costante e usando le distanze genetiche, $d_{IJ} = -\log_e(1-f_{IJ})$:

$$t = \frac{1-(d_{AM}+d_{BM})/2d_{AB}}{1/2+m(1-m)}. \qquad (1.17.4)$$

La formula non è valida se la stima del tempo relativo ottenuta è maggiore di quella del tempo di separazione delle popolazioni ancestrali (cioè se $d_{AM}+d_{BM} > 2d_{AB}$), nel qual caso l'ipotesi della mescolanza sarebbe sicuramente sospetta.

In che misura i risultati siano credibili dipende dalla validità dell'ipotesi di un tasso evolutivo costante; tuttavia, la formulazione di ipotesi più complicate non aggiunge molto, e invece esclude la possibilità di fare previsioni sui tempi. L'atteggiamento più prudente è comunque che le predizioni basate sulle ipotesi qui suggerite vengano comprovate da altri tipi di evidenza.

Le rappresentazioni grafiche delle popolazioni nello spazio multidimensionale delle frequenze geniche (come si vede nella fig. 1.17.1) mostrano che le popolazioni derivate da mescolanze recenti si collocano sulla linea che congiunge le due popolazioni parentali; questa proprietà rimane invariata se, invece delle frequenze geniche, si usano come coordinate le componenti principali. Così, anche nelle mappe delle prime due o tre CP, una popolazione mista si trova sulla linea che congiunge le due popolazioni parentali, ma non è vero il contrario: le popolazioni che giacciono sulla linea che ne unisce altre due non sono necessariamente derivate dalla loro mescolanza. Abbiamo già visto che le mappe geografiche delle CP sono utili per evidenziare migrazioni responsabili di mescolanze tra immigrati e residenti.

Anche l'interpretazione degli alberi è influenzata dalle mescolanze. Non è opportuno usare la ricostruzione filogenetica suggerita dagli alberi per popolazioni molto vicine geograficamente, a causa del loro continuo scambio genetico: potrebbe infatti sembrare che l'albero rispecchi le relazioni geografiche delle popolazioni piuttosto che quelle storiche. Tuttavia il caso dei Makiritare (Wand e Neel, 1970) sembra provare il contrario. I villaggi dei Makiritare, però, subiscono spesso degli spostamenti, e quindi le loro interrelazioni geografiche possono essere meno significative di quelle di comunità agricole veramente stabili.

Quando i campioni provengono da luoghi geograficamente molto distanti tra loro, l'effetto della migrazione tra popolazioni vicine è tanto diluito da poter divenire trascurabile. Per noi hanno particolare interesse gli effetti di antichi scambi genetici tra popolazioni che rappresentano ramificazioni remote, ed è importante riuscire a metterli in evidenza.

È facile prevedere l'effetto che le ibridazioni e le fusioni producono su un albero filogenetico: nella figura 1.17.2 si vede un esempio teorico di fusione tra due popolazioni, dovuta alla mescolanza – in proporzioni note – di due ramificazioni, seguita poi da un'evoluzione indipendente. In Cavalli-Sforza e Piazza (1975) è riportata l'analisi teorica di questo problema, che è stata poi ulteriormente sviluppata (ricerca non pubblicata). Essa dimostra che le mescolanze influenzano le distanze delle popolazioni miste in modi diversi, che si possono mettere in evidenza con l'analisi della matrice delle distanze ed esaminando gli alberi ricostruiti.

1) Ci si attende che una popolazione mista abbia una ramificazione più corta di quella delle popolazioni parentali dalle quali ha avuto origine. Tuttavia, si può stimare la lunghezza di tale ramificazione solo con metodi che non postulano un tasso di evoluzione costante: perciò le ramificazioni più corte non possono essere osservate con il metodo dell'*average linkage* o con quello della massima verosimiglianza, ma solo con metodi di tipo additivo o del percorso minimo o NJ. Gli alberi ricostruiti con uno dei primi due metodi sono soggetti alle distorsioni indicate nei due punti successivi.

2) Se una popolazione ha un'origine mista, il caratteristico modello a blocchi della matrice delle distanze (mostrato nella fig. 1.12.2) verrà modificato e la popolazione mista mostrerà una tipica distorsione di tutte le sue distanze: quelle dalle popolazioni parentali saranno particolarmente piccole, e la *treeness* complessiva risulterà alterata (Astolfi e coll., 1978).

3) Nel tipo più comune di alberi con fissioni binarie (biforcazioni), ricostruiti assumendo un tasso di evoluzione costante (in pratica mediante il metodo dell'*average linkage*), la popolazione mista tenderà a essere inserita nell'albero in una posizione non molto distante dalla popolazione parentale che ha fornito il contributo genetico maggiore; il momento in cui la popolazione mista si biforca tenderà ad apparire precedente a quello in cui si è effettivamente verificata la mescolanza.

La tabella 1.17.2 e la figura 1.17.3 mostrano l'effetto della mescolanza su una matrice delle distanze e sull'albero corrispondente. Dalla tabella risultano evidenti due gruppi: il primo, di tre popolazioni dell'Asia orientale, e il secondo di quattro popolazioni europee. Il triangolo superiore della matrice include tutte le distanze tra gli asiatici orientali, che vanno da 138 a 358, mentre nel triangolo inferiore compaiono tutte le distanze tra le quattro popolazioni europee, che variano tra 51 e 232.

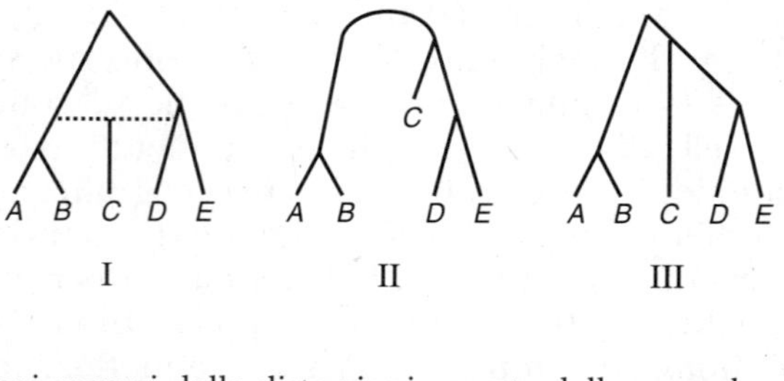

Fig. 1.17.2 Alcuni esempi delle distorsioni causate dalle mescolanze (linea tratteggiata orizzontale in I) nella ricostruzione degli alberi filogenetici. II) Albero senza radice, ricostruibile con diversi metodi. III) Albero con radice, ricostruito con il metodo dell'*average linkage*.

Tab. 1.17.2 Distanze genetiche (× 10000) fra tre popolazioni dell'Asia orientale e quattro popolazioni europee (l'ultima riga rappresenta una popolazione mista artificiale del 40% di Ainu e del 60% di Inglesi).

	AIN	GIA	COR	BAS	ING	ITA	GRE
Ainu	0						
Giapponesi	223	0					
Coreani	358	138	0				
Baschi	1153	1481	1063	0			
Inglesi	1220	1244	983	120	0		
Italiani	1111	1145	937	141	51	0	
Greci	739	1175	904	232	204	77	0
Popolazione mista	452	334	450	313	198	203	201

Il triangolo superiore della matrice include tutte le distanze tra le popolazioni dell'Asia orientale; nel triangolo inferiore vi sono tutte le distanze tra le quattro popolazioni europee. Si tratta di un buon albero, dal momento che le distanze (che formano un rettangolo) tra le popolazioni dell'Asia orientale e gli europei sono tutte elevate e poco variabili.

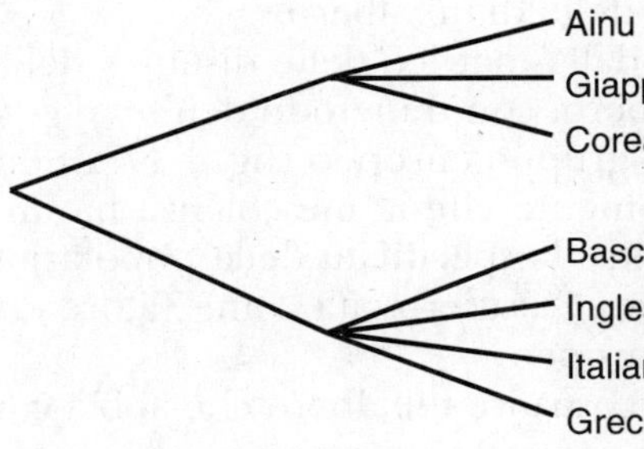

Fig. 1.17.3 L'albero relativo alle sette popolazioni della tabella 1.17.2.

Questo è un albero abbastanza buono, dal momento che le distanze tra gli asiatici orientali e gli europei (che formano un blocco rettangolare di quattro righe e tre colonne) sono tutte elevate e poco variabili (da 739 a 1481). Si potrebbe fare un'analisi più precisa, come in Cavalli-Sforza e Piazza (1975), ma in questo caso ci interessa solo una rappresentazione di tipo qualitativo.

Per spiegare gli effetti della mescolanza sulla matrice delle distanze e sull'albero, è stata creata artificiosamente una popolazione mista, le cui frequenze geniche sono state calcolate in modo arbitrario, sommando il 40% delle frequenze geniche degli Ainu e il 60% di quelle degli Inglesi. Sono state quindi calcolate le distanze tra le popolazioni reali e quella mista (ultima riga della tab. 1.17.2). Le distanze tra la popolazione mista e le tre dell'Asia orientale (i primi tre valori dell'ultima riga) sono molto minori di quelle tra gli europei e gli asiatici orientali (che formano un

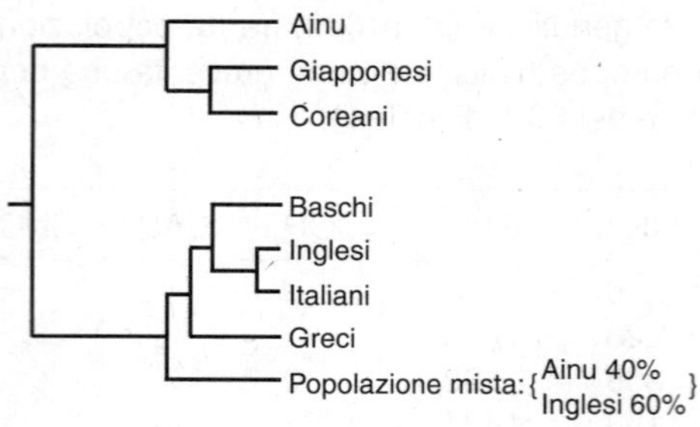

Fig. 1.17.4 Lo stesso albero delle sette popolazioni, a cui è stata aggiunta una popolazione mista artificiale, composta dal 40% di Ainu e dal 60% di Inglesi (ultima riga della matrice delle distanze della tab. 1.17.2).

blocco rettangolare ben distinguibile); lo stesso vale per le distanze tra le quattro popolazioni europee e quella mista (gli ultimi quattro valori dell'ultima riga). In altre parole, l'ultima riga della matrice delle distanze mostra che la popolazione mista è una popolazione diversa dalle altre, che non si adatta al modello di un albero.

Se, nonostante ciò, dalla matrice delle distanze della tabella 1.17.2 si vuole ricostruire un albero, con il metodo dell'*average linkage*, la popolazione mista si unisce al gruppo europeo (fig. 1.17.4); questo è un risultato ragionevole, dal momento che la mescolanza ha un contributo maggiore dall'Europa. Inoltre la specificità della popolazione mista è dimostrata dal fatto che essa è caratterizzata come valore erratico all'interno del raggruppamento europeo.

In teoria è possibile costruire un albero che abbia connessioni tra i rami: nel paragrafo 2.4 è riportato un esempio che segue molto da vicino quello della figura 1.17.2. Come si è detto in precedenza, gli alberi con interconnessioni sono chiamati *reti.* Nel linguaggio della teoria dei grafi gli alberi possono presentare biforcazioni o multiforcazioni, ma i loro rami non si interconnettono: infatti, nell'ipotesi più semplice, tutti i rami dovrebbero evolversi in modo indipendente. In alcuni articoli che riguardano soprattutto gli Yanomame e i Makiritare, la parola «rete» è stata usata per definire alberi ricostruiti a partire da popolazioni la cui storia di interconnessioni è nota. Questo uso del termine può creare confusione; è preferibile, quindi, evitarlo, quando ci si riferisce ad alberi senza interconnessioni. Si è tentato di ricostruire autentiche reti (Lathrop, 1982): questo metodo considera tutte le possibili mescolanze tra tutte le coppie possibili di popolazioni ancestrali che si presume siano esistite in un certo momento (per tutti i tempi), e seleziona quelle che sembrano accettabili. Purtroppo tale metodo ha dato risultati sbagliati in uno studio riguardante gli indiani d'America, dei quali si conosce – almeno in modo approssimativo – la storia delle fusioni principali. Alcune simulazioni, effettuate per verificare la possibilità di riconoscere anche solo poche (una o due) mescolanze specifiche introdotte in un albero, hanno chiarito i motivi del fallimento: questo studio (P. Darlu, comunicazione personale) ha mostrato che si può ricostruire con successo un albero con interconnessioni solo impiegando un numero di geni molto più alto di quello di solito disponibile. Ad esempio, per gli alberi simulati di 7÷8 popolazioni, è stato necessario usare da 200 a 400 caratteri (o geni) indipendenti, per poter mettere in evidenza senza errori mescolanze che generano interconnessioni tra i rami. Oggi si potrebbero ottenere dati relativi a un numero anche più elevato di geni, ricorrendo ai nuovi polimorfismi del DNA; ma, per la ricerca delle popolazioni miste nello studio dell'evoluzione «retiforme», è più semplice analizzare le potenziali mescolanze direttamente, con metodi (come quello suggerito in precedenza) che prendono in considerazione soltanto le due popolazioni parentali e quella che si suppone mista. Un aiuto in questo senso può venire dall'applicazione della tecnica del *bootstrap* all'albero filogenetico, in quanto le popolazioni miste tendono spesso a unirsi in raggruppamenti diversi nei diversi alberi ricampionati dal *bootstrap*. Tale instabilità è evidente in special modo per le popolazioni con un elevato grado di mescolanza. La tendenza di una popolazione ad abbandonare il suo raggruppamento, per unirsi ad altri raggruppamenti nei diversi alberi del *bootstrap*, può offrire alcune indicazioni sui raggruppamenti che contribuiscono alla mescolanza. La presenza di popolazioni miste può a volte alterare la forma dell'albero ricostruito; perciò è buona norma provare la ricostruzione con e senza le popolazioni sospette di mescolanze, o evitare di includerle. Un'analisi sistematica dell'evoluzione retiforme rimane un compito importante per il futuro.

2
STORIA GENETICA DELLE POPOLAZIONI DEL MONDO

2.1 QUADRO PALEOANTROPOLOGICO

2.1.a Il genere «Homo»

Poiché le scoperte più recenti e interessanti di fossili della linea evolutiva umana hanno avuto luogo in Africa, fino a quando nuovi ritrovamenti non modificheranno il quadro l'Africa rimane il luogo di origine dei più antichi esseri viventi che i paleoantropologi concordano nel chiamare *Homo.* Secondo gli studi più comunemente accettati, l'antenato più vicino dal quale il genere *Homo* si separò sarebbe stato l'*Australopithecus afarensis,* di cui sono stati rinvenuti reperti (compresa la notissima Lucy), datati fra 3 e 4 milioni di anni fa, in diverse località dell'Africa orientale. Dall'*A. afarensis* discesero altre quattro specie di australopitecine (*A. africanus* e *A. robustus* nell'Africa meridionale, *A. aethiopicus* e *A. boisei* nell'Africa orientale), così come il genere *Homo.* L'esemplare più antico attualmente conosciuto del genere *Homo* è *H. habilis,* seguito da *H. erectus* e da *H. sapiens*: quest'ultima è la sola specie vivente oggi. Tutte le australopitecine delle linee collaterali sono estinte.

La storia del genere *Homo* ha inizio circa 2,5 milioni di anni fa, ma il tempo di separazione degli uomini anatomicamente moderni potrebbe essere di soli 100000 anni, anche se diversi paleoantropologi propendono per date più antiche. L'espressione «anni fa» corrisponde approssimativamente ad «anni prima di oggi», grazie alla convenzione secondo cui si considera «oggi» come l'anno 1950 d.C. Salvo indicazione diversa, le date determinate con il metodo del radiocarbonio non sono state corrette con il metodo della dendrocronologia. Le date storiche sono indicate, come al solito, da a.C. o d.C.

Fino a poco tempo fa si era assai incerti sulla filogenesi delle australopitecine e dei nostri antenati umani (Johanson, 1989). Oggi quella che raccoglie maggiori consensi è la struttura filogenetica mostrata nella figura 2.1.1 (Johanson, comunicazione personale).

Tutte le australopitecine erano piccole, con un peso medio di circa 50

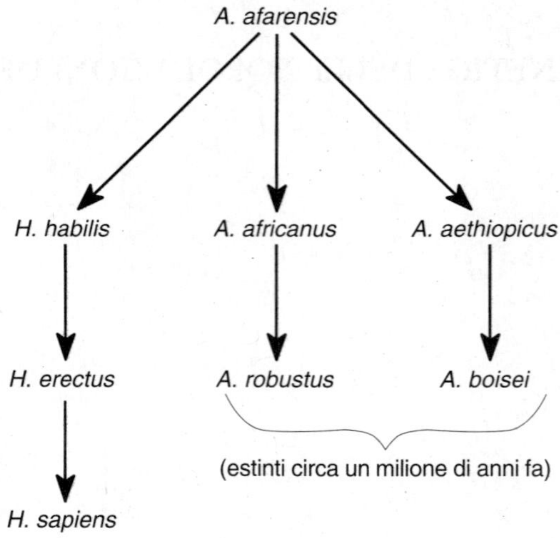

Fig. 2.1.1 Parte comune di quattro alberi filogenetici proposti per la discendenza della specie umana dalle australopitecine. Da Johanson (1989).

chilogrammi, ma all'interno di ciascuna specie le dimensioni individuali potevano variare moltissimo (probabilmente anche a causa del dimorfismo sessuale). Secondo una nuova ricostruzione, la statura del primo *afarensis* sarebbe stata di circa 1,3 metri. Il nome *robustus* non si riferisce alla mole corporea, ma ai grossi denti e al potente apparato masticatorio (Johanson, 1989). Benché le australopitecine fossero tutte bipedi, forse all'inizio non lo erano allo stesso modo degli uomini moderni. Dal volume endocranico è stato calcolato che i loro cervelli erano più piccoli di quelli degli esseri umani venuti dopo (fra 380 e 520 cm^3; tutti i volumi endocranici da Klein, 1989 *a*). In valore assoluto i cervelli delle australopitecine erano pressappoco grandi come quelli dei nostri più vicini parenti viventi (scimpanzé e gorilla), ma in rapporto alle dimensioni somatiche complessive erano decisamente più voluminosi.

Nella linea umana si susseguono schematicamente tre specie, in ordine di tempo.

1) *Homo habilis* Questa specie, che visse tra 2,5 e 1,5 milioni di anni fa (Klein, 1989 *a*), è stata rintracciata con certezza soltanto in Africa, dove deve aver avuto origine dalle australopitecine. Benché le dimensioni dell'encefalo di questi primi esseri umani fossero decisamente maggiori rispetto alle australopitecine (510÷750 cm^3), i loro cervelli misuravano ancora, in media, meno della metà dei nostri. Il cranio presenta volta bassa e tori sovraorbitali accentuati. *Homo habilis* era in grado di produrre utensili: infatti i più antichi utensili litici conosciuti, di origine africana, risalgono a 2,4÷2,7 milioni di anni fa, cioè sono leggermente anteriori ai più antichi resti fossili conosciuti di *Homo habilis* (2,2÷2,3 milioni di anni fa). I primi utensili in pietra costruiti da esseri umani apparten-

gono a un tipo chiamato «cultura olduvaiana» e sono particolarmente semplici.

2) *Homo erectus* Il primo ominide sicuramente ritrovato anche fuori dell'Africa, *H. erectus,* si diffuse fra 1,5 e 0,3 milioni di anni fa dall'Africa verso l'Europa e l'Asia occidentale, meridionale e orientale, ma non raggiunse l'Asia settentrionale (forse troppo fredda per la sopravvivenza di questo nostro antenato). *H. erectus* visse probabilmente più a lungo a Giava e in Cina che in Europa e in Africa. La scatola cranica è più grossa di quella di *H. habilis,* con un volume di 850÷1100 cm^3. Il nome *H. erectus* appare improprio, in quanto il bipedismo è un fenomeno più antico. Benché la posizione filogenetica di *H. erectus* sia stata molto discussa, ora la maggioranza dei paleoantropologi accetta la sequenza *habilis-erectus-sapiens.* È dimostrata la presenza di un nuovo stile di manufatti in pietra – lo stile acheuleano, che accompagnò l'evoluzione di *H. erectus* in Africa – in Europa e in Asia occidentale (Klein, 1989 *a*). Non si rinvengono, invece, manufatti di questo tipo nell'Asia orientale, ove da quell'epoca fino a tempi assai posteriori il repertorio di utensili rimase costantemente più povero, forse perché molti manufatti erano ricavati dal bambù, materiale facile da trovare ma molto deperibile (Pope e Cronin, 1984).

3) *Homo sapiens* Il tipo umano successivo è quello della nostra specie, *Homo sapiens,* trovato per la prima volta in Europa e risalente ad almeno 300 000 anni fa. Fin dal momento della sua comparsa, ebbe cervello di dimensioni pari a quello moderno: 1200÷1500 cm^3. Nella fase iniziale della sua evoluzione, *H. sapiens* non mostrava alcun segno di comportamento chiaramente progredito rispetto a quello di *H. erectus* (Klein, 1989 *b*).

Prima di affrontare l'ultima parte dell'evoluzione umana – la più accessibile agli studi di genetica – può essere utile riportare in forma schematica alcune denominazioni comunemente usate per i vari periodi relativi all'ultimo milione di anni (tabb. 2.1.1a, b). Le definizioni geologiche comprendono i periodi del Pleistocene (da 1,7 o 1,6 milioni di anni fa fino a 10 000 anni fa) e dell'Olocene (gli ultimi 10 000 anni). Le defini-

Tab. 2.1.1a Suddivisione geologica degli ultimi 1,5 milioni di anni.

Era	Date	Stadio evolutivo umano
Pleistocene		
Primo (o inferiore)	1 700 000÷700 000	*H. habilis-H. erectus*
Medio	700 000÷130 000	*H. erectus-H. sapiens*
Tardo (o superiore)	130 000÷10 000	Uomo anatomicamente moderno (u.a.m.) in Africa e in Asia
Ultimo	50 000÷10 000	U.a.m. in Australia, in Europa (dopo i Neandertal) e in America (per espansione dall'Asia)
Olocene	10 000	Nascita dell'agricoltura in aree limitate

Tab. 2.1.1b Suddivisione delle industrie litiche negli ultimi 1,5 milioni di anni in ordine di comparsa e di complessità, con i nomi di alcune delle principali culture utilizzati dagli archeologi.

Industria litica	Cultura
I. Semplici schegge e nuclei, ciottoli scheggiati («*choppers*»)	Olduvaiana
II. Utensili semplici, ma con una forma specifica (per esempio asce manuali); utensili scheggiati per percussione diretta	Acheuleana
III. Schegge ottenute per percussione da nuclei preparati in precedenza	Tardo-acheuleana, levalloisiana, musteriana e altre
IV. Lame e bulini	Numerose culture del Paleolitico superiore europeo e del Vicino Oriente
V. Microliti e utensili compositi	Numerose culture del Paleolitico finale, chiamato anche Mesolitico, soprattutto in Europa
VI. Utensili litici levigati	Neolitico

Gli archeologi usano i termini «Paleolitico» e «Neolitico», che corrispondono solo in parte a Pleistocene e Olocene. Il Paleolitico viene suddiviso in inferiore (o primo), medio e superiore (o tardo): tali suddivisioni sono simili ma non identiche a quelle del Pleistocene, poiché la classificazione archeologica si basa su un criterio diverso, il tipo e il grado di sviluppo delle industrie litiche. La successione e la durata delle industrie litiche varia da luogo a luogo, come variano la definizione di Paleolitico e le sue suddivisioni. Per evitare questo tipo di confusione, J.G.D. Clark (citato in Tattersall e coll., 1988, p. 417) ha proposto la suddivisione delle industrie litiche illustrata in questa tabella. Al Paleolitico segue il Neolitico, che in alcune delle sue aree di origine ha inizio con l'Olocene, mentre in altre ha inizio in tempi diversi. A seconda dei luoghi il Neolitico assume connotazioni diverse: in Europa e in Asia occidentale corrisponde all'inizio dell'agricoltura e dura fino all'Età dei Metalli, mentre in altre aree è spesso caratterizzato dalla presenza di ceramica e può essere anteriore allo sviluppo dell'agricoltura.

zioni archeologiche includono il Paleolitico e il Neolitico, con durata e suddivisioni simili, ma non identiche.

2.1.b *La specie «Homo sapiens»*

I più antichi esemplari di *Homo sapiens* (definiti *primitivi* o *arcaici*) sono più robusti degli uomini moderni, avendo le ossa del cranio più spesse e rilievi ossei in genere assenti nell'uomo moderno. Probabilmente l'evoluzione da *erectus* a *sapiens* differì nelle varie parti del mondo, e in Oriente fu più tardiva. Durante il periodo che precedette l'origine dell'*uomo anatomicamente moderno* (u.a.m.), apparve per la prima volta una sottospecie di *H. sapiens* risalente a 150 000÷200 000 anni fa, *H. s. neanderthalensis.* Più robusto degli uomini moderni, si è evoluto in Europa a partire dal progenitore *arcaico,* rappresentando per lungo tempo l'unico tipo umano in Europa e in alcune aree del Vicino Oriente, fino alla comparsa dell'uomo moderno. L'espansione dei Neandertal nel Vicino Oriente potrebbe essere stata secondaria, essendo forse avvenuta fra 100 000 e 50 000 anni fa. La figura 2.1.2 mostra la distribuzione geografica dei Neandertal nel momento della loro massima espansione. La quasi simultanea scomparsa dei Neandertal in varie parti d'Europa coincise approssimativamente con la prima apparizione degli uomini moderni, fra 40 000 e 30 000 anni fa. Il cervello dei Neandertal era leggermente più grande di quello di *H. sapiens* arcaico, e anche del nostro. Benché non vi siano chiare testimonianze archeologiche di sostanziali progressi di comportamento, gli utensili sviluppati dai Neandertal, chiamati musteriani, erano leggermente più avanzati di quelli acheuleani (*H. erectus* e *H. sapiens* arcaico). Sono documentati riti funebri con sepolture intenzionali.

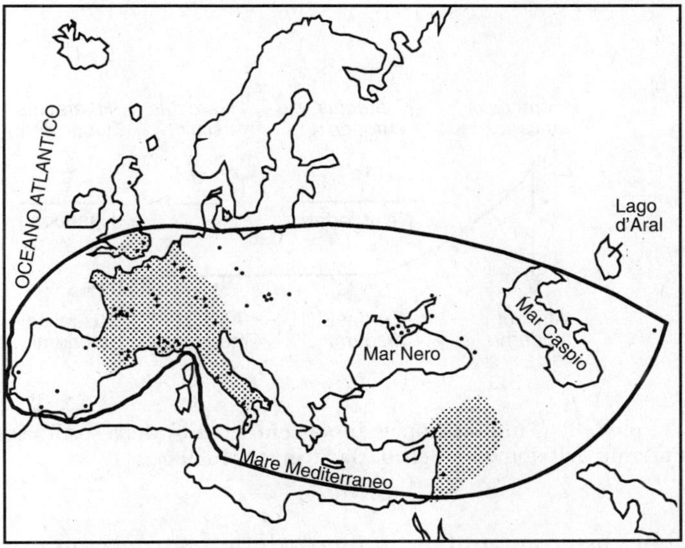

Fig. 2.1.2 Distribuzione geografica di *Homo sapiens neanderthalensis*. Le aree ombreggiate corrispondono alle popolazioni europee e del Vicino Oriente. Da Giacobini e Mallegni (1989); Vandermeersch (1989 *a*).

La sottospecie a cui appartengono tutti gli u.a.m. è chiamata *H. s. sapiens*; secondo parecchi paleoantropologi, le sue origini più remote risalgono a poco prima di 100 000 anni fa, nell'Africa orientale e meridionale. Essa presenta differenze assai nette da tutti i precedenti esseri umani, incluso il loro ultimo rappresentante estinto, il Neandertal. Negli uomini moderni, ad esempio, l'angolo facciale (l'angolo formato dall'asse del cranio e quello della faccia) si avvicina ai 90 gradi, mentre nei Neandertal l'angolo è minore e la volta del cranio è relativamente bassa rispetto alla faccia; nei Neandertal le arcate sopraccigliari sono prominenti, il mento è sfuggente e l'occipitale è più flesso. Queste e altre differenze permettono, in genere, di classificare i crani quasi senza ambiguità, assegnandoli all'uno o all'altro tipo umano. Benché i primi

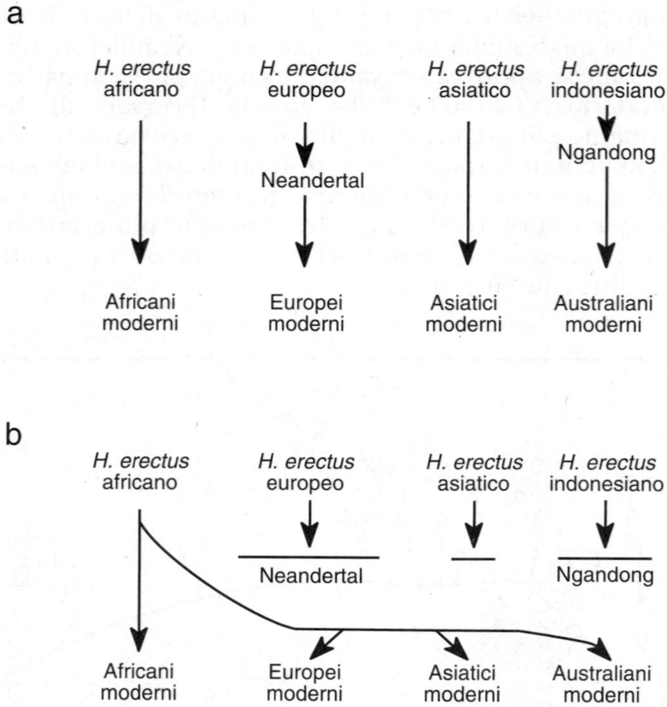

Fig. 2.1.3 I modelli a) multiregionale o policentrico e b) della sostituzione rapida, relativi all'origine dell'uomo moderno. Da Stringer (1989 *b*).

u.a.m. fabbricassero manufatti in pietra di tipo musteriano non dissimili da quelli dei Neandertal, negli ultimi 40000 anni essi svilupparono un repertorio di utensili diverso e più evoluto, chiamato *aurignaciano*. Comincia così il Paleolitico superiore che si manifesta in sequenze culturali diverse a seconda dell'ambiente geografico e con una notevole variabilità nel tempo e nello spazio. È stata avanzata l'ipotesi (Isaac, 1976) che questa variabilità del repertorio di utensili accompagni in modo parallelo l'uso di un linguaggio articolato e la sua rapida differenziazione nel tempo e nello spazio.

Come ebbero origine gli esseri umani moderni? Sono state proposte due diverse spiegazioni (fig. 2.1.3). Per primo Weidenreich (1939) ha suggerito l'ipotesi della continuità regionale: i tipi «razziali» osservati oggi in quattro regioni come il Vicino Oriente, l'Africa meridionale e orientale, la Cina settentrionale e il Sudest asiatico, sarebbero derivati direttamente da tipi locali di *H. sapiens* arcaico e anche di *H. erectus*. Egli ipotizzava così non uno ma almeno quattro possibili centri di origine per l'uomo moderno. In accordo con questa ipotesi policentrica, in Europa i Neandertal rappresenterebbero uno stadio intermedio nella transizione dai primi *H. erectus* ai moderni europei, e anche i moderni australiani deriverebbero da *H. erectus* indonesiano attraverso stadi intermedi, come testimonierebbe il cranio di Ngandong, Giava (un *H. erectus* tardivo datato forse 200000 anni; Habgood, 1989); lo stesso varrebbe per le altre regioni. Questa ipotesi policentrica o multiregionale è stata ulteriormente elaborata e difesa con forza da Coon (1963) e Wolpoff e coll. (1984). Essa però richiede (e qui sta la sua maggiore debolezza) un'evoluzione parallela, per un lungo periodo, in tutto il Vecchio Mondo: si suppone che gli stessi cambiamenti da *H. erectus* a uomo moderno siano avvenuti, in modo del tutto indipendente, in regioni lontane l'una dall'altra. Dal punto di vista genetico, non è chiaro se un'evoluzione parallela possa procedere per un tempo così lungo, generando alla fine organismi molto diversi da quelli originali (per esempio per dimensioni e funzioni del cervello, per forma del cranio, ecc.), ma molto simili tra loro (il cervello si è accresciuto, il cranio ha cambiato forma, le funzioni cerebrali sono migliorate in modo straordinario). Si individuano differenze locali solo in alcuni particolari della forma del cranio, che sembra si siano mantenuti durante questo lungo periodo evolutivo, soprattutto nell'Asia orientale. Le testimonianze fossili si prestano ad altre interpretazioni: discuteremo più avanti gli aspetti genetici di tale ipotesi.

Altre ricerche paleoantropologiche hanno dimostrato che l'uomo moderno comparve nell'Africa orientale e meridionale (fig. 2.1.4) molto prima che nelle più remote parti del mondo. Le datazioni africane più antiche si riferiscono a circa 100000 anni fa, anche se con una certa approssimazione (Border, foce del fiume Klasies; si vedano Klein, 1989 *a*; Rightmire, 1989). I ritrovamenti di Laetoli, Omo e altri potrebbero essere più

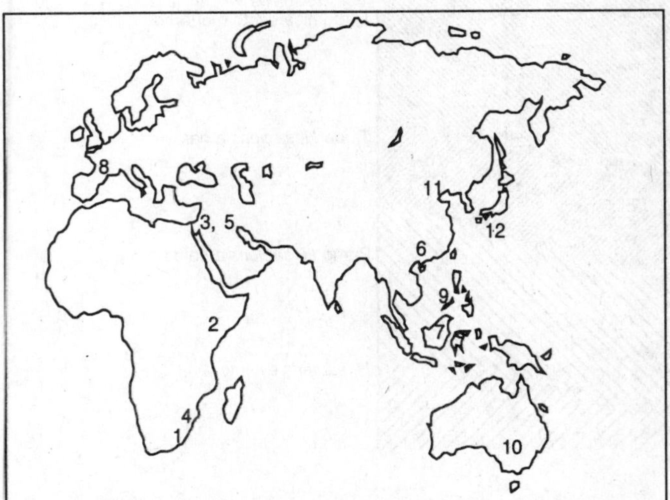

~ 100 000 anni fa
1. Foce del fiume Klasies
2. Omo
3. Qafzeh
4. Border
5. Skhul

probabilmente > 60 000 anni fa
6. Liujiang

probabilmente > 30 000 anni fa
7. Niah

circa 30 000 anni fa
8. Cro-Magnon
9. Tabon
10. Mungo

probabilmente >15 000 anni fa
11. Zhoukoudian (grotta superiore)
12. Minatagowa

Fig. 2.1.4 Siti in cui sono stati ritrovati i resti più antichi di *Homo sapiens sapiens*. Adattato da Stringer (1988 *a*).

antichi e forse riferirsi a esemplari più primitivi. In effetti, in Africa l'evoluzione del cranio da *H. erectus* a *H. sapiens* arcaico e poi a *H. sapiens* moderno rivela una certa continuità (fig. 2.1.5). La presenza di questi esemplari africani più antichi conferma ulteriormente, come indicano le datazioni, che l'evoluzione più antica dell'u.a.m. sarebbe avvenuta nell'Africa orientale e meridionale (Bräuer, 1989 *a*, *b*).

Secondo l'ipotesi dell'origine africana (presentata nella fig. 2.1.3b) l'u.a.m. africano si sarebbe diffuso dall'Africa all'Asia e al resto del mondo, sostituendo rapidamente i precedenti tipi umani che vivevano in queste regioni. Benché l'ipotesi della sostituzione abbia il vantaggio di non presupporre un'evoluzione parallela in molte zone geografiche distanti, essa tuttavia non spiega alcuni casi di continuità regionali osservati fuori dell'Africa.

Le opinioni dei paleoantropologi moderni che compaiono nelle rassegne più recenti (per esempio, Giacobini, 1989, e quella più estesa di Mellars e Stringer, 1989) sono discordi. Forse un'esigua maggioranza relativa propende per l'origine africana e per la sostituzione rapida (Bräuer, 1989 *a*, *b*; Rightmire, 1989; Stringer, 1989 *a*, *b*); ma ovviamente la correttezza di un'ipotesi non può essere decisa a maggioranza. Wu (1988), Wolpoff (1989) e in parte Vandermeersch (1989 *b*, *c*) continuano a sostenere con tenacia l'ipotesi multiregionale, mentre altri preferiscono discutere le prove archeologiche pro e contro entrambe le ipotesi (Groves, 1989; Habgood, 1989; Rouhani, 1989).

La prima comparsa dell'u.a.m. fuori dell'Africa ha avuto luogo in Me-

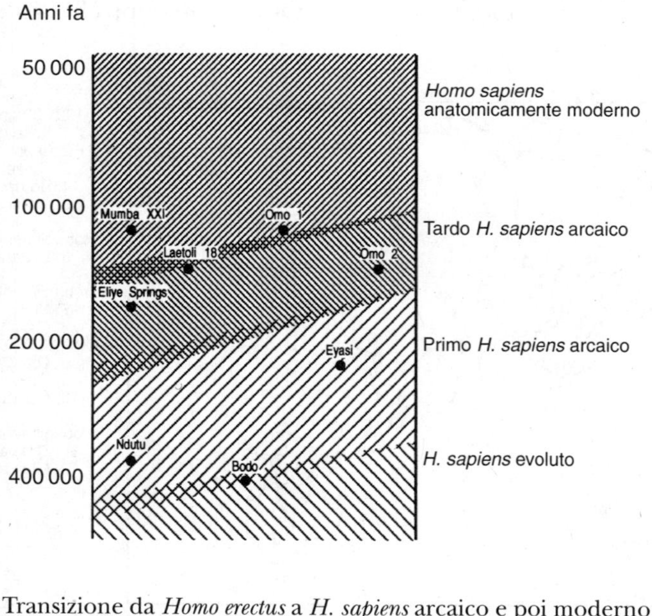

Fig. 2.1.5 Transizione da *Homo erectus* a *H. sapiens* arcaico e poi moderno nell'Africa orientale. Secondo Bräuer (1989 *a*). Bodo in Etiopia, Ndutu ed Eyasi in Tanzania, Eliye Springs in Kenya, Laetoli 18 in Tanzania, Omo 2 e Omo 1 in Etiopia, e Mumba XXI in Tanzania.

dio Oriente, ove sono stati scoperti numerosi resti di Neandertal e di uomini moderni, a volte a breve distanza gli uni dagli altri, come per esempio negli scavi del monte Carmelo. Fino a poco tempo fa si credeva che questi reperti (datati con scarsa precisione) fossero molto più recenti (40÷50 000 anni fa) di quanto proposto dalle ultime datazioni. La datazione mediante termoluminescenza di utensili associati ad alcuni resti sicuramente di uomo moderno, provenienti da uno scavo a Qafzeh (presso Nazareth, in Israele), fornì inaspettatamente una data di 95 000 ± 5000 anni fa (Valladas e coll., 1988), seguita da una stima di 115 000 ± 15000 anni fa ottenuta con la risonanza di spin elettronico (Schwartz e coll., 1988). Una datazione simile (Stringer e coll., 1989) è stata ottenuta con la stessa tecnica da un'altra collezione di resti di u.a.m., provenienti da uno scavo vicino (Skhul, sul monte Carmelo). Queste date non differiscono molto da quelle relative ai più antichi u.a.m. africani. Considerate separatamente, le datazioni israeliane potrebbero far sorgere dubbi sulle origini africane dell'u.a.m., indicando una possibile altra origine nell'Asia occidentale, in un periodo analogo o addirittura precedente. Tuttavia, a sostegno dell'origine africana si porta l'esistenza di esemplari arcaici più antichi, finora non individuati in Medio Oriente, forse appartenenti alla linea evolutiva che porta all'uomo moderno. Si ipotizza che solo temporaneamente l'u.a.m. abbia occupato il Medio Oriente. La datazione ottenuta con tecniche moderne di un Neandertal proveniente da Kebara (35 km a est del monte Carmelo) è di 60 000 anni fa (Valladas e coll., 1987), cioè quasi 40 000 anni più tardi rispetto all'u.a.m. della stessa area: ciò potrebbe indicare che i Neandertal sostituirono i primi u.a.m. colonizzatori del Medio Oriente, ma il numero di esemplari di u.a.m. ritrovati è così esiguo e le aree indagate sono così poche che nuove scoperte potrebbero modificare drasticamente il quadro.

I reperti datati di *H. sapiens* arcaico e di uomo moderno, provenienti da regioni non africane e non mediorientali, appartengono a un periodo nettamente successivo. Le prime prove della presenza dell'uomo moderno in Europa risalgono a 35 000÷40 000 anni fa (come si vedrà in particolare nel cap. 5); in Cina, a Liujiang, forse anche a 67 000 anni fa (Brocks e Wood, 1990); in Australia, a 55 000 anni fa o prima (si veda il cap. 7); in America, forse non prima di 35 000 anni fa (ma secondo molti studiosi solo più tardi, cioè 15 000÷20 000 anni fa). Una lacuna non indifferente nella documentazione archeologica relativa all'intervallo tra 100 000 e 50 000 anni fa rende insufficiente l'informazione sugli eventi riguardanti l'u.a.m. nella maggior parte dell'Asia (fig. 2.1.4).

Benché si possa spiegare tale lacuna con la semplice assenza di ritrovamenti archeologici o paleoantropologici, essa si correla a un altro fenomeno, ugualmente da spiegare: vi è un'importante differenza culturale tra i primi u.a.m. (circa 100 000 anni fa) provenienti dall'Africa e dal Medio Oriente e gli u.a.m. di circa 40 000 anni dopo. Il repertorio di utensili litici dimostra che in quell'arco di tempo ebbe luogo un netto cambiamento: il repertorio di 100 000 anni fa (musteriano) è analogo a quello di *H. sapiens* arcaico o del Neandertal, mentre quello di 50 000 anni fa (aurignaciano o simile) varia da sito a sito e accompagna una popolazione molto attiva che si sta espandendo in tutto il mondo. Le differenze nel repertorio litico, il cambiamento – proprio nel medesimo lasso di tempo – della sua distribuzione geografica (Isaac, 1976) e infine la documentazione di movimenti migratori indicano che in quel periodo oscuro, approssimativamente tra 100000 e 50000 anni fa, ebbero luogo importanti modificazioni del comportamento, e che «la comparsa dell'anatomia moderna [di *H. s. sapiens*, cioè dell'u.a.m.] precedette la comparsa del comportamento che noi attribuiamo all'uomo moderno» (Klein, 1989 *b*).

2.1.c *Sostituzione totale o sostituzione parziale?*

Con tutte le cautele che l'attuale scarsità di informazioni paleoantropologiche impone, sembra ragionevole ritenere che l'u.a.m. si sia diffuso a partire dall'Africa e dall'Asia occidentale, verso l'Asia orientale, l'Europa, l'America e l'Australia. Sembra che i primi uomini anatomicamente moderni si siano aperti gradualmente la strada verso est per occupare tutto il Vecchio Mondo, fino a entrare nel Nuovo Mondo da occidente. Poco si sa della diffusione verso est, ma è chiaro che almeno i due continenti raggiunti per ultimi, America e Australia, furono occupati da popolazioni in espansione, che in origine si erano stanziate rispettivamente nell'Asia nordorientale e nell'Asia sudorientale. Sembra ragionevole presumere che tale espansione geografica dell'u.a.m. sia cominciata in Africa e nella parte occidentale dell'Asia, e che il suo cammino verso l'America e l'Australia abbia costituito semplicemente il momento finale di questa irradiazione. Le fasi iniziali dell'espansione verso l'Asia (in particolar modo verso le sue regioni orientali) e verso l'Europa non sono molto chiare, anche perché quelle regioni erano già popolate da altri tipi umani, e ciò pone ardui problemi, relativi a possibili sostituzioni, mescolanze o fenomeni evolutivi più complessi, che riguardano l'interazione tra l'u.a.m. in espansione e i tipi umani preesistenti, in particolare *H. sapiens* arcaico e Neandertal.

1) In alcuni fossili, originari rispettivamente dell'Asia orientale e di quella sudorientale, *H. sapiens* arcaico o tipi umani già presenti in Asia sembrano manifestare caratteri orientali e, meno chiaramente, australoidi. Se ne potrebbe desumere una continuità locale e quindi un modello policentrico. D'altra parte, se si accetta l'ipotesi di un'espansione verso est dell'u.a.m., l'anatomia di quei fossili potrebbe essere interpretata come il risultato di una mescolanza tra popolazioni immigrate e popolazioni residenti.

2) Prima della loro scomparsa, i Neandertal potrebbero avere stabilito relazioni con gli europei moderni, contribuendo quindi al loro patrimonio genetico. Sono state formulate tre ipotesi: a) i Neandertal si trasformarono in europei moderni; b) l'u.a.m. del Vicino Oriente sostituì completamente i Neandertal; c) durante l'espansione dell'u.a.m. dall'Asia ebbe luogo una mescolanza parziale (per rassegne aggiornate, si vedano F.H. Smith, 1984; Stringer e coll., 1984; Trinkaus, 1984).

Dal punto di vista biologico è possibile che sia avvenuta una mescolanza tra l'u.a.m. in espansione e i tipi umani precedenti: poiché di solito le barriere alla fertilità si sviluppano lentamente, può essere necessario molto tempo (nel caso dei mammiferi, forse più di un milione di anni) per accumulare differenze interspecifiche in grado di impedire l'interfertilità. Le barriere di natura culturale o sociale possono essere più importanti di quelle biologiche: secondo un'ipotesi formulata in precedenza (si veda, per esempio, Cavalli-Sforza e coll., 1988), l'alto grado di adattamento dell'u.a.m., che gli permise di espandersi dal punto di vista sia demografico sia geografico, potrebbe essere dovuto a una maggiore capacità di comunicare, cioè a un'abilità linguistica di livello superiore. Lo sviluppo di una maggiore abilità linguistica potrebbe essere stato il processo più rilevante nell'evoluzione dell'u.a.m., che coincise forse con la transizione da uomo arcaico a moderno, o con il periodo della maturazione dell'u.a.m., tra 100 000 e 50 000 anni fa (come detto in precedenza), o con entrambi i periodi. Questa spiegazione, anche se ipotetica e ardua da verificare, non andrebbe esclusa: benché non sia facile rifiutare o confermare l'ipotesi di un'abilità linguistica inferiore nei Neandertal (Lieberman, 1989; Marshall, 1989), è probabile che nel genere *Homo* le capacità comunicative si siano evolute a partire da un livello molto basso, paragonabile a quello che si osserva nei primati non umani. Probabilmente questo lungo processo percorse stadi diversi, nell'ultimo dei quali gli u.a.m. sarebbero stati dotati di mezzi di comunicazione superiori a quelli dei tipi umani precedenti, compresi i loro predecessori più vicini come *H. sapiens* arcaico o i Neandertal. Se davvero le capacità comunicative e linguistiche dell'u.a.m. erano diverse da quelle degli altri tipi umani, gli scambi genetici con questi ultimi furono probabilmente molto scarsi: fino al secolo scorso, gli uomini con capacità di comunicazione ridotte (a causa di difetti di parola o di udito) erano socialmente segregati e praticamente esclusi dalla possibilità di riprodursi, cioè avevano una *fitness* darwiniana prossima a zero (Frazer, 1976). Supponendo che la mescolanza con gli altri tipi umani viventi al tempo dell'espansione dell'u.a.m. fosse possibile ma limitata, possiamo capire più facilmente perché gli individui con i caratteri considerati marcatori paleoantropologici dell'u.a.m. (i più importanti dei quali, se non i soli, sono i caratteri morfologici del cranio) si siano diffusi con tanta efficacia in tutto il mondo, mentre non è rimasto quasi nulla dei tipi umani precedenti.

È interessante considerare nei particolari le prove a favore di mescolanze o di altri fenomeni che potrebbero aver coinvolto i tipi umani dell'Asia orientale e/o i Neandertal. Groves (1989) ha compiuto una nuova, approfondita analisi dei caratteri morfologici proposti a favore della continuità locale nell'Asia orientale, come il volto piatto, la grande distanza tra gli zigomi, i seni frontali piccoli, la caratteristica morfologia della radice del naso, la forma a pala degli incisivi superiori, la crescita ridotta o l'assenza dei terzi molari inferiori, la frequenza elevata dell'osso incaico (un osso occipitale soprannumerario) e altri, come pure di diversi caratteri considerati tipici della regione australoide (che verranno discussi nel cap. 7). La conclusione è stata che queste prove, sebbene non trascurabili, sono meno robuste di quanto si pensasse; vedremo più avanti (par. 2.2) che l'analisi craniometrica multivariata non conferma le teorie della continuità locale, ma neppure le smentisce. Altri paleoantropologi hanno fermamente sostenuto l'ipotesi di un certo grado di continuità regionale nell'Asia orientale; il problema merita una seria considerazione in attesa di una risposta che sia soddisfacente sotto ogni aspetto.

Il caso dei Neandertal è più complesso. Di certo essi sono stati i soli occupanti di una vasta area per parecchio tempo, anche se la loro morfologia non era molto omogenea: i Neandertal europei avevano caratteri più «estremi» rispetto a quelli dell'Asia occidentale (Vandermeersch, 1989 *a*). Tuttavia, i loro caratteri morfologici tipici sono scomparsi in un tempo relativamente breve, sostituiti nei reperti fossili da quelli dell'u.a.m. In Europa, dove i dati sono più abbondanti, ciò avvenne tra 40000 e 30000 anni fa, un lasso di tempo sicuramente troppo esiguo perché si possa pensare che tale sostituzione sia stata l'effetto di una trasformazione evolutiva. Inoltre, a quel tempo l'Europa era un mosaico, sia dal punto di vista paleoantropologico sia da quello della documentazione archeologica, più abbondante. Le manifestazioni finali della cultura musteriana, tipiche degli ultimi Neandertal europei, in questo periodo si alternano nei diversi siti con le manifestazioni della cultura aurignaciana, associata all'uomo moderno. Anche senza tener conto delle obiezioni della genetica nei confronti di una trasformazione diretta in tempi brevi, il quadro è più in sintonia con un processo di sostituzione, parziale o totale, che con un processo di trasformazione. Benché nel compendio di Howells (1984) non sia chiara la situazione dell'Europa orientale, almeno nell'Europa occidentale non si può escludere l'ipotesi di una sostituzione del Neandertal da parte dell'uomo moderno. Sembrerebbe così che si possa scegliere tra l'ipotesi della sostituzione totale e di quella parziale, essendo la prima più probabile nell'Europa occidentale e la seconda nell'Europa orientale. Ovviamente, la sostituzione parziale va considerata come sinonimo di mescolanza. Secondo Klein (1989 *a*) sembrerebbe più probabile la sostituzione totale.

I primi u.a.m. ritrovati nell'Europa occidentale, gli uomini di Cro-Magnon, sono tipicamente moderni. Se davvero sono da ritenere i discendenti degli uomini moderni venuti dall'Asia occidentale, sarebbe sorprendente che non avessero subito alcun cambiamento dopo essere rimasti nell'Europa orientale per alcuni millenni: in quest'area avrebbero dovuto essere esposti di continuo a potenziali mescolanze con i Neandertal. Ma, per quanto possiamo saperne, i Cro-Magnon non sembrano essere mescolati, e la loro morfologia contrasta nettamente con quella dei Neandertal delle vicine regioni francesi. Per spiegare l'assenza di segni di mescolanza negli u.a.m. europei più occidentali, pur continuando ad accettare l'ipotesi della mescolanza nell'Europa orientale, si dovrebbero proporre spiegazioni alternative: per esempio, i Cro-Magnon potrebbero essere arrivati in Francia, attraverso Gibilterra, dall'Africa settentrionale, dove potrebbero essersi originati dal tipo di Mechta-Afalou, un tipo umano decisamente moderno (Clark, 1972). Oltre a essere del tutto speculativa, l'ipotesi che u.a.m. provenienti da luoghi diversi siano giunti quasi simultaneamente nell'estremo ovest e nell'estremo est dell'Europa sembra un po' forzata.

Supponendo che i Neandertal siano stati sostituiti completamente o quasi dall'u.a.m. venuto dall'Asia occidentale, l'intero processo fu abbastanza rapido; 5000÷10000 anni di durata, fatta eccezione per i possibili

Neandertal sopravvissuti in sacche geografiche isolate. È stata avanzata l'ipotesi che i Neandertal e gli u.a.m. siano vissuti fianco a fianco per alcune migliaia di anni, forse in nicchie ambientali un po' diverse, e che infine sia prevalso l'u.a.m., soltanto grazie a una crescita demografica più rapida (Zubrow, 1989). I ritrovamenti archeologici suggeriscono che gli u.a.m. abbiano avuto alcuni vantaggi rispetto ai Neandertal, grazie alle diverse tecniche di caccia e di spostamento; non si sono trovate prove di conflitti tra questi due tipi umani, comunque difficili da documentare.

Pertanto, benché non si possa escludere completamente che in Europa sia avvenuta una mescolanza con i Neandertal, rimangono sconosciute le dimensioni (probabilmente esigue) di tale fenomeno. Una mescolanza potrebbe essere più probabile in Medio Oriente, dove le differenze biologiche fra i Neandertal e gli uomini moderni erano forse meno marcate, le differenze culturali 100 000 anni fa erano meno rilevanti (come dimostrano i ritrovamenti archeologici) e u.a.m. e Neandertal vivevano a più stretto contatto. Non vi sono testimonianze, tuttavia, che i Neandertal e gli u.a.m. siano vissuti nello stesso periodo: dai resti rinvenuti finora in Medio Oriente risulterebbero nettamente separati nel tempo.

Se supponiamo che gli u.a.m. abbiano sostituito i Neandertal in Europa, il tempo necessario per la loro espansione appare compatibile con altri casi analoghi. Uno degli esempi più significativi è forse il popolamento delle Americhe (si veda il cap. 6), che secondo molti potrebbe aver avuto luogo dalle zone settentrionali estreme a quelle meridionali in soli 1000÷3000 anni. L'espansione nelle Americhe, è vero, ebbe luogo in una zona priva di popolazioni e molto tempo (forse 15 000÷12 000 anni fa) dopo quella dell'u.a.m. a partire dall'Africa; tuttavia, secondo altri studi, potrebbe anche avere avuto inizio prima. L'espansione verso l'Australia, incominciata quasi contemporaneamente a quella verso l'Europa (o forse un po' prima), è avvenuta probabilmente in un arco di tempo uguale, almeno per quanto riguarda l'occupazione delle regioni costiere (si veda il cap. 7).

Considerando le due ipotesi mostrate nella figura 2.1.3, propendiamo per quella della sostituzione rapida, ma ci sembra ragionevole non escludere la possibilità di fenomeni complementari di ibridazione (o flusso genico) risultanti dalla mescolanza con i tipi locali, in diversa misura a seconda dei tempi e dei luoghi. Oggi gli uomini moderni sono piuttosto omogenei, sia per la morfologia del cranio (Howells, 1989) sia per la distribuzione delle loro frequenze geniche (si veda il par. 2.3). Queste osservazioni qualitative indicano che il contributo di tipi umani locali più antichi non è stato determinante, ma ciò basterebbe comunque a spiegare gli esempi di continuità regionale che sono stati riportati – sempre che tali esempi resistano a ulteriori analisi critiche quantitative. Anche le osservazioni relative al DNA mitocondriale umano hanno messo in dubbio che il meccanismo del flusso genico abbia contribuito a introdurre geni da parte di tipi umani precedenti (ciò sarà discusso nel par. 2.4).

A questo punto potrebbe essere utile spiegare perché, dal punto di vista genetico, sia difficile accettare l'ipotesi di un'evoluzione parallela durata un milione di anni o più, che abbia generato le popolazioni aborigene odierne di quattro continenti. Non tenendo conto, inizialmente, dello scambio genetico (flusso genico) e della sua possibile influenza sul processo evolutivo, bisogna giustificare l'acquisizione di un aspetto esteriore molto simile (fenotipo) in tutti gli uomini moderni mediante processi evolutivi indipendenti: non esiste ragione per cui processi indipendenti dovrebbero portare a risultati essenzialmente uguali. Gli esperimenti di selezione artificiale per caratteri quantitativi, effettuati su animali, dimostrano che, nel caso di caratteri determinati da molti geni, si ottengono risposte complesse in campioni diversi estratti anche da una stessa popolazione (Mather, 1949; Falconer, 1960; Mather e Jinks, 1977). Nella specie umana si hanno prove di questo tipo nel caso di una pressione selettiva comune – la malaria – che ha determinato risposte genetiche differenti in diverse parti del mondo. Se i processi selettivi che determinano una risposta fenotipica uguale o simile (per esempio, l'aumento delle dimensioni del cervello associato al miglioramento di certe funzioni cerebrali) si fossero verificati indipendentemente in molte regioni, i risultati genetici sarebbero stati di certo assai diversi, anche se in qualche caso simili a livello fenotipico. Non sappiamo quali geni sarebbero stati selezionati in questi processi, ma la loro concatenazione con geni vicini avrebbe indotto un «effetto autostop» con questi ultimi, determinando notevoli differenze nella struttura genetica dei diversi gruppi umani. Al contrario, i dati di un numero elevato di geni provano che le differenze di struttura genetica fra le popolazioni umane geograficamente più distanti sono esigue, se paragonate con la variabilità genetica tra gli individui della stessa popolazione (Lewontin, 1972; Nei e Roychoudhury, 1972). Inoltre vedremo come la variabilità genetica nello spazio che oggi si osserva sia compatibile con quella che ci si aspetterebbe nel tempo trascorso dall'espansione dell'u.a.m. Se, per esempio, l'aumento delle dimensioni del cervello e il miglioramento delle funzioni cerebrali fossero dovuti a processi selettivi durati un milione di anni o più, avvenuti in modo indipendente nei diversi continenti, anche i risultati di tali processi dovrebbero determinare una notevole diversità genetica nei geni che osserviamo.

Queste considerazioni sembrano escludere una teoria policentrica rigida *à la* Coon (1963, 1965), cioè senza alcuno scambio tra i continenti. Wolpoff e coll. (1984) hanno esteso tale teoria in modo da includere l'effetto del flusso genico, riferendosi in particolar modo a una simulazione di Weiss e Maruyama (1976), che ha mostrato come una rete di scambi regolari (un modello *stepping stone*; si veda il par. 1.16) che includa il mondo intero potrebbe essere stata molto efficace nell'alterare le stime dei tempi di separazione basate sulle distanze genetiche. La possibilità di applicare queste simulazioni (non sviluppate per questo scopo) alle espansioni umane è limitata dalla breve durata dell'evoluzione umana: in un così breve arco di tempo, è improbabile che si sia raggiunta una condizione di equilibrio, anche a causa di un complicato sistema di barriere fisiche, ma soprattutto per il susseguirsi di espansioni che hanno determinato nuovi insediamenti, colonizzazioni, invasioni, ecc. (si veda Weiss, 1988, e il par. 2.7). Per descrivere questo tipo di problemi si dovrebbero elaborare simulazioni diverse da quella di Weiss e Maruyama: poiché negli ultimi 50 000 anni si sono verificati spostamenti in massa di popolazioni, modelli che ignorino tali aspetti dinamici sono poco plausibili.

Può essere utile formulare un modello semplice che integri l'ipotesi di un'origine policentrica e quella di una rapida sostituzione: ciò aiuterebbe anche a chiarirne meglio le differenze. A questo scopo entrambe le ipotesi dovrebbero incorporare uno scambio locale: tutte le popolazioni scambiano geni con quelle vicine. Nell'attuale modello policentrico, così come è definito dalla simulazione di Weiss e Maruyama, lo scambio migratorio con le popolazioni vicine è tale che la stessa proporzione di individui passa dalla popolazione *A* a quella *B* e viceversa, e ciò vale per tutte le coppie di popolazioni. Questa ipotesi standard del modello *stepping stone* implica condizioni demografiche statiche, cioè popolazioni stazionarie in tutte le unità geografiche. Ciò non è vero, tuttavia, nel modello della sostituzione rapida cui si aggiunga flusso genico. In tale modello le popolazioni africane dovrebbero crescere più velocemente, forse anche fino a raggiungere una densità di popolazione più alta delle altre, favorendo una migrazione verso l'esterno in direzione occidente-oriente: di conseguenza, in questa direzione sarebbero migrati più individui che in quella opposta, determinando una sostituzione genetica a oriente. È stato proposto un modello simile (adatto a descrivere un'altra situazione) per l'espansione dell'agricoltura dal Medio Oriente verso l'Europa (si vedano il par. 2.7 e il cap. 5).

2.1.d Inizio della produzione di cibo

Il passaggio dal Pleistocene all'Olocene è segnato da un mutamento fondamentale: ha inizio la produzione di cibo attraverso l'agricoltura e l'allevamento di animali. Durante il Pleistocene la densità delle popolazioni umane deve essere lentamente aumentata, e ciò potrebbe aver costituito una spinta molto potente verso innovazioni di tipo culturale (Boserup, 1965; Cohen, 1977). Ulteriori stimoli per lo sviluppo di nuove tecnologie che permettessero il passaggio dalla raccolta alla produzione di cibo furono forse l'eccessiva uccisione di fauna nel tardo Pleistocene (probabile conseguenza dello stesso sovrappopolamento umano) e i cambiamenti climatici, che potrebbero avere richiesto un difficile adattamento a una fauna e una flora che mutavano. Forse questi cambiamenti climatici e demografici si sono verificati quasi nella stessa epoca in diverse parti del mondo: non sorprende, quindi, che l'agricoltura abbia avuto origine in modo indipendente e pressoché simultaneo in luoghi diversi. Ovviamente, per la domesticazione furono impiegati le piante e gli animali locali che erano già stati sfruttati dai raccoglitori; con la domesticazione aumentò anche la produzione di cibo. Le principali aree di origine dell'agricoltura sono il Medio Oriente, l'Asia sudorientale, l'America centrale e la parte settentrionale dell'America meridionale (si vedano il par. 2.7 e gli ultimi capitoli). Non sorprende che siano tutte zone subtropicali o temperate le quali, grazie alle condizioni climatiche, dovevano essere – allora come oggi – quelle più densamente popolate. Le tecniche agricole non ebbero rapida diffusione intorno ai luoghi di origine: di solito erano gli agricoltori stessi che, crescendo di numero, si espandevano nello spazio (come vedremo in seguito). L'agricoltura ha permesso sicuramente un salto quantico della potenziale densità di popolazione (quella che gli ecologisti definiscono «capacità portante del territorio») rispetto alla precedente economia di foraggiamento (caccia-raccolta); tuttavia, questo fenomeno era inevitabilmente limitato agli ambienti dove la produzione di cibo era tecnicamente possibile. La tundra artica, i deserti e le foreste tropicali sono inadatti alla produzione di cibo, tranne che in circostanze particolari o per rare specie addomesticate (per esempio, la renna nella tundra o il cammello nel deserto). Grazie all'agricoltura, anche nel periodo iniziale la capacità portante del territorio potrebbe essere cresciuta da 10 a 100 volte. Mentre determinava l'aumento della densità di popolazione, la nuova tecnologia deve avere stimolato l'occupazione di aree vicine, ogni volta che la popolazione cresceva oltre il nuovo e più elevato limite di saturazione del territorio. Tuttavia in alcune aree particolari, come la costa affacciata sul Pacifico dell'America settentrionale (si veda Hassan, 1975) e del Giappone (si veda Koyama, 1978), i popoli raccoglitori raggiunsero alte densità senza l'agricoltura. In assenza di stimoli per cambiamenti tecnologici, l'agricoltura non si sviluppò spontaneamente e raggiunse queste aree solo molto tempo dopo.

Le tecnologie di allevamento e di coltivazione andarono incontro a una rapida evoluzione, determinando un aumento continuo della capacità portante del territorio. L'aumento della densità di popolazione provocato dall'agricoltura è stato uno dei fattori più importanti di cambiamento delle popolazioni umane: ha reso possibile la nascita delle città e con esse la civilizzazione (dal latino *civitas*, «città»). Anche altre innovazioni tecnologiche hanno avuto grande importanza per la crescita e la migrazione delle popolazioni, determinando quindi cambiamenti della loro struttura interna.

Tab. 2.1.2 Dimensioni delle popolazioni del mondo (in milioni di individui) stimate in diversi periodi. Da Biraben (1980).

	a.C.		d.C.					
Popolazione	400	1	500	1000	1250	1500	1750	1970
Cina	25	70	32	56	112	84	220	774
India, Pakistan, Bangladesh	30	46	33	40	83	95	165	667
Asia sudoccidentale	43	49	43	36	25	27	29	118
Giappone	1	2	5	4	9	10	26	104
Asia (esclusa l'URSS)	3	5	8	19	31	33	61	386
URSS	13	12	11	13	14	17	35	243
Europa (esclusa l'URSS)	23	35	29	30	57	66	109	462
Africa settentrionale	10	14	11	9	9	9	10	87
Resto dell'Africa	7	12	20	30	49	78	94	266
America settentrionale	1	1	2	2	3	3	3	228
America centrale e meridionale	5	8	11	14	23	34	15	283
Oceania	1	1	1	1	2	3	3	19
Totale	162	255	206	254	417	459	770	3637

2.1.e Dimensioni delle popolazioni: qualche numero

La popolazione mondiale viene oggi calcolata mediante i censimenti nazionali che ogni paese effettua a intervalli regolari di tempo, e che però sono soggetti a gravi errori. In passato i censimenti erano rari; quello forse più antico (in parte conservato) fu attuato in Cina al tempo della dinastia Han, circa 2000 anni fa. Stime relative a periodi precedenti sono indirette e si fanno inevitabilmente più incerte via via che ci si spinge indietro nel tempo. Sono stati fatti diversi tentativi per quantificare la popolazione mondiale nel tardo Paleolitico, con risultati molto variabili. Noi abbiamo usato stime provvisorie elaborate da Biraben (1980), il quale ipotizza che, poco prima dell'espansione dell'u.a.m. verso l'Europa, la popolazione mondiale fosse di circa 400 000÷800 000 individui, raggiungendo poi i 3÷5 milioni, fino all'8000 a.C., quando cominciò a diffondersi la rivoluzione del Neolitico. Nei successivi 8000 anni il tasso di crescita fu elevato, anche se irregolare: si stima che nell'anno 1 d.C. la popolazione ammontasse a circa 250 milioni di individui. Per gli ultimi 2400 anni i dati cominciano a essere più attendibili, cosicché ha senso una suddivisione per grandi regioni. La tabella 2.1.2 riassume le stime di Biraben: un'analisi della varianza dell'intera tabella ha rivelato una differenza molto significativa tra periodi, benché il tasso di crescita locale non cambi nelle diverse regioni. Dopo il 1500 d.C. le stime comprendono anche gli immigrati da altri continenti (per la maggior parte europei): fino a tempi recenti la popolazione umana ha avuto periodi in cui è diminuita, soprattutto a causa di malattie epidemiche portate dagli europei, tratte di schiavi, guerre, ecc.

2.2 I PRIMI STUDI FILOGENETICI QUANTITATIVI

Il primo tentativo di ricostruire l'evoluzione umana usando i dati genetici delle popolazioni viventi è stato effettuato nel 1964 da Cavalli-Sforza e Edwards; in base ai geni allora conosciuti, questi autori hanno calcolato le distanze genetiche tra coppie di popolazioni selezionate, sviluppando metodi di ricostruzione di alberi di discendenza basati su teorie genetiche semplici (i metodi sono stati brevemente descritti nel par. 1.11). Sono state scelte quindici popolazioni, tre per ciascun continente; i polimorfismi genetici considerati sono *AB0*, *MN*, *RH*, *Diego* e *Duffy*, per un totale di 20 alleli. Vi è ancora qualcosa da imparare da questa prima analisi filogenetica, che verrà pertanto riassunta qui di seguito. Le figure 2.2.1 e 2.2.2 illustrano i risultati di due metodi diversi: nella prima figura è schematizzato l'albero filogenetico, nella seconda l'albero è proiettato su una cartina geografica.

Il modello evolutivo sul quale si basa l'albero illustrato nella figura 2.2.1 ipotizza fissioni tra le popolazioni, seguite da un'evoluzione indipendente delle ramificazioni dell'albero: dal punto di vista genetico, «indipendente» significa che non ci si attende alcuna convergenza o divergenza dei marcatori genetici in qualche ramificazione, a causa della selezione naturale, e che sono assenti fusioni o scambi genetici importanti tra

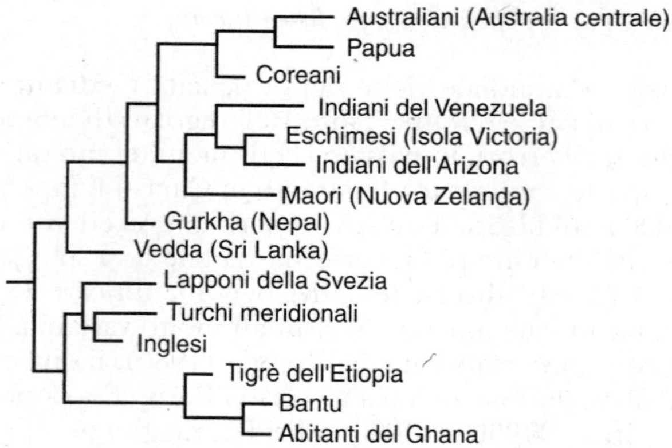

Fig. 2.2.1 Albero di 15 popolazioni ricostruito dalle frequenze di 20 alleli mediante il metodo dell'evoluzione additiva. Da Edwards e Cavalli-Sforza (1964).

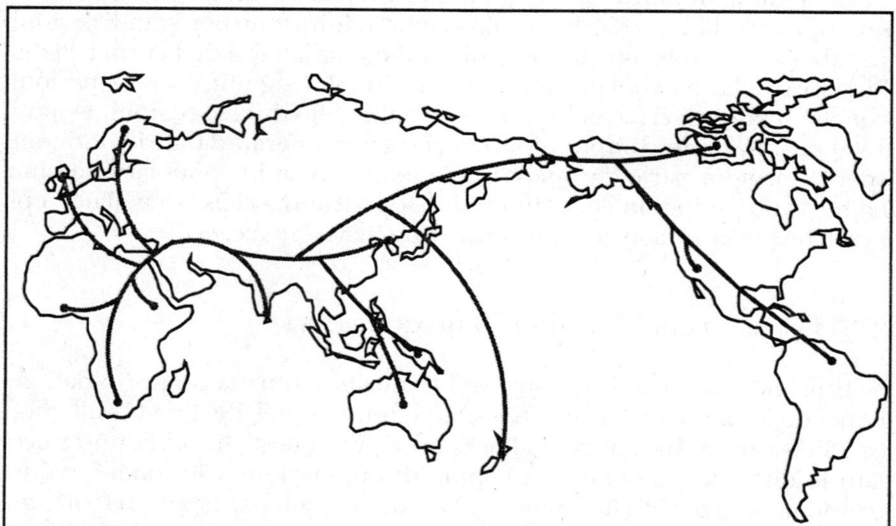

Fig. 2.2.2 Albero senza radice ricostruito con il metodo del percorso minimo dagli stessi dati della figura 2.2.1, e adattato alla cartina geografica del mondo. Da Edwards e Cavalli-Sforza (1964), con modifiche. La ramificazione dei Maori è stata spostata leggermente rispetto all'originale.

le ramificazioni. Benché queste ipotesi non siano del tutto rispettate, le modeste deviazioni sono praticamente trascurabili, e comunque molto difficili da mettere in evidenza. Sono stati esclusi i geni per i quali si può prevedere una convergenza selettiva in alcune popolazioni (perché, ad esempio, conferiscono una resistenza alla malaria). Mancano altre indicazioni di discrepanze attribuibili alla selezione di natura e intensità tali da poter influenzare la ricostruzione dell'albero; tuttavia vi potrebbero essere alcune deviazioni dovute a considerevoli scambi genetici tra popolazioni (si vedano i parr. 1.17, 2.4 e vari riferimenti nei capitoli successivi). Il metodo di analisi impiegato nella figura 2.2.1 (evoluzione additiva) è fedele al modello evolutivo indicato in precedenza, in quanto assume che il cambiamento evolutivo in ciascuna ramificazione dell'albero sia indipendente dagli altri, cosicché ci si attende che la distanza osservata tra due popolazioni qualsiasi sia uguale alla somma delle lunghezze delle ramificazioni che portano da una popolazione all'altra. Per ciascuna topologia specifica, le lunghezze dei segmenti sono state stimate mediante il metodo dei minimi quadrati. Dapprima si è cercata una topologia dell'albero compatibile con i dati mediante il metodo della *cluster analysis* (Edwards e Cavalli-Sforza, 1964), e poi la si è migliorata saggiando molte topologie simili. Le diverse topologie possibili sono state confrontate sulla base della loro bontà di adattamento, stimata per ciascuna di esse sommando i quadrati delle differenze tra le lunghezze dei segmenti attese e quelle osservate. Questo procedimento, che non ipotizza un tasso di evoluzione costante per le diverse ramificazioni, non assegna all'albero una radice; per collocare una radice nell'albero della figura 2.2.1, si è supposto che il tasso di evoluzione fosse costante nel tratto che collega le due popolazioni più distanti (gli abitanti del Ghana, in Africa, e gli australiani). Il metodo, seguito anche di recente da altri autori (si veda, per esempio, Cann e coll., 1987), non tiene però conto delle coppie di popolazioni che si trovano a distanza minore: infatti, nella figura 2.2.2 si osserva una notevole eterogeneità tra le distanze delle diverse popolazioni. Questo fenomeno, già notato allora, era difficile da saggiare con metodi statistici. Esperienze successive hanno confermato che per molte di queste popolazioni (per esempio, gli europei e gli Indiani) si ottenevano sempre ramificazioni più corte, risultato che è stato spiegato solo successivamente in termini di mescolanza tra popolazioni (si vedano i parr. 1.17 e 2.4).

Il metodo usato nella figura 2.2.2 si basa su un'impostazione diversa: rappresentate le popolazioni in uno spazio n-dimensionale, dove n è il numero di frequenze geniche, si calcola la lunghezza del «percorso» che in questo spazio collega tutte le popolazioni e i loro antenati. Per ottenere l'albero migliore si provano varie topologie, calcolando per ciascuna di esse le posizioni ancestrali, nello spazio n-dimensionale, che rendono minima la lunghezza totale dei percorsi: viene quindi scelta la topologia con il percorso minimo. Neppure questo sistema attribuisce una radice all'albero. Per sovrapporre l'albero del percorso minimo alla carta geografica del mondo della figura 2.2.2 è stato necessario ricorrere a una carta geografica insolita, con l'Oceano Pacifico al centro; le comuni carte del mondo, centrate intorno all'Oceano Atlantico, non consentono di rappresentare in modo soddisfacente l'albero senza spezzarlo. In effetti, sappiamo che il passaggio dell'u.a.m. nel continente americano si localizzò – dall'Asia nordorientale – nella parte settentrionale del Pacifico. Il modello del percorso minimo è in grado di riprodurre abbastanza fedelmente le vie di espansione dell'u.a.m.? L'albero del percorso minimo corrisponde al sistema di connessioni più corto tra le popolazioni esaminate nello spazio delle frequenze geniche, ma non nello spazio geografico: date le posizioni geografiche delle popolazioni, per poterle collegare con segmenti che riproducano l'albero e riuscire ad adattare questo alla carta geografica, bisogna inevitabilmente distorcere le lunghezze di tali segmenti (calcolate nello spazio delle frequenze geniche), come nella figura 2.2.2. Sarebbe possibile usare le lunghezze dei segmenti geografici per calcolare i tassi locali di espansione? No, anche nel caso in cui si conoscano tutte le date necessarie, e questo per varie ragioni: prima di tutto, mancano informazioni sufficienti per collocare sulla carta geografica la maggior parte dei punti corrispondenti ai nodi ancestrali dell'albero. Ad esempio, nell'articolo originale fu erroneamente collocata in Alaska la posizione geografica della fissione corrispondente ai Maori; la si potrebbe collocare in molti altri luoghi, e sarebbe ugualmente compatibile con l'albero, sia pure in maniera formale. Oggi sappiamo che tale fissione, verificatasi probabilmente nell'Asia sudorientale, deve aver seguito una via tortuosa, attraverso Tonga e le isole Marchesi, come avvenne per la maggior parte delle altre colonizzazioni della Polinesia (si veda il cap. 7). Poiché molte popolazioni, come quella polinesiana, potrebbero essersi spostate in modo considerevole nel periodo di tempo compreso tra la loro fissione e oggi, di solito l'albero genetico non dà informazioni sufficienti per ricostruire l'intero percorso della migrazione.

Le topologie ottenute attraverso i due metodi, benché molto simili, non sono identiche: come si è visto nel capitolo 1, usando metodi diversi spesso si ottengono ricostruzioni diverse. Ciò non dovrebbe sorprendere, dato l'enorme numero di topologie possibili: infatti la bontà di adattamento della migliore topologia può essere di pochissimo più soddisfacente di quella delle topologie con bontà di adattamento minore. Cambiamenti minimi dei dati originali, delle distanze genetiche o dei metodi di ricostruzione dell'albero determinano inevitabilmente alcune variazioni della topologia. Tuttavia, a causa della diversità dei risultati, può essere difficile scegliere il criterio più soddisfacente per la ricostruzione di un albero. Dal nostro punto di vista, la scelta migliore è impiegare un metodo basato su un modello evolutivo specifico, che sia ragionevole e dal quale ci si possano attendere risultati ben definiti, cosicché sia possibile saggiare la bontà di adattamento del modello evolutivo che genera l'albero e, se necessario, confrontarlo con altri. Questa è la procedura consueta, in tutte le indagini di tipo scientifico. Nel caso delle frequenze geniche, il metodo del percorso minimo non è il più soddisfacente, poiché non corrisponde a uno specifico modello evolutivo: comunque, esso tende a fornire dati simili a quelli ricavati con altri metodi.

I risultati ottenuti con il primo studio – compresa la posizione della radice dell'albero – sono stati confermati analizzando un numero maggiore di geni: in particolare, alcune proteine studiate in un numero sufficiente di popolazioni (Kidd, 1973) e i dati relativi all'HLA (Piazza e coll., 1975). L'estensione di questo lavoro a un numero assai più grande di geni, scoperti successivamente, non ha invece confermato la posizione iniziale della radice. Nei (1978) ha analizzato un numero molto più elevato di marcatori genetici, usando i dati generati dallo studio di nuovi polimorfismi enzimatici, divenuti disponibili alla fine degli anni Sessanta. All'inizio, quei dati si riferivano soltanto a poche popolazioni; limitando la ricerca ai

Tab. 2.2.1 Distanze genetiche medie (di Nei) e loro errori standard fra i tre gruppi etnici principali, relative a 186 loci polimorfici. Da Nei e Livshits (1989).

Loci genetici	N. di Loci	Europei/asiatici	Europei/africani	Asiatici/africani
Distanza genetica standard				
Proteine	84	0,028 ± 0,009	0,035 ± 0,009	0,048 ± 0,012
Gruppi sanguigni	33	0,019 ± 0,010	0,059 ± 0,032	0,082 ± 0,041
HLA e immunoglobuline	8	0,329 ± 0,122	0,701 ± 0,341	0,386 ± 0,169
Marcatori DNA	61	0,060 ± 0,012	0,081 ± 0,017	0,109 ± 0,025
Totale	186	0,040 ± 0,007	0,063 ± 0,011	0,078 ± 0,013
Differenze nucleotidiche (sito di restrizione) per sito (enzima)				
MtDNA*		0,02	0,05	0,04
MtDNA**		0,032 ± 0,048	0,045 ± 0,069	0,036 ± 0,069

* Da Cann et al. 1987.
** Da Brown 1980.

tre gruppi etnici più studiati (europei, africani e asiatici orientali), Nei ha rilevato che, per quanto riguarda i gruppi sanguigni allora conosciuti, gli europei erano più vicini agli africani che agli asiatici orientali (in accordo con la nostra radice dell'albero), ma, considerando i dati relativi alle proteine e agli enzimi, risultavano nettamente più vicini ai Giapponesi che agli africani. Poiché il secondo tipo di geni aveva un peso statistico maggiore, nell'analisi complessiva la radice si collocava tra gli africani da una parte e gli europei e gli asiatici orientali dall'altra. In seguito è stata confermata la posizione della radice tra africani e non africani su un campione più esteso di popolazioni (Nei e Roychoudhury, 1982). Alcuni anni dopo è stata pubblicata (Nei e Livshits, 1989) l'analisi più completa delle tre popolazioni maggiormente studiate, rappresentative dei tre gruppi etnici principali (gli Inglesi per gli europei, i Giapponesi per gli asiatici orientali e i Bantu della Nigeria e del Camerun per gli africani), basata su un elevato numero di loci polimorfici (tab. 2.2.1). Questi autori affermano di aver dimostrato per primi che gli europei e gli asiatici sono *significativamente* più vicini tra loro che agli africani. Benché sussistano alcune discrepanze tra i loro risultati e i nostri, specialmente riguardo al sistema HLA, le conclusioni complessive sono in accordo con quelle da noi proposte di recente (e discusse nel prossimo paragrafo). Dobbiamo perciò considerare le possibili cause di discrepanza tra i nostri primi risultati e quelli successivi.

1) I gruppi sanguigni introducono un errore? Dal primo studio di Nei (1978), risulterebbe che le discrepanze nelle posizioni della radice dell'albero siano causate da un disaccordo tra i dati dei gruppi sanguigni e quelli delle proteine più gli enzimi. Le nostre conclusioni iniziali erano basate interamente sui gruppi sanguigni; di recente sono state confermate da uno studio più accurato e completo effettuato dal gruppo di Langaney (Excoffier e coll., 1987; Sanchez-Mazas Cutanda, 1990) sui gruppi

sanguigni più importanti da noi impiegati e su altri marcatori immunologici. Negli ultimi lavori, basati su un numero più esteso di geni e popolazioni, la differenza tra gruppi sanguigni, proteine ed enzimi sembra invece scomparire (si vedano Nei e Livshits, 1989, e i nostri stessi risultati, esposti nel prossimo paragrafo). Vi sono alcune indicazioni secondo le quali l'*HLA* avrebbe potuto favorire la connessione tra africani ed europei (si veda il par. 2.10); comunque non si può del tutto escludere, almeno nella scelta dei gruppi sanguigni da noi inizialmente usati, una possibile fonte di errore sistematico.

2) Era adeguato l'uso iniziale di 20 alleli (15 indipendenti) relativi a 5 loci? Molto probabilmente no. Se i metodi per stimare gli errori standard della lunghezza dei segmenti dell'albero fossero stati disponibili all'inizio di questa analisi, molto probabilmente non avremmo trovato differenze significative collocando la radice tra africani e non africani, o tra africani + europei e le rimanenti popolazioni. La presente analisi, relativa a tutti i marcatori classici (non DNA) finora studiati e a un numero maggiore di popolazioni, si basa su una quantità di marcatori quasi otto volte più grande e conferma la posizione della radice dell'albero tra l'Africa subsahariana e il resto del mondo. Lo stesso risulta dal nostro lavoro più recente su 100 polimorfismi del DNA (si veda il par. 2.4), basato su un numero inferiore di popolazioni.

3) Vi era una ragione particolare, collegata con la posizione degli europei, per cui nel 1963 e nel 1975 non è stata messa in luce la separazione tra africani e non africani? La risposta è: sì. Vedremo nel paragrafo 2.4 che gli europei (e altri caucasoidi) occupano una posizione genetica intermedia tra gli africani e il resto del mondo (asiatici + americani e oceanici). La minore lunghezza delle ramificazioni che portano agli europei e agli altri caucasoidi nella figura 2.2.1 è un altro aspetto dello stesso fenomeno già discusso nel paragrafo 1.17. In queste condizioni è molto probabile che sia più difficile collocare la radice dell'albero.

4) Come si confrontava questa ricostruzione filogenetica con le informazioni tratte da altre fonti quali, in particolare, l'archeologia e l'antropologia fisica? Nonostante l'esiguo numero di geni disponibile, gli alberi delle figure 2.2.1 e 2.2.2 sembravano allora molto soddisfacenti, almeno rispetto al fatto che raggruppavano le popolazioni degli stessi continenti e che riunivano i continenti secondo la loro vicinanza geografica. Nessuna prova esterna sicura (proveniente, per esempio, dall'archeologia) era in grado di saggiare la validità di questi risultati. L'unica differenza sostanziale tra gli alberi delle figure 2.2.1 e 2.2.2 e quelli prodotti in seguito è la posizione della loro radice. Tuttavia è stato possibile esaminare i dati relativi alle misure antropometriche, disponibili in letteratura ma mai usati in precedenza per ricostruire un albero filogenetico; così, assieme ai primi alberi genetici, abbiamo ricostruito un albero dai caratteri antropometrici, includendo anche le misure relative all'intero corpo umano e il colore della pelle (Cavalli-Sforza e Edwards, 1964). Tale albero (fig. 2.2.3) era notevolmente diverso da quello ottenuto dai geni: per esempio, gli australiani e gli africani erano strettamente associati, mentre nell'albero genetico queste popolazioni sono le più distanti. Ci sem-

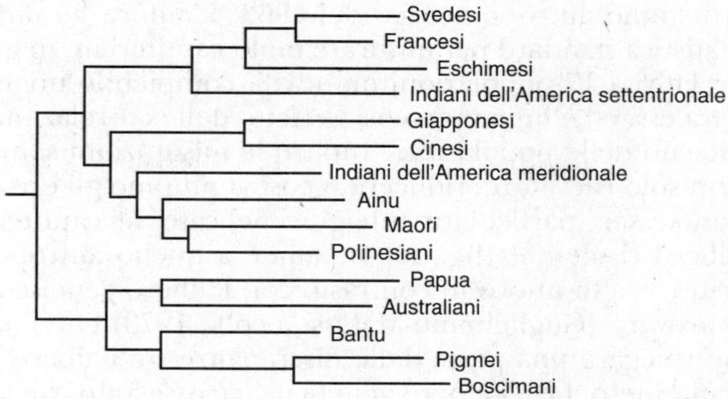

Fig. 2.2.3 Albero basato su caratteri antropometrici. Da Cavalli-Sforza e Edwards (1964).

brava chiaro che la sensibile dipendenza dal clima di molti caratteri antropometrici fosse una probabile causa di errore nella ricostruzione della storia filogenetica: è risaputo, fin dai tempi di Darwin, che spesso i caratteri adattativi non sono soddisfacenti per la ricostruzione della filogenesi, poiché esprimono più facilmente somiglianze ambientali. Abbiamo concluso che la mancanza di accordo tra i due tipi di albero non era motivo di allarme, e che i geni potevano probabilmente riflettere meglio la storia filogenetica. Infatti gli africani, gli australiani e i Papua, essendo stati esposti molto a lungo al clima tropicale, presumibilmente vi si sono adattati molto bene. I caratteri impiegati in questo primo studio antropometrico erano relativi essenzialmente alla superficie corporea, in particolare al colore della pelle e ad alcune misure di dimensioni corporee – caratteristiche notoriamente correlate con il clima. La regola di Bergmann (la temperatura esterna è correlata con il rapporto tra la superficie corporea e il peso) e quella di Allen (una correlazione simile con il rapporto tra la lunghezza degli arti e quella del tronco), vere per gli animali, sono state verificate anche per l'uomo (D.F. Roberts, 1973). La correlazione tra il colore della pelle e il clima verrà ulteriormente discussa nel paragrafo 2.13, dove sarà anche presentata una carta geografica del colore della pelle nel mondo (fig. 2.13.4).

I caratteri antropometrici disponibili per lo studio del 1963 erano comunque lontani da quelli ideali, poiché i valori medi, ricavati dai dati del classico manuale di antropologia di Martin (1957), provenivano da studi diversi, nei quali erano state applicate tecniche non sufficientemente standardizzate. Senza la raccolta di nuovi dati non si poteva sperare di ottenere un numero di osservazioni individuali sufficiente per calcolare la matrice di correlazione tra i caratteri all'interno delle popolazioni, indispensabile per effettuare trattamenti statistici più raffinati, come le distanze generalizzate di Mahalanobis (1936). Alcune considerazioni teoriche chiariscono che, nel caso dei caratteri antropometrici, ma non per i geni (a meno che questi non siano strettamente associati), bisogna tener conto delle correlazioni tra caratteri all'interno delle popolazioni.

L'accurata analisi craniometrica di Howells (1973) ha superato i limiti del nostro studio antropometrico del 1963. L'autore ha impiegato una tecnica statistica standard per misurare molti caratteri in un gran numero di crani relativi a 17 popolazioni mondiali, compiendo un'analisi discriminante tra essi ed eliminando così l'effetto delle correlazioni tra i caratteri all'interno delle popolazioni. Inoltre le misurazioni sono state effettuate da un solo rilevatore, riducendo così al minimo gli errori di misura che possono essere particolarmente gravi nel caso dei caratteri craniometrici. L'albero risultante (fig. 2.2.4), simile a quello antropometrico da noi descritto, era di nuovo in contrasto con l'albero genetico, ma è stato possibile provare (Guglielmino-Matessi e coll., 1979) che l'influenza del clima può spiegare una parte delle discrepanze tra l'albero basato sulle analisi craniometriche e l'albero genetico. Si è osservato che la prima funzione discriminante di Howells, strettamente associata alla divisione successiva alla radice dell'albero, è fortemente correlata (per circa l'80%) con le variabili climatiche (specialmente con la temperatura) e anche con il colore della pelle, a sua volta molto correlato con il clima. In realtà, la prima funzione discriminante di Howells è in parte spiegata dalle dimensioni craniometriche, correlate inevitabilmente con le dimensioni generali del corpo, a loro volta strettamente correlate con il clima. La seconda funzione discriminante di Howells, invece, era in buon accordo con la prima dicotomia dell'albero genetico. Crediamo che questa sia una lezione importante sui problemi cui si è esposti quando si utilizzano misure antropometriche per considerazioni di tipo evolutivo. Si possono elaborare metodi statistici per eliminare gli effetti del clima dalle misure antropometriche: in un lavoro preliminare, Guglielmino-Matessi e coll. (1979) hanno introdotto una correzione parziale. Analizzando gli effetti del clima sui geni (Piazza e coll., 1981 *b*) si è messo in luce il fatto che, nonostante alcuni geni siano correlati con il clima, tale correlazione è, in media, molto maggiore per le misure craniometriche e antropometriche (si veda il par. 2.13).

Usando un'impostazione diversa per un'ulteriore analisi dello stesso materiale, Howells (1989) ha tentato di separare gli effetti dovuti alle di-

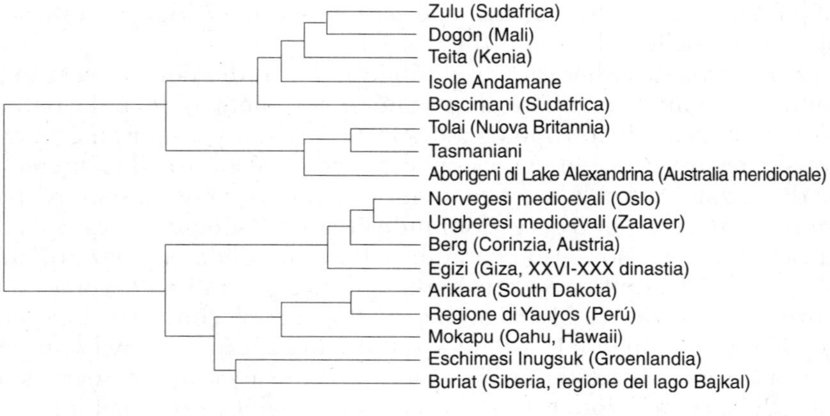

Fig. 2.2.4 Albero basato su misure craniometriche. Da Howells (1973).

mensioni da quelli dovuti alla morfologia, costruendo alberi basati su misure di questo ultimo tipo, ma ha dovuto riconoscere che tali tentativi di separazione non sono molto soddisfacenti. Gli alberi ricostruiti a partire dalle differenze morfologiche del cranio sono molto simili, ma non identici, ai precedenti basati sulle distanze calcolate dall'intero insieme di misure. Gli africani e gli oceanici (australiani e Papua), che presentano una somiglianza anche maggiore rispetto allo studio precedente, tendono a formare raggruppamenti molto vicini. Sembra logico concludere che anche la morfologia, oltre alle dimensioni, sia fortemente influenzata dal clima, a causa della selezione naturale: in particolare, la forma della faccia è molto sensibile ai fattori climatici.

L'impiego delle stesse tecniche per confrontare tutte le popolazioni umane esaminate con alcuni dei crani fossili disponibili ha fornito altre importanti informazioni. I risultati di Howells (1989) relativi a questo problema sono riassunti qui di seguito, assieme a quelli di studi simili in cui sono state usate misure craniometriche multiple con applicazioni di analisi multivariata; fra questi studi sono da ricordare in particolare i contributi di Stringer (1978), Vark (1985) e molti altri, citati anche da Howells (1989), alla cui rassegna (da consultare per ulteriori dettagli e riferimenti) si rinvia.

L'analisi craniometrica multivariata ha mostrato che due crani di Neandertal sono completamente distinti da qualsiasi cranio di uomo moderno e non presentano alcuna somiglianza particolare con i moderni crani europei: inoltre, i crani di u.a.m. (per esempio, quelli di Border, Skhul, Qafzeh, e alcuni crani africani più antichi) non tendono ad associarsi con alcun gruppo moderno in particolare. Un cranio della grotta superiore di Zhoukoudian (presso Pechino), risalente a circa 18000 anni fa e decisamente moderno (si veda il cap. 4), descritto in origine da Weidenreich (1945) come orientale, non mostra alcuna somiglianza con le popolazioni orientali moderne; al contrario, i crani cinesi del Neolitico (7000 anni) sono simili a quelli cinesi moderni. Un cranio proveniente dal capo di Buona Speranza (12000÷13000 anni), che presenta una certa somiglianza con i moderni Boscimani Khoisan, sembra essere il più vecchio uomo sudafricano verosimilmente associato con i Khoisan. Con le tecniche attuali è difficile identificare una chiara somiglianza tra i crani che hanno più di 10000÷12000 anni e i tipi umani moderni della stessa regione o di un'area vicina.

L'analisi craniometrica multivariata presenta il grande vantaggio di essere più obiettiva e completa del semplice esame diretto, della descrizione qualitativa o del ristretto insieme di misurazioni che, fino a poco tempo fa, costituivano i soli metodi applicati nell'antropologia fisica. Questa tecnica è però limitata dalla necessità di impiegare resti fossili sufficientemente completi; e purtroppo i crani fossili che possiedono questi requisiti sono rari. La craniometria multivariata di solito non considera alcuni caratteri qualitativi rari (per esempio l'osso incaico), ritenuti importanti per il problema dell'origine policentrica: l'uso di un gran numero di misure può disperdere o diluire caratteri morfologici apprezzabili più facilmente con l'esame diretto. In altre parole, poiché può essere necessario pagare un prezzo per ottenere misurazioni obiettive, questo metodo non sostituisce del tutto le più convenzionali analisi cranioscopiche, sulle quali si basavano i vecchi studi.

Un altro metodo di analisi che, come la craniometria, ha il vantaggio di essere applicabile al materiale fossile, è lo studio dei denti, come quello effettuato da Turner (1987, 1989): benché abbia già coperto vaste aree, esso non è ancora esteso al mondo intero (i risultati saranno descritti nei capp. 4 e 6).

Nel prossimo paragrafo discuteremo i risultati ottenuti dai numerosi dati relativi ai «marcatori classici» esaminati per questo libro, quelli cioè raccolti da studi immunologici e di proteine. Nel paragrafo 2.4 considereremo l'analisi di marcatori DNA, che aggiunge informazioni indipendenti. I nostri risultati verranno poi confrontati con i dati archeologici per studiare la costanza dei tassi evolutivi calibrando le distanze genetiche in base alle date archeologiche (par. 2.5). Sono anche stati effettuati confronti con la classificazione linguistica che integra l'informazione ottenuta dall'albero genetico (par. 2.6). Non si ripeterà mai a sufficienza quanto sia importante la ricerca di punti di convergenza tra metodi di studio diversi dell'evoluzione umana: il problema è abbastanza complesso perché ci si illuda di risolverlo considerando una sola fonte di informazioni.

2.3 ANALISI DEI MARCATORI CLASSICI IN QUARANTADUE POPOLAZIONI SELEZIONATE

2.3.a Aspetti tecnici

Il numero di geni studiati ha, ovviamente, un'importanza grandissima nel determinare il grado di fiducia da riporre nei risultati. Allo stesso tempo è importante usare un campione di popolazioni equilibrato, che si avvicini il più possibile a quello che potrebbe essere stato l'insieme delle popolazioni aborigene (di solito sconosciuto).

Il problema pratico principale consiste nel sacrificare la minor quantità possibile di informazioni nella selezione di popolazioni e geni dalla nostra banca dati. Nella situazione ideale, la matrice geni per popolazioni non dovrebbe presentare dati mancanti: tuttavia, poiché la matrice originale dei dati è ben lontana dall'essere completa, è necessario effettuare selezioni. Cercando di mantenere più alto possibile il numero di geni, il numero di popolazioni si ridurrà troppo, e viceversa. Per ottenere un insieme rappresentativo di popolazioni senza eliminare troppa informazione genetica, si possono adottare diverse strategie: in base alla nostra esperienza, un aiuto importante è fornito da alcuni metodi statistici che permettono di far fronte ai «buchi» di dati.

Le nostre popolazioni sono state definite con il nome loro attribuito dai ricercatori che ne hanno pubblicato i dati. Per tenere conto di possibili sinonimi, abbiamo usato due fonti molto utili: *Classification and Index of the World's Languages* (Voegelin e Voegelin, 1977) e *Ethnologue* (Grimes, 1984); numerosi consigli, inoltre, ci sono stati forniti da M.

Ruhlen. Abbiamo riunito le informazioni che si riferivano alla stessa popolazione, mentre per le mappe geografiche dei singoli alleli sono presenti circa 1950 popolazioni dal nome diverso, ricavate dalla letteratura. Per l'analisi multivariata è stata effettuata una prima selezione che ha ridotto il numero delle popolazioni a 491, eliminando quelle la cui struttura genetica era troppo poco conosciuta e raggruppando quelle omogenee dal punto di vista geografico, etnico e linguistico. La variabilità genetica interna è stata stimata a ogni passaggio calcolando i valori della F_{ST}; inevitabilmente, l'omogeneità genetica delle diverse popolazioni è variabile. Poiché le descrizioni riportate negli articoli originali non sempre permettono una precisa caratterizzazione etnica e geografica, alcune delle popolazioni meno caratterizzate sono state etichettate come «non specificate», tenute separate e utilizzate solo per i raggruppamenti di livello superiore. Le 491 popolazioni costituiscono la base per la ricostruzione degli alberi e delle mappe delle componenti principali (CP) esposte nei capitoli 3-7. Per l'analisi a livello mondiale descritta in questo capitolo è stato necessario ridurre il numero di popolazioni di circa un ordine di grandezza; un secondo ciclo di raggruppamenti e selezioni ha consentito un ulteriore incremento del numero totale di geni per popolazione. Il campione finale usato per l'analisi multivariata a livello mondiale, discussa in questo paragrafo, include 42 popolazioni aborigene e 120 alleli.

Raggruppando popolazioni vicine in base a criteri geografico-etnico-linguistici si è sicuramente generata un'eterogeneità genetica interna, che tuttavia è minima, se confrontata con quella esistente tra le 42 popolazioni. Oltre ad aumentare il numero di geni per popolazione (requisito essenziale per i nostri scopi), questo procedimento ci ha permesso di eliminare una quota di variabilità dovuta alla deriva genetica, inevitabile nei piccoli isolati, ma responsabile di variabilità genetica spuria indesiderata. Delle 42 popolazioni, 7 sono africane, 7 europee, 4 caucasoidi dell'Asia, 14 asiatiche di altro tipo, 5 provengono dall'Oceano Pacifico e 5 dall'America; nel paragrafo 2.6, relativo al confronto linguistico, si possono trovare ulteriori informazioni sui 42 gruppi. I capitoli successivi descriveranno meglio i criteri di selezione e raggruppamento, trattando in modo specifico le analisi relative ai singoli continenti.

Tra i gruppi selezionati con l'obiettivo di diminuire un effetto della deriva genetica eccessiva e di aumentare il numero di marcatori genetici per gruppo, per il loro interesse intrinseco sono state mantenute alcune popolazioni isolate, relativamente esigue, che probabilmente sono state soggette a una deriva genetica superiore alla media. Cinque di questi casi verranno esposti in modo dettagliato nei relativi capitoli: Pigmei Bambuti, !Kung San, Lapponi, Samoiedi e Sardi; oggi i primi tre gruppi sono costituiti da 30 000÷50 000 individui ciascuno. I due importanti gruppi etnici dei Pigmei africani e dei Khoisan sono stati selezionati poiché sono tra i meno acculturati e i meno mescolati con le popolazioni geograficamente contigue. I Pigmei Bambuti, che provengono dalla foresta di Ituri nello Zaire, e i !Kung, originari del Botswana-Namibia, si distinguono nettamente dagli altri Pigmei o dai Khoisan. Benché i Lapponi si stiano acculturando velocemente, non hanno ancora perduto del tutto la loro identità. Alcuni gruppi di Samoiedi, essendo molto esigui, sono stati uniti ad altri più numerosi. Oggi i Sardi sono circa un milione e mezzo: la loro differenza dalle popolazioni vicine è dovuta probabilmente alla deriva genetica a cui sono stati esposti durante il periodo iniziale del popolamento di quest'isola.

I dati mancanti (i cosiddetti «buchi») costituiscono il 24% delle frequenze geniche utilizzate per l'analisi delle 42 popolazioni. Tale analisi è stata effettuata costruendo una tabella delle distanze tra coppie di popolazioni, in cui veniva calcolata la media delle distanze genetiche relative agli alleli presenti in entrambe le popolazioni, mentre venivano omessi i geni non presenti in entrambe; salvo indicazione diversa, sono state impiegate le distanze F_{ST} (si veda il par. 1.11).

La decisione di usare una matrice dei dati incompleta richiede una giustificazione dettagliata, dal momento che è inconsueta e può suscitare comprensibili dubbi. Pensiamo che le spiegazioni seguenti possano giustificare appieno la nostra decisione.

1) L'alternativa, adottata di solito, di continuare a scartare geni e popolazioni, fino a eliminare *tutti* i buchi, avrebbe determinato una riduzione inaccettabile della matrice dei dati, tale da rendere insignificanti i risultati.

2) Riempire i buchi attraverso l'interpolazione delle frequenze geniche delle popolazioni vicine (metodo talvolta seguito) può far sì che si introducano correlazioni che violano l'ipotesi di evoluzione indipendente. Con popolazioni così distanti dal punto di vista genetico come le nostre 42, i «vicini» geografici, la cui media dovrebbe essere usata per sostituire i valori mancanti, sono piuttosto distanti l'uno dall'altro.

3) Un altro metodo a volte seguito – quello di sostituire i dati mancanti con i valori medi – avrebbe introdotto una distorsione inaccettabile: tutte le popolazioni con molti geni mancanti sarebbero state artificiosamente spostate verso la media generale.

4) Si è fatto un esperimento di simulazione ricampionando più volte, con il metodo del *bootstrap*, un sottoinsieme di 20 popolazioni di tutto il mondo (per la maggior parte europee) e 89 geni: questa matrice completa è stata impoverita eliminando in modo casuale alcuni suoi elementi, in varie percentuali. Per studiare l'effetto dei buchi, invece degli alberi sono state impiegate le mappe delle componenti principali (J. Mountain e coll., non pubblicato), poiché è più facile confrontare fra loro le mappe delle CP anziché gli alberi. Con il 25% di buchi non si ha quasi alcun effetto; il 50%, invece, determina alterazioni nella mappa delle CP e introduce discrepanze. L'eliminazione casuale dei geni è stata compiuta sia con probabilità uguali per tutti i geni sia con probabilità molto diverse per geni diversi, ma non sono state riscontrate differenze di rilievo tra i due metodi.

Tab. 2.3.1a Distanze genetiche F_{ST} (× 10 000) tra le 42 popolazioni (triangolo inferiore) e relativi errori standard calcolati mediante l'analisi del *bootstrap* (triangolo superiore).

	BAN	AOR	NIL	AOC	SAN	BER	BAM	IND	IRA	VIC	URA	AIN	GIA	COR	MNK	THA	DRA	MGT	TIB	INS	MAL	FIL	TUN	CIN	BAS	LAP	SAR	DAN	ING	GRE	ITA	AMC	ESC	NAD	AMN	AMS	CIU	MEL	MIC	POL	PAP	AUS
Bantu	0	149	36	43	290	432	227	450	487	394	747	643	469	626	739	706	450	993	484	758	562	633	619	720	358	402	677	410	533	449	536	474	589	565	586	530	508	775	581	557	721	622
Africani orientali	658	0	202	186	207	132	307	239	247	162	489	355	301	352	417	400	207	463	232	382	308	400	291	449	237	200	408	222	311	269	344	323	425	400	302	344	373	503	467	305	588	412
Nilo-sahariani	118	828	0	53	331	630	232	466	528	474	686	717	703	711	957	800	580	1146	589	937	678	849	634	889	493	444	749	516	513	539	626	690	540	637	560	613	497	871	909	623	899	822
Africani occidentali	188	697	196	0	284	484	266	366	414	374	561	471	509	424	576	605	382	684	437	525	419	573	551	587	366	338	597	370	349	440	484	568	431	516	402	462	524	791	628	438	661	580
San	94	776	1002	885	0	347	460	328	355	298	698	521	488	476	596	501	415	489	414	523	521	486	303	618	447	358	408	392	362	370	342	465	461	421	404	439	535	586	571	429	703	553
Berberi	163	534	2321	1642	966	0	614	79	68	69	477	462	360	361	489	341	193	494	200	380	355	304	210	488	73	148	125	61	44	69	51	341	347	314	275	280	376	520	528	192	650	570
Bambuti	714	1232	750	801	1495	1812	0	692	668	545	991	867	887	842	910	1034	572	1066	643	883	699	982	778	958	644	505	902	536	703	590	840	874	755	838	740	833	779	1040	1036	902	1032	1026
Indiani	2202	1078	2073	1748	1246	497	2663	0	39	40	164	248	152	154	308	253	170	145	70	321	340	265	152	187	69	77	87	45	48	67	45	244	193	206	170	198	220	178	251	211	267	155
Iraniani	2241	1060	2077	1796	1267	408	2588	154	0	42	206	241	244	205	495	391	186	170	99	421	467	229	247	261	44	113	55	33	48	16	33	334	282	278	293	315	367	271	361	308	348	233
Vicino Oriente	1779	709	1823	1454	880	263	2138	229	158	0	243	262	216	198	309	227	95	275	112	237	309	203	181	234	43	105	64	53	40	31	52	269	242	243	209	221	303	259	252	120	371	257
Uralici	2760	1690	2161	1921	2360	1309	3283	763	946	905	0	256	235	169	652	581	237	38	181	717	622	508	279	435	329	159	368	208	231	288	258	199	202	264	150	191	324	472	646	522	392	256
Ainu	2769	1771	2414	1942	2443	1811	3228	911	975	1044	780	0	51	89	478	432	331	70	187	475	441	336	130	302	274	141	325	280	268	166	283	175	233	180	296	310	374	276	384	355	255	259
Giapponesi	2361	1345	2511	2252	1905	1707	3089	718	1059	1056	810	222	0	33	383	339	262	68	63	384	375	409	140	240	325	200	374	243	255	350	276	106	131	147	125	204	276	228	295	269	184	162
Coreani	2668	1475	2368	1807	1950	1411	2996	681	905	933	505	358	137	0	423	372	170	56	105	416	354	598	186	249	263	142	282	200	208	282	221	154	170	149	151	165	382	312	341	295	279	147
Mon-Khmer	2446	1538	2881	1951	1977	1991	2766	866	1282	987	1708	1297	961	946	0	26	505	520	438	101	92	171	352	54	556	505	514	481	305	578	540	586	566	570	511	547	809	285	311	122	581	283
Thai	3364	1602	2978	2480	2064	1791	3872	852	1155	1023	1446	1032	743	814	99	0	488	520	422	84	181	240	354	25	494	459	375	424	247	512	427	539	472	525	476	534	735	168	162	98	415	263
Dravidici	2112	1066	2396	2055	1760	849	2374	279	432	357	914	1154	960	704	1031	1136	0	107	64	525	454	312	142	302	113	96	150	67	112	90	71	219	280	227	265	333	194	334	420	386	414	269
Mongoli-Tungusi	2882	1423	2519	1733	1398	1360	2568	509	681	827	180	338	218	170	1093	957	417	0	79	564	490	287	246	302	326	128	323	212	237	203	264	165	122	144	114	209	584	338	460	416	351	124
Tibetani	2320	1126	2391	2243	1717	1224	2354	337	549	535	747	600	263	308	880	852	303	246	0	470	378	250	88	240	167	87	165	121	177	133	154	136	170	186	85	295	190	284	366	323	365	180
Indonesiani	2908	1669	2703	1709	1851	1548	3125	952	1246	1009	1568	1150	944	931	356	332	1424	1046	1170	0	295	91	368	117	527	501	273	483	238	510	461	611	539	534	533	540	811	115	87	121	394	273
Malesi	1658	1216	1714	1365	1434	1625	1743	1130	1489	1173	1796	1387	1175	1001	264	455	1305	1251	1024	411	0	126	320	229	522	488	507	479	335	553	523	537	470	469	482	523	674	186	175	156	385	233
Filippini	2913	1700	3033	2299	1922	1268	3776	872	908	909	1288	1089	1020	1218	552	625	935	737	724	341	485	0	251	95	349	299	203	300	272	291	290	418	537	449	379	335	536	106	163	211	272	363
Turco-tatari setten.	2486	1386	2302	2163	1448	1167	2989	638	821	710	949	704	627	732	1259	1225	670	728	503	1203	1189	1044	0	271	247	185	391	218	224	346	292	156	166	162	143	148	148	314	384	294	429	339
Cinesi meridionali	2963	1664	2863	1958	2231	1703	3384	847	1092	983	1211	828	541	498	254	105	1074	705	683	381	635	315	1109	0	403	306	298	295	225	321	301	373	368	339	316	350	612	119	164	86	293	234
Baschi	1474	922	1570	1299	1307	392	1965	418	285	246	1249	1153	1481	1063	1831	1726	586	1049	961	1589	1784	1634	903	1675	0	106	55	34	21	50	25	393	321	344	322	348	400	417	503	386	509	406
Lapponi	1904	988	1697	1689	1328	736	1940	459	423	423	857	835	947	769	1400	1300	535	682	657	1205	1463	1058	587	1064	629	0	113	59	71	49	53	279	210	219	223	255	279	344	434	394	274	225
Sardi	2760	1600	2599	2062	1442	619	3275	449	314	329	1562	1483	1558	1327	1214	1307	531	1287	767	1053	1486	1083	1202	1192	261	667	0	61	59	30	35	553	384	481	463	455	592	297	288	202	432	314
Danesi	1708	909	1723	1459	1025	313	1462	293	179	238	828	1136	1176	947	1463	1390	458	680	746	1425	1628	1279	820	1306	184	334	348	0	7	33	14	311	270	260	264	268	359	313	410	358	335	236
Inglesi	2288	1163	1767	1487	1197	273	2373	280	197	236	1023	1219	1244	982	1100	1143	556	896	873	1098	1275	1117	866	1152	119	404	340	21	0	67	10	302	241	265	253	242	342	405	252	187	357	234
Greci	1479	892	1534	1356	1068	429	1735	272	70	129	1055	738	1175	904	1482	1355	406	735	648	1116	1482	1109	794	1095	231	308	190	191	204	0	34	460	356	397	402	396	490	380	452	364	368	273
Italiani	2292	1234	2138	1794	1181	315	2931	261	133	208	1066	1111	1145	936	1446	1382	402	905	737	1411	1599	1136	949	1236	141	339	221	72	51	77	0	366	255	319	314	279	431	379	366	358	269	211
Amerindi centrali	2237	1475	2701	2293	2143	1691	3499	1089	1199	1037	1063	888	658	790	1522	1323	1012	970	649	1675	1731	1527	859	1192	1539	1156	1513	1266	1246	1271	1198	0	166	140	56	31	222	412	480	440	396	256
Eschimesi	3251	2116	2598	2693	2217	1991	3329	940	1234	1225	933	1089	791	843	1595	1417	1216	545	726	1685	1617	1597	796	1304	1637	962	1681	1180	1185	1254	1135	903	0	164	143	197	197	354	459	426	323	309
Na-Denè	2975	2083	3124	2754	2201	1888	3955	1153	1286	1204	1198	1146	921	910	1734	1517	1245	935	912	1856	1821	1867	1115	1379	1776	1220	1888	1305	1375	1483	1373	473	738	0	131	180	259	399	476	423	455	434
Americani setten.	2589	1358	2329	2011	1634	1271	2905	752	968	733	783	1089	721	762	1508	1430	997	774	517	1716	1726	1377	726	1250	1179	897	1346	948	947	1045	954	291	688	472	0	54	148	313	411	366	358	210
Americani merid.	2793	1654	2792	2502	2144	1616	3822	1077	1304	1119	1121	1291	1045	1061	1663	1713	1358	1189	1078	1665	1981	1449	986	1284	1651	1235	1628	1306	1300	1306	1214	159	1072	619	304	0	211	511	443	386	317	247
Ciukci	1902	1374	1767	1997	1646	1259	2547	700	918	807	1136	751	802	936	2232	1934	952	1059	722	2138	1776	1858	505	1854	1190	848	1439	969	904	1053	984	898	472	907	627	1091	0	555	644	548	609	577
Melanesiani	3375	2024	3109	2722	2612	1723	3956	1155	1401	1262	1412	1429	1124	1118	1045	789	1406	1112	1173	742	904	535	1536	597	1834	1427	1470	1428	1550	1534	1575	1724	1803	2109	1758	2198	2025	0	122	129	210	222
Micronesiani	2518	1722	3120	2295	2181	1776	3403	1057	1364	1107	1324	1246	867	1074	1017	682	1689	1090	1159	536	762	462	1461	605	1949	1406	1270	1518	1174	1415	1308	1650	1586	2049	1618	1738	2071	403	0	104	292	223
Polinesiani	2649	1414	2491	1992	1940	1133	3136	927	1142	869	1063	1149	823	890	860	589	1418	969	814	742	849	650	1147	508	1406	1229	1083	1210	991	1096	1215	1312	1415	1627	1288	1444	1575	584	512	0	299	215
Papua	3372	2733	3324	2752	3269	2324	4573	1460	1751	1918	1406	1539	1241	1420	2240	1803	1992	1237	1493	1783	1974	1339	1958	1503	2149	1549	2214	1639	1816	1740	1643	1924	1586	2528	1958	1972	2027	711	981	1478	0	158
Australiani	3272	2131	3557	2694	2705	1988	4287	1176	1546	1408	828	1246	821	850	1699	1314	1565	781	1055	1481	1665	1300	1580	1081	1949	1422	1868	1400	1534	1498	1413	1360	1230	1977	1264	1563	1736	1059	930	1145	974	0

La nostra analisi delle 42 popolazioni presenta, quindi, una percentuale di «buchi» che si può considerare sicura. Probabilmente, per determinare in che misura una matrice di dati incompleta sia «accettabile» sono più importanti la media e la variabilità del numero di geni rappresentati in tutte le coppie di popolazioni; nei casi più critici abbiamo tenuto conto di questa ulteriore informazione. In generale, poiché alcuni geni vengono studiati molto più frequentemente di altri, il numero di geni presenti in entrambe le popolazioni è molto maggiore di quello che si avrebbe se i buchi fossero completamente casuali. Comunque, ogni volta che una popolazione è stata esclusa dall'analisi, si è sempre trattato di quella con il minor numero di geni.

5) L'analisi della F_{ST} di geni (alleli) diversi dimostra che la loro distribuzione generale è abbastanza uniforme, sia a livello mondiale sia nei vari continenti (si veda il par. 2.10). La F_{ST} che misura la variazione genetica mondiale per il campione di geni qui considerato ha una distribuzione molto simile a quella riguardante un campione del tutto indipendente di 100 polimorfismi del DNA, descritto nel paragrafo 2.4.

6) Ogni qual volta fosse importante saggiare la validità dei raggruppamenti ottenuti, o la significatività statistica delle lunghezze dei segmenti, agli alberi filogenetici è stata applicata la tecnica del *bootstrap*. Essa è stata concepita per valutare la variazione statistica dovuta al ricampionamento casuale, nei casi in cui non sia possibile ripetere l'intero esperimento: alcuni geni vengono eliminati casualmente e altri replicati, in modo da mantenere costante il numero totale dei geni a ogni ricampionamento. Il metodo permette, quindi, di valutare l'effetto dei dati mancanti e altri effetti dovuti al campionamento.

Per comprendere le ragioni del nostro modo di trattare i dati mancanti, bisogna ricordare che, quando si misura la distanza tra due popolazioni, si usa sempre un campione di geni. Nel nostro metodo noi usiamo un numero diverso di geni per ogni coppia di popolazioni: tale procedimento è legittimo se il campione di geni non è soggetto a selezioni non casuali ed è numericamente adeguato. La differenza di variabilità dei singoli geni è sufficiente a compensare la perdita di informazioni, inevitabile se non si usano gli stessi geni per tutte le coppie di popolazioni: eliminando geni o popolazioni in modo da poter calcolare le distanze genetiche su una matrice completa, tale perdita sarebbe maggiore. Il ricampionamento casuale dei geni con la tecnica del *bootstrap* genera stime di errore, che includono anche gli errori risultanti dall'incompletezza della matrice. Crediamo, comunque, che tale tecnica non debba essere applicata, in generale, se non su un campione di geni sufficientemente numeroso.

Sono stati calcolati due tipi di distanze genetiche (tab. 2.3.1): la distanza di Nei modificata in modo da tener conto delle frequenze alleliche mancanti e del *bootstrap* («Nei modificata», come descritto nel par. 1.11) e la F_{ST} o coefficiente di coascendenza (entrambe nella formulazione che

Tab. 2.3.1b Distanze genetiche di Nei modificate (× 10 000) tra le 42 popolazioni (triangolo inferiore) e relativi errori standard calcolati mediante l'analisi del *bootstrap* (triangolo superiore).

	BAN	AOR	NIL	AOC	SAN	BER	BAM	IND	IRA	VIC	URA	AIN	GIA	COR	MNK	THA	DRA	MGT	TIB	INS	MAL	FIL	TUN	CIN	BAS	LAP	SAR	DAN	ING	GRE	ITA	AMC	ESC	NAD	AMN	AMS	CIU	MEL	MIC	POL	PAP	AUS
Bantu	0	25	4	8	38	70	32	142	133	106	130	153	134	157	128	193	102	125	106	160	86	164	116	172	62	83	155	95	140	72	159	106	164	157	139	156	66	212	144	144	190	172
Africani orientali	87	0	31	31	29	20	50	55	51	34	68	83	58	76	65	79	45	66	46	78	54	81	57	85	35	40	72	44	61	41	65	56	95	89	65	66	49	98	78	61	114	86
Nilo-sahariani	12	87	0	7	34	72	23	109	102	93	83	103	123	102	127	149	97	83	94	115	81	128	84	125	56	65	124	83	84	70	121	111	100	116	88	105	66	153	144	116	144	131
Africani occidentali	29	90	19	0	38	73	32	117	106	96	69	93	135	93	97	137	91	68	97	86	69	125	89	101	59	71	130	81	82	72	128	113	110	122	87	123	68	164	130	108	133	128
San	121	99	91	108	0	37	58	62	60	47	75	96	81	86	88	87	74	56	70	84	72	87	53	97	61	59	65	58	60	52	60	78	82	81	72	75	53	107	91	71	119	90
Berberi	192	58	175	180	83	0	79	19	14	10	42	72	68	57	67	62	35	50	37	57	52	49	40	65	10	25	18	10	8	12	9	55	64	60	46	50	35	65	65	28	84	67
Bambuti	88	165	61	84	179	193	0	148	137	114	145	167	153	162	127	181	117	127	116	160	97	184	153	176	103	101	169	92	136	97	160	145	160	174	145	167	91	201	159	160	202	181
Indiani	471	177	304	351	180	67	429	0	9	9	27	54	40	38	55	59	34	21	11	61	63	59	29	44	16	18	21	10	12	14	13	47	48	48	37	45	31	50	54	39	68	41
Iraniani	451	167	281	331	175	55	416	31	0	8	36	52	62	50	79	83	38	25	18	76	79	50	44	56	10	23	13	6	11	2	7	60	67	63	58	61	49	60	70	51	72	55
Vicino Oriente	344	116	241	270	121	37	354	47	31	0	40	59	59	53	55	54	18	39	22	50	56	52	36	50	7	20	13	10	9	6	10	52	62	62	45	51	40	63	53	32	81	61
Uralici	307	159	213	179	191	99	325	100	127	114	0	27	25	17	62	69	28	3	21	68	62	55	31	47	45	26	62	31	43	42	51	27	34	37	19	27	39	52	60	51	41	22
Ainu	439	256	271	289	304	191	421	171	174	185	80	0	9	14	61	66	53	6	32	69	75	55	22	41	42	28	63	57	61	28	64	33	44	41	53	53	40	52	61	55	59	39
Giapponesi	476	191	327	428	238	207	405	149	205	202	86	34	0	6	49	55	43	6	12	56	67	69	20	33	63	45	87	61	64	70	75	27	30	33	28	45	37	44	48	42	43	25
Coreani	457	210	269	293	247	164	392	135	170	179	50	57	22	0	51	59	30	4	19	59	58	99	28	34	43	31	66	45	51	47	57	35	38	35	34	40	41	57	57	47	56	23
Mon-Khmer	306	174	277	235	214	178	284	128	177	136	152	154	121	112	0	3	65	43	51	11	9	20	52	5	96	80	80	88	57	93	97	71	77	70	76	73	88	36	38	27	70	43
Thai	589	226	369	389	245	199	472	168	215	185	157	155	123	131	10	0	69	47	56	12	28	35	57	3	94	85	81	90	60	92	104	78	84	75	84	86	87	29	26	22	64	43
Dravidici	323	149	262	305	227	100	344	44	68	56	89	162	144	98	129	153	0	11	8	75	67	43	26	49	23	18	25	17	26	16	18	33	55	40	52	55	30	55	66	58	63	43
Mongoli-Tungusi	259	143	156	145	116	108	221	57	74	93	11	32	20	16	88	87	37	0	7	49	54	29	27	29	38	16	47	27	37	25	41	19	14	17	15	22	40	32	40	39	32	13
Tibetani	324	148	248	309	200	131	302	52	83	82	69	83	38	45	103	113	42	23	0	60	52	34	17	34	29	16	26	25	31	22	29	23	30	33	16	43	25	45	50	43	51	24
Indonesiani	428	215	263	218	211	156	372	169	211	163	153	163	142	137	34	41	199	91	152	0	39	11	56	14	82	73	49	87	51	69	89	82	81	81	84	82	90	24	17	24	59	49
Malesi	228	160	188	181	157	159	190	193	238	181	167	197	176	145	26	58	190	116	138	49	0	18	52	35	79	77	80	85	64	87	93	79	75	74	78	77	71	32	30	30	63	49
Filippini	495	224	319	346	232	143	485	164	169	176	135	160	160	190	56	82	124	70	95	42	54	0	42	14	78	55	46	68	65	51	70	69	90	84	78	64	76	18	21	35	39	55
Turco-tatari setten.	329	195	235	261	174	137	439	99	129	112	95	97	84	102	150	164	93	69	72	164	156	140	0	44	42	30	66	41	44	49	53	26	29	31	21	24	19	51	54	45	64	45
Cinesi meridionali	433	223	293	248	248	175	420	143	182	167	118	111	77	71	26	13	145	63	93	48	79	40	147	0	70	52	53	68	49	55	74	56	58	55	60	55	71	19	25	18	43	32
Baschi	237	125	170	201	160	50	278	77	50	45	150	179	253	179	252	281	89	107	142	222	257	277	126	246	0	20	11	6	4	8	4	58	66	61	55	57	48	80	85	60	82	61
Lapponi	330	141	199	294	177	91	298	92	79	79	104	140	176	135	201	224	78	69	99	183	216	184	84	162	117	0	21	10	13	11	11	50	46	50	47	49	40	61	67	59	45	42
Sardi	492	240	329	358	183	76	486	88	56	60	179	238	292	237	158	236	77	128	112	153	221	175	171	178	43	113	0	14	14	5	10	82	86	94	83	80	71	66	53	46	88	72
Danesi	319	145	223	260	136	43	216	55	33	44	101	186	217	164	221	246	75	70	118	228	267	225	123	219	32	58	61	0	1	6	2	58	60	55	51	54	46	71	81	58	72	54
Inglesi	462	188	236	274	170	38	376	59	40	47	137	227	261	188	159	227	92	99	142	189	213	208	137	196	21	76	65	3	0	11	2	59	63	66	56	58	47	82	52	44	76	59
Greci	214	122	183	201	129	48	237	47	11	20	120	110	197	135	207	225	57	75	90	150	227	168	102	158	37	52	29	29	34	0	5	71	72	72	68	67	62	71	67	50	62	50
Italiani	524	202	311	359	175	43	477	58	27	42	150	212	256	190	218	293	66	101	121	252	275	222	149	227	25	67	43	13	11	13	0	69	69	79	66	68	56	94	80	69	81	63
Amerindi centrali	324	183	300	323	237	175	409	172	186	159	97	118	94	109	175	185	128	83	77	214	217	192	100	157	200	163	212	198	200	176	197	0	35	23	11	4	27	69	75	64	57	35
Eschimesi	651	318	329	475	277	244	465	206	245	254	108	175	148	140	210	248	183	51	105	260	245	256	109	198	281	175	322	215	260	218	264	129	0	30	31	43	24	72	74	73	56	59
Na-Denè	511	307	361	429	269	208	542	221	237	229	122	168	149	143	199	217	178	83	126	270	252	277	148	202	259	200	298	221	255	221	265	59	115	0	24	33	31	78	79	71	78	72
Americani setten.	425	195	264	307	206	139	378	144	173	131	85	174	121	129	194	224	149	76	72	263	254	212	99	188	177	150	211	160	177	157	177	38	110	69	0	11	22	69	75	64	61	36
Americani merid.	573	224	318	442	257	195	521	224	249	221	122	200	195	177	216	273	199	110	148	256	270	227	122	193	260	208	277	236	266	200	260	20	191	94	46	0	29	97	77	70	58	47
Ciukci	190	130	179	199	127	94	227	89	110	99	109	77	91	97	193	189	96	66	73	197	166	202	51	173	130	105	163	109	114	125	126	78	53	90	65	110	0	78	82	65	64	59
Melanesiani	624	285	385	446	337	169	539	232	255	221	144	228	192	178	117	117	209	102	165	104	130	73	202	82	279	237	251	249	305	240	339	232	332	341	298	390	218	0	22	28	38	37
Micronesiani	414	213	347	336	247	168	376	188	231	176	126	179	135	162	107	90	237	95	151	68	97	60	177	78	279	213	189	253	197	192	240	217	249	302	254	280	205	60	0	19	45	34
Polinesiani	462	210	317	326	244	125	440	176	201	155	109	184	138	146	106	86	219	90	122	103	124	95	163	73	220	201	191	206	186	171	234	175	253	265	217	241	185	100	78	0	55	41
Papua	559	359	401	401	375	222	565	267	280	302	128	213	192	199	246	260	255	104	178	234	266	176	231	191	288	214	346	259	314	226	327	249	243	381	284	324	186	106	138	226	0	30
Australiani	553	285	377	410	295	196	503	208	258	236	68	168	124	116	172	179	203	64	133	176	206	157	189	126	265	209	286	234	278	208	277	162	192	266	177	248	156	150	122	173	127	0

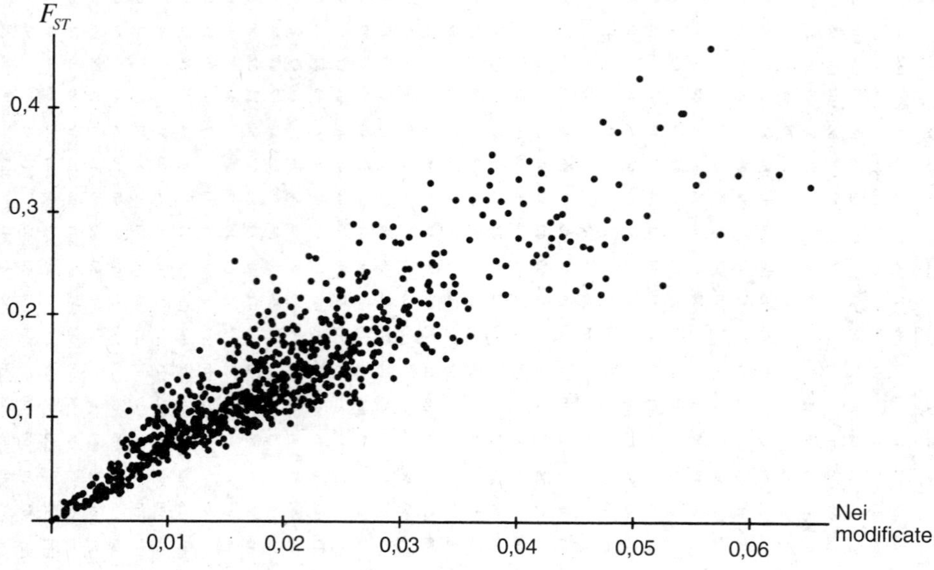

Fig. 2.3.1 Relazione tra le distanze di Nei modificate e le distanze F_{ST}. Calcolate secondo Reynolds e coll. (1983).

tiene conto dell'effetto del campionamento; si veda il par. 1.11). Benché le due distanze siano altamente correlate, la loro relazione non è lineare, soprattutto per i valori più alti (come mostrato nella fig. 2.3.1): alcune simulazioni (Reynolds e coll., 1983) hanno dimostrato che la F_{ST} sembra migliore della distanza di Nei per tempi evolutivi più brevi, soprattutto se il contributo alle distanze di nuove mutazioni non è importante (si veda il par. 1.11). Nel caso della nostra specie il tempo evolutivo totale è breve e quindi, verosimilmente, si sono verificate poche mutazioni nuove; in effetti, la scala dei tempi della nostra applicazione è ridotta rispetto a quella delle applicazioni più frequenti della distanza di Nei (si veda Nei, 1987).

La tabella 2.3.1 riporta gli errori standard relativi alle due distanze, calcolati con il *bootstrap*; con il numero di geni disponibile in questo caso, l'errore standard della distanza F_{ST} è in media il 26,7% della distanza.

2.3.b *L'albero delle quarantadue popolazioni*

Nelle figure 2.3.2a, b sono raffigurati gli alberi filogenetici del mondo basati sulla distanza genetica di Nei modificata e sulla F_{ST}; l'albero ricostruito con le distanze di Nei modificate è già stato pubblicato (Cavalli-Sforza e coll., 1988). Come avviene ogni qual volta si confrontino distanze diverse o metodi diversi per la ricostruzione di alberi filogenetici, i risultati non sono identici ma sussistono alcune discrepanze, che verranno discusse in seguito. Entrambi gli alberi sono stati calcolati con il metodo

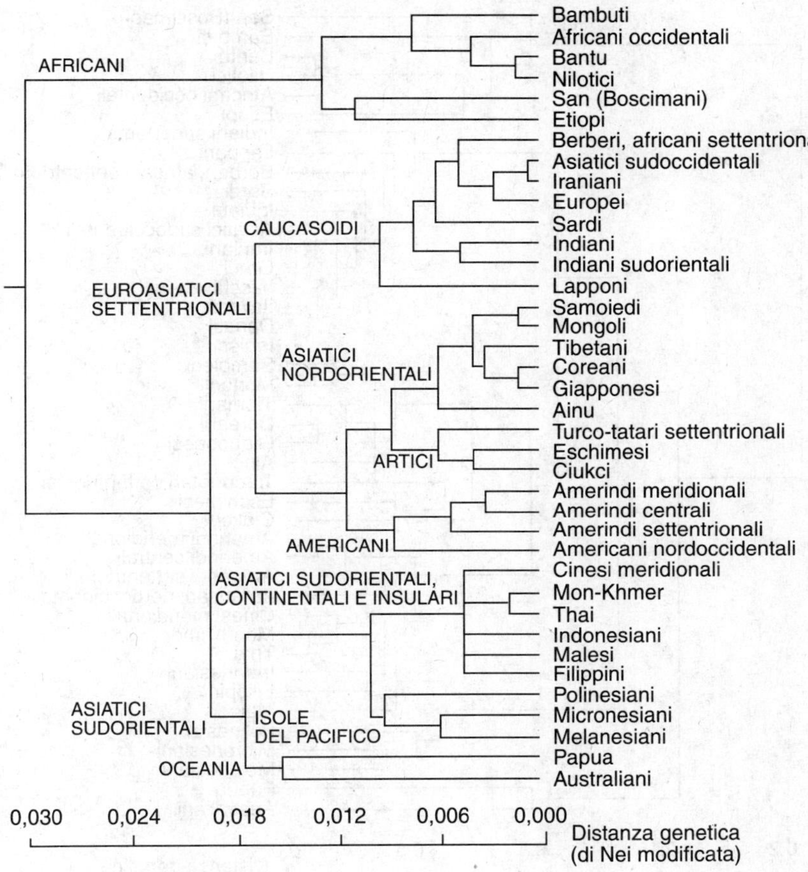

Fig. 2.3.2a Albero filogenetico di 42 popolazioni ricostruito secondo il metodo dell'*average linkage*; negli europei sono state raggruppate 5 popolazioni, come in Cavalli-Sforza e coll. (1988). L'ascissa mostra le distanze genetiche (di Nei modificate) calcolate su 120 frequenze alleliche relative ai seguenti sistemi: *A1A2B0, MNS, RH, P1, LU, KEL, FY, JK, DI, HP, TF, GC, LE, LPA, PEPA, PEPB, PEPC, AG, HLAA* (12 alleli), *HLAB* (17 alleli), *PI, CP, ACP1, PGD, PGM1, MDH1, ADA, PTC, CHE1, SOD1, GPT, PGK1, C3, SE, ESD, GLO1, KM, BF, LDH, CHE2, IGHG1G3* e *PGM2*.

dell'*average linkage*: nessun altro metodo basato su un modello evolutivo specifico per dati di frequenze geniche ricostruirebbe l'albero migliore per 42 popolazioni in un tempo di elaborazione accettabile. Inoltre tale metodo, essendo il più affine a quello della massima verosimiglianza (*maximum likelihood*), permette una ricostruzione dei dati secondo un modello con tassi evolutivi costanti.

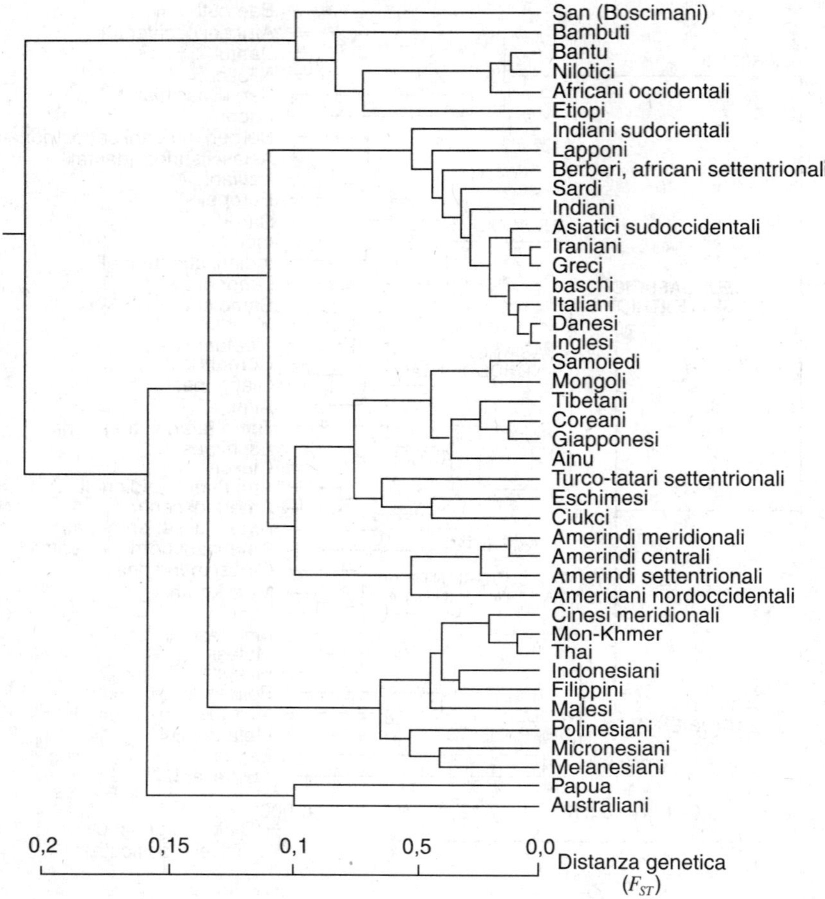

Fig. 2.3.2b Albero filogenetico di 42 popolazioni ricostruito secondo il metodo dell'*average linkage*. L'ascissa mostra le distanze genetiche (F_{ST}) calcolate su 120 frequenze alleliche relative agli stessi sistemi genetici della figura 2.3.2a. Nell'albero della figura 2.3.2a le cinque popolazioni europee sono state riunite, poiché formano un unico raggruppamento, mentre in questo albero sono state tenute separate poiché non si raggruppano.

La prima fissione delle figure 2.3.2a, b separa chiaramente gli africani dai non africani, a eccezione dei Berberi dell'Africa settentrionale, che si uniscono al gruppo dei caucasoidi. La separazione dei Berberi dagli altri africani non desta sorpresa, poiché gli africani settentrionali per lungo tempo sono stati considerati caucasoidi.

I due alberi differiscono solo per un aspetto importante: l'ordine delle fissioni di australiani e Papua rispetto a quelli delle isole del Pacifico, come riassunto negli schemi seguenti.

Albero ottenuto con le distanze di Nei modificate

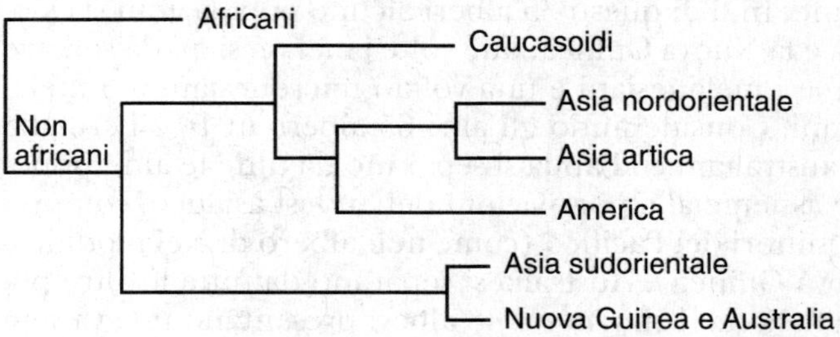

Albero ottenuto con le distanze F_{ST}

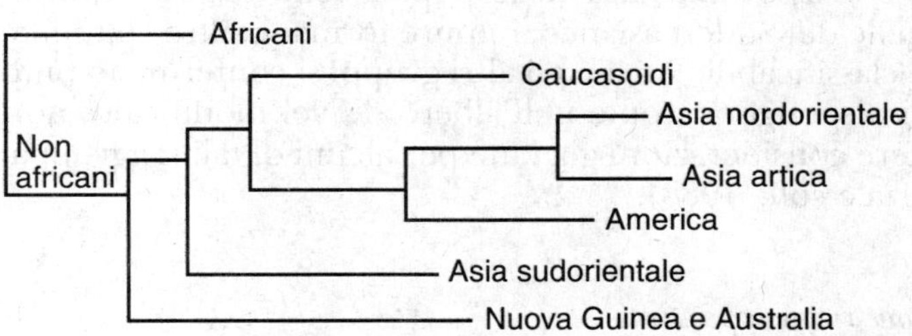

In altre parole, nella figura 2.3.2b il gruppo del Sudest asiatico + le isole del Pacifico si separa prima. Si era già sottolineata questa possibilità quando l'albero ricostruito con le distanze di Nei modificate era stato saggiato con il *bootstrap* (Cavalli-Sforza e coll., 1988): «Di particolare interesse è la seconda biforcazione mostrata nella figura 1, che separa gli euroasiatici settentrionali dagli abitanti del Sudest asiatico. Tale separazione è la più frequente negli alberi del *bootstrap*, ma si presentano spesso anche altre due partizioni alternative: una separa i caucasoidi da tutte le popolazioni asiatiche, oceaniche e americane; la seconda separa la Nuova Guinea e l'Australia da tutte le altre popolazioni non africane». Quest'ultima suddivisione è quella favorita dall'albero F_{ST}.

Riassumendo i risultati dell'albero F_{ST} saggiato con il metodo del *bootstrap*, la prima fissione separa, in 83 dei 100 *bootstrap*, i quattro gruppi africani principali (Bantu, nilo-sahariani, africani orientali e Bambuti), risultato molto simile a quello ottenuto con l'albero di Nei modificato (84 su 100); 56 di questi 83 alberi comprendono tutti e sei i gruppi africani, 2 includono i quattro gruppi principali + i San, 5 i quattro gruppi + gli Etiopi, e 15 solo i quattro gruppi principali. In altri 5 alberi sono raggruppate con gli africani una o due popolazioni diverse: due volte i Berberi, una i Malesi, una i melanesiani e una i melanesiani + gli Indonesiani. Viene così confermata in modo netto la prima fissione tra africani e non africani.

Oltre alla discrepanza tra gli alberi ricostruiti con le distanze di Nei modificate e quelli F_{ST} (e la citata variabilità dei risultati del *bootstrap* a proposito della seconda fissione dell'albero ricostruito con le distanze di Nei modificate), anche altre prove indicano che la seconda fissione è più debole delle altre. Saggiando con il *bootstrap* l'albero F_{ST}, compare 35 volte su 100 la separazione tra il gruppo della Nuova Guinea + Australia e le altre popolazioni non africane. In 6 di questi 35 alberi alcune popolazioni si associano con l'Australia e la Nuova Guinea: due volte i melanesiani da soli, tre volte i micronesiani + i melanesiani e una volta i micronesiani + i melanesiani + i polinesiani. Considerando gli altri 65 alberi, in 10 alberi, alla seconda fissione gli australiani e i Papua si separano da tutte le altre popolazioni non africane assieme alle popolazioni del Sudest asiatico, comprese quelle delle isole minori del Pacifico (come nell'albero di Nei modificato). In 7 alberi, Nuova Guinea e Australia si separano da tutte le altre popolazioni alla prima fissione. I rimanenti 48 alberi presentano una varietà di situazioni diverse, nelle quali Australia e Nuova Guinea spesso non formano una coppia o si associano sia con le popolazioni dell'Asia nordorientale sia con quelle del Sudest asiatico, oppure formano altre combinazioni difficilmente classificabili. Poiché gli altri gruppi si confermano piuttosto compatti e si dispongono come nell'albero di Nei modificato, non c'è motivo di ripetere considerazioni già fatte per alcuni di tali raggruppamenti (Cavalli-Sforza e coll., 1988).

2.3.c *Analisi di nove raggruppamenti*

Per analizzare meglio questi risultati su un insieme di dati più compatto, abbiamo riunito le 42 popolazioni nei nove raggruppamenti che seguono:

africani (subsahariani)
caucasoidi (europei)
caucasoidi (extraeuropei)
orientali settentrionali (escluse le popolazioni artiche)
popolazioni artiche dell'Asia nordorientale
orientali meridionali (Asia sudorientale continentale e insulare)
australiani + Papua
abitanti delle isole minori del Pacifico
americani.

Tutti questi raggruppamenti sono ragionevolmente compatti, come dimostra l'analisi del *bootstrap*, riassunta qui in breve e commentata nei particolari nell'articolo originale (Cavalli-Sforza e coll., 1988).

La figura 2.3.3 mostra l'albero ricostruito dalle distanze F_{ST}; nella tabella 2.3.2 è riportata la relativa matrice delle distanze. La differenza genetica tra due raggruppamenti è indicata dalla loro distanza genetica media, ricavabile dalla posizione del nodo che separa i due raggruppamenti sull'ascissa della figura 2.3.2b: tale distanza si può calcolare anche facendo la media delle distanze di tutte le possibili coppie di popolazioni formate da una popolazione del primo raggruppamento e da una popolazione del secondo. I nove raggruppamenti scelti hanno una diversa omo-

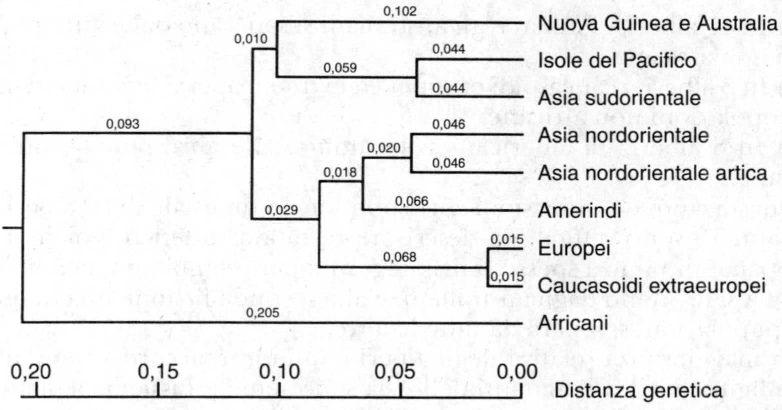

Fig. 2.3.3 Albero riassuntivo ottenuto distribuendo le 42 popolazioni nei nove raggruppamenti elencati nel testo. Sono state utilizzate frequenze alleliche medie per ogni raggruppamento e le distanze genetiche F_{ST}.

geneità genetica; tuttavia noi non siamo interessati a produrre uno schema classificatorio, bensì a ricostruire una storia. Una critica sollevata da Bateman e coll. (1990 *a*) a questo proposito non tiene conto della differenza tra analisi tassonomica e analisi filogenetica: anche se fossimo interessati alla tassonomia, calibrando l'omogeneità dei raggruppamenti di un albero in base alla distanza genetica tra le popolazioni entro i raggruppamenti si produrrebbe ancora una classificazione arbitraria, che dipende inevitabilmente dal campione di popolazioni scelto. Per evitare incomprensioni, a differenza di altri (Bateman e coll., 1990 *a*, *b*) non attribuiamo alcun significato di «razza» ai raggruppamenti degli alberi delle figure 2.3.2 o 2.3.3, per i motivi discussi nel capitolo 1 (Cavalli-Sforza e coll., 1988; Cavalli-Sforza e Piazza, 1990). Abbiamo formato raggruppamenti per ridurre la complessità dei dati, attribuendo loro nomi specifici per semplificare la discussione.

La prima fissione compare ora in 98 dei 100 ricampionamenti del *bootstrap*, dimostrando che il raggruppamento africano originale, anche se include tre valori erratici (San, Bambuti, Etiopi), è in media ben distinto dalle popolazioni non africane. La seconda fissione è molto debole: sorprendentemente, corrisponde più all'albero di Nei modificato che a quello F_{ST}. Un'analisi più particolareggiata della seconda fissione può aiutare a spiegare questo capovolgimento della conclusione precedente. Tra i 98 alberi del *bootstrap* nei quali la prima fissione separa i raggruppamenti africani da quelli non africani, si può osservare una varietà di fissioni che possono essere classificate come segue.

1) In 25 alberi, i Papua + gli australiani + gli abitanti delle isole minori del Pacifico + gli abitanti dell'Asia sudorientale si separano dalle altre popolazioni non africane.

2) In 24 alberi, gli abitanti delle isole minori del Pacifico + gli abitanti dell'Asia sudorientale si separano dalle altre popolazioni non africane.

3) In 15 alberi, i Papua + gli australiani si separano dalle altre popolazioni non africane.

4) In 8 alberi, i caucasoidi europei ed extraeuropei si separano dalle altre popolazioni non africane.

5) In 8 alberi, gli americani si separano dalle altre popolazioni non africane.

Queste cinque suddivisioni corrispondono a un totale di 80 alberi. I rimanenti 18 sono difficili da descrivere in modo sintetico, poiché i raggruppamenti minori spesso si disintegrano: per esempio, in alcuni alberi i Papua si dividono dagli australiani, e alla seconda fissione una di queste due popolazioni si separa da tutte le altre.

La maggioranza relativa degli alberi è quindi in accordo con l'albero della figura 2.3.3. Gli abitanti dell'Asia sudorientale (assieme agli abitanti delle isole del Pacifico) mostrano l'instabilità maggiore, unendosi un numero quasi uguale di volte con i Papua + gli australiani o con altre popolazioni non africane, o separandosi da tutte le altre popolazioni non africane. Le prime tre suddivisioni (rappresentate rispettivamente da 25, 24 e 15 alberi) non hanno frequenze significativamente diverse tra loro ($\chi^2 = 2{,}8$; gdl = 2; $P > 0{,}20$); considerandole tutte e cinque, mostrano invece differenze significative ($\chi^2 = 19{,}2$; gdl = 4; $P < 0{,}05$). Una conclusione prudente potrebbe essere quella di ridurre la seconda fissione a una tricotomia, che separi i tre sottogruppi Nuova Guinea + Australia, Asia sudorientale + isole minori del Pacifico e tutte le altre popolazioni non africane; questo, però, non indicherebbe l'esistenza di una stretta relazione tra gli abitanti del Sudest asiatico e i Papua + gli australiani. In attesa di nuovi dati genetici, l'albero riassuntivo della figura 2.3.3 rimane comunque quello favorito.

Tra le fissioni minori, la tripletta Nuova Guinea + Australia, isole minori del Pacifico e Asia sudorientale si ripete in 29 alberi. Benché tale numero possa sembrare basso, vi sono almeno 39 alberi (più altri, il cui numero è difficilmente calcolabile) nei quali la tripletta non può comparire, poiché i Papua + gli australiani, o gli abitanti dell'Asia sudorientale, si sono separati alla seconda fissione: la percentuale degli alberi con questo nodo ricampionati dal *bootstrap* è quindi maggiore di 29 su 61 (48%). L'instabilità della tripletta Nuova Guinea + Australia, isole minori del Pacifico e Asia sudorientale è dovuta in gran parte all'intrusione degli abitanti dell'Asia nordorientale: questo gruppo di quattro appare 17 volte, soprattutto per la tendenza degli abitanti dell'Asia nordorientale a unirsi a quelli del Sudest asiatico (per un totale di 18 volte). Benché gli abitanti dell'Asia nordorientale si uniscano molto più frequentemente con le popolazioni artiche dell'Asia nordorientale (66 volte), sembra probabile che tra gli abitanti dell'Asia nordorientale e quelli del Sudest asiatico, geograficamente contigui, si sia verificato uno scambio genetico sufficiente a destabilizzare la seconda

Tab. 2.3.2 Matrice delle distanze F_{ST} ($\times$ 10 000) tra i nove raggruppamenti mostrati nella figura 2.3.3 (con i relativi errori standard ottenuti dall'analisi del *bootstrap*).

	AFR	CEE	CEU	ANE	NEA	AME	ASE	PAU
Africani	0,0							
Caucasoidi extraeuropei	1340,0 ± 301	0,0						
Caucasoidi europei	1655,6 ± 416	154,7 ± 29	0,0					
Asiatici nordorientali	1979,1 ± 452	640,4 ± 134	938,2 ± 217	0,0				
Asiatici nordorientali artici	2008,5 ± 387	708,2 ± 160	746,7 ± 210	459,7 ± 98	0,0			
Amerindi	2261,4 ± 434	955,5 ± 204	1038,2 ± 276	746,5 ± 183	577,4 ± 89	0,0		
Asiatici sudorientali	2206,3 ± 529	939,6 ± 262	1240,4 ± 339	630,5 ± 299	1039,4 ± 326	1341,7 ± 418	0,0	
Isole del Pacifico	2505,4 ± 648	953,7 ± 230	1344,7 ± 354	723,8 ± 262	1181,2 ± 331	1740,7 ± 544	436,7 ± 87	0,0
Papua e australiani	2472,0 ± 536	1179,1 ± 189	1345,7 ± 231	734,4 ± 118	1012,5 ± 257	1457,9 ± 283	1237,9 ± 277	808,7 ± 264

fissione. Lo stesso fenomeno sembrerebbe responsabile della frequenza relativamente bassa della tripletta costituita dalle popolazioni artiche dell'Asia nordorientale + gli abitanti dell'Asia nordorientale + gli americani (48 alberi). In un albero di nove popolazioni, il numero possibile di triplette diverse è 84, cosicché in una distribuzione binomiale con una probabilità di 1 su 84, la probabilità di osservare casualmente una certa tripletta 48 volte su 98 è estremamente bassa.

Un elegante metodo elaborato da E. Minch (non pubblicato) conferma in modo chiaro che non è affatto sicuro che i Papua e gli australiani si uniscano effettivamente agli abitanti dell'Asia sudorientale prima della loro unione con le altre popolazioni non africane. La differenza tra l'albero di Nei modificato e quello F_{ST} è dovuta all'instabilità dei risultati attuali, che richiederebbero ulteriori dati e un'analisi più approfondita. Probabilmente, la ragione di questa incertezza è la difficoltà di distinguere gli abitanti dell'Asia sudorientale da quelli dell'Asia nordorientale: la loro contiguità geografica potrebbe essere responsabile di una mescolanza sufficiente a impedire che un albero dicotomico fornisca una rappresentazione del tutto soddisfacente.

In conclusione, è probabile che siano avvenute tra i raggruppamenti mescolanze tali da rendere preferibile una rappresentazione a rete (cioè un albero con interconnessioni tra i rami); comunque, l'albero della figura 2.3.3 è forse il risultato migliore che si possa ottenere con i metodi oggi disponibili, che permettano di ricostruire alberi filogenetici senza interconnessioni. Il metodo con cui è stato ricostruito questo albero, che in primo luogo unisce le popolazioni in gruppi, è molto diverso dal procedimento comune di scegliere una singola popolazione molto ben localizzata per rappresentare una vasta regione, che potrebbe equivalere a uno dei nove gruppi della figura 2.3.3 o a un loro sottogruppo. Tale procedimento (impiegato ad esempio per generare tutti gli alberi rappresentati nelle figure del par. 2.2) è quello adottato praticamente in tutti gli articoli pubblicati di analisi filogenetica umana: questo è, infatti, il modo più facile di raccogliere i dati della letteratura. Tale raccolta «parcellizzata» di campioni di popolazioni permette sicuramente di ottenere alberi più chiari perché, avendo eliminato la maggior parte delle popolazioni intermedie dal punto di vista geografico, è meno probabile che si osservino interconnessioni tra i rami dell'albero; è dubbio, però, se questa maggiore chiarezza sia reale. Se consideriamo che i nove grandi raggruppamenti da noi impiegati rappresentano regioni geograficamente contigue (ma separate da confini naturali che tendono a creare discontinuità), sembra quasi sorprendente che l'albero ottenuto sia ragionevolmente riproducibile nei diversi ricampionamenti del *bootstrap*.

L'analisi del *bootstrap* è stata anche usata per stimare gli errori standard delle distanze F_{ST}: la figura 2.3.4 mostra la correlazione tra le distanze F_{ST} e i relativi errori standard.

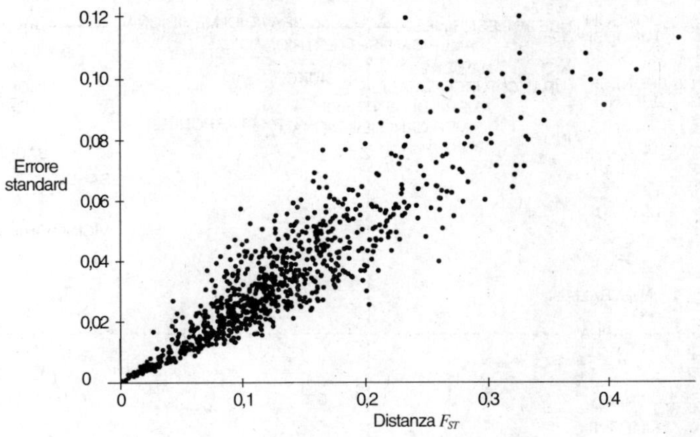

Fig. 2.3.4 In ascissa: distanze F_{ST} tra le 42 popolazioni della tabella 2.3.1. In ordinata: errori standard delle distanze, stimati mediante 100 ricampionamenti con la tecnica del *bootstrap*.

2.3.d *Analisi delle coordinate principali*

Abbiamo esaminato le 42 popolazioni anche con l'analisi delle CP. Le prime due CP riassumono rispettivamente il 27% e il 16% della variabilità totale; la rappresentazione relativa è riportata nella figura 2.3.5. Gli africani si raggruppano chiaramente nel quadrante in basso a destra, e tutti i caucasoidi nel quadrante in alto a destra; i Berberi sono nel mezzo, ma più vicini ai caucasoidi. L'angolo in basso a sinistra è occupato dagli abitanti dell'Asia sudorientale e da quelli delle isole minori del Pacifico, mentre nell'angolo in alto a sinistra vi sono gli abitanti dell'Asia nordorientale, le popolazioni artiche nordorientali e gli americani; tra i gruppi dell'Asia nordorientale e sudorientale vi è la coppia Nuova Guinea + Australia, un po' più vicina alle popolazioni dell'Asia sudorientale. Il diagramma delle componenti principali riassume chiaramente le conclusioni raggiunte mediante l'analisi degli alberi filogenetici, anche se la prima CP non riproduce esattamente la prima fissione dell'albero: infatti unisce africani e caucasoidi, come nei vecchi alberi discussi nel paragrafo 2.2. In teoria, la corrispondenza tra la prima CP e la prima separazione dell'albero può confondersi se il numero delle popolazioni separate dalla fissione è molto diverso; nel nostro caso ciò è vero, poiché vi sono da una parte 6 popolazioni dell'Africa subsahariana, dall'altra 36 non africane. Inoltre vi è una deviazione dalle condizioni di una buona *treeness* (si veda il par. 1.12), cioè si è verificata, verosimilmente, una mescolanza parziale tra i gruppi coinvolti nella prima fissione, che contribuisce ad alterare la corrispondenza tra i diagrammi delle CP e gli alberi. La separazione tra le popolazioni dell'Africa subsahariana e i caucasoidi è messa chiaramente in evidenza dalla seconda CP, che separa anche le popolazioni orientali settentrionali da quelle meridionali.

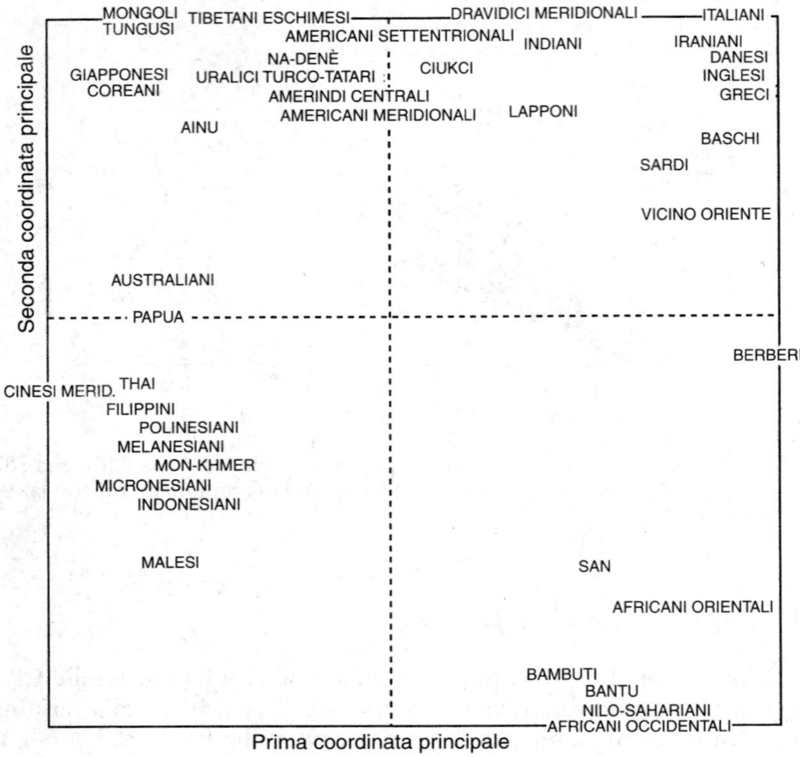

Fig. 2.3.5 Mappa delle componenti principali relativa alle 42 popolazioni.

2.3.e *Differenze tra marcatori genetici*

Ritorniamo ora al problema se l'uso dei gruppi sanguigni, che hanno dominato l'analisi dei primi alberi descritti nel paragrafo 2.2, favorisca erroneamente la separazione degli africani e dei caucasoidi dalle popolazioni rimanenti. In questo studio, il numero di dati (in valore assoluto) relativi a gruppi sanguigni è maggiore rispetto a quello delle nostre ricerche precedenti, ma anche l'equilibrio tra numero di gruppi sanguigni, HLA, proteine ed enzimi è migliore. Si è affrontato il problema a livello dei singoli alleli, calcolando per ciascun allele due parametri, T_1 e T_2, per ciascuna delle due separazioni: T_1 confronta gli africani + i caucasoidi con le popolazioni rimanenti, T_2 i soli africani con le popolazioni del resto del mondo. I valori di T_1 e T_2 sono le differenze tra le frequenze geniche medie dei raggruppamenti che compaiono nei due confronti, divise per le deviazioni standard tra le popolazioni all'interno dei due gruppi. Sono risultati informativi, cioè con un numero non trascurabile di popolazioni in entrambi i confronti, 108 alleli. La differenza T tra i valori assoluti di T_1 e T_2,

Tab. 2.3.3 Numero di marcatori polimorfici (raggruppati secondo il tipo di polimorfismo) che favoriscono la separazione di africani e caucasoidi da tutte le altre popolazioni (valori di T negativi) o la separazione degli africani da tutte le altre popolazioni (valori di T positivi).

Tipo di polimorfismo genetico	Numero di valori di T +	–	Totale
Gruppi sanguigni	18	19	37
HLA	17	12	29
GM	2	5	7
Proteine	3	12	15
Enzimi	10	10	20
Totale	50	58	108

Il χ_2 di questa tabella 2 x 5 è 7,02 con 4 gradi di libertà e non mostra un'eterogeneità significativa.

se positiva, è a favore della separazione del primo tipo (africani + caucasoidi dalle popolazioni rimanenti); se negativa, è a favore dell'altra separazione (africani dalle popolazioni rimanenti). I risultati ottenuti classificando i polimorfismi genetici in cinque tipi sono riportati nella tabella 2.3.3.

Poiché i valori di T seguono una distribuzione normale, è appropriato l'uso del test del t di Student per saggiare la differenza di T da zero: il risultato è $t = -2{,}06$ con 107 gradi di libertà, significativo con $P = 0{,}05$. Benché i risultati complessivi favoriscano la separazione delle popolazioni africane da quelle non africane, solo i geni codificanti le proteine mostrano una deviazione significativa dall'uguaglianza. I risultati precedenti (par. 2.2), in favore della separazione degli africani + gli europei dalle altre popolazioni, probabilmente sono dovuti a un numero insufficiente di geni, piuttosto che alla tendenza dei diversi tipi di marcatori a dare risultati diversi.

2.3.f *Breve riassunto*

La conclusione più rilevante di questo paragrafo è che la maggiore differenza genetica all'interno della specie umana si osserva tra le popolazioni africane e quelle non africane. Tuttavia, per inferire che questa sia stata la prima separazione della nostra specie bisogna supporre un tasso di evoluzione costante – assunto impossibile da verificare in modo rigoroso con prove esclusivamente interne (questo problema verrà discusso nel par. 2.5, che tratta dei confronti fra i dati archeologici e quelli genetici). Benché i raggruppamenti ottenuti siano piuttosto compatti, sussistono indizi che alcune popolazioni potrebbero aver ricevuto contributi genetici da altri gruppi etnici (come vedremo in modo dettagliato nei capp. 3-6). Le fissioni successive alla prima sono meno definite: è probabile che l'incertezza riguardante la seconda fissione sia dovuta alle correlazioni tra gli abitanti dell'Asia nordorientale e quelli dell'Asia sudorientale. Sia nell'albero ricostruito dalle distanze di Nei modificate sia in quello F_{ST}, riguardanti i nove raggruppamenti maggiori, le popolazioni della Nuova Guinea, dell'Australia e dell'Asia sudorientale si separano da tutte le altre popolazioni non africane; l'albero F_{ST} ricostruito con le 42 popolazioni divide invece gli australiani e i Papua da tutte le altre popolazioni non africane, mentre l'Asia sudorientale si separa nella fissione successiva; l'analisi del *bootstrap* risulta leggermente a favore della prima soluzione. Il raggruppamento formato da caucasoidi, orientali settentrionali e Amerindi risulta ragionevolmente compatto in tutte le analisi. Le eventuali incertezze riguardano piuttosto il grado di somiglianza tra gli abitanti dell'Asia sudorientale e gli australiani + i Papua: molto probabilmente la prima migrazione verso l'Australia e la Nuova Guinea mosse dall'Asia sudorientale: qui rimasero gli antenati di questi emigranti, in numero sufficiente a far sì che la loro somiglianza genetica sia ancora riconoscibile, anche se complicata da contatti successivi tra le popolazioni dell'Asia nordorientale e sudorientale. Per avere una risposta più precisa sarebbero necessari dati su un numero maggiore di popolazioni e soprattutto di geni, oltre a nuovi metodi di analisi e fonti di informazione indipendenti.

2.4 ANALISI DEI DATI DEL DNA

2.4.a *Caratterizzazione del DNA mitocondriale mediante l'analisi di restrizione*

I primi polimorfismi del DNA esaminati nella specie umana con lo scopo di studiarne l'evoluzione sono stati caratterizzati nel DNA mitocondriale (mtDNA). I mitocondri sono organelli in grado di autoriprodursi, contenuti in tutte le cellule degli organismi superiori (gli eucarioti, dai funghi ai mammiferi), di solito presenti in molte copie per ciascuna cellula (fino a più di 10000); benché presenti in entrambi i sessi, vengono trasmessi soltanto dalla madre. I mitocondri sono responsabili del tipo di respirazione cellulare che produce la maggior parte dell'energia utilizzata dalla cellula; sono determinati geneticamente in parte dal DNA in essi contenuto, indipendente dai geni nucleari (*DNA mitocondriale* o *mtDNA*), e in parte dai geni nucleari. Il DNA mitocondriale umano, sequenziato completamente nel 1981 (Anderson e coll., 1981), è una molecola circolare chiusa di 16569 nucleotidi, circa 200000 volte più corta del DNA contenuto nel nucleo.

Il metodo più generale di analisi del DNA, la determinazione della sequenza di interi segmenti, è stato applicato solo recentemente allo studio della variabilità individuale (si veda il par. 2.4.c); tutti i lavori di genetica riguardanti la variabilità dell'mtDNA pubblicati prima del 1989 sono basati sull'analisi elettroforetica dei polimorfismi di lunghezza dei frammenti di restrizione (gli RFLP, par. 1.3) mediante uno dei due metodi seguenti.

1) Il metodo più comune per mettere in evidenza i frammenti di DNA dopo il taglio con enzimi di restrizione è conosciuto come *Southern blotting* (per una descrizione della tecnica applicata ad analisi evoluzionisti-

che mediante l'mtDNA, si vedano Denaro e coll., 1981; Johnson e coll., 1983).

2) Con una tecnica alternativa, chiamata *marcatura terminale* (*end-labeling*), si ottiene una risoluzione migliore, poiché essa permette di visualizzare anche i frammenti di DNA molto corti, che di solito sfuggono all'analisi con il *Southern blotting*. Si può applicare tale tecnica solo se è disponibile una quantità di mtDNA abbastanza consistente, come quella che di solito si può ottenere dalle placente. La marcatura terminale (Brown, 1980) è stata adottata nei primi lavori del gruppo di Wilson (Brown, 1983; Cann e coll., 1987; Stoneking e coll., 1990).

Dai primi studi di cinque popolazioni umane basati sull'analisi degli RFLP mediante *Southern blotting* (Denaro e coll., 1981; Johnson e coll., 1983) risultava una differenza notevole tra due gruppi africani – i Boscimani (Khoisan) e i Bantu – e le altre popolazioni – i caucasoidi, i Cinesi e gli Amerindi. In realtà i Bantu erano intermedi tra i Khoisan e gli altri gruppi, più vicini a questi ultimi che ai Khoisan; apparentemente, questo risultato indicherebbe che la prima fissione ebbe luogo tra i Khoisan e il resto del mondo (fig. 2.4.1a). Ma in quel momento la conclusione sembrava contrastare con altre fonti di informazione; con un numero di polimorfismi così limitato, lo studio era statisticamente troppo debole per poter sostenere un cambiamento di orizzonti tanto radicale.

Al contrario, ricostruendo la storia delle mutazioni che hanno determinato il passaggio da un tipo di mtDNA all'altro, si è ottenuto un quadro del tutto diverso, più simile a quello derivato in precedenza con i polimorfismi classici. Il tipo di gran lunga più frequente era asiatico; da questo sembravano derivare tutti gli altri tipi trovati altrove. In seguito, un gran numero di ricercatori ha esteso l'analisi con il *Southern blotting* ad al-

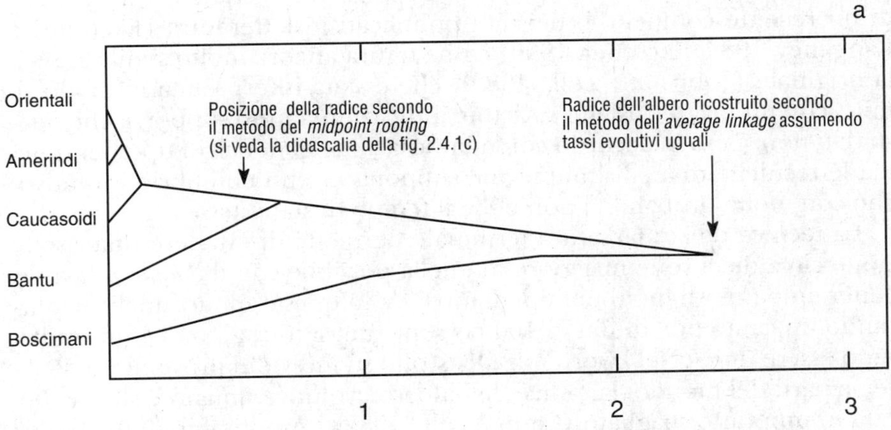

Fig. 2.4.1a Uno dei primi alberi filogenetici, relativo a cinque popolazioni umane o loro raggruppamenti (orientali, Amerindi, caucasoidi, Bantu e Boscimani), ricostruito utilizzando i polimorfismi dell'mtDNA analizzati mediante *Southern blotting*. In ascissa vi è il numero di mutazioni che danno luogo a sostituzioni nucleotidiche. Da Johnson e coll. (1983).

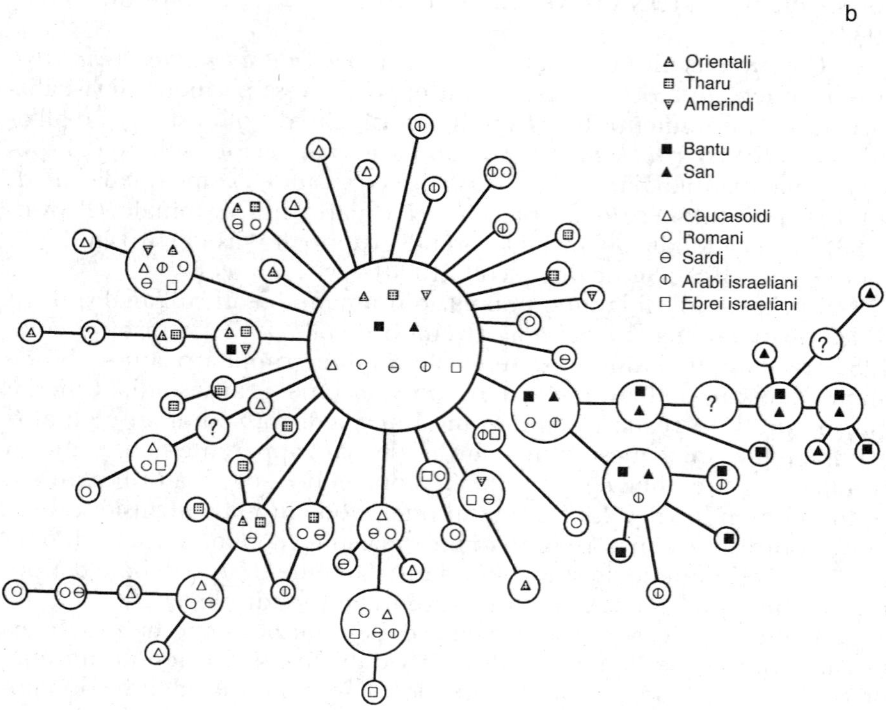

Fig. 2.4.1b Una rappresentazione grafica della variabilità dell'mtDNA, analizzato mediante *Southern blotting*. Da Excoffier e Langaney (1989).

cuni altri polimorfismi e a molte altre popolazioni. Il risultato (fig. 2.4.1b) di un recente compendio dei dati pubblicati in letteratura (Excoffier e Langaney, 1989; Excoffier, 1990) è una figura ancora molto simile a quella originale (Johnson e coll., 1983), che è stata interpretata in modo simile, con un'origine asiatica. Alcune indicazioni fanno supporre che questi dati non siano in accordo con una variazione genetica di tipo neutrale, ma le tecniche di analisi impiegate suppongono un equilibrio evolutivo, che con molta probabilità non ebbe il tempo di stabilirsi.

La tecnica della marcatura terminale permette di ottenere una risoluzione circa dieci volte maggiore di quella possibile con il *Southern blotting*, generando quindi molti più tipi di mtDNA: in questo modo, anche analizzando un campione di più di 100 persone, quasi tutti gli individui risultavano essere unici. Nel lavoro iniziale, svolto su individui provenienti da diverse parti del mondo, la radice dell'albero evolutivo umano è stata collocata in un punto sbagliato (Cann e coll., 1982): responsabili di questo errore iniziale erano forse alcune delezioni scoperte in seguito (Cann e Wilson, 1983). Fino ad oggi, il più importante insieme di dati analizzato con questa tecnica nel laboratorio di Allan Wilson (Cann e coll., 1987; Stoneking e Cann, 1989) comprende 148 individui provenienti da cinque regioni geografiche, con 134 tipi di mtDNA. La figura 2.4.1c mostra un albe-

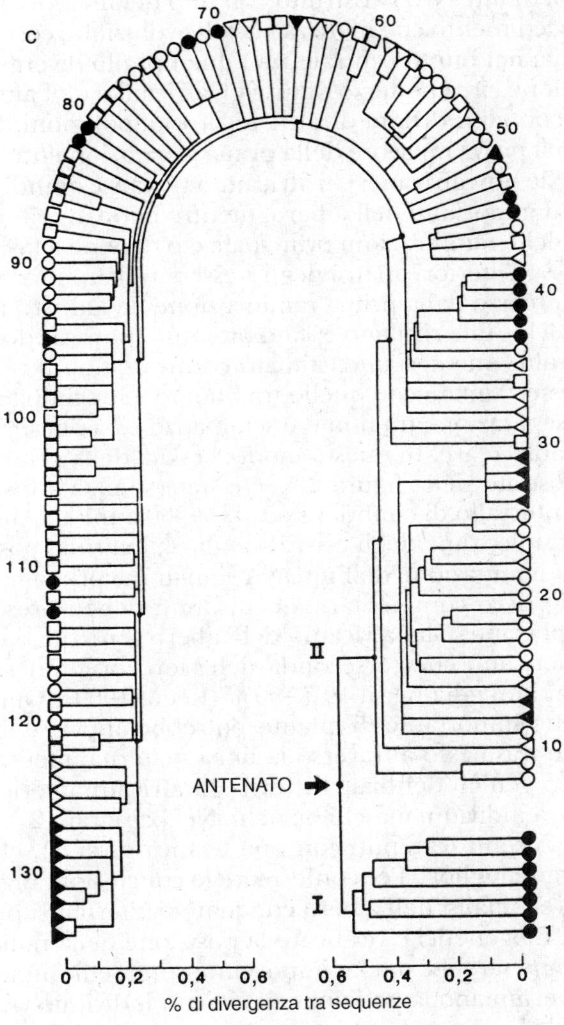

Fig. 2.4.1c Genealogia di 134 aplotipi di mtDNA identificati in 148 individui provenienti da cinque diverse regioni geografiche. Da Stoneking e coll. (1989, p. 18, fig. 2.1). Questo albero, che consiste in due ramificazioni principali (indicate da I e II), è stato ricostruito dalle mappe di restrizione di circa 370 siti di taglio dell'mtDNA, come descritto in Cann e coll. (1987). Mediante il programma PAUP (Swofford, 1985), dai tipi di mtDNA è stata ricostruita una rete di ramificazioni che rende minimo il numero totale di mutazioni; tale rete è stata convertita in una genealogia collocando l'antenato comune nel punto centrale del segmento più lungo che collega due tipi di mtDNA (metodo chiamato del *midpoint rooting*). Gli ipotetici nodi ancestrali degli attuali tipi di mtDNA sono stati poi collocati in modo approssimativo in base a quanto divergono le sequenze, cioè stimando divergenze medie tra coppie di tipi di mtDNA dalla mappa di restrizione mediante il metodo di Nei e Tajima (1983). *Cerchi pieni*, Africa; *cerchi vuoti*, Asia; *triangoli vuoti*, Australia; *triangoli pieni*, Nuova Guinea; *quadrati vuoti*, Europa.

ro di tutti i tipi di mtDNA, ricostruito con uno dei metodi di massima parsimonia – procedimento che ipotizza tassi di evoluzione costanti. La radice è stata collocata nel punto centrale tra i due tipi più divergenti: separa in una ramificazione circa un terzo di tutti gli africani e nell'altra gli altri africani insieme con gli individui di tutte le altre popolazioni. Questa è stata considerata una prova in favore della prima separazione tra le popolazioni africane e quelle non africane. Gli africani si trovano, quindi, in tutte le ramificazioni più importanti dell'albero, mentre i non africani sono presenti solo in una delle ramificazioni principali: ciò depone a favore dell'ipotesi «*out of Africa*». Ulteriori analisi degli stessi dati hanno fornito una stima del tempo intercorso dalla prima ramificazione dell'albero rappresentato nella figura 2.4.1c. Tale risultato è stato ottenuto ipotizzando per l'mtDNA un tasso di evoluzione costante, stimato confrontando il tempo di divergenza tra gli esseri umani con quello tra l'uomo e lo scimpanzé: una stima del tempo di separazione tra uomo e scimpanzé è basata su altre informazioni di tipo molecolare. In questo modo, la data della prima separazione dell'albero mostrato nella figura 2.4.1c è stata stimata attorno ai 200 000 anni, con un intervallo di confidenza di 150÷300 anni: tale misura di errore non si basa sulle stime degli errori standard, ma sulla possibile fluttuazione dei tassi di mutazione dell'mtDNA stimati nei primati.

È necessario però commentare alcuni punti deboli presenti in questi dati molto importanti. Gli «africani» dell'albero sono quasi esclusivamente africani americani, che (a seconda della loro origine) sono mescolati con i bianchi in media per il 10%÷50% (Reed, 1969). Questa limitazione è forse meno importante di quanto potrebbe apparire, dal momento che l'mtDNA è trasmesso attraverso la linea materna, mentre la maggior parte del flusso genico dei bianchi verso gli africani americani è dovuto probabilmente a individui maschi bianchi. Nel paragrafo 2.4.b saranno discussi dati più recenti (ottenuti con una tecnica diversa), che includono campioni africani migliori. Per confermare le conclusioni raggiunte sarebbe utile ripetere l'analisi dell'albero con metodi alternativi per la ricostruzione di alberi filogenetici e verificare la posizione della radice con il metodo del *bootstrap*; sarebbe anche importante stimare il numero delle mutazioni che determinano la posizione di ciascun individuo vivente rispetto alla radice dell'albero, verificando se tale numero è ragionevolmente costante. L'analisi di 134 tipi di mtDNA con il metodo della massima parsimonia (un lavoro faticoso) non garantisce di trovare l'albero con il numero minimo di mutazioni, o un albero a esso vicino. Un ulteriore punto debole riguarda la stima dell'intervallo di fiducia relativo alla data di 200 000 anni: non sono state chiarite a sufficienza le basi per la stima di questo intervallo. Tale data dipende dalla validità di un'altra data, quella della separazione tra lo scimpanzé e l'uomo, stimata attorno a 5÷7 milioni di anni fa, in base a risultati di tipo molecolare ottenuti con metodi di immunologia delle proteine (Wilson e Sarich, 1969; Sibley e Ahlquist, 1984).

Chiarire questi punti significherebbe certamente rendere più attendibile l'analisi dell'mtDNA, che è di considerevole interesse dal momento che fornisce una data genetica per l'evoluzione umana indipendente da datazioni in precedenza ottenute con altri metodi. Un elenco delle stime esistenti, fornito da Weiss (1988), mostra che esse, pur variando molto, tendono in genere a essere inferiori. Non si possono confrontare direttamente le conclusioni ottenute dall'analisi dell'mtDNA con quelle dei geni nucleari, poiché si riferiscono a eventi diversi: in linea di principio, anche il luogo di origine dei geni nucleari e di quelli mitocondriali potrebbe risultare diverso. Completando l'analisi con marcatori del cromosoma Y (oggi disponibili) si avrebbero informazioni relative alla linea di trasmissione paterna, la quale costituisce la metà mancante del quadro (si veda il par. 2.4.c).

Poiché vi sono stati, fra i commentatori di questi risultati, molti malintesi riguardo al loro esatto significato, esamineremo qui di seguito tre punti.

1) Non solo il profano, ma anche qualche illustre collega ha frainteso il fatto che con un procedimento di ricostruzione induttiva si sia risaliti a una donna, vissuta 200 000 anni fa, portatrice di un tipo di mtDNA precursore di tutti i tipi osservabili oggi nelle popolazioni umane: ciò è stato interpretato come la prova che 200 000 anni fa sarebbe vissuta un'unica donna dalla quale sarebbero discesi tutti gli esseri umani viventi. Responsabile di questa confusione è stato probabilmente l'ampio uso, soprattutto nelle riviste a larga diffusione, del nome «Eva» per indicare il primo antenato di tutti i mitocondri presenti nelle popolazioni moderne. Le prime critiche all'uso del nome Eva (Wainscoat, 1987) erano corrette: i risultati dell'mtDNA non forniscono alcuna prova che le popolazioni umane siano passate attraverso un collo di bottiglia nel quale fossero rimaste una, o poche donne.

È forse necessario approfondire tale considerazione, poiché non tutti sembrano averla compresa appieno osservando gli alberi relativi alle mutazioni dell'mtDNA (come quello della fig. 2.4.1c). Purtroppo, sia i problemi legati alla genealogia di un dato gene e delle sue mutazioni, sia i nuovi sviluppi matematici cui hanno dato origine (la teoria della *coalescenza*; Kingman, 1982 *a, b*) sono complicati da trattare. A differenza dei geni nucleari (eccetto quelli del cromosoma Y), trasmessi da entrambi i genitori, l'mtDNA è trasmesso da un solo genitore, la madre. In questo tipo di trasmissione, chiamato *unilineare*, l'mtDNA di tutti i figli è identico a quello della loro madre (salvo mutazioni), non ricevendo alcun contributo dal padre; possiamo così limitarci a considerare soltanto le donne. Inoltre, poiché i mitocondri derivano da un solo genitore, non può avvenire la ricombinazione classica, come nel caso dei geni nucleari, in cui al momento della produzione di spermi e uova si ha uno scambio di segmenti tra il cromosoma paterno e quello materno.

La trasmissione unilineare possiede una caratteristica spesso fraintesa: in un dato momento, in una popolazione si possono identificare molti tipi diversi tra loro a causa delle mutazioni originatesi nei loro antenati. Se si ricostruisce la loro genealogia, si trova sempre un unico antenato comune (una donna, nel caso dell'mtDNA), vissuto molte generazioni prima. Ciò non significa che in quel momento la popolazione fosse costituita da una sola donna, ma che tutti gli altri tipi mitocondriali, appartenenti alle donne allora viventi, si sono estinti. Per capire in modo semplice come ciò possa accadere, denotiamo con le lettere

$$A, B, C, D, E, F, G, H, J, K$$

tutti i diversi tipi mitocondriali (sequenze di DNA) esistenti in una certa generazione: alcuni di essi saranno rappresentati da una donna, altri da due, da tre, ecc. Può capitare che una certa frazione di donne non abbia prole: se una donna, portatrice di un tipo mitocondriale (ad esempio *A*) non presente in altre donne, non ha figli, nella successiva generazione quel tipo andrà perduto. Inoltre possono verificarsi mutazioni: ad esempio, in seguito a una mutazione uno dei 16569 nucleotidi che costituiscono la sequenza del DNA di *E* potrebbe essere sostituito da un altro; ma poiché tutto il resto della sequenza del tipo mutante (che chiameremo E_1) è identica a quella di *E*, si può riconoscere la relazione esistente tra *E* ed E_1. Se ci fossero molte donne *E*, tutte con figli, e uno dei figli fosse portatore della mutazione E_1, i tipi di mtDNA presenti nella generazione successiva potrebbero essere

$$B, C, D, E, E_1, F, G, H, J, K.$$

Sono sopravvissuti solo 9 dei 10 tipi originari, ma la mutazione ha generato un nuovo tipo. Il processo si ripeterà a ogni generazione: mentre alcuni dei tipi originari si perderanno, compariranno nuovi tipi generati dalla mutazione (una seconda mutazione in E_1 genera un nuovo tipo E_2, ecc.). Si noti che, in assenza di mutazioni, la deriva genetica determinerebbe alla fine la presenza di un solo tipo mitocondriale nella popolazione, indipendentemente dal numero di individui che la compongono. La mutazione genera continuamente nuovi tipi; quindi, se in un dato periodo il numero totale di individui in una popolazione rimane costante, vi sarà un numero costante di tipi mitocondriali diversi. Questa condizione è chiamata *equilibrio* tra l'estinzione casuale dei vecchi tipi, dovuta alla deriva genetica, e la generazione di nuovi tipi per mutazione.

Il processo andrà avanti; con il passare del tempo, la popolazione continuerà a perdere un numero sempre maggiore di tipi mitocondriali vecchi, mentre nasceranno nuovi mutanti. Uno dei risultati, in un certo momento, potrebbe essere una popolazione con

$$B, B_2, E_1, E_3, K_2, K_3, K_5$$

nella quale sono sopravvissuti i discendenti di tre soli tipi (*B, E, K*) dei dieci originari. Ci si attende che, in ciascuna generazione, una certa proporzione di tali tipi rimanga senza discendenti. Se questo processo continuerà abbastanza a lungo, la probabilità che tutti gli individui presenti derivino da un solo tipo ancestrale aumenterà, avvicinandosi sempre più all'unità – cioè alla certezza. Ricostruendo la genealogia dell'mtDNA, è possibile identificare l'unico antenato di un insieme di marcatori trasmessi in modo unilineare; ovviamente, però, i discendenti del tipo originario saranno diversi tra loro, a causa delle nuove mutazioni accumulate nel tempo. Quindi, benché tutti gli mtDNA esistenti oggi si possano riferire a un solo antenato comune, ciò non prova che la popolazione umana abbia trascorso un periodo in cui fosse esistita una sola donna in grado di riprodursi. Lo stesso discorso vale per il cromosoma Y, la maggior parte del quale, analogamente unica (non rappresentata sul cromosoma X), viene trasmessa in modo unilineare, a meno di eventi rari come la ricombinazione «illegittima» con altri cromosomi.

2) A volte il numero di tipi mitocondriali diversi che si possono osservare in una popolazione è stato usato per indicare il numero minimo di fondatori di quella popolazione (ad esempio, per gli indiani americani, si veda Shurr e coll., 1990). Soprattutto nel caso dell'America (ma anche per tutti i luoghi dove è stata presente una forte deriva genetica) un'analisi basata soltanto su alcune tribù fornisce informazioni insufficienti, a questo riguardo. La regola generale secondo la quale il numero minimo di fondatori equivale al numero minimo di tipi mitocondriali osservati è corretta; tuttavia, essendo tale numero una funzione diretta della lunghezza del frammento di DNA considerato e del numero di individui studiati, è molto probabile che rappresenti una grossolana sottostima del reale numero dei fondatori. Infatti i dati raccolti finora sono basati sull'esame di una frazione molto piccola dell'mtDNA totale; inoltre, l'analisi è limitata a una o poche popolazioni per continente o vasta regione, e ciò è probabile causa di ulteriori sottostime. Nel lavoro di Johnson e coll. (1983), in una tribù venezuelana è stato osservato un solo tipo mitocondriale (variazione uguale a zero); bisognerebbe allora concluderne che sia stata fondata da una sola donna?

3) La confusione tra l'età di un aplotipo ancestrale e la data reale della fissione delle popolazioni (si veda la fig. 2.4.2) ha fatto sì che spesso venisse fraintesa la «data di nascita di Eva», 200 000 anni fa. Questa data non rappresenta affatto un evento nella storia delle *popolazioni* umane, ma soltanto in quella delle mutazioni che hanno portato agli aplotipi oggi osservabili. Essa stabilisce soltanto un limite superiore nella storia delle separazioni tra le popolazioni umane, senza però dare informazioni sulla quantità di tempo intercorsa fino alla fissione tra africani e non africani. I dati archeologici indicano che tale fissione potrebbe essersi verificata almeno 100 000 anni dopo la nascita del più antico antenato mitocondriale i cui discendenti sopravvivono oggi: ciò è ancora ragionevolmente in accordo con i dati relativi all'mtDNA. Tuttavia al momento non esistono metodi teorici che permettano di valutare tale concordanza in modo quantitativo; dal punto di vista qualitativo è chiaro, però, che la data della separazione tra le popolazioni africane e quelle non africane debba essere *successiva* a quella di origine dei tipi mitocondriali comuni a tutti i gruppi umani. Nel paragrafo 2.5 mostreremo che la data della fissione tra le popolazioni umane stimata in base alle distanze genetiche ottenute dai marcatori nucleari concorda approssimativamente con i 100 000 anni di separazione tra le popolazioni africane e quelle non africane. La data mitocondriale è in accordo, perciò, dal punto di vista qualitativo, con le stime derivate dall'archeologia e confermate dalla genetica.

La data di 200 000 anni, relativa all'mtDNA ancestrale delle popolazioni umane moderne, è di grande aiuto nella distinzione tra l'ipotesi multiregionale e quella della sostituzione rapida (fig. 2.1.3): essa, infatti, fornisce un estremo superiore all'origine comune del genoma dell'u.a.m.

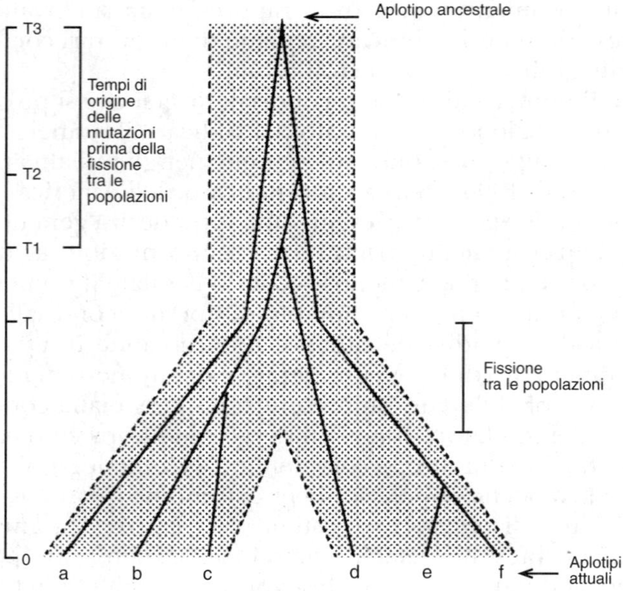

Fig. 2.4.2 Confronto tra la data di origine dei primi tipi di mtDNA e quella in cui avviene la separazione di due popolazioni: la seconda non è mai anteriore. Da Nei (1987, p. 277, fig. 10.4).

(Stoneking e Cann, 1989), che risulta molto più recente di quanto affermano i fautori dell'ipotesi multiregionale. A un primo esame, ciò basterebbe per scartare tale ipotesi nella sua formulazione più restrittiva, che non prevede alcun flusso genico. È ancora da determinare, in base ai risultati disponibili e al numero di individui analizzati, il flusso genico ipotizzabile, ma comunque è probabile che esso non sia elevato. L'unica critica di un certo rilievo avanzata dai sostenitori dell'origine policentrica riguarda la validità della data di 200 000 anni, che dipende da come si tara l'orologio mitocondriale: tali studiosi non accettano l'ipotesi di un tasso evolutivo costante, né la stima di circa 5 milioni di anni fa come data della separazione tra uomo e scimpanzé. Per confermare questi risultati sarà necessario altro lavoro, su regioni diverse dell'mtDNA o del genoma in generale. Tuttavia, quando i sostenitori dell'origine policentrica tentano di retrodatare la migrazione dall'Africa ai tempi dei primi *H. erectus*, pretendono un errore di taratura dell'mtDNA di almeno un ordine di grandezza, il che sembra improbabile.

Fig. 2.4.3 Albero ricostruito dalle mutazioni identificate nella sequenza di 700 basi della regione di controllo dell'mtDNA di 84 individui, per la maggior parte africani. Da Vigilant e coll. (1989, p. 9353, fig. 3).

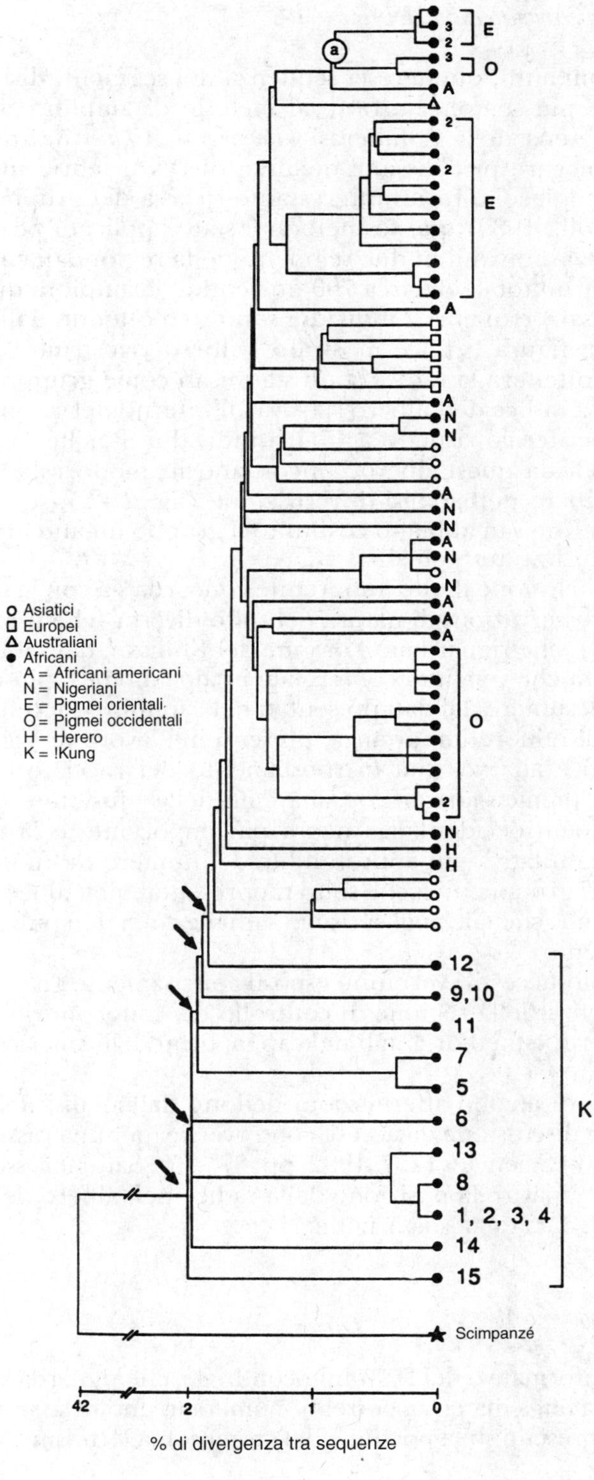

Asiatici
Europei
Australiani
Africani
A = Africani americani
N = Nigeriani
E = Pigmei orientali
O = Pigmei occidentali
H = Herero
K = !Kung
a
E
O
E
O
K
12
9,10
11
7
5
6
13
8
1, 2, 3, 4
14
15
Scimpanzé
42
2
1
0
% di divergenza tra sequenze

2.4.b *Sequenziamento di mtDNA*

Negli ultimi anni, ottenere la sequenza dei segmenti di DNA è divenuto sempre più semplice: grazie al metodo di amplificazione con la reazione a catena della polimerasi (*Polymerase Chain Reaction*, PCR) si possono impiegare piccolissime quantità di DNA, teoricamente anche una singola molecola. In un'interessante ricerca del gruppo di Wilson (Vigilant e coll., 1989) questo metodo è stato applicato per studiare la sequenza di 84 individui in due segmenti della regione di controllo dell'mtDNA, per un totale di circa 700 nucleotidi; i campioni di DNA di 14 !Kung (Khoisan) e di altri 7 individui sono stati ottenuti dalle radici dei capelli. Nella figura 2.4.3 è mostrato l'albero ricostruito dalle 84 sequenze; per ottenere la radice sono stati usati come gruppo esterno gli scimpanzé. La radice dell'albero si trova all'interno del gruppo Khoisan, che risulta periferico rispetto agli altri individui. Poiché in generale le date derivabili da quest'albero concordano in modo ragionevole con quelle dell'albero dell'analisi di restrizione (fig. 2.4.2), se ne potrebbe inferire che i Khoisan abbiano costituito il gruppo umano originario dal quale sono derivati tutti gli altri.

Questa conclusione molto importante concorda sia con la figura 2.4.1a sia con altre osservazioni di natura del tutto diversa (che verranno esposte nel cap. 3), che riguardano l'origine dei Khoisan; dato il loro interesse, ci si augura che vengano confermate in altri modi. È più difficile, come si potrà desumere dai dati presentati nel capitolo 3, accettare altre affermazioni, di minore importanza, presenti nel lavoro di Vigilant e coll. (1989), relative alla velocità di spostamento dei cacciatori-raccoglitori (popolazioni pigmee africane) e alla data della «fusione» tra i Pigmei orientali e quelli occidentali. Ancora più importante è la necessità di un'analisi quantitativa più approfondita del numero di mutazioni intercorse tra i vari gruppi etnici che sono rappresentati nell'albero filogenetico dal momento che tale analisi risulta difficile con i dati pubblicati fino a questo momento.

Nei capitoli successivi verranno esposti concisamente gli studi effettuati sulla sequenza della regione di controllo del mitocondrio in altre popolazioni (Sardi e mediorientali nel cap. 5; tribù dell'America settentrionale nel cap. 6).

La validità di alcune affermazioni dedotte dall'analisi dell'mtDNA è stata messa in discussione da accese controversie; per una rassegna si veda A. Gibbons, in «Science» (257, 1992, pp. 873-75). Sarà necessario ulteriore lavoro per chiarire la posizione della radice nell'albero dell'mtDNA e per stimare la data della sua origine.

2.4.c *Il cromosoma Y*

Il potere informativo del DNA mitocondriale, che riguarda solo la storia evolutiva della linea materna, potrebbe aumentare molto se si analizzassero anche i geni presenti sulla porzione del cromosoma Y (trasmessa attraverso la linea paterna) che non va incontro a ricombinazione con il cromosoma X. Di seguito sono riportate alcune osservazioni relative al cromosoma Y tratte da una rassegna in corso di pubblicazione di A.S. Santachiara-Benerecetti e coll. Tra le numerose sequenze isolate dal cromosoma Y, soltanto alcune contengono polimorfismi specifici di questo cromosoma (Casanova e coll., 1985; Lucotte e Ngo, 1985; Jakubiczka e coll., 1989; Nakahari e coll., 1989; Oakey e Tyler-Smith, 1990). La sonda più informativa tra quelle oggi disponibili, *p49f* (*Yq11.2*; Quack e coll., 1988), rivela circa 15 bande specifiche degli individui maschi, in digestione con l'enzima di restrizione *TaqI*, 6 delle quali possono essere presenti o assenti (*A-D, E, F*) e hanno dimensioni variabili (*A* e *D*) (Ngo e coll., 1986; Guerin e coll., 1988); in seguito sono stati scoperti altri frammenti polimorfici (*G, H, N, O*) (Spurdle e coll., 1989; Torroni e coll., 1990). Benché non siano ancora chiare le basi molecolari di tale variabilità, si tratta tuttavia di un sistema molto potente per distinguere le origini etniche. La banda A_1, presente nel 70%÷80% del campione dell'Africa occidentale e meridionale, è praticamente assente nei 900 caucasoidi esaminati (Spurdle e coll., 1989; Torroni e coll., 1990; Lucotte e coll., 1990; A.S. Santachiara-Benerecetti e coll., in corso di pubblicazione); la variante *D* è stata osservata in tutte le 22 popolazioni esaminate. In alcuni studi sulle popolazioni del Mediterraneo (Torroni e coll., 1990; A.S. Santachiara-Benerecetti e coll., in corso di pubblicazione), diversi aplotipi presentano una variazione delle loro frequenze insolitamente ampia tra popolazioni vicine (Algerini, Tunisini, Italiani settentrionali, meridionali e Sardi). Poiché tale variazione è di notevole interesse, potrebbero essere particolarmente informativi studi paralleli sull'mtDNA e sui geni nucleari condotti nelle stesse popolazioni.

2.4.d Polimorfismi del DNA nei geni nucleari

Negli ultimi anni sono stati compiuti numerosi studi di popolazione basati sull'analisi dei geni nucleari a livello del DNA, limitati però a uno solo o a pochi geni. Tra quelli più studiati vi è la catena β dell'emoglobina, di cui si conoscono circa 12 polimorfismi, in una regione di circa 35 000 nucleotidi: un'analisi di alcune popolazioni (Wainscoat e coll., 1986) ha rivelato una notevole distanza tra africani e non africani (tab. 2.4.1). Analizzando un singolo gene, anche se si tratta di un cosiddetto supergene (in questa regione cromosomica sono codificate almeno 5 proteine), il numero di polimorfismi che si possono studiare è inevitabilmente ristretto: per evitare la possibilità che i risultati ottenuti siano caratteristici di quel gene soltanto, le conclusioni dovranno essere sempre confermate dall'analisi di molte altre regioni cromosomiche. Questo è vero in particolare per la regione emoglobinica, sottoposta a intensa selezione naturale nelle aree malariche, da cui proviene la maggior parte dei campioni studiati. A prima vista, comunque, i dati permettono di osservare una separazione notevole tra africani e non africani, in accordo con tutti gli altri studi.

Anche se possono indicare una geografia genetica distorta, i mutanti dell'emoglobina che conferiscono resistenza alla malaria offrono il van-

Tab. 2.4.1 Frequenza relativa (%) degli aplotipi di 5 polimorfismi di lunghezza di frammenti di restrizione (*Restriction Fragment Length Polymorphism*, RFLP) della regione della β-globina in diverse popolazioni umane. Modificato da Wainscoat e coll. (1986).

	Popolazione (numero di cromosomi analizzati)					
Aplotipi	Europei (169)	Indiani (111)	Thai (32)	Melanesiani (173)	Polinesiani (55)	Africani (61)
+ − − − −	63,3	52,2	90,6	67,6	78,2	1,8
− + − + +	26,0	25,2	0,0	16,7	10,9	9,8
− + + − +	8,9	13,5	6,2	1,7	0,0	1,6
− + + − −	1,8	2,7	0,0	0,0	0,0	0,0
+ − − + +	0,0	0,0	0,0	6,4	0,0	0,0
Altri aplotipi	0,0	6,3	3,1	4,0	3,6	0,0
− + − − −	0,0	0,0	0,0	0,0	0,0	3,3
− + − − +	0,0	0,0	0,0	2,3	7,3	19,7
− − − − +	0,0	0,0	0,0	1,2	0,0	60,7

taggio che la selezione naturale amplifica la frequenza dei mutanti favoriti, mettendo così in luce la presenza di marcatori genetici altrimenti non osservabili perché rari. Grazie a tali marcatori selezionati si possono identificare anche pochi individui portatori che migrano; se poi in una popolazione che migra erano presenti uno o più marcatori di questo tipo con frequenze relativamente alte, a causa di una precedente esposizione alla malaria, può rimanerne una traccia identificabile. Analizzando la distribuzione geografica dei tipi molecolari dei mutanti talassemici (si veda il par. 2.14), si possono seguire (e in parte confermare) le migrazioni che ben conosciamo dal punto di vista storico: quelle dei colonizzatori fenici e greci nel Mediterraneo. Inoltre nei pazienti e nelle loro famiglie, gli aplotipi dei polimorfismi più comuni presenti nella regione della catena β dell'emoglobina, associati con questi mutanti, mostrano una distribuzione geografica particolare, che spesso indica l'origine geografica delle varianti geniche. Sebbene introducano una probabile distorsione negli studi storici di tipo quantitativo, i marcatori favoriti dalla selezione naturale sono utili per ricostruire in modo qualitativo migrazioni antiche, poiché le loro frequenze vengono amplificate nel processo della selezione naturale.

Nel 1984, a Stanford, uno di noi (L. Cavalli-Sforza), in collaborazione con Ken e Judy Kidd della Yale University, ha intrapreso un'analisi sistematica di polimorfismi del DNA di geni nucleari (RFLP), allo scopo di preparare un insieme di popolazioni di riferimento per studi evoluzionistici, da analizzare con un numero elevato di polimorfismi del DNA. Sono state coltivate in vitro linee cellulari linfoblastoidi da campioni di sangue di un certo numero di individui (il numero ideale sarebbe 50, non imparentati), in modo da avere a disposizione una quantità illimitata di DNA per ciascun individuo, rendendo così possibile l'analisi di un numero qualunque di RFLP o di altri marcatori del DNA. Il numero di polimorfismi del DNA disponibili, in continuo aumento, è oggi dell'ordine delle migliaia; ogni sonda può mettere in evidenza più di un polimorfismo. L'informazione potenziale è enorme, ma per l'uso di molte sonde è necessario disporre di una notevole quantità di DNA; ne consegue che per studiare le più importanti popolazioni aborigene è indispensabile far crescere cellule umane in vitro. La crescita in vitro (che, in base alla nostra esperienza, non sembra causare alcuna variazione osservabile, a parte i ben noti riarrangiamenti delle regioni cromosomiche coinvolte nella produzione di anticorpi) richiede un processo di «immortalizzazione» ottenuto attraverso la trasformazione delle cellule con il virus di Epstein-Barr (EB). Nel caso di popolazioni abitanti in regioni remote, non è facile applicare questo procedimento, poiché i linfociti cominciano a morire rapidamente dopo 1 o 2 giorni dalla raccolta del sangue. Il nostro intento iniziale (Cavalli-Sforza e coll., 1987) era di raccogliere 25 famiglie non imparentate (padre, madre, due figli) per ciascuna popolazione, allo scopo di ottenere informazioni dirette sugli aplotipi; tali informazioni si possono desumere anche da individui non imparentati, ma con minore accuratezza. In realtà, nel caso di popolazioni molto distanti, l'elevata mortalità delle cellule prima del loro arrivo in laboratorio ha ridotto in misura sostanziale il numero di famiglie e di individui analizzabili (si veda anche Bowcock e Cavalli-Sforza, 1991). In pratica i campioni di individui sono meno numerosi del previsto, poiché per le popolazioni più remote la percentuale di successo delle colture in vitro è stata bassa. La mancata crescita delle linee cellulari di individui presi a caso ha diminuito il numero delle famiglie complete; gli aplotipi sono stati quindi calcolati sull'intero campione, usando le informazioni ottenute dalle poche famiglie rimaste complete. I campioni sono costituiti da un numero di individui molto variabile: il campione meno numeroso, quello melanesiano, è formato da 14 individui non imparentati (28 cromosomi); quelli più numerosi raggiungono all'incirca i 100 individui.

Sulle seguenti popolazioni sono stati studiati 100 polimorfismi del DNA (elencati in Bowcock e coll., 1987, 1991, 1992), 99 dei quali sono RFLP e uno (*HLA Dqα*) è stato analizzato con la tecnica della PCR.

1) Pigmei della Repubblica Centrafricana (RCA): Pigmei occidentali, presentano (come dimostrato dall'analisi con i marcatori classici; si veda il cap. 3) una mescolanza del 70÷75% con altri neri africani, soprattutto del tipo nilo-sahariano o bantu. Campione raccolto da Cavalli-Sforza e B. Hewlett.

2) Pigmei dello Zaire (della foresta di Ituri): Pigmei orientali, sono i più «puri», nel senso che sembrano i meno mescolati con le popolazioni vicine (come si può dedurre anche dalla loro statura: sono la popolazione più bassa del mondo). Geneticamente presentano anche la maggiore distanza da tutte le altre popolazioni africane. Campione raccolto da Cavalli-Sforza e B. Hewlett.

3) Melanesiani dell'isola di Bougainville. Campione raccolto da Jonathan Friedlander di Philadelphia.

4) Cinesi: individui viventi nella baia di San Francisco, nati nella Cina

Tab. 2.4.2 Matrice delle distanze genetiche (± errori standard) tra cinque popolazioni del mondo, relative a 100 polimorfismi del DNA.

	Pigmei della RCA*	Pigmei dello Zaire	Melanesiani	Cinesi	Europei
Pigmei della RCA*	–	0,023 ± 0,006	0,133 ± 0,020	0,144 ± 0,023	0,088 ± 0,014
Pigmei dello Zaire	0,043 ± 0,011	–	0,139 ± 0,021	0,139 ± 0,022	0,084 ± 0,011
Melanesiani	0,242 ± 0,031	0,265 ± 0,034	–	0,094 ± 0,014	0,086 ± 0,013
Cinesi	0,235 ± 0,032	0,235 ± 0,033	0,171 ± 0,019	–	0,058 ± 0,011
Europei	0,141 ± 0,022	0,142 ± 0,017	0,148 ± 0,019	0,093 ± 0,016	–

Nel triangolo in basso a sinistra sono riportate le distanze F_{ST}, nel triangolo in alto a destra le distanze di Nei. I riquadri includono le distanze che dovrebbero essere uguali, entro l'errore statistico, se l'albero della figura 2.4.4 fosse corretto. Come spiegato nel testo, le sei distanze del riquadro maggiore presentano una variazione inaccettabile.

* Repubblica Centrafricana.

settentrionale e meridionale, con genitori cinesi. Campione raccolto da L. Wang e L. Cavalli-Sforza a Stanford.

5) Caucasoidi: individui residenti nell'area circostante la Stanford e la Yale University o dati raccolti in letteratura; sono probabilmente originari soprattutto dell'Europa settentrionale. Si veda comunque Mountain e coll., 1992.

I dati relativi ai 100 polimorfismi (per la maggior parte biallelici) sono stati ottenuti utilizzando un totale di 74 sonde (Bowcock e coll., 1991, 1992). Nella tabella 2.4.2 è riportata la matrice delle distanze F_{ST}; tutte le conclusioni che seguono sono state confermate usando le distanze di Nei, strettamente proporzionali alle distanze F_{ST}. Assieme alle distanze sono riportati gli errori standard, calcolati con il metodo del *bootstrap*: la loro media è pari al 15,8% della distanza.

La matrice delle distanze mostra che due coppie di popolazioni sono piuttosto simili: la distanza tra le due popolazioni di Pigmei è la minore, mentre quella tra i Cinesi e i caucasoidi è leggermente maggiore. Le distanze tra i melanesiani e le due popolazioni di Pigmei sono maggiori di quelle tra melanesiani e Cinesi, e tra melanesiani e caucasoidi. Quindi, poiché i melanesiani sono più vicini ai Cinesi e ai caucasoidi, la radice è localizzata tra le due popolazioni africane da un lato e le tre popolazioni non africane dall'altro: abbiamo una conferma, in piccola scala, degli alberi ottenuti dai polimorfismi classici (descritti nei parr. 2.3.b e 2.3.c).

L'albero della figura 2.4.4 è stato ricostruito con il metodo dell'*average linkage*, e poi con quello della massima verosimiglianza, mentre con il metodo NJ è stato ottenuto un secondo albero, leggermente diverso dal primo (fig. 2.4.5): il metodo del percorso minimo e quello additivo o dei minimi quadrati hanno dato risultati simili. A differenza dei metodi utilizzati per l'albero della figura 2.4.4, gli ultimi tre non richiedono che tutti i segmenti abbiano la stessa lunghezza totale. Per i motivi che verranno discussi in questo sottoparagrafo, con tutti i metodi utilizzati il ramo degli europei risulta chiaramente molto corto.

Nella figura 2.4.6 presentiamo i risultati dell'analisi di 100 ricampionamenti *bootstrap* compiuta con il metodo dell'*average linkage*: l'albero otte-

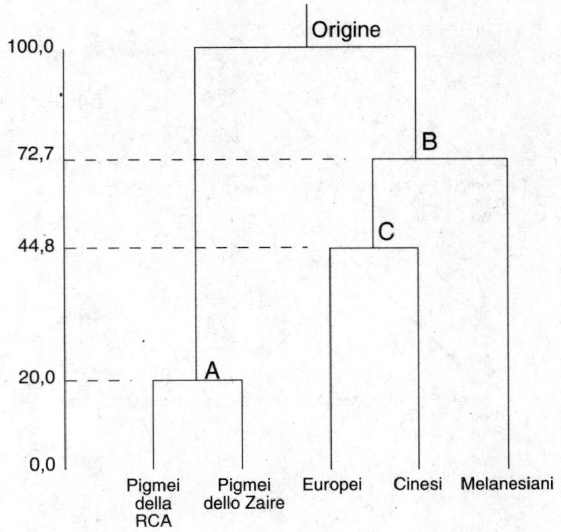

Fig. 2.4.4 Albero con radice ricostruito secondo il metodo della massima verosimiglianza dalla matrice delle distanze tra cinque popolazioni (Pigmei della Repubblica Centrafricana [RCA], Pigmei dello Zaire, europei, Cinesi e melanesiani) relative a 100 polimorfismi del DNA. Le distanze genetiche tra le popolazioni sono riportate nella tabella 2.4.2. Da Bowcock e coll. (1991).

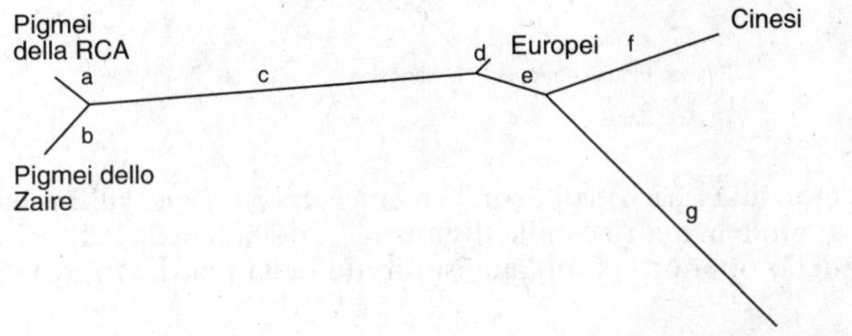

METODO	SEGMENTO a	b	c	d	e	f	g
Percorso minimo*	13,5	15,2	56,1	11,3	7,7	41,1	74,6
Neighbour joining	17,5	25,5	111,1	8,9	26,1	67,1	103,9
Minimi quadrati*	19,4	23,6	113,6	6,9	24,4	65,3	107,7

* Assumendo la topologia del *neighbour joining*.

Fig. 2.4.5 Albero senza radice ricostruito dalle distanze della tabella 2.4.2 utilizzando metodi diversi. La topologia è stata ottenuta con il metodo del *neighbour joining*; le lunghezze dei segmenti a-g sono state calcolate utilizzando i tre metodi riportati nella tabella. Da Bowcock e coll. (1991).

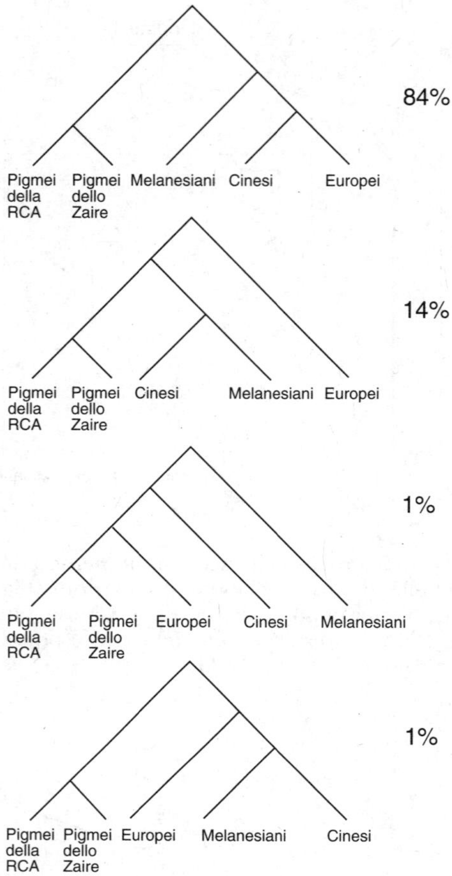

Fig. 2.4.6 I cento alberi ricostruiti con la tecnica del *bootstrap* dall'insieme di dati dal quale è stata ottenuta la matrice delle distanze F_{ST} della tabella 2.4.2. Il primo albero è identico a quello ottenuto da un'analisi diretta della matrice riportata nella tabella 2.4.2.

nuto con questo metodo è anche quello che si presenta più spesso (84% dei *bootstrap*). In 14 alberi si ottiene, però, una topologia diversa: la prima ramificazione separa gli europei da tutte le altre popolazioni, mentre la successiva separa gli africani dai non africani. Altre due topologie, con forme leggermente diverse, si possono considerare casuali, in quanto molto rare (1% ciascuna).

Ci si può domandare se l'albero abbia la coerenza interna attesa nell'ipotesi di un tasso evolutivo costante, che, se soddisfatta, rende lecito l'uso del metodo dell'*average linkage*. Se il tasso evolutivo è costante in ogni ramificazione dell'albero, ci si attende che le distanze delimitate dai rettangoli nella tabella 2.4.2 siano uguali (si veda il par. 1.11): le stime degli errori standard calcolate mediante il *bootstrap* possono essere di aiuto per verificare se tale condizione è soddisfatta. Nel rettangolo più piccolo, le due distanze 0,148 e 0,171 sono molto simili, entro i limiti degli errori standard. Le sei distanze del rettangolo maggiore, che ci attenderemmo uguali, sono invece piuttosto eterogenee. Si notano due blocchi, uno costituito dalle distanze tra le due popolazioni africane e i caucasoidi (0,141 e 0,142), minori e omogenee, l'altro costituito dalle rimanenti quattro distanze (0,235; 0,235; 0,242; 0,265), più elevate e anch'esse piuttosto omogenee. Poiché le distanze di una matrice sono interrelate, abbiamo saggiato con il metodo del *bootstrap* la significatività della differenza delle distanze entro i due blocchi contenuti nel rettangolo maggiore. La quantità

$$D = \frac{D_{ae} + D_{be}}{2} - \frac{D_{ac} + D_{ad} + D_{bc} + D_{bd}}{4},$$

(dove *a*, *b*, *c*, *d*, *e* sono le cinque popolazioni della tab. 2.4.2, e D_{xy} è la distanza tra x e y, una coppia qualsiasi delle popolazioni *a*, *b*, *c*, *d*, *e*) risulta molto più elevata del suo errore standard, con una probabilità di 10^{-4}. Vi è quindi un'eterogeneità significativa tra le sei distanze del rettangolo, perché gli europei sono più vicini agli africani di quanto dovrebbero essere per effetto del caso; in altre parole, la *treeness* non è soddisfacente. Ciò è in accordo con la lunghezza minore della ramificazione europea osservata nelle figure 2.4.4 e 2.4.5.

Tre sono le possibili spiegazioni di questo risultato: un tasso evolutivo più basso per la ramificazione europea; un errore dovuto al fatto che tutti i marcatori sono stati selezionati in campioni europei; una mescolanza tra due delle popolazioni dell'albero, che avrebbe dato origine agli europei (si veda il par. 1.17). Poiché negli ultimi 5000÷6000 anni l'Europa è stata densamente abitata, il minore effetto della deriva genetica risultante potrebbe avere rallentato il tasso evolutivo. Anche se durante questo periodo la deriva genetica fosse stata congelata completamente, sarebbe comunque improbabile che questo fenomeno da solo abbia determinato la riduzione dell'80% della lunghezza della ramificazione europea (in base all'albero del NJ; si veda anche Bowcock e coll., 1991). Non vi è motivo per affermare che il tasso evolutivo degli europei abbia subito una riduzione così drastica. Benché al momento non si possa escludere del tutto un errore nella selezione dei marcatori, è improbabile che ciò sia così determinante, considerando che l'eterozigosità degli europei è di poco superiore a quella degli africani. Tuttavia nella programmazione di future ricerche questo problema merita particolare attenzione: sarebbe auspicabile non impiegare soltanto polimorfismi identificati negli europei. Ottime ragioni storiche fanno sospettare che in Europa si siano verificati ripetutamente fenomeni di mescolanza. Inoltre (come verrà descritto nel cap. 5) in tempi più recenti gli europei moderni hanno ricevuto un importante contributo genetico dal Medio Oriente, nel periodo dell'espansione dell'agricoltura (9000÷5000 anni fa). L'Asia centrale e quella occidentale, probabili aree di origine di queste e altre migrazioni verso l'Europa, si trovano tra l'Africa e l'Asia orientale. Un'antica popolazione dell'Asia occidentale – situata, prima dell'espansione dell'u.a.m. verso l'Europa, tra le popolazioni dell'Africa e quelle dell'Asia orientale – a causa della mescolanza fra tali gruppi potrebbe avere occupato una posizione intermedia dal punto di vista genetico tra l'Asia orientale e l'Europa. Eventi successivi simili a questo, compresa la già menzionata espansione degli agricoltori, potrebbero avere agito nella medesima direzione.

Abbiamo analizzato l'ipotesi dell'origine degli europei per mescolanza saggiando diverse possibilità (mescolanza tra gli antenati degli africani e quelli dei melanesiani, dei Cinesi, o di entrambi). Il modello assumeva che in un dato momento (t_m) fosse avvenuta una mescolanza tra una quota m di antenati degli africani e una quota $(1-m)$ di antenati delle popolazioni non africane presenti nell'albero. Le formule impiegate per calcolare la matrice attesa adottando questo modello di mescolanza sono riportate in Cavalli-Sforza e Piazza (1975). L'unica ipotesi compatibile con i dati è che si sia verificata una mescolanza tra le popolazioni ancestrali delle popolazioni africane e cinesi (fig. 2.4.7). I valori $m = 0,35 \pm 0,09$ e $t_m = 29,9 \pm 6,0$ migliaia di anni sono stati stimati con il metodo della massima verosimiglianza.

Nei e Livshits (1989) hanno esaminato le distanze genetiche tra popolazioni africane (soprattutto Bantu della Nigeria e del Camerun), europee (principalmente della Gran Bretagna) e asiatiche (in maggioranza Giapponesi), usando 186 loci (84 polimorfismi proteici, 33 gruppi sanguigni, 8 HLA e immunoglobuline, 61 marcatori del DNA, includendo una metà di quelli qui esaminati). È risultato che gli europei e gli asiatici sono significativamente più vicini (distanza di Nei con errore standard 0,040 ± 0,007) di quanto lo siano europei e africani (0,063 ± 0,011) o asiatici e africani (0,078 ± 0,013). Mentre non è possibile ricostruire un albero con radice con tre sole popolazioni, si può invece adottare un modello diverso, come quello della mescolanza (si veda il par. 1.17). Poiché tale metodo si può

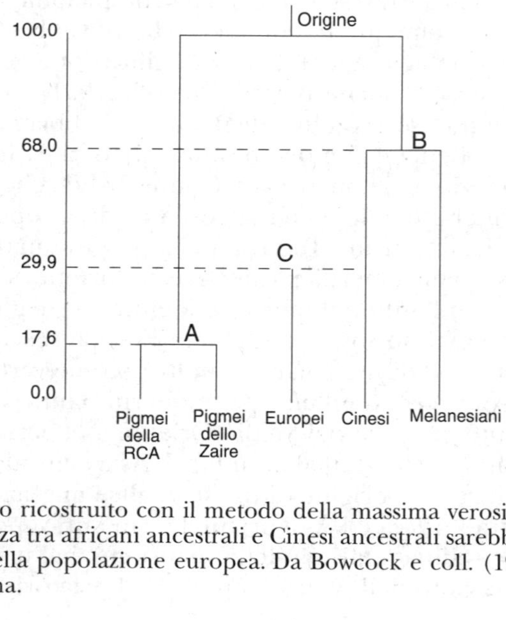

Fig. 2.4.7 Albero ricostruito con il metodo della massima verosimiglianza secondo cui una mescolanza tra africani ancestrali e Cinesi ancestrali sarebbe stata responsabile della genesi della popolazione europea. Da Bowcock e coll. (1991). RCA, Repubblica Centrafricana.

applicare soltanto alle distanze F_{ST}, il risultato è approssimato, anche se per questi valori la proporzionalità tra i due tipi di distanze è molto stretta. La mescolanza stimata in base a questi dati è del 35% di africani e 65% di asiatici, in perfetto accordo con il risultato precedente, ricavato applicando il metodo della massima verosimiglianza ai polimorfismi del DNA.

Il modello di mescolanza da noi impiegato è necessariamente semplice: benché si adatti bene ai dati, è probabile che anche altri modelli di mescolanza si adattino ugualmente bene. Una possibilità, già presa in considerazione, è che si siano verificati più eventi di mescolanza, nel qual caso i tempi e le proporzioni calcolati rappresenterebbero medie di eventi diversi (per esempio, uno avvenuto 35000 anni fa e un altro successivamente). Lo scambio genetico tra gruppi vicini, che determina la mescolanza, potrebbe essere durato diverse migliaia di anni, mentre nel modello da noi impiegato la mescolanza avviene in un solo momento; tuttavia sarebbe molto difficile distinguere una situazione dall'altra, o entrambe da una variazione graduale quale quella predetta dal modello *stepping stone*. Con così pochi dati non ha molto senso voler discriminare tra i molti modelli possibili, per di più simili tra loro.

Questo effetto della mescolanza era già stato osservato nel primo albero da noi ottenuto con i marcatori classici (fig. 2.2.1), adottando un metodo di analisi in grado di mettere in evidenza le ramificazioni più corte. La figura 2.3.3 non dovrebbe mostrare, invece, ramificazioni più corte di altre, poiché in un albero ottenuto con il metodo dell'*average linkage* tutti i segmenti che uniscono la radice alle popolazioni moderne devono avere, se è vera l'ipotesi del tasso di evoluzione costante, la stessa lunghezza totale. La tabella delle distanze dei nove raggruppamenti (tab. 2.3.2) mostra tuttavia che i caucasoidi tendono a essere vicini agli africani più di quanto ci si attende anche usando l'insieme dei marcatori classici; tale effetto è perciò indipendente dal tipo di marcatori genetici utilizzati.

Sarebbe utile poter estendere questo modello delle mescolanze in modo da considerare altre fusioni e fissioni della storia evolutiva umana di cui si abbia conoscenza; tuttavia l'analisi accurata di un numero maggiore di popolazioni richiederebbe informazioni su un numero di geni molto più ampio di quello oggi disponibile.

Nell'articolo originale (Bowcock e coll., 1991) si possono trovare ulteriori considerazioni sull'interpretazione della mescolanza. Qui è sufficiente concludere che i polimorfismi del DNA, in accordo con i dati relativi ai marcatori classici, ci permettono di ipotizzare che le popolazioni europee andarono incontro a un considerevole scambio genetico, circa 30000 anni fa. Tale fenomeno potrebbe anche essersi verificato ripetutamente in tempi diversi, prima e dopo i 30000 anni. Ciò potrebbe riflettere la posizione geografica intermedia, tra l'Asia orientale e l'Africa, degli antenati degli europei, probabilmente originari dell'Asia occidentale. Gli alberi ottenuti con metodi diversi da quello dell'*average linkage* o della massima verosimiglianza (si veda per esempio la fig. 2.4.5) mostrano una struttura un poco diversa: la minore lunghezza della ramificazione europea, molto probabilmente, è conseguenza del metodo di ricostruzione dell'albero a uno o più processi di mescolanza.

2.5 CONFRONTO CON I DATI ARCHEOLOGICI

Rettificando alcune nostre conclusioni precedenti, possiamo affermare che la differenza più importante nel patrimonio genetico umano è quella tra popolazioni africane e non africane. Da ciò deriva che la separazione tra questi due gruppi è stata forse la prima nella storia evolutiva umana, sempre che sia possibile provare l'ipotesi di un tasso evolutivo costante. L'albero genetico non ci dice necessariamente se i primi esseri umani erano africani e si diffusero verso l'Asia, o viceversa. Sappiamo che la mobilità umana può essere elevata, riducendo così la forza degli argomenti basati sull'attuale residenza delle popolazioni; si può ipotizzare, tuttavia, che le popolazioni di oggi non siano troppo lontane dal luogo in cui si trovavano una volta, a meno che tale supposizione contrasti con altre informazioni.

Questa prima separazione genetica tra africani e non africani corrisponde a quanto si conosce della storia evolutiva umana? I primi u.a.m. africani dei quali si ha notizia sono stati datati attorno a 100000 anni fa, nell'Africa orientale e meridionale. Oggi queste aree sono per la maggior parte savane con clima secco, forse non molto diverso da quello di allora. Il clima secco è un prerequisito per la conservazione delle ossa, che in una foresta umida si decompongono in breve tempo; quindi non saremo mai in grado di determinare se questi primi u.a.m. fossero presenti anche nelle regioni umide africane. In nessun altro continente sono stati trovati resti confrontabili di u.a.m. o dei loro più vicini predecessori, relativi a questo periodo. I recenti ritrovamenti di u.a.m. in Israele sono stati molto utili per definire una possibile data di separazione tra popolazioni africane e non africane. Tali resti sono così antichi da aver creato una certa apprensione riguardo all'unicità del contributo africano alla genesi dell'u.a.m.; ma poiché le informazioni disponibili a questo riguardo sono limitate, non discuteremo oltre tale questione. Inoltre non verrà ulteriormente elaborata l'ipotesi multiregionale, poiché non siamo convinti che le testimonianze disponibili siano sufficienti a farne l'evento centrale dell'evoluzione dell'uomo moderno.

Il fatto che la distanza genetica maggiore osservata nell'albero filogenetico corrisponda alla più antica separazione riconosciuta da molti archeologi è sicuramente incoraggiante e ci induce a indagare fino a che punto altre datazioni archeologiche possano confermare l'albero genetico. Abbiamo insistito molto sull'importanza di un tasso evolutivo costante nelle diverse ramificazioni dell'albero, condizione necessaria perché la ricostruzione di esso sia informativa. Su quale principio riteniamo che sia basata tale ipotesi? La distanza genetica media tra due popolazioni o gruppi di popolazioni aumenta, per effetto della sola deriva genetica casuale, in proporzione al tempo di separazione, a condizione che: 1) durante il processo di differenziazione evolutiva le dimensioni della popolazione rimangano all'incirca le stesse, in media, nelle due ramificazioni; 2) lo scambio genetico tra le ramificazioni dovuto alla migrazione sia irrilevante, o perlomeno avvenga in proporzioni simili nelle diverse ramificazioni. Tali condizioni non sono mai soddisfatte per intero, ma è sufficiente che lo siano in parte. In certi casi è possibile ridurre al minimo gli errori che derivano da queste cause, il che ci riporta a considerare due possibili criteri per l'analisi degli alberi filogenetici: il riferimento a popolazioni di dimensioni limitate per rappresentare una vasta area, spesso localizzate al centro di essa (criterio *atomistico*), oppure l'impiego di vaste regioni per rappresentare una popolazione. Sono stati applicati entrambi i metodi, il primo molto più spesso del secondo poiché si adatta più facilmente alla struttura dei dati disponibili. Il vantaggio di servirsi di popolazioni poco numerose consiste nel fatto che, essendo le diverse unità di popolazione tutte molto distanti una dall'altra, l'intermigrazione tra esse è molto diluita. Tuttavia le popolazioni studiate, di dimensioni diverse e talvolta molto esigue, possono essere soggette a deriva genetica di intensità variabile: se i matrimoni sono casuali, una popolazione dieci volte meno numerosa di un'altra si evolverà dieci volte più velocemente. Il criterio di selezionare vaste regioni può sembrare più esposto al problema degli scambi genetici, poiché fra due regioni geograficamente contigue, a meno che non siano separate da imponenti barriere fisiche, avvengono inevitabilmente scambi. Però, verificandosi soprattutto in zone immediatamente confinanti, lo scambio genetico tra due regioni di grandi dimensioni si limita in genere alla loro periferia, con un effetto molto ridotto sulla popolazione complessiva. Se in tali territori vivono popolazioni di dimensioni simili, è probabile che siano sottoposte a una deriva genetica di intensità equivalente.

Ci è sembrato probabile che le condizioni migliori per confrontare date archeologiche e distanze genetiche si realizzino nelle prime ramificazioni dell'albero filogenetico, quando si prendono in considerazione aree di notevoli dimensioni. Le prime grandi fissioni o migrazioni di massa per le quali esiste una datazione archeologica approssimativa sono tre.

1) La migrazione dall'Africa verso l'Asia (par. 2.1) si verificò probabilmente dopo l'origine dell'u.a.m. in Africa. Fino a pochi anni fa si credeva che la prima colonizzazione proveniente dall'Africa fosse avvenuta circa 40 000 anni fa in Medio Oriente, nonostante le datazioni fossero molto incerte. Sfortunatamente i siti più antichi sono difficilmente databili con la tecnica convenzionale del radiocarbonio, ma nuovi ritrovamenti e nuovi metodi di datazione hanno fornito le prove che l'u.a.m. era presente nel Medio Oriente, in due luoghi diversi, circa 100 000 anni fa. Ovviamente è possibile sia che tali ritrovamenti testimonino un insediamento posteriore al primo vero arrivo dell'u.a.m., sia che questa prima colonizzazione non abbia avuto successo. In ogni caso il nodo dell'albero genetico con cui confrontare tale data è la distanza genetica tra le popolazioni africane (subsahariane) e quelle non africane.

2) Il secondo evento per il quale sono disponibili datazioni, confermate da molti ritrovamenti successivi, è l'arrivo dell'u.a.m. in Australia. Pochi anni fa si credeva che tale data fosse di 40 000 anni o più (Cavalli-Sforza e coll., 1988); un lavoro più recente, che si basa sul metodo di datazione della termoluminescenza, ha invece suggerito una data di 50 000÷60 000 anni fa (Roberts e coll., 1990). Noi adotteremo la datazio-

ne di 55000 anni fa. Lo spostamento verso l'Australia (le cui possibili vie verranno descritte nel cap. 7) si verificò probabilmente a partire dall'Asia sudorientale. Almeno una parte del percorso avrebbe richiesto l'uso di barche o zattere, ma non si hanno informazioni archeologiche in merito. In quel periodo l'Australia e la Nuova Guinea non erano separate dal mare: poiché la via più probabile verso l'Australia prevedeva una tappa in Nuova Guinea, quest'ultima fu forse colonizzata assieme all'Australia. Nel confronto genetico abbiamo usato la distanza genetica media tra la Nuova Guinea + l'Australia e l'Asia sudorientale.

3) L'ingresso in Europa dell'u.a.m. avvenne circa 35000 anni fa, in corrispondenza della scomparsa dei Neandertal (Cavalli-Sforza e coll., 1988); Straus (1989) ha suggerito una data anteriore, circa 43000 anni fa. Il ricorso ai dati genetici degli europei è problematico, in quanto il ramo dell'albero loro corrispondente è troppo corto: probabilmente è più appropriato usare i dati di tutti i caucasoidi. Poiché i loro antenati comuni più vicini sono gli abitanti dell'Asia nordorientale + gli americani, per datare questa separazione si è tenuto conto della loro distanza genetica dall'intero raggruppamento caucasoide.

Se il tasso evolutivo è costante, anche la distanza genetica (G) divisa per il tempo (T) dovrebbe essere costante. Tali valori, ricavati calcolando la media delle relative distanze della tabella 2.3.2 divise per 10, sono riportati nella tabella 2.5.1. Per facilità di confronto con i calcoli (Cavalli-Sforza e coll., 1988) eseguiti in precedenza utilizzando le distanze di Nei modificate (da cui si ottiene una topologia più simile alla fig. 2.3.3 rispetto a quella delle figg. 2.3.2a, b), abbiamo usato le distanze F_{ST} della tabella 2.3.2 (che danno origine alla fig. 2.3.3).

L'uso di vaste aree (in pratica continenti o loro frazioni rilevanti) ha anche il vantaggio di garantire che tra una regione e l'altra le dimensioni medie delle rispettive popolazioni fin dal loro insediamento non siano troppo differenti: ciò che conta è la dimensione media della popolazione nel lungo periodo. La misura media più appropriata delle dimensioni di una popolazione nel tempo è la media armonica dei suoi valori a intervalli di tempo più o meno costanti (si veda, per esempio, Cavalli-Sforza e Bodmer, 1971 *a*): una misura che dà più peso ai valori bassi. Poiché tutti i continenti sono stati colonizzati da un numero relativamente esiguo di persone, nessuno di essi sarà favorito da questo sistema di calcolo. L'impiego di vaste regioni rende inoltre probabile che gli effetti delle fluttuazioni nel tempo e nello spazio delle dimensioni delle popolazioni siano minimi. Sembra che tutti i continenti siano stati popolati piuttosto velocemente, mentre, dopo una rapida crescita iniziale, durante il Paleolitico la popolazione complessiva sarebbe aumentata solo con grande lentezza. Le principali differenze di densità che oggi si possono osservare si sono sviluppate molto tempo dopo. Le date della prima occupazione dei continenti, benché approssimate, sono forse più attendibili di molte altre: nel caso più controverso, quello dell'America, vi è al massimo un fattore due tra gli estremi delle possibili date di occupazione.

I tre valori di G/T della tabella 2.5.1 hanno una media di

Tab. 2.5.1 Confronto tra le distanze genetiche (F_{ST} × 1000) della figura 2.3.3 e i tempi archeologici di separazione.

Raggruppamenti che definiscono la fissione	*G* (distanza genetica)	*T* (tempo)	*G*/*T*
Africani/non africani	205	100 000 anni fa	2,05
Asiatici sudorientali/australiani e Papua	124	55 000 anni fa	2,25
Caucasoidi/asiatici nordorientali e Amerindi	84	43 000 anni fa	1,95

$G/T = 2,08 \pm 0,09$; il basso errore standard della stima congiunta indica un buon accordo.

Come vedremo nel capitolo 6, vi è molta incertezza riguardo alla datazione del primo ingresso in America. Nell'articolo del 1988 abbiamo utilizzato le due diverse date (15000 e 35000 anni fa) sulle quali sembrano concentrarsi le preferenze di diversi gruppi di archeologi. La distanza genetica accorda una leggera preferenza alla data più antica; tuttavia le conclusioni rimangono incerte, per diversi motivi. Poiché negli ultimi secoli si sono verificati notevoli movimenti degli aborigeni siberiani, non è chiaro né quali popolazioni fossero stanziate nelle zone nordorientali estreme al momento dello spostamento – o degli spostamenti – verso l'America, né quante popolazioni fondatrici vi fossero o quante migrazioni indipendenti abbiano avuto luogo. Le prime migrazioni, che si suppone abbiano dato origine agli Amerindi (cap. 6), potrebbero aver coinvolto molti gruppi diversi. Inoltre, prima di entrare in America tali popolazioni potrebbero essersi differenziate dalle altre popolazioni asiatiche in un lasso di tempo a noi sconosciuto. Si può invertire il procedimento calcolando la data dell'ingresso in America in base alla distanza genetica: usando la figura 2.3.3 e i dati della tabella 2.5.1, la distanza genetica tra gli americani e il gruppo delle popolazioni artiche nordorientali + quelle dell'Asia nordorientale è 66. Con un rapporto G/T costante di 2,08, calcolato in precedenza facendo la media dei dati della tabella 2.3.2, la data di ingresso in America risulta essere 66/2,08 = 32000 anni, con un avvicinamento alla data più antica. Nel capitolo 6 presenteremo un'altra possibile stima, non molto diversa da questa, basata sulla separazione tra gli antenati asiatici delle popolazioni artiche americane e gli americani rimanenti.

Nel caso di grandi distanze genetiche, ci sembra appropriato usare la costante 2,08 (cioè circa 2,1), mentre è opportuno considerare con cautela applicazioni a distanze genetiche molto piccole: a causa di possibili errori dovuti a mescolanze o deriva genetica, i raggruppamenti di popolazioni coinvolti in tali applicazioni possono dare luogo a risultati ingannevoli. Come si è visto in precedenza, la mescolanza tende ad aumentare artificialmente le stime delle datazioni negli alberi ricostruiti con il metodo dell'*average linkage* (si vedano i parr. 1.15, 1.17); lo stesso inconveniente si verifica a causa della deriva genetica nelle popolazioni poco numerose. La mescolanza può aumentare artificialmente il tempo di separazione anche mediante un altro meccanismo: il gruppo dei nuovi colonizzatori potrebbe provenire dalla scissione di una popolazione periferica, geograficamente (e quindi anche geneticamente) piuttosto distante dalla media genetica dell'intera regione considerata come area di origine; questo è uno degli scenari possibili, per una regione a bassa densità di popolazione come la Siberia. A un primo esame, comunque, la colonizzazione americana sembrerebbe antica.

Di seguito sono riportati tre esempi per illustrare l'uso della costante G/T nel caso di tempi di separazione presumibilmente più brevi e di popolazioni di minori dimensioni.

1) *I Lapponi*, più propriamente chiamati *Saame* In base alla loro distanza genetica, si possono calcolare 26000 anni di separazione dagli altri caucasoidi: i Lapponi, infatti, sono una popolazione mista di asiatici nordorientali e caucasoidi, con una leggera predominanza di questi ultimi. Non si conosce la data del loro ingresso in Lapponia, che dovrebbe comunque essere precedente a 2000 anni fa. I Lapponi vivono in piccoli gruppi, tra i quali sussiste un'elevata variabilità genetica: ciò indica la presenza di una forte deriva genetica. Per questa ragione, e poiché hanno avuto origine da un'ibridazione tra popolazioni geneticamente distanti, la data stimata è probabilmente troppo antica.

2) *I Sardi* Benché non in serio disaccordo (vista la scarsità dei dati archeologici), la datazione di 16000 anni fa è superiore alla prima data conosciuta, stimata con il radiocarbonio (9120 ± 380 anni fa) (Spoor e Sondaar, 1986). Comunque nel Neolitico, e anche più chiaramente durante l'Età del Bronzo, insediamenti successivi (oltre alla colonizzazione fenicia della Sardegna meridionale) hanno introdotto geni provenienti da parecchi altri luoghi, creando molte possibilità di mescolanze. Probabilmente il nucleo più consistente della popolazione fu poco influenzato da queste migrazioni successive, e ancor meno da quelle più recenti (si veda il cap. 5).

3) *I polinesiani* La datazione genetica della separazione da melanesiani più micronesiani è attorno ai 26000 anni, quasi dieci volte maggiore rispetto alle date di colonizzazione della Polinesia conosciute. In questo caso si è avuto un contributo genetico da parte di due popolazioni distanti tra loro, i melanesiani e gli abitanti dell'Asia sudorientale. Come nel caso dei Lapponi, la popolazione mista è geneticamente piuttosto distante da entrambe le popolazioni ancestrali, aumentando così artificialmente la data di separazione. In quanto popolazione insulare, la cui storia deve essere stata contrassegnata da molti «colli di bottiglia», i polinesiani devono anche aver subito gli effetti estremi di una notevole deriva genetica: sia la mescolanza, sia la deriva genetica devono contribuire a far aumentare il tempo apparente di separazione (si veda il cap. 7).

Poiché la migrazione tra popolazioni che si stanno differenziando può ridurre considerevolmente la loro distanza genetica, le datazioni basate su questo parametro sono state confutate (Weiss, 1988). Tale critica sarebbe corretta se si usassero formule a priori (come per esempio quelle del par. 1.11) che pongono in relazione la distanza genetica con il tempo, note le dimensioni della popolazione (N): sarebbe utile adottare questo criterio solo in circostanze eccezionali. Le critiche sono meno rilevanti se le datazioni genetiche sono calibrate in base alle informazioni archeologiche (usando, come in precedenza, le distanze genetiche e le datazioni archeologiche), purché si supponga uno scambio genetico con gruppi vicini entro valori normali e di entità simile nelle diverse ramificazioni. Tuttavia nel caso dei Lapponi e dei polinesiani si è visto come lo scambio genetico possa rendere tali stime inaffidabili, poiché la distanza genetica risulta molto maggiore di quella attesa.

Molti fattori demografici diversi dalla migrazione e dalla mescolanza influenzano le stime delle datazioni genetiche. Quando una regione – come avviene non di rado – è colonizzata più di una volta, il quadro genetico dipende dalle proporzioni di antenati giunti nelle diverse ondate di colonizzazione: tali proporzioni, perlopiù sconosciute, possono variare ampiamente, a seconda del numero di discendenti dei primi colonizzatori presenti all'arrivo di quelli successivi. Le relazioni sociali stabilite tra i primi e i secondi colonizzatori sono di estrema importanza: possono andare dal genocidio (per esempio nelle Antille, in Australia e in Tasmania; per quest'ultima, si veda Diamond, 1991) o dalla schiavitù all'accettazione e alla mescolanza, che può infine cancellare tutte le tracce del processo di ibridazione. A volte gli ultimi venuti non costituiscono a lungo una popolazione distinta, ma possono contribuire alla struttura genetica degli aborigeni (come forse è accaduto per i Vichinghi in Groenlandia e a Terranova).

Le distanze genetiche qui impiegate si basano interamente sulle frequenze geniche dei polimorfismi classici; benché non possediamo ancora informazioni sufficienti a permettere un confronto particolareggiato con i polimorfismi del DNA in popolazioni equivalenti, non è stata osservata alcuna forte discrepanza tra marcatori classici e polimorfismi del DNA in quei confronti che sono stati effettuati per altri motivi.

Sequenziando regioni di DNA a elevata frequenza di mutazione, come la regione di controllo dell'mtDNA, si ha l'opportunità di utilizzare un metodo completamente diverso: il conteggio delle mutazioni che diversificano gli individui. Se in una regione specifica il tasso di mutazione è stabile nel tempo, il conteggio delle mutazioni costituisce una misura della differenza genetica migliore delle stime basate sulle frequenze geniche: in linea di principio, il numero di mutazioni, in assenza di selezione naturale, è indipendente dalle dimensioni della popolazione, ed è proporzionale soltanto al tempo di evoluzione (Kimura, 1968, 1983). L'errore standard di tali stime, spesso elevato, può essere influenzato dalla variazione del tasso di mutazione in diversi siti nucleotidici. L'esperienza relativa alle datazioni con l'mtDNA sembra essere limitata soprattutto alla datazione del primo aplotipo ancestrale (parr. 2.4.a, b; si veda anche il cap. 5).

2.6 CONFRONTO CON CLASSIFICAZIONI LINGUISTICHE

2.6.a Problemi delle classificazioni linguistiche

L'informazione «fossile» contenuta nelle lingue è molto scarsa: limitandosi di solito alle situazioni in cui si è sviluppata la scrittura, ci riporta indietro al massimo di 5000 anni, anche se occasionalmente la toponomastica può fornire informazioni più antiche (peraltro non databili). La maggior parte dei linguisti giudica insolubile il problema di stabilire se l'origine delle lingue umane sia unica o multipla. Nell'ultimo secolo le dispute sulle origini del linguaggio furono tanto animate che nel 1866 la Società Linguistica di Parigi vietò ogni discussione sull'argomento nei suoi convegni (Crystal, 1987) e con tale forza che ancora oggi il divieto è molto sentito. Il problema nodale consiste nell'elevata velocità con cui il linguaggio umano si evolve, tale che la fortissima diversificazione tra le lingue oggi esistenti rende molto difficile individuare somiglianze tra esse. Ciò nonostante, un gruppo di linguisti, particolarmente interessato alle classificazioni, ha avviato una ricerca delle parole comuni a tutte le famiglie linguistiche («universali»). Tra i linguisti è ben noto che alcune parole si sono conservate più di altre: si riferiscono in genere a parti del corpo, legami di parentela, pronomi personali, numerali piccoli (uno, due, tre) e altre. Greenberg (conferenza tenuta alla Stanford University, 1976) ha proposto la prima radice universale (individuata in molte famiglie linguistiche), *tik*, che significa «uno», «dito» (di solito il dito indice) o «mano». In questo caso lo slittamento semantico è facilmente giustificabile, così come il cambiamento fonologico, per esempio, da *tik* a *digit*. In seguito sono state proposte altre radici (Bengtson e Ruhlen, 1993) e le ricerche sono tuttora in corso. In questi studi emergono due problemi principali: il primo è la possibilità di coincidenze casuali, che appare improbabile in base a considerazioni di tipo qualitativo, ma dovrebbe comunque essere esaminata in modo più approfondito con un'analisi quantitativa. Il secondo (causa più subdola di errore) è il prestito precoce di una parola da parte di un'altra lingua; ma tale spiegazione diverrebbe sospetta se la si invocasse sistematicamente per molte radici semantiche che altre fonti indicano essersi conservate a lungo.

Fortunatamente negli ultimi anni l'ipotesi della monogenesi delle lingue è stata presa in seria considerazione; tuttavia i problemi di classificazione rimangono, resi più difficili dalla mancanza di accordo sui criteri per considerare imparentate due lingue. Un ulteriore ostacolo al raggiungimento di tale accordo è la mancanza, nella comunità linguistica, di una comprensione completa e diffusa dei concetti e dei metodi statistici e probabilistici. Nella sua analisi più recente delle lingue amerindie, Greenberg (1987) ha rafforzato l'ipotesi, da lui formulata in precedenza, che la maggior parte di esse appartenga a un'unica famiglia, chiamata *amerindio*, comprendente 11 famiglie in precedenza considerate non imparentate (Ruhlen, 1975). Tuttavia in un convegno di americanisti tenutosi qualche anno prima (Campbell e Mithun, 1979) è stato dichiarato che, per la sola America settentrionale, dovrebbero essere riconosciute non meno di 58 famiglie di lingue amerindie. Una delle risposte di Greenberg è stata che, applicando i criteri dei suoi antagonisti alla ben nota famiglia delle lingue indoeuropee, riconosciuta tale da ben 200 anni, bisognerebbe far esplodere anche questa. Nel capitolo 6 verranno forniti maggiori particolari sulle discussioni riguardanti l'America, ove il disaccordo sulla definizione delle famiglie linguistiche è particolarmente acuto.

Si definisce *famiglia linguistica* un gruppo di lingue che presentano somiglianze sufficienti a rendere probabile una loro origine filogenetica comune (i linguisti usano la parola «genetica» al posto di «filogenetica»). Tale definizione è perlopiù euristica: i linguisti incontrano gravi difficoltà nell'accordarsi sull'esatta composizione di certe famiglie. Ciò non sorprende molto, dal momento che, 200 anni dopo la nascita della moderna classificazione generale degli esseri viventi da parte di Linneo, sussistono ancora dubbi, persino in zoologia e in botanica, riguardo all'accettabilità di alcuni *phyla*. La classificazione originale di Linneo conteneva errori ben noti, come l'inserimento delle balene e dei delfini tra i pesci, per non parlare dell'inclusione di esseri umani leggendari nel genere *Homo*. Ma la classificazione linguistica non ha raggiunto lo stadio di Linneo, nel senso che i livelli superiori di classificazione (oltre la famiglia) sono pochi, incompleti e in genere rifiutati da molti linguisti. Non esiste, quindi, alcun albero delle lingue umane; perché si possa costruirne uno, dovrebbe essere accettata l'origine monogenetica delle lingue; oppure, se questa venisse rifiutata, dovrebbero essere proposte specifiche origini tra di loro indipendenti.

L'introduzione di metodi quantitativi, benché ancora agli inizi, potrebbe migliorare di molto la qualità della classificazione linguistica, se non vi fossero difficoltà oggettive nel definire criteri soddisfacenti per misurare le relazioni tra le lingue. Poiché alcuni caratteri sono conservati molto meglio di altri, la loro utilità dal punto di vista evolutivo è assai variabile; i primi tassonomisti di piante e animali incontrarono ostacoli simili, anche se non identici. È necessario notare che il problema non è stato risolto interamente né attraverso la semplice applicazione dei metodi di tassonomia numerica esistenti, né applicando i princìpi della cladistica (si veda il par. 1.12); forse non è molto costruttivo estendere tali concetti alla variazione biologica intraspecifica o alla linguistica. Probabilmente, anche per individuare una relazione genetica tra lingue è sempre necessario usare quel che Pascal chiamava *esprit de finesse* (la comparazione qualitativa dell'esperto, che valuta caratteristiche e punti di vista diversi), mentre non si è ancora pronti a usare l'*esprit de géométrie* (un criterio interamente deduttivo). Prima che si possa stabilire una classificazione «genetica» completa e razionale, può essere di grande aiuto (se non assolutamente necessario) lo studio, ancora poco sviluppato, dei meccanismi dell'evoluzione linguistica.

Anche se non è ancora stato costruito un albero completo, si è riconosciuto un buon numero di famiglie linguistiche; per alcune di esse si è raggiunto un pieno accordo, mentre altre sono ancora oggetto di discussione. La storia della classificazione linguistica è stata descritta da Ruhlen (1987), responsabile della più recente e completa guida alla classificazione. Per indicare i *taxa* linguistici di livello più elevato, si utilizzano i termini «*phylum*» e «famiglia», da noi considerati intercambiabili. Nella figura 2.6.1 e nella tavola VIII fuori testo sono rappresentate le 17 famiglie descritte da Ruhlen e la loro distribuzione geografica. La prima classificazione di questo autore (Ruhlen, 1975) comprendeva 28 famiglie, ora ridotte a 17, soprattutto in seguito ai raggruppamenti all'interno delle famiglie amerindia e austrica.

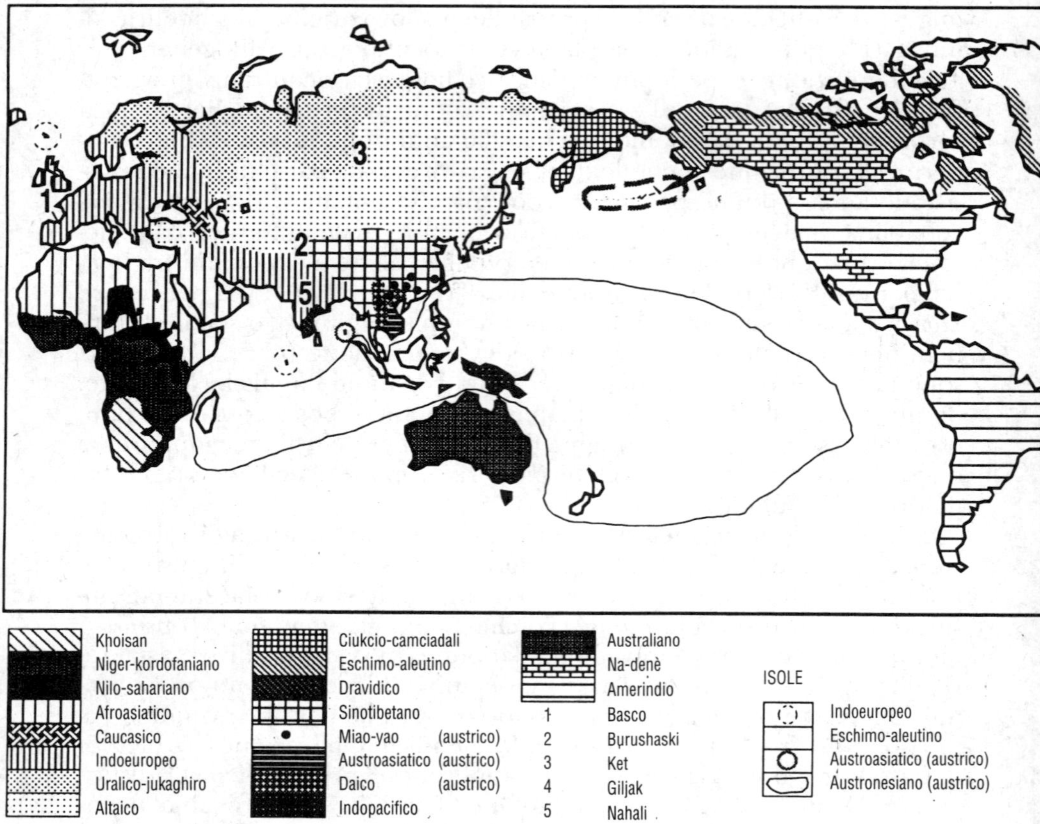

Fig. 2.6.1 Distribuzione geografica delle 17 famiglie linguistiche. Da Ruhlen (1987, pp. 284-85, cartina 8.1). 1, khoisan; 2, niger-kordofaniano (costituito da kordofaniano e niger-congolese); 3, nilo-sahariano; 4, afroasiatico; 5, caucasico (separato ora in due famiglie distinte, caucasico settentrionale e caucasico meridionale; Ruhlen, comunicazione personale); 6, indoeuropeo (indoittita secondo Ruhlen); 7, uralico-jukaghiro (lo jukaghiro è una sola lingua, considerata a lungo da alcuni separata); 8, altaico (alcuni preferiscono considerare il coreano-giapponese-ainu separato dall'altaico); 9, ciukcio-camciadali; 10, eschimo-aleutino; 11, elamo-dravidico (fino ad oggi chiamato dravidico); 12, sinotibetano; 13, austrico (in precedenza comprendeva miao-yao, austroasiatico e austro-tai; quest'ultimo include daico e austronesiano); 14, indopacifico; 15, australiano; 16, na-denè (parlato nell'America settentrionale, soprattutto nella parte nordoccidentale); 17, amerindio (una nuova famiglia proposta da Greenberg, che include tutte le lingue amerindie dell'America settentrionale e meridionale con la sola eccezione di quelle appartenenti alla famiglia na-denè).

Alcune di queste famiglie, come l'indoeuropea (la prima riconosciuta) e altre, furono scoperte molto tempo fa e oggi sono universalmente accettate; in altri casi, invece, manca l'accordo sull'appartenenza di alcune lingue o sottofamiglie all'una o all'altra famiglia linguistica (alcune di queste differenze sono riportate nella legenda della fig. 2.6.1). Molte controversie riguardano il riconoscimento della famiglia amerindia:

neppure le 11 sottofamiglie che la compongono sono accettate da tutti gli americanisti (una discussione di tali controversie si trova in Ruhlen, 1987). Il libro di Greenberg (1987) sulle lingue americane contiene un'ottima introduzione critica sui problemi metodologici, di notevole interesse scientifico, implicati nella classificazione delle lingue (si veda anche il cap. 6). Attualmente la famiglia amerindia è soggetta a un numero di attacchi (per un commento imparziale si veda Diamond, 1990), la cui foga supera quella delle peggiori controversie in biologia – a meno di non risalire alla diatriba contro il darwinismo, nel secolo scorso. Per chi fosse estraneo al campo linguistico, ricordiamo che Greenberg è molto rispettato tra i linguisti: la sua classificazione delle lingue africane (Greenberg, 1949, 1950, 1954, 1955, 1963), inizialmente attaccata, è oggi ampiamente riconosciuta. È difficile prevedere quando e come sarà risolta la nuova controversia; ma proprio perché i diversi punti di vista metodologici (riassunti in Greenberg, 1987) sono lontani fra loro al punto che è difficile immaginare come potrebbe essere raggiunto un accordo, diventa indispensabile una discussione metodologica (per un'ulteriore trattazione si veda il cap. 6).

Attualmente, nonostante gli sforzi dei linguisti, si sono fatti pochi passi (al di là della descrizione delle famiglie principali) verso il possibile traguardo finale di una classificazione gerarchica completa e realmente filogenetica di tutte le famiglie linguistiche. Come si è detto in precedenza, tale obiettivo è molto difficile da raggiungere, perché il tasso di evoluzione linguistica è così elevato che, a un primo esame, non si nota quasi alcuna relazione tra lingue appartenenti a famiglie linguistiche molto diverse. Un possibile progresso sarebbe il riconoscimento delle relazioni esistenti tra alcune delle famiglie, in base alle quali gli studiosi sono giunti all'identificazione di superfamiglie o *superphyla.* Benché in questa fase di ricerca le conclusioni siano ancora soggette a cambiamenti e critiche, i risultati seguenti sono comunque degni di nota. Due gruppi di ricercatori hanno identificato, indipendentemente fra loro, due superfamiglie o *superphyla* in gran parte sovrapponibili.

1) *La superfamiglia del nostratico* Seguendo i suggerimenti dati in precedenza da Pedersen (1931), i linguisti russi Il'ič-Svityč (1971) e Dolgopolskij (1970) hanno riconosciuto, in modo indipendente l'uno dall'altro, una superfamiglia costituita da sei famiglie. Ulteriori contributi sono stati aggiunti da Menges (1977).

Occidente:	indoeuropeo
	afroasiatico
	caucasico (cartvelico)
Oriente:	dravidico
	uralico
	altaico (compreso il coreano).

2) *La superfamiglia euroasiatica* Greenberg ha ricostruito questa superfamiglia comprendente sei famiglie:

indoeuropeo
uralico-jukaghiro
altaico

coreano-giapponese-ainu
ciukcio-camciadali
eschimo-aleutino.

Vi è un'evidente rassomiglianza tra le due superfamiglie, poiché condividono metà delle famiglie linguistiche dei caucasoidi e degli orientali settentrionali. Inoltre, riferendosi al recente lavoro di Greenberg sull'amerindio, Ševoroškin (1989) ha riconosciuto una somiglianza tra l'amerindio e la protolingua nostratica (lingua ancestrale ricostruita). Secondo Ruhlen (1990), le discrepanze tra le due superfamiglie sono dovute alle diverse metodologie usate da ricercatori russi e americani. Una differenza importante sta nel fatto che i linguisti russi si basano su famiglie per le quali è stata ricostruita una protolingua: le famiglie senza una protolingua non sono state considerate. Greenberg, invece, non giudica necessario usare protolingue per i confronti tra famiglie; ha escluso l'afroasiatico, il dravidico e il caucasico, considerandoli meno strettamente imparentati rispetto alle famiglie linguistiche incluse nell'euroasiatico: tali famiglie rientrerebbero soltanto in un livello superiore di classificazione. Quindi Ruhlen ha concluso che il nostratico non costituisce un'unità tassonomica accettabile, poiché non comprende quelle famiglie, a livello sistematico inferiore, che i linguisti russi non hanno preso in considerazione.

Un *superphylum* minore, l'austrico, fa già parte della classificazione di Ruhlen (*phylum* n. 13), rappresentata nella figura 2.6.1. Più di recente, sono state riesaminate (Starostin, 1989; Gamkrelidze e Ivanov, 1990) le relazioni, già descritte molto tempo fa, tra il na-denè e le lingue sinotibetane, tra il na-denè e le lingue caucasiche, e tra questa superfamiglia e alcune lingue isolate (basco, etrusco, sumero, hurrito, ecc.).

2.6.b Confronto tra albero genetico e albero linguistico

Abbiamo affiancato famiglie e superfamiglie linguistiche all'albero genetico delle figg. 2.3.2a, b: è stato possibile introdurre 16 famiglie linguistiche. Tra le 42 popolazioni, mancano dati genetici relativi a popolazioni che parlano lingue caucasiche; si pensa inoltre che i Bambuti abbiano perso la lingua originaria, prendendo in prestito quella dei vicini. Tra le 41 popolazioni rimanenti e le 16 famiglie linguistiche vi è una chiara corrispondenza, in cui ogni famiglia linguistica si associa o con una singola popolazione genetica o con alcune popolazioni strettamente imparentate, cioè un raggruppamento genetico situato a livello inferiore nella gerarchia evolutiva (e quindi presumibilmente formatosi successivamente). Nella figura 2.6.2, l'albero genetico (si veda la fig. 2.3.2a; Cavalli-Sforza e coll., 1988) è disegnato in modo da mettere in evidenza somiglianze e discrepanze.

La corrispondenza biunivoca tra gruppi genetici e famiglie linguistiche è notevole, ma non perfetta: due processi, la *sostituzione linguistica* e la *sostituzione genetica*, possono determinare eccezioni. In alcuni casi tali processi sono facilmente identificabili, in base a informazioni di tipo storico. Anche i dati genetici relativi alle popolazioni moderne sono di

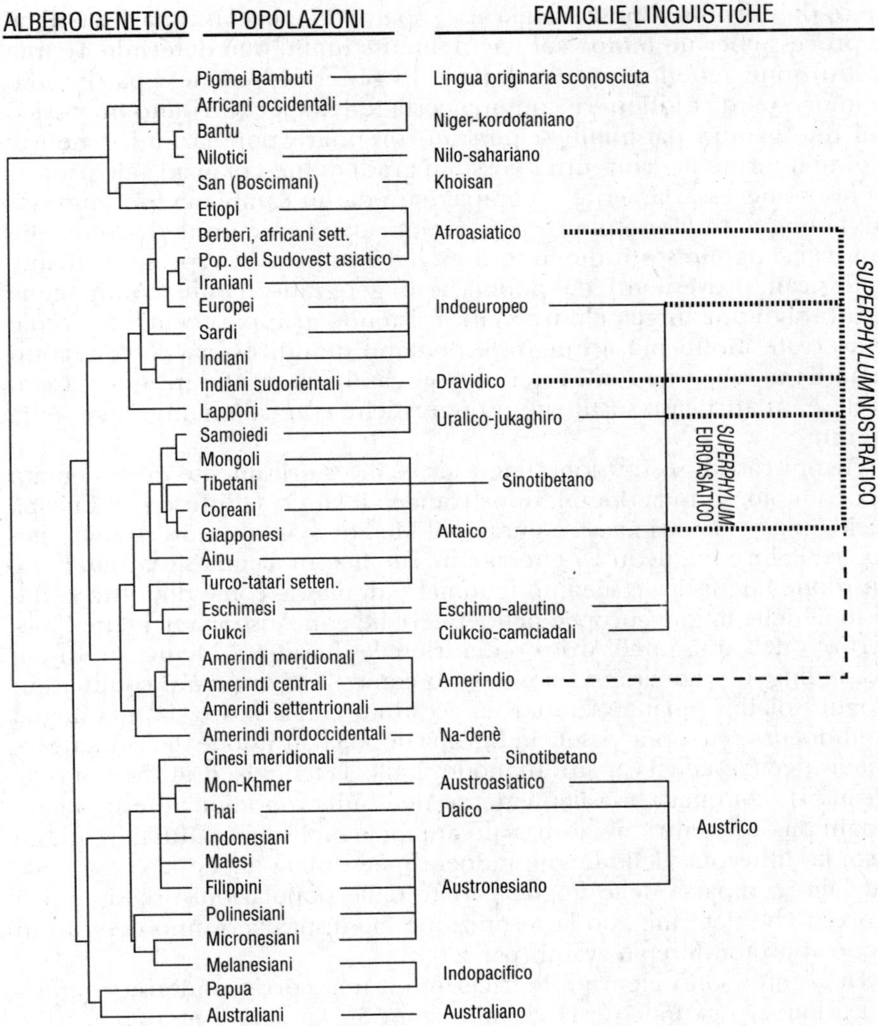

Fig. 2.6.2 Confronto tra albero genetico e famiglie e superfamiglie linguistiche. Da Cavalli-Sforza e coll. (1988). Le popolazioni raggruppate in base alla classificazione linguistica appartengono ai seguenti gruppi: Bantu, famiglia niger-kordofaniana; Nilotici, famiglia nilo-sahariana; Indiani sudorientali, famiglia dravidica; Samoiedi, famiglia uralica della Russia; Turco-tatari settentrionali, ramo della famiglia altaica; Amerindi nordoccidentali, famiglia na-denè. L'albero genetico (lo stesso della figura 2.3.2a) è stato ricostruito mediante il metodo dell'*average linkage* dalle distanze genetiche di Nei.

aiuto per distinguere i due processi, o almeno per valutare il contributo della sostituzione genetica, che molto probabilmente è parziale e tende a seguire la storia demografica. Due gruppi geograficamente vicini possono mescolarsi mediante un flusso genico asimmetrico, in cui un solo gruppo contribuisce all'altro, a ogni generazione, con un piccolo numero di individui. Come si è già visto (par. 1.17), la continuazione di tale processo per un tempo sufficientemente lungo può determinare una sostituzione genetica quasi completa. In generale, poiché il patrimonio genetico tende a riflettere con una certa fedeltà il contributo numerico dei due gruppi parentali, si possono originare popolazioni geneticamente intermedie, con tutti i possibili gradi di mescolanza. Tale processo non è necessariamente accompagnato da un cambiamento linguistico: le lingue tendono piuttosto a comportarsi come unità discrete, che semmai vengono sostituite in toto. Benché si osservino spesso contributi lessicali provenienti da popolazioni geograficamente contigue, la struttura di una lingua è più stabile, esistendo gruppi specifici di parole conservate molto più a lungo. Si possono quindi osservare contributi genetici notevoli da fonti esterne, con cambiamenti linguistici scarsi o nulli, e, in altri casi, sostituzioni linguistiche con cambiamenti genetici minimi.

Alcuni casi di sostituzione linguistica sono storicamente documentati: per esempio, sotto la dominazione romana il latino si diffuse nell'Europa occidentale e in altri paesi, e durante il Medioevo gli invasori stranieri imposero le loro lingue in Ungheria e in Turchia. In alcune situazioni la sostituzione linguistica è stata un fenomeno di massa, come dimostra la diffusione delle lingue europee nelle Americhe e in Australia nei tempi moderni, o dell'arabo nell'Africa settentrionale durante il Medioevo. In tali casi le lingue originarie si manifestano come *relitti linguistici*, confinati in luoghi isolati: è quanto sembra sia accaduto con il basco, la sola lingua preindoeuropea sopravvissuta in Europa dopo la diffusione delle lingue indoeuropee (si veda il cap. 5). In modo simile, la famiglia dravidica (si veda il cap. 4), confinata prevalentemente nell'India meridionale e in alcuni luoghi più a settentrione, in passato era forse molto più diffusa; in questo caso, la diffusione delle lingue indoeuropee è stata anche la causa della parziale scomparsa delle lingue parlate dalle popolazioni preesistenti. I processi che determinano la sostituzione linguistica verranno descritti in modo approfondito più avanti (par. 2.6.d).

Di seguito sono elencate le eccezioni a una corrispondenza completa tra l'albero genetico e la classificazione in famiglie linguistiche (fig. 2.6.2).

1) Due membri della famiglia linguistica afroasiatica corrispondono a due diverse ramificazioni principali dell'albero genetico: gli abitanti dell'Africa orientale (soprattutto Etiopi), geneticamente africani, e i Berberi, africani settentrionali geneticamente caucasoidi. Poiché gli Etiopi derivano da mescolanze di geni africani e caucasoidi in grado diverso, con una preponderanza africana (in media), nell'albero genetico si uniscono agli africani. La maggior parte degli Etiopi parla lingue del gruppo cuscitico (una delle maggiori ramificazioni dell'afroasiatico), mentre alcuni parlano lingue nilo-sahariane; tuttavia alcuni eventi storici relativamente recenti e ben conosciuti hanno contribuito alla diffusione, nell'Etiopia settentrionale, delle lingue arabe meridionali (il ramo semitico della famiglia afroasiatica). In Etiopia si è verificata manifestamente una notevole sostituzione genetica, probabilmente molto diversa da luogo a luogo,

accompagnata – almeno in alcuni casi – da sostituzione linguistica (si veda il cap. 3).

2) Nell'albero compaiono due popolazioni che parlano lingue della famiglia uralica: i Samoiedi (che vivono a est degli Urali) più le popolazioni vicine, e i Saame (chiamati generalmente Lapponi) che vivono nella Scandinavia settentrionale: i primi sono geneticamente orientali, i secondi caucasoidi. Tuttavia, ulteriori analisi genetiche (Guglielmino-Matessi e coll., 1991; si veda anche il cap. 5) hanno dimostrato che i Lapponi derivano da una mescolanza tra caucasoidi e popolazioni di origine uralica (orientali), il cui contributo è però meno importante: nell'albero genetico i Lapponi si associano quindi con i caucasoidi. La spiegazione più semplice è che un flusso genico durato millenni, proveniente da gruppi geograficamente vicini di origine caucasoide (si veda anche il par. 1.17 e il cap. 5), abbia prodotto nei Lapponi una sostituzione genetica tale da determinare il loro attuale «aspetto» genetico di tipo prevalentemente europeo, senza sostituzione linguistica.

3) I Tibetani e gli abitanti della Cina meridionale, benché parlino lingue della stessa famiglia (il sinotibetano), dal punto di vista genetico appartengono rispettivamente agli orientali settentrionali e a quelli meridionali. Provenendo dalla Cina settentrionale, l'associazione genetica dei Tibetani concorda con la loro origine geografica (cap. 4). Le popolazioni della Cina settentrionale e meridionale mostrano sostanziali differenze, dal punto di vista genetico: probabilmente le lingue cinesi si diffusero nella Cina meridionale solo durante il primo millennio a.C., quando il dominio della Cina settentrionale fu esteso a quella meridionale (Wang, 1991). Molte minoranze etniche della Cina meridionale parlano ancora le lingue originarie, che non appartengono alla famiglia sinotibetana.

4) Come si è già osservato, il basco viene considerato una lingua isolata, molto probabilmente il «relitto» di una lingua preindoeuropea. Tutte le popolazioni che hanno o hanno avuto possibili rapporti con i Baschi sono molto distanti da loro sia linguisticamente sia geograficamente. Dal punto di vista genetico i Baschi sono europei, ma sono sufficientemente distinti da potersi considerare un isolato, probabilmente protoeuropeo (Mourant, 1954). Nonostante siano rimasti endogami e in generale abbastanza isolati dalle popolazioni vicine, tanto da essere considerati un gruppo linguisticamente e geneticamente distinto, nel corso dei millenni hanno certamente ricevuto un notevole flusso genico (si veda il cap. 5).

5) I melanesiani, e in parte anche i micronesiani e i polinesiani, sono geneticamente misti. Alcune tribù melanesiane parlano lingue austronesiane o altre lingue indopacifiche. L'antichità dei contatti tra i primi colonizzatori (melanesiani, che parlavano lingue indopacifiche) e i successivi (Indonesiani e popolazioni dell'Asia sudorientale, che parlavano lingue austronesiane; si veda il cap. 7) rende difficile definire chiaramente la differenza tra sostituzione genetica e sostituzione linguistica.

È difficile analizzare con un test statistico diretto la correlazione tra l'albero genetico e le informazioni derivanti dalle famiglie linguistiche, in quanto la natura stessa di un albero filogenetico impedisce l'applicazione della maggior parte, se non di tutti i tipi di analisi statistica disponibili.

Per ottenere una misura, seppur inusuale, di questa correlazione è stato applicato un coefficiente (l'indice di consistenza) sviluppato per stimare la congruenza evolutiva tra i caratteri osservati negli organismi viventi e l'albero che riassume la loro storia filogenetica (Kluge e Farris, 1969). L'applicazione di tale misura è stata finora limitata dalla mancanza di un test di significatività statistica e dalla notevole dipendenza del valore numerico dalle dimensioni del campione analizzato (Archie, 1989). Bateman e coll. (1990) hanno calcolato per primi tale indice sui nostri dati: tuttavia non eravamo d'accordo con gli autori né sui loro metodi di calcolo né sulla loro convinzione che fosse impossibile calcolare un errore statistico (Cavalli-Sforza e coll., 1990). Se esistesse un test adeguato di significatività, l'indice stesso permetterebbe di saggiare il grado di congruenza tra le famiglie linguistiche e l'albero genetico. Cavalli-Sforza e coll. (1992) hanno applicato al problema un test di significatività, calcolando l'indice di consistenza sia sui dati dell'articolo di Cavalli-Sforza e coll. (1988) sia su 10 000 permutazioni delle famiglie linguistiche: ciò fornisce una distribuzione dei valori casuali dell'indice di consistenza, permettendo di effettuare un'analisi di significatività. Tutti i valori degli indici di consistenza sono stati calcolati con il programma MIX, disponibile nella collezione di programmi Phylip. L'indice relativo ai dati osservati è 0,57, un valore che nelle permutazioni casuali delle famiglie linguistiche si troverebbe con una probabilità di 10^{-6}. Poiché la differenza tra il valore osservato e la distribuzione dei valori ottenuti per caso è molto significativa, l'analisi statistica conferma la congruenza tra la differenziazione genetica e quella linguistica.

Sussiste anche una correlazione notevole tra le due superfamiglie linguistiche nostratico/euroasiatico e austrico, e i dati genetici. Tali superfamiglie costituiscono i primi importanti tentativi di generare, nella classificazione linguistica, livelli di gerarchia superiori alle tradizionali famiglie. Inoltre nostratico ed euroasiatico sono abbastanza simili da potersi ragionevolmente considerare classificazioni provvisorie che, in seguito a ulteriori studi, con molta probabilità convergeranno in una sola superfamiglia. Considerando l'*unione* (nel linguaggio della teoria degli insiemi, tutti gli elementi presenti in una o nell'altra superfamiglia) di nostratico ed euroasiatico, più l'amerindio, la cui somiglianza con il nostratico/euroasiatico è stata suggerita da Ševoroškin (1989), osserviamo una corrispondenza quasi perfetta con l'intero gruppo genetico euroasiatico settentrionale. Vi è una sola eccezione alla coincidenza completa tra gruppi genetici e linguistici: la presenza, nel raggruppamento genetico, dei Na-Denè, che sono di origine incerta ma potrebbero appartenere a un'altra famiglia asiatica, forse più antica, chiamata Denè-caucasica (Starostin, 1989): i Na-Denè hanno avuto molte occasioni di mescolarsi con gli Amerindi, rendendo più difficile individuare la loro identità (si veda il cap. 6). Inoltre la superfamiglia austrica presenta una corrispondenza notevole con un raggruppamento genetico. Tali somiglianze a un livello gerarchico superiore costituiscono una notevole conferma dell'esistenza di una rilevante associazione tra evoluzione genetica e linguistica; ma le superfamiglie sulle quali è basata tale prova non sono attualmente riconosciute da un certo numero di linguisti (Bateman e coll., 1990 *a, b*). Probabilmente ci vorrà del tempo prima che si raggiunga un accordo: recenti rassegne pubblicate su «Scientific American» e su «Atlantic Monthly» illustrano la storia della contesa tra i sostenitori del nostratico e i loro oppositori, e le dispute riguardanti la «madrelingua» e le lingue americane (Ross, 1991; Wright, 1991). Si spera che vengano presto sviluppati metodi quantitativi di analisi dell'evoluzione linguistica più soddisfacenti, che contribuiscano ad accelerare il raggiungimento di un accordo generale (Diamond, 1990). Noi proponiamo di saggiare inizialmente tali metodi su materiale rispetto al quale sia stato già raggiunto un accordo (per esempio, l'indoeuropeo, e possibilmente altre famiglie).

I nostri risultati dimostrano che l'associazione tra le famiglie linguistiche e la storia genetica umana non è casuale; i test di significatività confermano le nostre conclusioni. I risultati dei confronti tra lingue e popolazioni a livello regionale variano ampiamente: in un raffronto tra 15 studi, che non includono i nostri (Barbujani, 1991), 6 erano significativamente in favore dell'associazione. È un risultato notevole, poiché ci saremmo attesi che, in base al solo caso, risultasse significativo meno di uno studio ($0{,}05 \times 16 = 0{,}80$), a un livello di significatività del 5%. Sfortunatamente, però, nella maggioranza dei 15 studi analizzati da Barbujani sono stati utilizzati coefficienti di correlazione lineare tra distanze genetiche e linguistiche; l'autocorrelazione tra le distanze crea un serio problema nell'analisi della significatività di tali correlazioni. Soluzioni statistiche possibili sono rappresentate dai test di Mantel o di Clifford (Mantel, 1967; Clifford, 1989) o, in alternativa, dal confronto diretto degli alberi, come verrà esposto più avanti (si veda anche Cavalli-Sforza e coll., 1992).

2.6.c *Perché tra l'albero linguistico e quello genetico vi è una stretta somiglianza?*

Nei capitoli seguenti prenderemo in esame parecchie analisi a livello locale che confermano il forte parallelismo, osservato a livello mondiale, tra evoluzione linguistica ed evoluzione genetica. Come si può spiegare tale importante correlazione? La spiegazione principale sta nella storia delle popolazioni. La correlazione non è dovuta a un effetto dei geni sulle lingue; al contrario, è probabile un'influenza inversa, cioè che barriere linguistiche rafforzino l'isolamento genetico tra gruppi che parlano lingue diverse. Tale effetto dell'isolamento linguistico sull'isolamento genetico si osserva a un livello di differenziazione molto più basso di quello tra *phyla* linguistici: per esempio, tra gruppi che parlano lingue diverse della famiglia indoeuropea, o anche lingue appartenenti alla ramificazione romanza o a quella germanica (si veda il cap. 5). È ovvio che tutti gli esseri umani normali hanno essenzialmente le stesse capacità di imparare le lingue: la madrelingua di un individuo è determinata dall'ambiente sociale nel quale avviene il suo sviluppo culturale. Poiché nella maggior parte delle persone tali capacità si riducono molto dopo la pubertà, in seguito diviene difficile, se non impossibile, raggiungere la confidenza che hanno i nativi nel parlare una lingua straniera, specie sotto l'aspetto fonetico.

È un fenomeno che probabilmente si verifica in tutti i gruppi umani, anche se non è stato studiato in maniera approfondita.

La spiegazione del parallelismo tra l'albero genetico e quello linguistico va ricercata nell'effetto comune di fattori che determinano la differenziazione sia a livello genetico sia a livello linguistico. I fattori più importanti sono gli eventi che causano la separazione di due gruppi, i quali rimangono parzialmente o completamente isolati l'uno dall'altro, dopo la fissione, e la migrazione di una o entrambe le parti verso luoghi diversi. L'isolamento reciproco determina sia la differenziazione genetica sia quella linguistica. È ragionevole supporre che la doppia divergenza così originata aumenterà con il tempo di separazione, benché non in modo così regolare come vorrebbero i cultori di glottocronologia e alcuni biologi evoluzionisti. Così, è probabile che la storia delle principali fissioni avvenute durante il processo di occupazione dei continenti – o di parte di essi – si rifletta sia sull'evoluzione genetica sia su quella linguistica.

Il processo storico di cambiamento si riconosce anche nei modi in cui è strutturata la variabilità geografica; tale struttura a sua volta riflette gli eventi storici del passato, inclusi i cambiamenti genetici. Secondo il modello dell'isolamento dovuto alla distanza (par. 1.16), la distanza genetica aumenta con l'aumentare della distanza geografica. Nel paragrafo 2.9 vedremo che le osservazioni genetiche si accordano abbastanza bene con i valori attesi in base a questo modello, almeno entro un raggio di 800÷1600 km. Le distanze genetiche e quelle geografiche possono mostrare un semplice aumento lineare anche entro raggi più ampi; tuttavia la relazione può essere più complessa quando non sia stato raggiunto un equilibrio, o perché non è trascorso un tempo sufficiente, o per la presenza di barriere geografiche. Per quanto riguarda le lingue, la situazione potrebbe essere simile a quella dei geni (Cavalli-Sforza e Wang, 1986), benché il problema non sia stato esaminato in maniera così approfondita. La distanza geografica e quella linguistica sono ragionevolmente correlate, almeno per variazioni all'interno di una sola lingua o di un gruppo di lingue strettamente imparentate.

Anche fattori diversi da quelli che determinano la separazione tra gruppi possono aver prodotto effetti simili su entrambi i tipi di evoluzione, contribuendo alla loro correlazione: due di tali fattori sono le dimensioni della popolazione e gli scambi migratori. Dimensioni demografiche limitate favoriscono una differenziazione genetica più veloce e potrebbero avere lo stesso effetto sulle lingue; però i meccanismi dell'evoluzione linguistica sono troppo poco conosciuti perché questa possa essere qualcosa di più di un'ipotesi interessante. Lo scambio migratorio tra due popolazioni favorisce sia gli scambi genetici sia quelli linguistici, diminuendo o rallentando la divergenza in entrambi i casi. Abbiamo visto, per esempio, che negli Etiopi e nei Lapponi la mescolanza linguistica e quella genetica non sono parallele, perché sono condizionate da fattori limitanti diversi.

2.6.d *Sostituzioni linguistiche*

Tra i meccanismi che possono offuscare il quadro di una correlazione tra lingue e geni (fig. 2.6.2), la sostituzione linguistica sembra il più importante e il più facile da studiare, poiché ne conosciamo molti esempi storici. Riassumiamo, quindi, i meccanismi della sostituzione linguistica. L'archeologo Colin Renfrew (1987) ha suggerito tre possibili modelli, che noi abbiamo semplificato e ridotto a due, riunendo il secondo e il terzo, che anch'egli afferma essere simili. In entrambi i casi una lingua viene sostituita da un'altra, ma le conseguenze genetiche sono piuttosto diverse: nel primo caso una popolazione ne sostituisce un'altra, apportando i propri geni e la propria lingua; nel secondo, un gruppo poco numeroso ma potente impone il proprio dominio (e la propria lingua) a una popolazione più grande. È importante analizzare entrambi i modelli nei particolari.

1) *Espansioni demiche* (si veda il par. 2.7) Le espansioni demiche costituiscono la base dei modelli che Renfrew ha chiamato di *sussistenza demografica*: sono espansioni di individui sottoposti a pressione demografica verso aree in precedenza disabitate, o abitate da altri gruppi etnici a un livello economico più primitivo, e quindi con una densità di popolazione nettamente più bassa. Le popolazioni locali possono essere soppresse, schiavizzate o assorbite. Un esempio di tali espansioni è quello degli agricoltori, che verrà analizzato nel prossimo paragrafo e discusso nel capitolo 5, poiché il primo modello genetico di questo tipo è stato proposto per l'Europa. Renfrew (1987 *a*, 1989 *a*) suggerisce che l'espansione degli agricoltori dal Medio Oriente (da lui accettata quale meccanismo di diffusione dell'agricoltura dall'area di origine) sia stata responsabile della diffusione delle lingue indoeuropee (si vedano il par. 2.7 e il cap. 5). Come vedremo nei prossimi capitoli, vi sono molte teorie diverse riguardo alla diffusione delle lingue indoeuropee (Mallory, 1989). Meno controverso è un altro esempio di espansione di agricoltori accompagnata dalla diffusione delle loro lingue. Benché le lingue bantu (si veda il cap. 3) abbiano avuto il tempo di divergere, durante gli oltre 3000 anni in cui le popolazioni di lingua bantu migrarono da Camerun/Nigeria verso l'Africa centrale e meridionale, si può facilmente cogliere la loro unità originaria. In genere, la reciproca intelligibilità di due lingue che si differenziano si perde in meno di 1000 anni (ordine di grandezza). Renfrew (1992) ha ipotizzato che in tutti i casi di sviluppo agricolo associato a espansione demica si sia verificata anche la diffusione della lingua degli agricoltori.

2) *Conquista da parte di una minoranza (includendo i modelli di Renfrew «élite-dominanza» e «collasso del sistema»)* Quando un popolo conquistatore (di solito dotato di forte gerarchia sociale e di buona organizzazione militare) assume il comando di un territorio, vi impone la propria lingua e gran parte delle proprie tradizioni culturali, riservandosi il potere e il controllo della ricchezza. I conquistatori, se ben organizzati, possono anche essere una minoranza. Questo è il caso delle nazioni citate in precedenza, la Turchia e l'Ungheria, ben note dal punto di vista storico, che verranno esaminate ulteriormente nel capitolo 5. In entrambi i casi le

tracce genetiche degli invasori sono molto modeste, giacché questi non furono abbastanza numerosi da influenzare drasticamente la struttura genetica della popolazione locale.

Non sempre una conquista implica sostituzione linguistica. Molte delle invasioni barbariche avvenute dopo la caduta dell'Impero romano non produssero effetti rilevanti sulle lingue locali, benché in alcuni casi il dialetto originario dei barbari si sia conservato in certe aree ristrette fino ai giorni nostri.

Nella terminologia di Renfrew, il *collasso del sistema* (*politico*), generando un vuoto di potere, può determinare circostanze insolite, permettendo ad alcune minoranze di assumere il dominio e di imporre la propria lingua. Due esempi citati da Renfrew sono la caduta dell'Impero romano in Britannia, dopo la quale presero il potere i mercenari anglosassoni (forse con l'aiuto di gruppi della stessa etnia venuti da fuori), e la caduta della civiltà maya intorno al X secolo d.C., di cui si sa molto meno. Anche Renfrew riconosce che si può considerare questo meccanismo come un caso speciale di dominanza da parte di un'élite.

A differenza di Renfrew, che ha scelto di non tener conto degli aspetti genetici di questi fenomeni, noi siamo interessati alla loro storia congiunta. Nel modello della sussistenza demografica, si verifica una chiara sostituzione sia della lingua, sia (almeno in parte) dei geni. Probabilmente quasi tutte le situazioni di dominanza da parte di un'élite lasciano più o meno intatta la struttura genetica, salvo che il numero degli invasori sia molto più cospicuo di quello degli individui sottomessi. In molti casi gli invasori diventano la nuova classe aristocratica, che talvolta non si mescola, o si mescola solo in misura assai limitata con la popolazione locale; anche in caso di mescolanza, può accadere che l'aristocrazia formata dai conquistatori per molto tempo rimanga scarsamente mescolata dal punto di vista genetico. Considerando la mescolanza nelle Americhe tra americani nativi, caucasoidi e neri, si può osservare un'estrema varietà di situazioni a seconda del paese o della città.

In alcune situazioni sembra che abbiano operato meccanismi diversi rispetto a quelli ipotizzati da Renfrew, oppure non è facile distinguere tra i meccanismi in gioco. Soprattutto in Africa, India e Nuova Guinea (ma indubbiamente anche in altre parti del mondo), in alcune tribù si riscontra un'incongruenza tra lingua e geni; ma non è chiaro se ciò sia dovuto a sostituzione linguistica o genetica. Ci si aspetta che la sostituzione linguistica avvenga più facilmente, ma nelle situazioni classiche di modesto flusso genico di tipo asimmetrico, in una popolazione si può verificare una forte sostituzione genetica, a patto che il contatto e lo scambio genetico si siano mantenuti abbastanza a lungo (si veda il par. 1.17). Di solito i Pigmei africani acquisivano le lingue delle popolazioni vicine e le mantenevano per qualche tempo: probabilmente essi sono passati attraverso diversi cicli di questo tipo, a causa dei loro spostamenti o dei cambiamenti delle popolazioni vicine. Tuttavia i Pigmei possono anche presentare (Cavalli-Sforza, 1986) una sostituzione genica parziale (a volte anche notevole). Questi e molti altri casi dimostrano che la sostituzione linguistica può derivare dal contatto con popolazioni che non sono al livello di sviluppo sociale richiesto dal modello di dominanza da parte di un'élite. Di solito esiste qualche dipendenza economica dal popolo di cui si acquisisce la lingua: tuttavia, a seconda delle circostanze, lo scambio genetico può essere assente, moderato o frequente. Benché tra i Pigmei africani non manchino esempi di sostituzione linguistica con o senza sostituzione genica, in altri gruppi un'ampia sostituzione dei geni può essere stata accompagnata dalla conservazione della lingua. Ciò può essersi verificato nel caso dei Lapponi, che sono stati a lungo a contatto di gruppi vicini con diversa origine etnica e linguistica. Nel paragrafo 1.17 abbiamo visto che la sostituzione di geni dovuta a un prolungato flusso genico può essere relativamente rapida. In alcuni casi, in meno di 1000 anni essa può risultare abbastanza completa da rendere difficile la ricostruzione dell'origine genetica di una popolazione. In Africa è di particolare interesse il caso degli Hadzapi e dei Sandawe: queste due popolazioni della Tanzania, che parlano lingue khoisan, manifestano minime se non nulle affinità genetiche con i Khoisan. Questo potrebbe essere un esempio di sostituzione genica, piuttosto che linguistica (altre situazioni simili sono riportate nel cap. 3). Sussistono quindi situazioni differenti: con o senza sostituzione genica, con o senza sostituzione linguistica, o senza marcate differenze nello sviluppo sociale. L'analisi di questi fenomeni è semplice, se la storia è ben nota: pertanto, sarebbe necessario uno studio sistematico delle sostituzioni linguistiche, delle condizioni storiche che le hanno determinate e degli effetti sociali e genetici a esse correlati.

2.6.e Possibili tempi di origine delle famiglie linguistiche

L'albero genetico può aiutarci a definire i tempi di origine delle famiglie linguistiche. Tentativi diretti (da parte di Swadesh) hanno mirato a datare l'origine delle lingue e delle loro famiglie mediante un metodo chiamato *glottocronologia* o *lessicostatistica*, che assume (Swadesh, 1971) una probabilità costante per unità di tempo di sostituzione delle parole con altre aventi lo stesso significato ma origine lessicale (radice) chiaramente diversa. Tale metodo (che è l'esatto corrispettivo dell'orologio molecolare in biologia, ma ha avuto origine indipendente) è stato accettato solo da alcuni linguisti. Riconoscendo il fatto che parole diverse hanno un diverso tasso di sostituzione, Swadesh ha tentato di compilare una lista base di parole conservate a lungo. Sfortunatamente si presentano molte difficoltà: non solo i tassi di sostituzione non sono omogenei neppure nelle versioni più aggiornate e più recenti di tale lista, ma anche la curva della percentuale delle parole *cognate* (con la stessa origine) tra coppie di lingue in funzione del loro tempo di separazione non è una semplice funzione esponenziale negativa (Kruskal e coll., 1971; Sankoff, 1970), come prevede la teoria originaria. Di conseguenza, i metodi glottocronologici tendono a sottostimare i tempi più antichi di separazione delle lingue. Si incontrano difficoltà anche a livello semantico e fonologico, nello stabilire quando due parole siano *cognate*. Ulteriori critiche sono illustrate da Embleton (1986), che ha proposto un metodo matematico per tener conto degli effetti delle parole prese in prestito dai gruppi vicini. L'espressione «prestito linguistico» è usata dai linguisti per definire un meccanismo analogo alla migrazione di geni; però, a differenza del fenomeno genetico, le parole possono essere prese in prestito o no, mentre l'acquisizione dei geni da individui immigranti si manifesta in un cambiamento graduale delle frequenze geniche, che procede in parallelo per tutti i geni.

La data di origine della famiglia linguistica indoeuropea è stimata in genere intorno a 5000÷6000 anni fa (Gimbutas, 1966; Mallory, 1989). Renfrew identifica la diffusione dell'indoeuropeo con quella dell'agricoltura a partire dal Medio Oriente: ciò sposterebbe la data di origine al massimo intorno a 10000 anni fa. In base a considerazioni linguistiche, Dolgopolskij (1988) propone una data tra 10000 e 20000 anni fa, che si può stabilire attorno ai 15000 anni fa. Le distanze genetiche indicano una data minima di 9000 anni fa, corrispondente alla distanza media tra le popolazioni europee, inclusi gli Iraniani e le popolazioni del Vicino Oriente. Sulla base della separazione di tutti i popoli di lingua indoeuropea dai Berberi, che parlano una lingua appartenente a una famiglia linguistica diversa, si è ottenuta una data limite di 17000 anni fa. Poiché gli Indiani che parlano lingue indoeuropee sono molto mescolati con gli Indiani sudorientali, che parlano il dravidico e altre lingue, non sono stati inclusi in questo calcolo della distanza genetica a scopo linguistico. Tuttavia tali stime sono meno affidabili di quanto si spererebbe, a causa di quella distorsione del tasso evolutivo che si è constatata negli europei (discussa nel par. 2.4).

L'origine della famiglia niger-kordofaniana risale all'incirca a 10000 anni fa; tuttavia, il fatto che l'origine del nilo-sahariano secondo l'albero genetico sarebbe posteriore (4000 anni fa) induce a qualche perplessità. Probabilmente i dati genetici ci forniscono un'indicazione erronea, poiché i popoli nilo-sahariani inclusi nell'albero genetico sono in maggioranza di origine nilotica, provenendo da aree che devono aver avuto importanti contatti con i Bantu nel periodo delle loro migrazioni (cap. 3): mancano informazioni riguardanti altri gruppi nilo-sahariani. Secondo l'albero genetico, la divergenza tra i Khoisan (!Kung) e gli altri africani è dell'ordine di 50000 anni (nel cap. 3 tale argomento verrà discusso in modo più completo).

Nell'albero genetico il tempo di divergenza dell'afroasiatico, basato sulla distanza tra i Berberi e gli indoeuropei, è dell'ordine di 15000 anni. I dati riguardanti gli Etiopi (come si è detto più volte in precedenza) sono complicati da problemi di mescolanza.

Poiché sia gli indoeuropei sia gli Indiani di lingua dravidica sono geneticamente mescolati, è difficile definire una data di origine per la famiglia dravidica in base ai dati genetici: in prima approssimazione la si potrebbe stimare pari a 20000 anni fa.

Escludendo i Lapponi, che sono mescolati, gli Uralici sembrerebbero avere un tempo di separazione dai Mongoli (di lingua altaica) di 4000 anni: è una stima che richiede di essere riconsiderata, poiché risulta troppo contenuta. Per quanto riguarda l'altaico (escludendo il turco-tataro settentrionale, le cui popolazioni mostrano una maggiore affinità genetica con i popoli dell'Asia nordorientale), la stima è di 19000 anni. La separazione tra Eschimesi e Ciukci è di circa 20000 anni.

Abbiamo già discusso le stime dei tempi di separazione tra i nativi americani e gli abitanti dell'Asia settentrionale, dell'ordine di 20000÷30000 anni (si veda anche il cap. 6): potrebbe essere tale anche il tempo di separazione tra l'amerindio e il na-denè, mentre quello tra l'eschimese e il na-denè potrebbe essere di soli 10000÷15000 anni.

L'austrico ha un tempo di separazione di circa 21000 anni. I dati non forniscono informazioni sul sinotibetano.

Nell'albero genetico la fissione dei polinesiani risulta inaccettabilmente antica – accentuata forse, come già detto, da problemi di mescolanza iniziale e di deriva genetica molto elevata (si veda il cap. 7).

Infine, le famiglie indopacifica e australiana sono tra le più antiche, con un tempo di separazione attorno ai 45000 anni.

La data più interessante è rappresentata dalla corrispondenza tra le superfamiglie euroasiatiche (nostratico + euroasiatico) e il raggruppamento euroasiatico settentrionale dell'albero genetico: tale raggruppamento viene datato a circa 40000 anni fa (si vedano la fig. 2.3.3 e la tab. 2.5.1). Ciò corrisponde approssimativamente alla fine del «periodo buio» che precede le principali espansioni dell'u.a.m. archeologicamente documentate.

Le date qui indicate per l'origine delle famiglie linguistiche sono suggerimenti da considerarsi con le dovute cautele: è necessario uno studio più specifico. Forse è più significativo considerare la distribuzione complessiva delle date di origine delle famiglie linguistiche, piuttosto che quelle delle singole famiglie. La maggioranza delle famiglie linguistiche sembra avere un'età compresa tra 5000 (ma più probabilmente 7000 o 8000) e 20000 anni, mentre alcune sono più antiche, tra 30000 e 50000 anni (le famiglie khoisan, australiana e indopacifica). Tali valori si basano sull'ipotesi che sia possibile stimare in modo accurato le date di separazione linguistica a partire dalle distanze genetiche, dal momento che la data di separazione relativa ai geni potrebbe essere anche responsabile della fissione delle famiglie linguistiche.

L'evoluzione linguistica e quella genetica possono scambiarsi informazioni utili anche sotto un altro aspetto: alcuni studi sull'area di origine delle famiglie linguistiche possono avere interesse anche per i genetisti. Sul periodo e sull'area di origine, strettamente connessi (per un'analisi generale, si veda Sapir, 1958), sussistono molte possibili fonti di informazione, la cui analisi tuttavia va condotta con estrema cautela. L'area di origine delle lingue indoeuropee, problema molto studiato, è stata identificata in molti luoghi diversi (Mallory, 1989): l'Europa settentrionale, l'Europa centrale, i Balcani, una regione a nord del Mar Nero estesa fino al Caucaso settentrionale e alle steppe dell'Asia occidentale, l'Anatolia e altre regioni ancora (fig. 2.6.3). Il solo elenco rivela le difficoltà connesse a questo problema.

Dolgopolskij (1988) sostiene l'ipotesi di un'origine anatolica della famiglia indoeuropea, sulla base di antichi prestiti da protolingue che si presume fossero parlate intorno all'Asia Minore circa 10000÷20000 anni fa: la protosemitica in Medio Oriente e la protocartvelica nel Caucaso meridio-

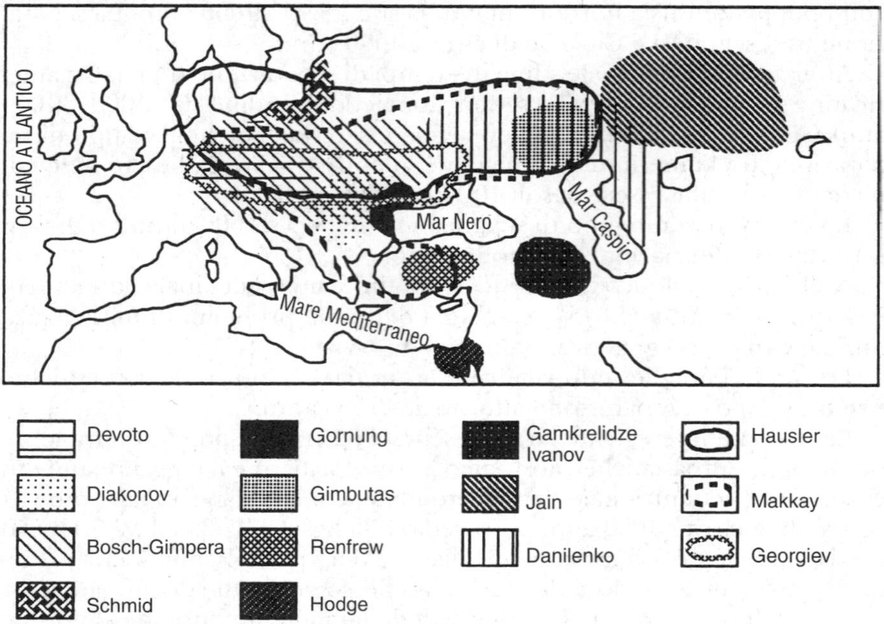

Fig. 2.6.3 Ipotetiche aree di origine delle lingue indoeuropee. Da Mallory (1989, p. 144).

nale. Tale ipotesi era già stata suggerita da molti altri autori, in base a considerazioni diverse (Gamkrelidze e Ivanov, 1990); in disaccordo sulle interpretazioni archeologiche precedenti dello stesso problema, Renfrew (1987) ha portato prove archeologiche a suo favore (si veda il cap. 5).

Un altro contributo – tra i molti esistenti – degno di essere ricordato riguarda l'area di origine delle lingue bantu, oggi parlate nella maggior parte dell'Africa centrale e meridionale. Pur essendo molto simili tra loro, in genere non sono reciprocamente intelligibili, forse perché si sono evolute in tempi recenti da una lingua originaria comune. In contrasto con le ipotesi precedenti, Greenberg (1955, 1963) ha mostrato in maniera convincente che l'espansione delle lingue bantu deve aver avuto origine nell'area di confluenza dei fiumi Benue e Niger, vicino al confine tra Nigeria e Camerun, poiché le lingue non bantu più simili a quelle bantu sono parlate oggi in questa regione. La conclusione di Greenberg è in accordo con le moderne informazioni archeologiche e storiche: in base a considerazioni archeologiche, l'inizio della diffusione degli agricoltori di lingua bantu si ebbe in Camerun, circa 3000 anni fa o anche prima (si veda il cap. 3).

2.7 IMPORTANZA DELLE ESPANSIONI DEMOGRAFICHE NELL'EVOLUZIONE UMANA

2.7.a Le espansioni potrebbero aver punteggiato la storia dell'uomo moderno

Nella storia umana si sono verificati (e ancora si verificano) considerevoli spostamenti di massa o di singoli individui. Quelli individuali (o locali) rappresentano una delle maggiori cause di scambio genetico e culturale tra gruppi diversi, sedentari o no, determinando una lenta ma continua omogeneizzazione genetica delle popolazioni, che contrasta con la differenziazione dovuta alla deriva genetica. Quando la migrazione procede in una sola direzione geografica, come nel caso dell'urbanizzazione, la mescolanza è limitata all'area di immigrazione. Molte metropoli e città attraggono immigranti da una vasta area, diventando così sede di stratificazioni genetiche complesse. A differenza delle regioni rurali, fino a poco tempo fa le città presentavano tassi netti di crescita demografica negativi; la crescita urbana è stata così mantenuta dall'immigrazione, e i cittadini rappresentano, tipicamente, un campione della popolazione dell'intera area di origine degli immigranti.

Le migrazioni sono determinate da fattori di repulsione e attrazione. Le società moderne sono molto sedentarie, ma la migrazione è, essenzialmente, un movimento di individui e di nuclei familiari. I fattori di attrazione sono di natura economica o sociale. Solo in circostanze particolari, come guerre o carestie, la vita e l'ambiente si possono deteriorare al punto di agire come fattori di repulsione. Probabilmente gli individui sono stati più spesso forzati ad abbandonare il proprio territorio nelle società tradizionali che in quelle moderne. Molti cambiamenti ambientali di lunga durata hanno determinato la migrazione di intere popolazioni: ad esempio la desertificazione del Sahara, un processo continuo negli ultimi 4000 anni, ha spinto la maggior parte di coloro che lo abitavano nel periodo neolitico a spostarsi nelle regioni meridionali. Oltre ai fenomeni naturali, hanno contribuito a rendere la vita difficile alle popolazioni locali, spesso forzandole a spostarsi, eventi causati dall'uomo come invasioni, guerre e saccheggi; ma la storia del popolamento della terra non si riduce a una serie di spostamenti dovuti a disastri naturali o provocati dall'uomo. Probabilmente la crescita di una popolazione e la sua espansione verso terre vicine sono avvenute spesso sotto lo stimolo di nuovi sviluppi culturali, che hanno permesso un migliore adattamento e un aumento della capacità portante di terre già abitate, o l'occupazione di nuove regioni e nicchie ambientali. La storia del popolamento del mondo è stata probabilmente «punteggiata» da un certo numero di tali *espansioni*, di cui sono esempi notevoli, ma non isolati, le colonizzazioni di continenti come l'Europa, l'Australia e l'America.

Un'ipotesi ragionevole per la crescita delle popolazioni umane è che l'entità numerica delle popolazioni in una data area abbia fluttuato per lunghi periodi di tempo attorno a valori abbastanza vicini – ma di solito inferiori – ai limiti imposti dalla capacità di usare le risorse naturali dell'area medesima. In altri periodi, più brevi, si sarebbe verificata una crescita relativamente rapida, seguita da un'espansione geografica determinata da innovazioni che avevano rivoluzionato le possibilità di impiegare meglio le risorse esistenti. È quindi utile considerare le dinamiche di tali espansioni, molte delle quali hanno spinto i popoli verso nuove nicchie ambientali e nuovi territori, contribuendo a generare le fissioni che compaiono nell'albero evolutivo umano.

2.7.b *Dalla raccolta del cibo alla sua produzione*

L'innovazione fondamentale, che ha permesso un aumento della capacità portante del territorio e il conseguente incremento della densità di popolazione, è stata il passaggio dalla raccolta del cibo (foraggiamento) alla sua produzione, attraverso la coltivazione di piante e l'allevamento di animali (Clark, 1965; Harlan, 1971; Flannery, 1973; Cohen, 1977; Reed, 1977; Ammerman e Cavalli-Sforza, 1984; Zohary e Hopf, 1988).

Il foraggiamento (caccia, raccolta, pesca) è stato sostituito, molto gradualmente, ma mai abbandonato: anche oggi, la pesca rimane una fonte importante di cibo. Le tecniche agricole e di allevamento sono migliorate in modo costante, nel corso dei millenni: oggi la terra può sostenere una popolazione che è migliaia di volte superiore a quella esistente alla fine del Paleolitico. Con il passare del tempo, i miglioramenti tecnici nella coltivazione delle piante e nell'allevamento di animali hanno permesso un aumento continuo del numero di abitanti. Oggi ci troviamo in un periodo critico, in cui la maggior parte delle popolazioni viventi ha visto diminuire i tassi di mortalità, ma solo quelle in cui questo fenomeno non è troppo recente hanno imparato a diminuire i tassi di natalità. Il risultato è una rapida crescita esponenziale in molte nazioni in via di sviluppo, che sta portando il mondo verso una bancarotta demografica, a meno che tale crescita non possa essere frenata in modo efficace. La demografia, come scienza pura relativa al numero di nati, morti e popolazioni, difficilmente può spiegare perché i tassi di natalità e di mortalità aumentino o diminuiscano, e in che modo essi possano essere cambiati o orientati. Le testimonianze storiche mostrano che le popolazioni umane rispondono rapidamente, aumentando i tassi di natalità, a periodi di forte mortalità dovuta a epidemie, guerre, forse anche carestie; poiché tali eventi si sono verificati spesso, è probabile che la risposta appropriata si debba a meccanismi quasi automatici, di natura genetica o culturale – o entrambe. La risposta al sovraffollamento tramite la diminuzione delle nascite è un processo più lento: indubbiamente alcuni meccanismi regolano le dimensioni delle popolazioni, riducendole quando sono troppo grandi. In pratica nessuna popolazione cresce al tasso massimo consentito dalla fisiologia umana (a eccezione di poche comunità religiose isolate, che possono realizzare tale impresa solo per brevi periodi di tempo). Nella maggior parte delle società tradizionali, quando la popolazione è vicina al limite della capacità portante del territorio, sembra intervenire una regolazione del tasso di crescita tale da determinare un incremento demografico lento o nullo. Se innovazioni tecnologiche, economiche o sociali permettono una crescita rapida, determinando un sovraffollamento locale, si possono avere due risposte: diminuzione della natalità ed emigrazione. L'emigrazione è stata accettata più facilmente sia dalle società moderne (per esempio, l'Europa dopo il Rinascimento), sia da quelle tradizionali. Ovviamente quando vi siano ragionevoli opportunità per emigrare, questa è la soluzione più immediata. Le tradizioni in materia di riproduzione sono profondamente radicate: benché si conosca poco della loro regolazione a lungo termine, l'esperienza passata in certe regioni d'Europa e quella attuale nel Terzo Mondo indicano un notevole ritardo prima che i tassi di natalità diminuiscano efficacemente. Quando il sovrappopolamento può essere risolto dall'emigrazione, l'incentivo a fermare la crescita locale è scarso: fino a che le regioni di emigrazione non saranno saturate, la crescita demografica continuerà sia nell'area geografica di origine sia in quella d'arrivo. La combinazione di crescita demografica e spostamento verso altre aree mediante migrazione costituisce l'essenza delle espansioni geografiche. Un meccanismo pressoché automatico fa sì che l'espansione continui finché sia raggiunta la saturazione totale.

Poiché la disponibilità di cibo ha costituito il limite maggiore per la crescita demografica, la sua storia è essenziale per comprendere l'andamento delle espansioni umane. È opportuno considerare quattro sistemi economici principali, che tendono a succedersi quasi regolarmente, con qualche eccezione nella sequenza: i quattro sistemi perciò tendono a corrispondere a quattro fasi dell'economia alimentare.

1) *Caccia-raccolta* La caccia-raccolta, chiamata anche foraggiamento o raccolta del cibo, è stata l'unica fonte alimentare fino al Neolitico. In ambienti fluviali, lacustri e marini comprende la pesca, o consiste quasi esclusivamente in essa. Il foraggiamento è, storicamente, il sistema più primitivo per ottenere il cibo: tuttavia, al contrario di quanto perlopiù si creda, un'economia primitiva non implica tassi riproduttivi elevati. Se paragonati a popolazioni che vivono nelle stesse aree con economie tradizionali ma con sistemi più avanzati, i cacciatori-raccoglitori hanno tassi di natalità più bassi. Prima dell'avvento dell'agricoltura, nella maggior parte delle aree le popolazioni avevano quasi raggiunto la densità di saturazione. Poiché le innovazioni in grado di determinare un aumento della capacità portante del territorio erano poche e piuttosto inefficaci, buona parte della crescita della popolazione totale fu resa possibile solo da migrazioni verso nuove aree. Così, nel Paleolitico la crescita locale deve essere stata relativamente lenta, tranne forse che nei periodi di espansione. Per ottenere una crescita locale lenta, le popolazioni devono aver regolato il loro tasso netto di crescita portandolo vicino allo zero. Una tipica donna cacciatrice-raccoglitrice partorisce circa una volta ogni quattro anni, durante la vita riproduttiva (Cavalli-Sforza, 1986 *a*), generando in media cinque bambini. La natalità risultante è pressappoco uguale alla mortalità (alta): in termini di crescita demografica, quindi, le popolazioni di cacciatori-raccoglitori sono pressoché «stazionarie», cioè quasi costanti nelle loro dimensioni. In condizioni eccezionali, come sulla costa pacifica dell'America settentrionale, l'abbondante raccolta di pesce ha permesso lo sviluppo di densità di popolazione relativamente alte. Altrimenti, la densità delle popolazioni dedite alla caccia-raccolta è stata

(ed è tuttora) perlopiù compresa tra 0,01 e 0,1 abitanti per chilometro quadrato (Hassan, 1975), con valori più alti ai tropici che nelle regioni artiche.

2) *Agricoltura primitiva* Nella storia umana, lo sviluppo dell'agricoltura è un fenomeno recente, verificatosi negli ultimi 10000 anni (nel Neolitico, che in pratica coincide con l'Olocene; si veda il par. 2.1). L'agricoltura ebbe origine in regioni diverse, probabilmente in modo indipendente, sotto l'azione di uno stimolo comune, la pressione demografica. Benché all'inizio le tecniche non fossero efficienti come quelle attuali, l'agricoltura ha permesso (e probabilmente stimolato) la crescita demografica. Pur non sostituendo mai completamente l'uso delle fonti tradizionali presenti in natura, ha aumentato la disponibilità di cibo introducendo una nuova risorsa alimentare: la coltivazione di piante e l'allevamento di animali, la cui abbondanza dipende dalla qualità e dalla quantità di terra, come pure dalla capacità lavorativa e dall'abilità individuale. La produzione di cibo ha cambiato il mondo.

Anche i primi agricoltori, almeno nell'Asia occidentale e orientale, praticavano la domesticazione di animali. Questa economia mista ebbe grande successo nelle aree temperate, dove permise, durante il primo millennio di sviluppo, un aumento della densità di popolazione pari a 5÷50 volte quella dei cacciatori-raccoglitori. Le popolazioni che non sono passate a un sistema agricolo, rimanendo foraggiere, hanno mantenuto il loro stile di vita per un certo tempo (alcune fino ad oggi). Si è formato un mosaico di economie alimentari, anche perché i macro- e i microambienti preferiti dai primi agricoltori erano spesso diversi da quelli adatti al foraggiamento. Tuttavia è probabile che il numero degli individui dediti alla caccia-raccolta sia costantemente diminuito, a mano a mano che essi venivano assorbiti nella nuova società, o che gli agricoltori si impadronivano delle loro terre.

3) *Nomadismo pastorale* In altre regioni, dove le condizioni ecologiche non permettevano di ottenere dalla coltivazione delle piante un adeguato sostentamento per la popolazione, alcuni animali addomesticati acquisirono un'importanza inattesa. Nelle praterie dell'Europa sudorientale e dell'Asia centrale il nomadismo pastorale si è sviluppato come una cultura di tipo complesso. La domesticazione del cavallo ebbe grande importanza in Eurasia, mentre l'allevamento delle renne si diffuse ampiamente nelle regioni artiche. Altre forme di nomadismo pastorale (per esempio l'allevamento di cammelli) ebbero origine nelle regioni aride, dove hanno ancora un'importanza notevole.

4) *Sistemi agricoli complessi* In aree particolarmente favorevoli, lo sviluppo dell'agricoltura raggiunse livelli tecnici sofisticati quando furono introdotte l'irrigazione, la fertilizzazione (da fonti naturali), l'aratura e un insieme sempre più elaborato e vario di piante e di animali domestici. Si produceva cibo sufficiente per permettere la costruzione di città, a partire dal Medio Oriente. Il cibo non poteva provenire da lontano – i mezzi di trasporto erano primitivi – e ciò limitava le dimensioni delle comunità: tuttavia nel Medio Oriente si svilupparono piuttosto velocemente città di 50000 abitanti o più. Etimologicamente, il termine «civilizzazione» (dal

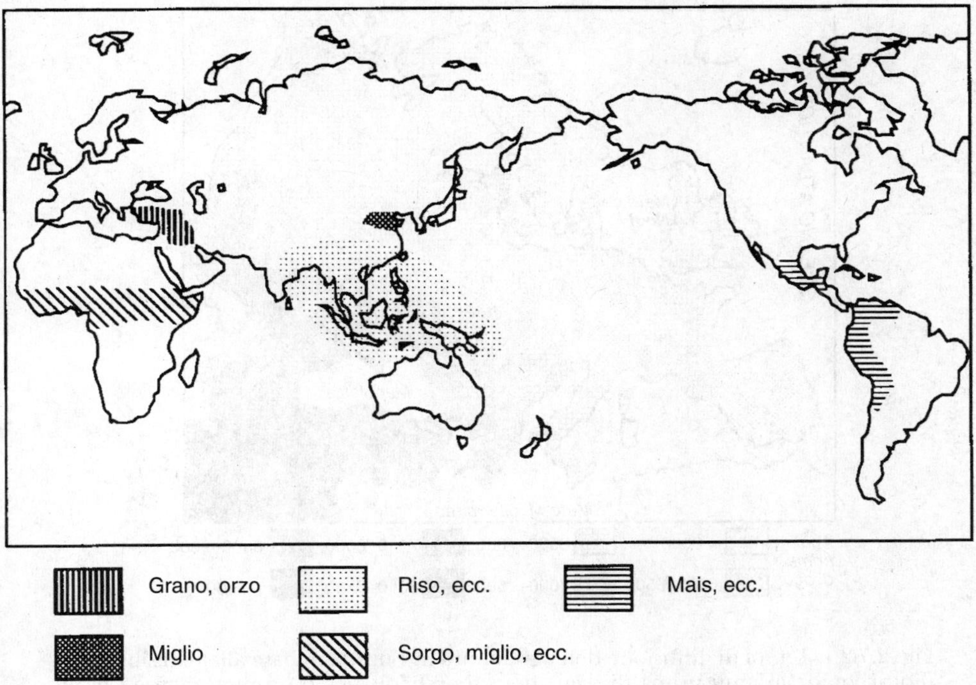

Fig. 2.7.1 Aree di origine dell'agricoltura. Da Harlan (1971, p. 13, fig. 2.1).

latino *civitas*, da cui anche il sostantivo «civiltà») significa «vita da cittadino, nelle città»: aumentando le necessità di organizzazione sociale, si rese necessario creare gerarchie e stratificazioni. Nel corso dei millenni (e ancora oggi) le tecniche agricole sono andate incontro a continui miglioramenti, permettendo e determinando aumenti di densità di popolazione fino a 1000÷10000 volte superiori ai livelli del Paleolitico.

L'agricoltura ebbe origine in modo indipendente in aree diverse (fig. 2.7.1), probabilmente prima in Medio Oriente. Gli sviluppi iniziali dell'economia agricola nel Medio Oriente furono molto lenti, coprendo una regione piuttosto ampia (la «mezzaluna fertile») che si estendeva da Israele alla Siria, agli attuali Iraq settentrionale e Iran occidentale, fino all'Anatolia meridionale. Le origini furono di certo molto antiche, precedute dallo sviluppo locale di un'economia dipendente da varietà selvatiche di cereali (come, ad esempio, la cultura natufiana in Israele): per una popolazione a economia di raccolta basata su cereali selvatici, sembra un processo del tutto naturale ottenere raccolti stabili grazie alla coltivazione di varietà selvatiche. Prima che l'economia agricola fosse in grado di passare ad altre regioni, fu necessario un tempo molto lungo: questa nuova forma complessa di sussistenza poté essere esportata con successo nelle terre circostanti solo quando si riuscì a coltivare più di una varietà (grano, orzo) e ad

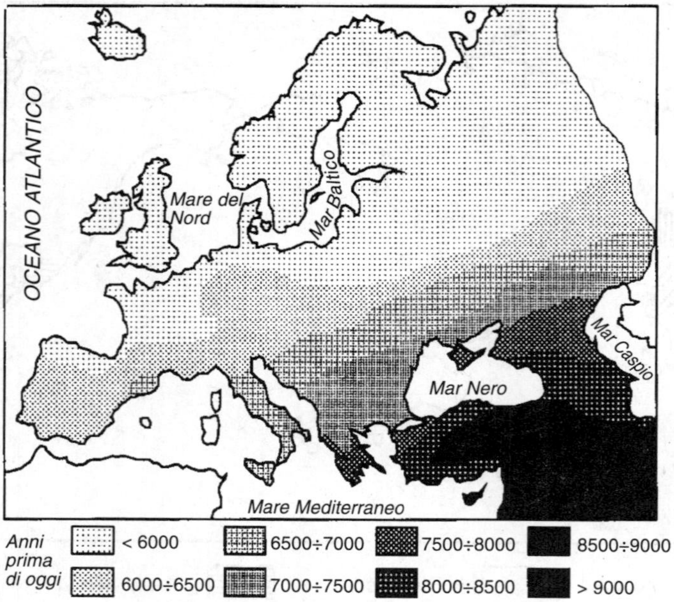

Fig. 2.7.2 Tempi di diffusione dell'agricoltura in Europa in base alle datazioni al radiocarbonio (in anni prima di oggi) dei siti archeologici. Da Ammerman e Cavalli-Sforza (1984, p. 59, fig. 4.5).

addomesticare più di una specie animale (pecore, capre, bovini). Tale espansione ebbe inizio circa 9500 anni fa, diffondendosi probabilmente in tutte le direzioni a partire dal Medio Oriente; ma solo per l'Europa disponiamo di informazioni archeologiche adeguate.

La figura 2.7.2 mostra i tempi di diffusione dell'agricoltura in Europa, stimati in base alla comparsa del grano (il primo cereale coltivato nella mezzaluna fertile); questo, con poche e probabilmente modestissime eccezioni, non esisteva come varietà selvatica fuori dell'Asia occidentale. La velocità media di diffusione della coltivazione del grano è molto bassa (circa 1 km all'anno) e relativamente uniforme, aumentando leggermente lungo le coste – soprattutto nel Mediterraneo occidentale – e nelle pianure orientali dell'Europa centrale, dove la diffusione ebbe luogo lungo i fiumi.

2.7.c *Espansione demica o diffusione culturale?*

Da un punto di vista genetico, è importante chiedersi se la diffusione dell'agricoltura fu dovuta allo spostamento degli stessi agricoltori o semplicemente alla diffusione di una tecnologia. In altre parole, si è trattato di un'*espansione demica* di persone (di agricoltori) o di una *diffusione culturale*? La seconda spiegazione equivarrebbe a una diffusione delle tecniche; talvolta alcuni antropologi usano l'espressione *stimulus diffusion* per riferirsi a un fenomeno simile. Nessuno ha tentato seriamente di rispondere alla domanda, poiché la tendenza più popolare tra gli archeologi, dopo la seconda guerra mondiale, era quella di ipotizzare una diffusione culturale: quando è stato proposto per la prima volta (Ammerman e Cavalli-Sforza, 1973), il modello demico ha incontrato scarso favore. Sembra che ora la situazione stia cambiando, come si esporrà nei capitoli 4 e 5.

Nel caso dell'espansione degli agricoltori dal Medio Oriente, quattro osservazioni di fatto sostengono il modello demico.

1) L'espansione iniziale dell'agricoltura è stata molto lenta, graduale e regolare, e quindi più facilmente compatibile con un'espansione di persone piuttosto che con la diffusione di una tecnica.

2) Le conoscenze demografiche riguardanti la crescita di una popolazione e la migrazione dei primi agricoltori (ricavate soprattutto da osservazioni etnografiche contemporanee) ci permettono di prevedere i tassi di espansione, dimostrando che la diffusione dell'agricoltura è compatibile con un'espansione demica.

3) Secondo le osservazioni etnografiche, i cacciatori-raccoglitori (per esempio i Pigmei africani) presentano scarsa tendenza all'acculturazione quando entrano in contatto con agricoltori (Cavalli-Sforza, 1986 *a*). Oggi alcuni Pigmei stanno acquisendo semplici tecniche di coltivazione compatibili con il loro sistema di vita nomade, e tuttavia di rado essi adottano una cultura nuova e complessa, a meno che il loro habitat non sia alterato o distrutto.

4) Lo studio dell'attuale distribuzione geografica dei geni in Europa suggerisce chiaramente una diffusione con centro di origine nel Medio Oriente (Menozzi e coll., 1978 *a, b*). Tale quadro genetico è in accordo con un modello di diffusione di agricoltori e di mescolanza parziale con i cacciatori-raccoglitori locali, assorbiti gradualmente dalla ben più numerosa popolazione degli agricoltori, in grado di raggiungere densità maggiori. In tal modo si è creato un gradiente – con centro in Medio Oriente – dei geni appartenenti alla popolazione originaria degli agricoltori, che diminuisce con l'aumentare della distanza dal centro di origine. Una simulazione (Rendine e coll., 1986) ha dimostrato la possibilità di separare tali gradienti mediante l'analisi delle componenti principali.

Queste conclusioni sono state confermate con altri metodi indipendenti; nei capitoli 4 e 5 verranno forniti maggiori particolari.

2.7.*d* *Il modello dell'«onda di avanzamento»*

La cinetica della diffusione di una popolazione da un centro di origine che conduce alla conclusione descritta al precedente punto 2) si basa sulla teoria matematica di Fisher (1937) dell'«onda di avanzamento di un gene vantaggioso». Il modello di Fisher si può applicare all'ecologia, alla migrazione di animali (Skellam, 1951, 1973), alla diffusione delle epidemie e anche delle dicerie tramandate oralmente (Kendall, 1965). Una popolazione che cresce con un tasso costante, soggetta a saturazione locale (secondo una funzione di tipo logistico, come nella fig. 2.7.3), diffondendosi in tutte le direzioni in modo casuale con un tasso costante di migrazione, tende a crescere allontanandosi dal centro con un tasso costante di avanzamento, o tasso di diffusione radiale. Si può calcolare tale tasso dall'equazione di Fisher:

$$r = \sqrt{2gm}, \qquad (2.7.1)$$

dove g è il tasso di crescita (più precisamente il tasso di crescita iniziale nella curva logistica di crescita di una popolazione) e m è il tasso di migrazione per unità di tempo e di spazio. In Ammerman e Cavalli-Sforza (1984) si possono trovare definizioni più specifiche.

Come mostrato nella figura 2.7.2, l'agricoltura si è diffusa a cerchi pressappoco concentrici, equidistanti dall'area di origine. A causa di una velocità di avanzamento più elevata nel Mediterraneo, tale espansione è descritta più precisamente da ellissi. Poiché la distanza tra l'area di origine e l'Inghilterra meridionale è di circa 3500 km, ipotizzando una velocità di avanzamento di 1 km all'anno, sarebbero occorsi circa 3500 anni per coprirla tutta. Da stime più accurate, basate sulle datazioni mediante radiocarbonio dei siti più antichi, per un totale di circa 100 siti (Ammerman e Cavalli-Sforza 1973, 1984), è risultata una velocità media di 1,1 km/anno. L'espressione (2.7.1) ci permette di saggiare se tale stima del tasso di diffusione dell'agricoltura è compatibile con l'ipotesi che siano gli agricoltori stessi a riprodursi e a migrare, contrariamente all'ipotesi di una diffusione culturale. Le curve della figura 2.7.4 mostrano i tassi di avanzamento attesi, dati il tasso di riproduzione all'inizio della crescita logistica (in ordinata) e il tasso di migrazione (in ascissa).

È molto difficile, se non impossibile, stimare i tassi di crescita e di migrazione delle popolazioni in base alle testimonianze archeologiche. Tuttavia i dati etnografici mostrano che una popolazione agricola in espansione verso un'area pressoché disabitata cresce con un tasso annuo del 3%. L'aumento demografico dei Francocanadesi e quello dei coloni olandesi nell'Africa meridionale sono stati entrambi di circa tre ordini di grandezza (cioè di un fattore 1000) in tre secoli, in pratica senza migrazioni successive: il che corrisponde a un tasso di crescita annuo del 3% circa. Birdsell (1957) ha ottenuto una stima molto simile per le isole Pitcairn e Tristan da Cunha. La curva della figura 2.7.4 dimostra che, con un tasso di avanzamento di 1 km/anno e un tasso di crescita del 3%, il tasso di migrazione deve essere stato di circa 200 km^2 per generazione, meno della media osservata sia nelle popolazioni agricole moderne sia in quelle tradizionali. Se la migrazione fosse stata dieci volte maggiore (valore osservato in una popolazione di agricoltori nomadi in Etiopia), il tasso di crescita compatibile con il tasso di diffusione radiale osservato di 1 km/anno sarebbe dovuto essere dieci volte inferiore (0,3%). Per un'esposizione più dettagliata, si veda Ammerman e Cavalli-Sforza (1984).

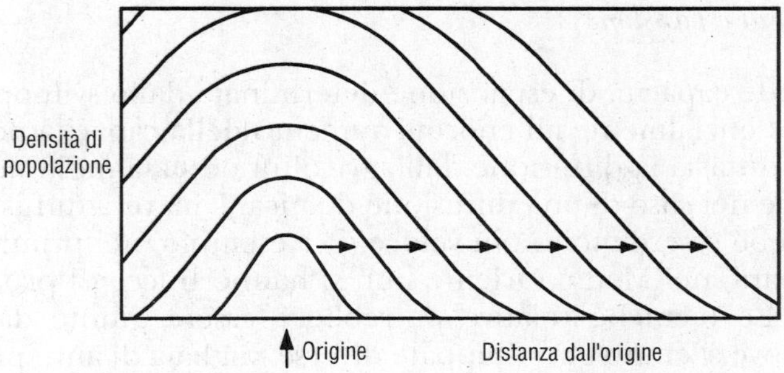

Fig. 2.7.3 Il modello di diffusione demica chiamato *onda di avanzamento*. In ascissa, lo spazio (per semplicità assunto unidimensionale); in ordinata, la densità locale di popolazione. Le diverse curve indicano tempi diversi a intervalli regolari. Le frecce indicano il passare del tempo. Da Ammerman e Cavalli-Sforza (1984, p. 69, fig. 5.2).

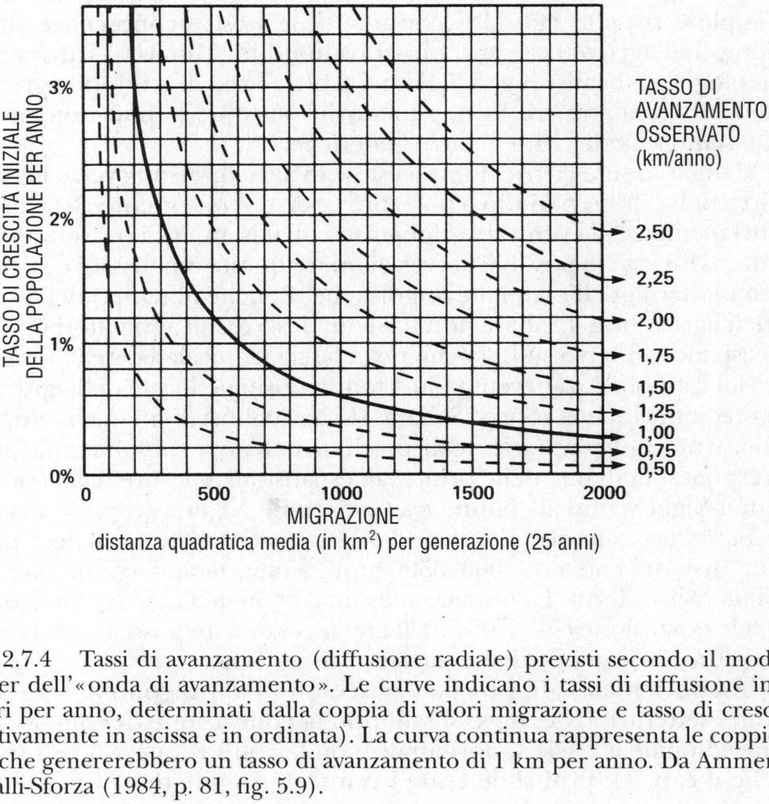

Fig. 2.7.4 Tassi di avanzamento (diffusione radiale) previsti secondo il modello di Fisher dell'«onda di avanzamento». Le curve indicano i tassi di diffusione in chilometri per anno, determinati dalla coppia di valori migrazione e tasso di crescita (rispettivamente in ascissa e in ordinata). La curva continua rappresenta le coppie di valori che genererebbero un tasso di avanzamento di 1 km per anno. Da Ammerman e Cavalli-Sforza (1984, p. 81, fig. 5.9).

2.7.e *Tipi di espansione*

La grande capacità di espansione determinata dallo sviluppo agricolo è dovuta essenzialmente all'enorme aumento della capacità portante del territorio; tuttavia la diffusione dell'agricoltura è stata molto lenta, come ci si attende nel caso di una diffusione demica. Una vera diffusione culturale potrebbe essere molto più veloce. Per esempio, nei primi 1000 anni di agricoltura, nel Medio Oriente non si hanno tracce di produzione di ceramica. Le tecniche relative potrebbero essere giunte dall'Estremo Oriente, dove si erano già sviluppate diverse migliaia di anni prima (si veda il cap. 4), o potrebbero essere state reinventate sul posto. In Grecia l'agricoltura si è sviluppata da principio senza produzione di ceramica. Tuttavia, quando l'industria della ceramica fu introdotta in Medio Oriente si diffuse poi molto rapidamente verso le regioni europee interessate in precedenza dall'espansione dell'agricoltura. Da quel momento in poi, l'industria della ceramica si diffuse insieme all'agricoltura (sebbene in alcuni casi sia stata acquisita da popolazioni mesolitiche a contatto con gli agricoltori), divenendo un marcatore archeologico piuttosto affidabile della presenza dell'agricoltura in un sito. I cacciatori-raccoglitori fanno un uso limitato della ceramica; i Pigmei africani non lavorano la ceramica, ma la ottengono dagli agricoltori locali.

Per l'Europa, dove le testimonianze archeologiche e genetiche sono più complete rispetto agli altri continenti, le nostre conoscenze sull'espansione dell'agricoltura sono più approfondite. Tuttavia i ritrovamenti archeologici indicano (fig. 2.7.1) molte altre aree di sviluppo agricolo, perlopiù indipendenti tra loro, almeno in parte: ci si può domandare quali ne siano state le conseguenze genetiche.

Dal Medio Oriente l'agricoltura si estese in altre direzioni: verso l'Africa, all'incirca nello stesso periodo o poco più tardi, e verso oriente (Iran orientale, Turkmenia e Asia centrale, Afghanistan, Pakistan, India). Nel capitolo 4 verranno discusse le possibili correlazioni tra queste espansioni e la distribuzione moderna delle famiglie linguistiche. Benché al tempo dell'espansione dell'agricoltura il Sahara non fosse un deserto, gli agricoltori non potevano espandersi verso sud, poiché nella fascia tropicale i cereali non crescono. Nel capitolo 3 tratteremo più a fondo l'origine locale dell'agricoltura nella regione appena sotto il Sahara. Gli agricoltori di lingua bantu, che probabilmente utilizzavano cereali prodotti nell'area subsahariana, sono stati i responsabili di una delle principali espansioni a partire dalla regione del Benue-Niger vicino al confine tra Camerun e Nigeria (cap. 3). I Bantu hanno occupato la parte più estesa dell'Africa centrale, orientale e meridionale, forse nel corso di 3000÷3500 anni, aiutati nella seconda fase dall'uso di utensili in ferro. La distanza massima, in linea d'aria, tra l'inizio e la fine di tale espansione è di 4500÷5000 km; ne risulta un tasso medio che supera del 30%÷70% quello dell'espansione in Europa.

Nell'Asia orientale, gli inizi dell'agricoltura coinvolgono alcune aree della Cina settentrionale, dove si sviluppò la coltivazione del miglio, e la Cina meridionale e l'Asia sudorientale, con la coltivazione del riso (si veda anche il cap. 4); probabilmente, i centri di origine della Cina settentrionale e meridionale si sono sviluppati in modo indipendente. Sussisteva (e sussiste ancora) una forte differenza genetica tra le due popolazioni: sebbene le informazioni genetiche siano ancora insufficienti, quelle disponibili suggeriscono uno scarso scambio demografico tra i centri di sviluppo dell'agricoltura della Cina settentrionale e quelli della Cina meridionale. Le differenze climatiche ed ecologiche possono aver costituito un'importante barriera per lo scambio sia degli agricoltori sia delle varietà coltivate nelle regioni settentrionali e meridionali.

Nel Messico e nella parte nordoccidentale dell'America meridionale, dove furono resi coltivabili il mais e molte altre piante, si osserva un fenomeno in parte diverso: come verrà descritto nel capitolo 6, le coltivazioni si spostarono a nord del Messico solo molto tempo dopo, avanzando piuttosto lentamente. Nelle Ande vi furono di certo importanti sviluppi culturali, ma la frammentarietà delle mappe genetiche ha limitato il loro uso per ricostruire le espansioni demografiche. Poiché la deriva genetica è stata molto accentuata, soprattutto nell'America meridionale, in questo continente si osserva una considerevole eterogeneità genetica.

Ci si può aspettare che le innovazioni introdotte in agricoltura, avendo determinato un forte aumento demografico, abbiano avuto effetti genetici rilevanti. Si potrebbe anche aggiungere che la loro diffusione fu più lenta nell'Asia orientale e in America, a causa della maggiore eterogeneità ecologica di quelle regioni. Lo sviluppo dell'agricoltura fu, però, la sola causa delle espansioni demografiche: in generale, è molto probabile che dietro ogni espansione vi sia un'innovazione tecnologica, ma in assenza di una crescita demografica rilevante è più difficile riconoscere un riflesso genetico dell'espansione. Le popolazioni che si spostano da un luogo all'altro, senza andare incontro a una crescita demografica sostanziale, tendono a modificare la geografia genetica in modo meno identificabile. Gli eventi che probabilmente lasciarono segni più profondi nelle mappe sintetiche del paragrafo 2.11 e dei capitoli successivi sono quelli in cui una popolazione geneticamente diversa da quelle vicine va incontro a un'accentuata crescita demografica: ciò, oltre a determinare una possibile espansione, tende anche a congelare gli effetti della deriva genetica nel gruppo che è cresciuto di dimensioni.

Le innovazioni che implicano con più probabilità una crescita demografica sono quelle che determinano un aumento nella produzione di cibo. Un esempio importante, successivo allo sviluppo dell'agricoltura, che determinò rilevanti espansioni demografiche, fu la domesticazione del cavallo. Questo animale, probabilmente addomesticato per la prima volta nelle steppe euroasiatiche occidentali, non era impiegato soltanto come fonte di cibo, ma anche, in epoca successiva, come mezzo di trasporto, così consentendo rapidi spostamenti di gruppi numerosi di persone. Come in tutte le economie basate sull'allevamento, la disponibilità di terreni da pascolo migliori permette un rapido aumento del bestiame; allora può crescere ancora, sebbene non con la medesima velocità, la popolazione umana, fino a raggiungere una densità maggiore. Tuttavia altri stimoli potrebbero aver determinato l'espansione di gruppi di pastori nomadi: la vita pastorale lascia molto tempo libero per altre cure, come l'addestramento alla guerra e alla difesa, e in qualche misura richiede anche competenza per tali attività. Le lunghe migrazioni stagionali di pastori nomadi – spesso compiute da migliaia di persone – pongono problemi logistici e di difesa molto simili, o identici, alle manovre militari. Il cavallo, inoltre, si è dimostrato la più grande innovazione bellica prima della scoperta della polvere da sparo.

I mezzi di trasporto e le innovazioni in campo militare o politico possono costituire un fattore di stimolo alle espansioni (fig. 2.7.5). Se una popolazione si espande o si sposta verso un'area già occupata da colonizzatori precedenti, sarà chiaramente riconoscibile un effetto genetico, in particolare se la popolazione in espansione va incontro a una sostanziale crescita demografica; ma il puro aumento della mobilità non è sufficiente. In un'Europa indebolita dalla crisi dell'Impero romano, i Visigoti si spostarono rapidamente dall'Ucraina alla Romania, e poi in Francia, Spagna e Africa, ma forse i loro regni hanno lasciato scarse tracce genetiche o linguistiche. Probabilmente le invasioni barbariche, responsabili della fine dell'Impero romano d'Occidente, hanno avuto scarso effetto sulla struttura genetica delle popolazioni europee. È comunque difficile distinguere il loro impatto genetico da quello di altre invasioni precedenti di pastori nomadi dalle steppe dell'Asia centrale (capp. 4 e 5), perché è probabile che i barbari fossero, per la maggior parte, discendenti di alcuni di quegli stessi popoli.

I pastori nomadi furono sicuramente all'origine di parecchie altre espansioni. Le prime invasioni di popoli di lingua indoeuropea, provenienti dalle steppe occidentali, imposero con successo nuove lingue e, in

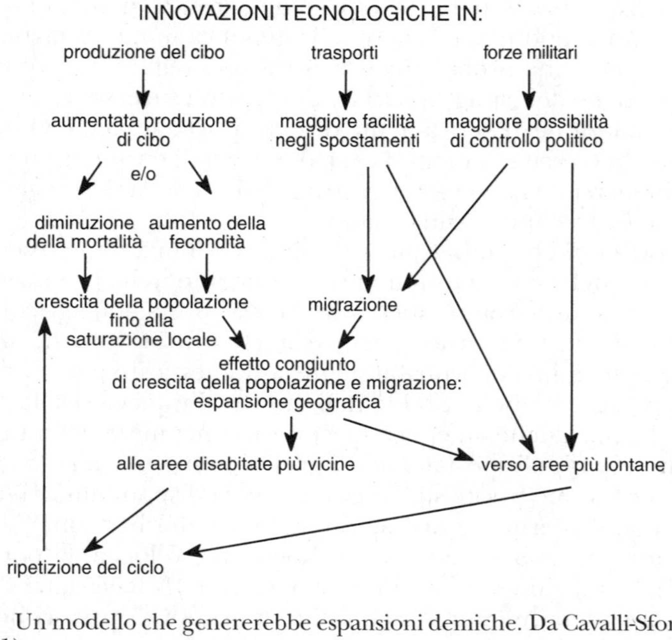

Fig. 2.7.5 Un modello che genererebbe espansioni demiche. Da Cavalli-Sforza (1986 *b*, p. 24, fig. 1).

parte, nuovi geni, ad esempio in Iran e in India. In seguito i nomadi delle steppe dell'Asia orientale emigrarono verso l'Asia occidentale e meridionale, influenzando non solo il quadro genetico, ma anche quello linguistico con la diffusione delle lingue della sottofamiglia turco-tatara.

Rispetto a queste espansioni successive, la prima, quella di *Homo sapiens sapiens*, è certamente la meno conosciuta; ma deve essere stata la più importante di tutte, e potrebbe essersi verificata in uno o più episodi. L'occupazione dei continenti a partire dall'Asia richiese solo un tempo breve. Si è già detto in precedenza che un vantaggio potenziale per la migrazione dell'u.a.m. potrebbe essere stato un linguaggio più elaborato di quello dei tipi umani precedenti, tale da rendere più efficace la comunicazione: ciò deve aver facilitato molto le perlustrazioni, le esplorazioni e la ricerca di siti per accamparsi. Per raggiungere l'Australia furono necessarie innovazioni nei mezzi di navigazione, come zattere, tronchi d'albero, o barche (si veda il cap. 7), usati probabilmente anche per il trasporto lungo le coste, forse dall'Africa verso oriente lungo la costa meridionale dell'Asia.

Le espansioni verso l'Australia e l'America ebbero un carattere peculiare, perché si trattava di territori disabitati. Secondo l'archeologia e la moderna etnografia dei cacciatori-raccoglitori, il gruppo sociale minimo consiste in un accampamento di 10÷50 persone, con una media di circa 25÷30 (per un riassunto, e per i riferimenti bibliografici, si veda Cavalli-Sforza, 1986 *a*); ma tali gruppi, di solito esogami, probabilmente si aggregavano in «tribù» più numerose, di 300 o più individui (Wobst, 1974). Si può spiegare la rapida occupazione di grandi continenti mediante modelli di gemmazione e di spostamento dei gruppi così originati (per l'Australia, si veda Birdsell, 1977; per l'America, Cavalli-Sforza, 1986 *b*). Entrambe le principali espansioni verso l'Europa (quella avvenuta al tempo dell'uomo di Neandertal e quella dei primi agricoltori) si sono dirette verso aree a densità di popolazione molto minore (almeno nel caso dell'espansione dell'agricoltura). È stato elaborato e saggiato mediante simulazione un modello di migrazione di individui verso un'area meno densamente popolata da colonizzatori precedenti (Rendine e coll., 1986; si vedano anche Ammerman e Cavalli-Sforza, 1973, 1984). La simulazione impiegava sette variabili principali: i tassi di crescita logistica e le densità di saturazione di popolazione dei primi abitanti (cacciatori-raccoglitori) e degli immigranti (agricoltori), i tassi di migrazione geografica di entrambi i gruppi e il tasso con il quale i cacciatori-raccoglitori si «acculturavano», cioè si univano alle comunità di agricoltori. Si potrebbero prendere in considerazione anche processi di acculturazione più complessi; ma quella presente nel modello non è una vera acculturazione (adozione di tradizioni agricole da parte dei cacciatori-raccoglitori), bensì piuttosto l'accettazione di singoli cacciatori-raccoglitori nella società agricola, seguita da uno scambio di geni. In realtà la transizione potrebbe essere più graduale, se ci fosse un primo stadio nel quale le tradizioni agricole vengono acquisite dai cacciatori-raccoglitori, rendendo più facile il verificarsi successivo di incroci fra i due gruppi.

Nella figura 2.7.3 è riportato l'aumento numerico della popolazione di agricoltori, a diverse distanze dall'origine, atteso in base all'equazio-

Periodo	Popolazione	Provenienza	Destinazione	Data	Fattori a favore dell'espansione	
					Innovazioni tecniche	Altri fattori
Moderno	Europei	Europa	America	XVI÷XX secolo	Viaggi transoceanici	Conquiste militari e coloniali, persecuzioni religiose; povertà locale o carestia, fattori opportunistici
Moderno	Europei	Gran Bretagna	Australia	XIX÷XX secolo	Scoperta dell'Australia	
Storico	Greci	Grecia	Mediterraneo centrale e occidentale	X÷VI secolo a.C.	Innovazioni nautiche	Colonizzazione e commercio
Storico	Fenici	Libano	Mediterraneo occidentale	IX÷VI secolo a.C.	Innovazioni nautiche	Colonizzazione e commercio
Preistorico	Di lingua bantu	Nigeria-Camerun	Africa centrale e meridionale	3000÷0 anni fa	Agricoltura, fusione del ferro	Opportunità per gli agricoltori
Preistorico	Nomadi	Steppe euroasiatiche	Europa, Asia meridionale	4000÷500 anni fa	Allevamento di cavalli, organizzazione militare e sociale	Sfruttamento delle comunità agricole, saccheggi
Preistorico	Polinesiani	Arcipelago delle Samoa	Isole lontane del Pacifico	3000÷1000 anni fa	Navigazione nel Pacifico	
Preistorico	Agricoltori neolitici	Medio Oriente	Europa	10 000÷6000 anni fa	Agricoltura, imbarcazioni	Campi in espansione e in rinnovamento, rapida crescita della popolazione
Preistorico	*H. s. sapiens*	Asia nordorientale	America	35 000÷10 000 anni fa	Migliore comunicazione attraverso il linguaggio	Ponti continentali
Preistorico	*H. s. sapiens*	Asia occidentale	Europa	40 000÷35 000 anni fa		Abilità nell'attraversamento di tratti di mare
Preistorico	*H. s. sapiens*	Asia sudorientale	Australia	60 000÷40 000 anni fa		

ne (2.7.1). La formazione di un gradiente di frequenze geniche simile a quello osservato (si veda il cap. 5) dipende soprattutto da due fattori critici: il rapporto tra la densità di saturazione degli agricoltori e quella dei cacciatori, e il tasso di acculturazione (si veda anche Sgaramella-Zonta e Cavalli-Sforza, 1973).

La tabella 2.7.1 riassume alcune delle più importanti espansioni che hanno caratterizzato lo sviluppo umano.

L'importanza delle espansioni nell'evoluzione umana è stata ulteriormente analizzata dagli stessi autori (si veda Cavalli-Sforza e coll., 1993).

2.8 MISURA DELLA VARIABILITÀ GENETICA MEDIANTE L'ANALISI DEL PARAMETRO F_{ST}

In questo paragrafo descriveremo alcune semplici proprietà del parametro F_{ST}, le medie di tale parametro osservate nelle nostre popolazioni, la sua distribuzione attesa in un albero filogenetico semplice e il suo confronto con i valori di F_{ST} osservati per i marcatori del DNA studiati nel paragrafo 2.4; analizzeremo inoltre la distribuzione dei valori F_{ST} nei 120 polimorfismi non DNA e la sua pertinenza per lo studio della selezione naturale.

2.8.a Alcune semplici proprietà del parametro F_{ST}

La misura della variazione delle frequenze geniche pone alcuni problemi statistici particolari, che riassumiamo prima di procedere all'analisi dei dati. La misura standard di variabilità in un campione di n osservazioni è la sua varianza V:

$$V = \sum_{i=1}^{n} (x_i - M)^2 / (n-1) \tag{2.8.1}$$

dove la somma è estesa a tutte le singole osservazioni x_i (da x_1 a x_n) e M è la media, calcolata come

$$M = \sum_{i=1}^{n} x_i / n. \tag{2.8.2}$$

La varianza calcolata mediante l'equazione (2.8.1) è la media dei quadrati delle deviazioni dalla media M. Nozioni elementari di statistica insegnano che la somma delle deviazioni al quadrato non si divide per n, come nel caso della normale media aritmetica, ma per $(n-1)$, in modo da eliminare una distorsione dovuta all'uso di M – la media del campione a sua volta dipendente dalle n osservazioni – nell'equazione (2.8.1).

Quando studiamo la variabilità genetica delle frequenze di un dato ge-

Tab. 2.7.1 Riassunto di alcune delle principali espansioni umane. Modificato da Cavalli-Sforza (1986).

ne in diverse popolazioni, la sua misura naturale dovrebbe essere quindi la varianza delle frequenze geniche. Se la frequenza genica media è molto bassa o molto elevata (vicina allo 0% o al 100%) la varianza delle frequenze geniche tende a valori molto bassi: in generale dipende dal valore della frequenza genica media. Non si possono, quindi, confrontare direttamente le varianze delle frequenze geniche di geni diversi senza tener conto della frequenza genica media. Questo è uno degli scopi per cui si è introdotto il parametro F_{ST}, cioè la quantità

$$F_{ST} = \frac{V_p}{\overline{p}(1-\overline{p})} \qquad (2.8.3)$$

dove V_p è la varianza delle frequenze geniche e $\overline{p}$ la loro media (si veda anche la tab. 1.10.1).

Il parametro F_{ST}, una varianza modificata, ha diverse proprietà particolari: a differenza della varianza dei normali caratteri metrici, V_p ha un estremo superiore, non può essere maggiore di $\overline{p}\,(1-\overline{p})$. Così, si può considerare la F_{ST} come la quota della varianza osservata delle frequenze geniche relativa al suo massimo valore. Ciò rende la varianza osservata indipendente (ma non a tutti gli effetti) da $\overline{p}$. La F_{ST} varia tra 0 e 1.

La distanza genetica utilizzata in questo libro (come spiegato nel par. 1.11) è identica a una F_{ST} tra due popolazioni, usando però come $\overline{p}$ al denominatore la frequenza genica media di tutte le popolazioni da confrontare (non quella delle sole due popolazioni), senza tener conto dell'errore introdotto dalle dimensioni diverse dei campioni. In queste condizioni, la F_{ST} del gruppo di popolazioni da confrontare è uguale alla media delle F_{ST} tra tutte le coppie di popolazioni.

La teoria genetica (Wright, 1943, 1946, 1951) ha dimostrato che, in certe condizioni, si può considerare la F_{ST} un coefficiente di inincrocio. Essa tende anche ad aumentare con il tempo di isolamento tra le popolazioni, in modo direttamente proporzionale al tempo evolutivo e inversamente proporzionale alle dimensioni effettive della popolazione; è quindi di particolare interesse per lo studio delle cinetiche evolutive di popolazioni nel loro processo di differenziazione.

2.8.b I valori di F_{ST} dipendono dal livello di raggruppamento delle popolazioni

I valori di F_{ST} sono molto sensibili al modo con cui si raggruppano le popolazioni (Jorde, 1980); è stata dimostrata in modo teorico l'esistenza di una semplice relazione approssimativamente lineare tra la F_{ST} e il livello di raggruppamento, in un modello *stepping stone* di isolamento dovuto alla distanza, in condizioni di equilibrio (Cavalli-Sforza e Feldman, 1990). La figura 2.8.1 ne riporta un esempio: i dati relativi a tre gruppi sanguigni (AB0, MN, RH) in 37 paesi della Val Parma sono stati raggruppati in 11 aree geografiche, riunite a loro volta in 4 regioni. Nella tabella 2.8.1 sono elencati i valori di F_{ST} ottenuti per i tre livelli di raggruppamento: essi

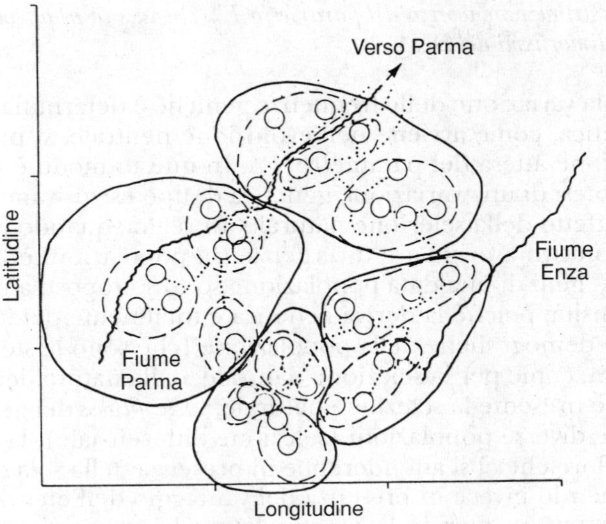

Fig. 2.8.1 Posizione geografica di 37 paesi dell'alta Val Parma con diversi raggruppamenti adottati per il calcolo dei valori di F_{ST} riportati nella tabella 2.8.1. Da Cavalli-Sforza e Feldman (1990, p. 10, fig. 3).

confermano la previsione teorica che esista una relazione approssimativamente lineare tra la F_{ST} e il numero di raggruppamenti.

Questa possibile fonte di errore va tenuta presente quando si confrontano valori di F_{ST} di gruppi differenti di popolazioni raggruppate in modi diversi. Tale problema non è legato alla F_{ST} di per sé, poiché tutte le misure di varianza sono influenzate dal metodo di raggruppamento. Nel nostro caso, tuttavia, le correlazioni esistenti tra le frequenze geniche di popolazioni contigue contribuiscono ad aumentare la complessità della questione.

Benché per i dati analizzati in questo volume l'effetto del metodo di raggruppamento sul parametro F_{ST} sia molto meno drastico che per l'esempio microgeografico della Val Parma, tale effetto è comunque presente e bisogna tenerne conto: sfortunatamente non è facile da analizzare dal punto di vista quantitativo, essendo più difficile formare raggruppamenti le cui dimensioni (numero di popolazioni) crescano per multipli regolari.

Tab. 2.8.1 Valori di F_{ST} (± errore standard) ottenuti dai tre diversi livelli di raggruppamento illustrati nella figura 2.8.1. Da Cavalli-Sforza e Feldman (1990).

Numero di gruppi	Numero di paesi per gruppo	F_{ST} ± ES	F_{ST} attesa in caso di linearità
37	1	0,0261 ± 0,0059	0,02568
11	3,6	0,0080 ± 0,0019	0,00804
4	9,2	0,0032 ± 0,0013	0,00319

2.8.c *La distribuzione teorica del parametro F_{ST} e una sua applicazione ai polimorfismi del DNA*

Quando la variazione delle frequenze geniche è determinata dalla sola deriva genetica, come avviene nell'evoluzione neutrale, si può calcolare la distribuzione attesa del parametro F_{ST}. In questo modo è possibile verificare l'ipotesi di una variazione genetica di tipo esclusivamente neutrale, senza l'effetto della selezione naturale. In realtà, quando l'unico meccanismo evolutivo a originare divergenze tra popolazioni è la deriva genetica, tutti i geni di una data popolazione sono sottoposti a un effetto di uguale intensità, poiché la deriva genetica è totalmente determinata dalle proprietà demografiche della popolazione (che sono le stesse per tutti i geni) e non, come per la selezione naturale, dalla natura dei geni stessi.

Quando è presente la selezione naturale, se le *fitness* dei genotipi sono diverse nelle diverse popolazioni (selezione differenziale), la F_{ST} aumenta oltre il valore che ci si attenderebbe in presenza della sola deriva genetica, diminuendo invece in presenza del vantaggio dell'eterozigote (selezione stabilizzante), purché le *fitness* relative dei genotipi siano costanti nelle diverse popolazioni. Se conoscessimo la storia demografica delle popolazioni di *H. s. sapiens* durante la loro evoluzione, potremmo prevedere la F_{ST} attesa in presenza della sola deriva genetica, e riconoscere i geni soggetti a selezione differenziale o stabilizzante (Cavalli-Sforza, 1966). Purtroppo tali informazioni non sono disponibili; con qualche ipotesi restrittiva è però possibile prevedere la distribuzione complessiva delle F_{ST} in condizioni di neutralità. Lewontin e Krakauer (1974) hanno tentato questo tipo di approccio su polimorfismi umani non DNA, ma senza tener conto delle correlazioni genetiche esistenti tra popolazioni; Robertson (1975) ha mostrato che tali correlazioni, generate dalla storia evolutiva comune delle popolazioni anteriori alle fissioni descritte in un albero filogenetico, non possono essere trascurate. Ci serviremo ora delle informazioni contenute in un albero filogenetico per valutare, mediante una simulazione, la distribuzione attesa delle F_{ST}.

La distribuzione teorica delle frequenze geniche in presenza della sola deriva genetica è nota (Kimura, 1983): dipende dalla frequenza genica iniziale, dal tempo di separazione delle coppie di popolazioni e dalle dimensioni effettive (N_e) della popolazione. Si assume che dopo la fissione di due popolazioni non si sia verificato alcun flusso genico reciproco – ipotesi ragionevole per popolazioni separate da distanze geografiche notevoli. L'albero filogenetico dovrebbe fornire informazioni sui valori relativi dei tempi di separazione tra esse. Non conoscendo N_e , si assume che sia uguale nelle diverse ramificazioni: ciò è ragionevole, poiché i nostri campioni rappresentano, per la maggior parte, popolazioni di grandi dimensioni, di cui però non esistono stime realistiche. In effetti, in un modello un po' più realistico ma ancora assai semplice, le dimensioni delle popolazioni possono lentamente raddoppiare tra una fissione e quella successiva; tuttavia le nostre analisi non hanno certo raggiunto un livello di precisione tale da poter realisticamente apprezzare questo miglioramento del modello. Quando le densità di popolazione erano molto più basse di quelle osservabili oggi nelle stesse regioni, la deriva genetica ha certamente avuto un ruolo molto importante; la successiva crescita demografica deve aver congelato i suoi effetti. Perciò, se consideriamo regioni abbastanza vaste, è probabile che la varianza delle frequenze geniche osservabile oggi sia stata profondamente influenzata dalla deriva genetica (e quindi dalle dimensioni delle popolazioni) presente fino al tardo Paleolitico o al primo Neolitico. Al nostro livello di approssimazione, i colli di bottiglia (anche quelli più accentuati) non hanno effetti rilevanti sui valori di F_{ST} attesi, a meno che siano durati per lungo tempo. Altro problema di cui non si tiene conto è la non casualità delle separazioni tra le popolazioni (Smouse e coll., 1981); se tale approssimazione fosse rilevante al nostro livello di analisi, il suo effetto introdurrebbe una sottostima delle dimensioni delle popolazioni.

Poiché il problema è troppo complicato per una trattazione analitica completa, dobbiamo ricorrere alla simulazione. La distribuzione della deriva genetica nella formulazione di Kimura può essere approssimata da una distribuzione statistica di tipo β (come fatto in precedenza da Lewontin e Krakauer, 1974, e da Cavalli-Sforza e Piazza, 1975). La distribuzione β della frequenza di un gene dopo un certo periodo di evoluzione dipende dalla frequenza genica iniziale p_0 e dal valore di F_{ST} alla fine di tale periodo di tempo. Per esempio, si consideri il segmento che va dall'origine fino alla ramificazione dei protoafricani nell'albero della figura 2.4.4. Per calcolare p_A (la frequenza genica della ramificazione protoafricana al tempo in cui ha dato origine alle due popolazioni africane rappresentate nell'albero filogenetico), estraiamo un campione da una distribuzione β nel modo che segue. L'albero mostra che tale separazione è avvenuta dopo l'80% del tempo evolutivo totale. Le costanti che definiscono la distribuzione β sono: la frequenza iniziale del gene in esame (alla quale, essendo sconosciuta, si può attribuire un valore qualsiasi) e la F_{ST} che ci si attende in quel momento, che calcoliamo come l'80% della F_{ST} totale, 0,139. Un'approssimazione un po' migliore dovrebbe tener conto della relazione non esattamente lineare tra F_{ST} e tempo, ma di nuovo si tratterebbe di una correzione trascurabile. I due valori, p_0 e la F_{ST} calcolata, determinano la distribuzione delle frequenze geniche del segmento evolutivo che ha inizio con frequenza p_0 e in questo caso porta alla fissione dei protoafricani: chiamiamo p_A un campione casuale della distribuzione β così definito. In modo analogo si possono calcolare le frequenze geniche dei segmenti successivi, che portano alle due popolazioni africane attuali, originate dalla separazione dei protoafricani: saranno due campioni casuali della distribuzione β, determinati dalla frequenza genica p_A e da una F_{ST} pari al 20% di quella totale. Vengono poi calcolate in modo simile tutte le frequenze geniche degli altri antenati intermedi e delle popolazioni finali (attuali) dell'albero da essi originate. Al termine di una simulazione del processo evolutivo, si ottengono le frequenze geniche delle cinque popolazioni attuali, da cui si possono poi calcolare le F_{ST}. Tale simulazione viene ripetuta un certo numero di volte (nel nostro caso, 100 000 volte): in questo modo la distribuzione dei valori di F_{ST} in corrispondenza di un

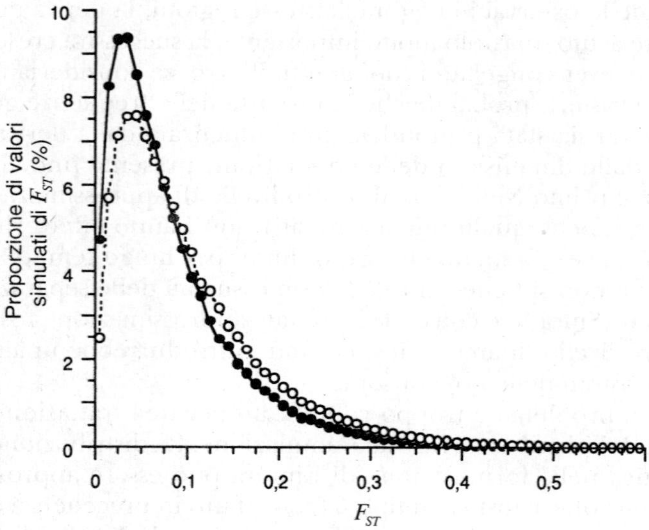

Fig. 2.8.2 Esempi di distribuzioni di F_{ST} per due diversi valori iniziali di frequenza genica p_0, ciascuno ottenuto mediante 100000 simulazioni del processo evolutivo in presenza di deriva genetica casuale. *Cerchi vuoti*, p_0= 0,5; *cerchi pieni*, p_0 = 0,1. Da Bowcock e coll. (1991).

particolare valore di p_0 risulta assai accurata. È necessario analizzare molti valori di p_0, perché la distribuzione dipende da esso: abbiamo esaminato gli intervalli dei valori di p_0 dall'1% al 10% con incrementi dell'1%, dal 10% al 90% con incrementi del 5% e dal 90% al 99% con incrementi dell'1%, per un totale di 35 distribuzioni, con 35 valori di frequenze geniche iniziali. I risultati dimostrano che la F_{ST} media raggiunge il suo massimo per p_0 uguale al 50%, tendendo poi a diminuire in modo simmetrico verso valori estremi di p_0, dapprima molto lentamente e in seguito più velocemente, via via che p_0 si avvicina allo 0% e al 100%; agli estremi dell'intervallo è $F_{ST} = 0$.

La figura 2.8.2 mostra le distribuzioni delle F_{ST} relative a due soli valori di p_0. Nella figura 2.8.3 sono rappresentate le 35 distribuzioni ottenute per tutti i valori di p_0 esaminati, dove in ordinata compaiono tredici valori percentili (1%, 5%, 10%, ecc., fino al 99%) di ciascuna distribuzione delle F_{ST}, in funzione dei valori di p_0 in ascissa. Per la simmetria delle distribuzioni intorno a $p_0 = 50\%$, è stato rappresentato soltanto l'intervallo di p_0 tra lo 0% e il 50%. Le curve percentili della figura 2.8.3 sono state costruite unendo i punti percentili delle 35 distribuzioni simulate in corrispondenza delle 35 diverse frequenze geniche iniziali.

I quadratini pieni che compaiono nella figura 2.8.3 rappresentano le F_{ST} osservate per i 100 polimorfismi del DNA; in ascissa vi è la frequenza genica media di ciascun gene. Siccome per i dati osservati la frequenza genica iniziale è sconosciuta, la si è posta uguale alla frequenza genica media. È improbabile che, durante il periodo evolutivo considerato, la

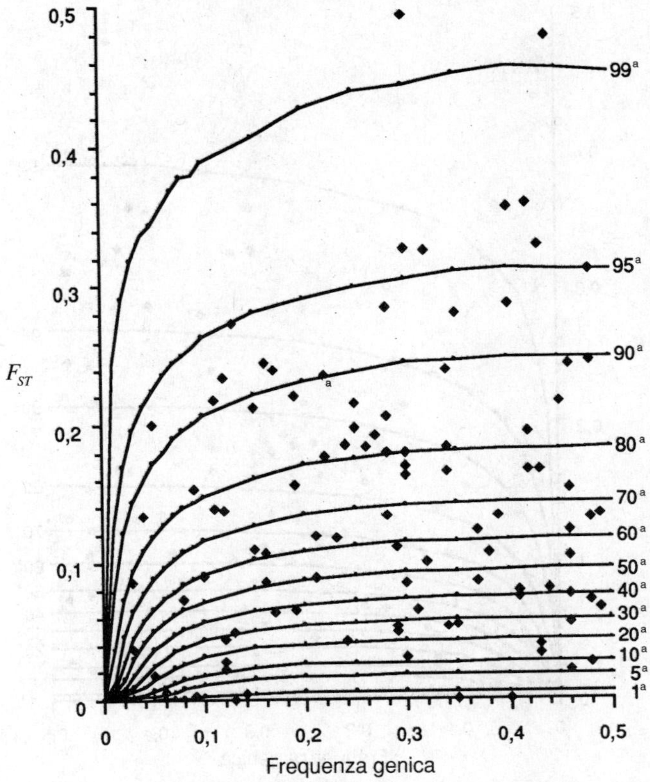

Fig. 2.8.3 Le distribuzioni simulate dei valori di F_{ST} attesi in caso di evoluzione causata dalla sola deriva genetica (come nell'albero della fig. 2.4.4) sono rappresentate sotto forma di curve percentili, dalla 1ª alla 99ª. Le distribuzioni dipendono dalla frequenza genica iniziale del processo: la frequenza genica media osservata è riportata in ascissa come stima della frequenza genica iniziale. I punti percentili delle distribuzioni calcolate per diverse frequenze geniche iniziali sono stati uniti in modo da formare le curve percentili mostrate nella figura. I quadratini pieni corrispondono ai valori osservati di F_{ST} relativi a 100 marcatori del DNA in cinque popolazioni, in funzione della frequenza genica media. Nel caso di marcatori multiallelici, è riportata solo la frequenza allelica più prossima al 50%. Se la frequenza di un allele, P, è superiore al 50%, nel grafico è rappresentato il valore $100 - P$. Da Bowcock e coll. (1991).

frequenza genica iniziale sia cambiata di molto, tenendo anche conto che probabilmente le dimensioni della popolazione mondiale sono aumentate di continuo. Nel caso di geni multiallelici, è riportata solo la frequenza dell'allele più vicino al 50%; tutti i valori osservati sono stati rappresentati come se avessero una frequenza genica media $\bar{p}$ inferiore al 50%, trasformandoli in $(100 - \bar{p})$ se $\bar{p}$ è superiore al 50%.

Tale simulazione è basata sull'ipotesi che non ci sia mescolanza tra le popolazioni rappresentate dalle ramificazioni. Tuttavia, nel paragrafo 2.4 si è visto che un'ipotesi alternativa che assuma una mescolanza tra protoafricani e protorientali si adatta meglio ai dati. Abbiamo ripetuto la si-

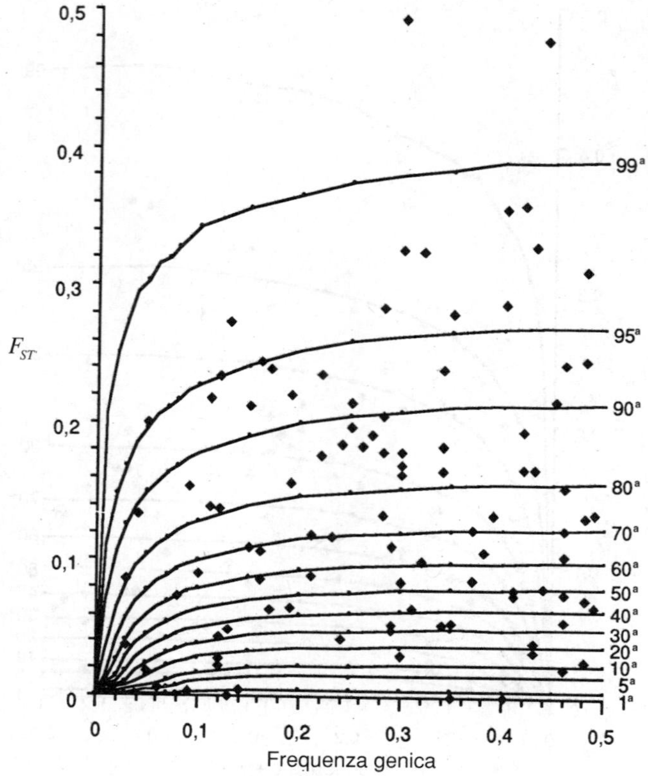

Fig. 2.8.4 Come la figura 2.8.3, dove tuttavia la simulazione segue l'ipotesi relativa all'albero della figura 2.4.7, cioè una mescolanza tra protoafricani e protorientali.

mulazione per questa seconda ipotesi, ottenendo una variazione leggermente minore dei valori di F_{ST} (fig. 2.8.4).

Entrambe le figure 2.8.3 e 2.8.4 sembrano mostrare un eccesso di valori osservati di F_{ST} agli estremi superiore e inferiore, come ci si attende nel caso in cui alcuni geni siano esposti a selezione differenziale e altri a selezione stabilizzante. Tale indicazione è analizzata ulteriormente nella figura 2.8.5, in cui è rappresentato il numero di geni osservato in ciascun intervallo percentile (0%÷1%, 1%÷5%, 5%÷10%, 10%÷20%, ecc.) diviso per il suo valore atteso. Se la distribuzione osservata dei valori di F_{ST} fosse in completo accordo con quella attesa nel caso di geni neutrali, l'istogramma sarebbe completamente piatto, seguendo la linea associata a un valore di ordinata pari a uno (uguaglianza tra numero di geni osservato e atteso). Si osserva, invece, un picco alto e molto netto per valori bassi di F_{ST} e un picco più ampio per valori alti. La deviazione dalla distribuzione attesa è significativa (tutti i valori sono riportati in Bowcock e coll., 1991) e indica che almeno alcuni tra i geni non sono neutrali. Si può anche sti-

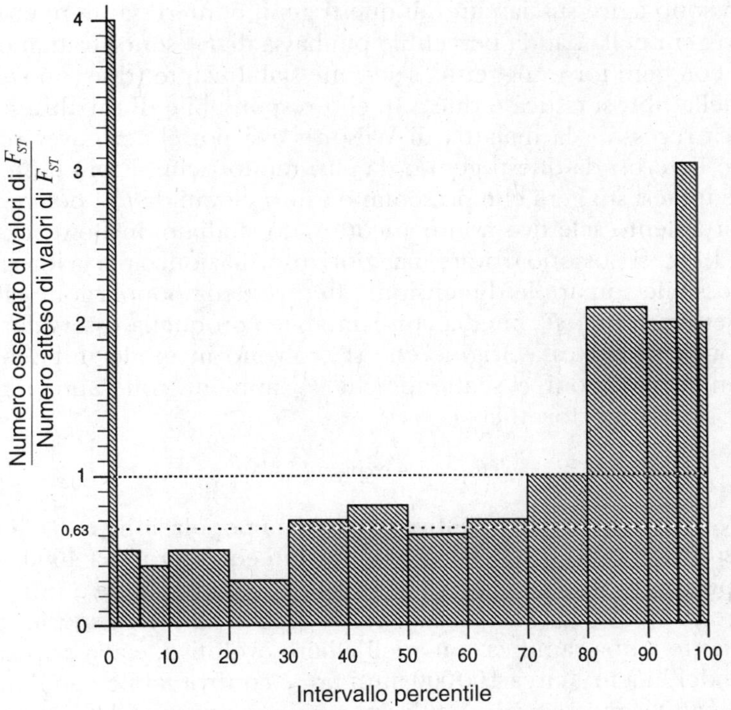

Fig. 2.8.5 Confronto tra la distribuzione osservata e quella attesa dei valori di F_{ST} mostrati nella figura 2.8.4. Se non ci fossero deviazioni dall'ipotesi di neutralità, l'istogramma sarebbe piatto lungo la linea orizzontale superiore. In base a questa analisi, si possono considerare neutrali i geni al di sotto della linea orizzontale inferiore, mentre quelli al di sopra sarebbero soggetti a selezione stabilizzante (estrema sinistra della figura) o a selezione differenziale (a destra).

mare la proporzione di geni neutrali tracciando una linea orizzontale più in basso e contando quanti geni devono essere scartati in ogni classe per ottenere un χ^2 non significativo tra i valori osservati e quelli attesi. La linea orizzontale tratteggiata inferiore corrisponde all'ipotesi che circa due terzi dei geni siano neutrali e un terzo sia soggetto a selezione. Ben pochi tra essi sono sottoposti a una selezione stabilizzante; molti invece sono soggetti a selezione differenziale.

Tale distribuzione si basa sull'ipotesi che le dimensioni delle popolazioni siano costanti nel tempo in tutte le ramificazioni, senza differenze tra tassi di evoluzione nei diversi segmenti dell'albero. Se questa ipotesi semplificatrice non fosse corretta, la distribuzione potrebbe essere diversa; inoltre, l'ipotesi di dimensioni costanti delle popolazioni probabilmente sottostima il numero di geni neutrali. In questo caso, la quota di geni neutrali da noi stimata è un estremo inferiore.

Benché non si abbiano informazioni sui possibili meccanismi selettivi che possono agire su ciascuno di questi geni, è interessante notare che i quattro geni nella banda percentile più bassa di F_{ST} sono strettamente associati con geni forse soggetti a selezione stabilizzante (due sono vicini al gene della fibrosi cistica e due a quello responsabile di un'altra malattia genetica recessiva, la malattia di Wilson); essi potrebbero aver preso in prestito l'eterosi da questi geni o da altri molto vicini. È più difficile formulare ipotesi sui geni che presentano valori elevati di F_{ST}, poiché il loro comportamento selettivo non è ancora stato studiato: in Bowcock e coll. (1987, 1992) si possono trovare maggiori informazioni circa la loro natura.

È possibile stimare le dimensioni effettive della popolazione che possono generare una F_{ST} media confrontabile con quella osservata: in popolazioni con la stessa origine che si evolvono in modo indipendente, senza intermigrazioni, ci si attende che F_{ST} aumenti con l'aumentare del tempo, secondo la formula:

$$F_{ST} = 1 - \exp(-t/2N_e) \qquad (2.8.4)$$

dove N_e è la dimensione effettiva di ciascuna popolazione e t è il tempo espresso in generazioni. Poiché 100000 anni equivalgono a 4000 generazioni, per F_{ST} = 0,139, si ha N_e = 13000, che corrisponde a una dimensione reale di 39000. Tale stima non si applica all'intera specie umana, ma soltanto a una ramificazione dell'albero evolutivo, e alla popolazione iniziale dell'u.a.m. (circa 100000 anni fa); è confrontabile con il numero dei primati viventi più vicini all'uomo (scimpanzé, gorilla). Assumendo un numero costante di individui per ramificazione, con il passare del tempo, aumentando il numero di ramificazioni, aumenta anche la popolazione totale sulla Terra. Verso la fine della crescita, a mano a mano che ci si avvicina al tempo presente, il numero di ramificazioni e la popolazione totale saranno ovviamente molto maggiori di quelli corrispondenti alle cinque popolazioni considerate nel nostro albero. Alla fine del Paleolitico, quando tutti i continenti erano ormai abitati, la popolazione totale della Terra era circa 100 volte maggiore del numero qui calcolato per la prima comparsa dell'u.a.m. (si veda il par. 2.1.e). Questi numeri confermano che, nonostante le numerose assunzioni non verificabili su cui si basano i nostri calcoli, il quadro complessivo non può essere molto lontano dal vero.

2.8.d *Variazione del parametro F_{ST} nei polimorfismi non DNA*

In questo nostro lavoro, i valori di F_{ST} per i polimorfismi non DNA sono stati calcolati in due modi diversi, non direttamente confrontabili. 1) I valori di F_{ST} che compaiono negli istogrammi delle distribuzioni delle frequenze geniche, riportati assieme alle mappe di queste, sono stati ottenuti dai valori originari delle singole popolazioni, dopo avere calcolato la media delle popolazioni che avevano la stessa posizione geografica. Le distribuzioni includono tutte le frequenze geniche disponibili nella regione geografica rappresentata nella mappa, usate per la costruzione della mappa stessa. 2) Il secondo metodo di calcolo impiega le frequenze geniche delle 491 popolazioni utilizzate per le analisi di questo e degli altri capitoli; le F_{ST} così calcolate verranno descritte ulteriormente in questo e nei successivi paragrafi. I singoli valori di queste F_{ST} sono riportati nella tabella 2.12.1 assieme ad altre importanti informazioni (frequenze geniche medie e numero di popolazioni per le quali era disponibile la stima della frequenza genica). La F_{ST} media di tutti i 120 geni, calcolata con questo metodo, è 0,119 ± 0,010.

Si osservano alcune discrepanze tra i valori ottenuti con i due metodi; di solito le F_{ST} calcolate con il primo metodo tendono a essere maggiori di quelle calcolate con il secondo: ciò è dovuto in parte alle differenze tra le regioni geografiche cui sono riferiti i calcoli nei due casi. Per esempio, le F_{ST} calcolate per l'Africa nelle mappe delle frequenze geniche comprendono anche gli abitanti dell'Africa settentrionale, mentre quelle calcolate dalle 491 popolazioni includono soltanto gli abitanti dell'Africa subsahariana. La media calcolata su tutti i geni mediante il primo metodo risulta 0,068 ± 0,011, non a caso più elevata di quella (0,035 ± 0,005) calcolata per gli abitanti dell'Africa subsahariana inclusi nelle 491 popolazioni. La differenza tra i modi di raggruppare le popolazioni seguiti nei due metodi fa sì che non si ottengano valori uguali di F_{ST} neanche confrontando dati provenienti esattamente dalla stessa area geografica (per esempio, nel caso dell'Europa).

Si può notare che la F_{ST} media (relativa al mondo intero) calcolata su tutti i geni per i polimorfismi del DNA (0,139 ± 0,010) è poco diversa dalla F_{ST} calcolata come media di tutte le F_{ST} per i polimorfismi non DNA (0,119 ± 0,010). Il secondo valore è calcolato a partire dalle F_{ST} dei singoli geni riportati nella tabella 2.12.1. La differenza non è statisticamente significativa, se saggiata sulla base degli errori standard osservati.

Il problema della distribuzione delle F_{ST} dei singoli geni, e del suo confronto con quella relativa ai geni selettivamente neutrali, è stato affrontato con lo stesso metodo usato per l'albero delle cinque popolazioni e per i marcatori del DNA, impiegando però l'albero delle 42 popolazioni.

Per l'albero delle 42 popolazioni e 120 marcatori non DNA descritto nel paragrafo 2.3 (fig. 2.8.6) si è effettuata una simulazione simile a quella relativa ai marcatori del DNA (fig. 2.8.3). Risulta chiaro che alcuni polimorfismi hanno valori di F_{ST} molto elevati, indicando una selezione differenziale.

Il confronto tra distribuzione delle F_{ST} attesa e distribuzione osservata per i polimorfismi non DNA (simile a quello della fig. 2.8.5) mostra un eccesso dei valori di F_{ST} agli estremi superiore e inferiore. Inoltre, si osserva una gobba verso il centro della figura, più difficile da interpretare. Tuttavia, le fonti dei dati non sono del tutto soddisfacenti, perché i geni non sono distribuiti in modo omogeneo nelle diverse aree geografiche, molti di essi essendo rappresentati solo in una frazione delle 491 popolazioni. Nella tabella 2.12.1 è riportato, per ciascun gene, il numero di popolazioni per le quali sono disponibili dati. A causa di queste limitazioni, commenteremo solo i geni che mostrano valori di F_{ST} molto alti o molto bassi. I valori numerici (e i loro percentili) si possono trovare nella tabella 2.12.1.

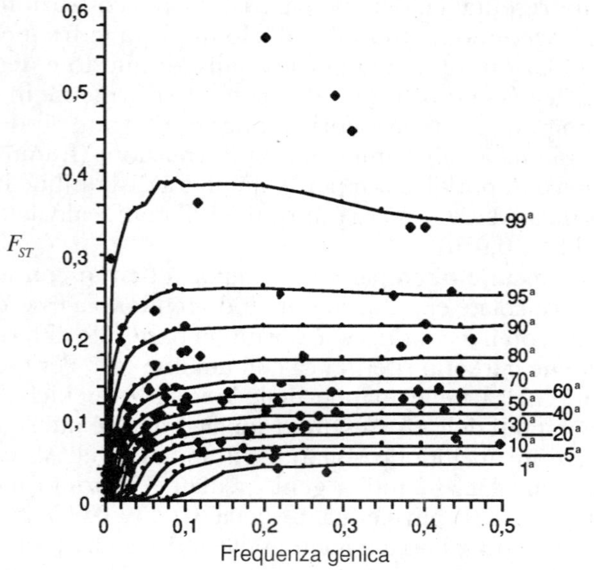

Fig. 2.8.6 I punti indicano i valori di F_{ST} relativi a 120 polimorfismi non DNA calcolati tra le 491 popolazioni del mondo, in funzione delle corrispondenti frequenze geniche medie (in ascissa). Le curve corrispondono ai percentili delle distribuzioni simulate dei valori di F_{ST} relativi a un albero filogenetico quale quello in Cavalli-Sforza e coll. (1988), che alla fine del processo evolutivo risultano avere una F_{ST} = 0,119, che è il valore medio calcolato per i 120 geni.

Solo alcuni marcatori, forse soggetti a selezione stabilizzante, mostrano valori bassi di F_{ST}: *HP*1S* (allele dell'aptoglobina; tuttavia la F_{ST} di *HP*1* è relativamente elevata), *ALPP*S1* (fosfatasi alcalina placentale), *GC*2* (componente gruppo specifico o proteina che lega la vitamina D), *RH*cDE* e *PGM1*1* (fosfoglucomutasi). Nel paragrafo 2.10 saranno descritti i geni per la cui variabilità nel mondo si possono dare alcune spiegazioni.

Il marcatore che presenta la più elevata variabilità a livello mondiale è *FY*0*, che conferisce la resistenza a un parassita malarico (si veda il par. 2.10). Nel caso del gruppo sanguigno Duffy (*FY*) sembra evidente la presenza di selezione differenziale: anche gli altri due alleli di questo locus, *FY*A* e *FY*B*, hanno valori di F_{ST} più elevati della media, ma ciò è in parte dovuto alla loro correlazione con *FY*0*.

Un altro sistema che presenta valori elevati di F_{ST} è *GM(IGHG1G3)*, la famiglia di geni delle immunoglobuline G. La variabilità più elevata è quella dell'aplotipo *fa;b0b1b3b4b5*, seguito da *za;b0b1b3b4b5*, *f;b0b1b3b4b5*, *za;g*, *za;b0sb3b5*. Di nuovo, a causa delle correlazioni interne tra gli alleli o gli aplotipi, è difficile capire, sulla base di questi soli dati, se i valori di F_{ST} più bassi presentati da alcuni di tali aplotipi sono dovuti a un effetto diretto di selezione differenziale o a un effetto indiretto indotto da quelli con F_{ST} più elevata. La presenza di una forte selezione differenziale appare comunque chiara.

Due alleli del sistema *RH*, *cDe* (molto frequente in Africa, raro altrove) e *CDe* (ubiquitario), mostrano una variabilità relativamente alta, di cui potrebbe essere responsabile il meccanismo di selezione da incompatibilità materno-fetale noto per tale sistema.

La deficienza di *G6PD* (6-glucoso-fosfato deidrogenasi) presenta una F_{ST} elevata con una frequenza genica solitamente bassa. Per questo gene esistono chiare prove a favore di una selezione differenziale dovuta alla malaria.

Altri marcatori che si distinguono per le loro F_{ST} elevate sono *SOD1*1* (superossido dismutasi 1), *PEPA*1* (peptidasi A1), S^u (allele del sistema *MNS*), *JS*A* (gruppo sanguigno *KEL*), *AG*X* (lipoproteina), *ACP1*B* (fosfatasi acida) e *HLAB*22*.

Questa analisi non sarebbe in grado di identificare una combinazione di selezione differenziale e selezione stabilizzante in cui i due tipi opposti di selezione si bilanciassero l'uno con l'altro (come avverrebbe se in un sistema di eterosi sussistesse un rapporto diverso tra le *fitness* degli omozigoti nelle diverse parti del mondo). Se conoscessimo con sufficiente precisione le dimensioni effettive delle popolazioni, potremmo migliorare l'analisi, perché saremmo in grado di stimare la F_{ST} media. Poiché non possediamo informazioni demografiche affidabili, possiamo soltanto affermare che l'ordine di grandezza di N_e calcolato a partire dalle F_{ST} osservate sembra essere accettabile.

L'esame delle mappe geografiche (par. 2.10 e capitoli successivi) conferma che i geni con F_{ST} elevata mostrano una notevole variabilità locale delle loro frequenze in alcune aree, del tutto sproporzionata rispetto alla variazione osservata nelle stesse aree per altri geni. Ciò induce a credere che la deriva genetica, che non distingue un gene dall'altro, non sia la sola causa di variazione per questi polimorfismi.

2.8.e *La media delle F_{ST} di tutti i geni nel mondo e nelle regioni principali*

Come abbiamo detto, la variabilità genetica nel mondo espressa dalla F_{ST}, calcolata facendo la media sui 122 marcatori genetici classici studiati nel presente lavoro (si veda la tab. 2.12.1), è tale che la varianza di queste frequenze geniche è circa il 12% del suo massimo possibile. La variabilità è stata calcolata per le 491 popolazioni definite nel capitolo 1, e anche per alcune sottoregioni selezionate. Tuttavia, poiché le frequenze geniche non sono sempre disponibili, o non sono in numero sufficiente per tutte le sottoregioni, in alcuni casi i risultati sono incerti.

Non sorprende che tutte le sottoregioni abbiano valori delle F_{ST} inferiori rispetto a quella del mondo, conseguenza inevitabile della elevata correlazione positiva esistente tra le frequenze geniche delle popolazioni geograficamente contigue (come verrà discusso nel prossimo paragrafo).

1) L'America mostra la variabilità più ampia (0,070 ± 0,005), sia per-

Tab. 2.8.2 Valori di F_{ST} (× 1000) e frequenze geniche medie (× 100, tra parentesi) in sette regioni del mondo. Sono riportati soltanto i valori nettamente superiori o inferiori alla media locale (questi ultimi indicati con un asterisco). Gli spazi vuoti indicano assenza di alleli o mancanza di dati.

Loci	Alleli o aplotipi	Africa subsahariana	Asia orientale	Asia sudorientale	Asia (India)	Europa	America meridionale	Nuova Guinea
AB0	*0*	*10(69)	*6(55)		*10(58)			
	A				*7(19)			
	B	*8(14)	*9(20)	*12(17)	*9(23)			
ACP1	*A*		*10(22)					*16(22)
ALPP	*F1*				*2(72)			
	S1					*2(65)		
BF	*S0.7*					*3(1)		
C3	*F*					*1(20)		
ESD	*1*							
FUT2(SE)	*+*		69(56)				300(93)	190(70)
FY	*0*	322(93)			202(5)			
	A	102(61)	58(8)			21(41)		
	B	232(36)						
GC	*1F*		92(55)					
	2		*3(27)					
GLO1	*1*	*10(31)						
GPT	*1*	*10(84)	*8(57)					114(73)
HLAA	*1*		82(2)					
	2	*9(16)	*9(26)			*3(29)		51(2)
	9	*6(12)		100(33)		*4(11)	146(21)	210(66)
	11							275(15)
	28	*6(9)				*3(4)	124(14)	24(0,9)
	29			34(0,8)				
	31	71(49)						
	32		40(3)					
	33							112(3)
HLAB	*5*			*9(8)		26(7)	152(13)	
	13		41(2)					
	14	*6(3)						
	16						116(17)	
	18							66(1)
	22		6(6)					282(17)
	27							*12(6)
HP	*1*		*6(24)					*19(70)
IGHG1G3	*fa;b0b1b3b4b5*			78(79)	27(18)	36(0,9)		
	f;b0b1b3b4b5	111(0,9)			73(47)	23(71)	91(1)	
	za;b0b1b3b4b5	147(75)						
	za;b0sb3b5	187(10)		67(2)				
	za;g	65(3)						265(47)
	zax;g	30(0,9)	*9(16)			21(8)		
JK	*0*							
	A	111(67)	*7(64)				131(6)	
KEL	*Jsa*						190(5)	
	K		25(1)			*3(5)	56(0,7)	
KM	*1&1,2*		*7(30)				148(42)	285(32)
LU	*A*				54(1)			

MNS	*M*		*10(46)			*3(57)		
	S		86(23)					
	S^u	132(12)				16(0,1)		
P1	*1*							
PEPA	*1*				309(90)		53(99)	
PGM1	*1*		*9(78)					
PGD	*A*				54(96)			
	C						185(1)	
PI	*F*				21(0,8)	58(1)		
	M					24(9)		
RH	*CDE*		54(6)					
	CDe		*7(61)					
	cdE							
	Cde						60(0,2)	
	cDe							
	cde							
TF	*D*				29(0,9)		148(2)	148(25)
F_{ST} media		34,7	25,1	34,9	27,6	16,4	58,9	39,1

ché ospita molti gruppi etnici diversi (come gli Eschimesi, i Na-Denè e altri indiani americani), sia soprattutto perché nell'America meridionale, dove si osserva la maggiore eterogeneità, si riscontra anche un'elevata variabilità (0,059 ± 0,006).

2) Segue l'eterogeneità dei caucasoidi (0,043 ± 0,005), un gruppo che comprende campioni da Europa, Asia occidentale, India e Africa settentrionale; essa è dovuta soprattutto alla notevole variabilità tra caucasoidi extraeuropei. L'Europa, al contrario, è il continente più omogeneo (0,016 ± 0,002).

3) L'Australia (0,019 ± 0,004), la Nuova Guinea (0,039 ± 0,007) e l'Africa subsahariana (0,035 ± 0,005) hanno valori intermedi, mentre la Polinesia è più eterogenea (0,049 ± 0,007), soprattutto per l'elevata deriva genetica dovuta alle piccole dimensioni delle isole (come si descriverà nel cap. 7).

Un metodo che può fornire ulteriori indicazioni sulla presenza di selezione differenziale o stabilizzante, o di entrambe, è quello di analizzare la riproducibilità della distribuzione di F_{ST} in regioni diverse. I dati non sono sufficienti per raggiungere conclusioni sicure, ma il problema è tanto rilevante da meritare un'analisi sia pure approssimativa. La tabella 2.8.2 mostra le F_{ST} con valori bassi e valori alti in sette regioni, scelte per la relativa omogeneità etnica e l'abbondanza di dati. Nella tabella sono rappresentati solo i valori di F_{ST} decisamente più alti della media locale (almeno il doppio) o decisamente più bassi (almeno la metà); questi ultimi sono segnalati con un asterisco. È riportata anche la frequenza genica media corrispondente, poiché da questa dipende la F_{ST}, la quale diminuisce progressivamente via via che le frequenze geniche si avvicinano allo 0% e al 100%, in particolare negli intervalli 0%÷10% e 90%÷100%.

Limiteremo la discussione ai geni per i quali si ottengono risultati anomali in più di una regione. Se i dati sono disponibili per diverse regioni, ma valori anomali compaiono solo in una, è probabile che il risultato sia dovuto al caso. In questa tabella la maggioranza dei geni non compare, poiché i loro valori di F_{ST} non si discostano abbastanza dalle medie locali. Il semplice fatto che di uno stesso gene tendano a comparire più volte i valori in regioni diverse è un'indicazione che quel gene ha una variabilità (F_{ST}) anomala. Se un certo gene ha quasi tutti o tutti i valori al di sotto (o al di sopra) della media locale, viene sottolineato il possibile effetto di un tipo o l'altro di selezione (differenziale o stabilizzante): tuttavia, alcuni geni possono essere soggetti a entrambi i tipi di selezione, essendo l'uno o l'altro prevalente in regioni specifiche.

Nella maggior parte delle regioni il sistema *AB0* mostra una tendenza verso valori di F_{ST} relativamente bassi, ma le sue correlazioni con alcune malattie infettive indicano che esso potrebbe essere soggetto a selezione differenziale. Probabilmente sono presenti sia la selezione stabilizzante sia quella differenziale, ma predomina la tendenza verso quella stabilizzante, eccetto che in America, dove questo sistema è perlopiù monomorfico (si veda il par. 2.10).

L'antitripsina presenta una selezione differenziale, soprattutto per l'allele *PI*F*, in due delle cinque regioni per le quali sono disponibili i dati.

Il gruppo sanguigno Duffy mostra un'elevata selezione differenziale, non solo a causa dell'allele *FY*0* prevalente in Africa (dove ha un notevole vantaggio selettivo nelle regioni malariche), ma anche a causa degli alleli *FY*A* e *FY*B*. Ciò è visibile in modo più chiaro nelle aree in cui l'allele *FY*0* è assente, perché manca l'effetto indiretto dovuto alla correlazione negativa tra alleli.

*GPT*1* presenta un comportamento variabile.

Per quanto riguarda il locus *GC*, nella stessa regione l'allele *GC*2* non varia, mentre l'allele *GC*1F* è molto variabile. È possibile che vi sia un effetto di selezione stabilizzante sia su *GC*1* sia su *GC*2*, e che soltanto i due sottotipi dell'allele *GC*1* siano sottoposti a selezione differenziale.

Tra i geni *HLA*, gli alleli più frequenti, come *A*2* e forse *A*9* e *A*28*, sono associati soprattutto a una selezione stabilizzante, mentre alcuni altri alleli (elencati nella tabella) sono associati soprattutto a una selezione differenziale. Di nuovo, non sorprende che in alcune aree geografiche vi sia una selezione stabilizzante e in altre una selezione differenziale, poiché i fattori che determinano una selezione di tipo variabile possono non essere presenti in tutte le aree.

Le immunoglobuline (*IGHG1G3*) presentano quasi esclusivamente selezione differenziale, di intensità inferiore solo al gruppo sanguigno Duffy.

L'aptoglobina (*HP*) potrebbe essere soggetta a selezione stabilizzante almeno in alcune aree, benché i risultati relativi ai dati del mondo suggeriscano che potrebbe agire anche una selezione differenziale.

I gruppi Kidd (*JK*) e Kell (*K*) presentano entrambi i tipi di selezione, come anche il sistema *MNS*.

Tra i rimanenti enzimi, *PEPA* mostra una selezione differenziale, mentre altri sembrano essere soggetti a selezione stabilizzante; tuttavia ci si riferisce a osservazioni fatte in una sola area geografica.

Il sistema *RH* non presenta effetti selettivi evidenti, almeno per quanto riguarda questo tipo di analisi.

In molte aree, il gene secretore (*SE+*) sembra essere soggetto a notevole selezione differenziale; lo stesso vale per la transferrina D (*TF*D*).

Considerando il numero totale di aree geografiche e di alleli analizzati, le deviazioni dall'ipotesi di neutralità identificate nei marcatori classici mediante questo metodo non sono molto numerose. I risultati confermano le osservazioni già emerse nella letteratura, mettendo in luce il fatto che il Duffy e le immunoglobuline sono i geni più influenzati dalla selezione differenziale. Tra i gruppi sanguigni, l'*AB0* sembrerebbe interessato principalmente da una pressione selettiva di tipo stabilizzante: in misura minore ciò potrebbe essere vero anche per il polimorfismo *MN*. Per altri enzimi che mostrano un comportamento simile sono necessarie maggiori informazioni. Benché questa analisi statistica sia da considerare preliminare, l'analisi della distribuzione geografica delle F_{ST} sembra molto utile. Essa è manifestamente a favore, almeno in modo qualitativo, dell'ipotesi che alcuni geni siano soggetti a selezione stabilizzante in alcune aree e a selezione differenziale in altre. La spiegazione formale più semplice della coesistenza di entrambi i tipi di selezione è che le *fitness* dei due genotipi omozigoti, rispetto alla *fitness* dell'eterozigote, potrebbero essere diverse in ambienti diversi.

2.8.*f* *Possibili effetti della selezione naturale sulla costruzione degli alberi filogenetici*

Come era già chiaro a Darwin, per ricostruire la storia evolutiva i caratteri più adatti sono quelli neutrali. I risultati fin qui esposti suggeriscono che la maggior parte dei geni da noi impiegati per l'analisi degli alberi filogenetici siano neutrali, ma che alcuni di essi manifestino l'effetto della selezione naturale, soprattutto del tipo differenziale. La natura di tale selezione è importante per la costruzione degli alberi filogenetici. Se molti geni mostrassero risposte intercorrelate ai vari ambienti nei quali è avvenuta l'evoluzione umana, l'albero filogenetico potrebbe risultare distorto, e rappresentare somiglianze ambientali invece che rispecchiare la storia evolutiva. Questo fenomeno è di particolare rilievo quando si analizzano caratteri poligenici: tali sono probabilmente, per la maggior parte, i caratteri antropometrici, come la statura e altre misure corporee. La selezione naturale, favorendo in alcuni ambienti un fenotipo specifico, distorcerebbe l'albero filogenetico, mettendo in evidenza le somiglianze tra gli ambienti che influenzano tale fenotipo. Abbiamo visto che l'adattamento dei caratteri antropometrici alle condizioni climatiche potrebbe spiegare la discrepanza osservata tra gli alberi ottenuti con le misure antropometriche e quelli ottenuti con le frequenze geniche (par. 2.2).

Tuttavia, se la selezione naturale variasse in modo più casuale rispetto agli ambienti geografici, come nel modello evolutivo della «deriva selettiva» descritto da Crow e Kimura (1970), l'effetto di distorsione sull'albero potrebbe essere minimo o inesistente. Lo stesso può valere per i geni con coefficienti selettivi costanti nel tempo e nello spazio, ma la cui risposta non è correlata all'ambiente, cosicché ciascun gene viene selezionato in modo diverso dall'altro. Se tutti i geni rispondessero allo stesso stimolo ambientale, ma questo avesse intensità variabile a seconda del luogo, ciò potrebbe compromettere la validità della costruzione dell'albero; ne costituiscono un esempio i geni che conferiscono la resistenza alla malaria, in particolare al parassita malarico più letale, il *Plasmodium falciparum*. Per questo motivo, nella costruzione dell'albero non sono stati considerati i geni responsabili dell'anemia falciforme, della talassemia e della deficienza di G6PD. Si potrebbe sostenere che, per ragioni non completamente chiare, tali geni non si diffondono quasi mai nell'intera area in cui la malaria è endemica, introducendo quindi un errore minore di quello che si potrebbe temere. Abbiamo tuttavia incluso nella nostra analisi l'allele *FY*0*, che conferisce anch'esso la resistenza alla malaria, ma a un parassita meno pericoloso, il *Plasmodium vivax*, per una ragione o per l'altra oggi raro là dove è presente l'allele *FY*0*.

Alcuni geni conferiscono resistenza o suscettibilità a infezioni in cui gli antigeni cambiano rapidamente, ad esempio nelle malattie virali e probabilmente in molte malattie batteriche, così come in alcune malattie da parassiti. I geni delle immunoglobuline e dell'*HLA* determinano risposte immunitarie a patogeni probabilmente di questa categoria, le cui distribuzioni geografiche sono presumibilmente irregolari e variabili nel tempo. Il tipo di selezione cui sono soggetti potrebbe essere più vicino a quello della deriva selettiva (si veda Crow e Kimura, 1970), i cui effetti sono simili a quelli della deriva genetica dovuta alle dimensioni finite delle popolazioni. Se questo fosse il caso, le conclusioni di storia evolutiva che ne potremmo trarre non ne sarebbero molto condizionate; è tuttavia importante tener conto di queste possibili limitazioni.

2.9 VARIABILITÀ GENETICA E DISTANZA GEOGRAFICA

Gli spostamenti costituiscono una parte importante dell'attività umana. Per la maggior parte delle persone, gli spostamenti – alla ricerca di cibo, coniuge, lavoro o svago – occupano una frazione notevole della giornata. Fino a 150 anni fa la maggior parte degli spostamenti copriva brevi distanze, poiché solo di rado gli individui si avventuravano fuori dal limitato territorio in cui avveniva l'attività quotidiana. I recenti progressi dei mezzi di trasporto hanno in parte modificato tali abitudini. Negli ultimi 150 anni è anche aumentata notevolmente, in media, la distanza tra i luoghi di nascita degli sposi: Dahlberg (1943, 1947) ha definito tale fenomeno «rottura degli isolati», mentre sarebbe più preciso definirlo ampliamento degli isolati.

Benché il matrimonio all'interno dello stesso gruppo sociale (comunque definito) sia la regola, pressoché in ogni parte del mondo avvengono matrimoni tra persone di gruppi sociali diversi ma geograficamente vicini, con una frequenza regolata da usanze e opportunità. Tale esogamia in un ambito geografico limitato è diffusa abbastanza da determinare una somiglianza genetica molto marcata tra vicini geografici. In questa situazione di costante scambio migratorio a breve distanza, nuovi geni possono diffondersi per generazioni, con un tasso che dipende dall'intensità e dall'ampiezza geografica della migrazione. La situazione attesa in termini

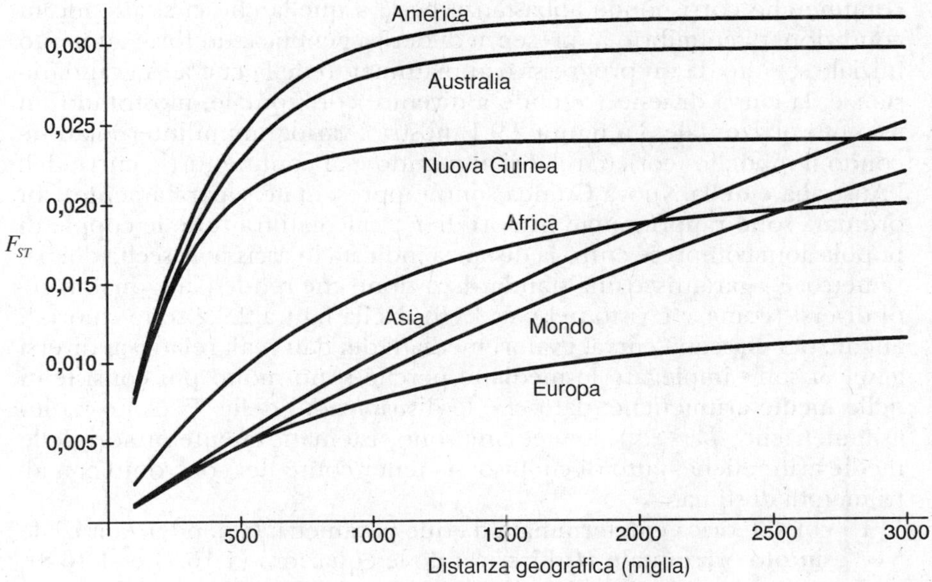

Fig. 2.9.1 Relazione tra distanza genetica (in ordinata) e distanza geografica (in ascissa), espressa dai variogrammi relativi al mondo e ai continenti (o a parte di essi).

genetici è stata formalizzata nella teoria dell'isolamento dovuto alla distanza e nel modello *stepping stone* (si veda il par. 1.16), dove si è mostrato che la somiglianza genetica diminuisce in modo regolare con il crescere della distanza geografica (Malécot, 1950, 1969; Kimura e Weiss, 1964). Benché sempre limitata a brevi distanze, l'applicazione di questi modelli teorici ad alcune situazioni reali, da parte di Morton e di altri genetisti, ha confermato la teoria generale.

Noi preferiamo usare una versione particolare della teoria generale, che elimina alcune incertezze, impiegando il *variogramma*, che definiamo come la rappresentazione grafica della distanza genetica rispetto alla distanza geografica. Nel paragrafo 1.16 abbiamo discusso il modello teorico, che qui intendiamo applicare ai dati dei polimorfismi classici. Benché i variogrammi dei singoli alleli, per motivi che saranno analizzati più avanti, siano ampiamente variabili, in generale i risultati concorrono a dimostrare che per la maggior parte dei geni la distanza genetica aumenta con l'aumentare della distanza geografica, anche se in modo irregolare, soprattutto quando i dati sono distribuiti irregolarmente. Quando la superficie delle frequenze geniche presenta picchi e avvallamenti marcati, ci si attende che i variogrammi non abbiano un andamento monotòno: in effetti, i massimi e i minimi del variogramma sono determinati da tali picchi e avvallamenti. Facendo la media dei dati relativi a molti geni, la regolarità del variogramma cresce e le curve osservate tendono a una forma comune che corrisponde abbastanza bene a quella che ci si attende in condizioni di equilibrio in presenza di deriva genetica: un forte aumento iniziale seguito da un progressivo appiattimento della curva. A grandi distanze, la curva diviene (o tende a divenire) orizzontale, mostrando un asintoto orizzontale. La figura 2.9.1 mostra i variogrammi interpolati secondo il modello teorico, relativi al mondo e ai continenti (le curve dell'Australia e della Nuova Guinea sono rappresentate separatamente). In ordinata sono rappresentati i valori di F_{ST} calcolati fra tutte le coppie di popolazioni comprese entro la distanza indicata in ascissa: la scelta del parametro F_{ST} garantisce una standardizzazione che rende paragonabili geni diversi (come si è visto nel par. 1.16). Nella figura 2.9.2 sono riportati anche, per ciascuna curva, i valori mediani dei dati reali relativi ai diversi geni. Si sono impiegate le mediane perché sono molto più consistenti delle medie aritmetiche: dato che le distribuzioni delle F_{ST} sono molto asimmetriche (par. 2.8), le mediane sono sistematicamente minori delle medie aritmetiche, fatto di cui bisogna tener conto nel confronto con altri metodi di stima.

La curva teorica è determinata da due parametri: la pendenza iniziale S e l'asintoto orizzontale H. Riscrivendo le equazioni (1.16.7) e (1.16.8), è più facile notare la loro dipendenza da due costanti di interesse genetico, A e B:

$$S = 1/(4A + B) \quad (2.9.1)$$

e

$$H = B/(4A + B) \quad (2.9.2)$$

con

$$A = mD \quad (2.9.3)$$

$$B = \sqrt{(m/2M)}, \quad (2.9.4)$$

dove m è il coefficiente di migrazione a breve raggio, espresso come la varianza della distanza tra i luoghi di nascita dei genitori e dei figli, e quindi in unità di distanza al quadrato (miglia o chilometri al quadrato) per generazione o anno. M è un parametro che tiene conto della mutazione, dell'eterosi e della migrazione a lungo raggio, espresso nella stessa unità di tempo di m (anni o generazioni). D è la densità di popolazione efficace, circa un terzo di quella reale. Poiché abbiamo impiegato un modello unidimensionale continuo di isolamento dovuto alla distanza, D è espressa in miglia $^{-1}$ (o chilometri $^{-1}$). Non è semplice mettere in relazione questa misura con la densità di popolazione standard, riferita a miglia o chilometri quadrati.

Dai parametri H e S delle curve adattate si possono ottenere stime di A e B:

$$A = (1/S - B)/4, \qquad B = H/S. \tag{2.9.5}$$

Il parametro B è la distanza (in miglia o km) alla quale l'esponente dell'equazione (1.16.5) è uguale a uno, e la distanza genetica F_{ST} assume quindi un valore costante, pari a $0,63/[1+4D\sqrt{(2mM)}]$. Esso potrebbe rivelarsi utile per confrontare distanze geografiche che hanno uno specifico effetto genetico.

Il parametro A sarebbe più utile se trasformato nell'equivalente $N_e m$ (si veda il par. 1.4) del modello a insediamento discreto (*stepping stone*). Sarebbero necessarie ulteriori informazioni per effettuare tale trasformazione e per stimare M a partire da B e dalla varianza m della distribuzione delle distanze tra il luogo di nascita dei genitori e quello dei figli, che è nota soltanto in poche situazioni e varia molto da caso a caso. Per il primo Neolitico, si è stimato che la varianza m è compresa tra 100 e 1000 miglia quadrate per generazione (Ammerman e coll., 1976), un intervallo abbastanza ampio da essere probabilmente valido anche per il Paleolitico. La densità D è ancora più difficile da stimare, essendo riferita a una distribuzione unidimensionale: per il tardo Paleolitico, potrebbe essere dell'ordine di uno oppure inferiore. È chiaro che l'assenza o l'inadeguatezza di tali informazioni rende plausibili solo ordini di grandezza da accettare comunque con cautela.

La tabella 2.9.1 mostra i valori della pendenza iniziale, dell'asintoto e dei parametri genetici relativi ai variogrammi del mondo e dei continenti o di parte di essi. I valori di B indicano una modesta variazione nel caso dell'Australia, della Nuova Guinea (che presenta la variazione minore) e delle Americhe, mentre sono un po' più elevati per l'Africa subsahariana e per l'Europa; i valori maggiori si osservano per l'Asia. Non sorprende troppo che il valore di B relativo al mondo sia dominato dalla componente asiatica: l'Asia – il continente più esteso – dovrebbe essere il più lontano dall'equilibrio, che in ogni caso sarebbe stato difficile da raggiungere anche nella più piccola area considerata, la Nuova Guinea. L'ordine di grandezza di B è influenzato soprattutto dalla pendenza iniziale e non dall'asintoto, la cui stima per l'Asia e per il mondo è forse la meno affidabile: l'Asia e il mondo sono probabilmente le aree geografiche più lontane dall'equilibrio. I valori di B relativi all'Australia, alle Americhe e alla Nuova Guinea rappresentano probabilmente abbastanza bene la situazione del Paleolitico e del primo Neolitico: per tali periodi, con $B = 300$ miglia e $m = 100 \div 1000$ miglia quadrate, M è dell'ordine di $1/200 \div 1/2000$.

I valori di A sono molto simili per l'Australia, le Americhe e la Nuova Guinea, intermedi per l'Africa e notevolmente più alti per l'Europa e l'Asia. Se per trasformare A in D fosse appropriata la divisione per m, tale valore sarebbe compreso fra 3 e 30 per le Americhe, l'Australia e la Nuova Guinea, e più alto per l'Africa, l'Europa e l'Asia.

In conclusione, il variogramma sembra in generale uno dei metodi più

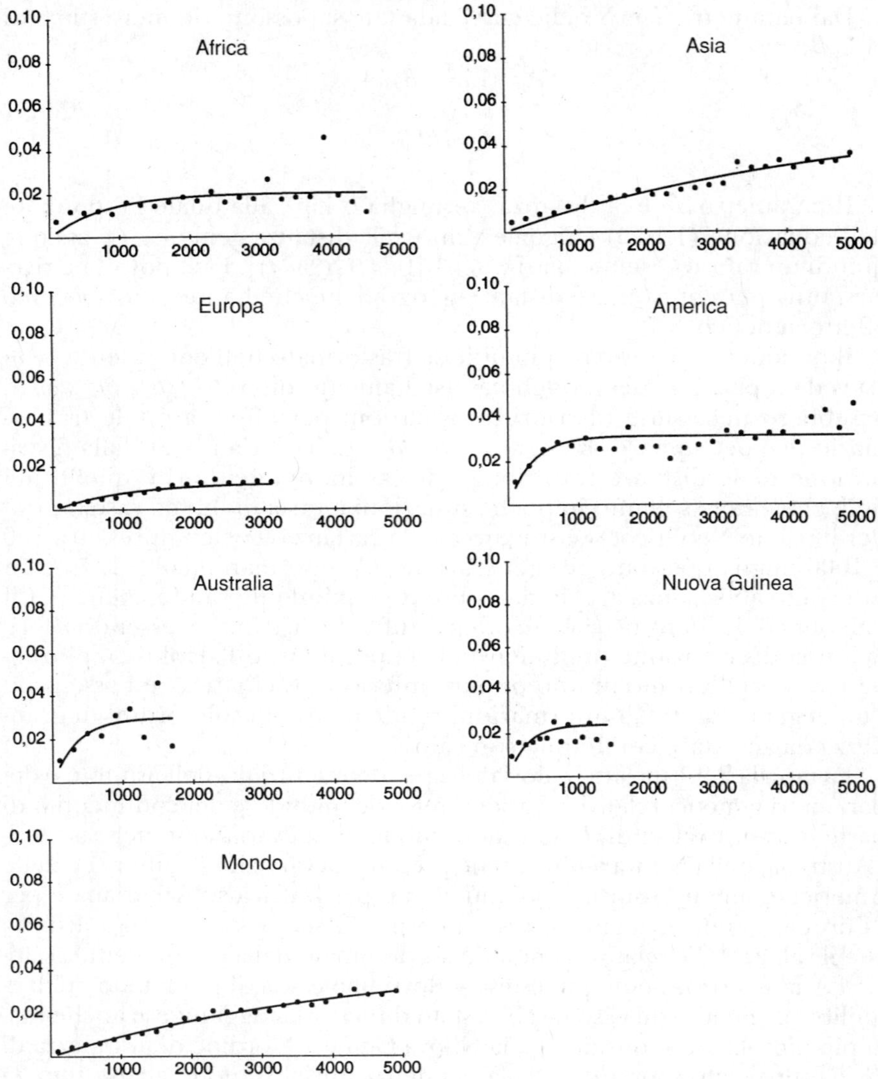

Fig. 2.9.2 Variogrammi relativi a ciascun continente o regione: valori osservati e curve teoriche. In ascissa, la distanza geografica (in miglia); in ordinata, la distanza genetica.

attraenti, per questo tipo di analisi, e si adatta ragionevolmente bene ai dati. Possiamo anche concludere che i modelli di isolamento dovuto alla distanza sono validi in una molteplicità di situazioni: si possono applicare sia alle lunghe distanze sia a quelle brevi, sia alle vaste aree geografiche, sia alle popolazioni poco numerose e relativamente isolate, come quelle esaminate in precedenza. Tuttavia, le nostre stime di $N_e m$ sono approssimative, come del resto tutte le altre che si trovano in letteratura.

Tab. 2.9.1 Parametri* delle curve adattate della figura 2.9.1 e calcoli dei parametri genetici.

	Parametri del variogramma		Parametri genetici	
	pendenza iniziale S	asintoto H	$A = mD$	$B = (m/2M)^{1/2}$
Africa	0,0000255	0,0204	9604	800
Asia	0,0000114	0,0511	20 809	4482
Europa	0,0000120	0,0120	20 583	1000
America	0,0000932	0,0315	2598	338
Australia	0,0000865	0,0297	2805	343
Nuova Guinea	0,0000919	0,0240	2655	261
Mondo	0,0000101	0,0440	23 663	4356

*Valori numerici delle costanti calcolati dai dati osservati secondo la teoria indicata nel testo.

Per confrontare geni diversi è stata valutata la pendenza del segmento lineare iniziale di ciascuno di essi. Nella maggior parte dei casi, il segmento iniziale della curva sembra all'incirca lineare per le prime 500÷1000 miglia (qualche volta oltre); tuttavia, la lunghezza del segmento lineare iniziale può essere in parte un artefatto.

La tabella 2.9.2 mostra la media aritmetica (più o meno l'errore standard) e la mediana delle pendenze iniziali, calcolate a partire dai singoli variogrammi relativi ai singoli geni. Le distribuzioni presentano molti valori estremi, ma il calcolo delle mediane si rivela un buon procedimento per eliminarli. Comunque, in distribuzioni di questo tipo le mediane tendono a essere minori delle medie (come si vede qui).

La tabella include anche le pendenze iniziali delle curve calcolate nella figura 2.9.1 per gli interi continenti e quelle ricavate facendo la media dei singoli variogrammi. Queste sono regolarmente minori, per un chiaro motivo rilevato in precedenza: nella figura 2.9.1 le curve sono vincolate a passare per l'origine. Ciò non avviene nel caso dei singoli variogrammi, nei quali una linea retta viene forzata (quando possibile) a passare per tutti i punti tranne il primo (cioè quello a distanza zero). Si genera, quindi, una differenza sistematica tra i due valori, per cui ci si aspetta – e si osserva – che le pendenze iniziali calcolate dai variogrammi siano minori.

Si potrebbe ridurre il vincolo che impone di far passare per l'origine le curve della figura 2.9.1, interpolando una curva con tre parametri: un'intercetta all'origine sull'asse delle ordinate e le altre due costanti già descritte. Tale procedimento, benché non converga sempre verso valori finiti, ha fornito stime statisticamente significative in cinque dei sette casi. È ragionevole ammettere un'intercetta all'origine, poiché tutte le differenze tra le frequenze geniche delle coppie di popolazioni includono una varianza di campionamento che «gonfia» i variogrammi, soprattutto all'origine. In teoria si potrebbe stimare tale varianza in base al numero di individui presenti in ciascun campione; tuttavia, oltre al campionamento, la varianza è certamente influenzata da altre fonti di errore. Il valore della stima dell'incercetta non è trascurabile, essendo in media il 15% del valore dell'asintoto. Nella tabella 2.9.2 sono riportate le pendenze iniziali delle curve della figura 2.9.1, prima e dopo la correzione che tiene conto della stima dell'intercetta. Tale correzione a volte migliora l'accordo con i risultati ottenuti dalla media delle pendenze dei singoli variogrammi; rimangono comunque alcune discrepanze rilevanti.

La discrepanza principale tra i due gruppi di dati è che nel primo gruppo la pendenza iniziale è più elevata per la Nuova Guinea, mentre nel secondo è maggiore per le Americhe, l'Australia e la Nuova Guinea. Benché non la si possa spiegare in modo semplice, e nonostante il comportamento piuttosto irregolare di molti singoli variogrammi, si osservano interessanti regolarità. Lo scopo dell'analisi era quello di saggiare la variabilità del comportamento geografico di geni diversi quale risulta dalle pendenze iniziali. La mobilità geografica, che determina la pendenza del variogramma (questo – si ricorda – rappresenta la variabilità genetica in funzione della distanza geografica), dovrebbe essere una caratteristica dell'individuo, e quindi uguale per tutti i geni. Altri fattori (per esempio, effetti selettivi diversi) potrebbero tuttavia caratterizzare l'andamento di singoli geni. Negli studi pubblicati sulla correlazione tra «parentela» (*kinship*) genetica e distanza (Morton e coll., 1982) non si è presa in considerazione la variabilità tra i geni, che invece è importante valutare. A causa delle differenze tra i variogrammi dei singoli geni nelle diverse aree, abbiamo calcolato la media delle pendenze iniziali di tutti gli alleli di un locus o di un gruppo di loci, limitando l'analisi ai principali loci multiallelici per i quali erano disponibili informazioni in svariate aree

Tab. 2.9.2 Pendenza iniziale dei variogrammi relativi al mondo e a sei regioni geografiche: confronto tra due metodi di calcolo.

		Calcolo delle pendenze iniziali			
		Calcolando la media dei valori relativi a ciascun variogramma		Curve della figura 2.9.1	
	Numero di alleli polimorfici	Media ± ES	Mediana	Senza stima dell'intercetta	Con stima dell'intercetta
Africa	82	8,6 ± 2,6	4,7	25,5	9,1
Asia	97	13,6 ± 2,7	7,2	11,0	7,3
Europa	96	10,3 ± 3,7	4,3	12,0	12,0
America	65	11,7 ± 2,4	6,8	93	
Australia	17	19,9 ± 10,3	21,0	87	63
Nuova Guinea	33	70,9 ±32,6	24,1	92	
Mondo	112	10,3 ± 1,0	6,6	10,0	9,4

Le medie aritmetiche (± errori standard) e le mediane dei valori sono state ottenute dai variogrammi dei singoli geni; le pendenze iniziali delle curve della figura 2.9.1 sono state calcolate con e senza l'intercetta. Tutti i valori sono $\times 10^6$.

geografiche. Sono state calcolate le mediane relative a tutti gli alleli o aplotipi di ciascun sistema. Le pendenze iniziali mediane sono risultate ($\times 10^6$):

AB0	4,15	*HLAA*	5,75
MNS	4,25	*HLAB*	6,78
RH	4,58	*GM*	11,43.

Nonostante non siano stati valutati gli errori standard di questi valori (che sarebbero comunque di impiego limitato, per l'asimmetria della distribuzione), sembra ragionevole concludere che il sistema *GM* presenta una variabilità maggiore con la distanza geografica, rispetto agli altri sistemi genetici. È probabile che il comportamento del sistema *GM* sia dovuto alla variazione geografica dei fattori selettivi che influiscono su di esso, come già si è ipotizzato per spiegare, per lo stesso sistema, la variazione tra grandi aree geografiche del parametro F_{ST} (par. 2.8).

2.10 MAPPE DEI SINGOLI GENI

Alla fine del libro sono riportate alcune mappe delle frequenze geniche del mondo relative a 32 geni.

Le mappe delle frequenze geniche sono interessanti per varie ragioni: innanzitutto, come si è già ricordato, esse consentono di ottenere un'identificazione visiva o una valutazione numerica delle possibili correlazioni con fattori selettivi di cui si conosca la distribuzione geografica. Ovviamente, l'eventualità di una correlazione di tipo geografico costituisce solo un punto di partenza, che dovrebbe essere approfondito con ulteriori ricerche più specifiche, poiché è risaputo che le correlazioni nello spazio (o nel tempo) tra due fenomeni potrebbero banalmente essere generate da altri fattori in comune. L'esempio classico, non ovvio, cui abbiamo accennato in precedenza, è la correlazione tra anemia falciforme e malaria. Ve ne sono altri, e l'analisi della correlazione tra genotipi e malattie ha richiamato l'attenzione di molti ricercatori, per il notevole interesse che ha non solo dal punto di vista della patogenesi delle malattie, ma anche da quello della selezione naturale e dell'evoluzione. Mourant e coll. (1978) hanno pubblicato una rassegna delle ricerche sulle associazioni tra polimorfismi e malattie, con un'analisi statistica completa dell'eterogeneità dei risultati ottenuti sia da studiosi diversi sia in aree diverse. Tutti i riferimenti successivi ad associazioni tra polimorfismi e malattie sono tratti da questa eccellente rassegna.

Non si è ancora esplorata un'altra preziosa possibilità di uso delle mappe: l'identificazione del luogo di origine di un allele che, generato durante la diffusione dell'uomo moderno, sia presente in una sola parte del mondo. In assenza di complicazioni, la frequenza genica di un allele neutrale tende al valore massimo nel luogo di origine, ma non è semplice distinguere questa interpretazione da altre di tipo selettivo o migratorio.

Abbiamo pensato che poteva essere utile aggiungere alle mappe una rappresentazione grafica più semplice, in cui risultino evidenti i dati fondamentali delle mappe delle frequenze geniche (come le frequenze geniche medie dei continenti o delle aree principali). A questo scopo è stata preparata, mediante calcolatore, una distribuzione geografica riassuntiva della nostra banca dati, in cui viene mostrata la frequenza genica media di ciascun allele per continente o per area principale (compresi numerosi alleli per i quali non sono state preparate mappe), secondo lo schema generale espresso nella figura 2.10.1. Nella figura 2.10.2 sono riportate le frequenze geniche medie di 128 alleli in ciascuna regione o continente; un riquadro vuoto indica assenza di dati.

Il primo polimorfismo studiato è stato il sistema *AB0*, che è il sistema più analizzato, data la sua importanza pratica per le trasfusioni di sangue. È un polimorfismo che si trova in tutto il mondo, tranne che nell'America centrale e meridionale, dove è presente soltanto il gruppo *0*; vi sono solo poche eccezioni, alcune delle quali dovute a mescolanze con africani o caucasoidi. Nella parte nordoccidentale dell'America settentrionale si nota un'elevata frequenza di *A*, in particolare negli indiani Blackfoot e Blood, che presentano le frequenze più elevate del mondo. Nell'Asia orientale prevale il gruppo *B*. A eccezione dell'Europa settentrionale e dell'Asia, dove *A2* rappresenta una frazione relativamente piccola di *A*, quasi sempre *A* è costituito dal solo sottotipo *A1*. A questo riguardo è opportuno un avvertimento: quando sono stati considerati i sottotipi di un allele, non sempre la somma delle loro frequenze concorda esattamente con la frequenza di quell'allele. In questo caso, la somma delle frequenze di *A1* e *A2* non è uguale alla frequenza di *A*: provenendo da campioni e insiemi di dati indipendenti (tutti i campioni sono stati tipizzati per *A*, ma solo alcuni di questi sono stati tipizzati per *A1* e *A2*), i due valori non si accordano esattamente, in questa come in altre situazioni analoghe relative ad altri geni.

La scoperta di un'associazione tra il sistema *AB0* e il cancro allo stomaco (Aird e coll., 1953) ha stimolato un numero vertiginoso di studi sull'associazione tra *AB0* e malattie. Nel lavoro di Vogel e Motulsky (1986), che hanno dedicato particolare attenzione a tale problema, si trova un'introduzione all'argomento, ai metodi statistici comunemente usati e ai possibili errori. Tali studi sono stati estesi ben presto ad altri geni; per un'analisi e una rassegna dei dati pubblicati, si veda Mourant e coll. (1978).

Le possibili associazioni tra *AB0* e malattie sono state ampiamente studiate; tra tutti gli altri geni considerati, il più interessante è quello del sistema *HLA*. Lo studio delle associazioni del sistema *AB0* è stato esteso a un gran numero di malattie, da quelle infettive a quelle neoplastiche e degenerative. Si è trovata una forte correlazione con la sifilide, in particolare del tipo cerebrospinale (essendo il fenotipo *A* molto più colpito del fenotipo *0*); meglio accertata è la permanenza più elevata di positività alla reazione di Wassermann (un test immunologico per la malattia) dopo trattamento chemioterapico in individui *A* e *B*, rispetto agli individui *0*. La possibile maggiore resistenza alla sifilide degli individui *0* è di grande interesse, perché potrebbe spiegare l'assenza quasi totale di individui *A* e

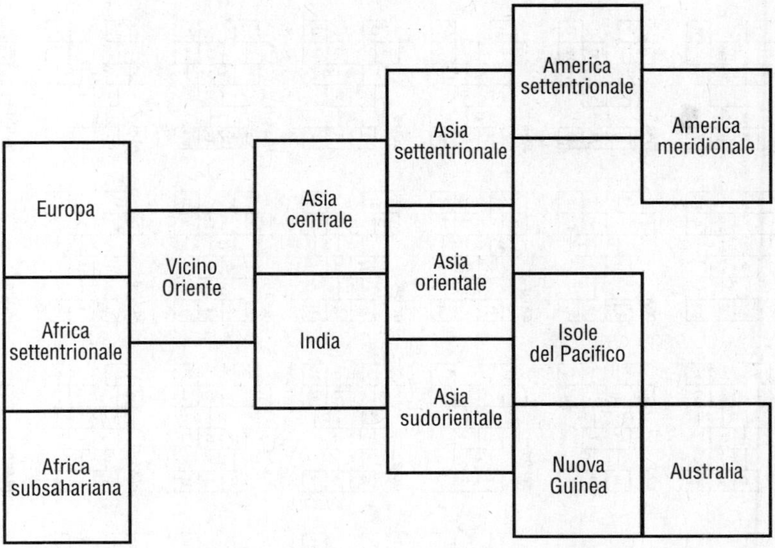

Fig. 2.10.1 Schema molto semplificato del mondo, che mostra la suddivisione in regioni e continenti adottata nella figura 2.10.2.

B nelle Americhe, con l'eccezione degli Eschimesi e di alcuni gruppi amerindi settentrionali. In effetti, per molto tempo si è creduto che la sifilide fosse stata importata in Europa e nel resto del mondo dall'America, dopo il primo viaggio di Colombo del 1492. Se è vero che gli individui *0* sono più resistenti alla sifilide e che tale malattia è stata endemica in America per lungo tempo, la selezione naturale potrebbe aver eliminato la maggior parte degli individui non *0*. In tempi più recenti, è stato scoperto che la framboesia (una malattia diffusa nell'Africa subsahariana) è causata da un parassita quasi indistinguibile sierologicamente da quello della sifilide; è stata quindi avanzata l'ipotesi che la sifilide sia giunta in Africa dall'Europa (si veda McNeill, 1976). La framboesia, che non è una malattia venerea e si trasmette con il contatto fisico diretto, colpisce soprattutto i bambini. Comunque, non si può escludere del tutto che mutazioni del parassita africano ne abbiano determinato la diffusione attraverso la via venerea, generando la sindrome sifilitica.

Anche altre importanti malattie causate da alcuni ceppi di *E. coli* – come la peste, il colera e la diarrea infantile – potrebbero aver favorito il gruppo *0*. Sembrava che anche il vaiolo avesse influenzato la distribuzione geografica degli alleli *AB0*, poiché gli individui *A* erano più suscettibili. La grandissima eterogeneità statistica riscontrata tra i risultati dei diversi ricercatori rende difficile raggiungere conclusioni soddisfacenti: forse vi sono anche differenze da luogo a luogo tra ceppi locali di patogeni. Si pensava che anche la tubercolosi (polmonare) fosse più virulenta negli individui *A* che in quelli *0* o *B*; in questo caso l'eterogeneità tra gli studi non è così elevata. Il virus *A2* dell'influenza mostra una preferenza maggiore per

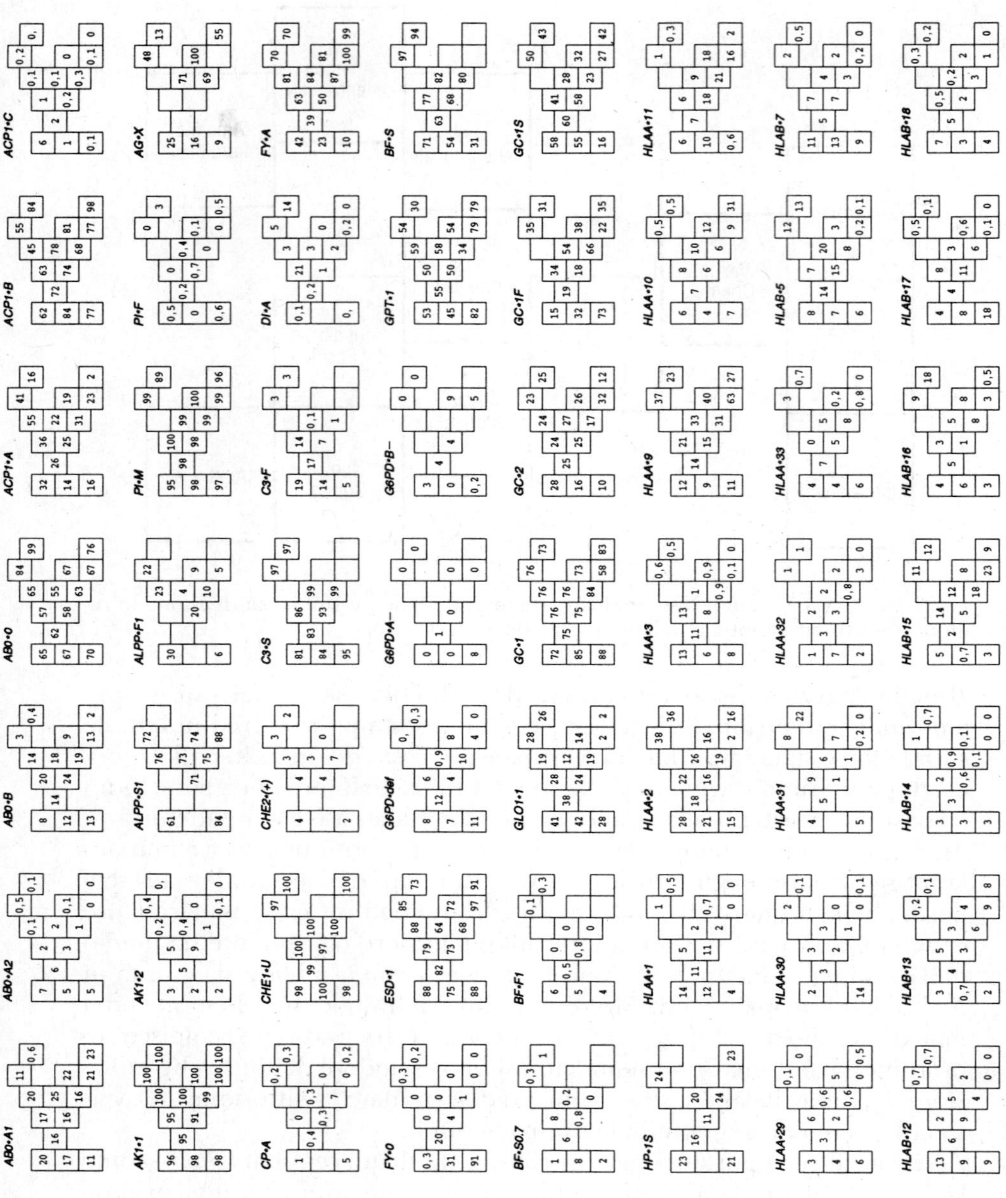

Fig. 2.10.2 Riassunto delle frequenze geniche medie per continente o regione dei geni analizzati. La rappresentazione schematica delle aree geografiche è riportata nella figura 2.10.1.

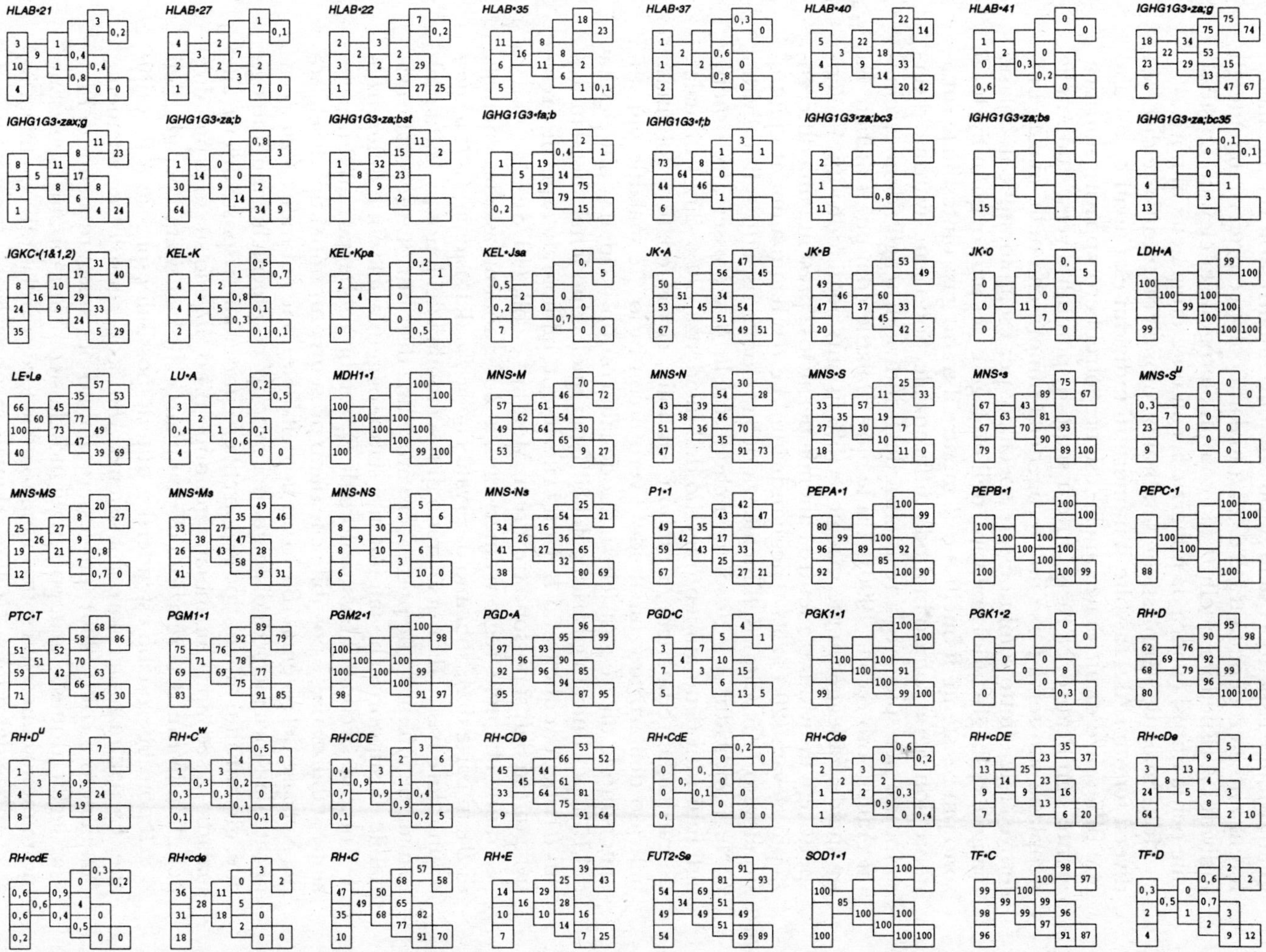
HLAB•21
HLAB•27
HLAB•22
HLAB•35
HLAB•37
HLAB•40
HLAB•41
IGHG1G3•za;g
IGHG1G3•zax;g
IGHG1G3•za;b
IGHG1G3•za;bst
IGHG1G3•fa;b
IGHG1G3•f;b
IGHG1G3•za;bc3
IGHG1G3•za;bs
IGHG1G3•za;bc35
IGKC•(1&1,2)
KEL•K
KEL•Kpa
KEL•Jsa
JK•A
JK•B
JK•0
LDH•A
LE•Le
LU•A
MDH1•1
MNS•M
MNS•N
MNS•S
MNS•s
MNS•S^u
MNS•MS
MNS•Ms
MNS•NS
MNS•Ns
P1•1
PEPA•1
PEPB•1
PEPC•1
PTC•T
PGM1•1
PGM2•1
PGD•A
PGD•C
PGK1•1
PGK1•2
RH•D
RH•D^u
RH•C^w
RH•CDE
RH•CDe
RH•CdE
RH•Cde
RH•cDE
RH•cDe
RH•cdE
RH•cde
RH•C
RH•E
FUT2•Se
SOD1•1
TF•C
TF•D

gli individui *0* rispetto a quelli *A* (50% in più), mentre non vi è alcuna differenza né eterogeneità tra *B* e *0*. La malaria colpisce preferibilmente gli individui *A* rispetto a quelli *0*, ma con un'eterogeneità elevata. Lo stesso vale per la fibrosi epatica da bilharziosi, con un'eterogeneità minore.

Molte malattie neoplastiche sembrano colpire con frequenze diverse i diversi fenotipi AB0: a volte il numero di individui esaminati è così alto che differenze di incidenza anche esigue potrebbero apparire statisticamente significative. Nel caso in cui siano disponibili diversi studi, nelle neoplasie si osserva forse un'eterogeneità minore che nelle malattie infettive. Tale effetto sembra essere specifico: per esempio, nelle neoplasie maligne della ghiandola salivare, dell'esofago e del piloro, gli individui *0* sono più resistenti di quelli *A* o *B*, mentre il tratto gastrointestinale rimanente non viene colpito in modo differenziale. Sono state avanzate diverse ipotesi per spiegare la resistenza degli individui *0* agli adenocarcinomi (Yamamoto e coll., 1990). Tra le altre malattie comuni, il diabete ha un'incidenza leggermente maggiore (5% in più) negli individui *A* e *B* rispetto agli individui *0*, mentre l'anemia perniciosa presenta una differenza più elevata (20%÷25%); negli individui *A* e *B* si ha un aumento piuttosto elevato (2,5 volte) dell'incidenza della miopia, rispetto agli individui *0*. Negli individui *A*, e di solito anche in quelli *B*, si è osservato, rispetto agli individui *0*, un aumento medio dell'incidenza (20%÷25%) di malattie cardiache reumatiche, trombosi, embolie, cirrosi epatica, colelitiasi; nel caso dell'artrite reumatoide è vero il contrario. Le malattie più studiate sono le ulcere gastriche e duodenali, con un'incidenza più elevata del 15% per l'ulcera gastrica e del 30% per quella duodenale negli individui *0* rispetto a quelli *A* o *B*. Tutti i riferimenti bibliografici specifici relativi a questi dati si possono trovare in Mourant e coll. (1978).

Tranne che nelle regioni americane, in cui è nota un'assenza anomala di *B* e in parte di *A*, abbiamo osservato che la F_{ST} del sistema *AB0* ha spesso un valore basso. Il diverso grado di suscettibilità dei fenotipi *AB0* a molte malattie infettive, che potrebbero avere una distribuzione geografica variabile, fa supporre che tali fenotipi siano soggetti a selezione differenziale. Tuttavia, siccome il basso valore di F_{ST} sembrerebbe indicare una selezione stabilizzante, è possibile che siano presenti entrambi i tipi di selezione. Nel caso del sistema *AB0*, lo studio della selezione naturale è stato complicato dall'incapacità di distinguere i genotipi con tecniche immunologiche: gli individui di fenotipo *A* potrebbero presentare risposte diverse alle malattie, a seconda che abbiano genotipo *AA* o *A0*, e lo stesso si può dire per gli individui *B*; le relazioni di dominanza che osserviamo per gli alleli *A* e *B* potrebbero cioè estendersi a tutte le possibili espressioni fenotipiche. La natura molecolare del sistema *AB0*, scoperta solo recentemente (Yamamoto e coll., 1990), può essere d'aiuto per spiegare alcuni dei misteri legati a questo gruppo sanguigno classico. Tutti gli altri geni sono molto meno conosciuti sotto l'aspetto delle loro correlazioni con malattie, a eccezione del sistema *HLA*, per il quale si sono trovate associazioni molto più strette di quelle osservate per l'*AB0*.

Come illustra la figura 2.10.2, molte proteine (o enzimi) e alcuni gruppi sanguigni sono polimorfici. Descriveremo alcuni geni per i quali possiamo offrire alcune informazioni o suggerimenti sulla loro storia evolutiva, e in particolare sul loro possibile significato adattativo.

L'allele *A* del gruppo sanguigno Diego, *DI*, tipico delle Americhe, presenta una bassa frequenza nell'estrema Asia orientale, dove probabilmente ha avuto origine. Se ciò fosse corretto, la distribuzione geografica di *DI*A* sarebbe in disaccordo con l'ipotesi che un allele presenta la frèquenza massima nel suo luogo di origine. Nella figura 2.10.2, la frequenza più elevata di *DI*A* si trova nell'Asia centrale (21%), in un unico campione di Turchi dell'Iran. Gli autori dell'articolo originale (Akbari e coll., 1984) affermano che tale elevata frequenza (unica in Eurasia) sarebbe dovuta alle origini mongoliche dei Turchi.

Il Duffy, *FY*, è un altro gruppo sanguigno particolarmente interessante: esperimenti *in vitro* hanno dimostrato che l'allele *0* conferisce resistenza a un particolare parassita malarico, il *Plasmodium vivax* (Miller e coll., 1976). Questo è raro in Africa, dove *FY*0* è molto frequente, raggiungendo il 100% in alcune aree. Non sappiamo quale sia l'allele *FY* più antico in Africa; sono state proposte due interpretazioni. Secondo la prima, pur non essendo l'allele più antico, *FY*0* sarebbe comparso in Africa dove, a causa della presenza del parassita, sarebbe stato favorito dalla selezione naturale, raggiungendo le elevate frequenze attuali. La successiva scomparsa degli individui suscettibili *FY*A* e *FY*B*, entrambi presenti originariamente in Africa, che si trovano ancora oggi in aree in cui l'endemicità della malaria è minore o assente, ha determinato a sua volta la scomparsa pressoché totale del parassita in questa parte del mondo, ma non fuori dall'Africa, dove *FY*0* è raro o assente. Secondo l'altra interpretazione, *FY*0* era già presente in Africa con frequenze molte elevate prima della comparsa del parassita, e ne ha impedito la diffusione in Africa (Livingstone, 1984). L'allele *FY*A* è presente in tutte le parti del mondo, mentre l'allele *B* è quasi del tutto assente nell'Asia sudorientale.

La 6-glucoso-fosfato deidrogenasi, *G6PD*, gene legato al cromosoma X, ha subito diverse mutazioni responsabili di deficienza enzimatica (indicate dal segno meno) che conferiscono resistenza alla malaria. I mutanti che generano deficienza sono quindi molto comuni in numerose parti del mondo, tranne che in America e in Australia. La deficienza di G6PD è stata inizialmente scoperta a causa del fatto che determina sensibilità a un certo numero di medicinali, compresi alcuni farmaci antimalarici, la cui ingestione può provocare crisi emolitiche gravi negli individui che ne sono affetti; crisi analoghe provoca l'ingestione di fave (favismo; si veda Vogel e Motulsky, 1986). Il gene normale esiste in due forme elettroforeticamente diverse, *A* e *B*: benché i mutanti che generano deficienza derivino da entrambe le forme, quelli originati da *A* si trovano quasi esclusivamente nelle popolazioni africane, mentre quelli derivati da *B* si trovano negli altri continenti dove esiste tale deficienza. La maggior parte delle analisi della deficienza di G6PD viene effettuata mediante prove dirette dell'attività enzimatica, che però non permettono di distinguere le due forme (si veda anche il par. 2.14).

Un altro gene con molti alleli, correlato con le funzioni di difesa immunitaria, il *BF* (properdina), esiste in due forme comuni. È polimorfico nella maggior parte del mondo, ma raro in America; due alleli più rari si trovano soprattutto tra i caucasoidi.

Il locus 1 della gliossilasi, *GLO1*, di regola è polimorfico in tutte le parti del mondo, tranne che in Australia e in Nuova Guinea, dove uno dei due alleli è raro.

Chiamata inizialmente «componente gruppo-specifica», la proteina *GC*, in origine caratterizzata immunologicamente, è risultata in seguito identica alla proteina che lega la vitamina D. Le frequenze dei due alleli principali presentano scarsa variabilità; a differenza di Mourant e coll. (1976 *b*), che hanno trovato una correlazione con l'intensità dell'irradiazione solare, noi abbiamo riscontrato (si veda più avanti) solamente una modesta correlazione con il clima, a sua volta molto correlato con l'intensità dell'irradiazione solare. Ad oggi sono stati descritti parecchi altri mutanti oltre ai due originali (Constans e coll., 1983): se possedessimo dati sufficienti, forse la loro distribuzione geografica potrebbe essere più informativa. Riportiamo i dati relativi a due soli sottotipi di *GC*1*, *F* e *S*, che non sembrano chiarire il problema della correlazione con l'intensità solare.

Un'altra proteina plasmatica, l'aptoglobina (*HP*), lega l'emoglobina facilitandone l'eliminazione quando viene persa dai globuli rossi morti o danneggiati; essa potrebbe risultare molto importante nelle regioni in cui sono diffuse malattie – come la malaria – che provocano un'emolisi significativa. Sono comuni due alleli (1 e 2): il primo ha due sottotipi, 1*S* e 1*F*. Come dimostra l'analisi del parametro F_{ST}, l'aptoglobina presenta una scarsa variabilità: potrebbe essere soggetta a selezione stabilizzante, in alcune regioni più intensa che in altre. Lo stesso si può dire per il gene *GC*.

L'*HLA* è rappresentato da 12 alleli *A* e 17 alleli *B*, un numero molto minore di quello degli alleli oggi identificati. Le loro frequenze non raggiungono mai il 100%, perché non tutti gli alleli sono conosciuti: in entrambi i loci abbiamo i cosiddetti alleli *blank*, definiti operativamente come gli alleli somma di tutti gli alleli sconosciuti. Le frequenze dei *blank* sono più elevate nelle popolazioni non caucasoidi, la cui analisi è stata storicamente meno approfondita; questa considerazione potrebbe rendere più deboli alcune delle interpretazioni che seguono.

L'esame accurato delle mappe dell'*HLA* e della figura 2.10.2 mostra che la maggior parte degli alleli *HLA* può essere classificata secondo uno dei quattro tipi seguenti.

1) Alcuni alleli sono essenzialmente ubiquitari, nel senso che sono presenti in tutto il mondo con frequenze trascurabili: *A*2*, *A*9*, *B*15*, *B*27* (tuttavia il *B*27* è pressoché assente in America meridionale e Australia).

2) Altri alleli (i più numerosi) sono assenti o, più in generale, rari nell'Asia orientale e nelle Americhe, in Australia, in Nuova Guinea e nelle isole del Pacifico, essendo quindi comuni soltanto in Eurafrica (Africa, Europa e la parte dell'Asia occupata dai caucasoidi): *A*1*, *A*3*, *A*29*, *A*32*, *B*7*, *B*8*, *B*12*, *B*14*, *B*17*, *B*18*, *B*37*. Un allele, il *B*40*, ha un andamento in qualche modo opposto, ma non è così raro in Eurafrica, dove raggiunge frequenze del 3%÷5% rispetto al 14%÷42% della parte orientale del mondo.

3) Un altro tipo abbastanza comune comprende alleli rari o assenti in

Australia e Nuova Guinea: *A*28, A*30, A*31, A*33* (*A*33* è assente anche nell'America meridionale), *B*5, B*7, B*16* (che tuttavia è presente in Nuova Guinea), *B*21, B*35*. L'allele *B*22* presenta un andamento opposto, essendo relativamente raro nella maggior parte del mondo tranne che in Australia, Nuova Guinea e isole del Pacifico, dove è molto comune.

4) Gli alleli *A*10, A*11, B*13* e *B*22* sono rari nelle Americhe, mentre raggiungono frequenze piuttosto elevate – a volte le più elevate – in Australia. L'allele *B*35* mostra un andamento quasi opposto, raggiungendo le frequenze più elevate in America.

Benché probabilmente si sia verificata una perdita parziale di alleli durante le migrazioni verso le due «appendici» dell'Asia orientale (l'Australia e le Americhe), è rara l'assenza completa di un allele. Il flusso genico successivo può avere reintrodotto geni inizialmente perduti, che oggi sono presenti con frequenze basse. La deriva genetica e forse anche la selezione sono considerate le cause più probabili della minore frequenza di certi alleli. Bisognerebbe resistere alla tentazione di considerare l'effetto del fondatore quale fattore evolutivo esclusivo: la deriva genetica non agisce soltanto nella prima generazione (quella dei fondatori). Poiché ogni generazione determina le frequenze geniche di quelle successive, gli effetti della deriva genetica sono cumulativi; inoltre, l'effetto del collo di bottiglia non si verifica esclusivamente all'inizio del processo evolutivo di una popolazione. Si deve tener conto anche della possibilità che alcuni alleli classificati del secondo, terzo e quarto tipo abbiano avuto origine piuttosto tardi e non abbiano avuto il tempo di diffondersi verso le aree più remote. Sembrerebbe tuttavia che tale fenomeno non sia così evidente per i marcatori non *HLA*. Inoltre (come verrà illustrato nei capitoli seguenti) all'interno dell'America e dell'Oceania si osserva una variabilità estrema, probabilmente dovuta a un effetto della deriva genetica altrettanto estremo.

Gli alleli *HLA* ubiquitari (il tipo di distribuzione geografica classificato al primo punto) potrebbero essere quelli maggiormente sottoposti a selezione stabilizzante. Il tipo classificato per secondo è così comune da far supporre, senza complicate elaborazioni, che la prima separazione nell'albero filogenetico sia stata quella di caucasoidi e africani dal resto del mondo: tale radice è stata indicata dalle prime analisi di alberi filogenetici (si veda il par. 2.2). Per questi alleli *HLA* è difficile scegliere tra una spiegazione di tipo storico e una di tipo selettivo.

Molte prove, basate soprattutto su associazioni tra *HLA* e malattie, fanno supporre un coinvolgimento selettivo del sistema *HLA* (Dausset e Svejgaard, 1977; Tiwary e Terasaki, 1985; Thompson, 1988). La ricerca sull'*HLA* è molto attiva: sono stati identificati numerosi altri loci, oltre che *A* e *B*, fra cui il locus *C*, diversi loci *D*, e molti pseudogeni, non influenzati dalla selezione (almeno finora). Le nostre informazioni sulla variabilità etnica dei vari regimi di selezione sono scarse, ma sufficienti a dimostrare l'esistenza di differenze di correlazione tra *HLA* e malattie in regioni differenti del mondo. La maggior parte delle prove di correlazione tra *HLA* e malattie, derivanti dagli studi di associazione, mostra che pazienti con malattie specifiche presentano più spesso un certo fenotipo *HLA* piuttosto che altri. È quanto mai difficile identificare il gene effettivamente responsabile della malattia, poiché nella complessa regione sul braccio corto del cromosoma 6 che interessa il polimorfismo *HLA* sono localizzati non uno ma parecchi geni del sistema, oltre ad altri geni non *HLA*. Siccome tutti i loci *HLA* sono strettamente concatenati, l'associazione di una malattia con un particolare gene *HLA* può riflettere uno «squilibrio di legame» o «associazione gametica preferenziale» (*linkage disequilibrium*) con un altro gene: quando due geni si trovano molto vicini su un cromosoma, essendo rara la loro ricombinazione genetica (*crossing over*), tendono a rimanere uniti per un tempo evolutivo molto lungo. Spesso, quindi, le malattie tendono a riflettere associazioni con molti geni vicini: di solito si trova il grado di associazione più elevato con i geni più vicini a quello responsabile della malattia. Poiché i loci *D* sono coinvolti probabilmente più spesso di quelli *A* o *B*, e i loci *A*, *B* e *D* sono concatenati, ora è noto che molte delle associazioni trovate con i loci *A* e *B* sono il risultato della loro stretta concatenazione con i loci *D* (di cui in questa sede non ci occuperemo). I loci *A* o *B* possono tuttavia essere responsabili di certe malattie: il caso dell'allele *B*27* è forse l'esempio più chiaro, fino ad oggi. Si ritiene che esso sia in qualche modo direttamente responsabile della spondilite anchilosante, una forma di artrite cronica progressiva che colpisce molte articolazioni, soprattutto della colonna vertebrale. La malattia non colpisce quasi mai individui non *B*27*, ma tale allele non ne è certo l'unico fattore responsabile: solo una piccola frazione degli individui *B*27* sviluppa la spondilite anchilosante. Inoltre l'allele *B*27* è anche associato con altre malattie.

Anche i geni delle immunoglobuline, *GM* e *KM*, responsabili della sintesi degli anticorpi (da cui il loro ruolo importante nella difesa immunitaria), hanno mostrato, benché meno chiaramente, alcune associazioni con malattie specifiche.

GM è uno dei principali supergeni, il secondo per importanza dopo l'*HLA*; si trova sul cromosoma 14 e ha un numero di alleli molto elevato, ma non tutti si possono identificare in ogni popolazione, anche a causa della scarsa disponibilità di reagenti specifici. I suoi quattro geni controllano la parte costante della catena pesante di quattro immunoglobuline *G*; si sospetta che alleli diversi conferiscano resistenze diverse ad alcune malattie infettive, benché attualmente gli esempi chiari siano scarsi. Poiché solo i geni *G1* e *G3* si identificano facilmente, il locus è stato chiamato brevemente *IGHG1G3* invece di *IGHG1* e *IGHG3*: gli alleli rispettivi sono separati da un punto e virgola.

Dalla distribuzione geografica dei polimorfismi della catena pesante (*IGHG1G3*) si osserva che *za;g* e in misura minore *zax;g*, presenti in tutto il mondo in modo quasi omogeneo, sono sicuramente più frequenti in Asia orientale e nelle sue estremità. L'aplotipo *f;b0b1b3b4b5* è principalmente caucasoide; *fa;b0b1b3b4b5* è presente soprattutto nell'Asia orientale, in particolare nella zona meridionale e sudorientale, ma quasi assente nelle Americhe; l'aplotipo *za;b0b1b3b4b5* e quelli da esso derivati sono soprattutto africani. Il polimorfismo della catena leggera, al contrario, ha una frequenza pressoché costante nel mondo. L'analisi mediante tecniche molecolari più semplici di quelle oggi disponibili permetterà forse di spiegare il vero significato selettivo dei polimorfismi delle immunoglobuline.

Un altro importante gruppo sanguigno ampiamente studiato è il sistema MNS, di cui sono state analizzate le frequenze alleliche e aplotipiche. La coppia di alleli *M*, *N* è ubiquitaria, con una distribuzione geografica piuttosto regolare, mentre l'allele *S* della coppia *S*, *s* si fa raro nell'Asia sudorientale e sparisce del tutto in Australia; l'allele S^u è quasi esclusivamente africano. Dei quattro aplotipi, due (*MS*, *NS*) non esistono in Australia, mentre *MS* è raro in Nuova Guinea e nel Pacifico. Analizzando le possibili associazioni con un numero elevato di malattie, si è raggiunta la significatività statistica solo in pochi casi; e quando vengono effettuati molti test di significatività, ci si aspetta che alcuni risultati siano dovuti al caso. Poiché i pochi risultati positivi non sono mai stati chiaramente confermati da studi in altre aree geografiche (Mourant e coll., 1978), l'atteggiamento più prudente è al momento di non tenerne conto.

Il saggio della feniltiocarbammide, *PTC*, considerato da Race e Sanger (1975) un «gruppo sanguigno onorario», è definito dalla capacità di riconoscere il gusto della PTC, una sostanza che ai più risulta estremamente amara, mentre per una minoranza è priva di gusto. Come si è visto in precedenza, poiché la trasmissione genetica – o almeno il procedimento con cui la si verifica – dà adito a incertezze, i valori delle frequenze geniche possono essere approssimativi; la variabilità delle frequenze geniche nel mondo è modesta. L'interesse per questo gene è dovuto alla somiglianza fra PTC e sostanze con attività antitiroidea presenti in alcuni vegetali molto diffusi: la PTC stessa ha un'attività antitiroidea. Un soggetto (*taster*) che riconosce tale sostanza potrebbe essere protetto dall'ingestione di sostanze con attività antitiroidea nella dieta grazie al gusto amaro. Sembra sussistere una correlazione significativa tra il fenotipo *taster* e alcune malattie della tiroide: gli individui *taster* sarebbero meno suscettibili (rispetto ai non *taster*) al gozzo nodulare non tossico e al gozzo nodulare; tuttavia – risultato un po' sorprendente – i pazienti con gozzo tossico diffuso sono *taster* più spesso dei controlli normali. Inoltre, l'ipotiroidismo è sorprendentemente più comune nei *taster* che nei non *taster*. Sono state identificate altre correlazioni con malattie, ma non appaiono facilmente spiegabili (Mourant e coll., 1978).

Un altro gene molto studiato è l'*RH*, un gruppo sanguigno di importanza clinica poiché i bambini *RH*-positivi nati da madri *RH*-negative sono esposti al pericolo degli anticorpi anti-*RH* prodotti dalla madre, che possono danneggiare il feto se entrano nel circolo fetale. Di solito, la prima gravidanza è normale, mentre le successive sono progressivamente più pericolose per la salute e la sopravvivenza dei figli. I bambini *RH*-negativi, che possono nascere da una madre *RH*-negativa e da un padre eterozigote, non corrono pericoli. Questa incompatibilità materno-fetale si osserva anche con altri gruppi sanguigni, ma l'*RH* è responsabile del 90% dei casi. Il sistema *AB0* determina un'incompatibilità molto precoce tra madri *0* e figli *A* o *B*, che sovente non viene identificata. L'incompatibilità ha un interessante destino evolutivo (Cavalli-Sforza e Bodmer, 1971 *a*): gli eterozigoti sono svantaggiati (muoiono solo i bambini eterozigoti di madri *RH*-negative) e il polimorfismo è instabile. Secondo l'ipotesi più semplice, vi è una frequenza genica critica del 50%: se una popolazione ha più del 50% di geni *RH*-positivi, con il passare delle generazioni il tipo *RH*-negativo si estinguerà. Se ha meno del 50% di *RH*-positivi, si perderà il tipo *RH*-positivo. Solo una popolazione sulla Terra, un gruppo di Baschi, ha più del 50% di geni *RH*-negativi. Come vedremo (par. 5.6), è stato ipotizzato che i Baschi derivino da un'antica popolazione europea, costituita in modo predominante (forse addirittura al 100%) da individui *RH*-negativi, mescolatasi in seguito con colonizzatori perlopiù *RH*-positivi. Se non vi fosse stata mescolanza con popolazioni vicine, i Baschi sarebbero diventati tutti *RH*-negativi e il resto del mondo tutto *RH*-positivo. È probabile che tra i Baschi e le popolazioni vicine con una bassa proporzione di geni *RH*-negativi la mescolanza sia stata sufficiente a fare diminuire il fenotipo *RH*-negativo anche tra i Baschi. Tuttavia è possibile che, accanto all'incompatibilità *RH*, vi sia qualche vantaggio dell'eterozigote che contribuisce a mantenere il polimorfismo del gene RH (Cavalli-Sforza e Bodmer, 1971 *a*).

L'*RH* è stato identificato come il primo sistema genetico complesso che potrebbe riguardare diversi loci. La teoria sul sistema *RH* proposta da Fisher (Feldman e coll., 1969; Race e Sanger, 1975) non è stata smentita dagli studi successivi, ma il numero di alleli è molto cresciuto. I classici metodi immunologici di analisi presentano limitazioni, che potranno essere superate solo dalle conoscenze di tipo molecolare che stanno emergendo. Si è potuto analizzare il polimorfismo *RH* mediante reagenti immunologici che identificano tutti e tre i loci principali postulati da Fisher, *C*, *D* ed *E*: nell'analisi degli aplotipi sono stati considerati due alleli per ogni locus: *C*, *c*, *D*, *d*, *E*, *e*. Altri due alleli, C^w e D^u, sono stati considerati separatamente: C^w presenta la frequenza più elevata nell'Asia settentrionale, dove potrebbe aver avuto origine; D^u è molto frequente in Africa e nell'Asia sudorientale. Il polimorfismo *C*, *c* è ubiquitario, con i valori più alti in Nuova Guinea e in Asia sudorientale e quelli più bassi in Africa. Il polimorfismo *D*, *d* è più frequente in Europa: la distribuzione dell'allele *d* è molto simile a quella dell'aplotipo *cde*, presente in tutti i caucasoidi e gli africani, con un massimo in Europa, decisamente più raro nell'Asia orientale e nelle Americhe, e completamente assente in Australia e Nuova Guinea. Il polimorfismo *E*, *e* è ubiquitario, con i valori più alti nelle Americhe.

Gli aplotipi danno più informazioni su alcuni aspetti della storia di questo polimorfismo; secondo il modello evolutivo di Fisher (si veda anche Feldman e coll., 1969), questi sono i punti principali.

1) L'aplotipo più antico è *cDe*, che raggiunge la frequenza più alta in Africa, ma è presente anche nel resto del mondo (negli anni Quaranta, quando il modello fu sviluppato, non era stata ancora proposta l'origine africana).

2) Da *cDe*, per *mutazione* nei tre loci, hanno avuto origine tre aplotipi, tutti molto comuni.

2a) *CDe* (derivato dalla mutazione $c \rightarrow C$), che potrebbe aver avuto origine durante l'espansione dell'u.a.m. verso l'Asia, è frequente in tutto il mondo. Pur non essendovi raro, presenta la frequenza minore in Africa (9%).

2b) *cde* (il «cromosoma» o l'aplotipo *RH*-negativo) deve aver avuto origine per mutazione $D \rightarrow d$ durante l'espansione dell'u.a.m. verso nordovest (a partire dall'Asia occidentale) e durante l'occupazione dell'Europa (dove si osservano le frequenze più elevate, nell'area basca). Non è raro, tuttavia, in Africa, dove potrebbe aver avuto origine prima del passaggio verso l'Asia occidentale, oppure esservi ritornato.

2c) *cDE* è particolarmente frequente nell'Asia nordorientale, dove potrebbe aver avuto origine per mutazione $e \rightarrow E$, e nelle Americhe, dove giunse dall'Asia nordorientale. Poiché è più raro (ma non assente) in Asia sudorientale e in Australia, deve essersi verificata un'intensa attività di scambio genetico tra l'Asia nordorientale e l'Asia sudorientale prima delle migrazioni verso queste due estremità dell'Asia orientale.

3) Nella fase successiva, senza tener conto di altre mutazioni come D^u, C^w e quelle più rare, i quattro aplotipi già esistenti elencati sopra potrebbero aver generato, mediante ricombinazione (*crossing over*), altri tre aplotipi.

3a) Un aplotipo relativamente raro, *Cde*, che presenta la frequenza più alta nell'Asia settentrionale, è comune in Europa e in Asia occidentale, dove potrebbe aver avuto origine da una ricombinazione tra due aplotipi come *CDe* e *cde*, entrambi comuni in quest'area.

3b) Raro in molte regioni, con la frequenza massima nell'Asia orientale, *cdE* potrebbe essersi originato da una ricombinazione tra *cDE* e *cde*. In base alle attuali frequenze di questi due aplotipi, è più probabile che ciò si sia verificato nell'Asia occidentale o settentrionale; *cdE* potrebbe però aver avuto origine anche da una ricombinazione tra altri aplotipi.

3c) Anch'esso relativamente raro, più frequente nell'Asia nordorientale e nelle Americhe, *CDE* potrebbe aver avuto origine da una ricombinazione tra *CDe* e *cDE*. Considerando le frequenze di questi due aplotipi, ciò si è verificato più probabilmente nell'Asia nordorientale, dove tale aplotipo è oggi frequente.

In base ad alcune osservazioni indirette (per ulteriori particolari e riferimenti bibliografici, si veda Race e Sanger, 1975) è stato postulato che l'ordine dei tre loci sia *DCE*, e che i tre prodotti di ricombinazione sopra descritti siano il risultato di singoli eventi di ricombinazione, quindi più frequenti.

4) Una ricombinazione tra due dei prodotti di ricombinazione originati dalla fase precedente potrebbe aver generato l'ottavo aplotipo, *CdE*, il più raro, come era lecito attendersi in base all'ordine postulato dei tre loci.

Per completare il quadro e riassumere, si potrebbe aggiungere che sono necessarie tre mutazioni per produrre i primi quattro aplotipi, da cui potrebbero derivare gli altri quattro, i quali sono stati generati più probabilmente per ricombinazione piuttosto che per via di ulteriori mutazioni. Una doppia ricombinazione è un evento raro, ma la conversione genica potrebbe renderla possibile.

Tale ipotesi sull'origine del sistema *RH* è stata avanzata più di 40 anni fa, e tuttavia non ha ancora perso la capacità di spiegare – almeno in parte – la storia evolutiva di questo complesso sistema di geni, così come ha fatto ipotizzare che la maggior parte degli eventi che hanno generato i diversi aplotipi si sia verificata in Asia, in aree diverse, durante i 100000÷50000 anni che precedettero le espansioni verso gli altri continenti. Solo quando si conoscerà a sufficienza la genetica molecolare della regione *RH*, sarà possibile formulare un giudizio definitivo su questa ipotesi.

Poiché il sistema RH è stato il gruppo sanguigno più importante, dal punto di vista clinico, dopo l'AB0, non sorprende che si siano accumulati molti dati anche sulle correlazioni tra RH e malattie, oltre a quelli relativi all'incompatibilità materno-fetale (Mourant e coll., 1978). Le conclusioni sono le stesse che valgono per il sistema MNS: benché i risultati significativi siano scarsi (poco più numerosi di quelli attesi per un fenomeno completamente casuale), le differenze di incidenza rispetto ai controlli sono sempre modeste, ed è bassa la speranza che anche una sola tra le conclusioni a favore dell'associazione, rispetto alle molte centinaia di studi pubblicati, si dimostri riproducibile.

Il sistema secretore, *FUT2(SE)*, è responsabile della secrezione delle molecole *A* e *B* e della sostanza *H*, che si trovano normalmente sulle membrane dei globuli rossi degli individui e definiscono il loro gruppo *AB0*. Molte ricerche sono state condotte sulle associazioni tra le ulcere gastriche e duodenali e il sistema secretore. La suscettibilità degli individui secretori alle ulcere gastriche è solo il 59% di quella degli individui non secretori, così come la suscettibilità alle ulcere duodenali è solo il 57%; tale importante differenza è stata verificata in modo chiaro. Il meccanismo di protezione potrebbe consistere nel fatto che le sostanze *A* e *B*, essendo di tipo mucoide, proteggerebbero i rivestimenti della mucosa gastrica e duodenale, quando vengono secrete nello stomaco. Altre associazioni non sono state confermate da studi diversi e indipendenti così numerosi come nel caso di queste due malattie (Mourant e coll., 1978).

2.11 MAPPE SINTETICHE DEL MONDO

Le mappe geografiche dei singoli geni possono dare soltanto indicazioni grossolane sulla storia evolutiva, poiché le frequenze geniche sono soggette a fonti di variazione casuali: un quadro più chiaro può emergere solo quando si compongano le informazioni di molti geni. Nel capitolo 1 abbiamo descritto come si possono ottenere mappe sintetiche mediante la rappresentazione grafica delle componenti principali (CP) su una carta geografica, disegnando le curve che ne uniscono i valori uguali.

Le componenti principali, essendo combinazioni lineari di tutte le frequenze geniche di una data popolazione (come descritto nei parr. 1.13 e 1.15), sono particolarmente adatte per descrivere gradienti di frequenze geniche originati dalle migrazioni, poiché la migrazione ha un effetto li-

Tab. 2.11.1 Percentuali della varianza totale rappresentate dalle prime sette componenti principali dei dati del mondo relativi a 82 geni.

Componente principale	% della varianza totale	Componente principale	% della varianza totale
1	34,8	5	4,2
2	17,8	6	3,8
3	12,4	7	1,8
4	7,4		

neare sulle frequenze geniche (Menozzi e coll., 1978 *a*). Esse tendono inevitabilmente a smussare i gradienti, che quindi possono sembrare più regolari e lineari di quanto siano in realtà. Per fortuna, mediante simulazioni al calcolatore si può dimostrare che tali distorsioni non sono rilevanti e che di solito la tecnica permette di identificare (come ci si aspetta) antiche migrazioni (Rendine e coll., 1986). Inoltre, essendo tutte le CP costruite indipendentemente l'una dall'altra, una singola mappa delle CP può descrivere solo una fonte di informazioni, cosicché ciascuna racconta un'unica storia. Poiché le componenti principali sono ordinate in base alla loro capacità di riassumere le informazioni contenute nei dati, la prima CP impiega le maggiori discrepanze osservate nell'area geografica analizzata; la seconda ripete l'operazione sulle informazioni che non rappresentano la prima, e così via. In questo paragrafo descriviamo sette mappe sintetiche del mondo, corrispondenti alle prime sette CP. Nella tabella 2.11.1 è riportata la quantità relativa di informazione espressa da ciascuna CP, o, in altre parole, la percentuale della varianza totale delle frequenze geniche rappresentata da ciascuna CP. Anche le CP successive alle prime sette possono contenere ancora informazioni utili, ma siccome tendono ad avere una correlazione molto bassa con i singoli geni non sono state rappresentate.

Ogni CP è la somma dei valori di 82 frequenze geniche, ciascuno moltiplicato per un opportuno coefficiente. Le correlazioni tra una CP e gli 82 geni esprimono l'importanza relativa di ciascun gene nel determinare la CP; nella tabella 2.11.2 sono riportati i geni che presentano le correlazioni più elevate con le prime tre CP. Di solito ci si può aspettare che la mappa di tali geni tenda a essere molto simile alla mappa sintetica; tuttavia, a meno di una correlazione molto alta tra quella CP e quel particolare gene, la mappa di un singolo gene può non essere sempre simile alla corrispondente mappa sintetica, poiché uno stesso gene può contribuire all'informazione di più di una CP.

Ovviamente tali correlazioni diminuiscono, in media, passando a CP di ordine inferiore; ciò è inevitabile, poiché le CP di ordine più elevato (quelle calcolate per prime) hanno estratto una quantità maggiore di informazione. Quanto minore è l'ordine di una CP, tanto maggiore è il «rumore», ovvero la variazione che non può essere attribuita a una pura e semplice origine genetica.

Tab. 2.11.2 Geni che presentano le correlazioni più elevate con le prime tre componenti principali delle frequenze geniche del mondo.

CP*	Intervallo del coefficiente di correlazione		Geni
1	1,00÷0,90	(+)	—
		(−)	FY*A
	0,90÷0,80	(+)	HLAB*18, HLAA*3, HLAB*14, RH*cde, HLAA*29, HLAB*12, HLAB*7, P1*1, GLO1*1, HLAA*19
		(−)	RH*D, HLAB*22, C3*S, RH*C, HLAB*40
	0,80÷0,70	(+)	HLAA*30, HLAA*1, HLAB*17, HLAB*8, LU*A
		(−)	IGHG1G3*zax;g, IGHG1G3*za;g, FUT2(SE)*Se, HLAB*13, AG*X, RH*CDe
	0,70÷0,60	(+)	HLAB*21, HLAA*33, MNS*S, RH*cDe, KEL*Jsa, PTC*T, HLAA*28, TF*C
		(−)	RH*D^u, HLAA*9, RH*CDE, MNS*Ns, PGM1*1, HLAA*10, HLAB*15
	0,60÷0,50	(+)	MNS*He, MNS*MS, KEL*K, MNS*M, RH*Cde
		(−)	AB0*A1
	0,50÷0,40	(+)	MNS*Ms, IGHG1G3*za;b0b1b3b4b5, MNS*NS, AB0*B, HLAB*5
		(−)	RH*E, ACP1*B, AK1*1, BF*F, IGHG1G3*fa;b0sb3b5
	0,40÷0,30	(+)	HP*1, HLAA*31, HLAB*35, ACP1*C, GC*1F
		(−)	RH*cDE
2	0,90÷0,80	(+)	HLAA*2
		(−)	BF*F, GPT*1
	0,80÷0,70	(+)	RH*E, RH*cDE, HLAB*16, DI*A, HLAB*35
		(−)	—
	0,70÷0,60	(+)	HLAA*31, MNS*MS, MNS*M
		(−)	MNS*Ns, JK*A
	0,60÷0,50	(+)	TF*C, PTC*T, IGHG1G3*za;g, MNS*S, HLAB*5, MNS*Ms
		(−)	MNS*He, HLAA*10, AB0*A, RH*cDE, IGHG1G3*za;b0b1-b3b4b5, ESD*1
	0,50÷0,40	(+)	PGD*A, AB0*0
		(−)	HLAA*30, HLAA*29, AB0*A1, HLAB*13, HLAB*22
	0,40÷0,30	(+)	HLAB*27, FUT2(SE)*Se, GLO1*1, PEPA*1
		(−)	KEL*Jsa, LU*A, GC*1, ACP1*B, GC*1F, HLAB*17
3	0,90÷0,80	(+)	ADA*1, KM*(1&1,2)
		(−)	—
	0,80÷0,70	(+)	—
		(−)	—
	0,70÷0,60	(+)	GC*1F, AB0*0
		(−)	ACP1*C, HLAA*11
	0,60÷0,50	(+)	KEL*Jsa, MNS*He, RH*cDe, AK1*1
		(−)	HLAA*1, KEL*K
	0,50÷0,40	(+)	HLAA*30, HLAA*28, RH*D^u, JK*A, ACP1*B, GC*1
		(−)	RH*CDe, HLAB*27, AB0*A, AG*X, AB0*B
	0,40÷0,30	(+)	PGD*A, DI*A, HP*1, PGM1*1, IGHG1G3*za;b0b1b3b4b5, FUT2(SE)*Se, RH*D, P1*1, C3*S, PTC*T, HLAA*31, HLAA*19
		(−)	AB0*A1, RH*cde, HLAB*8, HLAA*3, MNS*NS, RH*C

Gli alleli associati a una correlazione positiva o negativa sono stati rispettivamente indicati con (+) e (−).

* Componente principale.

Per facilitare la discriminazione delle immagini, nelle mappe sintetiche impieghiamo otto classi in cui sono suddivisi i valori delle CP. È del tutto arbitrario l'uso di una densità di grigio dal più scuro al più chiaro o viceversa: si potrebbe invertire la corrispondenza senza alcuna perdita di informazione. Le classi intermedie sono le più vicine alla CP media; il valore massimo e quello minimo (talvolta chiamati «poli» delle CP) indicano le popolazioni che nel complesso differiscono di più tra loro rispetto al particolare riferimento della CP analizzata. Tuttavia, non necessariamente le popolazioni o le regioni che presentano valori molto simili di una particolare CP sono simili tra loro; infatti potrebbero essere assai diverse rispetto a un'altra CP. A questo riguardo sono molto utili le mappe a colori, poiché sommano l'informazione contenuta nelle prime tre CP: spesso permettono di rispondere direttamente ad alcuni dubbi che possono sorgere quando popolazioni lontane geograficamente e (si suppone) anche geneticamente risultano possedere valori di una particolare CP molto simili. Benché l'informazione contenuta nelle mappe a colori sia incompleta, essendo limitata alle prime tre CP, nella mappa del mondo essa riassume il 65% della variabilità totale.

La prima mappa sintetica (fig. 2.11.1) indica che l'Africa e l'Australia sono i poli della prima CP – rispettivamente, il massimo e il minimo. La prima CP tende a mettere in evidenza l'espansione dall'Africa meridionale e orientale verso il resto del mondo: dapprima verso nord e verso est, poi verso l'Australia e le Americhe. Tuttavia, le CP possono solo indicare una situazione statica: siamo noi ad aggiungere il movimento, in base a informazioni ricavate da fonti esterne. Le popolazioni orientali (preferia-

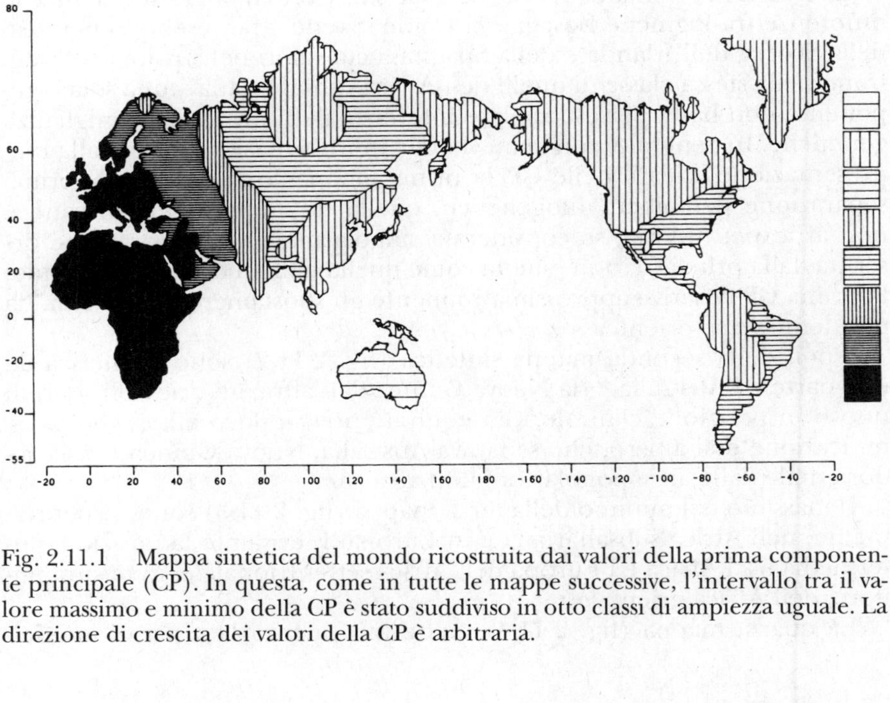

Fig. 2.11.1 Mappa sintetica del mondo ricostruita dai valori della prima componente principale (CP). In questa, come in tutte le mappe successive, l'intervallo tra il valore massimo e minimo della CP è stato suddiviso in otto classi di ampiezza uguale. La direzione di crescita dei valori della CP è arbitraria.

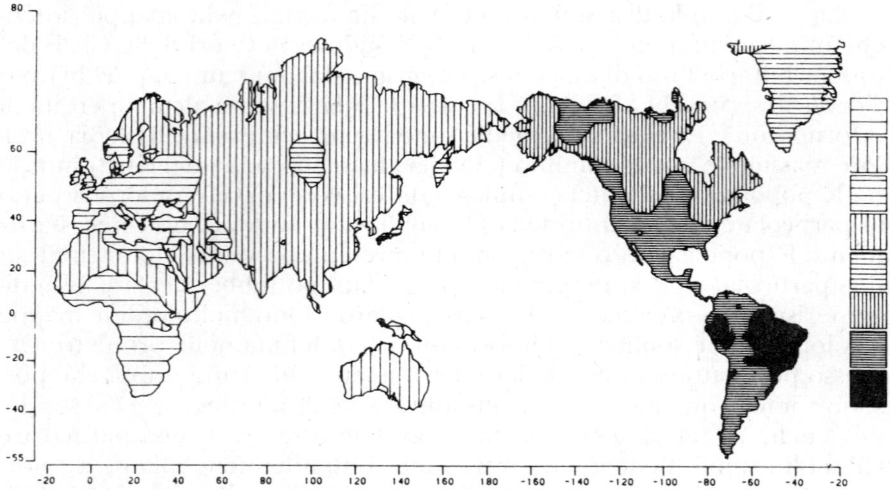

Fig. 2.11.2 Mappa sintetica del mondo ricostruita dai valori della seconda componente principale.

mo evitare il termine «mongolici» o «mongoloidi»), assieme ai nativi americani, sono al centro della variazione. A causa del gradiente lineare occidente-oriente imposto dalla prima CP, l'Europa occidentale risulta simile all'Africa – un'anomalia che viene corretta dalle CP successive. Si noti che le popolazioni geneticamente meno «africane» rispetto a tutti gli abitanti dell'Africa sono gli africani settentrionali, i Pigmei orientali (Bambuti) e i Boscimani; di nuovo, le CP successive metteranno in luce le differenze tra Pigmei e Boscimani. Come si vede – per esempio nel caso della Scozia, dell'Irlanda e della Spagna, i cui valori della prima CP rientrano nella stessa classe di quelli dell'Africa subsahariana – una sola componente non basta per estrapolare inferenze definitive sulle somiglianze genetiche. In generale, con le inevitabili approssimazioni dovute alla rappresentazione lineare delle CP, la prima mappa corrisponde alla prima separazione dell'albero filogenetico, quella tra popolazioni africane e non africane; tuttavia, se considerata singolarmente, la separazione descritta dalla prima CP non è netta come quella dell'albero. Riassumendo, la prima CP descrive approssimativamente gli spostamenti dell'u.a.m. da occidente verso oriente.

I poli della seconda mappa sintetica (fig. 2.11.2) sono l'America da una parte e l'Australia + la Nuova Guinea dall'altra; gli orientali sono di nuovo in posizione centrale. Ciò equivale pressappoco alla seconda ramificazione dell'albero, che separava Australia, Nuova Guinea e Asia sudorientale dalle altre popolazioni non africane.

Il massimo e il minimo della terza mappa (fig. 2.11.3) sono, rispettivamente, nell'Africa subsahariana e in Europa. È evidente la posizione intermedia tra l'Africa e l'Europa dell'Africa settentrionale e, in misura minore, dell'Africa orientale.

La quarta mappa (fig. 2.11.4) mette in evidenza la separazione del-

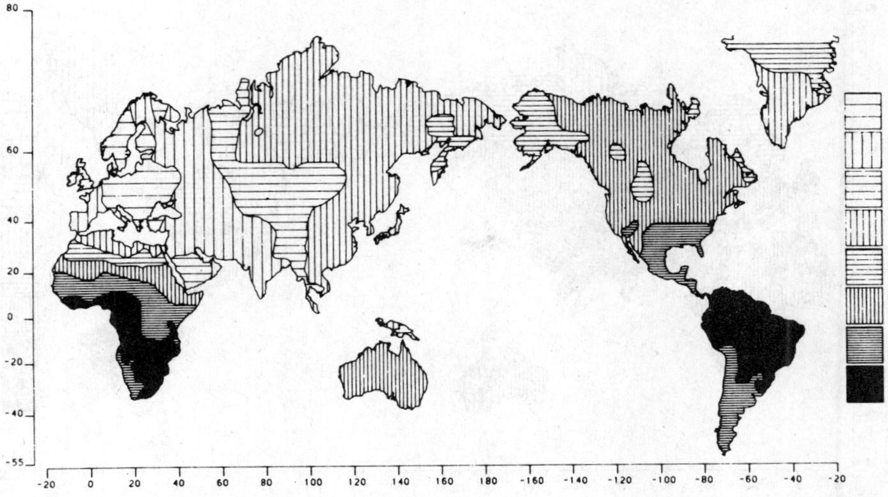

Fig. 2.11.3 Mappa sintetica del mondo ricostruita dai valori della terza componente principale.

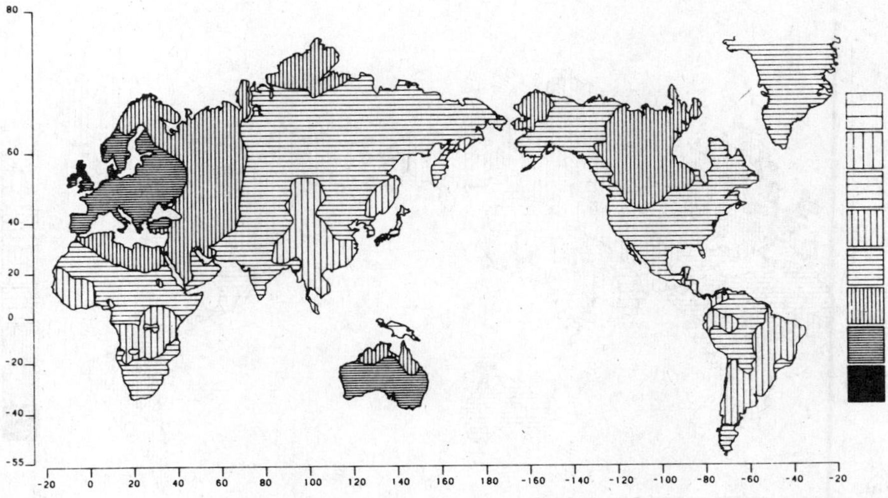

Fig. 2.11.4 Mappa sintetica del mondo ricostruita dai valori della quarta componente principale.

l'Europa occidentale da Africa, America meridionale e Asia orientale, mentre la quinta (fig. 2.11.5) differenzia l'Europa occidentale dalla sola Asia sudorientale.

La sesta mappa (fig. 2.11.6) fa risaltare le differenze tra le popolazioni artiche americane e le popolazioni dell'Asia sudorientale e dell'America

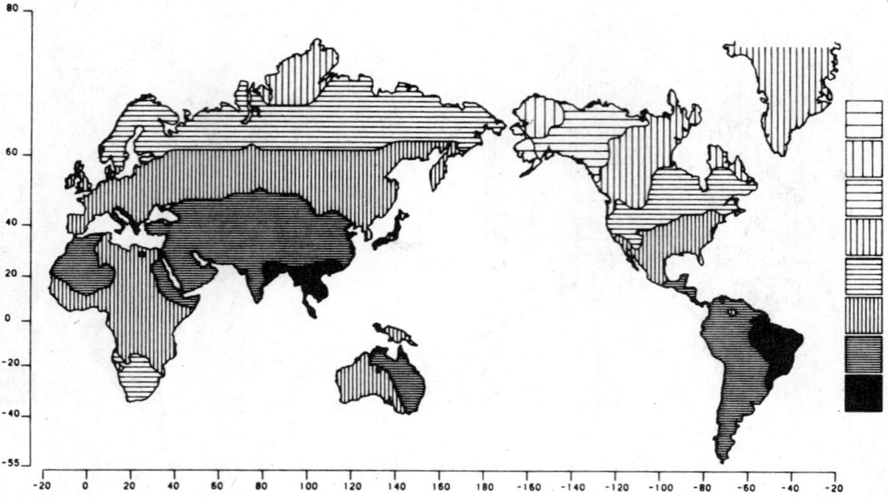

Fig. 2.11.5 Mappa sintetica del mondo ricostruita dai valori della quinta componente principale.

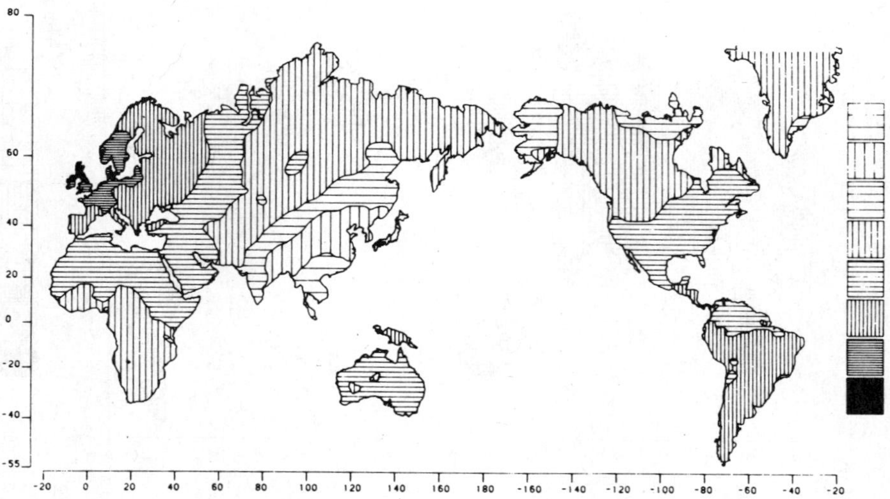

Fig. 2.11.6 Mappa sintetica del mondo ricostruita dai valori della sesta componente principale.

meridionale, mentre l'Asia settentrionale e la maggior parte del resto del mondo presentano valori centrali. Se questo fenomeno fosse dovuto a un gradiente climatico, esso non dipenderebbe dagli adattamenti alla foresta tropicale africana.

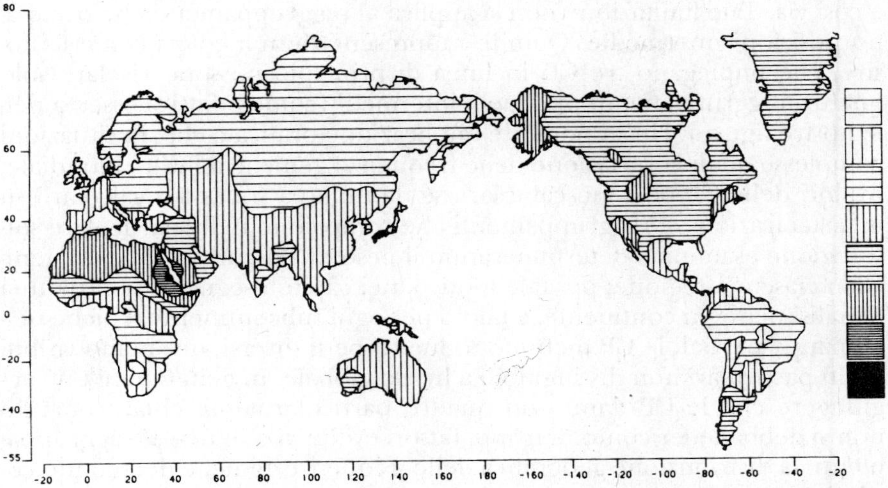

Fig. 2.11.7 Mappa sintetica del mondo ricostruita dai valori della settima componente principale.

La settima mappa (fig. 2.11.7) mostra le differenze tra i Boscimani e gli altri africani, mentre il resto del mondo presenta valori intermedi.

L'analisi delle mappe sintetiche del mondo corrispondenti alle singole CP è utile solo in parte: ciascuna CP ripete soltanto in modo approssimativo alcune delle conclusioni tratte dall'albero filogenetico. Combinando le prime e più importanti CP in una mappa a colori, si ottiene un'immagine più chiara, perché a questo livello superiore di sintesi è sicuramente più facile riconoscere molti dei raggruppamenti emersi dall'analisi degli alberi filogenetici. Purtroppo, dato che l'occhio umano possiede tre soli pigmenti, è dubbio che la sintesi di un numero maggiore di CP mediante più di tre colori elementari possa produrre una figura migliore (il che, comunque, non è stato tentato). La mappa a colori del mondo (tav. I f.t.) mostra molto chiaramente le differenze già note tra le popolazioni dei diversi continenti: africani (giallo-verde), caucasoidi (blu-verde), orientali, compresi gli indiani americani (viola) e aborigeni australiani (rosso). Benché non discrimini in modo chiaro la forte componente caucasoide dell'Africa settentrionale, la mappa mette in evidenza l'unità degli altri caucasoidi dell'Europa, dell'Asia occidentale e meridionale e di gran parte dell'Asia centrale. Le differenze tra le popolazioni dell'Africa settentrionale e di quella meridionale sono più visibili nella mappa del continente africano.

Va menzionata una seria limitazione nell'uso delle mappe sintetiche per descrivere i complessi modelli genetici che emergono dall'analisi del mondo intero. Si sa che le CP possono distinguere un numero limitato di raggruppamenti: almeno il numero delle CP più uno. È facile comprendere tale principio se si immagina una CP come una linea retta, in grado di discriminare soltanto due raggruppamenti opposti: l'aggiunta di una seconda CP ci permette di distinguere almeno un altro raggruppamento, e così via. Tale limitazione non si applica ai raggruppamenti che occupano posizioni intermedie. Quindi, rappresentazioni a colori come le nostre, che impiegano tre CP, in linea di principio possono rivelare solo quattro raggruppamenti più quelli intermedi (come infatti si osserva nelle nostre figure). Un'importante implicazione pratica è che, in situazioni complesse quali la variazione delle frequenze geniche a livello mondiale, i valori delle CP possono cambiare se da un'area si passa a calcolarli su una sua frazione. I raggruppamenti che compaiono nella particolare sottoregione esaminata determineranno il peso di ciascuna frequenza genica in ciascuna regione; per tale motivo, nei capitoli seguenti si è ripetuta l'analisi per ogni continente, e talora per ogni subcontinente. Poiché nelle mappe parziali le CP mettono in luce aspetti diversi, diventano visibili molti particolari non distinguibili a livello globale. In generale, si può aggiungere che le CP danno un quadro particolarmente chiaro quando non si debba tener conto di troppi fattori evolutivi o di troppi raggruppamenti: la distribuzione geografica delle frequenze geniche del mondo costituisce già una situazione assai complicata, mentre è più facile comprendere l'analisi di regioni limitate.

La mappa a colori del mondo, che rappresenta il 65% della varianza originaria, mostra le aree occupate dai quattro gruppi etnici maggiori: gli africani (in giallo-verde), gli australiani (in rosso), i caucasoidi (in blu-verde) e gli orientali, che mostrano la variazione genetica maggiore presentando alcune somiglianze con gli europei da un lato (la colorazione violaceo-azzurrognola nella Siberia centrale) e con gli australiani dall'altro (il colore violaceo in alcune zone dell'America e nelle regioni asiatiche che conducono allo stretto di Bering). In tal modo si ottiene una buona separazione tra africani, caucasoidi, australoidi e orientali, ma le prime tre componenti unite non sembrano distinguere gli orientali settentrionali da quelli meridionali: tre sole componenti costituiscono una rappresentazione incompleta della variabilità globale (perdendone in questo caso il 35%). Oltre a quello dell'incompletezza, la mappa a colori ha anche lo svantaggio di confondere i gradienti, cioè i segni genetici delle principali espansioni, visibili nelle singole componenti; tuttavia essa rappresenta la migliore sintesi della variazione genetica globale che si possa ottenere. Sono chiaramente visibili gli estesi gradienti originati dalle mescolanze tra africani e caucasoidi nell'Africa settentrionale e tra caucasoidi e orientali nell'Asia centrale.

2.12 OMOZIGOSITÀ

Quanto meno numerosa è una popolazione, e quanto minore è il numero di immigranti che essa riceve, tanto maggiore è la sua tendenza a divenire omozigote per tutti i suoi geni. Benché l'omozigosità così generata possa quindi derivare sia dalla deriva genetica, sia dall'inincrocio, i due processi non sono uguali. In effetti nella maggior parte delle popolazioni umane si evitano i matrimoni tra parenti stretti, sicché il loro livello di inincrocio tende a essere inferiore rispetto a quello di un gruppo in cui i matrimoni siano del tutto casuali. In una popolazione in cui i matrimoni sono casuali, si può calcolare facilmente l'omozigosità attesa riferita a un locus entro una popolazione sommando i quadrati delle frequenze geniche di tutti i suoi alleli:

$$H = \sum_{i=1}^{m} p_i^2, \qquad (2.12.1)$$

dove p_i sono le frequenze relative degli m alleli del locus, e la somma viene effettuata su tutti gli m alleli. Σp_i – somma delle frequenze di tutti gli m alleli – è uguale a 1 (si veda anche il par. 1.10).

L'eterozigosità (cioè la frequenza degli eterozigoti) è semplicemente $h = 1 - H$. È noto che, in una popolazione costituita da molte sottopopolazioni con frequenze geniche diverse, con matrimoni non casuali fra i loro membri (nel senso che avvengono meno frequentemente che all'interno di ciascuna sottopopolazione), l'eterozigosità è minore di quella che ci si aspetta nel caso di una popolazione in cui i matrimoni avvengano del tutto a caso (principio di Wahlund; si veda Cavalli-Sforza e Bodmer, 1971 *a*).

Se entro ciascuna sottopopolazione i matrimoni avvengono in modo casuale, se ne può calcolare l'eterozigosità a partire dalle frequenze geniche e l'omozigosità mediante l'equazione (2.12.1) applicata a quella sottopopolazione. Si può calcolare la media delle singole eterozigosità di s sottopopolazioni (che ne formano una di dimensioni maggiori), ottenendo un'eterozigosità media h_s, mentre l'eterozigosità della popolazione totale, h_t, può essere calcolata a partire dalla frequenza genica media della popolazione totale, assumendo che tutti i suoi individui si sposino in modo casuale. Poiché tale ipotesi è rispettata in modo non completo, h_s sarà minore di h_t. La relazione tra i due parametri h_s e h_t fornisce un altro modo per stimare il parametro F_{ST} fra le s sottopopolazioni (si vedano anche i parr. 1.10 e 1.11 e la tab. 1.10.1):

$$F_{ST} = 1 - \frac{h_s}{h_t}. \qquad (2.12.2)$$

La tabella 2.12.1 elenca i valori di h_s, h_t e F_{ST} relativi a tutti i geni e alle popolazioni del mondo selezionate.

Si può notare che i valori della F_{ST} media riportati nelle mappe dei singoli geni di solito sono minori dei valori corrispondenti elencati nella tabella 2.12.1. Mentre i valori di F_{ST} delle mappe dei singoli geni sono stati calcolati su tutti i campioni disponibili, i valori di F_{ST} della tabella 2.12.1 sono medie di F_{ST} stimate da più campioni selezionati per ottenere un insieme di popolazioni del mondo opportunamente stratificato dal punto di vista geografico ed etnico. Poiché nelle mappe dei singoli geni è riportato un numero relativamente e costantemente maggiore di dati europei, che tendono ad assumere valori intermedi nella distribuzione globale delle frequenze geniche, i valori di F_{ST} vengono sistematicamente deviati verso il basso.

Dai valori delle frequenze geniche stimati in ogni punto delle mappe sono state calcolate anche le omozigosità per ciascun locus in quei punti; facendo poi la media delle omozigosità di tutti i loci si è ottenuta una mappa globale dell'omozigosità (fig. 2.12.1).

Tab. 2.12.1 Frequenze geniche medie (in ordine crescente), valori di F_{ST}, percentili corrispondenti a ciascuna F_{ST} nelle distribuzioni simulate delle F_{ST}, eterozigosità h_s, h_t (da cui è stata calcolata la F_{ST}), e numero di popolazioni per cui questi calcoli sono stati possibili.

Gene	Frequenza	F_{ST}	Percentile (%)	h_t	h_s	Numero di popolazioni
*RH*CdE*	0,0004	0,0326	71	0,000753	0,000729	409
*RH*cdE*	0,0035	0,0411	73	0,007015	0,006727	409
*HLAB*41*	0,0051	0,0137	62	0,010104	0,009966	42
*RH*C^w*	0,0053	0,0233	67	0,010454	0,010210	158
*PI*F*	0,0067	0,0397	72	0,013199	0,012674	70
*KEL*Kpa*	0,0073	0,0331	71	0,014557	0,014075	65
*HLAB*37*	0,0087	0,0120	61	0,017287	0,017080	57
*RH*Cde*	0,0090	0,0311	70	0,017855	0,017300	409
*ACP1*C*	0,0094	0,0455	74	0,018566	0,017722	262
*CP*A*	0,0106	0,0531	75	0,020880	0,019771	78
*G6PD*B−*	0,0139	0,0714	76	0,027417	0,025459	66
*HLAB*14*	0,0149	0,0302	58	0,029301	0,028415	131
*LU*A*	0,0150	0,0314	58	0,029574	0,028645	134
*PGK1*2*	0,0153	0,0853	78	0,030128	0,027558	48
*KEL*K*	0,0170	0,0381	57	0,033327	0,032057	272
*BF*S0.7*	0,0178	0,0346	54	0,034940	0,033732	39
*HLAA*29*	0,0188	0,0382	54	0,036836	0,035429	111
*RH*CDE*	0,0192	0,0725	68	0,037574	0,034851	409
*JK*0*	0,0210	0,1946	94	0,040951	0,032981	52
*MNS*S^u*	0,0222	0,2122	95	0,043190	0,034025	174
*HLAB*21*	0,0223	0,0705	63	0,043551	0,040482	124
*BF*F1*	0,0224	0,0839	69	0,043250	0,039619	39
*AB0*A2*	0,0227	0,0614	58	0,044335	0,041614	362
*HLAA*32*	0,0238	0,0783	65	0,046427	0,042791	105
*HLAB*18*	0,0261	0,0558	52	0,050807	0,047972	125
*KEL*Jsa*	0,0287	0,1022	71	0,055574	0,049893	68
*AK1*2*	0,0291	0,0495	44	0,056544	0,053747	205
*TF*D*	0,0293	0,0833	61	0,056918	0,052178	331
*HLAA*33*	0,0296	0,0523	45	0,057459	0,054455	88
*HLAA*30*	0,0304	0,0894	63	0,058882	0,053618	90
*HLAB*13*	0,0306	0,0567	46	0,059332	0,055971	132
*HLAB*27*	0,0318	0,0427	38	0,061508	0,058881	130
*HLAB*8*	0,0321	0,0563	44	0,061987	0,058499	130
*G6PD*A−*	0,0354	0,1098	70	0,067951	0,060487	66
CHE2(+)*	0,0355	0,0149	21	0,068521	0,067497	59
*HLAB*17*	0,0432	0,0726	44	0,082622	0,076622	125
*HLAA*28*	0,0532	0,0928	52	0,100709	0,091360	125
*HLAB*7*	0,0534	0,0667	34	0,101009	0,094271	131
*HLAA*3*	0,0535	0,0804	43	0,101058	0,092933	132
*HLAA*1*	0,0543	0,0782	41	0,102642	0,094612	131
*HLAB*12*	0,0566	0,0638	30	0,106691	0,099884	131
*PGD*C*	0,0567	0,0703	35	0,106915	0,099401	241
*DI*A*	0,0567	0,1367	74	0,106917	0,092305	191
*RH*D^u*	0,0608	0,0715	33	0,114151	0,105988	91
*HLAB*22*	0,0608	0,1871	87	0,114229	0,092852	126
*HLAB*16*	0,0620	0,1040	56	0,116341	0,104247	114
*HLAA*31*	0,0638	0,1665	83	0,119330	0,099462	89
*MNS*NS*	0,0691	0,0527	18	0,128539	0,121762	345
*HLAA*10*	0,0695	0,1062	55	0,129279	0,115551	132
*HLAA*11*	0,0749	0,1380	72	0,138570	0,119451	132

IGHG1G3 za;b0b1c3c5*	0,0763	0,1265	66	0,140032	0,122322	53
IGHG1G3 za;b0stb3b5*	0,0880	0,1393	71	0,160144	0,137828	103
*HLAB*15*	0,0955	0,1123	55	0,172627	0,153239	125
*HLAB*5*	0,0956	0,0827	32	0,172811	0,158521	130
IGHG1G3 za;b0sb3b5*	0,0959	0,1809	84	0,171132	0,140175	17
IGHG1G3 za;b0b1c3b4b5*	0,1008	0,2138	91	0,179612	0,141216	24
IGHG1G3 zax;g*	0,1019	0,1162	57	0,182973	0,161718	241
*RH*cde*	0,1026	0,1838	85	0,183858	0,150070	409
*HLAB*35*	0,1028	0,1263	63	0,184285	0,161015	125
*RH*cDe*	0,1173	0,3626	98	0,206253	0,131456	409
*AB0*B*	0,1177	0,0722	20	0,207616	0,192616	477
*C3*F*	0,1203	0,0611	13	0,211107	0,198212	56
*AB0*A1*	0,1460	0,0724	18	0,249267	0,231221	362
*MNS*MS*	0,1472	0,1220	57	0,250980	0,220372	345
*HLAB*40*	0,1549	0,1328	63	0,261740	0,226977	132
*AB0*A*	0,1731	0,0640	10	0,286166	0,267849	477
*LPA*Lp(a+)*	0,1800	0,0822	23	0,294319	0,270130	21
*PGM1*1*	0,1825	0,0510	4	0,297358	0,282184	29
*RH*cDE*	0,1854	0,1495	71	0,301913	0,256771	409
*FY*0*	0,2002	0,7831	99,9	0,313690	0,068033	97
IGHG1G3 fa;b0b1b3b4b5*	0,2031	0,5622	99,9	0,322648	0,141253	188
*GC*2*	0,2121	0,0538	4	0,334026	0,316066	230
*MNS*S*	0,2158	0,1226	55	0,338277	0,296821	351
*HP*1S*	0,2167	0,0391	0	0,337930	0,324710	30
*FY*B*	0,2201	0,2520	94	0,341163	0,255176	99
KM(1&1,2)*	0,2218	0,1438	68	0,344899	0,295311	211
*ACP1*A*	0,2362	0,0893	28	0,360587	0,328376	262
*BF*F*	0,2444	0,1032	39	0,368053	0,330065	39
*HLAA*9*	0,2486	0,1759	81	0,373347	0,307663	132
*HLAA*2*	0,2502	0,0889	27	0,375001	0,341675	132
*GLO1*1*	0,2687	0,1039	39	0,392672	0,351858	102
IGHG1G3 za;b0b1b3b4b5*	0,2910	0,4926	99,9	0,407946	0,206976	120
IGHG1G3 f;b0b1b3b4b5*	0,3118	0,4488	99,9	0,426996	0,235343	139
*AG*X*	0,3639	0,2495	95	0,460605	0,345679	33
*MNS*Ms*	0,3755	0,1246	54	0,468801	0,410409	345
IGHG1G3 za;g*	0,3854	0,3326	98	0,473171	0,315784	252
*GC*1S*	0,3960	0,1182	50	0,476544	0,420208	87
*MNS*Ns*	0,4032	0,2166	91	0,481048	0,376840	345
*GC*1F*	0,4057	0,1983	86	0,478975	0,383980	87
*P1*1*	0,4198	0,1370	62	0,486729	0,420050	337
*JK*B*	0,4408	0,0760	16	0,491749	0,454395	63
*HP*1*	0,4473	0,1579	73	0,494149	0,416144	373
*JK*A*	0,4993	0,0688	10	0,499565	0,465205	184
*MNS*M*	0,5379	0,1969	86	0,496992	0,399153	442
*LE*Le*	0,5528	0,1266	56	0,493476	0,431004	148
*RH*CDe*	0,5626	0,2539	95	0,491556	0,366730	409
*PTC*T*	0,5726	0,1109	44	0,488759	0,434559	157
*FY*A*	0,5970	0,3325	99	0,480143	0,320491	278
*GPT*1*	0,6061	0,1348	61	0,476641	0,412374	105

*SE*Se*	0,6278	0,1875	84	0,466832	0,379299	174
*AB0*0*	0,7090	0,1088	43	0,412498	0,367637	477
*BF*S*	0,7146	0,1334	61	0,405454	0,351356	39
*ALPP*S1*	0,7227	0,0357	0	0,399903	0,385609	29
*ACP1*B*	0,7488	0,0930	30	0,375902	0,340955	262
*PGM1*1*	0,7848	0,0624	8	0,337641	0,316559	278
*ESD*1*	0,7966	0,1103	46	0,323752	0,288048	172
*C3*S*	0,8767	0,0604	12	0,215678	0,202657	56
*RH*D*	0,8795	0,1776	83	0,211734	0,174128	443
*ADA*1*	0,9347	0,0540	20	0,122083	0,115487	162
*PEPA*1*	0,9363	0,2314	93	0,118232	0,090869	67
*PGD*A*	0,9416	0,0721	35	0,109931	0,102005	241
*TF*C*	0,9668	0,0792	56	0,064246	0,059156	338
*PI*M*	0,9680	0,0361	35	0,061888	0,059652	71
*PEPC*1*	0,9694	0,1149	74	0,058537	0,051814	29
*AK1*1*	0,9706	0,0488	43	0,056973	0,054191	205
*PGM2*1*	0,9802	0,0695	80	0,038722	0,036031	139
*PGK1*1*	0,9838	0,0804	82	0,031951	0,029383	48
*CHE1*U*	0,9876	0,0199	65	0,024468	0,023982	69
*SOD1*1*	0,9924	0,2968	99,9	0,015107	0,010623	47
*LDH*A*	0,9957	0,0197	65	0,008617	0,008447	125
*PEPB*1*	0,9976	0,0123	62	0,004732	0,004674	84
*MDH1*1*	0,9981	0,0242	67	0,003766	0,003675	116

L'omozigosità media è massima nelle popolazioni più isolate. Una mappa mondiale non può mostrare tutti i particolari; nei casi in cui popolazioni poco numerose o con forte endogamia si trovino vicine a popolazioni di dimensioni maggiori o meno endogamiche, la mappa non può risolvere tali differenze, poiché essa si limita a mostrare l'eterogeneità locale. In generale, quanto maggiore è l'influenza della deriva genetica, tanto più aumenta l'omozigosità; pertanto la figura 2.12.1 costituisce in buona misura una mappa della deriva genetica. Ma anche altri fattori possono determinare l'omozigosità.

Nella mappa del mondo l'omozigosità varia da 0,63 a 0,79: i valori più bassi (e quindi le eterozigosità più elevate) si osservano in quella che è l'area centrale, dal punto di vista geografico, nella storia degli spostamenti delle popolazioni, cioè il Medio Oriente, esteso anche all'Europa meridionale, centrale, orientale e all'Asia occidentale. Questo è comprensibile, poiché alla regione di confluenza delle varie popolazioni umane deve associarsi l'eterozigosità più alta. Vi è anche una possibile fonte di distorsione, oggi non ancora quantificabile, ma da non dimenticare: poiché la maggior parte dei polimorfismi umani è stata identificata negli europei, i risultati potrebbero essere diversi se la ricerca iniziale dei polimorfismi fosse stata condotta in un'altra popolazione. Ma perlopiù i polimorfismi diversi dal sistema *HLA* (ad esempio quasi tutti i gruppi sanguigni e i polimorfismi elettroforetici enzimatici) sono stati scoperti da ricercatori britannici, impiegando soprattutto campioni della popolazione londinese. In realtà il Regno Unito non presenta l'eterozigosità più elevata, collocandosi nella seconda classe di omozigosità, assieme al resto dell'Europa settentrionale, alla maggior parte dell'India e all'Africa settentrionale e orienta-

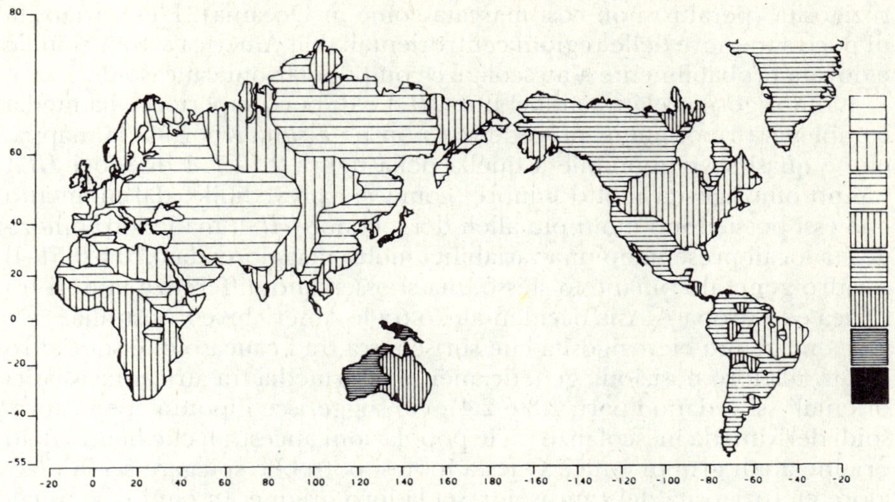

Fig. 2.12.1 Mappa dell'omozigosità genetica media nel mondo.

le. Anche il sistema *HLA* è stato studiato soprattutto negli europei e in popolazioni di origine europea. Benché ci si aspetti che negli europei le proporzioni dei *blank* (la somma di tutti gli alleli non identificati in un locus, per esempio *A* o *B*) siano inferiori a quelle di popolazioni orientali o africane, se non si elabora una strategia per la collezione di dati che risultino indipendenti dall'origine etnica, non si può stabilire quale peso debba attribuirsi a tale errore sistematico. I polimorfismi RFLP, essendo di solito totalmente codominanti, potrebbero offrire una risposta al problema dei *blank* e della selezione dei marcatori in un certo gruppo etnico. Purtroppo, però, quasi tutti gli RFLP esaminati finora sono stati selezionati negli europei. Benché negli europei l'eterozigosità relativa agli RFLP sia superiore a quella di tutti gli altri gruppi (Bowcock e coll., 1987, 1991), la differenza non è così alta, e si può ritenere dello stesso ordine di grandezza di quella qui osservata. In futuro, per evitare tale errore sistematico, i nuovi polimorfismi del DNA dovranno essere selezionati da cinque o sei gruppi etnici diversi, a partire dagli africani per arrivare agli australiani.

La maggior parte dei valori di omozigosità dell'Asia nordorientale ricade nella terza classe di frequenza, aumentando fino alla quarta nelle zone settentrionali e nordorientali estreme (dove le condizioni di vita artiche hanno determinato un notevole isolamento) e alle estremità più periferiche orientali e sudorientali (Giappone, Cina meridionale e Asia sudorientale). In Nuova Guinea e Australia si osserva una transizione piuttosto brusca alle omozigosità più elevate del mondo, probabilmente a causa di una maggiore deriva genetica nei primi insediamenti (meno fondatori) e di un contributo inferiore da parte delle migrazioni successive, rispetto a tutte le altre parti del mondo. In America l'omozigosità è più alta che in Asia orientale, indicando che anche in questo caso, per il numero limitato di fondatori (o per effetti successivi della deriva genetica), le migrazioni dall'Asia nordorientale hanno determinato una perdita di eterozigosità (peraltro non così marcata come in Oceania). L'eterozigosità di poco superiore delle regioni centrorientali dell'America settentrionale è dovuta probabilmente a mescolanze con popolazioni caucasoidi.

L'omozigosità relativa ai loci non *HLA* è di poco superiore alla media complessiva riportata in precedenza; non ne è stata riportata la mappa, che è quasi sovrapponibile a quella della figura 2.12.1. I due loci *HLA* hanno omozigosità molto minore, come era prevedibile, dal momento che essi possiedono molti più alleli dei loci non *HLA*; ma le loro omozigosità locali presentano una variabilità molto maggiore: da 0,10 a 0,51. Il quadro generale rimane lo stesso, ma si osservano differenze minori tra Africa ed Europa + Asia occidentale, o tra le Americhe e l'Australia.

La maggiore eterozigosità che si riscontra tra i caucasoidi è senz'altro legata alla loro posizione geneticamente intermedia tra africani e asiatici orientali (si vedano i parr. 2.3 e 2.4): ciò suggerisce l'ipotesi che i caucasoidi derivino da mescolanze tra le popolazioni ancestrali che hanno dato origine a tali gruppi etnici. Questa ipotesi potrebbe spiegare sia la maggiore eterozigosità dei caucasoidi, sia la loro origine. In ogni caso, qualsiasi conclusione va giudicata non completamente affidabile, se non si risolve preliminarmente la questione dell'errore sistematico che deriva dalla selezione dei polimorfismi negli europei.

2.13 CORRELAZIONI CON IL CLIMA

In uno studio precedente (Piazza e coll., 1981 *b*), abbiamo analizzato in modo sistematico la variazione delle frequenze geniche e delle loro componenti principali, correlandole con latitudine e longitudine. Non ha sorpreso l'effetto maggiore della longitudine, dato che la maggior parte della variabilità genetica umana si colloca su un asse oriente-occidente che riflette i più importanti spostamenti delle popolazioni; ma ciò contrasta con i risultati forniti dalle misure antropometriche (si veda il par. 2.2). Tuttavia, la variazione delle frequenze di alcuni geni analizzati singolarmente era correlata con la distanza dall'equatore, indicando un probabile effetto del clima. In un altro studio di correlazione con il clima, effettuato sia sul sistema *HLA* (Piazza e Menozzi, 1984) sia su altri marcatori (Piazza e Menozzi, non pubblicato), sono state considerate separatamente temperatura e umidità, ed è stato confermato il risultato precedente (Piazza e coll., 1980), secondo cui la latitudine ha un ruolo importante, essendo responsabile forse del 10% della variazione genetica totale del sistema *HLA*. Benché non sia facile separare gli effetti del clima dalla storia, se ciò fosse possibile le correlazioni con il clima risulterebbero, con molta probabilità, dipendenti da effetti di tipo selettivo.

Abbiamo ripetuto un'analisi simile sui dati più numerosi descritti ed elaborati in questo volume: è stato applicato il metodo delle componenti principali ai dati climatici di 1473 località (Great Britain Meteorological Office, 1968). Le 10 variabili climatiche utilizzate sono elencate nella tabella 2.13.1.

L'analisi delle componenti principali delle 10 variabili climatiche ha

Tab. 2.13.1 Prime tre componenti principali del clima: percentuale di varianza rappresentata e correlazioni (× 100) con le dieci variabili climatiche.

1. Temperatura massima in gennaio
2. Temperatura minima in gennaio
3. Temperatura massima in luglio
4. Temperatura minima in luglio
5. Temperatura massima nell'anno
6. Temperatura minima nell'anno
7. Umidità massima nell'anno
8. Umidità minima nell'anno
9. Piovosità media nell'anno
10. Numero di giorni di pioggia in un anno

CP*	% della varianza rappresentata	Variabili climatiche									
		1	2	3	4	5	6	7	8	9	10
1	51	91	86	92	91	98	92	−60	−66	14	−58
2	28	33	45	−20	13	18	37	70	67	93	70
3	16	−21	−16	23	36	−8	−2	16	20	4	−18
Totale	95										

* Componente principale.

dimostrato che le prime tre CP rappresentano il 95% della varianza. Poiché le temperature di gennaio e di luglio hanno significati opposti a nord e a sud dell'equatore, passando dall'emisfero settentrionale a quello meridionale sono state scambiate. Nella tabella 2.13.1 sono riportate anche le correlazioni delle CP con le 10 variabili climatiche; la distribuzione geografica delle prime tre CP è mostrata nelle figure da 2.13.1 a 2.13.3.

La prima CP mostra una correlazione molto alta con le temperature assolute, la seconda è correlata soprattutto con l'umidità, la terza con la variazione stagionale (la differenza di temperatura tra gennaio e luglio).

Lo studio delle correlazioni tra le frequenze geniche dei 122 marcatori genetici e le CP climatiche ha mostrato solo 5 correlazioni superiori a 0,50 per la prima CP, nessuna per la seconda e 14 per la terza: nel complesso 19 correlazioni (su 366 studiate) sono superiori a 0,30. È necessario arrivare a stabilire una soglia di significatività statisticamente corretta, poiché sia i valori di frequenze geniche interpolati per ciascuna mappa genetica sia le CP climatiche sono intercorrelati. Ci siamo limitati a considerare le correlazioni più elevate, che molto probabilmente sono statisticamente significative qualunque sia il criterio utilizzato.

Nella tabella 2.13.2 sono elencati i geni con coefficienti di correlazione superiori a 0,30: nelle analisi precedenti (Piazza e coll., 1981 *b*; Piazza e Menozzi, 1984; Piazza e Menozzi, non pubblicato) molti di essi sono risultati significativi. Per la fosfatasi acida (*ACP1*) si osserva una delle correlazioni maggiori con la temperatura, già descritta in precedenza (Ananthakrishnan e Walter, 1972).

La correlazione della seconda CP climatica (clima tropicale umido) con il gruppo sanguigno Diego (*DI*A*) conferma i precedenti risultati di Wilson e Franklin (1968).

Tab. 2.13.2 Geni che presentano le correlazioni più elevate con le prime tre componenti principali del clima.

CP*	Intervallo del coefficiente di correlazione		Geni
1	0,70÷0,60	(+)	*ACP1*B*
		(−)	*RH*cDE*
	0,60÷0,50	(+)	*BF*F*
		(−)	*HLAB*27, RH*E*
	0,50÷0,40	(+)	*IGHG1G3*za;b0b1b3b4b5, RH*D^u, GPT*1*
		(−)	*HLAB*5, MNS*M, HLAA*2*
	0,40÷0,30	(+)	*RH*cDe, HLAB*13, HLAA*10, MNS*Ns, HLAB*22*
		(−)	*MNS*MS, MNS*Ms, MNS*S, TF*C*
2	0,50÷0,40	(+)	*HP*1*
		(−)	*AB0*A, GC*1, LE*le*
	0,40÷0,30	(+)	*HLAB*15, DI*A*
		(−)	*HLAA*10, AB0*A1*
3	0,60÷0,50	(+)	*HLAA*11*
		(−)	—
	0,50÷0,40	(+)	*AB0*B*
		(−)	*JK*A, ADA*1*
	0,40÷0,30	(+)	*AG*X, RH*CDe, HLAA*33, HLAB*5, MNS*NS, TF*C*
		(−)	*AK1*1, GC*1, MNS*He, RH*cDe, KM*(1&1,2), PGD*A*

Gli alleli associati a una correlazione positiva o negativa sono stati rispettivamente indicati con (+) e (−).

* Componente principale.

Dallo studio delle correlazioni tra le componenti principali climatiche e quelle delle frequenze geniche, risulta (tab. 2.13.3) che la seconda CP dei geni mostra una chiara correlazione con la prima CP del clima. Tale correlazione è negativa, poiché la seconda CP dei geni è minore dove la temperatura è maggiore: infatti, la prima CP del clima raggiunge i suoi valori più alti in Africa settentrionale, in Australia settentrionale e in In-

Tab. 2.13.3 Correlazione tra le componenti principali del clima e le componenti principali delle frequenze geniche (× 1000).

	CP del clima		
CP dei geni	1	2	3
1	−49	3	17
2	−483	126	166
3	313	48	−463
4	−110	−575	−249
5	137	125	−272
6	565	106	241
7	271	−224	145

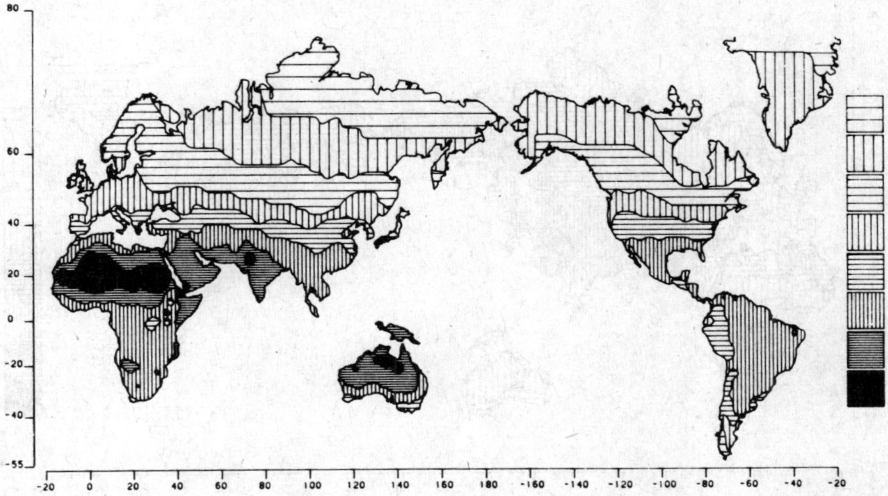

Fig. 2.13.1 Distribuzione geografica della prima componente principale dei dati climatici. L'intervallo tra il valore massimo e minimo della CP è stato suddiviso in otto classi di ampiezza uguale. La direzione di crescita dei valori della CP è arbitraria.

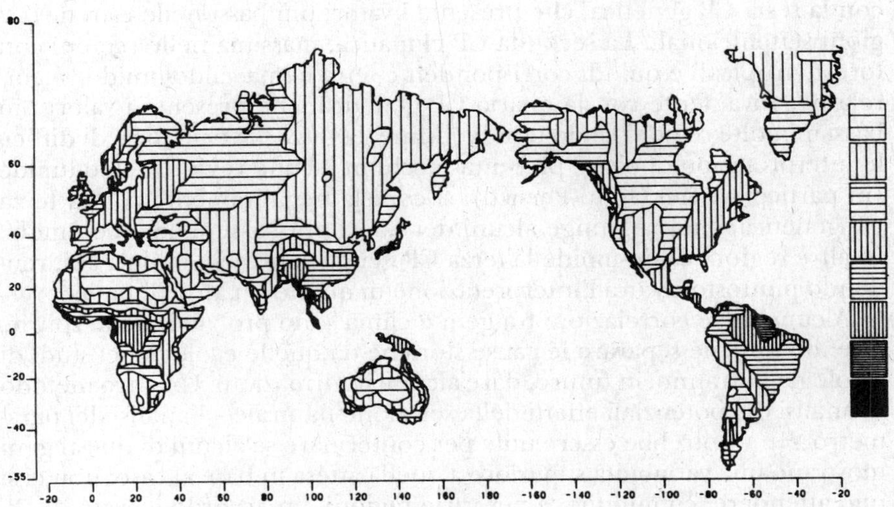

Fig. 2.13.2 Distribuzione geografica della seconda componente principale dei dati climatici.

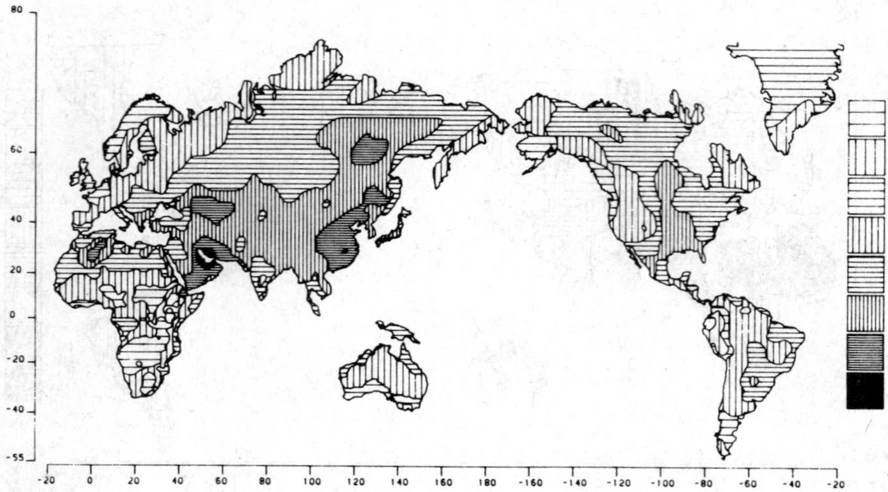

Fig. 2.13.3 Distribuzione geografica della terza componente principale dei dati climatici.

dia settentrionale. La prima CP climatica è anche correlata positivamente con la sesta CP genetica, che presenta i valori più bassi nelle estreme regioni settentrionali. La seconda CP climatica, massima nelle regioni con foreste tropicali e quindi corrispondente a un clima caldo-umido, si correla negativamente con la quarta CP genetica, che presenta i valori più bassi in molte regioni caldo-umide. Infine, la terza CP climatica, di difficile interpretazione poiché presenta picchi in alcune regioni caldo-umide (in particolare nel Golfo Persico), si correla negativamente con la terza CP genetica, che raggiunge alcuni dei valori più bassi nelle aree umide. In altre regioni caldo-umide la terza CP genetica presenta valori alti, rendendo piuttosto oscura l'interpretazione di questo quadro climatico.

Alcune delle correlazioni tra geni e clima sono probabilmente spurie, essendo difficile separare le cause storiche da quelle ecologiche: studi di fisiologia potranno, in futuro, dare alcune informazioni. Un altro metodo di analisi dei potenziali effetti della selezione naturale – l'analisi del parametro F_{ST} – potrebbe essere utile per confermare se alcuni di questi geni mostrano una variabilità superiore a quella attesa in base al caso; non ci si può attendere, comunque, e per varie ragioni, un accordo elevato. Il clima non è l'unica fonte di selezione naturale; inoltre, la storia può causare una discrepanza tra i due tipi di analisi. Per esempio, dall'analisi del parametro F_{ST} risulta un'elevata variabilità dell'allele *FY*0*, mentre la sua correlazione con il clima è dubbia: la ragione di ciò è che *FY*0* presenta frequenze elevate nell'Africa tropicale, ma non in altre aree tropicali del mondo. È probabile che tale variante genica abbia avuto origine in Africa

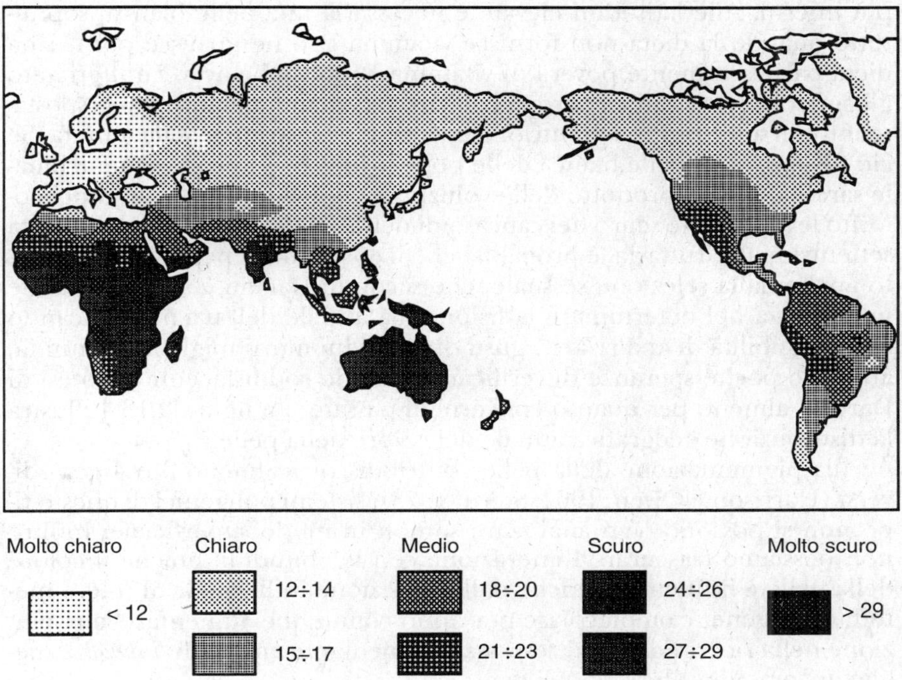

Fig. 2.13.4 Distribuzione geografica del colore della pelle, classificato in otto gradazioni secondo la scala standard di Luschan. Da Biasutti (1959, p. 192, tab. 4).

di recente, dopo la separazione etnica degli africani, e non si sia diffusa altrove; oppure la resistenza alla malaria non si estende alle regioni non africane. Sono state proposte anche altre interpretazioni dell'evoluzione dell'allele *FY*0* (si veda il par. 2.10).

Si è fatto un tentativo sistematico di correlare le indicazioni di selezione differenziale, indotte dai valori di F_{ST}, con quelle che si riferiscono alla correlazione con i dati climatici. A causa della natura non normale (in senso statistico) di entrambe le distribuzioni, il valore F_{ST} di un gene e la sua correlazione con la prima CP climatica (e, separatamente, la sua correlazione con la seconda CP climatica) sono stati sostituiti dai rispettivi percentili. Per ciascun gene è stata calcolata una correlazione di Pearson tra il percentile corrispondente alla F_{ST} (riportato nella tab. 2.12.1) e il percentile relativo alla correlazione dello stesso gene con una CP del clima. Le correlazioni relative a entrambe le CP climatiche non sono significativamente diverse da zero: manca, quindi, qualsiasi indicazione che il clima sia un fattore importante nel determinare valori elevati di F_{ST}.

Dallo studio dei caratteri antropometrici emergono correlazioni più chiare con il clima. Il colore della pelle è uno dei classici caratteri sui quali il clima agisce in modi diversi: quando assorbe i raggi ultravioletti, la pelle scura è maggiormente protetta dall'eritema solare e dai carcinomi della pelle, però ostacola la produzione di vitamina D negli strati cutanei più interni. Alle latitudini elevate è necessaria una pelle bianca, soprattutto quando la dieta non fornisce vitamina D o ne fornisce poca. Una dieta particolarmente povera di vitamina D potrebbe aver caratterizzato gli agricoltori arrivati in Europa dal Medio Oriente, nel loro lento spostamento verso l'Europa settentrionale, dove giunsero circa 5000 anni fa. Se ciò fosse vero, la pelle bianca delle popolazioni dell'Europa settentrionale sarebbe stata il prodotto dell'evoluzione degli ultimi 5000 anni del colorito leggermente scuro dei caucasoidi dell'Asia occidentale e dell'Africa settentrionale. Tuttavia, è probabile che il colore della pelle sia influenzato anche dalla selezione sessuale, che secondo Darwin è stata di grande importanza nel determinare la fisionomia attuale dell'u.a.m. Mancando ogni possibilità di analizzare i gusti di individui morti migliaia di anni fa, abbiamo poche speranze di verificare in modo soddisfacente l'ipotesi di Darwin, almeno per quanto concerne il passato. La figura 2.13.4 illustra la distribuzione geografica attuale del colore della pelle.

Alla pigmentazione della pelle contribuiscono almeno 3 o 4 geni diversi (Harrison e Owen, 1964; Stern, 1973): sistemi poligenici di questo tipo non si possono oggi analizzare se non in modo superficiale. Inoltre non possiamo trascurare l'interazione con le abitudini, poiché il colore della pelle è influenzato anche dall'esposizione individuale al sole. I metodi della genetica molecolare potranno comunque aumentare la risoluzione nella ricerca dei geni responsabili mediante analisi di *linkage* o, meglio ancora, identificando tali geni.

2.14 AREE E TEMPI DI ORIGINE DEI PRINCIPALI MUTANTI, CON PARTICOLARE ATTENZIONE ALLE EMOGLOBINE

Abbiamo limitato il nostro studio soprattutto agli alleli «principali», i cui dati erano disponibili per un numero sufficiente di popolazioni; la maggior parte di tali alleli è presente in tutti i continenti, con poche eccezioni. Tuttavia, almeno in alcuni casi, le distribuzioni geografiche suggeriscono i possibili luoghi di origine di alcuni alleli. In assenza di studi a livello di DNA, per molti di questi alleli c'è il rischio di interpretazioni errate, poiché somiglianze fenotipiche possono nascondere diversità genetiche. Anche quando l'analisi del DNA indica identità, bisognerebbe considerare la possibilità di un'origine indipendente ripetuta della stessa mutazione. Con il numero di individui oggi esistenti e un tasso di mutazione di 10^{-9} per nucleotide, la stessa mutazione potrebbe verificarsi in più di un individuo per generazione. Ma alcune migliaia di anni fa la popolazione umana era molto meno numerosa di oggi: è probabile che, alla fine del Paleolitico, fosse mille volte inferiore. Si può ipotizzare che anche a quel tempo si sia verificata più volte la stessa mutazione, ma solo supponendo che le probabilità di mutazione si siano accumulate in un periodo pari a mille generazioni.

Non è detto che una nuova mutazione si diffonda con rapidità in una popolazione, a meno che conferisca un forte vantaggio selettivo. Anche in questo caso, la nuova mutazione è soggetta a notevole deriva genetica nelle prime generazioni, quando soltanto pochi individui ne sono portatori. In realtà, nei primi tempi dopo che ha avuto origine, quando è esposta a tale intensa deriva genetica, la mutazione ha una probabilità pari a circa un terzo di essere eliminata, anche se è molto vantaggiosa.

In questo paragrafo dedicheremo particolare attenzione ai mutanti dell'emoglobina e alla loro origine; in McKusick (1990) ne è riportato un elenco completo. Non abbiamo incluso i mutanti dell'emoglobina tra i marcatori utilizzati nelle nostre analisi genetiche, poiché la diffusione di molti di essi è chiaramente legata alla presenza della malaria, e indica perciò la distribuzione geografica di tale malattia; la loro utilità è secondaria per la ricostruzione delle origini storiche. Riportiamo le mappe della distribuzione geografica degli alleli principali, preparate da Guglielmino-Matessi e coll. (ricerca non pubblicata) in base ai dati delle tabulazioni di Livingstone (1985), alle quali pure faremo riferimento.

Considereremo inizialmente il polimorfismo più importante, l'emoglobina S, che rappresenta anche il primo esempio di vantaggio dell'eterozigote dovuto a un solo gene identificato nell'uomo o descritto con simile abbondanza di particolari in qualsiasi altro organismo vivente. Si deve a Haldane (1949) la prima ipotesi sul meccanismo selettivo e sulla sua connessione con la malaria, ipotesi basata sulla distribuzione geografica – molto simile – del parassita e della malattia genetica; la prima prova diretta è stata descritta da Allison (1954 *a*, *b*). Tutti i mutanti dell'emoglobina S individuati nel mondo sono manifestamente identici, a livello non solo delle proteine, ma anche – almeno quelli studiati – dei nucleotidi coinvolti. Il cambiamento proteico è dovuto a una sostituzione del sesto amminoacido della catena β dell'emoglobina – l'acido glutammico – con la valina, che determina un cambiamento delle proprietà chimicofisiche delle molecole di emoglobina. A differenza dell'emoglobina normale (chiamata A), l'emoglobina S tende a cristallizzare alle basse tensioni di ossigeno a cui sono a volte soggetti i globuli rossi, facendo loro assumere una forma a falce. Negli individui omozigoti *S*, tale fenomeno è responsabile della malattia conosciuta con il nome di anemia falciforme; gli omozigoti *S* non sono, tuttavia, protetti contro la malaria. L'eterozigote *AS* è clinicamente normale ma, possedendo pressappoco metà emoglobina S e metà A, è in parte protetto contro il *Plasmodium falciparum*, il parassita malarico più pericoloso. Sebbene non sia del tutto chiaro il meccanismo preciso attraverso il quale il fenotipo eterozigote conferisce protezione (Luzzatto e coll., 1985), la resistenza è ben documentata.

Il mutante dell'emoglobina S è in grado di diffondersi rapidamente in presenza di malaria, ma tende a stabilizzarsi attorno a una frequenza genica del 10%. L'allele *S* non può sostituire l'allele normale *A*, poiché gli individui omozigoti per la mutazione emoglobinica S hanno alta probabilità di morire prima di raggiungere l'età adulta. In presenza di malaria si originerà un polimorfismo bilanciato; in sua assenza il mutante verrà eliminato o manterrà una frequenza molto bassa. I calcoli statistici hanno mostrato che la frequenza genica osservata (per esempio in Africa occidentale) è probabilmente vicina alla frequenza di equilibrio, poiché corrisponde esattamente al valore stabile che ci si aspetta in presenza della selezione naturale che oggi si può osservare nelle zone malariche (la *fitness* darwiniana dei genotipi *AA, AS, SS*). Le *fitness* relative dei tre genotipi in presenza di malaria sono state calcolate confrontando le frequenze dei genotipi nei bambini piccoli e negli adulti, cioè prima e dopo la selezione. Partendo da una sola mutazione in una popolazione di 50 000 individui, il valore di equilibrio viene raggiunto in circa 2000 anni (Cavalli-Sforza e Bodmer, 1971 *a*): questo, tuttavia, è un limite minimo di tempo, poiché i geni dell'anemia falciforme potrebbero essere stati presenti anche più a lungo.

Le mappe delle figure 2.14.1a-e illustrano la distribuzione attuale delle frequenze geniche dell'emoglobina *S*: si osservano molti picchi di frequenze geniche. È consuetudine distinguere almeno quattro varianti, chiamate Bantu (Africa centrale e orientale), Benin (Nigeria), Senegal (Africa occidentale estrema) e Saudi (Arabia Saudita e India). Le quattro varianti determinano gravità diverse della malattia, forse a causa di altre mutazioni associate e in stretto *linkage*, poiché le mutazioni del gene dell'emoglobina *S* non si possono distinguere se non mediante alcuni marcatori RFLP strettamente associati (Antonarakis e coll., 1982, 1984 *a, b*; Pagnier e coll., 1984; Kuzolik e coll., 1986; Chebloune e coll., 1988). In genere, la costellazione di tali marcatori sui cromosomi che portano la mutazione *S* (cioè l'aplotipo associato) è simile a quella dei cromosomi normali della stessa area geografica. Gli aplotipi locali possono variare notevolmente da una popolazione all'altra (si veda, per esempio, la tab. 2.4.1): nella stessa regione geografica si osservano mutazioni *S* in più di un aplotipo, e ciò indica che la mutazione ha avuto origine molto tempo fa, prima della differenziazione degli aplotipi. Se in località molto lontane tra loro si trovano mutazioni *S* in aplotipi diversi (di solito quelle che si trovano più

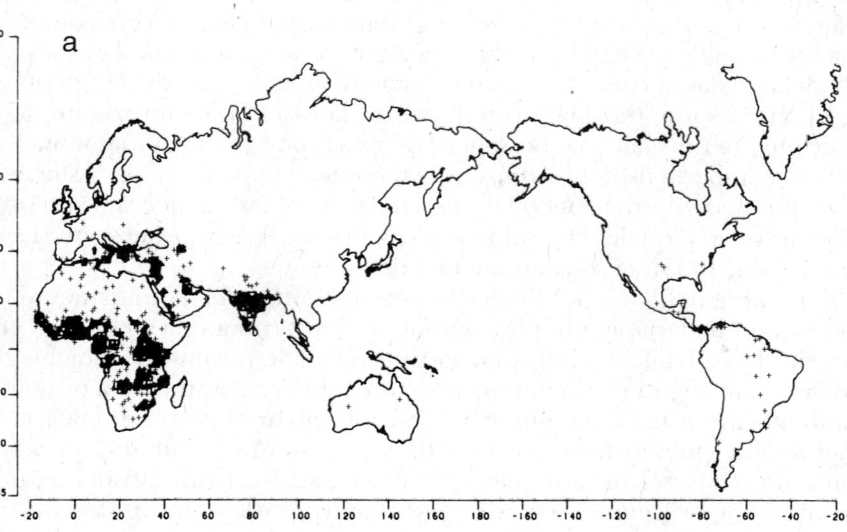

Fig. 2.14.1a Distribuzione geografica dei punti osservati relativi all'emoglobina *S* nel mondo.

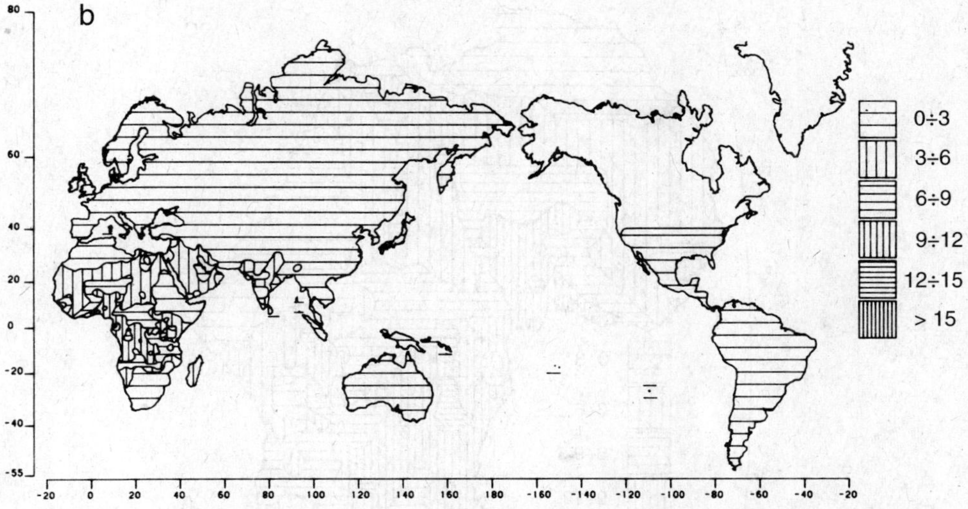

Fig. 2.14.1b Distribuzione geografica dell'emoglobina *S* nel mondo. I numeri indicano la frequenza genica (%).

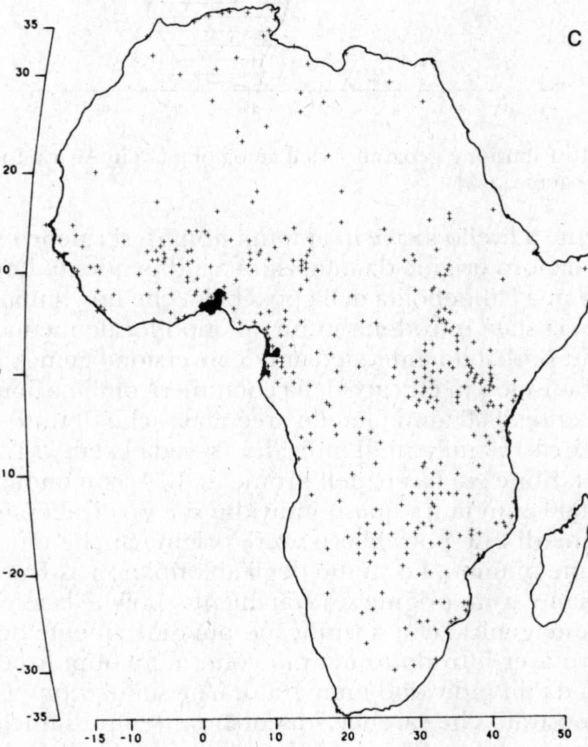

Fig. 2.14.1c Distribuzione geografica dei punti osservati relativi all'emoglobina *S* in Africa.

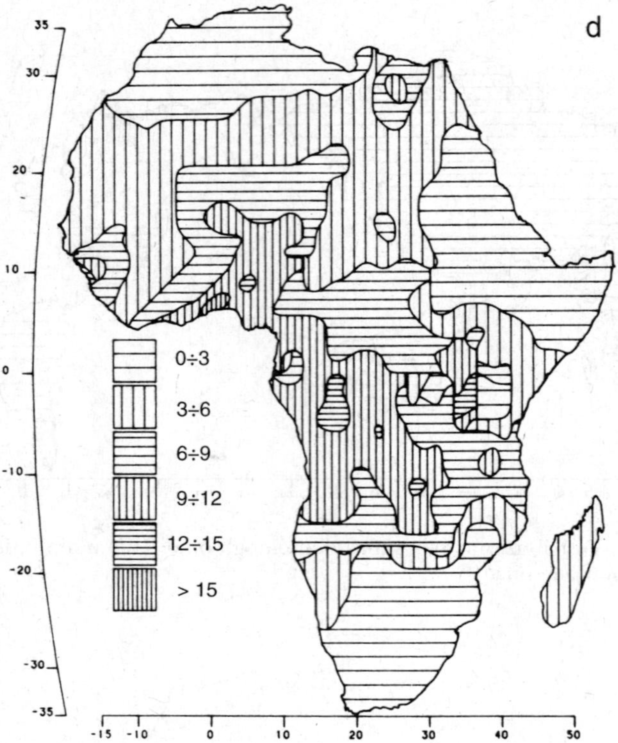

Fig. 2.14.1d Distribuzione geografica dell'emoglobina *S* in Africa. I numeri indicano la frequenza genica (%).

frequentemente a livello locale in aplotipi non *S*), si ritiene che questa sia una prova della loro origine da mutazioni *S* indipendenti. La conclusione è ragionevole, ma è indebolita dalla possibilità che una mutazione *S* di diversa origine sia stata introdotta in un aplotipo locale mediante ricombinazione, o più probabilmente mediante conversione genica (che può essere un meccanismo più efficace della comune ricombinazione).

Probabilmente 2000 anni fa nelle aree malariche di tutto il mondo vivevano solo circa 100 milioni di individui (si veda la tab. 2.1.2). Anche se il tasso di mutazione era basso, dell'ordine di 10^{-9}, con buona probabilità circa 3000÷2000 anni fa tra questi individui si è verificata più di una mutazione. Alcune di esse potrebbero avere origine anche più antica: 2000 anni è un limite minimo. Lo studio degli aplotipi non assicura che le mutazioni *S* abbiano avuto origine separatamente, poiché la ricombinazione o la conversione genica, che si verificano più di frequente delle mutazioni, potrebbero aver introdotto nei più comuni aplotipi locali una mutazione portata da un individuo immigrato. Una simulazione (Livingstone, 1989) ha dimostrato che sarebbe trascorso un tempo sufficiente perché un'unica mutazione *S*, originatasi inizialmente in Africa, migrasse in India; tuttavia, nessuno studio soddisfacente ha indicato il tempo eventualmente necessario per l'introduzione della mutazione nell'aplotipo.

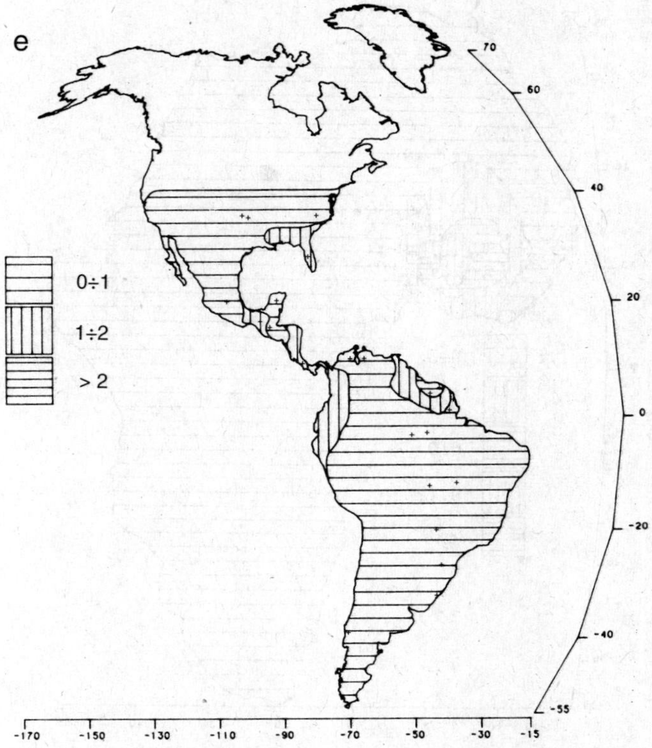

Fig. 2.14.1e Distribuzione geografica dell'emoglobina *S* nelle Americhe. I numeri indicano la frequenza genica (%).

Un'altra emoglobina, l'emoglobina C, è presente comunemente nell'Africa occidentale, in una parte della stessa area in cui è diffuso un tipo di emoglobina S (fig. 2.14.2). Essa comporta la sostituzione dello stesso amminoacido sostituito nell'emoglobina S (l'acido glutammico, il sesto della catena β), ma con un altro amminoacido, la lisina. In base agli aplotipi RFLP, la mutazione dell'emoglobina C ha avuto un'origine unica. È controversa la questione del suo ruolo nella protezione dalla malaria (Cavalli-Sforza e Bodmer, 1971 *a*; Livingstone, 1976).

L'emoglobina D è polimorfica in Africa e nell'Asia meridionale (fig. 2.14.3). La denominazione D (dalla classificazione elettroforetica) indica, in questo come in altri casi, differenze identificate successivamente a livello proteico. Almeno due mutanti importanti dell'emoglobina D si sono rivelati polimorfici in diverse parti del mondo: l'emoglobina D Panjab, che deriva dalla sostituzione dell'acido glutammico in posizione β 121 con una glutammina, e che è piuttosto diffusa nell'Asia meridionale, con un probabile centro di origine nell'India nordoccidentale, e l'emoglobina D Ibadan, che comporta la sostituzione della treonina in posizione β 87 con la lisina: la sua frequenza più elevata, che potrebbe indicarne il centro di origine, si osserva nell'Africa occidentale. Un'altra emo-

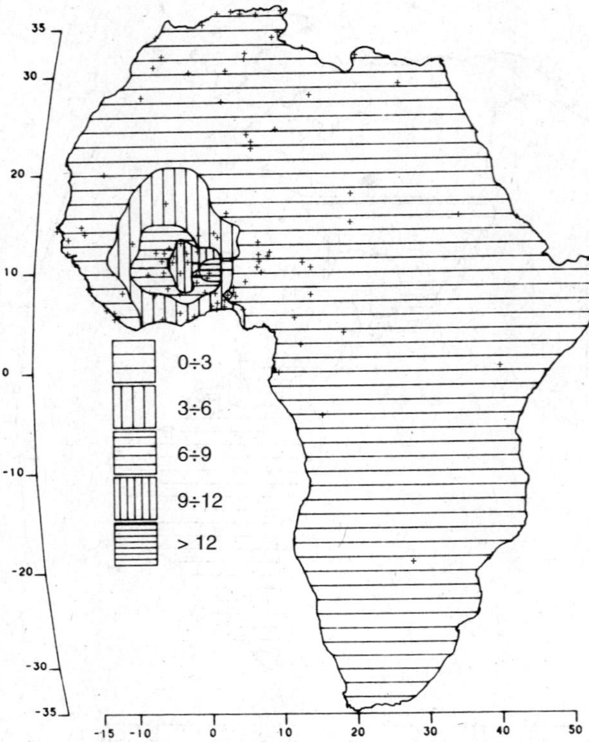

Fig. 2.14.2 Distribuzione geografica dell'emoglobina *C* in Africa. I numeri indicano la frequenza genica (%).

globina D (Bushman), con centro nella Namibia settentrionale, si riferisce alla sostituzione della glicina in posizione β 16 con arginina. Le origini di altre emoglobine D sono meno caratterizzate: è difficile dire se si siano diffuse a causa della resistenza alla malaria, poiché le informazioni attuali sulla prevalenza di tale malattia possono non corrispondere alla sua distribuzione geografica nell'antichità. La coincidenza dell'area di diffusione dell'emoglobina D nell'Africa occidentale con una probabile area di diffusione demica dovuta allo sviluppo dell'agricoltura nella stessa regione (discussa ulteriormente nel cap. 3) propone un altro possibile meccanismo di diffusione. Tale polimorfismo potrebbe essere stato comune, per effetto della deriva genetica o della selezione, nella popolazione di agricoltori che si diffuse a partire da questa regione nel primo Neolitico. Studiando la *fitness*, in presenza di malaria, di un numero sufficiente di omozigoti per la mutazione, si potrebbero ricavare indicazioni che ci permettano di scegliere tra l'ipotesi della diffusione di un polimorfismo neutrale (o quasi neutrale) e quella della protezione contro una malattia specifica come la malaria. Tuttavia il numero di individui necessario per ottenere risultati significativi è estremamente elevato (Cavalli-Sforza e Bodmer, 1971 *a*).

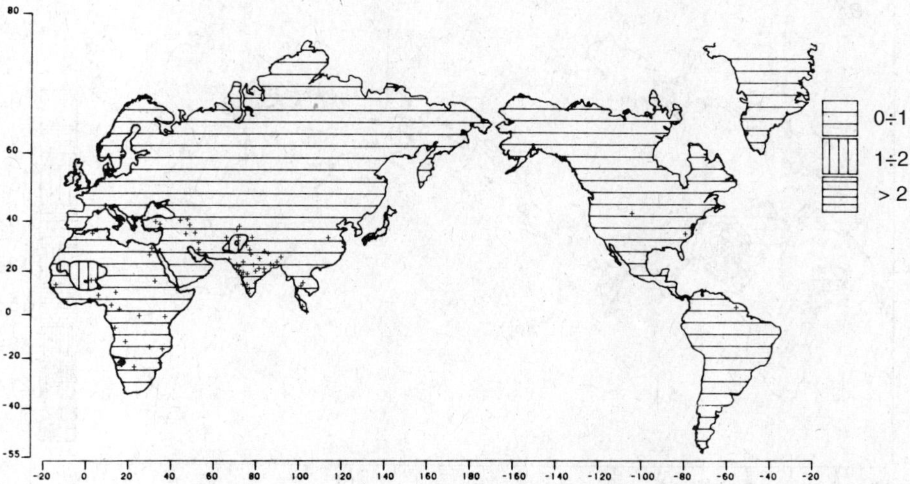

Fig. 2.14.3 Distribuzione geografica dell'emoglobina *D* nel mondo. I numeri indicano la frequenza genica (%).

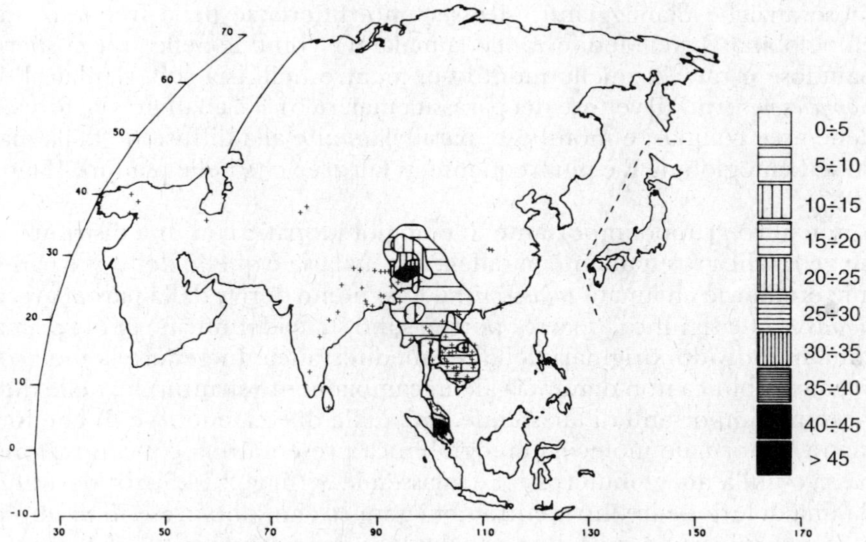

Fig. 2.14.4 Distribuzione geografica dell'emoglobina *E* in Asia. I numeri indicano la frequenza genica (%).

L'emoglobina E, determinata dalla sostituzione dell'acido glutammico in posizione β 26 con la lisina, è comune nell'Asia sudorientale (fig. 2.14.4). In base a studi sugli aplotipi (Antonarakis, 1982) sono state ipotizzate due mutazioni indipendenti. Una prova a favore della protezione dalla malaria si ottiene osservando che in popolazioni stanziate a breve distanza tra loro ma in aree ecologicamente diverse (zone collinari e mon-

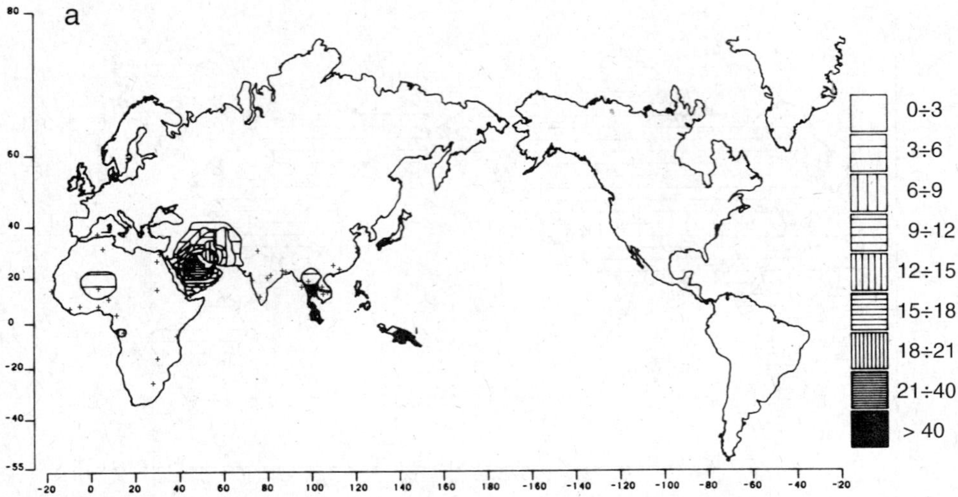

Fig. 2.14.5a Distribuzione geografica della talassemia α nel mondo. I numeri indicano la frequenza genica (%).

tuose anziché pianeggianti) si osservano differenze nella frequenza di emoglobina *E*. Nel Mediterraneo la malaria è comune nelle aree costiere paludose e rara in quelle montuose, mentre nell'Asia sudorientale l'*Anopheles minimus* (il vettore del parassita malarico) si è adattato alle foreste delle aree collinari e montuose: parallelamente alla diffusione della malaria, l'emoglobina E è più frequente in tali aree che nelle pianure (Flatz, 1967).

Un altro gruppo importante di emoglobinopatie con una distribuzione geografica strettamente parallela alla malaria è quello delle gravi anemie ereditarie chiamate *talassemie*: il loro nome deriva dalla parola greca *thálassa*, che significa «mare», poiché sono state identificate per la prima volta in individui originari dell'area mediterranea. In genere la molecola emoglobinica non denuncia alcun cambiamento strutturale: nelle due classi più importanti di talassemie, una delle due catene (α e β) che formano la normale molecola emoglobinica presenta una concentrazione bassa o nulla nei globuli rossi. Le talassemie α (figg. 2.14.5a, b) derivano da una delezione in uno o entrambi i geni α, che sono presenti in duplice copia sul cromosoma 16 normale; uno dei due geni ($\alpha 2$) è soggetto più facilmente a delezioni polimorfiche. Un individuo normale possiede quattro geni α; un omozigote per la delezione sia di $\alpha 1$ sia di $\alpha 2$ va incontro a morte fetale. La malattia si osserva di solito in pazienti con un totale di due catene α, per esempio un omozigote per la delezione di una catena o un eterozigote per una doppia delezione; in genere, un individuo con tre catene è clinicamente normale. Benché si abbiano soltanto prove indirette, la talassemia α sembra proteggere dalla malaria. In una popolazione del Nepal meridionale (i Tharu) una mutazione α-talassemica ha raggiunto la frequenza dell'80%, la più elevata mai osserva-

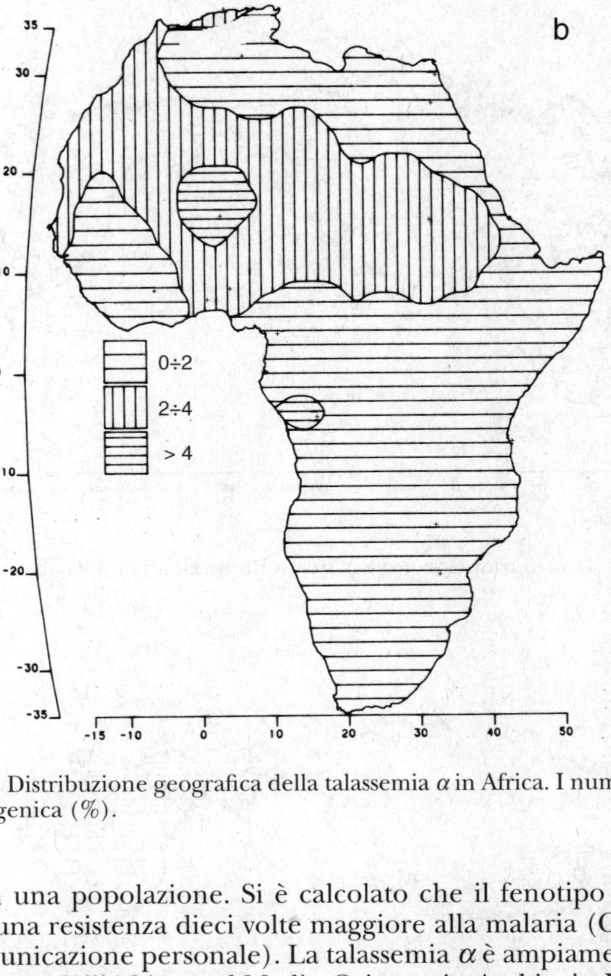

Fig. 2.14.5b Distribuzione geografica della talassemia α in Africa. I numeri indicano la frequenza genica (%).

ta finora in una popolazione. Si è calcolato che il fenotipo omozigote conferisce una resistenza dieci volte maggiore alla malaria (G. Modiano e coll., comunicazione personale). La talassemia α è ampiamente diffusa in diverse zone dell'Africa, nel Medio Oriente, in Arabia, in India e nell'Asia sudorientale.

Le talassemie della catena β (cromosoma 11) sono caratterizzate da notevole varietà di mutazioni (figg. 2.14.6a-d). In alcune, definite β^0, non è sintetizzata alcuna globina β. Una di queste, la β^0 39, è comune nell'area mediterranea, in particolare in Sardegna: la produzione della catena β è bloccata da una mutazione non senso. Sono state trovate altre mutazioni diverse di tipo β^0, per esempio in India e in Cina. In maggior parte le mutazioni sono di tipo β^+ e sintetizzano una certa quantità di globina β. Vi è una straordinaria varietà di mutanti β^+: tutti colpiscono, con modalità diverse, la regolazione della produzione della globina β, lasciando intatta la struttura globinica. Il quadro clinico è meno grave di quello dei mutanti β^0. Benché nel complesso la sua distribuzione geografica sia simile a quella della talassemia α, la talassemia β è più comune in Europa e in Africa, e meno comune nell'Asia orientale e sudorientale. Di solito si osserva un netto parallelismo tra la sua distribuzione geografica e quella

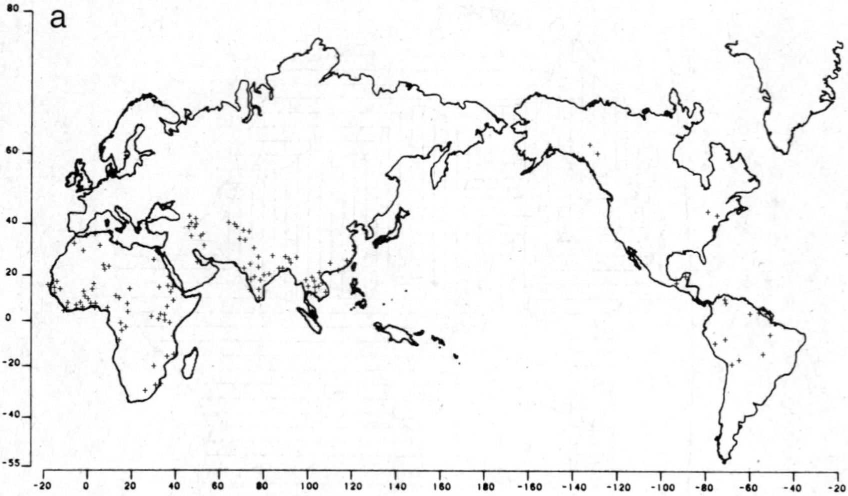

Fig. 2.14.6a Distribuzione geografica dei punti osservati relativi alla talassemia β nel mondo.

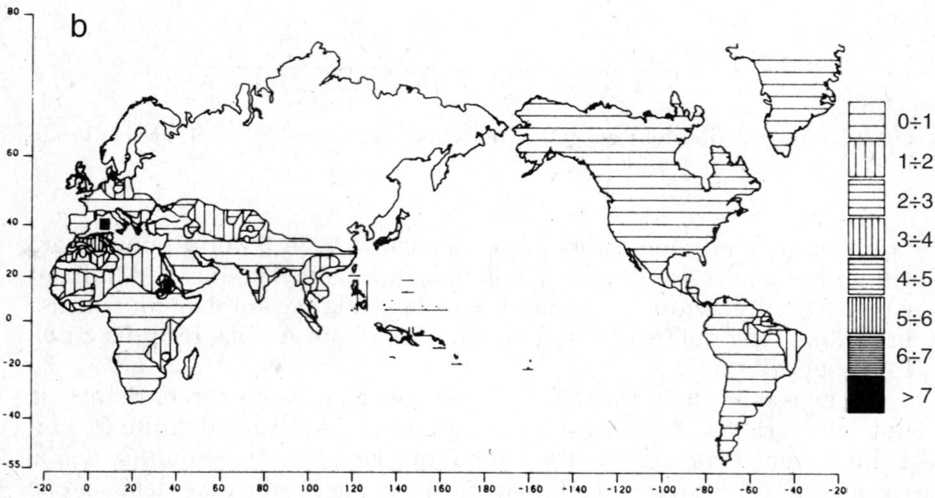

Fig. 2.14.6b Distribuzione geografica della talassemia β nel mondo. I numeri indicano la frequenza genica (%).

della malaria, tenendo conto che in passato tale malattia era comune, per esempio, in molte aree europee, dove è stata completamente debellata. Nel Mediterraneo, dove la malattia è relativamente frequente, la distribuzione geografica della talassemia β è stata studiata in modo approfondito: la figura 2.14.7 mostra le principali aree di diffusione delle mutazioni identificate a livello molecolare. Sembra esservi una correlazione tra le

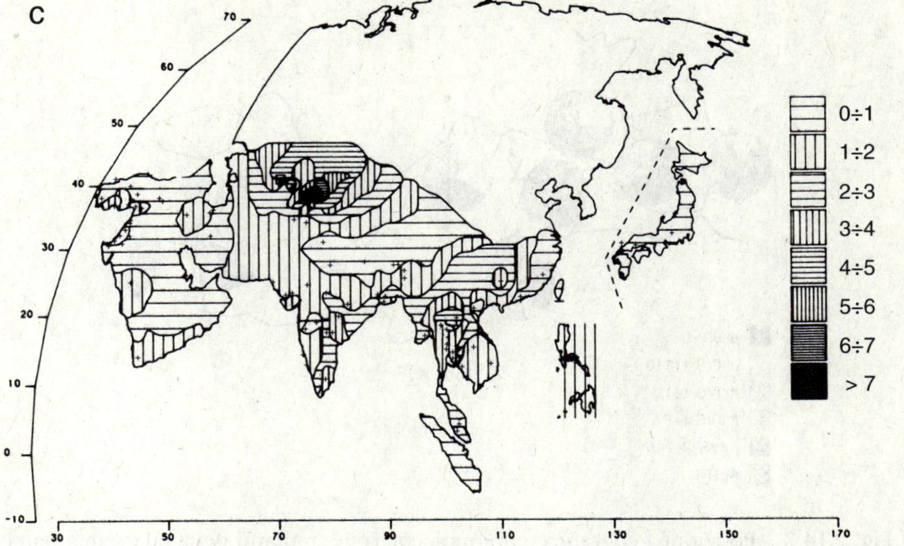

Fig. 2.14.6c Distribuzione geografica della talassemia *β* in Asia. I numeri indicano la frequenza genica (%).

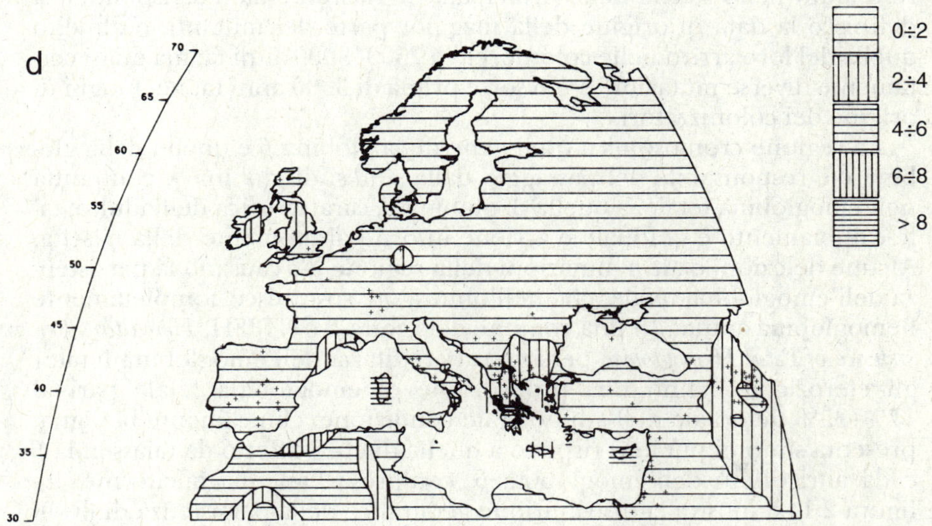

Fig. 2.14.6d Distribuzione geografica della talassemia *β* in Europa. I numeri indicano la frequenza genica (%).

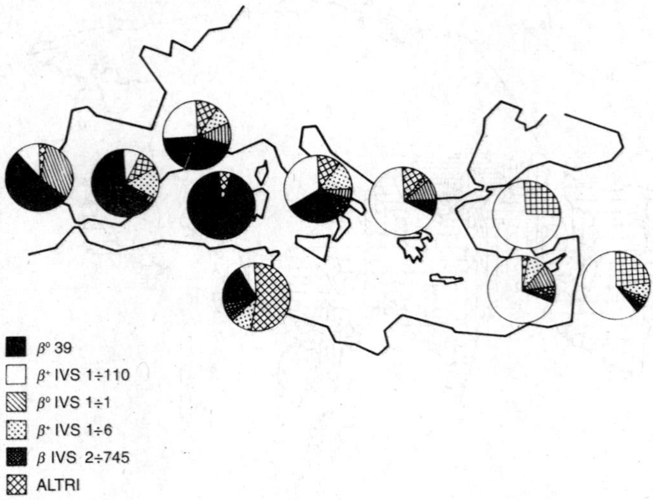

Fig. 2.14.7 Posizione geografica e tipi molecolari dei mutanti della talassemia β nel Mediterraneo. Da Cao e coll. (1989).

prime migrazioni storicamente documentate dei colonizzatori fenici, cartaginesi (si veda il par. 5.2) e greci e la distribuzione di alcuni dei principali mutanti molecolari; anche gli aplotipi (non riportati) possono essere d'aiuto nello studio delle principali migrazioni. Tale corrispondenza definisce la data di origine della maggior parte dei mutanti, o almeno quella del loro arrivo nelle colonie, circa 2500÷3000 anni fa; ma quasi certamente diverse mutazioni sono sorte prima di 3000 anni fa, nei luoghi di origine dei colonizzatori.

La regione cromosomica tra il gene della globina β e quello della globina δ è responsabile del passaggio dalla sintesi di globina γ, contenuta nell'emoglobina fetale, a quella di globina β, caratteristica dell'adulto; tale cambiamento è graduale e avviene intorno al momento della nascita. Alcune delezioni o altre mutazioni della regione β-δ causano la persistenza dell'emoglobina fetale, che nell'omozigote sostituisce completamente l'emoglobina adulta. In una comune delezione β-δ (HPFH, *Hereditary Persistence of Fetal Hemoglobin*, persistenza ereditaria dell'emoglobina fetale) gli eterozigoti hanno una proporzione di emoglobina fetale pari al 17%÷35% del totale nell'adulto. Tale condizione, clinicamente benigna, presenta sintomi più lievi rispetto a quella di chi è affetto da talassemia β e da altri difetti dell'emoglobina β, compresa l'anemia falciforme. La figura 2.14.8 mostra la distribuzione geografica della persistenza di livelli elevati di emoglobina fetale, che tende a ripetere in parte la distribuzione della talassemia β.

Tutti i mutanti dell'emoglobina, che hanno aree di diffusione limitate, di solito conferiscono un forte vantaggio selettivo agli eterozigoti e un forte svantaggio agli omozigoti. Le loro frequenze geniche possono quindi aumentare rapidamente, ma devono fermarsi non appena si raggiunge la

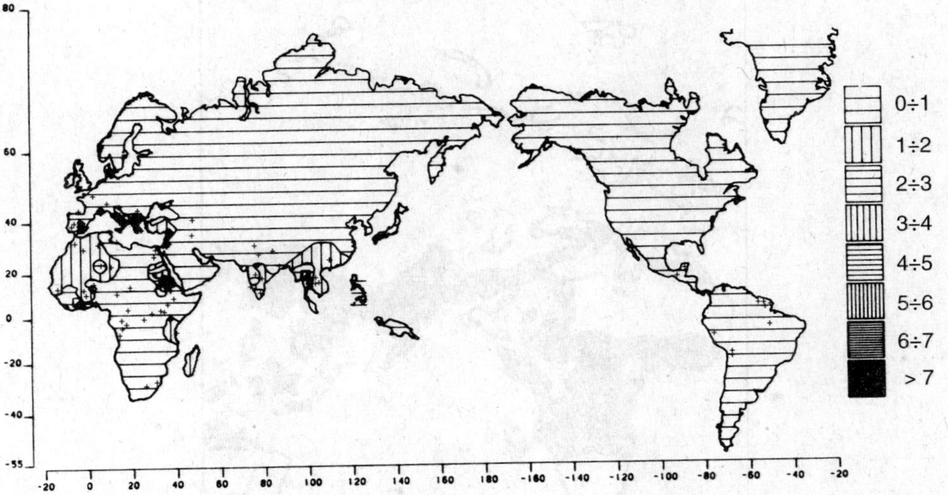

Fig. 2.14.8 Distribuzione geografica della persistenza di livelli elevati di emoglobina fetale nel mondo. I numeri indicano la frequenza genica.

frequenza di equilibrio, che è relativamente bassa. I mutanti sono confinati obbligatoriamente entro le aree di diffusione del parassita nei confronti del quale è protetto l'eterozigote. Questo, tuttavia, non è necessariamente il caso dell'emoglobina C: si vedano le stime della *fitness* in Cavalli-Sforza e Bodmer (1971 *a*) e gli esperimenti in vitro citati da Luzzatto e coll. (1985).

Un altro gene in grado di conferire protezione completa nei confronti del parassita della malaria *Plasmodium vivax* (come è stato dimostrato mediante esperimenti in vitro) è il Duffy, in particolare, l'allele *FY*0* (già descritto nel par. 2.10). In questo caso il genotipo resistente è l'omozigote, con una dinamica completamente diversa.

Dal gene della 6-glucoso-fosfato deidrogenasi (*G6PD*) hanno avuto origine diversi mutanti con deficienza parziale (*G6PD*def*) che conferiscono resistenza alla malaria (si veda anche il par. 2.10). Essendo un gene legato al cromosoma X, gli eterozigoti sono solo femmine; i maschi possono essere o *G6PD*-deficienti o normali, ma lo stato di deficienza di *G6PD* non conferisce protezione nei confronti della malaria. Piuttosto, gli individui con deficit di *G6PD* potrebbero avere una *fitness* inferiore, essendo più soggetti all'ittero neonatale; inoltre, nelle aree in cui la malaria è endemica, il loro sangue contiene un numero di parassiti maggiore rispetto agli individui normali, mentre quello delle donne eterozigoti, protette nei confronti del *P. falciparum*, ne contiene un numero inferiore (Luzzatto e coll., 1985).

Si osserva deficienza di *G6PD* anche in Nuova Guinea e nell'Asia sudorientale insulare. Sulla costa nordorientale dell'America meridionale, probabilmente, la deficienza di *G6PD* è stata importata assieme agli schia-

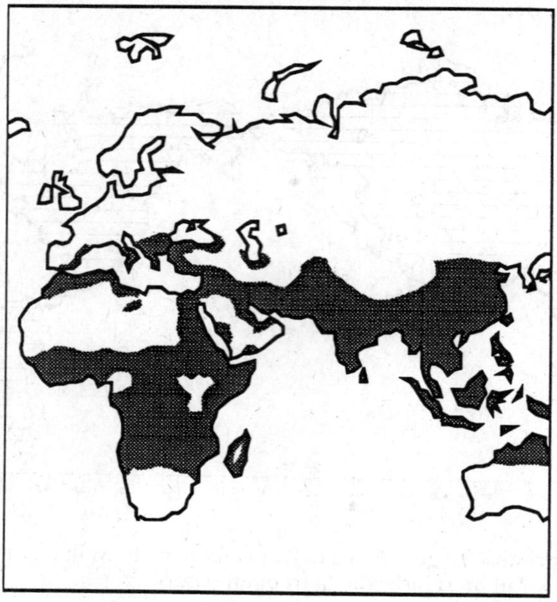

Fig. 2.14.9 Distribuzione geografica della malaria nel mondo prima del 1950. Da Allison (1961); i dati provengono da Boyd (1949).

vi africani. La mappa della distribuzione geografica della *G6PD*A−*, ricavata da dati indipendenti, è in parte diversa da quella del tipo *G6PD*def.*

Molti altri geni possono essere coinvolti nella resistenza alla malaria, ma quelli appena descritti sono probabilmente i più importanti.

Il parassita della malaria deve avere convissuto con l'uomo per molto tempo, forse per l'intera esistenza del genere *Homo,* dato che specie diverse di parassiti malarici sono comuni in molti altri mammiferi, inclusi i primati. Le quattro specie di parassiti malarici degli esseri umani non sono condivise con altri mammiferi. Vari autori hanno ipotizzato che l'espansione dell'agricoltura abbia favorito la diffusione della malaria, perché la deforestazione aumenta le possibilità di crescita dei vettori malarici. Però tale ipotesi è difficilmente sostenibile nel caso dell'Asia sudorientale, dove la malaria persiste anche nelle aree forestali. Un'altra prova a favore del fatto che la diffusione della malaria nell'Africa centrale deve aver preceduto l'arrivo dell'agricoltura riguarda i Pigmei Bambuti, che sono cacciatori-raccoglitori e solo da poco tempo hanno cominciato a praticare un po' di agricoltura: essi presentano una delle frequenze di emoglobina *S* più elevate del mondo (Cavalli-Sforza, 1986). Non sorprende che la malaria sia stata responsabile della selezione di un alto numero di mutanti che conferiscono resistenza, poiché, in modo diretto o indiretto, essa è probabilmente il killer numero uno nelle aree tropicali e subtropicali. Nella figura 2.14.9 è rappresentata la distribuzione geografica della malaria prima del 1950. Va osservato che un tempo la malaria era molto più diffusa che ai giorni nostri.

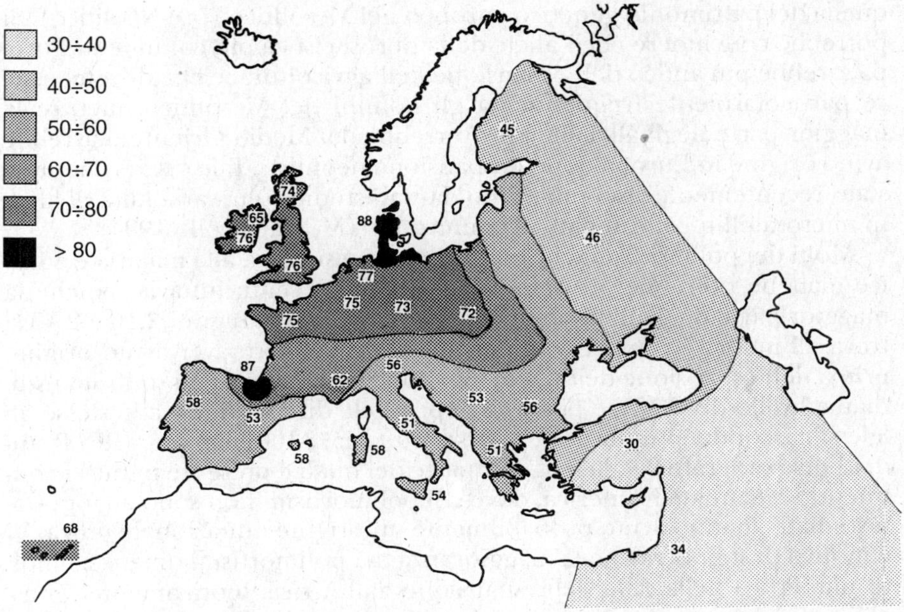

Fig. 2.14.10 Distribuzione geografica in Europa della frequenza (%) della mutazione ΔF-508 della fibrosi cistica, relativa a tutte le mutazioni che determinano la malattia. I dati provengono dal Consorzio Europeo sulla Fibrosi Cistica; modificato da Devoto e coll. (1990).

Il quadro del possibile vantaggio dell'eterozigote è ovviamente diverso per malattie non correlate con la malaria. Nel caso della fibrosi cistica, il vantaggio dell'eterozigote non è stato provato direttamente, ma è stato ipotizzato un possibile meccanismo: l'eterozigote potrebbe essere più resistente ai disturbi del metabolismo salino causati dalla diarrea infantile (Quinton, 1982). Poiché uno dei sintomi principali della fibrosi cistica è una forte perdita di cloruro di sodio, si pensa che tale gene sia coinvolto nell'assorbimento e nell'eliminazione dei cloruri. La malattia potrebbe aver avuto origine almeno 10000 anni fa, essendo comune fra tutti gli europei e forse fra altri caucasoidi. Vi è un allele mutante molto frequente (che comporta la delezione di tre nucleotidi, quindi di un amminoacido), il quale raggiunge all'incirca il 70% di tutti i mutanti conosciuti che determinano la malattia: nella figura 2.14.10 è riportata la sua distribuzione in Europa. Benché conosciuta con meno precisione, in Europa la frequenza della malattia alla nascita corrisponde, in media, a 1 su 2000 nati, con variazioni non indifferenti da paese a paese; si ricordi, comunque, che non è sempre facile stimare con precisione la frequenza di una malattia genetica.

Dati recenti indicano che, in un campione piuttosto piccolo di Baschi, la frequenza relativa dell'allele più comune della fibrosi cistica (ΔF-508) è particolarmente elevata (fig. 2.14.10). La diffusione geografica di tale allele è molto simile alla prima mappa sintetica dell'Europa, quindi a quella del patrimonio genetico europeo nel Mesolitico (pre-Neolitico). Si potrebbe concludere che l'allele della fibrosi cistica più comune in Europa sarebbe più antico dell'espansione dell'agricoltura, e che dovette essere particolarmente frequente tra gli uomini del Mesolitico, mentre la maggior parte degli altri alleli proverrebbe dal Medio Oriente o avrebbe avuto origine in Europa dopo l'espansione neolitica. Tale suggerimento è stato recentemente reso più solido da uno studio sulla variabilità di alcuni microsatelliti concatenati alla mutazione (Morral e coll., 1994).

Molti dei polimorfismi che conferiscono resistenza alla malaria e ad altre malattie potrebbero essere relativamente recenti; tuttavia, poiché la maggior parte degli alleli polimorfici descritti nei paragrafi 2.10 e 2.13 si trova all'incirca in tutti i continenti, essi dovrebbero aver avuto origine prima dell'espansione dell'u.a.m. Solo pochi di questi alleli sono stati studiati a livello del DNA, e perciò è impossibile dire se dietro allo stesso allele si nascondano mutazioni diverse. Tuttavia, i 100 marcatori RFLP studiati nel paragrafo 2.4, la maggior parte dei quali è presente in tutti i continenti (eccettuata l'America, dove tali polimorfismi non sono ancora stati studiati), hanno avuto probabilmente un'origine mutazionale unica. Vi è motivo di supporre che la maggioranza dei polimorfismi umani sia molto più antica della data dell'espansione dall'Africa: teoricamente, in assenza di selezione, l'età media dei polimorfismi è paragonabile a quella della specie. Le stime fanno ascendere a 700 000 anni il tempo medio di comparsa dell'allele mutante degli RFLP umani biallelici (Mountain e coll., non pubblicato).

2.15 BREVE RIASSUNTO DELL'EVOLUZIONE UMANA

L'analisi degli alberi filogenetici ha impiegato dati diversi: polimorfismi nucleari analizzati mediante elettroforesi o con tecniche immunologiche, polimorfismi dei frammenti di restrizione di geni nucleari, DNA mitocondriale. Tutti i metodi mettono in evidenza come tra africani e non africani vi siano differenze genetiche maggiori di quelle che si osservano fra altri gruppi umani, fornendo anche informazioni sulle date di tale differenziazione che sono in accordo con l'interpretazione dell'origine africana dell'uomo moderno e della sua successiva espansione verso il resto del mondo circa 100 000 anni fa. Tale interpretazione si fonda sull'ipotesi che il tasso evolutivo sia ragionevolmente costante. Ulteriore elemento che avvalora l'interpretazione è la considerazione che i tassi evolutivi dei polimorfismi dei geni nucleari e quelli del DNA mitocondriale sono diversi: mentre i primi sono determinati soprattutto dalle differenze tra le frequenze geniche che distinguono due popolazioni, i secondi sono determinati dal numero di mutazioni che separano due individui. I due insiemi di dati suggeriscono tempi diversi per la biforcazione tra africani e non africani: rispettivamente dell'ordine di 100 000 e 200 000 anni. Dato il modo in cui sono state ottenute queste datazioni, era prevedibile che si riscontrasse una differenza, e che la seconda data risultasse maggiore della prima, di una quantità che non è stata determinata (ma che forse si potrebbe stimare in base a considerazioni teoriche). Tutto sommato, vi è un accordo sostanziale tra gli alberi filogenetici ottenuti con l'mtDNA e quelli relativi ai marcatori nucleari, che offrono maggiori dettagli. È opportuno ricordare che, chiamando «Eva» l'antenato mitocondriale, si è creata la falsa convinzione che sia esistito un tempo in cui viveva una sola donna.

Riguardo al problema del luogo di origine dell'u.a.m., gli archeologi sono divisi. Un certo numero di paleoantropologi crede che l'uomo moderno abbia avuto origine in Africa, da dove, a partire da 100 000 anni fa circa, si sarebbe diffuso nel resto del mondo: ciò è in accordo con i dati genetici. Altri preferiscono non esprimere opinioni in merito; altri ancora credono che l'evoluzione di *Homo sapiens*, e forse anche quella del suo predecessore *H. erectus*, abbiano avuto un andamento parallelo in tutto il Vecchio Mondo, senza alcuna espansione dall'Africa. Al momento, i dati relativi all'mtDNA sono i più utili per respingere tale ipotesi, dato che l'origine dei tipi di mtDNA oggi esistenti in Asia è più recente di quanto l'ipotesi medesima comporterebbe.

Tuttavia, non è ancora possibile escludere del tutto una partecipazione parziale di *H. sapiens* arcaico dal Vecchio Mondo; nuovi dati e nuovi metodi di analisi potranno essere d'aiuto in questo senso. Considerando il limitato scambio genetico che poteva essersi verificato in precedenza, è molto difficile concepire un'evoluzione parallela in un'estensione così vasta di territorio. La capacità del genere umano di espandersi rapidamente su gran parte della superficie terrestre si accorda di più con l'idea di espansioni specifiche che muovano da un'area di origine limitata. Queste devono essere state determinate da alcuni vantaggi importanti, di ordine biologico e culturale. Non è difficile accettare l'idea che il possesso di una maggiore abilità di comunicazione linguistica abbia influenzato molto l'espansione dell'uomo moderno: è probabile che tale aumentata capacità di comunicazione sia stata utilissima nel favorire le esplorazioni e i viaggi verso terre sconosciute. Altri miglioramenti tecnologici possono avere incoraggiato una tendenza all'espansione. Benché si sia recentemente scoperto che l'uomo moderno viveva fuori dall'Africa (nel Medio Oriente) circa 100 000 anni fa, sia in Africa sia nel Medio Oriente gli uomini di quel periodo erano molto simili ai moderni dal punto di vista biologico, ma molto meno evoluti dal punto di vista culturale, rispetto al momento in cui ebbe inizio l'espansione reale, 50 000 o 60 000 anni dopo. Nel frattempo possono essersi verificati molti eventi, in termini di maturazione culturale e forse di spostamenti nelle due direzioni tra l'Africa e l'Asia occidentale. Poiché in Medio Oriente si sono trovati reperti di Neandertal successivi alla prima comparsa dell'uomo moderno nelle stesse aree, è stato ipotizzato che esso abbia guadagnato, o riguadagnato, il territorio perso in precedenza. Il periodo compreso tra 100 000 e 50 000 anni fa (o forse, più esattamente, tra 90 000 e 60 000 anni fa) è per ora un intervallo «buio» dal punto di vista della documentazione paleoantropologica, soprattutto in Asia e Africa; speriamo che nuove scoperte possano farvi luce. Le conoscenze attuali indicano che alla fine del periodo buio l'uomo moderno, in possesso di una nuova tecnologia litica, cominciò a espandersi raggiungendo l'Europa, l'Australia e la Nuova Guinea, e poi l'America: è difficile affermare con precisione se vi sia stata una mescolanza parziale o una sostituzione completa degli abitanti precedenti, per esempio i Neandertal in Europa e *Homo sapiens* arcaico in Asia orientale.

Da quel momento in poi, le differenze linguistiche e culturali aumentarono molto. Le principali famiglie linguistiche si originarono, probabilmente, meno di 50000 anni fa: la maggior parte di esse è sorta tra 25000 e 5000 anni fa. La datazione genetica delle famiglie linguistiche può essere soltanto approssimativa, ma comunque essa è in accordo con le convinzioni di alcuni linguisti. Inoltre i reperti archeologici ci mostrano un aumento della differenziazione, probabilmente parallela a quella delle lingue.

Rimane irrisolto un problema: attraverso quale via fu raggiunto l'Oriente? Le differenze tra Asia orientale e Asia sudorientale rendono ragionevole l'ipotesi di due vie: una attraverso l'Asia centrale e una attraverso l'Asia meridionale. Oggi, tuttavia, le prove che ne testimoniano l'esistenza (fig. 2.15.1) sono scarse, se non inesistenti. L'occupazione dell'Australia e della Nuova Guinea fu certo l'evento di maggior successo della via meridionale, ma alla fine portò a un cul-de-sac evolutivo, perché con l'alzarsi del livello del mare, nel periodo successivo all'ultima glaciazione, aumentò la separazione tra Oceania e Asia sudorientale. Solo con lo sviluppo di nuove abilità nautiche (5000÷6000 anni fa) le vie del Pacifico cominciarono a essere usate sempre di più dai popoli dell'Asia sudorientale, che erano anche buoni agricoltori. Negli ultimi 3000÷3500 anni ebbe inizio l'espansione che portò alla colonizzazione della Polinesia, originatasi molto probabilmente in una zona specifica dell'Asia sudorientale.

Questa analisi presenta due punti deboli, che richiederanno un approfondimento. Uno è la brevità della ramificazione che lega i caucasoidi – in particolare gli europei – all'albero filogenetico. Un'ipotesi suggerisce che essi abbiano avuto origine da una mescolanza tra gli antenati dei loro vicini geografici sudoccidentali e nordorientali (africani e orientali), tra i cui discendenti si collocano gli europei. Non si possono escludere del tutto altre ipotesi: particolarmente serio è il possibile errore dovuto al fatto che quasi tutti i polimorfismi genetici conosciuti sono stati identificati negli europei: sarebbe importante eliminare tale fonte di errore sistematico, soprattutto nelle future raccolte di dati. Un altro dubbio riguarda le relazioni tra i Papua + gli australiani e gli abitanti dell'Asia sudorientale e di quella nordorientale: i nostri risultati non hanno risolto tale problema in modo inequivocabile. Sembra probabile che l'incertezza nasca dalla scarsa conoscenza dell'Asia sudorientale: questa potrebbe essere eterogenea, comprendendo alcune popolazioni con una significativa componente genetica in comune con gli orientali settentrionali, e altre con i popoli dell'Oceania. L'eterogeneità potrebbe essere dovuta in parte ad antiche mescolanze: la freccia degli orientali settentrionali che punta verso sud nella figura 2.15.1 riflette tali considerazioni. Tra gli orientali settentrionali e quelli meridionali si notano alcune innegabili somiglianze fisiche, che ci inducono a domandarci se abbiano in comune più di quanto risulti dagli alberi considerati nei paragrafi 2.3 e 2.4. In altre pa-

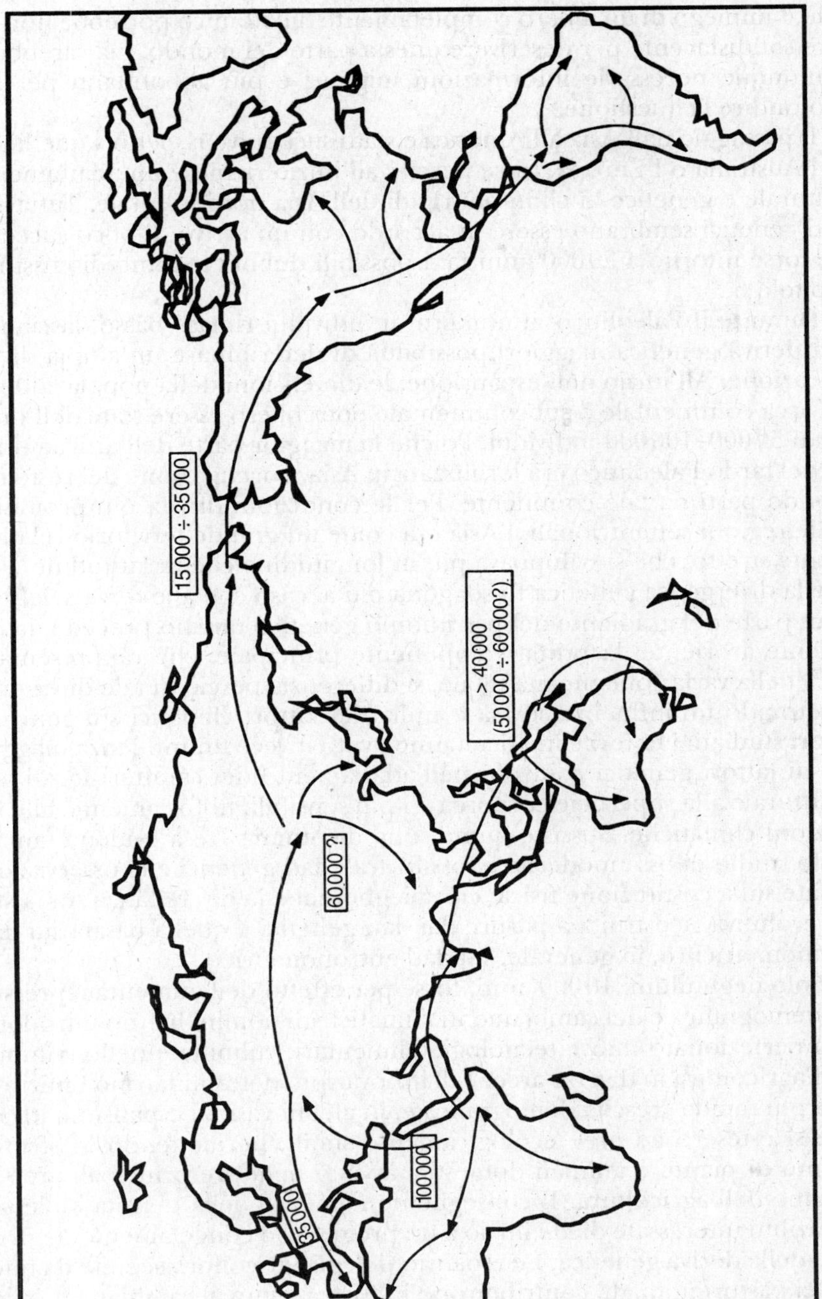

Fig. 2.15.1 Storia e vie di espansione probabili dell'uomo anatomicamente moderno negli ultimi 100 000 anni.

role, l'impiego di un albero completamente dicotomico potrebbe non essere soddisfacente per descrivere questa parte del mondo, ma sarebbero comunque necessarie informazioni migliori e più abbondanti per approfondire la questione.

Il passaggio dall'Asia all'America è stato successivo rispetto a quelli verso l'Australia o l'Europa, forse perché all'inizio richiese un adattamento culturale e genetico ai climi più rigidi dell'Asia nordorientale. Tuttavia i dati genetici sembrano essere in accordo con un arrivo di poco successivo, forse intorno a 30 000 anni fa: i possibili dubbi verranno discussi nel capitolo 6.

Durante il Paleolitico, il numero di individui rimase basso, lasciando alla deriva genetica maggiori possibilità di determinare un'ampia diversificazione. All'inizio dell'espansione, le dimensioni della popolazione di un'area continentale o subcontinentale potrebbero essere state dell'ordine di 50 000÷100 000 individui. Poiché la maggior parte dell'attività umana del tardo Paleolitico era localizzata in Asia, l'occupazione del resto del mondo partì da tale continente. Per le condizioni di vita più proibitive nelle regioni settentrionali, l'Asia era come un grande territorio relativamente stretto, che si sviluppava più in longitudine che in latitudine. Poiché la divergenza genetica fu soggetta più al caso che alle forze selettive, gran parte del gradiente del patrimonio genetico umano procede da occidente a oriente: la prima componente principale, che rappresenta il 35% della variazione umana totale, si differenzia perciò in tale direzione, mostrando un'influenza scarsa o nulla dei fattori climatici sui geni nucleari studiati; i fattori climatici hanno avuto invece un'influenza maggiore sui fattori genetici coinvolti nell'adattamento dei caratteri legati alla struttura e alla superficie corporea – i più sensibili, notoriamente, alle variazioni climatiche. Sussiste quindi una dicotomia (resa evidente anche dallo studio di ossa moderne e fossili) tra i dati genetici e le osservazioni basate sulla costituzione fisica: ciò spiegherebbe la discrepanza tra la storia evolutiva ricostruita a partire dai dati genetici e quella basata sui dati craniometrici (o, in generale, sui dati antropometrici).

Solo negli ultimi 10 000 anni, forse per effetto dell'aumentata pressione demografica e dei cambiamenti climatici, gli uomini hanno introdotto e/o perfezionato nuove tecnologie alimentari, culminate nello sviluppo dell'agricoltura in diverse aree. Tali innovazioni determinarono l'inizio di una più rapida crescita demografica e, in alcuni casi, di espansioni locali, che si estesero ad aree ecologicamente simili, permettendo lo sfruttamento di piante e animali domestici avviato nelle tre principali aree di origine dell'agricoltura. Il conseguente aumento della densità delle popolazioni interessate diede inizio a un progressivo congelamento degli effetti della deriva genetica. Le espansioni degli agricoltori, seguite da quelle dei pastori nomadi, contribuirono in forte misura al cambiamento della geografia dei geni. Rimaneva possibile, tuttavia, la sopravvivenza di molte differenze locali, in particolare negli isolati genetici, alcuni dei quali sono stati da noi ampiamente esaminati.

Una tra le conclusioni principali della nostra analisi è che l'evoluzione linguistica e quella genetica sono strettamente correlate. In questo capi-

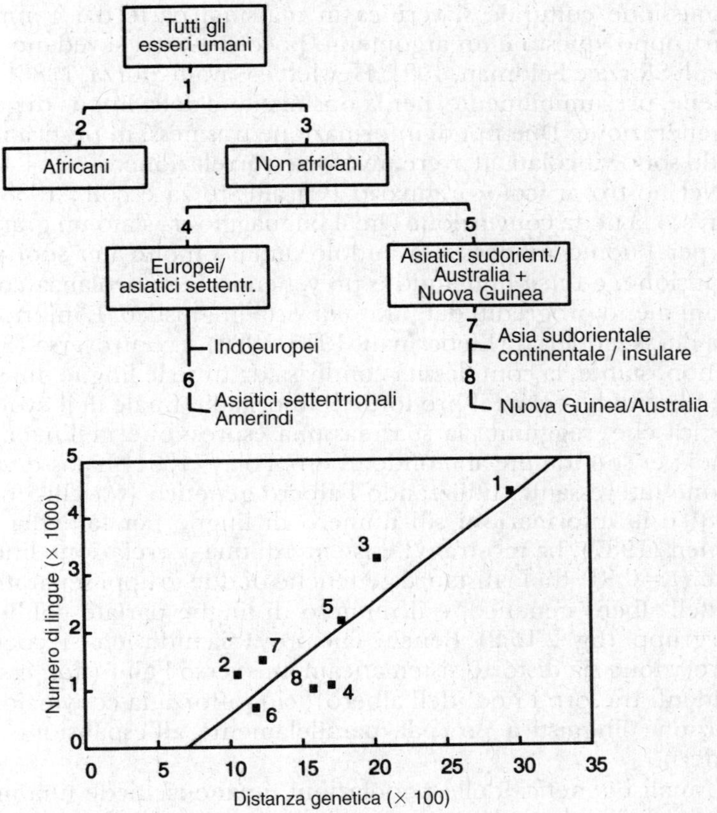

Fig. 2.15.2 Secondo Foley (1991), vi è una forte correlazione tra variabilità genetica umana e gruppi linguistici: i geni e le lingue possono divergere in modo simile. Se si riportano su un grafico la diversità genetica riscontrata in ciascuno dei successivi raggruppamenti principali delle popolazioni umane viventi (in alto) e il numero di lingue parlate in tali raggruppamenti, si ottiene una forte relazione lineare (in basso).

tolo abbiamo descritto la relazione a livello globale; inoltre, diversi studi riguardanti regioni o popolazioni specifiche da noi analizzate nei capitoli seguenti hanno portato a risultati simili. Il motivo principale di tale correlazione consiste nel fatto che l'evoluzione di entrambi i cambiamenti dipende dagli stessi fattori storici e geografici. Si è visto che non è improbabile trovare discrepanze, poiché in certe condizioni i geni – e anche le lingue – possono essere sostituiti, in parte o del tutto. Forse nella storia recente è più probabile la sostituzione linguistica, di cui vi sono esempi ben conosciuti. Anche considerando la somiglianza tra i principali meccanismi di trasmissione, appare quasi necessaria l'esistenza di una relazione tra evoluzione genetica e linguistica (e, più in generale, tra evoluzione genetica e certi tipi di evoluzione culturale di cui quella linguistica è un esempio chiave). È evidente che i geni vengono trasmessi dai genitori ai figli; nelle società tradizionali, soprattutto in assenza di scuole, anche la trasmissione culturale si verifica in massima parte dai genitori ai figli (purtroppo, questo è un argomento poco studiato; si vedano comunque Cavalli-Sforza e Feldman, 1981; Hewlett e Cavalli-Sforza, 1986), così come avviene, presumibilmente, per la trasmissione della lingua di generazione in generazione. Due tipi di informazione trasmessi in pratica nello stesso modo sono vincolati ad avere una forte correlazione.

Nel nostro articolo originario (Cavalli-Sforza e coll., 1988) abbiamo espresso la netta convinzione che il linguaggio sia stato un grande vantaggio per l'uomo moderno, avendolo aiutato molto nei suoi processi di espansione, e forse limitando o prevenendo la mescolanza con altri tipi umani meno progrediti dal punto di vista linguistico. L'inferiorità linguistica dei Neandertal (Lieberman, 1975, 1989) è controversa (Falk, 1975); ciò nonostante, la complessità condivisa da tutte le lingue umane esistenti sembrerebbe essere il prodotto di uno stadio finale dell'evoluzione linguistica che, raggiunta la sua massima espressione nell'u.a.m., si diffuse poi per suo tramite al mondo intero. Foley (1991) ha osservato una relazione interessante: utilizzando l'albero genetico (Cavalli-Sforza e coll., 1988) e le informazioni sul numero di lingue per famiglia fornite da Ruhlen (1987), ha mostrato l'esistenza di una correlazione lineare molto forte ($r = 0,91$) tra le distanze genetiche di due gruppi separati da un nodo dell'albero genetico, e il numero di lingue parlate dall'insieme dei due gruppi (fig. 2.15.2). Benché tale prova sia indiretta e il coefficiente di correlazione sia distorto sistematicamente verso l'alto (non essendo indipendenti tra loro i nodi dell'albero), ciò rafforza la convinzione che l'evoluzione linguistica proceda parallelamente all'espansione dell'uomo moderno.

L'analisi genetica delle popolazioni umane richiede una massa enorme di informazioni; purtroppo, solo in rari casi la raccolta è stata organizzata in maniera efficiente, e perciò l'insieme di dati disponibili è il risultato di migliaia di campionamenti e di analisi di campioni di sangue più o meno casuali. Requisito essenziale per un'analisi accurata è lo studio di un gran numero di geni – gli stessi in tutte le popolazioni in esame. Di recente vi è stato un progresso sostanziale delle tecniche di analisi, accompagnato però da un aumento dei loro costi. Il numero delle popolazioni che potrebbero aiutarci a far luce sulla storia passata dell'umanità va restringendosi progressivamente: forse soltanto ancora per dieci o venti anni potremo avere accesso a tali popolazioni. Poiché dal punto di vista della storia genetica siamo una specie a rischio, è essenziale evitare ritardi nel compiere le scelte necessarie per preservare questa importante fonte di conoscenza di noi stessi.

3
AFRICA

3.1 GEOGRAFIA E AMBIENTE

L'Africa, il secondo continente per estensione, occupa il 20% del totale delle terre emerse e ospita circa il 10% della popolazione mondiale, di cui quasi la metà è concentrata nei cinque paesi più popolosi: Nigeria, Egitto, Etiopia, Zaire e Repubblica Sudafricana. Il clima varia da un'aridità estrema a un'estrema umidità; l'area umida è concentrata nelle pianure, all'incirca 5 gradi di latitudine a nord e a sud dell'equatore, dove le precipitazioni sono abbondanti e le differenze di temperatura minime (si veda la tab. 3.1.1). Tale area è coperta da una foresta pluviale tropicale, la cui estensione negli ultimi 5000 anni è stata molto maggiore di quella attuale; se ne trovano resti nella costa settentrionale del golfo di Guinea e in alcune zone perlopiù montuose. Con l'aumentare della distanza dall'equatore, l'umidità diminuisce gradualmente e la vegetazione cambia: a nord e a sud della cintura di foreste si trovano boschi o savane boschive, con alberi decidui che perdono le foglie durante le stagioni secche. Nelle zone meno umide la savana, o prateria boscosa, presenta meno alberi e un'alternanza di stagioni secche e umide. Il confine tra foresta e savana di solito è netto, ma si può trovare un'area a mosaico di savana-foresta. Via via che le precipitazioni diminuiscono, si fa prevalente una vegetazione costituita da arbusti spinosi, con alberi xerofiti come acacia e baobab; con l'ulteriore inaridirsi del clima, la vegetazione si tramuta in macchia subdesertica e infine in deserto. I due deserti principali sono localizzati quasi simmetricamente rispetto all'equatore: a nord il Sahara, il più grande deserto del mondo, che occupa un quarto della superficie dell'Africa (i pochi abitanti sono concentrati nelle oasi principali); a sud il Kalahari, situato in Namibia e Botswana. Meno esteso è il deserto somalo, nell'Africa orientale.

La figura 3.1.1 mostra la distribuzione della flora africana, determinata dal clima, mentre la tabella 3.1.1 riassume i dati relativi alle zone climatiche principali.

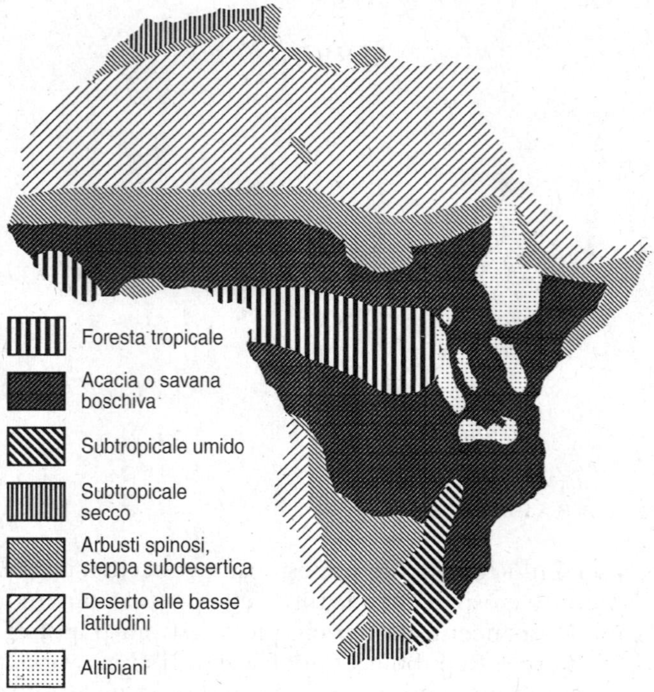

Fig. 3.1.1 Distribuzione della flora africana.

Si incontrano condizioni climatiche molto favorevoli nella valle del Nilo, che scorre dalle sorgenti nel lago Vittoria e in Etiopia fino al Mediterraneo, nonché in una stretta fascia costiera lungo il Mediterraneo e nei pressi di Città del Capo: nella figura 3.1.1 questo clima viene definito «subtropicale secco», in contrasto con quello «subtropicale umido» caratteristico della parte orientale dell'Africa meridionale. Sugli altipiani il clima è più freddo rispetto a zone situate alla stessa latitudine ma ad altitudine inferiore mentre le precipitazioni variano da luogo a luogo.

I deserti africani sono omogeneamente caldi e aridi, tranne alcune oasi e il lago Ciad, ampio e poco profondo, che fino a poche migliaia di anni fa occupava un'area molto maggiore. Il fiume Okavango, che nasce in Angola, va a formare nel Kalahari, in Botswana, un delta paludoso, generando una regione umida in mezzo al deserto.

Immediatamente a sud del Sahara vi è una striscia di terra dal clima secco che si estende quasi ininterrotta dall'Oceano Atlantico al Mar Rosso: tale regione è definita Sudan, ma il paese omonimo ne occupa soltanto l'estremità orientale. A occidente, la stretta e arida striscia di terra a sud del Sahara, che costituisce la parte più settentrionale del Sudan, è chiamata Sahel.

Tab. 3.1.1 Schema riassuntivo dei dati relativi alle principali zone climatico-ecologiche africane.

Regione	Posizione geografica	Vegetazione	Clima	Piovosità (cm^3/anno)
Foresta tropicale	Vicino all'equatore: bacino e montagne dello Zaire, costa settentrionale del golfo di Guinea	Copertura di alberi ad alto fusto, più strati densi sottostanti	Caldo e umido	> 120
Boschi (o savana boschiva)	Tra il 5° e il 15° parallelo a nord e a sud della foresta tropicale	Alberi decidui nella stagione secca	Molto caldo, con stagioni variabili	90÷140
Prateria boscosa (savana di acacie)	Fasce tra foresta e deserti	Alberi occasionali di piccole dimensioni, erba alta perenne	Tropicale umido e secco	50÷76
Arbusti spinosi	Zone dell'Africa orientale, dal Sudan al Botswana	Meno erba, alberi xerofiti e spinosi	Come sopra, ma più secco	30÷50
Steppa subdesertica	Confine meridionale del Sahara, maggior parte dell'Africa sudoccidentale	Erbe rade, cespugli bassi	Come sopra, ma più secco	12÷30
Vegetazione desertica	Sahara a nord, Kalahari a sud	Vegetazione assente o rara	Molto secco	< 12

3.2 PREISTORIA E STORIA

3.2.a Il Paleolitico

Vi è un ragionevole accordo sull'ipotesi che la prima specie umana, *Homo habilis,* abbia avuto origine in Africa (si veda il cap. 2) da un genere precedente, *Australopithecus,* dal quale derivarono anche altre ramificazioni, estinte poco meno di un milione di anni fa senza lasciare discendenti moderni. Si pensa che *Homo habilis* comparve pressappoco 2,5 milioni di anni fa, dando origine, circa 1,7 milioni di anni fa (Klein, 1989 *a*), a *H. erectus,* che si diffuse verso l'Asia e l'Europa. La nostra specie, *Homo sapiens* ebbe origine da *H. erectus* circa 500 000÷300 000 anni fa, forse in Europa orientale o in Asia occidentale, e si diffuse in Asia, Europa e Africa.

Homo sapiens sapiens (l'uomo anatomicamente moderno, u.a.m.) è una sottospecie di *Homo sapiens* sviluppatasi in seguito. Benché manchi un consenso generale sulle sue origini, un certo numero di prove indica che l'uomo moderno comparve nell'Africa orientale e meridionale circa 100 000 anni fa (Klein, 1989 *a;* Rightmire, 1989). Nella figura 3.2.1 sono riportati i siti archeologici più importanti: sfortunatamente, tutte le datazioni poggiano su basi fragili e il materiale è scarso. Alcuni dei ritrovamenti presumibilmente più antichi (Omo, Broken Hill) in realtà potrebbero essere intermedi, costituendo così una transizione dal tipo più antico, *H. sapiens* arcaico; anche il reperto di Laetoli, in Tanzania, datato cir-

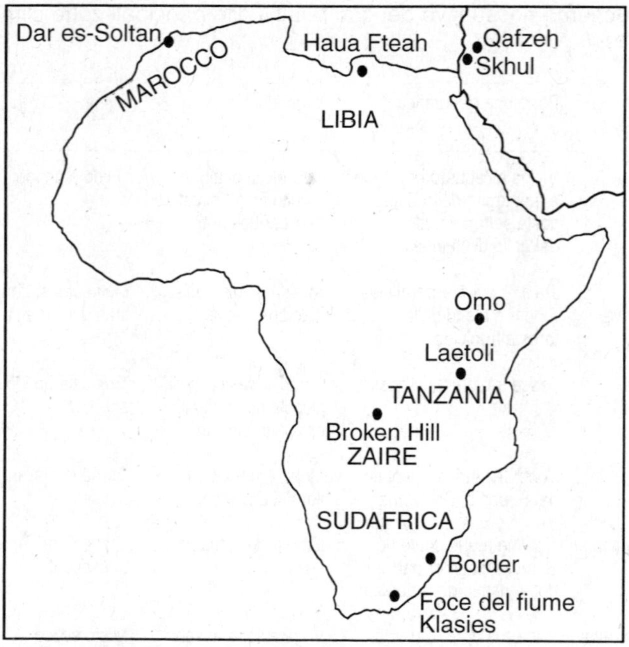

Fig. 3.2.1 Principali siti archeologici che interessano l'origine dell'uomo moderno.

ca 120 000 anni fa, pur essendo simile all'uomo moderno, non si può considerare del tutto moderno. I principali ritrovamenti moderni, provenienti dal sito di Border e dalla foce del fiume Klasies (Sudafrica), sono datati rispettivamente 100 000 e 110 000 anni fa al massimo, con margini di errore ampi e non facilmente stimabili (il problema è stato analizzato nel par. 2.1). La distanza genetica tra africani e non africani indica che la separazione evolutiva tra i due gruppi è la più antica per quanto riguarda l'uomo moderno, ma da sola non può sostenere l'ipotesi di un'origine geografica dell'u.a.m. in Africa piuttosto che in Asia occidentale: infatti, a parità di altre condizioni, i dati genetici possono indicare sia una migrazione verso l'Africa di un gruppo separatosi da una popolazione in origine localizzata nell'Asia occidentale, sia l'inverso. È più probabile che la risposta venga fornita da informazioni di tipo archeologico, quali, per esempio: «Non solo le industrie africane del Mesolitico hanno un inizio sicuramente anteriore, ma presentano anche prove consistenti di una tecnologia più evoluta (lame, forme geometriche, tecniche di caccia e pesca)» (Tattersall e coll., 1988). Tali industrie di tipo più avanzato sono tuttavia associate non solo all'uomo moderno, ma anche ai tipi più arcaici.

È stata sollevata la questione se sussistano somiglianze tra i primi esemplari di uomo moderno e gli individui oggi viventi in Africa. Confronti attuati indipendentemente tra i dati craniometrici dei primi esseri umani moderni sudafricani e quelli degli attuali Khoisanidi e Bantu che vivono in Sudafrica hanno dato risultati contraddittori (Howells, 1989; Rightmire, 1989; si veda anche il par. 2.1). Sembra molto improbabile che più di 100 000 anni fa si potesse distinguere la differenza che oggi si osserva tra i moderni Khoisanidi e i Bantu, o che i cambiamenti avvenuti da quella data siano così scarsi da permettere un confronto significativo tra crani antichi e crani moderni. L'incertezza che si riscontra nelle conclusioni dei diversi autori potrebbe significare semplicemente che tra i primi uomini moderni non esisteva tale distinzione, generatasi in seguito. Si è anche osservato che la raccolta di crani khoisanidi moderni usata per questi confronti ne contiene molti che non sono davvero rappresentativi o attendibili (Morris, 1986).

Forse durante il periodo dello sviluppo di *H. s. sapiens*, nell'estremo Nord dell'Africa erano presenti i Neandertal (Haua Fteah; si veda la fig. 3.2.1). Nella tarda Età della Pietra (35 000÷8 000 anni fa), in base ai resti fossili si riconoscono in Africa tre gruppi umani principali (Phillipson, 1982).

1) Un gruppo è ancestrale rispetto ai Khoisanidi (Boscimani e Ottentotti), che oggi vivono quasi esclusivamente nell'Africa meridionale, mentre un tempo occupavano un'area più ampia (che comprendeva probabilmente l'Africa orientale e forse anche il Sudan e l'Egitto), trovandosi quindi sulla via di accesso all'Asia occidentale, come si analizzerà più avanti. Secondo alcuni autori, i resti fossili indicherebbero che i Khoisanidi vivevano in quelle zone almeno 10 000 anni fa, e forse anche prima (fig. 3.2.2). È da notare, tuttavia, che alcuni autori (A.G. Morris, comunicazione personale) hanno espresso disaccordo sull'identificazione di resti khoisanidi in Etiopia e in Egitto. Il problema delle origini dei Khoisanidi sarà analizzato nel paragrafo 3.7.

2) Un secondo gruppo, che presenta caratteristiche scheletriche negroidi, si trova in Africa occidentale, ed è probabilmente ancestrale rispetto a tutti i gruppi negroidi che vivono oggi nella foresta tropicale e nella maggior parte dell'Africa orientale e meridionale. Purtroppo il suolo della foresta tropicale, e in particolare il bacino del fiume Zaire, non favorisce la conservazione dei fossili, e perciò in questa importante area non si sono trovati resti umani. Nel primo Paleolitico le aree forestali erano disabitate (Tattersall e coll., 1988).

3) Nell'Africa settentrionale vivevano gruppi imparentati con le moderne popolazioni caucasoidi. Nel Maghreb (la parte occidentale dell'Africa settentrionale) tra i 20 000 e i 7500 anni a.C. fiorì una cultura tardo-paleolitica chiamata iberomaurusiana (Camps, 1974), che si diffuse dalla Spagna al Marocco, all'Algeria e alla Tunisia. Si trattava di gruppi di cacciatori – cacciatori di pecore crinite – che vivevano perlopiù entro un raggio di 100 km dalla costa mediterranea. A volte il loro tipo viene chiamato «di Mechta-Afalou»: le analisi degli scheletri indicano che erano del tipo Cro-Magnon, cioè gli stessi u.a.m. trovati nella Francia sudoccidentale e in Spagna.

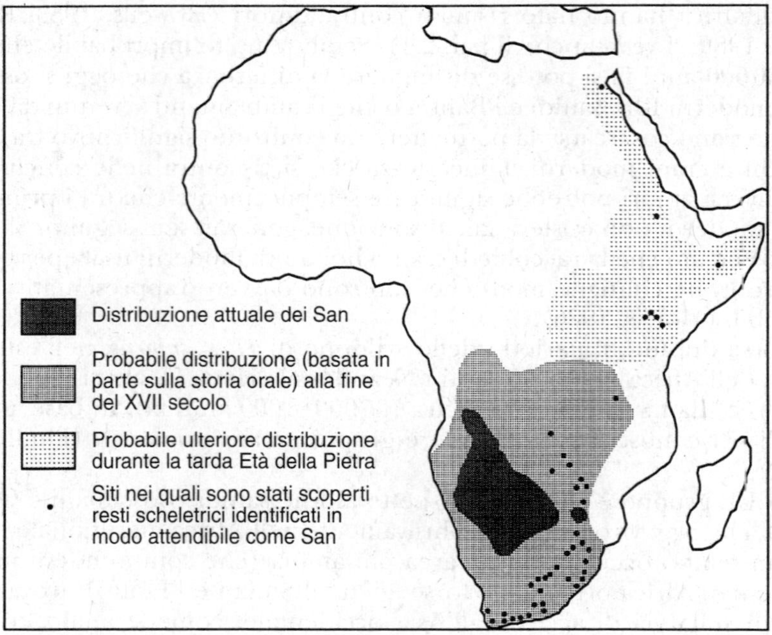

Fig. 3.2.2 Aree dell'Africa probabilmente occupate dai Khoisanidi (Boscimani) attorno a 10 000 anni fa, alla fine del XVII secolo e oggi. Questa illustrazione è stata modificata dalla figura 5.1 riportata in Nurse e coll. (1985), a sua volta modificata da una figura riportata in Tobias (1964).

3.2.b Il Neolitico nell'Africa settentrionale

Alla fine dell'Età della Pietra, con lo sviluppo, in alcune aree, dell'agricoltura, ebbe inizio il Neolitico, che si diffuse lentamente verso altre terre. Il Medio Oriente è l'area di origine dell'agricoltura più vicina all'Africa: da qui, tra il 7500 e il 5000 a.C., la cultura neolitica si diffuse verso l'Egitto. Le nuove varietà di cereali coltivate nel Medio Oriente, farro e orzo, trovarono un suolo fertile nella valle del Nilo; tuttavia la prima cultura agricola conosciuta (el-Fayyūm A) non si sviluppò in questa valle, bensì in un luogo poco lontano. Come era avvenuto altrove, l'introduzione dell'agricoltura era accompagnata dall'allevamento di suini e capre: questa nuova economia di produzione del cibo fu alla base della civiltà egizia, la quale varcò la soglia della storia con l'introduzione della scrittura, circa 3000 anni a.C.

Nel Maghreb, dopo la scomparsa della cultura iberomaurusiana (circa 7500 anni a.C.), si affermò una cultura preneolitica, la cultura capsiana, probabilmente di origine locale, mentre più a oriente, in Libia, comparve una cultura a essa collegata. I Capsiani, cacciatori-raccoglitori e pescatori, consumavano grandi quantità di molluschi, di cui in quei luoghi sono stati trovati caratteristici vivai (*escargotières*, letteralmente «chiocciolai»). Successivamente i Capsiani acquisirono la produzione di ceramiche, l'allevamento di ovini e, in misura minore, di altri animali domestici, mantenendo tuttavia molte caratteristiche del precedente tardo Paleolitico superiore, comprese le industrie locali di utensili in pietra e di altri oggetti artistici ornamentali come gusci di uova di struzzo decorati con pitture di animali.

3.2.c Sviluppo del Neolitico nel Sahara

Verso l'interno, nelle regioni montuose sahariane dell'Algeria meridionale, della Libia e del Ciad settentrionale, una collezione incredibilmente ricca di pitture e incisioni rupestri offre una galleria d'arte unica, che ci permette di ricostruire una serie di sviluppi locali a iniziare dal tardo Paleolitico. Sebbene sia stata datata solo in pochi casi, l'arte rupestre può essere in parte ordinata secondo una sequenza temporale (Smith, 1982).

1) La prima fase, chiamata «della grande fauna selvatica», o fase del *Bubalus antiquus* (dal nome del bufalo gigante), caratterizzata soprattutto da incisioni rupestri, è un periodo di cacciatori: una di queste incisioni è stata datata 9000÷8000 anni a.C. (Mori, 1974). È chiaro che a quel tempo il clima non era arido; in effetti, attorno al 7000 a.C. il Sahara attraversò una fase di massima umidità.

2) Segue, in alcune parti del Sahara, un periodo caratterizzato da pitture e incisioni di grandi mammiferi selvatici e di numerose figure umane con teste rotonde prive di volto, chiamato periodo «delle teste rotonde».

3) Lo stile successivo, forse quello di maggior pregio artistico, è stato chiamato «bovidiano» per la frequenza con cui nelle pitture compaiono bovidi, chiaramente addomesticati: infatti, alcuni degli animali raffigurati presentano mantelli di due o tre colori, mai osservati allo stato selvatico. Le prime pitture bovidiane risalgono a 3500 anni a.C., ma è probabile che la domesticazione sia precedente. Vi sono raffigurati individui talvolta di tipo caucasoide, talvolta di tipo negroide: questi ultimi ricordano molto, sia morfologicamente sia culturalmente, un gruppo moderno di pastori nomadi chiamati Fulbe (o Fulani o Ful), che oggi vive nell'Africa occidentale subsahariana. I bovidi potrebbero essere stati addomesticati in loco, forse già 7000 anni fa, oppure potrebbero essere arrivati dal Medio Oriente. Sono rare le tracce di piante coltivate.

Attorno al 1000 a.C., il progressivo inaridirsi del clima costrinse le popolazioni bovidiane a spostarsi a sud, verso le savane della fascia sudanese, portando con sé gli animali e le tradizioni pastorali: molto probabilmente sono stati gli antenati di numerose tribù di pastori nomadi che oggi vivono nell'Africa occidentale, centrosettentrionale, orientale e forse meridionale.

4) Durante la fase bovidiana ebbe inizio l'inaridimento del Sahara, che ridusse la regione allo stato desertico. Poco prima del 1000 a.C., nelle pitture rupestri i bovidi furono sostituiti da un animale più resistente al caldo secco, il cavallo, importato dal Medio Oriente o dalla Grecia, che veniva impiegato per tirare i carri. Questi popoli, gli Equidiani, erano caucasoidi. Nel VI secolo a.C., tra le genti che vivevano in Libia, Erodoto de-

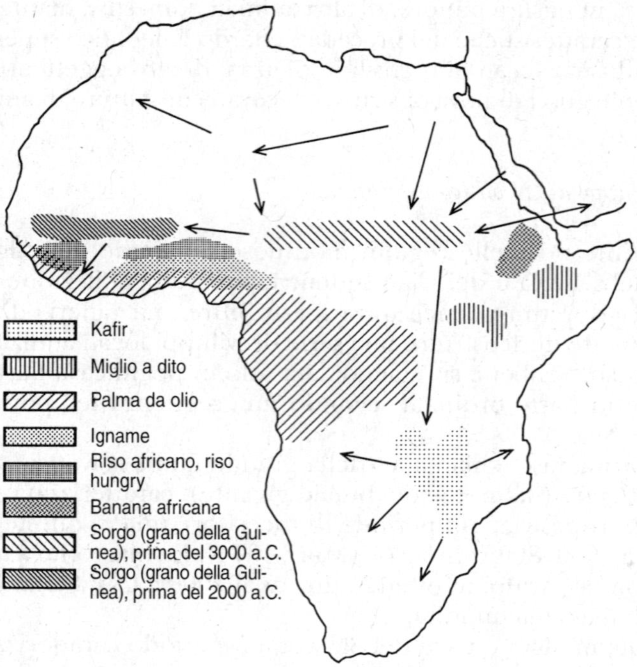

Fig. 3.2.3 Sviluppo del Neolitico in Africa: piante locali coltivate. Mappa ricostruita utilizzando informazioni provenienti principalmente da Shaw (1980).

scriveva i Garamanti, che guidavano carri tirati da cavalli, usati probabilmente a scopo bellico e per la cattura di schiavi. Poiché neanche il cavallo fu in grado di sopportare il clima sempre più arido del Sahara, nel primo millennio a.C. fu sostituito dal cammello, importato in Egitto dall'Asia verso il 1600 a.C.

3.2.d Sviluppo del Neolitico a sud del Sahara

Anche se i cereali provenienti dal Medio Oriente probabilmente non si diffusero oltre l'Egitto, pure nello stesso periodo in Sudan e in Etiopia ebbe inizio uno sviluppo locale dell'agricoltura. I cereali di quel tipo non crescevano nel clima subsahariano, mentre la presenza della mosca tse-tse rendeva impossibile la sopravvivenza del bestiame nelle aree umide. Forse intorno al 4000 a.C., con molta probabilità in zone diverse del Sahel, furono rese coltivabili numerose piante locali (fig. 3.2.3), la più importante delle quali è il sorgo o grano della Guinea; seguono per diffusione il miglio a dito e il miglio perlato o egiziano (*Penicillaria spicata*); inoltre, il fagiolo dall'occhio (*Vigna sinensis*, una leguminosa), la zucca e il baobab, che facevano parte del «complesso della savana». Il riso africano fu reso coltivabile nell'Africa occidentale, in una qualche regione a sud del Sahel. Nella regione più meridionale e più umida dell'Africa occidentale, l'igname (*Dioscorea rotundata*), altri tuberi e le palme da olio erano gli elementi principali del complesso del «margine della foresta», esito dell'adattamento a un ambiente troppo umido per il complesso della savana. Probabilmente nella foresta tropicale della costa guineana l'igname, che ancora oggi rappresenta uno dei componenti principali della dieta locale, era già noto nel 1700÷1440 a.C., poiché nei siti del Ghana settentrionale risalenti a quel periodo si sono ritrovati raschiatoi in pietra utilizzati per grattugiarlo. La banana africana (*Musa ensete*), che ancora oggi costituisce il cibo principale dei Sidamo, fu resa coltivabile nell'Etiopia sudoccidentale, mentre la banana, il mango, il taro (*Colocasia antiquorum*) e la banana da legume (*Musa paradisiaca*) furono importati successivamente dall'Asia; anche il teff (*Eragrostis abyssinica*, un cereale) fu reso coltivabile in Etiopia.

Pecore e capre potrebbero essere arrivate nell'Africa settentrionale dal Medio Oriente assieme ai bovini, che (come si è visto sopra) forse furono addomesticati in modo indipendente nel Sahara. Tuttavia, quando il Sahara divenne troppo arido, gli animali domestici dovettero ritirarsi a sud, verso il Sudan. Abbiamo prove dell'esistenza di bovini a sud del Sahara, nell'Africa occidentale, prima del 1500 a.C. e in Etiopia prima del 1000 a.C.; i soli animali addomesticati in Africa sono il gatto, la gallina faraona (in Egitto) e l'asino (Shaw, 1980).

3.2.e L'Età dei Metalli e l'espansione bantu

Il rame, disponibile solo in regioni africane colonizzate relativamente tardi, non ebbe un ruolo significativo nello sviluppo delle civiltà africane (tranne che in Egitto). Tuttavia in gran parte del continente abbondano giacimenti di ferro in superficie. La tecnologia per la fusione del ferro, sviluppatasi in Asia occidentale intorno al 1500 a.C., arrivò in Egitto e in Nubia (Sudan settentrionale) relativamente tardi, con l'invasione assira del VII secolo a.C. Il primo centro di fusione del ferro, datato al VI secolo a.C., è stato localizzato a Meroe, nel regno dei Cusciti (o di Kush, dal nome del primogenito di Cam), che si trovava in Nubia, la regione settentrionale dell'attuale repubblica del Sudan. In quel regno dominava una dinastia etiopica che, inizialmente sotto il controllo egizio, nell'VIII secolo a.C. assunse l'egemonia, estendendo il proprio dominio a tutto l'Egitto; infine si ritirò nel Sud, ponendo la capitale a Meroe in Nubia (fig. 3.2.4). Il ferro sostituì rapidamente la pietra, il rame e il bronzo nella fabbricazione di utensili. Da Meroe, la nuova cultura del metallo potrebbe essersi diffusa verso sud, fino a Urewe, importante centro del ferro, e forse anche fino alla Nigeria, dove però la tecnica di fusione ebbe uno sviluppo probabilmente locale.

In Nigeria, il primo grande e ben documentato centro di fusione del ferro è Nok, poco più a nord della confluenza dei fiumi Niger e Benue:

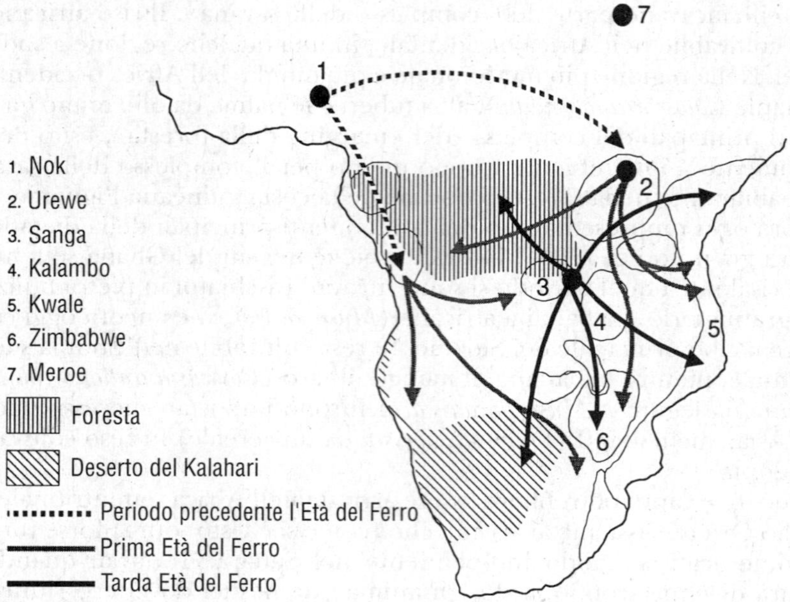

Fig. 3.2.4 Principali centri della fusione del ferro nell'Africa subsahariana ed espansioni bantu. Informazioni tratte da Phillipson (1980); Denbow (1989). Sono state evidenziate alcune importanti aree archeologiche.

qui gli scavi hanno rivelato almeno tredici fornaci per la lavorazione del metallo, datate tra il V e il III secolo a.C. Questa cultura è anche conosciuta per le graziose statuette di terracotta (perlopiù teste umane) rinvenute assieme a utensili in ferro e in pietra.

Urewe, appena sopra il lago Vittoria, è un altro dei primi grandi centri della fusione del ferro, datato tra il 300 a.C. e il 300 d.C. La ceramica, diversa da quella trovata nella prima cultura di Nok, sta a indicare che forse, almeno nella fase iniziale, lo sviluppo dei due centri fu indipendente; anche gli utensili impiegati per la fusione del ferro furono costruiti localmente.

Entrambe le aree – Nok e Urewe – molto probabilmente furono coinvolte nell'origine dell'espansione bantu; nel paragrafo seguente ne verranno analizzate le prove linguistiche. Altre prove, di tipo sia biologico sia archeologico, dimostrano che vi furono importanti espansioni verso l'Africa centrale e meridionale, iniziate *prima* dell'Età del Ferro. Fino a poco tempo fa le informazioni archeologiche erano quasi interamente limitate alle regioni orientali e meridionali del continente, mentre il Camerun, il Gabon, l'Angola, lo Zaire e la Namibia erano documentati da dati scarsi o inesistenti. La situazione oggi sta cambiando: sappiamo che due erano le vie principali di espansione dirette verso sud, quella occidentale e quella orientale; la più antica era probabilmente la via occidentale, prima dell'Età del Ferro. Vansina (1984) ha suggerito che la via occidentale di espansione verso sud fosse più importante di quanto ritenuto in precedenza, poiché già intorno al 1000 a.C. popolazioni di lingua bantu vivevano nella parte occidentale dell'Africa centrale. Recenti ritrovamenti archeologici in Gabon (Digombe e coll., 1988) mostrano che la fusione del ferro in un'area del Gabon sudorientale ricoperta da fitte foreste ebbe inizio intorno al II secolo a.C. A Tchissanga, non lontano dalla foce del fiume Congo (Zaire), si sono rilevate le più antiche datazioni dell'Africa subsahariana (intorno al IV secolo a.C.) relative alla fusione del ferro, dopo quelle di Nigeria e Niger (Denbow, 1989); in tale sito e in altri della medesima area sono state documentate datazioni ancora più antiche (tra il X e il V secolo a.C.), associate a una tecnologia agricola anteriore all'Età del Ferro. Quindi, contrariamente alle ipotesi precedenti, i primi agricoltori bantu potrebbero essere arrivati nell'Africa meridionale attraverso la via occidentale piuttosto che attraverso quella orientale. Nel Kalahari era stato raggiunto un completo sviluppo della pastorizia e della metallurgia già nel 500 d.C., e della coltura estensiva del grano già nell'800 d.C. (Denbow e Wilmsen, 1986).

Il punto di partenza della via orientale si può porre forse nella zona di Urewe: sono oscuri i collegamenti tra i centri di origine della via occidentale (probabilmente in Nigeria e in Camerun) e la via orientale di Urewe, soprattutto per mancanza di adeguate informazioni archeologiche relative alle zone intermedie. Testimonianze linguistiche fanno supporre che tali collegamenti fossero importanti: è probabile che a Urewe gli immigrati bantu siano entrati in contatto anche con culture locali e con altre, forse originarie della zona orientale del Sahara. Da Urewe, nel II secolo d.C., un'espansione verso oriente raggiunse la costa (Phillipson, 1980), avanzando rapidamente verso sud attraverso una stretta fascia costiera; queste genti coltivavano miglio e zucche. Una corrente migratoria sudoccidentale proveniente da Urewe puntò verso lo Zaire meridionale, dove, a sud della foresta, potrebbe essersi collegata con la corrente occidentale, generando forse una terza ondata di espansione. Da qui l'espansione potrebbe aver proseguito verso la parte centrale dell'Africa meridionale, raggiungendo i confini settentrionali dell'attuale Repubblica Sudafricana nel V secolo d.C.

Gli sviluppi avvenuti dopo il V secolo portarono alla differenziazione delle culture locali, che diedero infine origine all'espansione della tarda Età del Ferro, nata forse da un'area ricca di metalli (incluso il rame) tra lo Zaire e lo Zambia. La densità di popolazione aumentò ed emersero sistemi politici centralizzati.

3.2.f I primi stati dell'Africa subsahariana e dell'Etiopia

Probabilmente il primo stato dell'Africa subsahariana ebbe origine in Etiopia. Qui i contatti con l'Egitto e il Sudan erano molto antichi: gli Egizi chiamavano l'Etiopia «terra di Punt» (cioè «di Dio»), poiché vi si trovava una delle sorgenti del Nilo. Vi sono prove di contatti con l'Arabia meridionale nel VI secolo a.C., in particolare con i due Imperi dei Sabei e dei Minei, da cui forse deriva la tradizione etiopica della visita del-

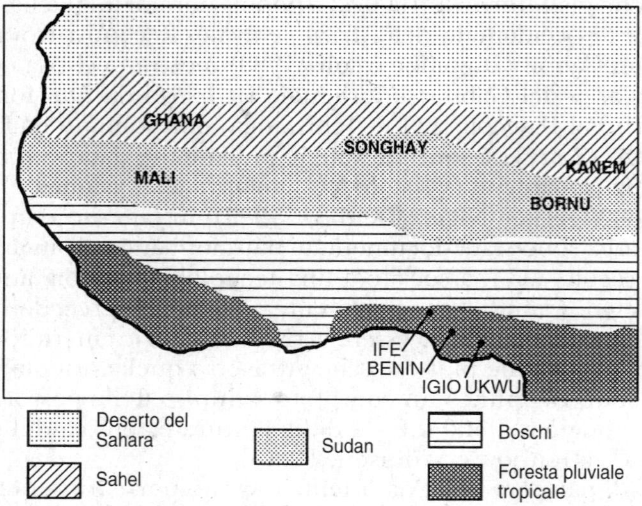

Fig. 3.2.5 I primi stati dell'Africa occidentale. Da Garlake (1980).

la regina di Saba a Salomone (vissuto, peraltro, parecchi secoli prima). Fino al I secolo d.C. nell'Etiopia settentrionale si avvertì profondamente l'influsso dei Sabei: in quel periodo, e forse anche prima, ebbero luogo rilevanti migrazioni. Probabilmente (*Encyclopaedia Britannica*, 1974) la fusione tra gli immigrati provenienti dall'Arabia e gli Etiopi di origine africana (o discendenti da immigrati giunti in precedenza dall'Arabia nell'Etiopia settentrionale) ha dato origine al popolo dell'Impero di Aksum, con centro nell'altopiano del Tigrè. In quel periodo le relazioni politiche tra l'Arabia e l'Etiopia si invertirono, poiché l'Etiopia assunse il controllo degli Imperi dei Sabei e dei Minei (Shinnie, 1978). Nel IV secolo d.C. l'Impero di Aksum si estese all'Arabia meridionale, al territorio dei Begia nel Sudan nordorientale e in zone strategiche dell'Etiopia; il suo declino cominciò nel VII secolo d.C.

Negli ultimi due millenni, in molte altre parti dell'Africa cominciarono a svilupparsi i primi stati. Il più antico conosciuto è il Ghana, nel Sahel occidentale, i cui abitanti erano gli agricoltori mande. Durante il primo millennio, nell'estrema parte occidentale dell'Africa furono edificate molte tombe megalitiche o a tumulo, spesso con magnifici ornamenti. All'inizio di questo millennio, lo Stato del Ghana fu distrutto dagli arabi. Nel Sahel si svilupparono importanti centri di commercio come Timbuctù, Gao e altri, situati lungo le strade carovaniere in Mauritania, Mali, Burkina (Alto Volta) e Niger, spesso sotto forma di città gemelle arabe e africane, separate ma vicine. Il commercio di oro (miniere in Sudan), rame e sale (proveniente dal Sahara) arricchiva quelle terre. A sud del Sahel, non lontano dalla costa, nel II millennio d.C. si svilupparono parecchi stati popolosi: i Regni di Ife (XIII÷XV secolo), di Benin (XIV÷XVIII secolo) e di Igio Ukwu (con origini più antiche, IX secolo). Tutte le capitali erano situate nella parte meridionale della Nigeria (fig. 3.2.5).

L'espansione araba, cominciata subito dopo il 632 d.C. (anno della morte di Maometto), inizialmente fu limitata all'Egitto e alla costa mediterranea dell'Africa, estendendosi al Maghreb con gli Omayyadi, nel VII e VIII secolo (Whitehouse, 1980), e successivamente ancora più a sud, sia verso occidente sia verso oriente. A cominciare dal IX e X secolo, arrivarono nell'Africa orientale i colonizzatori musulmani. Kilwa Kisiwani e Manda (in Tanzania) erano città dell'Africa orientale: la prima, edificata nel XIV secolo, vantava il palazzo più grande dell'Africa subsahariana. Benché il commercio fosse fiorito soprattutto lungo la costa dell'Oceano Indiano, la lingua dei commercianti non era araba ma bantu (swahili). All'inizio di questo millennio, i Beduini africani invasero ripetutamente l'Africa settentrionale.

Si ebbero anche altri contatti con l'Asia, in particolare con le culture di lingua austronesiana provenienti dall'Indonesia, come è rivelato dalla presenza di lingue appartenenti a questa famiglia in Madagascar. Si suppone che l'arrivo degli austronesiani in Madagascar si sia verificato durante l'Età del Ferro, poiché nell'isola non è stato rinvenuto alcun utensile in pietra (Smith, 1982). Durante quel periodo, da un luogo sconosciuto dell'Asia fu importata nell'Africa orientale (probabilmente non dagli Indonesiani) la banana, frutto che influì molto sulla crescita demografica.

Durante il secondo millennio si svilupparono i primi stati anche nell'Africa meridionale. Le rovine più importanti sono quelle di Zimbabwe, la capitale di uno stato shona (XII÷XV secolo): tempo fa si pensava che fosse il risultato della diffusione dell'influenza araba, mentre oggi è chiaro che si trattò di uno dei molti stati organizzati sviluppatisi localmente.

3.2.g *Dimensioni numeriche delle popolazioni*

Durante il Paleolitico superiore, l'Africa era un continente molto popoloso, secondo forse soltanto all'Asia fino al 5000÷4000 a.C., quando essa fu superata dall'Europa. È probabile che la sua popolazione sia cresciuta lentamente fino a raggiungere 50 milioni di abitanti intorno al 1500 d.C.: le parti più densamente abitate del continente africano erano, e sono tuttora, le prime in cui si svilupparono l'agricoltura e l'uso del ferro (soprattutto la Nigeria, l'Uganda e il Kenya). Dal 1500 d.C. in avanti, la crescita rallentò fin quasi ad arrestarsi, a causa della tratta degli schiavi, durata più o meno fino alla fine del XIX secolo nelle Americhe, fino al nostro secolo in Arabia. Complessivamente furono deportati come schiavi più di 10 milioni di individui nelle Americhe e 2,5 milioni in Arabia e in Europa. Il commercio degli schiavi verso le Americhe ha riguardato quasi esclusivamente l'Africa subsahariana occidentale, lo Zaire e l'Angola; quello verso l'Arabia ha coinvolto la Repubblica Centrafricana, il Sudan, il Kenya, la Tanzania e il Mozambico (McEvedy e Jones, 1978).

3.3 LINGUISTICA

Oggi in Africa si parlano circa 1400 lingue, quasi un terzo di tutte le lingue del mondo. Secondo le classificazioni più accettate, proposte da Greenberg (1949-1950, 1954, 1955, 1963), esse appartengono a quattro famiglie principali (si veda Ruhlen, 1987); nella figura 3.3.1 è illustrata la loro distribuzione geografica.

3.3.a Classificazione generale

1) *Khoisan* La famiglia khoisan comprende circa 30 lingue parlate da 120 000 individui, tutte confinate nella regione occidentale del Sudafrica (Boscimani e Ottentotti), a eccezione di due lingue parlate dagli Hadzapi e dai Sandawe, tribù della Tanzania. Le lingue khoisan sono caratterizzate dall'uso dei suoni avulsivi (*click*) come consonanti ordinarie, che non si trovano praticamente in alcun'altra famiglia linguistica: in realtà, tali suoni sono stati presi in prestito dalle tribù bantu del Sudafrica, che in passato vivevano a diretto contatto con il popolo khoisan. Di particolare interesse è la presenza di click dentali nelle popolazioni keniote a nord di Mombasa (Tucker, 1969). Altre informazioni (importanti soprattutto per i motivi che verranno analizzati nel par. 3.7) riguardano i contatti linguistici tra gli Etiopi e le popolazioni di lingua khoisan (Ambrose, 1982); tuttavia, tali interpretazioni sono state criticate (Schepartz, 1988).

Quando i primi agricoltori giunsero nell'Africa meridionale, i Khoisanidi erano cacciatori-raccoglitori. Tra i Khoisan viventi oggi in Sudafrica, i Khoikhoi o Khoin (anche chiamati Ottentotti) sono perlopiù dediti alla pastorizia: si pensa che abbiano appreso l'allevamento del bestiame dai Bantu, già arrivati nella zona 1500 anni fa (Denbow, 1984). La maggioranza dei San, in origine cacciatori-raccoglitori, è oggi acculturata.

2) *Niger-kordofaniano* Il *phylum* niger-kordofaniano comprende il kordofaniano, un ramo linguistico con poche lingue parlato in Sudan, e il ramo molto esteso del niger-congolese, con più di 1000 lingue parlate da circa 180 milioni di individui. Per semplificare la classificazione del complesso *subphylum* niger-congolese, ne elenchiamo le ramificazioni, da occidente a oriente.

a) L'atlantico occidentale è parlato dai Fulbe (o Fulani) e da gruppi loro affini, in origine pastori nomadi del Sahel occidentale, molto probabilmente provenienti dal Sahara; oggi molti di loro sono agricoltori stanziali.

b) Il mande è la lingua della tribù omonima di agricoltori.

c) Il niger-congolese centrosettentrionale comprende i gruppi di lingua kru, gura e adamawa-ubangiana, anch'essi agricoltori; l'adamawa-ubangiano è parlato nell'Africa centrosettentrionale, a nord delle zone di lingua bantu.

d) Il gruppo linguistico di gran lunga più rilevante come numero di individui è il niger-congolese centromeridionale: il ramo occidentale comprende le lingue del Togo, mentre quello orientale comprende le lingue

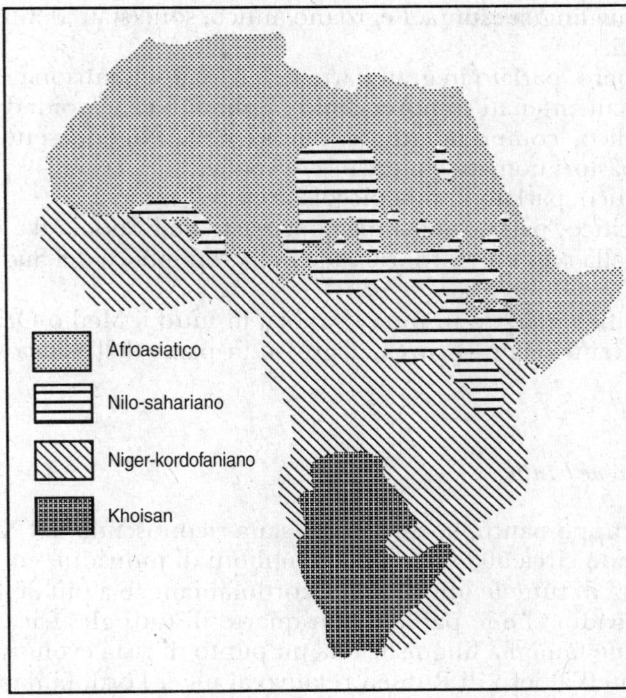

Fig. 3.3.1 Famiglie e principali sottofamiglie linguistiche in Africa. Da Ruhlen (1987).

della Nigeria meridionale e il benue-zambesi. Quest'ultimo insieme riunisce le lingue bantuidi, dalle quali si sono sviluppate sia le lingue bantu, sia quelle imparentate non bantu, il bantuide, il bane e il bantu in senso stretto o propriamente detto (*narrow*). Le lingue bantu si parlano in tutta l'Africa centrale e meridionale, all'incirca sotto il terzo parallelo nord, tranne che nell'area occupata dalle tribù di lingua khoisan. Nel paragrafo 3.3.b si trova una classificazione delle lingue bantu con il relativo albero.

3) *Nilo-sahariano* Il gruppo nilo-sahariano, che si estende dalla Libia meridionale al Kenya e alla Tanzania, è relativamente ristretto (140 lingue, 11 milioni di individui): originato dalla rielaborazione di un gruppo chiamato in precedenza sudanico orientale, include diversi popoli, pastori nomadi come i Nilotici (i Dinka, i Nuer, gli Shilluk nel Sudan meridionale, e i Masai in Kenya e nella Tanzania settentrionale) e agricoltori come i Sara nel Ciad meridionale e i Mangbetu e i Mangbutu nello Zaire nordorientale.

4) *Afroasiatico* La famiglia afroasiatica è composta da circa 240 lingue, parlate nell'Africa settentrionale dal Marocco all'Egitto (eccetto un'area della Libia meridionale in cui si parlano lingue nilo-sahariane), come pure in Eritrea, Etiopia e Somalia; comprende anche tutte le lingue parlate in Medio Oriente e in Arabia.

Oltre a una lingua estinta, l'egiziano antico, sono stati identificati 5 rami principali:

a) il berbero, parlato in gran parte dell'Africa settentrionale da pastori nomadi i cui antenati comprendono gli abitanti caucasoidi del Sahara;

b) il ciadico, comprendente lo haussa della Nigeria settentrionale, parlato da pastori nomadi e mercanti del Sahel;

c) l'omotico, parlato in una piccola area dell'Etiopia;

d) il cuscitico, parlato nella maggior parte dell'Etiopia da agricoltori stanziali e nella regione nordorientale della repubblica del Sudan dai pastori begia;

e) il semitico, parlato in tutta l'Arabia, in tutto il Medio Oriente, nell'Etiopia settentrionale (Eritrea, Tigrè) e in parte dell'Africa settentrionale.

3.3.b Le lingue bantu

Il sottogruppo bantu, la cui unità è stata riconosciuta nel XVIII secolo, comprende circa 500 lingue e 100 milioni di individui, equivalenti a quasi la metà di tutte le lingue niger-kordofaniane, e a più della metà di tutti gli individui che le parlano (un quarto di tutti gli africani). È evidente che tale famiglia linguistica da un punto di vista evolutivo è giovane, poiché nell'albero di Ruhlen relativo al niger-kordofaniano il nodo che porta al bantu in senso stretto o propriamente detto è a un livello molto basso nella gerarchia tassonomica (l'undicesimo su tredici). Il successo della lingua bantu è dovuto molto probabilmente alla più che notevole espansione degli individui che la parlano, i quali dalla loro area di origine a nord dell'equatore si diffusero in tutta l'Africa centrale e meridionale (trascurando l'estrema zona sudorientale, perlopiù desertica e ancora occupata da individui che parlano lingue khoisanidi). La madreterra dei Bantu è stata localizzata tra la Nigeria e il Camerun in base a considerazioni di tipo linguistico (Greenberg, 1963), riconoscendo cioè l'area in cui oggi si parlano le lingue più simili a quelle bantu. Dal punto di vista geografico ciò concorda con la scoperta archeologica di una cultura del ferro a Nok, all'incirca nel 500 a.C. (per la storia del riconoscimento, della natura e dell'origine dell'espansione bantu, si veda Flight, 1988). Come si è detto in precedenza, comunque, l'espansione bantu dalla Nigeria e dal Camerun verso oriente e verso sud ebbe inizio anche prima dell'Età del Ferro, nel Neolitico (attorno al 1000 a.C.). Seguendo altri criteri, Guthrie ha proposto che il centro di diffusione delle lingue bantu fosse localizzato più a sudest, all'incirca tra lo Zaire meridionale e lo Zambia settentrionale (Guthrie, 1967). Il centro di diffusione di Greenberg, confermato oggi da molte ricerche archeologiche, tende a coincidere con l'espansione bantu della prima Età del Ferro e del periodo precedente. L'area di origine definita da Guthrie corrisponde forse a un terzo centro, quello dell'espansione nella tarda Età del Ferro.

Guthrie ha classificato le lingue bantu in 15 zone, definite da A a S, se-

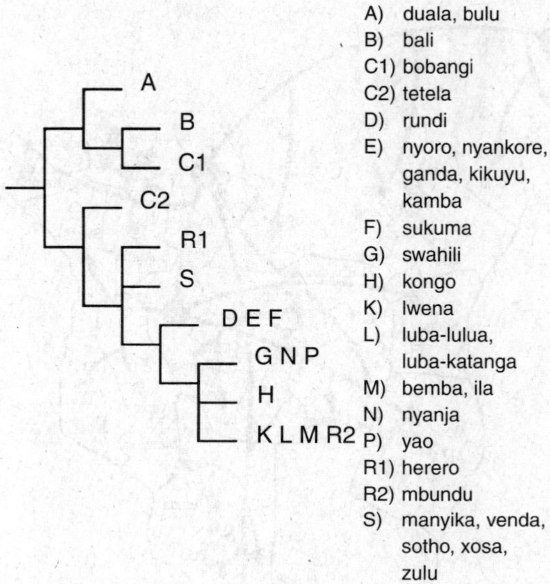

Fig. 3.3.2 Albero linguistico di Henrici (1973) delle lingue bantu, semplificato condensando le 15 zone in 10 raggruppamenti principali.

lezionando 28 tra le lingue bantu meglio conosciute. L'analisi linguistica di Guthrie è stata ripetuta con metodi di tassonomia numerica da Henrici (1973), portando all'albero linguistico che, in forma semplificata, è illustrato nella figura 3.3.2.

L'albero di Henrici è stato rappresentato su una carta geografica relativa alle 15 zone (fig. 3.3.3), imponendo le seguenti condizioni esterne: 1) il primo nodo (o separazione) dell'albero è stato posto nel centro di origine delle lingue bantu secondo Greenberg (nell'area tra i fiumi Benue e Niger); 2) la tricotomia che porta alle ramificazioni africane orientale e meridionale è stata fissata nell'importante area archeologica con centro a Urewe; 3) la successiva tricotomia è stata fissata all'incirca nella regione che Guthrie ipotizzava fosse l'area primaria di origine. Il quadro ricavato dall'albero di Henrici minimizza l'importanza dell'espansione lungo la costa atlantica, che oggi invece noi sappiamo essere stata rilevante: si potrebbe risolvere il problema modificando la seconda condizione sopra citata.

Un'analisi indipendente (Heine e coll., 1977) ha prodotto un quadro diverso, attribuendo un'importanza molto maggiore alla via occidentale di espansione verso sud. Ciò concorda maggiormente con un'altra analisi, più recente e completa (Bastin e coll., 1983), che ha preso in considerazione un numero molto maggiore di lingue (più della metà di quelle esistenti), utilizzando una tecnica di tassonomia numerica standard (*average linkage*). Tale analisi è stata il risultato di un enorme lavoro sul

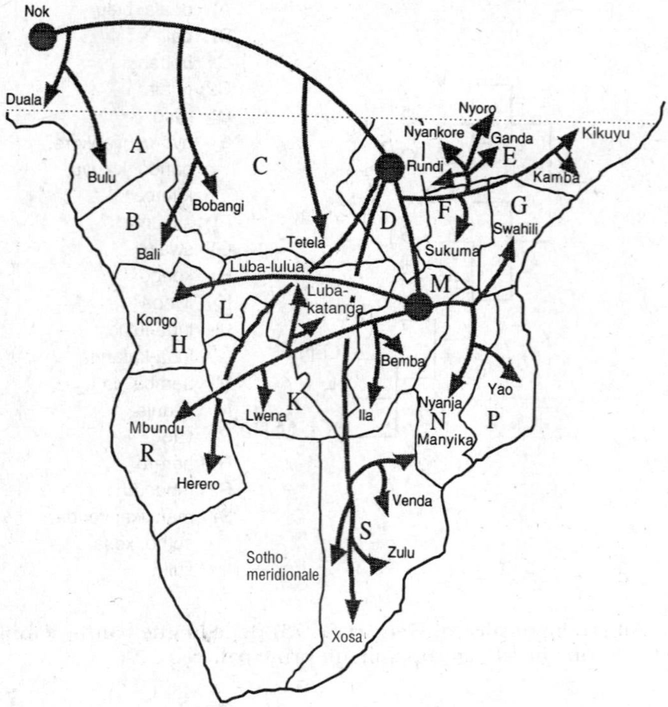

Fig. 3.3.3 Mappa composta: zone bantu definite da Guthrie (1967) e albero di Henrici della divergenza linguistica tra le lingue bantu. I tre nodi principali dell'albero sono stati collocati vicino alle tre aree archeologiche principali che probabilmente corrispondono a centri importanti dell'espansione bantu, in modo da rendere massima la corrispondenza geografica. Da Henrici (1973, figg. 1 e 5).

campo durato 30 anni, seguito da analisi statistiche moderne. I risultati indicano come area di origine delle lingue bantu una regione compresa tra il fiume Cross, l'Oceano Atlantico e i pascoli del Camerun, molto vicina a quella suggerita da Greenberg. Come era stato proposto in precedenza (Vansina e coll., 1982; Vansina, 1984), prove archeologiche testimoniano la presenza di una cultura neolitica in quest'area tra il 1600 e il 1700 a.C., sicché molto probabilmente nel 1000 a.C. era già in corso l'espansione bantu del periodo precedente l'Età del Ferro.

Nella figura 3.3.4 è rappresentato l'albero evolutivo delle lingue bantu ricostruito da Bastin e coll., nuovamente sovrapposto alla carta geografica. Essendo le lingue originarie troppo numerose per poterle riportare singolarmente, sono stati indicati (con numeri) soltanto i loro raggruppamenti, ricostruiti mediante metodi di tassonomia numerica. Benché i nodi dell'albero siano fissati quanto più vicino possibile ai raggruppamenti che sottendono, a differenza della figura 3.3.3 manca

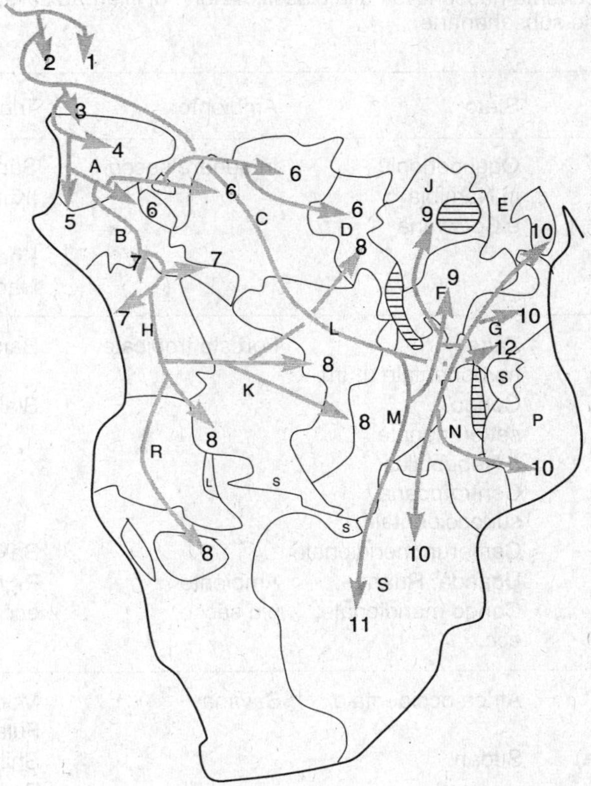

Fig. 3.3.4 Classificazione delle lingue bantu secondo Bastin e coll. (1983). I numeri si riferiscono ai raggruppamenti delle lingue, definiti dagli autori mediante metodi di tassonomia numerica. Le lingue originali sono troppo numerose per poterle riportare singolarmente. Bastin e coll. (1983) hanno analizzato 19 delle 29 lingue meglio conosciute descritte da Guthrie (1967) (fig. 3.3.3), oltre a molte altre lingue. Esse appartengono ai seguenti raggruppamenti (le zone di Guthrie sono riportate tra parentesi): bulu 3 (A), duala 3 (A), bobangi 6 (C), tetela 7 (C), kongo 7 (H), lwena 8 (K), luba-lulua 8 (L), bemba 8 (M), herero 8 (R), nyoro 9 (E), nyankore 9 (E), ganda 9 (E), sukuma 9 (F), kikuyu 10 (E), kamba 10 (E), swahili 10 (G), nyanja 10 (N), yao 10 (P), zulu 11 (S). I raggruppamenti 1 e 2 uniscono le lingue bantuidi. L'albero ricostruito da Bastin e coll. (1983) è stato riportato sulla cartina geografica il più vicino possibile ai raggruppamenti linguistici.

qualunque tentativo di forzarne la posizione vicino alle aree archeologiche. In entrambi gli alberi delle figure 3.3.3 e 3.3.4 si nota una sottorappresentazione di alcune aree geografiche (quella occidentale nella fig. 3.3.3, quella orientale nella fig. 3.3.4); tuttavia, il quadro ottenuto nella figura 3.3.4 è più vicino ai dati genetici che esamineremo in seguito.

Tab. 3.4.1 Schema riassuntivo della classificazione di Hiernaux (1975) delle popolazioni africane subsahariane.

Gruppo	Stato	Ambiente	Tribù
Khoisan	Oggi perlopiù in Namibia e Botswana	In genere secco	San (Boscimani): !Kung, ecc. Khoin (Ottentotti): Nama, ecc.
Pigmei e Pigmoidi	Zaire nordorientale (Ituri)	Foresta tropicale	Bambuti
	Congo settentrionale e Repubblica Centrafricana sudoccidentale		Biaka
	Camerun meridionale		Baka
	Uganda, Ruanda, Congo meridionale, ecc.	Ambiente più secco	Pigmoidi, Batwa, ecc.
Africani «slanciati» (di alta statura) e Nilotici	Africa occidentale	Savana	Moors, Fulani
	Sudan		Shilluk, Nuer, Begia, Dinka, ecc.
	Etiopia		Afar, Galla
	Somalia		Somali
	Ruanda, Burundi		Tutsi
	Kenya		Masai
	Namibia		Herero
Africani occidentali	Sudan occidentale e foresta pluviale della Guinea	Savana molto secca, appena a sud del Sahara, con transizione a foresta tropicale sulla costa della Guinea	Molte
Bantu	Africa centrale e meridionale	Savana e margini della foresta	Molte

Economia	Caratteristiche fisiche	Lingue
Cacciatori-raccoglitori oggi quasi tutti acculturati Pastori nomadi	Femmine 150 cm Maschi 160 cm Pelle di colore bruno-giallastro Occhi a mandorla, una certa steatopigia	Khoisanidi (*click*)
Cacciatori-raccoglitori in «simbiosi» (scambio di cibo, ecc.) con gli agricoltori africani	Femmine 144 cm Maschi 153 cm	Molte lingue diverse, da diversi rami del niger-kordofaniano (adamawa e bantu)
Attività varie, coltivazione, pesca, ceramica, ecc.	(155÷160 cm)	
Perlopiù pastori nomadi	Alti (170÷180 cm), magri, testa di piccole dimensioni, faccia minuta, arti allungati Colore della pelle da scuro (Nilotici) a intermedio (Africa orientale)	Molte lingue diverse, appartenenti all'afroasiatico, al nilo-sahariano e al niger-kordofaniano
Agricoltori sedentari	Statura intermedia, 165÷175 cm Colore della pelle scuro	Lingue niger-kordofaniane diverse dal bantu
Agricoltori sedentari	Statura intermedia, colore della pelle scuro soprattutto nella savana, più chiaro vicino alla foresta	Bantu, un ramo linguistico specifico del niger-kordofaniano

3.4 ANTROPOLOGIA FISICA DEGLI AFRICANI MODERNI

Oggi il continente africano è abitato da due gruppi aborigeni principali: i caucasoidi al nord, fino quasi al confine meridionale del Sahara, e i negroidi nell'Africa subsahariana. Nella parte orientale, specialmente in Etiopia e in Somalia, la popolazione, di pelle più chiara, è considerata negroide da alcuni, caucasoide da altri.

Il tipo negroide non è omogeneo: come riassunto nella tabella 3.4.1, la classificazione di Hiernaux (1975) distingue cinque gruppi (Boscimani, Pigmei e Pigmoidi, africani slanciati, africani occidentali e Bantu). Come nota Hiernaux, non si tratta di una classificazione biologica, né culturale, né linguistica, ma nei diversi casi è stato utilizzato un criterio oppure l'altro per definire ciascun gruppo. Risultano caratteristici due gruppi, Pigmei e Boscimani (o Khoisan); i relativi riferimenti bibliografici verranno forniti nei paragrafi successivi. Fino a poco tempo fa entrambi i popoli erano cacciatori-raccoglitori, ma la maggioranza è andata incontro a un forte processo di acculturazione, oltreché a una notevole mescolanza con i vicini negroidi. Rimangono tuttavia, probabilmente, alcuni gruppi non mescolati o meno mescolati che permettono di farsi un'opinione circa il loro tipo originario. Sia i Pigmei sia i Boscimani vivono in gruppi sociali poco numerosi, che si pensava avessero una struttura simile a quella archetipica dei cacciatori-raccoglitori, mantenendo anche relazioni di servitù con i locali agricoltori africani (di solito Bantu). Entrambi i popoli hanno subito un processo di acculturazione, per qualche tempo, e solo i raggruppamenti relativamente piccoli hanno avvertito di meno l'influenza di tale fenomeno.

I Pigmei, che vivono nell'Africa centrale, abitano perlopiù la foresta tropicale, essendosi adattati a un clima umido; sono di statura bassa, e ciò, aumentando il rapporto superficie/volume, permette loro di trarre maggiore vantaggio dall'effetto di raffreddamento della traspirazione. Inoltre la minore massa corporea fa sì che la loro produzione interna di calore sia inferiore a quella degli individui di dimensioni maggiori. Nella tribù di Pigmei con la statura più bassa (Bambuti, della foresta dell'Ituri, nello Zaire nordorientale), i maschi hanno un'altezza media di 145 cm e le femmine di 137 cm; tuttavia le dimensioni della testa e, in misura minore, del torace, sono pressoché pari a quelle delle persone di statura media. Anche se la caccia-raccolta costituisce ancora un'attività importante, oggi la dieta della maggioranza dei Pigmei è almeno in parte costituita da prodotti agricoli, ottenuti sia come compenso per il lavoro nelle piantagioni degli agricoltori negroidi, sia, nei gruppi più acculturati, dalle loro stesse piantagioni (Cavalli-Sforza, 1986 *a*).

I Boscimani, poco più alti dei Pigmei, sono, dopo questi ultimi, il gruppo africano di statura più bassa. I San sono probabilmente i più vicini al tipo originale, mentre i Khoin (Ottentotti, Nama), allevatori di bestiame, hanno forse avuto maggiori contatti con i pastori negroidi, da cui hanno acquisito la pratica dell'allevamento. Tra le numerose caratteristiche fisiche che li differenziano dagli altri africani (Singer, 1978; Nurse e coll., 1985) vi sono: un pigmento della pelle tendente al giallo; gli occhi a mandorla, a volte obliqui, che ricordano gli occhi orientali (ma senza le tipiche pliche orientali); la steatopigia femminile, ovvero la tendenza ad accumulare grasso nelle natiche; il *tablier* o «grembiule» delle donne ottentotte – così viene denominato l'allungamento o l'ipertrofia delle piccole labbra. Come i Pigmei, i Boscimani hanno capelli molto crespi, una forma estrema dei tipici capelli ricci africani.

La stragrande maggioranza degli africani non sono né Pigmei né Boscimani. La classificazione proposta da Hiernaux si basa in parte su un'analisi multivariata sia di caratteri antropometrici, sia di alcuni geni. La novità più interessante rispetto alle classificazioni precedenti è la categoria degli «africani slanciati» (*elongated*), individui alti e magri che rappresentano probabilmente un adattamento al clima caldo e secco. Pressoché tutti sono allevatori di bestiame, forse originari del Sahara; tale ipotesi spiegherebbe sia la dipendenza dal bestiame, sia la struttura corporea. Oggi vivono a sud del Sahara, alcuni a grande distanza.

Gli altri due gruppi – africani occidentali e Bantu – costituiscono la maggior parte della popolazione africana. La parola «bantu» deriva da una definizione linguistica, qui estesa al tipo fisico caratteristico di quasi tutta la popolazione dell'Africa centrale e meridionale. I due gruppi sono piuttosto simili fra loro.

I Malgasci, che vivono in Madagascar, costituiscono un gruppo di origine mista, come dimostrano le lingue, le tradizioni e le caratteristiche fisiche. Gli individui di origine austronesiana provengono dal Borneo centromeridionale, dove oggi si parla il ma'anyan, la lingua più simile al malgascio (Ruhlen, 1987). I colonizzatori originari, provenienti dall'Asia sudorientale, sembrano essersi fortemente mescolati con gli africani. Più tardi, dalla costa orientale dell'Africa arrivarono immigrati afroarabi, che introdussero l'allevamento del bestiame. Oggi essi occupano la costa occidentale dell'isola e presentano chiare caratteristiche africane. Purtroppo i pochi dati genetici disponibili non consentono un'analisi ragionevole, e per questo non verranno ulteriormente studiati.

3.5 ANALISI GENETICA DEL CONTINENTE

Sono state selezionate 49 popolazioni, aventi il maggior numero di dati genetici disponibili: alcune costituiscono singole tribù, altre rappresentano gruppi di popolazioni. Queste ultime sono indicate con il nome dello stato cui appartengono (soprattutto nell'Africa settentrionale, dove spesso i confini etnici si sono persi), con quello del loro gruppo linguistico (per esempio: nilotico, cuscitico) o diversamente (per esempio: Pigmoidi). Quando è stato possibile riconoscere particolari gruppi etnici, la cui localizzazione è spesso a cavallo dei confini di più nazioni (come i Tuareg, i Berberi, i Beduini), ne sono stati raggruppati tutti i dati, senza includerli nella nazione di origine; nel caso di campioni o di popolazioni molto piccole, ciò ha permesso di ridurre l'errore di campionamento o l'effetto della deriva genetica.

Nonostante l'esclusione di parecchie popolazioni – per l'esiguo numero di geni osservato – il numero medio dei geni analizzati nelle 49 popolazioni è soltanto 47,6, con una deviazione standard di 21,9. In 16 popolazioni (soprattutto settentrionali) sono stati analizzati meno di 35 geni; in 21 popolazioni, tra 35 e 59 geni, e in 12 oltre 60; il numero medio di geni per coppia di popolazioni è 28,6. Per quanto si può dedurre dalla somiglianza tra la classificazione genetica e quella geografica o linguistica, i risultati sono abbastanza soddisfacenti, nonostante la limitata informazione genetica.

L'albero filogenetico (fig. 3.5.1) presenta un raggruppamento principale, formato esclusivamente da popolazioni subsahariane, e uno minore, chiamato nordorientale, formato da popolazioni settentrionali e orientali, in cui il settentrione include sia il Mediterraneo sia il Sahara. Non appartengono a tale raggruppamento le popolazioni di lingua nilotica della regione meridionale della repubblica del Sudan.

Il raggruppamento nordorientale si suddivide quasi esattamente in due sottogruppi, settentrionale e orientale. L'unica popolazione nordafricana che non fa parte del sottogruppo settentrionale è quella algerina, che si unisce al sottogruppo orientale; l'unica popolazione dell'Africa orientale che non fa parte del sottogruppo orientale è quella somala, che si unisce al raggruppamento subsahariano.

Il raggruppamento principale delle popolazioni subsahariane presenta parecchie popolazioni anomale (valori erratici), numerosi raggruppamenti minori e due sottogruppi principali; uno di questi, chiamato sottogruppo centromeridionale, è formato da Bantu, Nilotici e popolazioni imparentate, mentre l'altro comprende quasi tutti gli africani occidentali. I quattro valori erratici e i raggruppamenti minori sono elencati nell'ordine in cui si separano.

1) I Pigmei Bambuti sono i più caratteristici tra tutti i Pigmei (si veda il par. 3.7); altri due gruppi di Pigmei si uniscono a ulteriori sottogruppi.

2) Il secondo valore erratico è il raggruppamento dei Khoisanidi, che comprende anche i Somali. Sebbene possa trattarsi di un errore, vi sono altre indicazioni di somiglianza tra i Khoisanidi e altri asiatici occidentali.

3) Il terzo valore erratico è un raggruppamento minore formato da Wolof, Serer e Peuls (del Senegal); Peuls è il nome francese dei Fulani, anche se i Fulani della Nigeria si uniscono al raggruppamento dell'Africa occidentale.

4) Un raggruppamento minore comprende i Sara, una popolazione di lingua nilo-sahariana del Ciad, e i Pigmei Biaka della Repubblica Centrafricana.

5) I Fung e i Bedik, rispettivamente di lingua nilo-sahariana e niger-congolese, sono due valori erratici localizzati più all'interno: i primi sono stati poco studiati sotto il profilo genetico (31 geni), mentre i secondi sono meglio conosciuti (40 geni). Anche il raggruppamento senegalese è stato poco studiato (25÷32 geni). Soprattutto nel caso dei Fung, la posizione anomala potrebbe essere dovuta alla scarsità dei dati genetici; invece, nel caso dei Pigmei Bambuti (82 geni), dei Pigmei Biaka (97) e dei Sara (50), meglio studiati dal punto di vista genetico (Cavalli-Sforza, 1986 *a*), la posizione anomala è probabilmente reale.

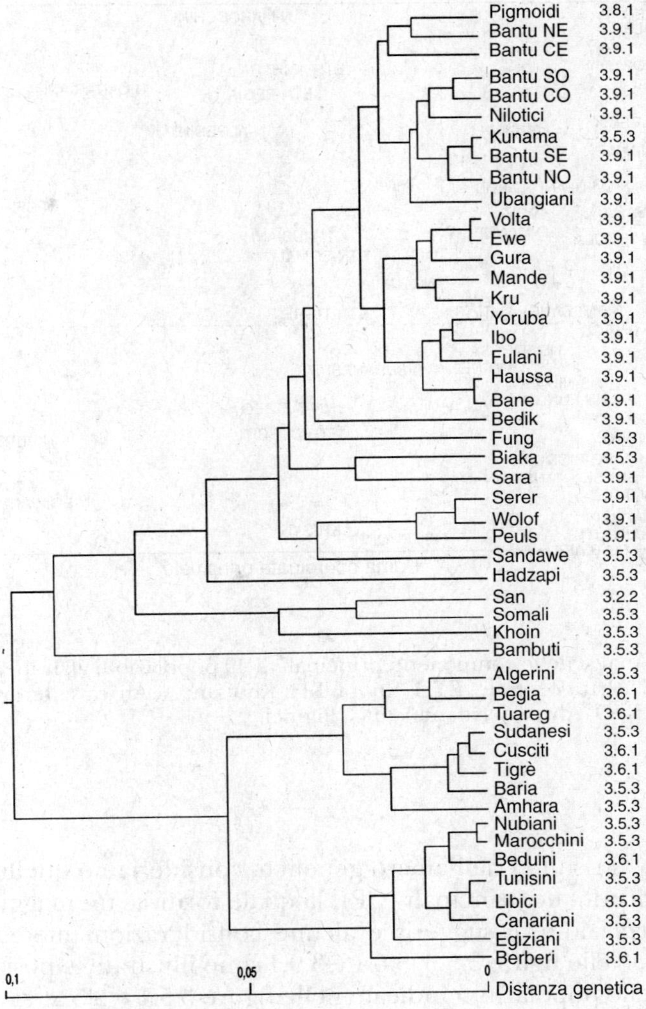

Fig. 3.5.1 Albero filogenetico di 49 popolazioni africane e numero delle figure nel testo in cui si può trovare la loro posizione geografica.

Questi raggruppamenti genetici presentano scarse differenze rispetto a quelli geografici, fisici o linguistici. Il raggruppamento nordorientale comprende solo le lingue afroasiatiche (quasi tutte), a eccezione del somalo e dello haussa. Tutte le lingue niger-congolesi si trovano nel raggruppamento centromeridionale, insieme alle lingue nilo-sahariane e a quelle khoisan, che sono tuttavia disseminate tra i diversi sottogruppi e i raggruppamenti minori. Sembra che i Pigmei, avendo dimenticato le loro lingue originarie, abbiano acquisito quelle dei vicini presenti o passati. Le eccezioni linguistiche verranno considerate nuovamente nei paragrafi successivi.

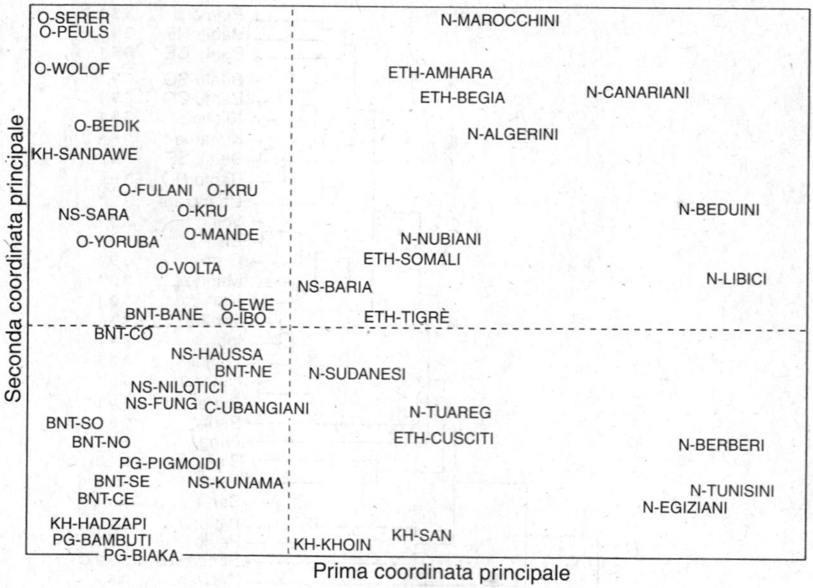

Fig. 3.5.2 Analisi delle componenti principali di 49 popolazioni africane. BNT, Bantu e Bane; C, Africa centrale; ETH, Etiopi; KH, Khoisan; N, Africa settentrionale; NS, Nilo-sahariani; O, Africa occidentale; PG, Pigmei.

Accanto ai risultati dell'albero genetico, consideriamo quelli dell'analisi delle coordinate principali (CP), la quale fornisce un maggior numero di informazioni, e suggerisce alcune considerazioni metodologiche (fig. 3.5.2). Nelle figure 3.5.3, 3.6.1 e 3.9.1 sono illustrate le posizioni geografiche delle popolazioni indicate nelle figure 3.5.1 e 3.5.2; alcune sono rappresentate con maggiori particolari nelle figure 3.2.2 e 3.8.1 (si veda anche l'ultima colonna della fig. 3.5.1). Come mostra chiaramente la figura, la prima CP, che riassume il 30,4% dell'informazione, separa gli africani sahariani da quelli subsahariani. Tutte le popolazioni etiopiche si trovano nel mezzo, mentre i San, l'unica popolazione khoisan che condivide chiaramente con gli Etiopi tale posizione, si trovano nella parte più bassa della figura. L'interpretazione più semplice di tale distribuzione è che questi due gruppi siano geneticamente intermedi tra i caucasoidi (che compaiono tutti nella parte destra della figura) e gli africani negroidi subsahariani, che occupano l'altro lato. Nei prossimi due paragrafi verrà ulteriormente approfondito questo importante indizio, impiegando tecniche più dirette.

Sebbene rappresenti soltanto l'8,1% dell'informazione, la seconda CP separa chiaramente gli africani occidentali (quadrante in alto a sinistra)

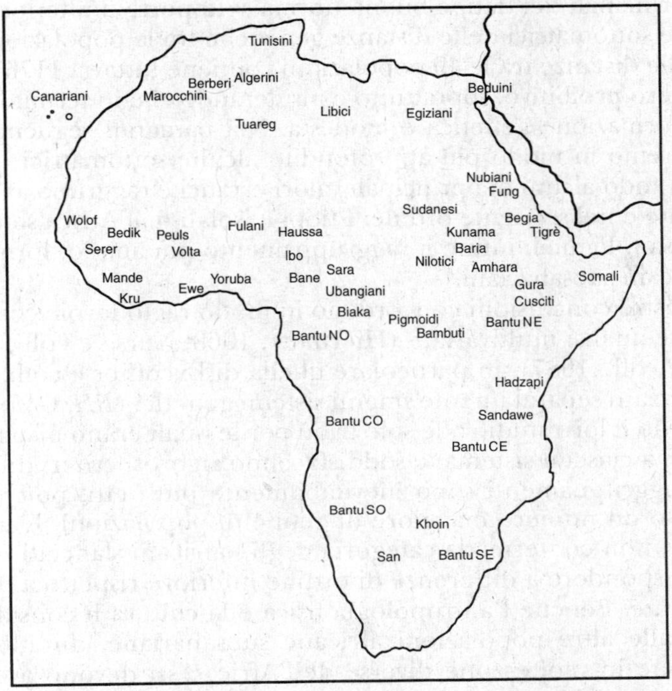

Fig. 3.5.3 Posizione geografica di alcune delle popolazioni rappresentate nell'albero della figura 3.5.1.

dalle popolazioni dell'Africa centrale e meridionale (quadrante in basso a sinistra), mentre le popolazioni di lingua nilo-sahariana appaiono in qualche modo intermedie, anche se non separate chiaramente dai due gruppi. Anche i Pigmei sono disseminati: tuttavia i Pigmei Bambuti, i più caratteristici, si trovano all'estremità inferiore della figura, posizione che condividono con i San, dai quali sono separati – con una differenza notevole – dalla prima CP.

L'analisi delle CP conferma le osservazioni emerse dall'albero filogenetico, senza separare in modo chiaro gli Etiopi in un raggruppamento compatto, ma proponendo, attraverso la loro posizione intermedia, la possibilità che abbiano avuto origine da una mescolanza di caucasoidi e negroidi. Tale metodo, inoltre, separa le popolazioni occidentali da quelle centromeridionali meglio dell'albero, che non è in grado di mettere in evidenza le somiglianze tra i raggruppamenti minori e quelli maggiori degli africani occidentali. Tuttavia, l'analisi delle CP non mostra così chiaramente come l'albero la posizione anomala dei Pigmei Bambuti; è inevitabile che queste caratteristiche non compaiano nella rappresentazione grafica delle prime due componenti principali, essendo poste in evidenza dalle CP inferiori. Questa è una buona dimostrazione della regola secondo cui, anche se le mappe delle CP e gli alberi descrivono le stesse proprietà principali dei dati, è buona norma sottoporre a ulteriori indagini matrici e sottomatrici delle distanze genetiche tra le popolazioni. La matrice delle distanze tra le 49 popolazioni contiene tuttavia 1176 elementi: un numero proibitivo, soprattutto considerando che in termini quantitativi l'informazione genetica è modesta. Nei paragrafi seguenti, quindi, analizzeremo in modo più approfondito alcune sottomatrici specifiche, considerando alcuni dei principali valori erratici e raggruppamenti separatamente e nel seguente ordine: Etiopi e isolati dell'Africa settentrionale; Khoisan; Pigmei; infine il raggruppamento più ampio, formato dagli altri africani subsahariani.

Le nostre conclusioni concordano in modo ragionevole con i risultati di altre analisi multivariate (Hiernaux, 1968; Nurse e coll., 1985; Excoffier e coll., 1987), in particolare quella di Excoffier e coll., che hanno analizzato separatamente singoli sistemi genetici (*RH, GM, HLA*), restringendo il loro studio alle sole tribù per le quali erano disponibili dati relativi a ciascun sistema, e soddisfacendo rigorosi criteri di validità. I nostri raggruppamenti sono inevitabilmente più netti, poiché è stato analizzato un numero maggiore di geni e di popolazioni. L'analisi, comunque, non conferma la categoria degli «africani slanciati» che sembra corrispondere a differenze di ordine inferiore rispetto a quelle qui considerate. Benché l'antropologia fisica e la cultura li considerino separati dalle altre popolazioni africane subsahariane, durante la loro espansione in molte zone diverse dell'Africa essi devono avere avuto sufficienti scambi genetici con i gruppi locali, tali da confondere il quadro genetico. Probabilmente hanno mantenuto il loro caratteristico fenotipo slanciato attraverso la selezione sessuale, e forse anche quella naturale. Non si può escludere la possibilità che un numero maggiore di informazioni genetiche chiarisca le loro antiche relazioni con altri popoli.

3.6 GLI ETIOPI, ALCUNI DEI LORO VICINI E I NORDAFRICANI

La conoscenza degli Etiopi e dei caucasoidi nordafricani dal punto di vista genetico è limitata. Nelle figure 3.5.1 e 3.5.2 si sono riportate le popolazioni maggiormente studiate; la figura 3.6.1 mostra la loro attuale localizzazione geografica, assieme a quella delle popolazioni di lingua berbera e di altre popolazioni particolarmente interessanti sotto il profilo genetico.

La tabella 3.6.1 riporta le distanze genetiche impiegate per costruire l'albero della figura 3.5.1, prendendo in considerazione soltanto le popolazioni dell'Africa settentrionale e orientale che compaiono nell'albero, e riassumendo il resto della matrice. In questa tabella le popolazioni sono state ordinate in modo da mettere in evidenza la suddivisione nei due sottogruppi principali: 1) nordafricani, dai quali sono stati omessi i meno studiati Marocchini (15 geni, dopo l'esclusione dei Berberi) e Algerini (24 geni); 2) africani orientali. Per confronto, le tre righe al fondo riassumono le distanze relative ai tre principali gruppi sub-

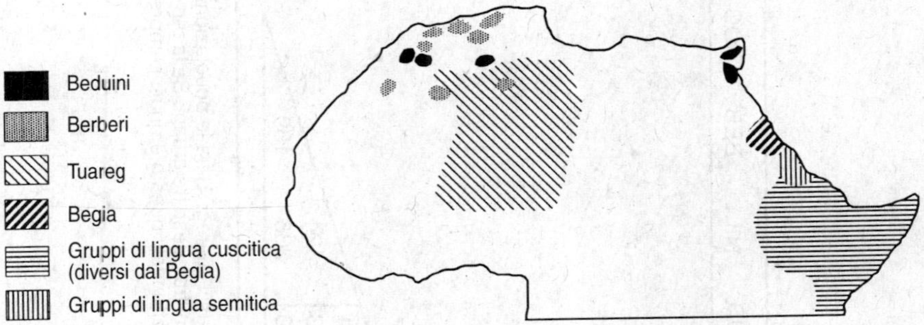

Fig. 3.6.1 Posizione geografica delle popolazioni dell'Africa settentrionale e orientale descritte nel testo. Da Murdock (1959, p. 112).

sahariani. I Tuareg, che dal punto di vista geografico appartengono al settentrione, sotto il profilo genetico si uniscono al sottogruppo orientale. Nella tabella 3.6.1 i due sottogruppi – settentrionale e orientale – sono racchiusi in triangoli: il rettangolo principale, che descrive le intercorrelazioni incrociate tra i due sottogruppi, è costituito da distanze uniformemente alte, come ci si attendeva considerando che i due raggruppamenti sono anche ben separati geograficamente. Le popolazioni subsahariane, riassunte nelle ultime tre righe, presentano distanze uniformemente più elevate da tutte le popolazioni dell'Africa settentrionale e orientale, anche se le distanze tra subsahariani e africani orientali sono minori di quelle tra subsahariani e africani settentrionali, come ci si attenderebbe se gli africani orientali fossero una mescolanza di caucasoidi e africani.

Nei paesi più sviluppati del Mediterraneo, dove l'urbanizzazione è forte, si è verificata una perdita di identità etnica. Tali popolazioni verranno esaminate nel prossimo paragrafo, separandole dalle popolazioni nordafricane che meglio hanno mantenuto la loro identità etnica attraverso l'isolamento geografico e sociale (i Berberi, i Tuareg e i Begia).

1) *Paesi dell'Africa settentrionale* Le popolazioni non identificate dal punto di vista etnico, che compaiono con il nome della loro nazione, sono gli Algerini, i Tunisini, i Libici, gli Egiziani e i Sudanesi; provenendo in genere da un'area piuttosto ampia e non ben definita attorno alle città principali, tali campioni sono i meno informativi riguardo alle loro origini più remote. Benché rilevante, il contributo genetico dei Berberi a tali popolazioni non è unico, soprattutto nei casi in cui sia nota storicamente la presenza di antiche colonie (i Greci nel Mediterraneo orientale, i Fenici in quello occidentale). Inoltre da fonti storiche (Murdock, 1959) sap-

Tab. 3.6.1 Distanze genetiche (× 10 000) utilizzate per ricostruire l'albero della figura 3.5.1, considerando soltanto le popolazioni più numerose o più importanti dell'Africa settentrionale, orientale e subsahariana.

	EGI	LIB	TUN	BER	BED	TUA	BEG	TIG	AMH	CUS	SUD	NIL	BEB	AOC
Egitto														
Libia	109													
Tunisia	162	37												
Berberi	262	233	290											
Beduini	204	170	141	212										
Tuareg	646	674	859	480	558									
Begia	539	605	538	320	477	135								
Tigrè	442	548	455	561	516	320	220							
Amhara	811	507	899	725	517	278	258	46						
Cusciti	502	694	870	782	576	352	202	36	371					
Sudan	359	625	621	689	488	240	290	47	184	20				
Nilotici	1393	1997	2664	1725	1840	766	536	394	449	478	381			
Bantu e Bantuidi	1231	2146	1631	1576	1810	867	654	339	924	614	223	124		
Africa occidentale	1408	1500	1736	1202	1476	472	500	397	511	675	340	236	139	

I tre triangoli, da sinistra in alto a destra in basso, includono le distanze 1) tra le popolazioni dell'Africa settentrionale, esclusi i Tuareg; 2) tra le popolazioni dell'Africa orientale, compresi i Tuareg; e 3) tra le popolazioni africane subsahariane. I rettangoli includono le intercorrelazioni fra questi tre gruppi. Se la rappresentazione ad albero fosse soddisfacente, si dovrebbe osservare una scarsa variabilità tra le distanze all'interno dei rettangoli: questo è quasi sempre vero, ma vi sono alcune eccezioni.

piamo che rispettivamente nel I e II millennio d.C. si sono verificate invasioni arabe e beduine dell'Africa settentrionale, che certamente hanno contribuito alla struttura genetica di queste popolazioni. I tre paesi sufficientemente ben rappresentati – Egitto, Libia e Tunisia – mostrano distanze genetiche che si accordano con le loro distanze geografiche. Ovviamente il contributo dei Berberi e dei Beduini non è trascurabile, seppure non rilevante: le distanze genetiche tra tali paesi e i Beduini o i Berberi sono pressappoco uguali, ma decisamente maggiori di quelle fra i tre paesi, indicando che la loro popolazione urbana è andata incontro a una notevole mescolanza, forse anche con ulteriori contributi. I Berberi e i Beduini sono diversi tra loro quasi quanto lo sono rispetto all'Egitto, alla Libia e alla Tunisia. I Beduini, di recente origine araba, mostrano differenze relativamente esigue rispetto agli arabi oggi esistenti nella penisola araba (si veda il par. 4.10).

2) *Berberi* I Berberi vivono soprattutto nelle regioni settentrionali dell'Algeria e del Marocco, più verso l'interno, di solito non molto lontano dal mare (si veda la fig. 3.6.1). I dati relativi ai Beduini impiegati nella nostra analisi provengono sia da questi due paesi sia dall'Egitto (specialmente dal Sinai), nonché da tutta l'Arabia e da Socotra. Si ritiene che i Capsiani del Mesolitico e i loro discendenti «neolitici» siano stati gli antenati locali dei Berberi, forse con contributi genetici del Vicino Oriente grazie alle rilevanti migrazioni neolitiche; analoghe espansioni di agricoltori neolitici provenienti dal Medio Oriente hanno avuto luogo anche in altre direzioni, verso l'Europa e l'Asia, dove hanno contribuito notevolmente alla struttura genetica locale. È ragionevole ipotizzare che la lingua berbera (afroasiatica) sia stata introdotta dagli agricoltori neolitici.

In seguito alle forti pressioni da parte di arabi e Beduini, rispettivamente dopo il VII e l'XI secolo, molti Berberi adottarono la lingua araba. Le lingue e le tradizioni berbere sono sopravvissute soltanto in piccole nicchie, soprattutto nelle regioni montuose del Marocco settentrionale e dell'Algeria, nonché in alcune oasi del Sahara settentrionale. Oggi i Berberi sono pastori nomadi o agricoltori stanziali. Durante il Neolitico, prima dell'acquisizione da parte dei Berberi dell'uso dell'aratro e delle tecniche avanzate di irrigazione, le isole Canarie furono colonizzate da una popolazione berbera neolitica, i Guanci, scoperti dagli Spagnoli quando occuparono le Canarie nel XV secolo. Avendo perso i contatti con il continente dopo avere abbandonato la costruzione di barche adatte alla navigazione, al tempo del contatto con gli Spagnoli, i Guanci e i Canarios (con loro imparentati) conducevano una vita simile a quella del primo Neolitico, cibandosi principalmente di orzo e allevando capre, pecore, maiali e cani; producevano burro e formaggio nonché ceramiche; praticavano un po' di caccia e di pesca e costruivano case rettangolari in pietra. Avevano occhi blu o grigi, pelle scura e capelli chiari (Murdock, 1959). La loro lingua originaria si è estinta e si hanno scarse informazioni genetiche sul loro conto: le maggiori affinità genetiche sono con le popolazioni dell'Africa settentrionale, da dove probabilmente avevano mosso verso le isole Canarie.

3) *Tuareg* Tra le popolazioni di lingua berbera vi sono i Tuareg, che vivono soprattutto nell'Algeria meridionale e nel Niger settentrionale, mentre nelle nazioni vicine (Libia) sono meno numerosi; i nostri dati comprendono anche alcuni rappresentanti del Mali. Nell'albero della figura 3.5.1, i Tuareg si associano al raggruppamento dell'Africa orientale, assieme agli Algerini e ai Begia; poiché gli Algerini sono scarsamente studiati (24 geni), mentre i Berberi, i Tuareg e i Begia sono meglio conosciuti (rispettivamente 72, 62 e 48 geni), le relazioni genetiche di queste tre popolazioni meritano un'attenzione maggiore. Abbiamo tenuto conto del fatto che i Tuareg, benché parlino una lingua berbera, mostrano un'affinità genetica maggiore con i Begia. L'origine dei Tuareg non è stata del tutto chiarita: sembra che nel VII e nell'XI secolo si siano spostati verso il centro del Sahara per sfuggire agli attacchi degli arabi, ma i loro spostamenti precedenti sono sconosciuti. Sono sempre stati molto mobili, essendo allevatori di bestiame, forse tra i primi in Africa a fare ampio uso di cavalli e successivamente di cammelli: fino ai tempi moderni, i Tuareg sono stati i principali mercanti di cammelli lungo le tradizionali vie carovaniere del Sahara. La loro letteratura, piuttosto evoluta, si fonda su un antico alfabeto libico chiamato *tiffinagh*, che suggerisce un'origine più orientale e settentrionale in tempi molto antichi. I Tuareg hanno schiavi di pelle scura: dai nobili ai servi si osserva una considerevole variazione del colore della pelle. È possibile che la loro somiglianza genetica con i Begia e gli Etiopi sia conseguenza di qualche mescolanza con popoli di pelle nera; tuttavia in genere gli schiavi dei Tuareg non sono stati oggetto di campionamento, oppure sono stati campionati separatamente. Benché in base a criteri linguistici siano classificati insieme ai Berberi, i Tuareg mostrano notevoli differenze etniche rispetto a essi; inoltre possiedono una cultura autoctona ben sviluppata.

4) *Begia* I Begia (o Bega), un gruppo di pastori nomadi che parlano una lingua cuscitica, hanno forse abitato per lungo tempo l'area che oggi occupano nel Sudan settentrionale, tra il Nilo e il Mar Rosso. I documenti egizi indicano la loro presenza in tale area, come popolazione indipendente dedita alla pastorizia, almeno dal 2700 a.C. (Murdock, 1959); in realtà potrebbero essere stati presenti sin dal 4000 a.C. Vi sono prove di conflitti tra i Begia e i Meroe nel I millennio a.C., e di altri successivi con gli arabi. I Begia facevano parte dell'Impero di Aksum. Ancora oggi la loro economia è basata quasi esclusivamente sulla pastorizia: si nutrono soprattutto di latte, burro e carne, grazie all'allevamento di pecore e capre, bovini e cammelli.

Le relazioni tra i Begia e i Tuareg sono molto interessanti: sono entrambi popoli di pastori, ed entrambi parlano lingue afroasiatiche, benché appartenenti a due ramificazioni diverse. Poiché la storia più remota dei due gruppi è del tutto sconosciuta, l'inattesa somiglianza genetica evidenziata dalla tabella 3.6.1 (una delle più elevate dell'intera tabella) è da chiarire. La matrice della tabella 3.6.1 mostra in modo netto che geneticamente i Tuareg non appartengono al gruppo berbero-nordafricano, ma piuttosto a quello etiopico, del quale fanno parte anche i Begia, benché né i Tuareg né i Begia presentino marcate somiglianze con i gruppi etiopici. Tuareg e Begia sono piuttosto numerosi (rispettivamente 360000 e 900000 individui; Grimes, 1984). Poiché i Tuareg, molto mobili, sono ampiamente dispersi su una vasta area, le frequenze geniche che abbiamo impiegato costituiscono le medie di molti gruppi; quindi, sia per i Tuareg sia per i Begia, i dati non possono essere stati molto influenzati dalla deriva genetica casuale. In prima approssimazione, la differenza genetica potrebbe corrispondere a una separazione genetica pari a poco meno della metà della loro separazione dagli Etiopi. Il tempo di separazione potrebbe essere di oltre 5000 anni, se a quell'epoca i Begia fossero stati già presenti nell'area in cui vivono oggi e i Tuareg si fossero già separati. È possibile spiegare diversamente le somiglianze tra i Begia e i Tuareg, ma a questo stadio bisognerebbe prendere in seria considerazione l'ipotesi di una loro origine comune. Se veramente i Begia e i Tuareg fossero stati in passato una popolazione unica, la loro attuale divergenza linguistica potrebbe essere dovuta all'influenza dei Berberi, ai quali forse i Tuareg si sono uniti dopo la separazione dai Begia; oppure potrebbe dipendere dall'eventualità che la lingua dei Begia sia una conseguenza della dominazione politica etiopica. I Tuareg oggi sono di gran lunga i più mobili tra le due popolazioni; se lo erano già in passato, è più probabile che siano stati i Tuareg a separarsi dai Begia, migrando verso occidente circa 5000 anni fa.

5) *Etiopia e Somalia* (*Africa orientale in senso stretto*) L'area del Tigrè in Eritrea e le aree contigue nell'Etiopia settentrionale furono il centro dell'Impero di Aksum. Il tigrè e il tigrino, due lingue semitiche parlate rispettivamente nella zona settentrionale e in quella meridionale, sono imparentate con il ge'ez, oggi estinto ma ancora usato per scopi letterari e liturgici. Tutte queste lingue, assieme all'amarico e al guraghe, appartengono alla ramificazione meridionale del semitico occidentale, parlato in origine nell'Arabia meridionale. L'amarico oggi è la lingua ufficiale dell'Etiopia, ed è la più parlata, pur essendo confinata nell'Etiopia centro-settentrionale. La presenza di lingue semitiche potrebbe riflettere una storia di contatti con gli arabi.

Altre popolazioni meno note dal punto di vista genetico comprendono i gruppi di lingua cuscitica (una ramificazione dell'afroasiatico), che vivono sparsi nella maggior parte dell'Etiopia e della Somalia; i Begia costituiscono essi stessi una ramificazione del cuscitico. La ramificazione principale – i Cusciti propriamente detti – comprende i Somali (2÷3 milioni di individui), i Bilani (32000 in Eritrea), i Falascià (20000 vicino al lago Tana, di fede ebraica ma di origine etiopica, attualmente in Israele), i Sidamo (agricoltori, circa 900000, a sud), i Galla (pastori, 5 milioni), gli Afar (pastori, 200000, nella parte orientale) e molti altri; i primi tre sono i meglio conosciuti dal punto di vista genetico. Le popolazioni che parlano le lingue delle due ramificazioni afroasiatiche, una diffusa nell'Etiopia occidentale (omotico), l'altra nella zona del lago Ciad (ciadico), sono ben poco note sotto il profilo genetico.

I Baria (conosciuti più correttamente come Nara; *bāryā* significa «schiavi») contano 25000 individui, mentre i loro vicini, i Kunama (anch'essi dell'Eritrea), sono 45000÷70000; si tratta di gruppi relativamente esigui che parlano lingue nilo-sahariane, come i Fung o i Gule, che vivono in Sudan sul Nilo Azzurro, non lontano dal confine etiopico.

Per illustrare le grandi differenze che intercorrono tra africani orientali ma soprattutto settentrionali da una parte, e i rimanenti africani dall'altra, nella matrice riassuntiva della tabella 3.6.1 si sono riportate, tra le popolazioni subsahariane, le medie delle popolazioni di lingua nilotica (soprattutto del Sudan meridionale, ma anche dell'Uganda e del Kenya), dei principali gruppi di lingua bantu e degli africani occidentali.

Riassumendo, le informazioni disponibili riguardo ai singoli gruppi etnici o raggruppamenti dell'Etiopia e dell'Africa settentrionale, benché limitate, sono sufficienti a dimostrare che tali popolazioni sono tutte separate da quelle dell'Africa subsahariana, e inoltre che gli africani settentrionali e quelli orientali (gli Etiopi e i loro confinanti) sono chiaramente separati. Le stime di mescolanza, ottenute mediante metodi standard (Guglielmino-Matessi e coll., in corso di stampa), considerando gli africani subsahariani come «progenitori» africani e gli asiatici sudoccidentali come «progenitori» caucasoidi, hanno dato come risultato questi valori: circa il 60% di africani e il 40% di caucasoidi. Poiché si sono ottenuti risultati molto simili considerando gli africani settentrionali come progenitori caucasoidi, è difficile dire se i geni caucasoidi siano stati portati dagli asiatici sudoccidentali o dagli africani settentrionali: forse hanno contribuito entrambi. Se si applica il semplice metodo delle F_{ST} (discusso nel cap. 1) per calcolare le mescolanze, assegnando al prototipo degli antenati africani le frequenze geniche medie delle popolazioni di lingua nilotica, e al prototipo degli antenati caucasoidi la media delle frequenze geniche dei cinque gruppi nordafricani della tabella 3.6.1, si ottiene un contributo africano del 53% (e caucasoide del 47%) per i Tigrè, del 57% per gli Amhara, del 56% per i Cusciti.

Tuttavia è interessante notare che alcuni gruppi che vivono in Etiopia, «relitti» di antiche popolazioni, possono presentare una maggiore somiglianza con i San o con le popolazioni dell'Asia sudorientale. In un piccolo campione di individui appartenenti a un gruppo che vive nella foresta delle montagne etiopiche vicino a Bonga (nella regione del Caffa), sono stati esaminati alcuni marcatori genetici: particolarmente interessanti sono i marcatori del sistema GM, che indicano una possibile origine asiatica (Nijenhuis e Hendrikse, 1986). Dal punto di vista antropologico, poco si conosce di queste popolazioni.

La conclusione più semplice è la seguente: è possibile che la maggior parte degli Etiopi abbia avuto origine da una mescolanza, in cui la frazione leggermente minore di origine caucasoide è arrivata in parte dall'Africa nordorientale e in parte dall'Arabia, ma in definitiva soprattutto dal Medio Oriente, considerando che i migranti neolitici del Medio Oriente devono avere contribuito in maniera rilevante ai geni degli africani settentrionali. La frazione leggermente maggiore di geni negroidi potrebbe essere stata già presente sul posto nel primo Neolitico, giunta in Etiopia forse dall'Africa occidentale, sudoccidentale o meridionale prima dell'inizio della civiltà egizia. Se si accetta la presenza dei San in Etiopia 10000 anni fa o ancora prima, si può considerare probabile un loro contributo: sulla base dei dati oggi disponibili è difficile distinguerlo dal successivo contributo caucasoide, proveniente dall'Arabia ai tempi degli Imperi dei Sabei e di Aksum, e da altri probabili contatti analoghi, precedenti o successivi, con i caucasoidi dell'Asia occidentale. Le lingue, in origine cuscitiche, potrebbero essere state successivamente sostituite nell'Etiopia settentrionale da lingue semitiche, sotto l'influenza dell'Arabia meridionale. Sarebbero interessanti studi sulle popolazioni di lingua omotica, oggi molto scarsi, soprattutto perché l'omotico viene generalmente considerato la ramificazione più divergente dell'afroasiatico. Nel prossimo paragrafo prenderemo in considerazione i Khoisanidi, per i quali si pone un problema di mescolanza simile a quello degli Etiopi: si confronteranno le due mescolanze, esaminando i possibili tempi di origine.

3.7 I KHOISANIDI

Quando, nel XVII secolo, i colonizzatori bianchi del Sudafrica entrarono in contatto per la prima volta con gli aborigeni locali, trovarono due popoli diversi: i Khoin (Ottentotti e altri), allevatori di bestiame, e i San, cacciatori-raccoglitori. I due popoli sono strettamente imparentati dal punto di vista biologico, come dimostrano le numerose caratteristiche fisiche comuni, analizzate in precedenza (per esempio, la steatopigia e il «grembiule»; si vedano Nurse e coll., 1985; Tobias, 1978). Inoltre parlano lingue strettamente imparentate, come è dimostrato, tra l'altro, dalla presenza di suoni unici (i *click*), usati anche da alcune tribù bantu che hanno avuto parecchi contatti con i Khoisanidi (per esempio, gli Zulu e gli Xosa). Abbiamo già menzionato le lingue khoisan parlate da due gruppi viventi in Tanzania (gli Hadzapi e i Sandawe), che illustreremo ulteriormente in seguito. Altri suoni avulsivi sono presenti in gruppi kenioti, benché oggetto di controversie. Considereremo i Khoin e i San separatamente, poiché presentano parecchie differenze genetiche.

Possediamo molte informazioni di tipo genetico sui Khoisan (per un approfondimento, si vedano Tobias, 1978; Nurse e coll., 1985), e in particolare sui San: il numero totale di questi ultimi potrebbe essere dell'ordine di 55000 di cui forse solo il 10% è relativamente acculturato. Sotto il profilo geografico e linguistico i San si suddividono in settentrionali, centrali e meridionali; nel confronto con altre popolazioni sono stati raggruppati tutti insieme, per ridurre l'effetto della deriva genetica.

Nell'analisi degli alberi filogenetici relativa alle 42 popolazioni descritta nel capitolo 2, i San si associano con altre popolazioni africane, presentando una somiglianza in qualche modo maggiore con gli Etiopi, con cui formano una coppia dal legame poco solido. Tuttavia, se saggiata con la tecnica del *bootstrap*, l'associazione tra i San (o gli Etiopi) e le altre quat-

Tab. 3.7.1 Distanze genetiche (× 10 000) tra San, Etiopi e gruppi rappresentativi di popolazioni africane subsahariane e asiatiche.

	BAN	NIL	AOC	PBM	SAN	ETI	VOR	IRAN	IND	ASE
Bantu	0									
Nilo-sahariani	119	0								
Africani occidentali	188	196	0							
Pigmei Bambuti	715	750	801	0						
San	944	1002	885	1496	0					
Etiopi	659	829	697	1232	777	0				
Vicino Oriente	1779	1824	1455	2139	880	709	0			
Iran	2242	2077	1796	2589	1267	1060	158	0		
India	2202	2074	1748	2664	1246	1079	229	155	0	
Asia sudorientale	2829	2590	2114	3499	1819	1534	1050	1119	844	0

I riquadri mostrano le distanze fra i tre gruppi principali di popolazioni. Bantu, Nilo-sahariani, africani occidentali e Pigmei Bambuti provengono dall'Africa subsahariana. Le ultime quattro popolazioni sono asiatiche. I San e gli Etiopi, che sembrano geneticamente intermedi tra africani subsahariani e asiatici, sono più vicini agli asiatici occidentali che agli altri africani. Poiché l'omogeneità delle distanze all'interno dei riquadri non è del tutto soddisfacente, sarebbe consigliabile, anche se non facile, modificare la topologia dell'albero.

tro popolazioni africane subsahariane appare debole, sufficiente soltanto a garantire che tutte e sei le popolazioni africane subsahariane formino un unico raggruppamento in poco più del 50% delle ripetizioni del *bootstrap*. Negli altri ricampionamenti, i San (e lo stesso vale per gli Etiopi) si associano con i caucasoidi, o, più raramente, con gli orientali.

Nell'albero genetico della figura 3.5.1, i San costituiscono i secondi valori erratici del gruppo subsahariano. Nella tabella 3.7.1 è riportato un estratto della matrice delle distanze F_{ST} relativa alle 42 popolazioni del mondo, che mostra le relazioni tra tutte le popolazioni africane e una selezione di quelle asiatiche; il Vicino Oriente comprende tutte le popolazioni dell'Asia sudoccidentale, dalla Turchia all'Arabia.

Dalla tabella 3.7.1 emerge un quadro chiaro: i San differiscono dalle altre popolazioni africane subsahariane di un valore pari a 0,1082 ± 0,0140, cioè più di quanto uno qualunque dei gruppi subsahariani differisca da qualunque altro (la distanza media è 0,0461, quella massima è 0,0801). Mentre gli altri gruppi subsahariani distano dai tre gruppi asiatici geograficamente più vicini di 0,1966 ± 0,0146, i San distano da questi solo di 0,1131 ± 0,0126, una differenza statisticamente molto significativa. I tre gruppi asiatici geneticamente più vicini ai San sono tutti caucasoidi, mentre i gruppi etiopici non mostrano alcuna indicazione di stretta parentela con i San. Per saggiare in modo approssimativo l'ipotesi che i San derivino da una mescolanza tra africani e caucasoidi, si possono confrontare le tre distanze (ritrasformate in F_{ST}; si vedano le formule 1.11.3 e 1.11.4):

	Distanza	F_{ST}
Subsahariani/San	0,1082	0,1026
San/caucasoidi	0,1131	0,1069
Subsahariani/caucasoidi	0,1966	0,1785

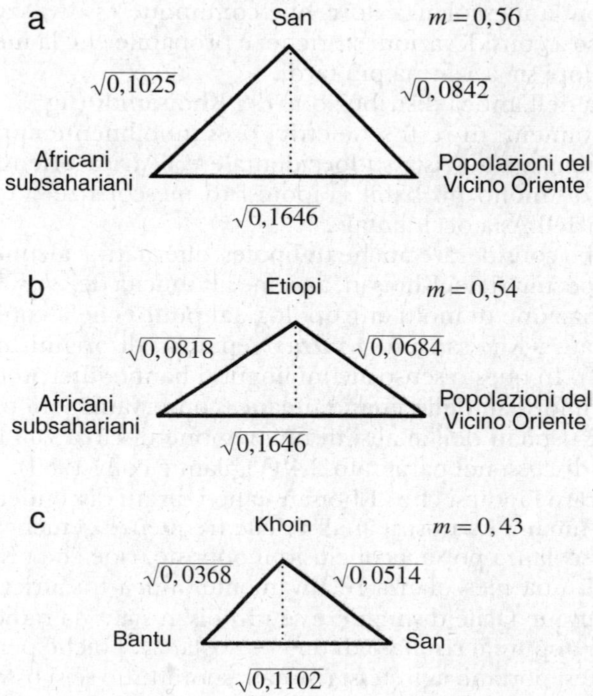

Fig. 3.7.1 Analisi grafica delle mescolanze considerando i San, gli Etiopi e i Khoin. I triangoli sono stati costruiti utilizzando come lunghezze dei lati le radici quadrate delle distanze tra le coppie di popolazioni. Le popolazioni parentali presunte stanno ai due angoli della base del triangolo; la popolazione che si suppone mescolata è rappresentata nell'angolo in alto. Per il calcolo delle percentuali di mescolanza m, si veda la formula (1.17.3).

Usando la formula (1.17.3), tali valori danno come contributo dei caucasoidi $m = 0,49$ e come contributo degli africani $1 - m = 0,51$.

La figura 3.7.1 mostra un'analisi grafica delle mescolanze, nella quale al posto dei dati caucasoidi sono stati impiegati quelli del Vicino Oriente, più prossimo dal punto di vista geografico: i numeri sono, quindi, leggermente diversi. Si noti che ai lati dei triangoli sono associate le radici quadrate delle distanze. Il contributo del Vicino Oriente è leggermente maggiore di quello africano, poiché la stima della mescolanza supera di poco la metà ($m = 0,56$); un'analisi meno approssimata della mescolanza ha fornito risultati simili. Se si considerano i caucasoidi come progenitori possibili, gli Etiopi mostrano una leggera preponderanza della componente africana, mentre impiegando i dati del Vicino Oriente si ottiene $m = 0,54$; si noti tuttavia che gli Etiopi presentano anche una grande distanza genetica dai San (0,0777). È quindi probabile che i San e gli Etiopi siano stati originati da mescolanze indipendenti avvenute in tempi diversi, benché con componenti iniziali simili. Anche se le componenti iniziali fossero state le stesse, dal punto di vista sia geografico sia etnico, tra la prima e la seconda mescolanza dovrebbe comunque esservi stata un'evoluzione. In base a considerazioni storiche, è probabile che la mescolanza relativa agli Etiopi sia avvenuta più tardi.

La mappa dell'antica distribuzione dei Khoisanidi (fig. 3.2.2) mostra i siti dei ritrovamenti di resti scheletrici presumibilmente appartenenti ai San. La vicinanza tra l'Asia sudoccidentale e l'Africa orientale e settentrionale rende molto probabile l'ipotesi di mescolanze tra popolazioni dell'Africa e dell'Asia occidentale.

Si dovrebbe considerare anche un'ipotesi alternativa: alcune caratteristiche esterne peculiari dei Khoisan, assieme all'unicità dei *click*, hanno colpito l'immaginazione di molti antropologi, al punto che alcuni di essi hanno considerato i Khoisan una «razza» separata, di origini molto remote (Coon, 1963). In questo senso alcuni linguisti hanno interpretato i *click* come suoni primordiali delle lingue umane, conservatisi solo presso i Khoisan. Anche i risultati dell'analisi di una regione di circa 700 nucleotidi di mtDNA, già discussi nel paragrafo 2.4 (Vigilant e coll., 1989), sembrano in parte avvalorare l'ipotesi che i Khoisan siano i diretti discendenti dei primitivi antenati umani. La nostra analisi delle frequenze geniche in base all'ipotesi di mescolanza porta a conclusioni opposte, cioè che i Khoisan siano il risultato di una mescolanza relativamente antica tra africani e asiatici. Non è comunque facile distinguere se i Khoisan siano la radice di tutti gli esseri umani oppure il risultato di una mescolanza, poiché per molti aspetti le due ipotesi portano agli stessi risultati, soprattutto se si osservano le frequenze geniche. Attualmente, finché non si accumuleranno altri dati su cui effettuare ulteriori analisi, è opportuno giudicarle entrambe possibili, nell'attesa di nuovi elementi che permettano di distinguerle.

I Khoin si comportano in modo diverso rispetto ai San: nell'albero della figura 3.5.1 sono valori erratici di un raggruppamento minore (formato dai San e dai Somali) che, in base alle considerazioni precedenti, si può spiegare più facilmente. Le distanze tra Khoin, Bantu e San sono riportate nella tabella 3.7.2; i Khoin sono chiaramente più vicini a tutti i gruppi bantu che ai San. Più scuri di pelle, i Khoin hanno sicuramente avuto molti contatti con i Bantu, avendo acquisito da questi la pratica dell'allevamento del bestiame; l'ipotesi di mescolanza sembra perciò ragionevole (si veda la fig. 3.7.1). Non è chiaro (Nurse e coll., 1985) se i contatti siano avvenuti a sud dello Zambesi (nel territorio dell'attuale Zimbabwe) o nel deserto del Kalahari; non si può escludere la possibilità che il contatto si sia verificato anche più a nord. Tuttavia alcune considerazioni linguistiche sono a sostegno dell'ipotesi che il contatto sia avvenuto nel Kalahari, con un'avanguardia di Bantu in possesso di bestiame che forse si fuse con i Boscimani centrali, il cui dialetto è molto simile a quello dei Khoin. Abbiamo già citato i lavori di Denbow e Wilmsen (1986) e di altri, i quali suggeriscono che 1500 anni fa si sia verificato nel Kalahari un importante contatto tra i Bantu e i Khoisan.

Attualmente i Khoin (più di 100 000) comprendono tre gruppi principali: i Nama in Namibia, gli !Ora (Griqua) nell'Orange e un certo numero di individui con vari gradi di mescolanza che perlopiù hanno perso la loro identità etnica. Nelle città sono classificati con i *colored*, un gruppo

Tab. 3.7.2 Distanze genetiche (× 10 000) tra Bantu e Khoisanidi.

Khoisanidi	Bantu* NE	CE	SE	NO	CO	SO	Media ± ES**	San
San	996	1029	943	1339	1362	1338	1168 ± 81	
Khoin	304	309	256	441	420	413	375 ± 31	528
Sandawe	245	396	398	452	182	336	335 ± 42	1794
Hadzapi	418	440	670	381	461	406	463 ± 43	1444

* I Bantu sono raggruppati in sei aree geografiche, descritte in un paragrafo successivo (si veda la tab. 3.9.3).

** Errore standard.

ufficialmente riconosciuto che comprende individui di origini etniche molto diverse. A causa delle tradizioni pastorali i Khoin hanno acquisito il gene per l'assorbimento del lattosio, assente nelle popolazioni extraeuropee diverse dai pastori africani, i quali si nutrono di latte anche da adulti. La sua frequenza genica (Nurse e coll., 1985), vicina allo zero nei San e nella maggior parte dei gruppi di Bantu, raggiunge anche il 29% nei Nama, che corrispondono a circa il 50% di individui in grado di assorbire il lattosio (poiché il gene è dominante). Tale frequenza decisamente alta implica un periodo abbastanza lungo di pastorizia, a meno che la proporzione di individui non Khoin nella mescolanza iniziale fosse elevata. Tuttavia il bestiame è arrivato in Sudafrica in epoca precedente a quella ipotizzata in un primo momento, e si è visto che anche i primi contatti tra i Khoin e i Bantu si sono verificati molto presto.

Dalle frequenze geniche risulta che i più simili ai Khoin sono i Bantu sudorientali, i loro attuali vicini, seguiti dai Bantu centrorientali (tab. 3.7.2). Supponendo che i Khoin siano stati generati da una mescolanza tra i Bantu sudorientali e i San, le proporzioni medie di mescolanza risultano 57% di Bantu e 43% di San. Considerando i Bantu centrorientali come progenitori, tali proporzioni sarebbero leggermente diverse.

I contatti tra i Khoin, e forse anche tra i San, e gli immigrati Bantu hanno determinato un flusso genico non solo verso i Khoin, ma anche verso i Bantu, come indicano le elevate proporzioni di aplotipi GM tipici dei Khoisan nelle tribù di Bantu. Tali proporzioni sono particolarmente elevate in Sudafrica, Zambia e Mozambico. Si è stimato che negli Xosa, la popolazione bantu più meridionale del Sudafrica, la mescolanza con i San arrivi fino al 60% (Jenkins e coll., 1970; Nurse e coll., 1985). Prima di accettare tale risultato, sarà necessario confermarlo con altri marcatori genetici. L'analisi degli alberi filogenetici (fig. 3.5.1) indica che la stima dovrebbe essere più bassa, anche se per una maggiore accuratezza bisognerebbe ripetere l'analisi con i dati delle singole tribù. La selezione naturale dovuta alle malattie infettive potrebbe agire su un marcatore come il GM, appartenente al sistema delle immunoglobuline, alterandone notevolmente le frequenze geniche. Il grado successivo di mescolanza suggerito dal sistema GM potrebbe indicare che i marcatori GM dei Khoisan conferiscano (o abbiano conferito) maggiore resistenza a malattie locali. Un'analisi accurata dell'eterogeneità delle mescolanze calcolate per i singoli geni potrebbe contribuire a definire gli effetti della selezione naturale su tali geni: probabilmente i nuovi polimorfismi del DNA saranno molto utili per risolvere tale problema.

Anche se forse non così elevato come indicherebbero le stime basate sul GM, sicuramente non è mancato un flusso genico dai Khoisan alle popolazioni bantu meridionali, parallelo al flusso linguistico («prestito», secondo la terminologia linguistica) dei *click* in alcune lingue bantu. Alcune popolazioni negroidi del Sudafrica, benché prive di specifici geni khoisan, parlano una lingua khoisan (i Damara; si veda Nurse e coll., 1985).

Due popolazioni, gli Hadzapi e i Sandawe, localizzate in Tanzania, molto più a nord dei Khoin e dei San, parlano lingue khoisan. Gli Hadzapi, un gruppo nomade relativamente poco numeroso di cacciatori-raccoglitori (circa 2000), vivono a sudest del lago Vittoria, a breve distanza dai Sandawe (circa 40 000), in passato cacciatori-raccoglitori, ma di recente acculturati. Sorprende che le due lingue non presentino quasi alcuna somiglianza reciproca, anche se sono entrambe simili alle lingue khoisan (Greenberg, 1963). Nell'albero genetico i due gruppi compaiono come valori erratici del raggruppamento dell'Africa subsahariana; i Sandawe presentano una distanza particolarmente piccola dai Bantu centroccidentali, con una distanza media di 335 ± 42 (tab. 3.7.2) da tutti i Bantu. A prima vista la maggiore somiglianza potrebbe significare che i Sandawe si sono mescolati con questa popolazione bantu mentre essa si spostava verso l'Africa sudorientale; tuttavia è anche possibile che i Sandawe si siano spostati molto prima di raggiungere la loro posizione attuale. La distanza genetica tra Hadzapi e Sandawe (426) è dello stesso ordine di grandezza di quelle di Hadzapi e Sandawe da un gruppo comprendente tutti gli altri africani subsahariani. Tuttavia il gruppo degli Hadzapi è un po' più distante dei Sandawe dagli altri Bantu, forse perché più soggetto a deriva genetica, essendo poco numeroso. Gli Hadzapi non presentano somiglianze particolari con alcun sottogruppo bantu.

Sia gli Hadzapi che i Sandawe non hanno mantenuto quasi alcuna somiglianza genetica con i San; presentano lo stesso grado di somiglianza con i Khoin, con i sottogruppi di Bantu o fra loro. La mancanza di particolari somiglianze genetiche tra questi due gruppi di lingua khoisan dislocati a nord è in accordo con il basso livello di somiglianza linguistica. Il caso degli Hadzapi e dei Sandawe potrebbe essere simile a quello dei Damara, perlopiù considerati assieme ai Khoin. Ovviamente, si è verificata spesso una sostituzione quasi completa dei geni, mentre la lingua si manteneva, o viceversa. La seconda alternativa potrebbe sembrare meno probabile, se è vero che per imporre la propria lingua un gruppo dovrebbe avere un'organizzazione sociale, politica e militare adeguata (Renfrew, 1989 *a*). Tuttavia, è stata avanzata l'ipotesi che i Damara, in origine portati in Namibia come schiavi dei Khoin, successivamente si siano liberati (Nurse e coll., 1985): ciò indicherebbe un più alto grado di organizzazione sociale e politica dei gruppi di Boscimani rispetto ad oggi. Il caso degli Hadzapi e dei Sandawe è però diverso da quello dei Damara, poiché oggi vivono molto lontano da tutti i gruppi di lingua khoisan. Inoltre, a differenza dei Damara, le loro lingue sono tanto cambiate che dovrebbe essere relativamente antica la loro acquisizione della lingua khoisan, o più probabilmente la loro perdita di contatti con gli altri Khoisanidi e l'inizio della loro assimilazione genetica da parte dei gruppi vicini. Si potrebbe anche prendere in considerazione la possibilità che la somiglianza genetica con i Khoisan non sia mai esistita, e che la loro lingua sia stata acquisita, in un lontano passato, a causa dell'imposizione politica o dell'influenza sociale dei Khoisan (come ipotizzato per i Damara).

3.8 I PIGMEI

Qui di seguito si riassumerà brevemente una pubblicazione sui Pigmei di uno di noi (Cavalli-Sforza, 1986); i riferimenti bibliografici sono limitati alle pubblicazioni successive.

Nell'Africa centrale vivono molti gruppi di Pigmei, che hanno diverse caratteristiche comuni; la più importante è la bassa statura, giacché i Pigmei sono gli individui più piccoli della Terra (o almeno lo sono gli appartenenti a un gruppo particolare, i Bambuti). In tutto il mondo le popolazioni che vivono nelle foreste tropicali sono di piccole dimensioni (si veda il par. 2.13), a conferma dell'ipotesi che la bassa statura rappresenti un adattamento agli ambienti caldi e umidi. Sebbene non sia chiara la determinazione genetica della statura dei Pigmei africani, alcune osservazioni fanno supporre che l'altezza sia determinata da un unico locus codominante (forse, ma non necessariamente, lo stesso nelle diverse popolazioni di Pigmei). I Pigmei presentano livelli normali di ormone della crescita, ma livelli inferiori del suo recettore (GHR) e del fattore di crescita insulino-simile I (IGFI); di norma durante l'adolescenza dei Pigmei quest'ultimo rimane basso, mentre nei non Pigmei aumenta di circa tre volte. La differenza principale tra la curva di crescita dei Pigmei e quella dei non Pigmei consiste nel fatto che i primi non presentano il picco di crescita dell'adolescenza, indicando che l'aumento di GHR e di IGFI nella pubertà è responsabile di tale picco e che la sua mancanza nei Pigmei ne determina la bassa statura (Merimee e coll., 1987).

Sono meno chiare le cause responsabili della bassa statura di altri «Pigmei» non africani nel mondo; essi forse rappresentano adattamenti indipendenti, poiché probabilmente la riduzione della statura è uno dei fattori principali di adattamento a un clima caldo-umido. C'è una ragionevole correlazione tra la statura dei Pigmei africani e il loro grado di mescolanza con altre popolazioni locali. Tuttavia va notato che anche tra i non Pigmei che vivono nelle foreste la statura media è più bassa di quella di chi vive nella savana (Hiernaux, 1968), talora per la mescolanza con i Pigmei. Comunque i Pigmei sono sicuramente più piccoli di altre popolazioni che vivono in ambienti simili.

La sussistenza dei Pigmei nella foresta è resa possibile da un'economia di caccia e raccolta che molti ancora adottano, anche se alcuni stanno passando progressivamente a un'economia mista praticando un po' di agricoltura; più spesso, però, dipendono in parte dagli agricoltori stanziali, con i quali barattano selvaggina e lavoro in cambio di cibo come la manioca e le banane, bevande alcoliche e altri beni che essi non producono – come utensili in ferro, tabacco, oggetti in ceramica. Laddove è stata distrutta la foresta, i Pigmei sono stati costretti a cambiare la loro economia: per esempio la manifattura della ceramica (in Ruanda e in Burundi) e la pesca (in Zambia) sono divenute le loro principali occupazioni. La distruzione della foresta ha spesso provocato una perdita di identità e una mescolanza più rapida. Un'altra importante caratteristica, comune a quasi tutti i gruppi di Pigmei, è l'associazione con un gruppo locale di agricoltori stanziali, la cui lingua viene acquisita dai Pigmei: in tale associazione, i Pigmei rappresentano sempre la casta inferiore, essendo per tradizione a servizio degli agricoltori (la parola schiavi non sarebbe appropriata, in questo caso). Più volte i Pigmei hanno deciso di spostarsi verso nuove foreste, nel qual caso si genera una nuova associazione con altri agricoltori padroni; accade che i Pigmei continuino a usare la lingua dei vecchi padroni – che diviene quindi la «loro» lingua – acquisendo contemporaneamente quella dei nuovi. Una frazione cospicua del loro vocabolario, relativa alla fauna e alla flora della foresta, potrebbe essere più antica, dal momento che manca nella lingua degli agricoltori (Bahuchet, non pubblicato).

Lo scambio genetico tra agricoltori e Pigmei è limitato, ma in alcuni villaggi e gruppi è più frequente che in altri. Alcune regole vengono osservate quasi sempre:

1) Gli agricoltori possono acquistare mogli pigmee, ma non viceversa: alle donne pigmee è attribuita una maggiore fertilità, mentre il prezzo da pagare per prenderle in moglie è minore. Nel caso dei Tutsi del Ruanda, alcune donne pigmee hanno sposato re tutsi, diventando regine (Desmarais, 1977). Tale tradizione varia notevolmente da tribù a tribù di agricoltori e anche tra i villaggi di una stessa tribù.

2) I bambini della coppia mista sono educati nell'ambito della cultura agricola, benché spesso abbiano condizione sociale inferiore. Per questo motivo il flusso genico procede dai Pigmei verso i Bantu o altri gruppi di agricoltori: ci aspettiamo quindi di trovare mtDNA dei Pigmei tra i gruppi di agricoltori che sposano donne pigmee.

3) Si può verificare anche un flusso genico in senso inverso (dagli agricoltori ai Pigmei), nei casi, probabilmente infrequenti, di un'unione illegittima, o di donne pigmee divorziate da agricoltori bantu che riportano i loro figli nel gruppo pigmeo di origine.

Tali conclusioni si basano su alcune recenti e limitate osservazioni effettuate sul campo. Occorre però sottolineare che vi sono – o vi sono state in passato – occasioni per un flusso genico più cospicuo dagli agricoltori ai Pigmei. Supponendo che i Bambuti siano il tipo pigmeo ancestrale e i Bantu gli altri antenati (Wijsman, 1984), si è stimato che i Pigmei Biaka della Repubblica Centrafricana siano Pigmei soltanto per il 18,5%÷31% (valori significativamente diversi da zero; lo spettro dei valori dipende da ipotesi diverse). Probabilmente la componente pigmea risulterebbe maggiore se gli antenati non Pigmei considerati per la stima fossero tribù con un'origine più vicina a quella ritenuta corretta, per le quali comunque mancano dati sufficienti. Nei Pigmei del Camerun è stato impossibile riscontrare prove significative di una componente pigmea; per i Pigmei del Ruanda le stime variano dal 19% al 25% (significativamente diverse da zero) a seconda delle ipotesi. Le popolazioni pigmoidi possono quindi essere geneticamente indistinguibili – o difficilmente distinguibili – da alcuni gruppi di agricoltori; tuttavia la loro statura rimane bassa, forse a causa della selezione naturale dovuta al clima caldo-umido della foresta ove di solito vivono (o vivevano fino a poco tempo fa), o a causa della selezione sessuale. I Pigmoidi hanno spesso mantenuto profonde tradizioni pigmee: non si può tuttavia escludere la possibilità che in alcuni casi queste siano state acquisite. Di solito le caratteristiche fisiche (per esempio la statura) e le tradizioni pigmee sono i criteri principalmente utilizzati per la loro classificazione.

Abbiamo già discusso (par. 1.17) come il patrimonio genetico di una popolazione possa essere quasi completamente sostituito da un flusso genico protratto per centinaia o migliaia di anni. Benché i Pigmei siano relativamente protetti rispetto al flusso genico di altre popolazioni, molte tribù di Pigmei manifestano una sostituzione genica notevole, e soltanto poche sono rimaste relativamente inalterate. Un esempio di contatto prolungato tra Pigmei e agricoltori, studiato dal punto di vista storico mediante informazioni etnografiche e linguistiche, è quello dei Pigmei Biaka della Repubblica Centrafricana (Thomas e Bouquiaux, 1976). Sebbene rispetto ai Pigmei Bambuti presentino una chiara ibridazione con gruppi non Pigmei (come si spiegherà più avanti), possediamo ben poche prove che tra i gruppi di Biaka studiati e gli agricoltori locali avvengano tuttora matrimoni misti; esempi di tali unioni sono limitati ad alcuni villaggi, nelle forme sopra descritte ai punti 1-3, determinando soltanto un modesto flusso genico dagli agricoltori ai Pigmei.

Come tutti i cacciatori-raccoglitori, i Pigmei vivono in piccoli gruppi (accampamenti), costituiti in media da 30 individui, molto mobili, però solo all'interno di un'area geografica ben definita: alcuni accampamenti possono essere associati in gruppi, perlopiù di tipo patrilineare. Poiché i Pigmei si sposano con partner che vivono a una certa distanza dal proprio gruppo (in media 30÷50 km), la loro endogamia non è molto elevata. Quando divengono sedentari, la distanza tra i luoghi di nascita degli sposi diminuisce. Sebbene le popolazioni intese come gruppi sociali (matrimoniali), non siano troppo esigue, e manchi pertanto una forte influenza della deriva genetica, si possono osservare notevoli differenze genetiche tra popolazioni che vivono a una certa distanza le une dalle altre, reciprocamente isolate.

A scopo di analisi abbiamo definito tre gruppi geografici (fig. 3.8.1): Pigmei orientali, Pigmei occidentali e Pigmoidi.

1) I Bambuti, o Pigmei orientali, vivono nella foresta dell'Ituri, nello Zaire nordorientale, quasi al livello dell'equatore; parlano lingue della famiglia nilo-sahariana. Non si conosce dal punto di vista quantitativo il grado di interesogamia tra gruppi di lingua diversa. I Bambuti sono i Pigmei più piccoli (par. 3.4); il loro numero totale potrebbe essere all'incirca 30000 o più.

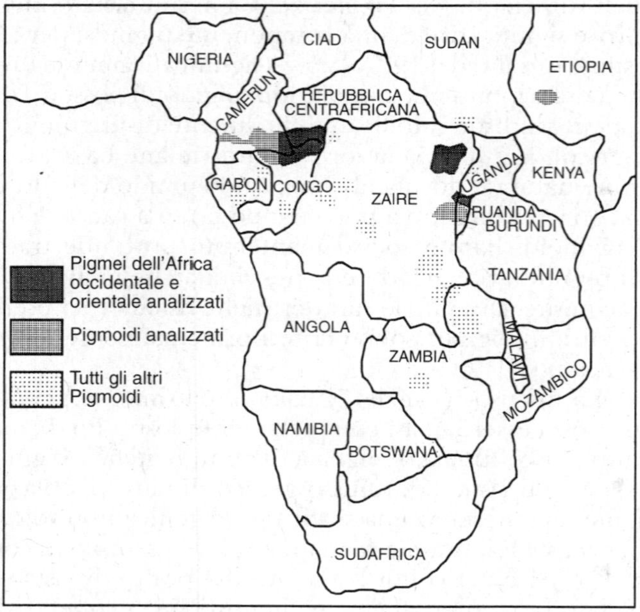

Fig. 3.8.1 Posizione geografica dei principali gruppi di Pigmei e di quelli analizzati in questo studio. Da Cavalli-Sforza (1986 *a*).

2) Gli Akan (anche Biaka o Babinga), o Pigmei occidentali, vivono nella foresta tra la Repubblica Centrafricana, la regione orientale del Camerun e la parte settentrionale della repubblica del Congo: sono circa 30 000 e parlano lingue appartenenti a due rami diversi della famiglia niger-kordofaniana, l'adamawa-ubangiano e il gruppo C del bantu. Gli Akan sono un po' più alti (8÷9 cm in più) dei Pigmei Bambuti, ma dal punto di vista sociologico sono piuttosto simili a questi. Mancano scambi genetici con i Bambuti, che vivono a grande distanza geografica. L'isolamento reciproco potrebbe essere antico, poiché oltre a una sostanziale differenza genetica media, in entrambi i gruppi si trovano diversi alleli «privati». È però difficile dire quanto siano «privati» tali alleli, non essendo noti dal punto di vista genetico i vicini più prossimi con cui possa aver luogo uno scambio di geni.

3) Abbiamo raggruppato sotto il nome di «Pigmoidi» tutti gli altri gruppi di Pigmei, dal Camerun sudoccidentale al Ruanda e allo Zaire nordoccidentale. Di solito hanno statura media più alta e sono più acculturati dei primi due gruppi; provenendo da zone molto diverse, formano un gruppo eterogeneo.

I Pigmei Bambuti – che presentano la maggiore diversità dai rimanenti Pigmei e dagli altri africani – sono anche di statura minore; essendo senza dubbio i Pigmei più rappresentativi sotto molti aspetti, sono stati studiati separatamente. Essi sono abbastanza noti dal punto di vista genetico (82 geni investigati), benché meno dei Biaka (97 geni), più facilmente accessibili (Cavalli-Sforza, 1986 *a*); i Pigmoidi sono meno conosciuti

Tab. 3.8.1 Distanze genetiche (× 10000) tra i diversi gruppi di Pigmei, e tra i Pigmei e i gruppi più rappresentativi dell'Africa subsahariana.

	Bantu*										Pigmei		
Pigmei	NE	CE	SE	NO	CO	SO	Nilotici	Sara	Ubangiani	San	Bambuti	Biaka	Pigmoidi
Bambuti	714	765	850	698	933	849	1064	800	849	851	0		
Biaka	363	295	310	256	389	339	456	248	339	311	465	0	
Pigmoidi	131	132	223	216	262	266	407	311	226	224	385	179	0

* I Bantu sono raggruppati in sei aree geografiche, descritte in un paragrafo successivo (si veda la tab. 3.9.3).

(55 geni), soprattutto per la mancanza di dati relativi al sistema HLA. I Pigmei Bambuti sono chiaramente esterni al raggruppamento subsahariano della figura 3.5.1, poiché la loro distanza media dal resto del raggruppamento subsahariano è all'incirca dello stesso ordine di grandezza (874) di quella tra africani nordorientali e caucasoidi (964). Il loro tempo di separazione, stimato mediante la costante calcolata nel capitolo 2 (rapporto distanza genetica/tempo), sarebbe di circa 18000 anni. Ma tale stima va presa con grande cautela, perché sicuramente è influenzata da episodi di mescolanza. La tabella 3.8.1 mostra le distanze F_{ST} tra i diversi gruppi di Pigmei e tra i Pigmei e i gruppi più rappresentativi degli altri africani subsahariani.

I Bambuti sono chiaramente i più distanti dagli altri africani, mentre i Biaka sono intermedi, ma più vicini alla media africana subsahariana rispetto ai Bambuti; i Pigmoidi sono i più vicini alla media africana. Almeno per quanto riguarda i Pigmei Biaka, l'analisi linguistica ed etnografica indica che probabilmente erano presenti a sudovest della repubblica del Sudan prima che gli arabi invadessero il territorio (circa 1000 anni fa), donde si sarebbero spostati insieme agli Ngbaka, una tribù di lingua ubangiana di quella zona – e forse aprendo loro la strada. Si ritiene che inizialmente si siano spostati a sud, verso lo Zaire nordorientale, dove esiste ancora una tribù Ngbaka, forse imparentata con quella zairese. Gli Ngbaka dello Zaire, sui quali sono disponibili alcuni dati genetici, sono più vicini ai Biaka – in termini di distanze genetiche – di qualsiasi altra tribù studiata finora (per i dati relativi alle distanze, si veda Cavalli-Sforza, 1986 *a*). I Pigmei Biaka, forse assieme a una parte degli Ngbaka, continuarono a spostarsi verso occidente e poi verso nord, raggiungendo la posizione attuale all'estremità sudoccidentale della Repubblica Centrafricana: qui oggi vivono associati a diverse tribù locali, una delle quali, chiamata anch'essa Ngbaka (presumibilmente derivata da una scissione dell'omonima tribù dello Zaire), vive vicino ai Biaka, ma purtroppo non è stata caratterizzata dal punto di vista genetico.

È probabile che in passato i Pigmei fossero più diffusi di quanto lo siano oggi. Documenti egizi indicano che nel 2300 a.C. gli Egizi erano in contatto con dei Pigmei chiamati Akan (e questo è tuttora il nome di uno dei principali gruppi Bambuti, nonché del gruppo dei Pigmei occidentali, essendo Biaka semplicemente la forma plurale di Akan). La scoperta del primo documento egizio riguardante i Pigmei risale alla fine del XIX secolo: benché si affermasse che esso fa riferimento a nani di tipo condrodistrofico, l'egittologo Dawson (1936) ha dimostrato che i termini egiziani per indicare «nano condrodistrofico» e «pigmeo» sono diversi. I faraoni apprezzavano i Pigmei per la loro abilità nella danza (rinomata ancora oggi nella maggior parte dell'Africa centrale) e forse anche per la loro conoscenza delle erbe medicinali. Per tale motivo fu mandato un generale a catturarli nella «terra di Punt» (probabilmente le sorgenti del Nilo, forse il Nilo Bianco). I contatti con gli Egizi potrebbero aver avuto luogo nella parte meridionale della repubblica del Sudan, non lontano dalla regione superiore della valle del Nilo, in una zona più a nord di quella occupata oggi dai Pigmei. In seguito potrebbero avere lasciato quelle regioni a causa della pressione araba, come forse è accaduto ai Biaka.

I San non presentano con i Pigmei un'associazione maggiore di quella tra i San e altri gruppi africani subsahariani. I Sara sono più vicini dei Nilotici ai Pigmei e il fatto, forse casuale, che la loro distanza genetica dai Biaka sia leggermente inferiore rispetto alla distanza dai più vicini sottogruppi di Bantu è responsabile dell'associazione tra i Sara e i Biaka in un raggruppamento minore della figura 3.5.1. La distanza tra i Biaka e i Bantu nordoccidentali (256) è leggermente superiore a quella tra i Biaka e i Sara (248), ma la differenza è trascurabile se paragonata all'errore standard. Tuttavia in tali condizioni l'analisi UPGMA (par. 1.12.b) dell'albero genetico associa i Biaka e i Sara. I metodi di ricostruzione degli alberi filogenetici possono essere molto sensibili a piccole oscillazioni delle distanze: d'altra parte le mappe delle CP, anche se meno sensibili, non hanno la stessa efficacia nel riprodurre fedelmente le somiglianze tra due gruppi vicini.

A causa della mancanza di fossili nei suoli acidi africani (che sciolgono il principale componente delle ossa, il fosfato di calcio), è impossibile definire esattamente la distribuzione geografica dei Pigmei nei tempi passati. Mancano resti fossili di Pigmei nelle aree asciutte, dove le ossa si sarebbero conservate, e ciò conferma l'idea di un loro adattamento a lungo termine alla foresta tropicale.

3.9 GLI AFRICANI SUBSAHARIANI

Tra le 49 popolazioni analizzate nella figura 3.5.1, quelle localizzate nell'Africa subsahariana (escludendo i Khoisanidi e i Pigmei, appena descritti) comprendono gli africani occidentali, i Bantu che vivono nell'Africa meridionale (al di sotto del terzo parallelo nord) e le popolazioni del Sudan centrale (in particolare in un rettangolo delimitato dal Sahel a nord, dal terzo parallelo nord a sud, dalla Nigeria a ovest e dall'Etiopia a est). Le lingue della zona settentrionale di quest'area appartengono in parte al *phylum* niger-kordofaniano (che comprende tutte le lingue dell'Africa occidentale e quelle bantu) e in parte al *phylum* nilo-sahariano. Abbiamo visto che nelle mappe delle CP i popoli bantu tendono a raggrupparsi, mentre nell'albero filogenetico tale associazione è meno evidente; lo stesso si verifica per gli africani occidentali.

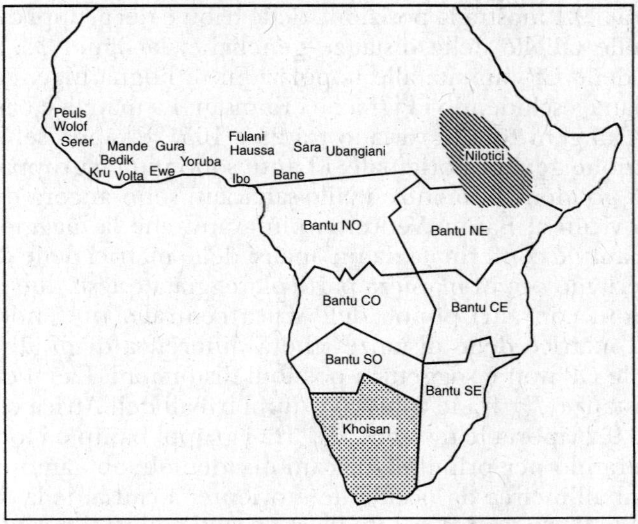

Fig. 3.9.1 Posizione geografica delle tribù africane e dei gruppi di tribù descritti nel testo.

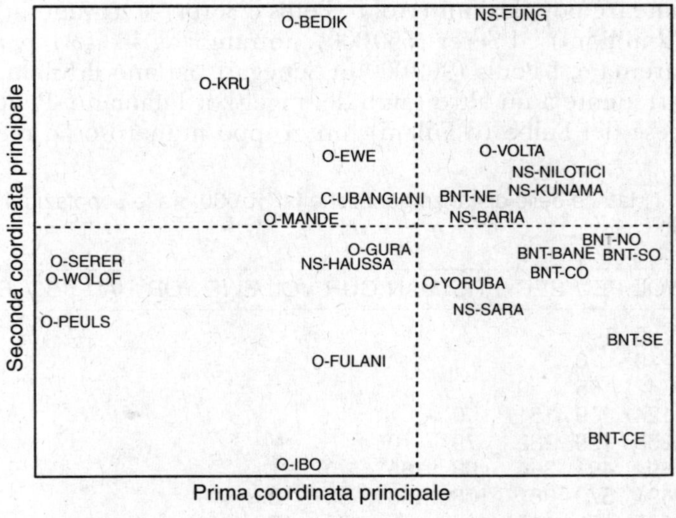

Fig. 3.9.2 Mappa delle componenti principali di 26 popolazioni di lingua niger-congolese e nilo-sahariana. BNT, Bantu e Bane; C, Africa centrale; NS, Nilo-sahariani; O, Africa occidentale.

La figura 3.9.1 mostra la posizione delle tribù e dei gruppi di tribù confrontati nelle tabelle delle distanze genetiche; la figura 3.9.2 presenta un'analisi delle CP limitata alle popolazioni di lingua niger-congolese e nilo-sahariana, escludendo i Pigmei e i Khoisan. La mappa è basata su una media di 45,5 geni (questi variano tra 23 e 105), e rappresenta il 36,4% della variazione genetica originale: i Bantu sono più raggruppati che non gli africani occidentali, mentre i Nilo-sahariani sono ancora dispersi, anche se più vicini ai Bantu. Vedremo più avanti che la maggiore omogeneità dei Bantu è confermata da un'analisi delle matrici delle distanze.

Consideriamo ora in maniera particolareggiata questi due gruppi e le loro relazioni con altri popoli dell'Africa centrale, riferendoci direttamente alla matrice delle distanze, che a differenza degli alberi e delle mappe delle CP non è soggetta a possibili distorsioni. La tabella 3.9.1 riporta le distanze F_{ST} fra le tribù e i gruppi tribali dell'Africa occidentale; la tabella 3.9.2 riporta le distanze F_{ST} fra i gruppi bantu e i loro vicini.

Considerando per primi gli africani occidentali, abbiamo ordinato le popolazioni all'incirca da occidente a oriente: a causa della loro natura erratica nell'albero genetico, i Bedik sono stati collocati per ultimi nonostante la loro posizione occidentale. Tutti gli africani occidentali parlano lingue niger-congolesi, il ramo principale della famiglia niger-kordofaniana, a eccezione di un gruppo, gli Haussa, che parlano una lingua afroasiatica appartenente al sottogruppo occidentale del ramo ciadico (l'unica rappresentante di tale ramo). Quando i dati erano insufficienti, abbiamo raggruppato le tribù mediante criteri linguistici, specificando le tribù che avevano maggiormente contribuito all'informazione genetica di questi gruppi.

Le prime tre popolazioni (Wolof, Peuls e Serer) si trovano in Senegal: i Wolof (2 milioni) e i Serer (650000), entrambi agricoltori, parlano lingue imparentate. I Peuls (900000 in Senegal) parlano il fulani, una lingua appartenente a un altro ramo del niger-kordofaniano. Peuls è il nome francese dei Fulbe (o Fulani), un gruppo numeroso ed eterogeneo

Tab. 3.9.1 Matrice delle distanze genetiche (× 10000) tra le popolazioni dell'Africa occidentale.

	WOL	PEU	SER	KRU	MAN	GUR	VOL	EWE	YOR	HAU	IBO	FUL	BED
Wolof	0												
Peuls	79	0											
Serer	42	155	0										
Kru	124	209	151	0									
Mande	208	185	232	79	0								
Gura	394	491	364	98	165	0							
Volta	494	573	381	108	148	83	0						
Ewe	175	173	115	119	75	103	13	0					
Yoruba	398	335	151	81	171	186	30	175	0				
Haussa	147	292	217	119	265	127	117	237	211	0			
Ibo	64	65	62	420	266	165	221	164	50	164	0		
Fulani	371	265	443	151	232	364	156	367	83	135	66	0	
Bedik	360	294	337	197	320	290	117	358	211	283	164	367	0

Tab. 3.9.2 Matrice delle distanze genetiche (× 10000) tra le popolazioni dell'Africa centrale e meridionale, esclusi Khoisanidi e Pigmei.

	Bantu									
	NE	CE	SE	NO	CO	SO	NIL	UBA	SAR	BAN
Bantu										
nordorientali	0									
centrorientali	228	0								
sudorientali	237	143	0							
nordoccidentali	138	184	88	0						
centroccidentali	167	189	107	173	0					
sudoccidentali	193	263	167	138	52	0				
Nilotici	128	237	193	144	94	103	0			
Ubangiani	152	326	130	126	132	115	127	0		
Sara	387	413	331	269	279	291	318	276	0	
Bane	153	301	118	53	115	91	222	123	269	0

che vive in una stretta fascia localizzata all'incirca nel Sahel, estesa dalla costa atlantica alla Nigeria settentrionale e al Ciad. Secondo Murdock (1959), sono pastori con caratteristiche caucasoidi (di origine berbera) o agricoltori stanziali di tipo negroide. I Tukolor (un gruppo per il quale si ha qualche campione, ma che qui non viene considerato) possiedono caratteristiche sia dei Fulani negroidi sia dei Berberi. Tra i gruppi nomadi e quelli stanziali le differenze sociali ed etniche sono notevoli, ma il campione di Fulani analizzato sembra appartenere alla seconda categoria, almeno per quanto si può dedurre dai geni studiati. Il gruppo che verrà indicato con il nome di «Fulani», proveniente quasi esclusivamente dalla Nigeria settentrionale, è geneticamente diverso dai Fulani senegalesi, più simili alle altre popolazioni del Senegal, i Wolof e i Serer.

I cinque gruppi successivi – abbastanza simili tra loro, ma diversi dalle popolazioni senegalesi – sembrano formare un unico raggruppamento nell'albero della figura 3.5.1; di seguito sono elencate le loro componenti più informative.

I Kru – dal punto di vista linguistico un ramo del niger-congolese centrosettentrionale – sono rappresentati principalmente da otto gruppi: i Bakwe (7000), i Bassa (200000), i Bete (400000), i Gagu (40000), i Guere (200000), i Krahn (70000), i Kru propriamente detti (120000) e i Wobe (sottogruppo dei Bete).

Dal punto di vista linguistico i Mande rappresentano un ramo divergente del niger-congolese, con 29 lingue; l'altro ramo (il niger-congolese propriamente detto) comprende tutte le altre 1003 lingue. I Mande qui analizzati includono i Bambara (2 milioni), i Bandi (40000), i Bozo (meno di 90000), i Diula (250000), i Kpelle (500000), i Mandinka (1,4 milioni) e altri. I Gura o Voltaici (sotto il profilo linguistico un gruppo niger-congolese centrosettentrionale) comprendono i Frafra (300), i Kurumba (90), i Lizzara, i Mossi (2 milioni) e i Tiefo (6000÷10000).

I Volta-Comoe o Akan (che parlano un ramo del niger-congolese centromeridionale) comprendono gli Agni (400000), gli Akposso (50000), gli Ashanti (1,4 milioni), i Baule (1,2 milioni) e gli Nzema (300000).

Gli Ewe (che parlano un altro ramo del niger-congolese centromeridionale) includono gli Ewe propriamente detti (1,8 milioni) e i Fon (1 milione).

Gli ultimi quattro gruppi, tutti provenienti dalla Nigeria, costituiscono le suddivisioni etniche più importanti di questa nazione molto popolosa: gli Yoruba (15 milioni), gli Haussa (6 milioni in Nigeria; 25 milioni in totale, includendo gli individui bilingui), gli Ibo (12 milioni) e i Fulani (6 milioni nella sola Nigeria). Gli Yoruba e gli Ibo appartengono al gruppo linguistico orientale del niger-congolese centromeridionale, mentre i Fulani e gli Haussa hanno origini linguistiche diverse, come si è detto in precedenza. La Nigeria ha una lunga storia, con uno sviluppo agricolo precoce che potrebbe avere attratto immigranti, favorendo forse le mescolanze, come sembra probabile dall'analisi della matrice delle distanze. È interessante notare che gli Ibo presentano una forte somiglianza genetica sia con gli Yoruba sia con i Fulani nigeriani; tuttavia gli Ibo e gli Yoruba sono simili alle tre popolazioni del Senegal, a loro volta assai simili ai Kru e ai Volta-Comoe. Queste relazioni genetiche indicano che in tempi più remoti nell'Africa occidentale si sono verificate importanti migrazioni e mescolanze. Inoltre i Bane (un gruppo citato nella tab. 3.9.2) sono molto simili agli Haussa, in parte a causa della vicinanza geografica. Noi considereremo i Bane assieme ai Bantu, con i quali sono imparentati sotto il profilo linguistico.

I Bedik – l'ultima popolazione della tabella 3.9.1 – sono un gruppo poco numeroso localizzato nel Senegal: forse a causa della deriva genetica dovuta al fatto che sono pochi (5000), nell'albero genetico essi sono erratici rispetto a tutti gli africani occidentali e alle popolazioni bantu. Alcune somiglianze con il gruppo Kru-Volta e una somiglianza meno marcata con le popolazioni della Nigeria indicano la loro possibile provenienza da una regione più orientale di quella che occupano attualmente. Tuttavia, dal punto di vista linguistico appartengono al ramo atlantico occidentale del niger-congolese propriamente detto.

Riassumendo, le popolazioni africane occidentali si possono suddividere in tre raggruppamenti principali: i popoli senegalesi; un gruppo centrale formato da Mande, Kru, Gura, Volta ed Ewe; un gruppo di quattro popolazioni nigeriane. L'ultimo gruppo mostra una notevole somiglianza con i Bane (si veda la fig. 3.9.1), localizzati al confine tra la Nigeria e il Camerun e strettamente imparentati con i Bantu dal punto di vista linguistico.

I rimanenti africani subsahariani (tranne i Khoisan, descritti nei paragrafi precedenti) parlano lingue di due diverse famiglie, il niger-kordofaniano (soprattutto il ramo bantu) e il nilo-sahariano. Mancano dati genetici per gli individui di lingua kordofaniana, il ramo della famiglia niger-kordofaniana parlato in Sudan. Solo pochi gruppi di lingua nilo-sahariana sono stati studiati in maniera soddisfacente dal punto di vista genetico: i meglio conosciuti sono i Sara (Majinga), circa 47000 individui nel Ciad meridionale (55 geni), e i Nilotici, un gruppo linguistico costituito principalmente dagli Shilluk (meno di 200000), i Mabaan (25000), i Luo (2 milioni), i Nuer (700 000), i Dinka (250 000), i Karamojo (250 000), i Masai (400 000) e i Turkana (250 000). Sono pastori «slanciati», di alta statura che vivono soprattutto nel Sudan meridionale, in Uganda e in Kenya (42 geni). Due tribù provenienti da regioni molto diverse sono meno studiate (26÷31 geni): i Fung, o Gule, del Sudan centrorientale, e i Nara o Baria (chiamati anche Baryia o Barya) dell'Etiopia settentrionale (Eritrea occidentale), a sud dei Kunama; entrambe hanno dimensioni medie (rispettivamente 25 000 e 40 000 abitanti).

In un quadro genetico del mondo intero gli individui di lingua nilo-sahariana sono molto vicini ai Bantu (par. 2.3), mentre nell'albero della figura 3.5.1 non rivelano somiglianze interne. Desta un po' di sorpresa il fatto che i Nilotici siano associati con i Bantu centroccidentali e sudoccidentali: nella discussione riguardante i Bantu se ne esaminerà una possibile spiegazione. I Kunama si associano ai Bantu sudorientali, di nuovo un risultato che lascia perplessi; i Baria si trovano nel gruppo dell'Etiopia settentrionale, forse a causa della mescolanza con i caucasoidi. I Sara si associano con i Biaka – risultato ancora più sorprendente. Come si può vedere nella tabella 3.9.2, essi presentano una modesta ma costante somiglianza con tutte le popolazioni dell'Africa centrale e meridionale; lo stesso si verifica rispetto agli africani occidentali (non presenti nella tabella). È tuttavia interessante osservare che la popolazione con la quale presentano la somiglianza maggiore è quella degli Haussa (distanza 184), con la quale però non si associano nell'albero genetico poiché questi formano già un raggruppamento con altre popolazioni nigeriane; si associano invece con i Biaka perché, essendo la loro distanza (249) relativamente bassa, non si associano con alcun'altra popolazione o raggruppamento fino a che non si uniscono insieme. Non possiamo esprimere un'opinione definitiva sui Nilo-sahariani poiché non sono in alcun modo rappresentate le popolazioni più caratteristiche del Sahara occidentale e centrale. Per inciso, la somiglianza tra Nilotici e Bantu induce a pensare che gli «africani slanciati» possano corrispondere a un gruppo genetico chiaramente separato: il più alto numero di appartenenti a questo gruppo fa parte dei Nilotici. Per saggiare tale ipotesi in modo più soddisfacente occorrerebbero dati più completi.

La tabella 3.9.2 contiene le distanze tra i Bantu e i gruppi vicini. Dall'albero della figura 3.5.1 appariva già evidente che i Bantu, come gli africani occidentali, sono un gruppo relativamente omogeneo, e ciò rafforza l'ipotesi che si siano diffusi rapidamente verso l'Africa centrale e meridionale dopo lo sviluppo dell'agricoltura e della lavorazione degli utensili in ferro. Nel raggruppamento bantu risultano infiltrate quattro popolazioni principali.

1) *Pigmoidi* I Pigmoidi, probabilmente molto mescolati con i Bantu e altri gruppi vicini, nell'albero si associano in modo specifico con i Bantu nordorientali e centrorientali. Questa zona, dove la concentrazione di Pigmei è elevata, potrebbe essere stata la loro area di origine. I Pigmoidi comprendono i Batwa del Ruanda (20 000), i Baka del Camerun centromeridionale (forse 20 000) e i Badjelli del Camerun sudoccidenta-

le (2000), oltre ai Pigmei dello Zaire centrosettentrionale, probabilmente molto numerosi.

2) *Nilotici* La maggioranza dei Nilotici vive a breve distanza – a nord e a est – da Urewe, uno dei centri secondari donde si suppone abbia avuto inizio la diffusione bantu. Se i Bantu migrarono dalla loro area di origine tra il Benue e il Niger verso oriente, in direzione di Urewe, forse attraversarono terre abitate principalmente da gruppi di lingua nilo-sahariana (come la stessa regione di Urewe), creando una notevole opportunità di incrocio tra questi due gruppi di lingua diversa. Non si conoscono dal punto di vista genetico i gruppi di lingua nilo-sahariana più settentrionali, che abitano ancora nella parte centromeridionale del Sahara.

3) *Ubangiani* Gli Ubangiani fanno parte del ramo linguistico adamawa-ubangiano del niger-congolese centrosettentrionale: il gruppo include tribù come i Bangandu (2000; chiamati in vario modo), gli Ngbaka (750000), gli Ngbandi (Mbugu) e gli Nzakara (3000).

4) *Bane* I Bane comprendono i Bamileke (un numeroso gruppo di tribù del Camerun), i Bamun (200000) e i Banjun (un sottogruppo dei Bamileke). Dal punto di vista linguistico appartengono al gruppo «bantu in senso lato», il più vicino al bantu nel ramo bantuide della ramificazione linguistica centromeridionale del niger-congolese (secondo Ruhlen). Abbiamo aggiunto a questo gruppo i Tiv (circa 1 milione), che vivono soprattutto in Nigeria; dal punto di vista linguistico appartengono a un sottogruppo non bantu del ramo bantuide.

I Bantu sono stati raggruppati secondo le sei aree geografico-linguistiche classiche: nordoccidentale, nordorientale, centroccidentale, centrorientale, sudoccidentale, sudorientale; nella tab. 3.9.3 sono elencate le tribù che formano le sei aree bantu.

Poiché soltanto alcune tribù bantu sono ben note dal punto di vista genetico, raggruppandole nelle sei zone è aumentato notevolmente il numero di geni disponibili (62÷105 per i sei gruppi bantu, 43 per i Bane, 38 per gli Ubangiani e 55 per i Sara, riportati anche nella tab. 3.9.2). L'albero genetico della figura 3.5.1 rimane valido anche eliminando gli «intrusi» nilo-sahariani: non è chiaro come l'albero linguistico, basato su informazioni più particolareggiate, ma aggiunge novità interessanti. Le sei zone bantu, i Nilotici, gli Ubangiani e i Bane sono tutti imparentati sotto il profilo genetico. Anche se tra alcune popolazioni contigue si osservano somiglianze maggiori (per esempio, la distanza 52 – la minore della tabella – tra i Bantu centroccidentali e sudoccidentali; la distanza 53 – la più bassa successiva – tra i Bane e i Bantu nordoccidentali; la distanza 128 tra i Nilotici e i Bantu nordorientali), forse se ne sarebbe atteso un numero più elevato. È ampiamente confermato il modello di espansione demica ricostruito dagli archeologi e dai linguisti. La straordinaria vicinanza genetica tra i Bantu nordoccidentali e quelli sudorientali potrebbe lasciare perplessi, ma i più recenti studi archeologici (si vedano Denbow, 1984, 1989; Denbow e Wilmsen, 1986) e linguistici (Bastin e coll., 1983) confermano che la via occidentale della migrazione bantu ha fornito un contributo iniziale notevole alla formazione delle popolazioni bantu meridionali, attraverso l'area centroccidentale. Un'altra conferma dell'importan-

Tab. 3.9.3 Tribù bantu comprese nelle sei zone geografico-linguistiche.

Zone geografico-linguistiche	Zone di Guthrie corrispondenti (si veda la fig. 3.3.3)	Tribù bantu
Nordoccidentale	A, B, C	Bagandu, Balundu, Basakata, Batswa, Beti, Bushong, Busu, Combe, Duala, Eton, Ewondo, Lissongo, Maka, Mongo, Nkundo, Nkundo Maka, Ntomba, Pahouin, Pamue, So, Teke, Yengono, Wambissa
Centroccidentale	H, L	Ambundo, Ankonde, Bangala, Kabende, Kaonde, Njinga, Quimbundo, Sambo, Uba, Umbundo
Sudoccidentale	K, R	Ambo, Bailundo, Cuangare, Diriku, Ganguela, Gciriku, Herero, Huambo, Kavango, Kwangali, Lunda, Lunda Tchokwe, Mbkushu, Mbunda, Mbunza Sambyu, Ovahimba, Ovambo, Ovimbundo, Quioco, Quipungo, Sambio
Nordorientale	D, E, F, J	Akamba, Babira, Bahuta, Baeundian, Embu, Fulero, Ganda, Gishu, Ha, Havu, Hima Ugandan, Humu, Hunde, Hutu, Ikoma, Kamba, Kiga, Kikuyu, Mabudu, Meru Gusii, Nkole, Nyamwezi, Nyanga, Nyaturu, Nyoro, Rega, Rwandan, Shi, Soga, Swaga, Tembo, Toro, Tutsi, Wabira, Wanande, Wanyali
Centrorientale	G, M, N	Ankonde, Bemba, Bisa, Bondei, Chikunda, Gogo, Ila, Kisii, Kissi, Lamba, Luano, Nhugue, Sambaa, Sena, Tonga, Tumbuka, Nyanja, Wuzikili, Zambian, Zaramo, Zigua
Sudorientale	P, S	Aiaua, Alolu, Bacca, Baka Hlubi, Barotse, Basuto, Bitonga, Bujga, Bunji, Changana, Chawa, Chopi, Fingo Pondo Xosa, Karanga, Kgaladadi, Koni, Korekore, Lozi, Maconde, Macua, Makocca, Mangwe, Manyika, Ndau, Ndebele, Ngoni, Nguru, Pedi, Pondo, Ronga, Rotse, Shangaan, Shangana, Shona, Sotho, Swazi, Tswana, Venda, Xosa, Zezuru, Zulu

za della via occidentale nell'espansione bantu viene dalle basse distanze genetiche tra i Bane e tutti i gruppi bantu occidentali (paragonate ai rispettivi gruppi orientali). Nella figura 3.9.3 è proposto un modello di espansione basato sui soli dati genetici, in cui la direzione delle frecce, che non si può dedurre dai dati genetici, è suggerita da informazioni di tipo archeologico. Per un quadro più soddisfacente bisognerà attendere ulteriori informazioni; tuttavia l'accordo tra archeologia, linguistica e genetica, sebbene non perfetto, sembra rilevante.

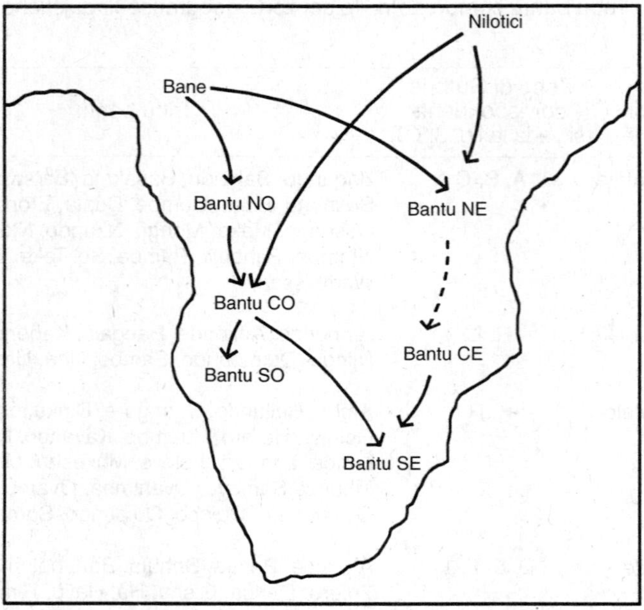

Fig. 3.9.3 Modello di espansione bantu suggerito dai dati genetici; la direzione delle frecce è basata su informazioni di tipo archeologico.

L'analisi diretta delle distanze genetiche permette di confermare che i raggruppamenti dei Bantu (compresi i Bane) sono più compatti di quelli degli africani occidentali: la F_{ST} tra i sottogruppi bantu, compresi i Bane (calcolata dalla media delle F_{ST} tra le coppie di sottogruppi bantu della tab. 3.9.2), è 157 ± 14, mentre la F_{ST} tra i gruppi africani occidentali della tabella 3.9.1 è 211 ± 17. La differenza, significativa, mostra che i Bantu sono raggruppati più strettamente degli africani occidentali, come ci si può attendere considerando che l'espansione bantu ha avuto luogo negli ultimi 2500 o al massimo 3000 anni, mentre la differenziazione tra gli africani occidentali deve essere cominciata prima. Il significato del confronto tra le due F_{ST} è tuttavia complicato dal fatto che le ibridazioni con altre popolazioni esterne (per esempio, pigmee, nilo-sahariane e khoisanidi) hanno contribuito all'eterogeneità tra i sottogruppi bantu. Per quanto riguarda l'eterogeneità tra gli africani occidentali, probabilmente è molto più antica, come indicano i dati linguistici. Molte popolazioni dell'Africa occidentale sono rimaste sul posto per lungo tempo, ricevendo immigranti dal Sahara ed espandendosi sotto l'impulso del primo sviluppo agricolo, anche se con i limiti imposti da un ambiente eterogeneo. Ciò nonostante, il raggruppamento principale degli africani occidentali nell'albero genetico potrebbe essere il risultato di un'unica grande espansione agricola, forse precedente alla radiazione bantu. Questa potrebbe esserne stata in qualche modo una tarda continuazione verso est e verso sud, poiché allora queste aree non erano ancora occupate dagli agricoltori: l'espansione avvenne in un territorio quasi disabitato, paragonabile a quello dell'espansione neolitica in Europa, poiché l'Africa centrale e meridionale era occupata soltanto da cacciatori-raccoglitori. All'epoca della colonizzazione europea, l'espansione bantu non era ancora completa: mentre nell'Africa occidentale erano già numerosi gli agricoltori i cui successivi movimenti furono bloccati dal potere colonialistico, l'Africa meridionale era occupata principalmente dai Khoin e dai San.

All'ipotesi, precedentemente analizzata, di un'unica espansione degli africani occidentali, potrebbe contrapporsi quella alternativa che i tre raggruppamenti principali, uno in Senegal, uno in Nigeria e uno comprendente i Mande, i Gura, gli Ewe, i Volta e i Kru (fig. 3.5.1), corrispondano a tre espansioni indipendenti dell'agricoltura, iniziatesi nello stesso periodo e proseguite con minime interazioni reciproche. Un'analisi più puntuale dei dati genetici, linguistici e archeologici potrebbe permettere di scegliere tra queste due ipotesi, o di formularne altre. Solo il gruppo più orientale (quello nigeriano) ha avuto occasione di svilupparsi oltre i confini dell'Africa occidentale, insediandosi nell'Africa centrale e meridionale. Nel corso di questa espansione finale si è avuta anche qualche mescolanza con le popolazioni e le culture del Sudan orientale.

Un'ultima considerazione riguarda l'utilizzo della parola «bantu»: siccome è un termine originariamente linguistico, più volte ne è stato criticato l'uso per definire popolazioni studiate dal punto di vista biologico. Tuttavia, come ha già osservato Hiernaux (1975), l'espansione geografica di popolazioni di lingua bantu ha generato gruppi etnici di popolazioni tanto simili geneticamente che la parola «bantu» rispecchia anche una realtà biologica; si tratta di una conclusione che siamo in grado di confermare.

3.10 STUDIO DEI SINGOLI GENI

Il sistema *AB0*, il marcatore più ampiamente studiato, presenta in Africa (seconda solo all'Asia) un'abbondanza relativa di *B*, soprattutto a spese dell'allele *A*; lo *0* ha in media la stessa frequenza in Africa e in Europa. L'allele *A* ha una frequenza più alta nell'Africa settentrionale che in quella centrale, anche a causa dell'antico flusso genico caucasoide proveniente dal Vicino Oriente – e forse dall'Europa – che interessa l'allele *A1* piuttosto che *A2*. Benché a sud la frequenza di *A* sia leggermente maggiore rispetto al centro, i dati relativi all'antigene *A* e quelli di *A1* + *A2* sono contraddittori: non si riesce a spiegare il massimo relativo di *A* nella costa sudoccidentale, tra l'Angola e la Namibia, dove mancano dati di *A1* + *A2*. L'allele *A2*, che presenta il massimo relativo in Africa orientale, ha una bassa frequenza in Africa occidentale; *B* presenta i valori massimi agli estremi nordorientale e meridionale, zone in cui anche l'allele *A* tende ad avere frequenze elevate, mentre l'allele *0* mostra i valori minimi. Non siamo in grado di proporre alcuna spiegazione di tale comportamento. I variogrammi mostrano un incremento lineare regolare per più di 2400 chilometri. Oltre i 4800 chilometri l'allele *A* presenta vistose irregolarità, a causa delle basse frequenze all'estremo nordorientale e della variabilità a sud, mentre *B* mostra un minimo relativo oltre i 3200 chilometri; i variogrammi di *A1* e *A2* sono più piatti.

L'allele *B* della fosfatasi acida (*ACP1*) presenta un interessante massimo in una zona tra il Mali, il Niger e il Burkina; tale picco, confermato da altri marcatori, potrebbe corrispondere a un'area di antico sviluppo agricolo. Le popolazioni dell'Africa occidentale, a eccezione dei Senegalesi e altri, hanno una posizione centrale nella mappa delle CP delle popolazioni africane (i Mande, i Gura, gli Ewe; fig. 3.9.2), ed erano forse vicine al luogo di origine di una delle prime espansioni agricole, eventualmente anteriore all'espansione bantu. Forse il luogo di origine di tale espansione, una zona oggi piuttosto arida, è stato un centro importante, tra quelli che hanno reso l'Africa occidentale molto popolosa. Altro gene con un picco di frequenza in quest'area è l'emoglobina C (par. 2.14), che potrebbe avere avuto – e avere ancora oggi – la funzione di resistenza a un parassita malarico. Tuttavia, molti altri alleli che non sono mai stati collegati con la resistenza alla malaria presentano un picco in quest'area. È noto che il gene *ACP*B* varia con il clima, in modo probabilmente non correlato con la malaria; secondo l'ipotesi più probabile, tale picco si spiegherebbe con l'espansione agricola di un isolato locale.

L'adenilato-chinasi (*AK1*1*) compare in due regioni anomale, probabilmente non collegate storicamente l'una all'altra: il Sahara occidentale (forse a causa dell'espansione, ipotizzata in precedenza, degli africani occidentali) e l'area khoisan. L'abbondanza di alleli «privati» tra i Khoisan potrebbe essere ancestrale, mentre quella del Sahara occidentale potrebbe essere dovuta ad avvenimenti locali più recenti.

L'allele *M* dell'α-1 antitripsina (*PI*), che presenta un modesto gradiente nord-sud, ha un variogramma piuttosto piatto.

La colinesterasi 1 (*CHE1*U*) mostra un gradiente molto semplice da nordovest verso sudest; tuttavia, per la scarsità di dati e l'elevata frequenza genica, è poco probabile che la mappa riveli un andamento complicato della superficie delle frequenze geniche. Il variogramma è all'incirca lineare, con una pendenza ragionevolmente alta.

L'esterasi D (*ESD*1*) mostra un gradiente spostato di circa 90° rispetto a quello di *CHE1*U*; il minimo si trova nella regione di Suez e il massimo nell'Africa meridionale. Sembra che soltanto considerazioni di carattere storico possano spiegare tale cline che, come mostra il variogramma, ha una pendenza piuttosto alta, più ancora alle lunghe distanze.

Il gruppo sanguigno Duffy (*FY*) ha una distribuzione geografica particolare, con una spiegazione selettiva interessante. Esperimenti in vitro (Miller e coll., 1976) hanno mostrato che i globuli rossi con *FY*0* non possono essere invasi da un particolare parassita malarico, il *Plasmodium vivax*. Ciò spiega perché il *Plasmodium vivax* sia assente in un'area tra l'Africa occidentale e tropicale. È ben noto che i vettori malarici crescono particolarmente bene in ambienti agricoli, anche se non vi sono necessariamente confinati: per esempio i Pigmei Bambuti, cacciatori-raccoglitori della foresta tropicale, esposti per ultimi allo sviluppo agricolo, presentano una delle frequenze più elevate di emoglobina *S*, e insieme una frequenza del 100% dell'allele *FY*0*. Fuori dell'Africa, *FY*0* è raro o assente, sebbene sia difficile provarne l'assenza completa, poiché il gene è recessivo. Quindi, anche se non si osserva alcun individuo *Duffy*-negativo, non si può escludere una bassa frequenza dell'allele *FY*0*, o di qualunque altro allele *FY* recessivo diverso da quelli che possono essere identificati antigenicamente (*A* e *B*); tuttavia l'allele *FY*0*, come viene definito oggi, si trova di rado fuori dell'Africa.

Per quanto si può affermare al momento, l'area geografica corrispondente all'elevata frequenza genica di *FY*0* potrebbe rappresentare la regione in cui il *Plasmodium vivax* è assente. In realtà, se gli individui suscettibili si fanno rari, a causa della selezione naturale per la resistenza al parassita, in mancanza di altri ospiti intermedi nei quali effettuare il proprio ciclo sessuale il parassita scomparirà. Non sorprende quindi che tra i Pigmei, che sono al 100% *FY*-negativi, non si siano mai riscontrate infezioni da *P. vivax* (Pampiglione e Ricciardi, 1986). Come probabile conseguenza dell'alta concentrazione di *FY*0* in Africa centrale, i variogrammi sono piuttosto piatti, con alcune irregolarità. Gli altri due alleli, *FY*A* e *FY*B*, mostrano un comportamento in qualche modo parallelo, forse rimpiazzati entrambi progressivamente da *FY*0* a causa della pressione selettiva. Probabilmente *FY*0* ha avuto origine in Africa, diffondendosi rapidamente nelle aree a forte concentrazione di parassiti malarici, ai quali i nuovi mutanti mostravano un certo grado di resistenza; tuttavia è stata proposta un'ipotesi alternativa contrastante (si veda il par. 2.14).

La 6-glucoso-fosfato deidrogenasi (*G6PD*) è un gene legato al cromosoma X, sottoposto come le emoglobine a selezione naturale, poiché la deficienza di 6-glucoso-fosfato deidrogenasi coinvolge la resistenza alla malaria. Sono stati identificati centinaia di mutanti diversi per la deficienza, la cui distribuzione geografica complessiva, forse non influenzata dalla storia delle mutazioni, rappresenta la distribuzione geografica parziale del parassita malarico (o dei parassiti), al quale (o ai quali) conferiscono resistenza. Le varianti elettroforetiche polimorfiche in Africa sono *A* e *B*: *A+* ha un'attività enzimatica praticamente normale; *A−* ha nei maschi un'attività ridotta a circa il 15%. La distribuzione geografica di *A+*, il cui variogramma aumenta regolarmente fino a 3600 chilometri, mostra un picco principale nella parte nordorientale del golfo di Guinea. La variante *A−* mostra due picchi, il principale nell'Africa occidentale, dove si è avuto il primo sviluppo agricolo e dove vi è un'altissima trasmissione della malaria attraverso il *Plasmodium falciparum*, costante tutto l'anno e non stagionale; il variogramma è lineare, con una forte pendenza, per più di 3200 chilometri.

*G6PD*def*, equivalente alla somma dei mutanti esistenti, sembra mostrare diversi picchi. Uno studio dei coefficienti di selezione coinvolti (Cavalli-Sforza e Bodmer, 1971 *a*) permette di prevedere se *G6PD*def* può raggiungere alte frequenze geniche in alcune migliaia di anni. Poiché il gene è recessivo e legato al sesso, i maschi sono molto più esposti a selezione negativa. Si ritiene che le femmine eterozigoti siano avvantaggiate rispetto a entrambi i fenotipi omozigoti, normale e deficiente. Nelle femmine eterozigoti, circa il 50% dei globuli rossi possiede l'enzima e circa il 50% non lo possiede (o ne possiede livelli bassi). Il parassita è in grado di riprodursi anche nei globuli rossi privi dell'enzima *G6PD*, ma prima di svilupparsi a un tasso normale deve adattarsi a questo ambiente cellulare ospite (Luzzatto e coll., 1985). Nel paragrafo 2.14 abbiamo descritto lo stato attuale delle conoscenze.

L'allele *1* della glutammato-piruvato transaminasi (*GPT*) fornisce un'informazione genetica limitata, generando una semplice mappa con un gradiente che procede lentamente dall'Africa centromeridionale verso quella nordorientale; il variogramma è lineare per quasi 3200 chilometri.

La gliossilasi 1 (*GLO1*) è stata poco studiata. Il gradiente nord-sud dell'allele *1* potrebbe avere un'origine storica, con un andamento determinato dai geni caucasoidi dell'Africa nordoccidentale; il variogramma è lineare per quasi 4800 chilometri.

Il componente gruppo-specifico (*GC*) è una proteina che lega la vitamina D. Come già menzionato (par. 2.14), è stato proposto che la sua frequenza vari con la latitudine in funzione dell'intensità della radiazione solare e della necessità di produrre vitamina D endogena. In Africa la sua distribuzione non appare coerente con tale ipotesi, ma forse la variazione dell'intensità solare in questo continente non è sufficiente a determinare una netta differenza selettiva. Le frequenze minori di *GC*1* si osservano nelle savane dell'Africa orientale, dove la radiazione solare è elevata. Solo per pochi alleli tra i molti di questo gene disponiamo di informazioni geografiche sufficienti. Una variante di *GC*1*, *GC*1F*, nonostante il modesto numero di dati, presenta incidenze più elevate nei Pigmei africani; un altro allele, *GC*1S*, ha una frequenza più elevata tra i Boscimani (Wang e Cavalli-Sforza, 1986).

L'aptoglobina (*HP*), una proteina che lega l'emoglobina, potrebbe essere sottoposta a controllo selettivo, soprattutto nelle zone in cui sono presenti malattie che causano gravi emolisi, come la malaria. Tuttavia è difficile capire la presenza sia di massimi sia di minimi di *HP*1* nelle zone molto malariche, per esempio nell'Africa occidentale e centrale. Occorre tener presente un problema di natura tecnica: nelle aree e nei periodi dell'anno in cui le infezioni malariche sono particolarmente frequenti, nel sangue di una vasta proporzione di individui i livelli di aptoglobina sono scarsi o nulli, poiché la proteina *HP* legata all'emoglobina viene eliminata dal circolo sanguigno. Non si può escludere che in alcuni genotipi tale fenomeno sia più frequente, alterando la valutazione delle frequenze geniche (si vedano la discussione in Bernini e coll., 1966; Cavalli-Sforza, 1986) e simulando l'assenza genetica di *HP* causata dall'allele raro *HP*0*. Il variogramma di *HP*1* è quasi lineare per circa 4800 chilometri.

Benché i dati *HLA* provengano da un numero di aree relativamente ristretto, la loro distribuzione geografica è più soddisfacente rispetto a quela di qualsiasi altro gene, poiché la raccolta è stata ben pianificata nell'arco di workshop internazionali periodici: le mappe meritano perciò di essere analizzate anche se i dati sono pochi.

L'allele *HLAA*1*, particolarmente frequente in Europa, è raro in Africa, tranne che nelle regioni caucasoidi settentrionali; *A*2* segue un modello di distribuzione simile. La distribuzione di *A*2* indica un massimo nei caucasoidi dell'Asia occidentale; *A*9* ha una distribuzione in un certo senso opposta a quella di *A*3*. *A*11* mostra di nuovo una distribuzione di tipo caucasoide con frequenze più alte a nord, mentre *A*19* presenta valori più elevati nell'Africa meridionale rispetto alle aree caucasoidi. *A*28* ha un picco nell'area del Burkina e un altro, presumibilmente non correlato, vicino al Mar Rosso; *A*29* presenta un picco nell'area bantu nordoccidentale.

*HLAB*5* è piuttosto raro nell'Africa meridionale; *B*7* ha un picco nella regione del Burkina. *B*8*, un marcatore tipicamente caucasoide, ha una distribuzione poco informativa; *B*12* mostra un comportamento diverso nei caucasoidi settentrionali e in quelli orientali, e un picco minore nella regione orientale della foresta tropicale. *B*13* presenta la frequenza più elevata nelle regioni caucasoidi orientali e nell'Africa meridionale; *B*14* ha un debole gradiente est-ovest, mentre *B*15* mostra un debole gradiente nord-sud, oltre a una certa variabilità – soprattutto a sud. *B*17*, molto variabile, presenta le frequenze più elevate nell'Africa subsahariana: è interessante notare che i San mostrano la frequenza più elevata di *B*17*, mentre i Khoin presentano un minimo locale. *B*18* rivela un picco modesto nell'area caucasoide orientale, mentre *B*21* ha un picco più pronunciato. *B*22* e *B*27* sono caratterizzati da una modesta differenza fra nord e sud. *B*35* mostra la frequenza più elevata nell'Africa occidentale, mentre le frequenze maggiori del *B*40* (> 0,06) si osservano lungo la via occidentale dell'espansione bantu.

Benché gran parte della variazione del sistema *HLA* in Africa sembri mettere in luce la differenza tra le aree caucasoidi e quelle dei neri africani, molti alleli mostrano forti differenze tra l'area caucasoide nordoccidentale e quella orientale, indicando almeno due vie di ingresso dei caucasoidi in Africa; tuttavia, in quest'ultima area si è analizzata una sola popolazione. Non lontano dalla costa mediterranea di fronte a Gibilterra e in Libia compaiono picchi o avvallamenti. Quasi tutti i variogrammi sono caratterizzati da incrementi iniziali regolari, rimanendo lineari per 2400÷4800 chilometri; mentre almeno sei di essi presentano una pendenza iniziale molto piatta o negativa. Sarebbe auspicabile poter rifare tali mappe con una maggiore quantità di dati.

Ovviamente gli alleli caucasoidi *za;g* e *zax;g* del sistema *IGHG1G3* mostrano le frequenze più elevate nelle aree africane caucasoidi; un allele caucasoide ancora più tipico è *f;b0b1b3b4b5*. Il primo allele presenta picchi sulla costa atlantica nordoccidentale, gli altri due sulla costa centrale e orientale del Mediterraneo. In tutte le popolazioni subsahariane, che possiedono invece gli antigeni *Z* e *A*, l'allele *f;b0b1b3b4b5* è raro o assente.

L'allele *za;b0b1b3b4b5* mostra due picchi (probabilmente non legati dal punto di vista storico, e forse neppure da quello immunologico) in Madagascar e nella foresta dell'Ituri, dove si trovano i Pigmei Bambuti.

L'allele *za;b0b1c3b4b5* mostra un picco caratteristico nell'Etiopia settentrionale, mentre *za;b0sb3b5* mostra un picco simile nell'area khoisan; *za;b0b1c3c5* ha una distribuzione più regolare.

Tutti i variogrammi degli alleli *GM* hanno una pendenza iniziale positiva e sono lineari tra 800 e 2400 chilometri.

Un altro gene immunoglobulinico, *KM*, localizzato sul cromosoma 2, controlla la porzione costante della catena leggera κ. Come ci si attendeva, l'allele (*1&1,2*) è raro nella regione caucasoide settentrionale, in particolare nella zona occidentale; il variogramma è lineare per 2400 chilometri.

Il gruppo sanguigno Kell (*KEL*) comprende l'allele *K*, che presenta quasi tutte le frequenze più elevate nelle aree caucasoidi, e *Jsa*, che ha un picco nell'Africa centrale con un gradiente centripeto regolare; questo potrebbe indicare l'origine dell'allele. Kidd (*JK*) è un altro gruppo sanguigno: l'allele *JK*A* ha un comportamento difficile da caratterizzare. I variogrammi sono regolari.

L'allele *Le* del gruppo sanguigno Lewis (*LE*), che ha un gradiente regolare nord-sud, presenta i valori più alti lungo le coste del Mediterraneo. L'allele *A* del gruppo sanguigno Lutheran mostra una differenza tra le zone caucasoidi settentrionali e orientali. I variogrammi mostrano un aumento regolare, specialmente per il Lewis.

MNS è un gruppo sanguigno i cui diversi alleli hanno funzione sconosciuta. L'allele *M* ha un picco nella regione dei Khoisan e uno secondario vicino al Mar Rosso, mentre mostra un minimo nella regione Niger-Mali. Un altro allele, *S*, che appartiene a un locus concatenato all'interno del sistema *MNS*, presenta le frequenze minori nell'Africa occidentale e quelle più alte nei pressi della costa mediterranea. I due loci generano quattro alleli in forte *linkage disequilibrium*: *MS*, *Ms*, *NS*, *Ns*. Il primo ha frequenza più elevata nella regione caucasoide orientale e frequenza minore nell'Africa occidentale; *Ms* mostra un gradiente nord-sud quasi regolare, con un picco nella regione khoisan. *NS* presenta un picco nella zona di fronte a Gibilterra, mentre dal lato europeo la sua frequenza genica non è così alta; *Ns* ha un picco elevato sulla costa nigeriana e uno secondario vicino a Gibilterra. Poiché *NS* e *Ns* dovrebbero essere soggetti all'azione di una deriva genetica indipendente, ciò costituisce una debole indicazione di selezione a favore del gene *N*. Un altro antigene particolarmente comune in Africa e raro o assente altrove, S^u, ha una frequenza elevata tra i Pigmei Bambuti, ma è anche frequente tra le popolazioni non pigmee, estendendosi verso l'Africa nordoccidentale e altre regioni; probabilmente la mutazione S^u ha avuto origine in Africa. I variogrammi mostrano incrementi regolari, tranne che nel caso di S^u e *Ns*.

Un altro gruppo sanguigno, *P1*, presenta le frequenze più elevate nell'Africa subsahariana e nella regione khoisan, con un picco ai confini; il variogramma è piuttosto regolare.

L'allele della peptidasi A (*PEPA*) ha un gradiente est-ovest, con un minimo localizzato all'incirca in Nigeria. Il saggio gustativo della feniltiocarbammide (*PTC*) mostra un gradiente nord-sud dell'allele *T* (*taster*), con una differenza tra l'Africa orientale e quella occidentale. Uno dei geni della fosfoglucomutasi, *PGM1*1*, presenta una differenza tra nord e sud, con diversi picchi e avvallamenti: l'avvallamento più pronunciato corrisponde alla regione Mali-Niger. La distribuzione di *PGM2∗1* può indicare una sua diffusione attraverso la via occidentale dell'espansione bantu. La 6-fosfogluconato deidrogenasi (*PGD*) mostra una frequenza elevata dell'allele *A*, tranne che nell'Africa settentrionale e orientale, con quattro sacche dove la frequenza è prossima al 100%; tuttavia nella regione Niger-Mali la sua frequenza è particolarmente bassa. Tutti questi enzimi, tranne *PEPA∗1*, presentano variogrammi regolari, con incrementi lineari nei tratti iniziali che crescono per 1300÷3200 chilometri.

Il sistema Rhesus (*RH*) è il gruppo sanguigno più polimorfico: si possono esaminare i singoli geni, *C*, *D* ed *E*, e alcune loro varianti, oppure gli aplotipi principali. Il gene *C* mostra un chiaro gradiente nord-sud, essendo frequente tra i caucasoidi e quasi assente nell'Africa subsahariana; si notano picchi in Egitto e nel Sahara nordoccidentale. Il gene *D*, nonostante la distribuzione più irregolare, come dimostrano i numerosi picchi e avvallamenti, presenta anch'esso un gradiente nord-sud; è molto frequente nell'Africa subsahariana. È molto probabile che il gradiente nord-sud sia determinato dall'influsso dell'allele *d* (l'allele *RH*-negativo) dall'Europa. Il terzo gene, *E*, mostra un picco in Libia e diversi avvallamenti. Un altro marcatore del sistema *RH*, *V*, presenta una superficie delle frequenze geniche con un minimo nella regione khoisan e un massimo in Etiopia. L'allele D^u del gene *D*, molto probabilmente di origine africana, mostra una superficie irregolare con un numero considerevole di picchi e avvallamenti: non essendo un marcatore facile da analizzare, alcune di queste irregolarità potrebbero nascondere una variabilità nelle tecniche di analisi. A differenza degli altri geni, i cui variogrammi sono regolari, D^u presenta un forte gradiente negativo per 4800 chilometri, probabilmente a causa delle notevoli irregolarità della sua distribuzione.

Tra gli aplotipi *RH* più comuni, *CDe* (chiamato anche *R1*) mostra un chiaro gradiente nord-sud con picchi e avvallamenti, in qualche modo opposto a quello di *D*. Un altro aplotipo importante *cDE* (chiamato anche *R2*) presenta un massimo nell'Africa nordorientale e diversi minimi. Il classico aplotipo *RH*-negativo, *cde* (chiamato anche *r*), che ha un'origine europea, presenta un massimo nell'Africa settentrionale; il picco in Libia potrebbe essere dovuto a deriva genetica o a contatti attraverso la Sicilia. Nell'Africa meridionale la superficie delle sue frequenze geniche è particolarmente complessa. L'aplotipo africano più importante, *cDe* (chiamato anche *Ro*), originatosi molto probabilmente a sud, diminuisce con regolarità procedendo verso nord. L'elevata frequenza di tale aplotipo in Africa concorda con l'ipotesi dell'origine africana dell'uomo moderno: secondo l'ipotesi di Fisher (si veda il par. 2.14), *cDe* sarebbe anche l'aplotipo originario nella genesi evolutiva degli aplotipi *RH* (Feldman e coll., 1969). I variogrammi di tutti gli aplotipi *RH* mostrano un incremento iniziale regolare per i primi 1600÷3200 chilometri.

Il gene secretore (*SE*), che controlla la secrezione delle sostanze *AB0* in diversi fluidi dell'organismo umano, presenta una superficie delle frequenze geniche molto piatta, tranne che nell'Africa meridionale; la pendenza iniziale del variogramma è negativa per i primi 1600 chilometri.

La transferrina (*TF*) ha frequenze elevate nelle aree caucasoidi, in cui si trova quasi esclusivamente l'allele comune *C*; nell'Africa occidentale, lungo la via occidentale bantu, si osservano le frequenze più elevate dell'allele *D* (quasi complementare a *C*), la cui origine è probabilmente locale. Il variogramma presenta un incremento positivo iniziale regolare per quasi 3200 chilometri.

Le mappe delle componenti principali (riportate nel paragrafo seguente) costituiscono una sintesi di queste descrizioni gene per gene. Al livello dei singoli geni si osserva una varietà di distribuzioni; le principali sono sei.

1) I massimi e i minimi si trovano nell'area caucasoide, comprendente l'Africa settentrionale e orientale (a nord dell'equatore).

2) Le varianti di tale situazione mostrano massimi o minimi: a) nell'area caucasoide occidentale, forse collegati a un antico ingresso di popolazioni dall'Europa occidentale attraverso Gibilterra (circa 30000 anni fa); b) nell'area nordorientale, dove probabilmente si sono verificati numerosi scambi in tempi diversi (anche molto antichi); uno dei più rilevanti, abbastanza recente, si è verificato in corrispondenza dell'espansione neolitica dell'agricoltura dal Vicino Oriente; l'ultimo, con l'invasione araba; c) nell'area orientale, per i contatti con l'Arabia attraverso il Mar Rosso o attraverso l'Oceano Indiano, che potrebbero essersi verificati ripetutamente in tempi diversi. Un'altra possibile area di contatto è costituita dalla Sicilia.

3) Il Sud è occupato principalmente da aborigeni di origine khoisan, che di solito differiscono geneticamente dalle popolazioni vicine.

4) Forse le diverse sacche di frequenze geniche più alte o più basse presenti in varie parti dell'Africa occidentale (le più importanti delle quali sono quelle del Senegal e del Niger-Mali) riflettono espansioni dell'agricoltura dall'Africa occidentale. L'espansione dal Niger-Mali spesso è connessa più chiaramente con la via occidentale di espansione bantu che con quella orientale. Probabilmente l'espansione occidentale (dal Senegal) è stata la più antica, mentre quella orientale (Niger-Mali), benché non giunta così a sud, ha coinvolto un'ampia partecipazione di popolazioni del Sudan centrale e occidentale.

5) I Pigmei sono responsabili di alcuni picchi e avvallamenti di frequenze geniche nella foresta tropicale orientale e occidentale.

6) È difficile separare gli effetti climatici da quelli storici, poiché le aree dal clima più caratteristico sono state popolate anche da genti di origine non africana come i caucasoidi, o di origine incerta come i Khoisanidi, la cui complessa storia, prima dell'insediamento nelle aree che occupano attualmente, ci è perlopiù ignota. Tuttavia, molte delle differenze genetiche che oggi si osservano in Africa sono probabilmente di origine storica: zone climatiche particolari come quelle mediterranee sono limitate a una stretta striscia lungo la costa, mentre i geni tipicamente caucasoidi sembrano occupare un territorio molto più ampio. È probabile che i Khoisanidi siano vissuti in aree meno aride di quelle che occupano attualmente, forse perché risospinti dagli invasori in ambienti marginali.

3.11 MAPPE SINTETICHE DELL'AFRICA

Le mappe sintetiche sono state ottenute calcolando le CP di 79 geni, quelli per i quali i dati erano sufficienti per costruire le mappe dei singoli geni. La tabella 3.11.1 riporta le percentuali di varianza rappresentate dalle prime sette componenti, che insieme rappresentano l'82% della varianza totale; la tabella 3.11.2 elenca i geni che maggiormente contribuiscono a tale varianza, indicando le correlazioni più elevate tra i geni e le singole componenti.

La prima mappa sintetica, associata a più di un terzo della variazione totale, conferma in modo chiaro l'importanza delle differenze genetiche tra l'Africa settentrionale e quella meridionale, che mostra nella prima componente principale. Il suo gradiente è correlato alla presenza relativamente antica dei caucasoidi nella striscia settentrionale, lungo il Mediterraneo, e al contributo caucasoide proveniente dall'Asia occidentale, visibili nella seconda e terza CP. La popolazione attuale del Sahara è caucasoide nella parte più settentrionale, con un aumento graduale della componente negroide via via che si procede verso sud. Se si attraversa il Sahara sull'asse Algeri-Lagos (nella Nigeria meridionale), per la classica via che passa da Tamanrasset, nell'Algeria meridionale, si può osservare a occhio nudo il gradiente genetico sotto forma di gradiente del colore della pelle, via via più scuro (fig. 3.11.1, dove il gradiente è l'inverso). Tuttavia, poiché nel Sahara la popolazione è molto frammentata, e si concentra in poche oasi distanti centinaia di chilometri l'una dall'altra, il gradiente può sembrare più discontinuo. Inoltre la popolazione è suddivisa in diverse tribù e gruppi etnici che mostrano nel colore della pelle differenze presumibilmente parallele alle variazioni della mescolanza genetica tra caucasoidi e neri. La situazione potrebbe essere più complessa lungo la via centrale attraverso il Sahara, che va dalla Libia alla Repubblica Centrafricana passando per il Tibesti e il Ciad, chiusa al traffico per ragioni politiche e militari da più di 30 anni. Qui, nel Sahara centromeridionale, vivono numerose popolazioni che sarebbe interessante analizzare; ma siccome l'area è stata chiusa agli stranieri per molto tempo, le informazioni di tipo genetico sono pressoché nulle.

È interessante confrontare la seconda (fig. 3.11.2) e la terza (fig. 3.11.3) mappa sintetica: entrambe presentano un massimo nella parte

Tab. 3.11.1 Percentuali della varianza totale rappresentate dalle prime sette componenti principali di 79 frequenze geniche africane.

Componente principale	% della varianza totale	Componente principale	% della varianza totale
1	34,6	5	4,4
2	18,6	6	3,6
3	10,3	7	3,2
4	7,0		

Tab. 3.11.2 Geni che presentano le correlazioni più elevate con le prime sei componenti principali delle frequenze geniche africane.

CP*	Intervallo del coefficiente di correlazione		Geni
1	> 0,90	(+)	*HLAA*1, IGHG1G3*f;b0b1b3b4b5, RH*CDe, RH*C, LE*le*
		(−)	*RH*cDe*
	0,90÷0,80	(+)	*FY*B, HLAB*27, IGHG1G3*za;g, PGM2*1, GLO1*1, HLAA*2*
		(−)	*KM*(1&1,2), MNS*Ms, GC*1F, FY*0*
	0,80÷0,70	(+)	*IGHG1G3*zax;g, RH*cde, PI*M*
		(−)	*GPT*1, HLAA*10, IGHG1G3*za;b0b1b3b4b5, JK*A, RH*D, PTC*T*
2	> 0,90	(+)	*G6PD*B+*
		(−)	—
	0,90÷0,80	(+)	*HLAB*13*
		(−)	*G6PD*A−, G6PD*A+, IGHG1G3*za;b0b1b3b4b5*
	0,80÷0,70	(+)	*PEPA*1, MNS*MS, MNS*M, IGHG1G3*za;b0b1c3b4b5, HLAB*18*
		(−)	*HP*1*
	0,70÷0,60	(+)	*HLAB*14, HLAB*15*
		(−)	*G6PD*def, HLAB*35*
3	1,00÷0,80	(+)	*RH*V*
		(−)	*HLAA*9*
	0,80÷0,70	(+)	*HLAA*3*
		(−)	—
	0,70÷0,60	(+)	*HLAA*28, HLAB*21*
		(−)	—
	0,60÷0,50	(+)	*ACP1*B, AK1*1, LU*A*
		(−)	*ESD*1, IGHG1G3*za;b0stb3b5*
4	> 0,60	(+)	*HLAB*12*
		(−)	—
	0,60÷0,50	(+)	*HLAA*29*
		(−)	*HLAA*28*
	0,50÷0,40	(+)	*AB0*A1, AK1*1, HLAB*40, KEL*Jsa*
		(−)	*GC*1, HLAB*18, HLAB*7*
5	0,70÷0,60	(+)	*HLAB*40, HLAB*7*
		(−)	—
	0,60÷0,50	(+)	*FUT2(SE)*Se*
		(−)	*AK1*1, HLAB*14*
	0,50÷0,40	(+)	*JK*A*
		(−)	—
6	0,60÷0,50	(+)	—
		(−)	*AK1*1*
	0,50÷0,40	(+)	*RH*cDE, MNS*MS*
		(−)	*HLAB*35, G6PD*A−*
	0,40÷0,30	(+)	*HLAB*17, HLAB*7*
		(−)	*HLAB*5*

Gli alleli associati a una correlazione positiva o negativa sono stati rispettivamente indicati con (+) e (−).

* Componente principale.

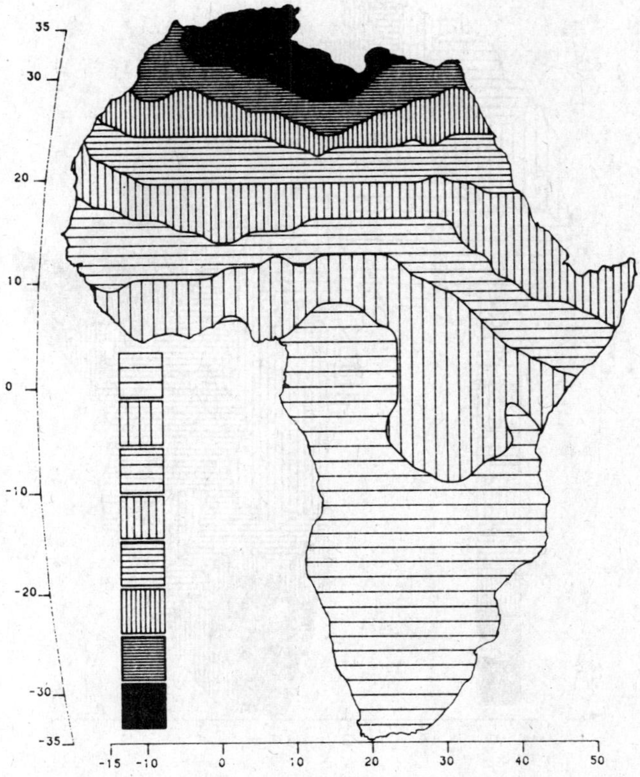

Fig. 3.11.1 Mappa sintetica dell'Africa ricostruita dai valori della prima componente principale. In questa, come in tutte le mappe successive, l'intervallo tra il valore massimo e minimo della componente principale è stato suddiviso in otto classi di ampiezza uguale. La direzione di crescita dei valori della componente principale è arbitraria.

settentrionale dell'Etiopia, ma le relazioni tra il centro e il resto dell'Africa sono molto diverse. Benché la terza mappa non metta in luce alcuna somiglianza tra il polo etiopico e le altre aree africane, la seconda mostra che il picco dell'Etiopia settentrionale ha una notevole somiglianza con l'area khoisan, mentre presenta il contrasto più netto con l'Africa occidentale. Quindi la seconda mappa sintetica rafforza l'ipotesi di una popolazione ancestrale rispetto ai Khoisan, localizzata in un'area non lontana dall'Etiopia (si veda il par. 3.7). Poiché negli ultimi due millenni la zona tra l'Etiopia e l'Africa meridionale è stata massicciamente colonizzata dai Bantu provenienti da occidente, non si nota alcuna connessione genetica tra i due picchi.

Nella seconda mappa sintetica (fig. 3.11.2) il polo opposto all'Africa orientale si trova nell'Africa occidentale, probabile terra di origine di tutte le espansioni agricole verso l'Africa centrale e meridionale fin dai primi sviluppi dell'agricoltura (4000 o 5000 anni fa), compresa quella dei

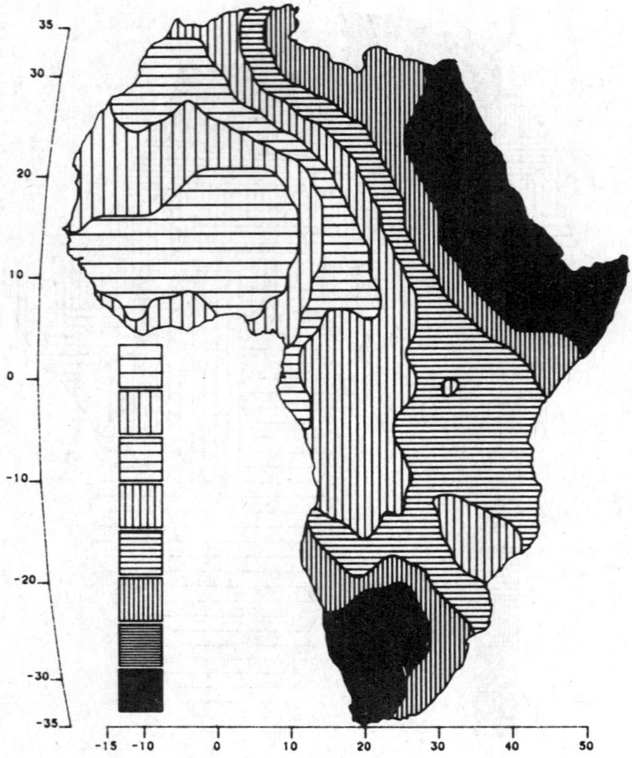

Fig. 3.11.2 Mappa sintetica dell'Africa ricostruita dai valori della seconda componente principale.

Bantu – l'ultima e la più nota. In questa mappa l'espansione, che ebbe inizio 3000 anni fa o poco prima, sembrerebbe la continuazione dell'espansione demografica cominciata in precedenza a ovest della Nigeria; l'espansione bantu è più visibile nella quarta mappa sintetica (fig. 3.11.4).

La terza mappa sintetica (fig. 3.11.3) mostra una divergenza massima tra il picco etiopico e l'area khoisanide, nella quale si osservano i valori minori della terza CP. Questa esalta le differenze tra gli Etiopi e i Khoisanidi, mentre la seconda CP mette in evidenza le loro somiglianze. Queste due CP elaborano ulteriormente l'osservazione, suggerita dall'albero genetico (par. 2.3), che gli Etiopi e i Khoisan differiscano in modo simile dall'altro «nucleo» africano: sono entrambi simili ai caucasoidi, ma al tempo stesso molto diversi tra loro.

Nella quarta mappa (fig. 3.11.4) si notano due poli opposti, uno pressappoco nel Camerun meridionale e l'altro nella regione del Mali-Niger (e del Burkina): il primo si può considerare una chiara manifestazione dell'espansione bantu, mentre il secondo riflette una precedente espansione agricola nell'Africa occidentale. Recenti scoperte archeologiche hanno attribuito considerevole importanza al Camerun e al Gabon come

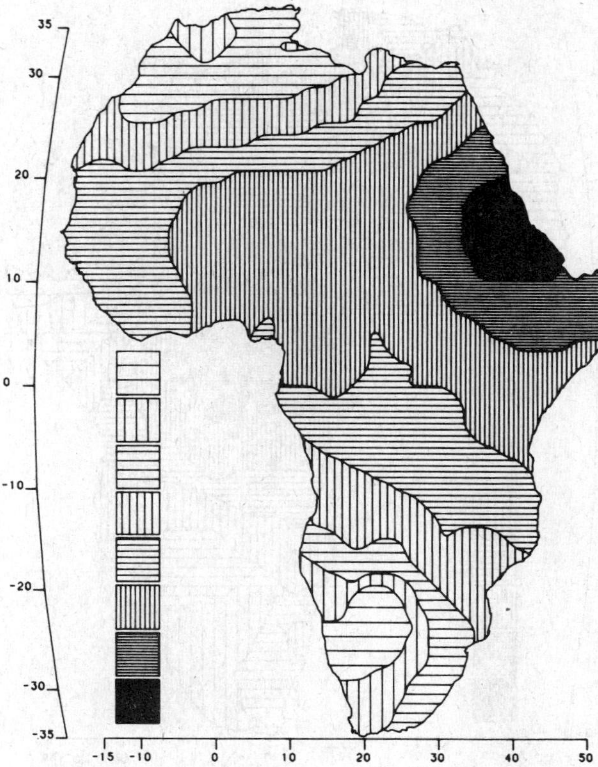

Fig. 3.11.3 Mappa sintetica dell'Africa ricostruita dai valori della terza componente principale.

aree centrali della via occidentale bantu (Vansina, 1984). Benché l'area archeologica studiata sia spostata più a occidente rispetto all'area più scura della mappa sintetica, sia la densità dei dati genetici sia quella dei dati archeologici potrebbero essere insufficienti per localizzare con precisione le zone di origine. Come l'area di espansione ai confini del Niger e del Mali, anche questa tende a coincidere con i massimi o i minimi di diversi geni (par. 3.10) e dell'emoglobina C e D (par. 2.14); inoltre, poiché tale area viene messa in evidenza in modo più o meno particolareggiato anche da altre CP (la quinta e la sesta, non rappresentate), sarebbe opportuno un confronto puntuale con i dati archeologici.

La mappa a colori dell'Africa (tav. II f.t.), che rappresenta il 63,5% della variabilità genetica originaria, mostra tre regioni etniche principali. Da nord a sud si possono notare: la fascia giallo-verde-azzurra, che rappresenta gli africani settentrionali caucasoidi; quella rosso-violacea nell'Africa occidentale, centrale e (parzialmente) meridionale, che corrisponde al caratteristico tipo nero africano; quella blu a sud, corrispondente al tipo etnico khoisan (Boscimani e Ottentotti), di pelle non molto scura, che

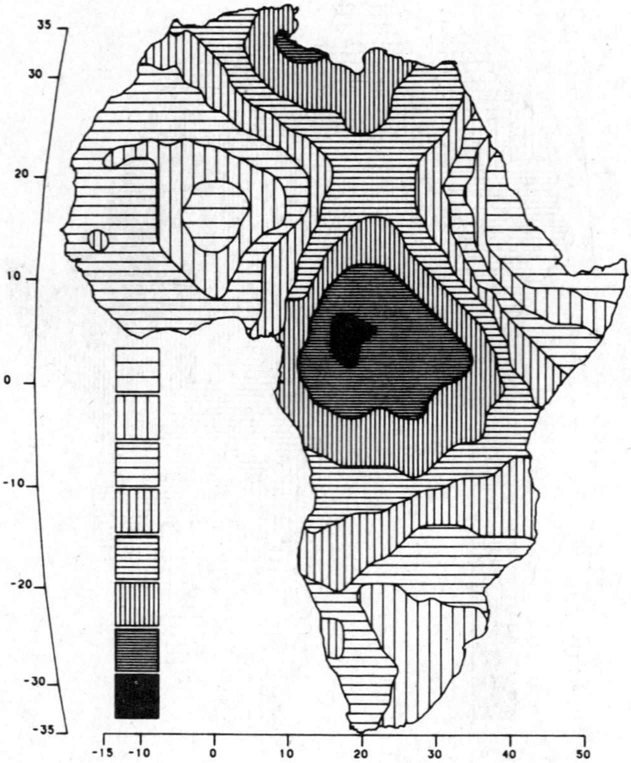

Fig. 3.11.4 Mappa sintetica dell'Africa ricostruita dai valori della quarta componente principale.

ha alcune caratteristiche in comune con gli asiatici (come esposto in precedenza) e potrebbe essere stato presente nell'Africa orientale in epoche precedenti. L'intenso colore blu potrebbe accentuare l'importanza relativa della divergenza dei Khoisanidi dagli altri africani; è interessante anche la prova di un rilevante flusso genico khoisan nelle tribù bantu dell'area.

Compaiono altri quattro centri minori di differenziazione etnica. Un'area approssimativamente circolare, localizzata nel Sahel occidentale, comprende la metà orientale del Burkina, gran parte del Mali sudorientale, la parte occidentale del Niger, l'angolo nordoccidentale della Nigeria e una fetta settentrionale del Ghana, del Togo e del Benin. Si è detto in precedenza che quest'area potrebbe corrispondere a un'antica espansione dell'agricoltura, successiva alla ritirata dal Sahara. Oltre alle informazioni fornite dai marcatori utilizzati per l'elaborazione delle mappe sintetiche, in questa regione si manifesta un'altra anomalia interessante: l'elevata frequenza delle emoglobine *C* e *D*, che in tempi più remoti potrebbero avere avuto un ruolo rilevante nella resistenza alla malaria. Questa zona etnica sembra continuare verso sudest in una seconda area, colorata in modo leggermente diverso, con centro nel Camerun, la quale forse rappresenta il luogo di inizio dell'espansione bantu verso l'Africa meridionale e orientale. Non è una coincidenza che tale area sia in parte connessa con l'area del Burkina-Mali sopra descritta.

Nell'area immediatamente a ovest dei grandi laghi (in particolare il Vittoria e il Tanganica) si osserva una terza zona di colore diverso. Poiché tale zona (corrispondente politicamente a Ruanda, Burundi, Uganda e Tanzania occidentale) è stata in gran parte occupata da Pigmei (e lo è tuttora), la differenza di colore rispetto alle altre zone vicine è dovuta probabilmente alla loro presenza.

Una quarta zona etnica diversa da quelle vicine si trova in prossimità della costa meridionale del Mar Rosso: il suo nucleo comprende l'Etiopia settentrionale e l'Eritrea, estendendosi alla maggior parte dell'Etiopia e del Sudan. Forse quest'area esprime le peculiarità genetiche dei Nubiani, dei Begia e degli Etiopi settentrionali: occorre anche ricordare la possibile importanza sia delle espansioni agricole che ebbero luogo in Etiopia, sia dei contributi genetici provenienti dall'Arabia meridionale.

In realtà, queste informazioni ripetono quelle già discusse descrivendo le mappe monocromatiche delle singole componenti principali; tuttavia la loro rappresentazione sotto forma di mappa tricromatica risulta più compatta.

3.12 RIASSUNTO DELLA STORIA GENETICA DELL'AFRICA

Se l'uomo moderno ha avuto origine in Africa, gli africani devono avere raggiunto l'Asia in tempi molto antichi, attraverso Suez, e forse anche più a sud, dall'Etiopia. Nell'Asia occidentale si ebbero sicuramente sviluppi umani importanti, dopo i quali, tra 60000 e 40000 anni fa, forse avvenne l'espansione verso est e verso nord: già a quel tempo potrebbero essersi verificati flussi migratori in senso contrario verso l'Africa. La scoperta forse più stimolante è la posizione genetica intermedia dei Khoisan, che si possono descrivere come in parte africani e in parte asiatici occidentali: una spiegazione semplice è che i primi Khoisan possano aver abitato un'altra terra, più vicina all'Asia – forse l'Africa orientale, o l'Arabia, o il Medio Oriente – dove si sarebbe verificata l'ibridazione. Poiché, come si è già detto, allo stato attuale degli studi questa ipotesi è molto incerta, noi diamo scarso credito alla data di ibridazione di circa 20000 anni ricavata dai dati genetici, salvo il fatto che essa mostra come le relazioni – quali che siano state – devono essere state molto antiche. Tuttavia è di grande interesse confrontare tale ipotesi con la spiegazione, che sembra andare in direzione opposta, desunta dai dati dell'mtDNA (Vigilant e coll., 1989; si vedano i parr. 2.4 e 3.7), che i Khoisan siano i discendenti più diretti dei tipi umani originari. Si potrebbe concludere che forse l'informazione che siamo in grado di ottenere dalle frequenze geniche non permette di distinguere tra le due ipotesi, mentre lo consente l'mtDNA; tuttavia, poiché le attuali informazioni relative all'mtDNA sono ancora limitate, l'analisi dei dati relativi esistenti non è sufficientemente completa da consentirne una piena accettazione. Inoltre sarebbe molto utile che queste osservazioni fossero confermate dall'analisi relativa a un'altra regione dell'mtDNA. Nuove ricerche archeologiche riguardanti l'Arabia e ulteriori studi sia archeologici sia genetici relativi all'Etiopia potranno aggiungere molte informazioni.

Scoperte archeologiche (contestate da alcuni), prove linguistiche (anch'esse fortemente contestate) e una chiara prova di tipo genetico, la presenza di geni asiatici tra i Pigmoidi etiopici (si vedano van Loghem e coll., e Nijenhuis e Hendriksen in Cavalli-Sforza, 1986 *a*), indicano una possibile antica presenza dei Khoisan in Etiopia e nell'Africa orientale. È interessante notare che, nonostante le scarse dimensioni del campione e della popolazione, più di un gene presenta alleli asiatici, non individuati in altre zone dell'Africa. Sarebbe necessario approfondire lo studio di altre popolazioni che vivono nella stessa area dell'Etiopia occidentale (in particolare nella macchia di foresta tropicale vicino a Bonga), poiché tale area potrebbe ospitare «relitti» di antiche popolazioni. Nel resto dell'Etiopia, le vicende storiche hanno probabilmente annullato o assorbito la maggior parte delle popolazioni preistoriche: soltanto nelle aree meno accessibili, quindi, si può sperare di trovare alcuni «fossili viventi».

Se l'Africa orientale (o in precedenza l'Arabia) è stata il luogo di origine degli antenati dei Khoisan, questi si devono essere spostati successivamente verso sud: l'espansione dei Khoisan verso l'Africa meridionale, forse molto antica, potrebbe essersi rafforzata con migrazioni successive, sotto la spinta delle espansioni bantu. Secondo A. Morris (comunicazione personale), in Sudafrica mancano resti accertati di Boscimani anteriori a 12000 anni fa; ma ciò potrebbe essere dovuto anche alla difficoltà di attribuire i reperti. La presenza di caucasoidi nell'Africa settentrionale è provata dalle informazioni archeologiche: essi giunsero nella parte occidentale dell'Africa settentrionale dalla penisola iberica, forse 20000 anni fa o più. È probabile che le migrazioni degli agricoltori neolitici dal Medio Oriente siano state rilevanti dal punto di vista numerico negli ultimi 10000 anni, ma forse si sono verificate anche migrazioni precedenti: Suez, come Panamá, è un imbuto stretto, ma nella preistoria deve essere stato attraversato più volte.

Nel periodo neolitico, la parte centrosettentrionale del Sahara era abitata probabilmente da caucasoidi, e la parte centromeridionale da popolazioni negroidi. I pochi Berberi rimasti nel Sahara occidentale potrebbero aver avuto origine in parte dai Capsiani del Mesolitico e in parte da antenati neolitici mediorientali, entrambi caucasoidi. Solo molto tempo dopo entrarono a far parte del quadro arabi e Beduini, la maggioranza dei quali si mescolò con le popolazioni berbere locali, mentre un certo numero (per esempio gli Mzab, vicino all'oasi di Ghardaïa, in Algeria) potrebbe essere rimasto a lungo isolato. Le prime popolazioni sahariane forse hanno avuto un certo grado di mescolanza con tipi negroidi, magari con schiavi catturati più a sud o con i neri africani che vivevano nel Sahara nel primo Neolitico: alcuni (forse molti) individui negroidi del Sahara, che erano pastori nomadi, quando il Sahara cominciò a inaridirsi furono costretti a migrare verso sud, insediandosi inizialmente nel Sahel. Una parte di queste popolazioni ha continuato a praticare l'allevamento del bestiame fino ad oggi, sviluppando alte frequenze di tolleranza al lattosio come conseguenza del consumo di latte fresco (Flatz, 1987). Il loro bestiame potrebbe essere di origine mediorientale, oppure potrebbe essere stato addomesticato in modo indipendente nel Sahara, all'incirca nello stesso periodo o forse prima. Altri tipi negroidi sahariani migrati dal Sahara nel Sahel hanno sviluppato nuove colture da piante locali allo stato selvatico (soprattutto cereali), già adattate alle nuove condizioni climatiche: grazie a questo nuovo sviluppo agricolo (avvenuto in una stretta fascia a sud del Sahara, dall'Atlantico sin quasi al Mar Rosso) comparvero parecchie nuove varietà coltivabili. L'Africa occidentale potrebbe essere stata la prima zona del continente a subire un notevole aumento demografico dovuto all'agricoltura. I dati genetici indicano almeno due espansioni indipendenti: una nel Senegal occidentale e una iniziata nella regione del Niger-Mali-Burkina, che probabilmente diede origine ai moderni Gura, Mande ed Ewe, oggi localizzati più a sud. Per insediarsi nelle regioni più umide vicine alla costa atlantica della Guinea (la parte meridionale dell'Africa occidentale) si rese necessario lo sviluppo di ulteriori tipi di colture in grado di sopportare meglio il clima umido: forse queste nuove varietà sono state d'aiuto anche nella successiva diffusione verso l'Africa centrale e meridionale. La Nigeria, al confine orientale dell'Africa occidentale, presenta una ragionevole somiglianza genetica con le popolazioni localizzate a ovest e a est. Dalla Nigeria l'espansione potrebbe essersi diretta soltanto verso oriente e verso sud, poiché a occidente l'agricoltura si sviluppò nello stesso periodo o forse anche prima. La tecnica di fusione del ferro, nel VI secolo a.C. o prima, favorì certamente l'espansione dalla Nigeria, ma quando questa prima Età del Ferro ebbe inizio erano già avvenute importanti espansioni verso il Camerun e il Gabon. I dati genetici confermano le recenti scoperte linguistiche e archeologiche che suggeriscono la presenza di un rilevante flusso migratorio occidentale di individui di lingua bantu dal Camerun fino alla costa, e probabilmente anche di più verso l'interno.

Sono più oscuri i primi collegamenti tra i centri di origine delle vie di espansione bantu occidentale e orientale. Sembra probabile che i gruppi di lingua bantu si siano mescolati con quelli di lingua nilotica, probabilmente nell'area intorno al lago Vittoria (dove era localizzata Urewe), che può avere avuto funzioni di crogiolo, a volte genetico e a volte culturale. Predominavano più spesso le lingue bantu, ma il loro successo non era incompatibile con la diffusione e la sopravvivenza di lingue nilo-sahariane nell'Africa orientale.

Gli Etiopi, i Begia e forse i Tuareg (che potrebbero essere un ramo dei Begia o viceversa, contrariamente a ciò che la loro lingua berbera farebbe supporre) presentano una mescolanza di geni africani e caucasoidi quantitativamente simile a quella dei Khoisan. È probabile che le due mescolanze abbiano avuto origine storica diversa ma uguale causa geografica: la vicinanza all'Asia sudoccidentale. Se si tentasse di attribuire l'origine della mescolanza dei Begia e degli Etiopi allo stesso evento, la data di ibridazione calcolata a partire dai dati genetici per gli Etiopi (3000 anni fa) risulterebbe troppo recente. Durante gli ultimi 5000÷6000 anni potrebbero essersi verificati ripetuti contatti genetici tra l'Arabia e l'Africa orientale, anche se non si può escludere l'eventualità che i Begia, forse di origine mediorientale, siano giunti in Africa da Suez, acquisendo geni di tipo negroide durante la migrazione a sud, verso la terra che occupano attualmente. Se venisse confermata l'origine comune dei Begia e dei Tuareg, è probabile che la migrazione dei Tuareg verso occidente e l'acquisizione di una lingua berbera siano stati eventi secondari; in alternativa, potrebbe essere stata la lingua dei Begia a essere sostituita.

L'espansione dei Bantu si può riconoscere, a livello genetico, dalla loro omogeneità genetica interna, leggermente superiore rispetto a quella degli africani occidentali. Peraltro i Bantu non sono del tutto omogenei: i dati genetici tendono a separare i flussi migratori occidentale e orientale, accentuando l'importanza del primo e indicando una notevole mescolanza tra i Bantu nordorientali e i Nilo-sahariani (almeno con i Nilotici, che in questa zona sono i principali rappresentanti di tale famiglia linguistica), probabilmente nella regione attorno a Urewe. Dal punto di vista genetico, l'area di origine della via occidentale non è localizzata nell'area Benue-Niger, come indicano gli studi linguistici, ma più verso sudest. Non bisogna dedurne un vero disaccordo con l'ipotesi dell'origine bantu nell'area Benue-Niger: tra le due aree le differenze genetiche sono piccole e poco significative. Spostamenti minori di popolazioni sono eventi comuni, e il potere di risoluzione geografica della genetica e della linguistica è limitato. Le mappe genetiche mettono in evidenza aree geografiche dove le popolazioni hanno frequenze geniche che spiccano in modo sufficiente sul quadro genetico generale, tendendo ad assumere valori di CP nettamente diversi dalla media. È possibile che gli sviluppi del tardo Neolitico e della prima Età del Ferro in Camerun-Gabon siano stati così rilevanti, dal punto di vista demografico, da consentire l'evoluzione locale di una popolazione distinta dalle altre che si diffuse più a sud, benché la sua origine reale si trovi lievemente spostata verso nordovest.

Rimane difficile individuare un antico luogo di origine del tipo negroide, che includa tutti gli africani occidentali, centrali e meridionali. Contrariamente a molte opinioni espresse in precedenza, i Pigmei moderni e i Khoisan non sono buoni candidati a essere i discendenti di una popolazione protoafricana: se, coerentemente con i risultati genetici, accettiamo che i San siano meno mescolati con i neri africani che non gli Ottentotti, i Khoisanidi non si possono considerare negroidi. Per i Pigmei, invece, non si pone una simile obiezione: la loro pelle è solo leggermente più chiara di quella degli agricoltori locali – almeno per quelli che, vivendo nella foresta, non sono stati esposti al sole. Dal momento che presentano frequenze molto elevate di numerosi geni tipicamente africani, come *RH*cDe*, *FY*0* e altri, si sarebbe tentati di considerare i Pigmei come protoafricani, o quantomeno come le popolazioni meno mescolate (rispetto ad altri africani) con popolazioni sopravvenute in seguito. Purtroppo non può esserci d'aiuto la lingua dei Pigmei, poiché quella originaria quasi sicuramente è andata persa. Comunque, le frequenze estreme di alcuni alleli potrebbero essere interpretate come l'effetto di un meccanismo di tipo strettamente selettivo. Abbiamo molte indicazioni di un forte isolamento genetico dei Pigmei, soprattutto (ma non solo) di quelli di statura minore, i Bambuti; ciò potrebbe spiegare la loro posizione estrema nell'albero genetico e la presenza sia tra i Biaka sia tra i Bambuti di numerosi polimorfismi «privati» o, più spesso, «semiprivati», cioè alleli che raggiungono frequenze relativamente elevate in uno, nell'altro, o in entrambi i gruppi di Pigmei, ma sono rari o assenti in altre popolazioni (Cavalli-Sforza, 1986 *a*).

Nell'insieme, Pigmei, Bantu, africani occidentali e Nilo-sahariani si possono tutti candidare a rappresentare il tipo africano moderno, a parte possibili mescolanze meno importanti con i caucasoidi (molto probabilmente rare o assenti nei Pigmei), acquisite mediante contatti con i caucasoidi del Sahara o con i Khoisanidi. Per diverse ragioni, i Khoisanidi e i Pigmei si trovano tuttavia a deviare rispetto al tipo africano principale.

Un gruppo al quale abbiamo dedicato minore attenzione, perché la conoscenza genetica non è soddisfacente, è quello dei pastori nomadi, la maggior parte dei quali potrebbe avere avuto origine in zone diverse del Sahara: i Peuls nella zona occidentale e centrale, gli Haussa in quella centrale, i Nilotici in quella orientale. Il loro caratteristico fenotipo «slanciato» invita a ricercare un'origine genetica comune: quando verranno scoperti i geni responsabili della loro costituzione fisica, sarà possibile verificare se tutti o quasi tutti gli africani di alta statura li condividono, ottenendo così qualche indicazione su una possibile origine comune. È improbabile che gli altri geni forniscano qualche indizio utile, a meno che non vengano analizzati molti geni in un gran numero di popolazioni, poiché le differenze genetiche entro la maggior parte degli africani subsahariani che non siano Khoisan e Pigmei sembrano piuttosto piccole.

4
ASIA

4.1 INTRODUZIONE GENERALE, GEOGRAFIA E AMBIENTE

L'Asia è il continente più vasto (circa 44,5 milioni di chilometri quadrati, pari al 29% della superficie terrestre) e il più difficile da studiare, data la sua estensione e complessità. Le diverse regioni hanno radici preistoriche e storiche che le distinguono in modo profondo, e perciò verranno trattate separatamente.

Questa introduzione comprende alcune considerazioni di carattere generale, seguite da un sommario che illustra le suddivisioni geografiche convenzionali.

L'Asia può considerarsi davvero al centro del mondo sia dal punto di vista geografico sia da quello storico. La sua centralità geografica risulta evidente dalle connessioni con gli altri continenti: è unita all'Africa orientale in prossimità di Suez; si estende in continuità con l'Europa e ciò consente di parlare di Eurasia piuttosto che di due continenti distinti; con l'America settentrionale si connetteva attraverso la Beringia, una striscia di terra che esisteva al tempo dei maggiori flussi migratori dall'Asia verso l'America; infine, è prossima all'Australia e alla Nuova Guinea. Quindi l'Asia è – o è stata in tempi recenti – direttamente unita o molto vicina a tutti gli altri continenti.

Si ritiene che l'uomo moderno abbia avuto origine fuori del continente asiatico, in Africa. Tuttavia, l'area in cui si sono rinvenuti reperti importanti dei primi uomini moderni si colloca in una regione dell'Africa orientale molto prossima all'Asia, anche se forse non direttamente coinvolta durante una parte dell'evoluzione umana. È altresì molto probabile che l'Africa e l'Asia fossero unite in prossimità della zona di Suez già dai tempi più antichi. La colonizzazione dell'Asia aveva aperto la via all'espansione umana nel mondo; però assai poco si conosce dei percorsi che gli uomini moderni seguirono quando per la prima volta si diffusero dalle regioni più occidentali verso il resto del continente. Nel capitolo 2 si è discusso della possibile esistenza di due vie principali di espansione dall'Africa verso l'Asia: una attraverso l'Africa settentrionale e un'altra attraverso l'Etiopia. Dell'ipotetica via meridionale sono oggi identificabili chiare tracce genetiche nell'Asia sudorientale e forse, come vedremo più avanti, nell'India meridionale. Interessante è anche l'ipotesi che una popolazione dell'Asia orientale si sia mescolata con uomini moderni provenienti da occidente (si veda il par. 2.1). Nella regione più occidentale dell'Eurasia sono state trovate tracce di *Homo sapiens neanderthalensis*, un predecessore di *Homo sapiens sapiens* il cui possibile contributo alla nostra sottospecie è argomento di molte discussioni.

In Asia gli uomini anatomicamente moderni ebbero un considerevole sviluppo demografico, che favorì l'espansione verso il resto del mondo, anche se restano oscuri i tempi e i modi di tale espansione, poiché sono documentate soltanto datazioni approssimative sull'inizio del flusso migratorio nei maggiori continenti. Le espansioni successive sono meglio conosciute, in quanto hanno lasciato tracce archeologiche che rispecchiano uno sviluppo tecnologico legato alla produzione di alimenti. Si verificarono almeno due principali (e si suppone indipendenti) espansioni dell'agricoltura: l'una dal Medio Oriente (Asia sudoccidentale) e l'altra dall'Asia orientale; entrambe ebbero inizio circa 10 000 anni fa. La prima, che interessò una regione più ampia, si originò al centro di una vasta zona dal clima temperato: centro e sud dell'Europa, Africa settentrionale e Asia centrale. Il secondo centro è localizzato in Cina, teatro di storie evolutive indipendenti che furono, tuttavia, condizionate dalla presenza di deserti e steppe a ovest e a nord, dalle più alte montagne del mondo a sudovest, e dal clima tropicale a sud. Quando queste due espansioni agricole si erano pressoché concluse, il processo del *nomadismo pastorale* (in origine una conseguenza della produzione di alimenti adattata alle condizioni particolari delle steppe dell'Asia centrale) fu causa di ulteriori espansioni che si protrassero per più di 3000 anni, quasi fino ai giorni nostri, influenzando in modo profondo la storia e la geografia genetica e linguistica dell'Eurasia.

L'Asia non è soltanto il continente più vasto, ma anche il più alto: montagne e altipiani occupano tre quarti della sua superficie. A ovest, il confine con l'Europa è posto arbitrariamente lungo la catena degli Urali, ma manca un'effettiva barriera geografica, soprattutto nella parte meridionale. La longitudine va dai 60° E degli Urali (25° E in Turchia) ai 170° O del Mare di Bering (145° E in Giappone). La latitudine varia da 9° S in Indonesia (1° N a Singapore) a più di 75° N. Di conseguenza la temperatura varia da condizioni tropicali a condizioni artiche.

È consuetudine distinguere sette grandi regioni geografiche, tra loro molto differenti sotto il profilo ecologico (fig. 4.1.1).

1) *Asia settentrionale* Lungo la costa artica, l'Asia settentrionale è coperta dalla tundra (terreno permanentemente gelato, privo di alberi) che si estende fino a sud, nella zona montuosa. A sud della tundra vi è la zona della taiga, con conifere e alberi decidui (soprattutto pioppi e betulle), mentre le zone più aride sono caratterizzate da erba e cespugli. L'ambiente asiatico del nord si estende dagli Urali all'Oceano Pacifico e continua a ovest degli Urali, in Europa, includendo la maggior parte della Russia settentrionale e della Scandinavia. La regione a nordest rimase unita all'America settentrionale fino alla fine dell'ultima glaciazione, quando il

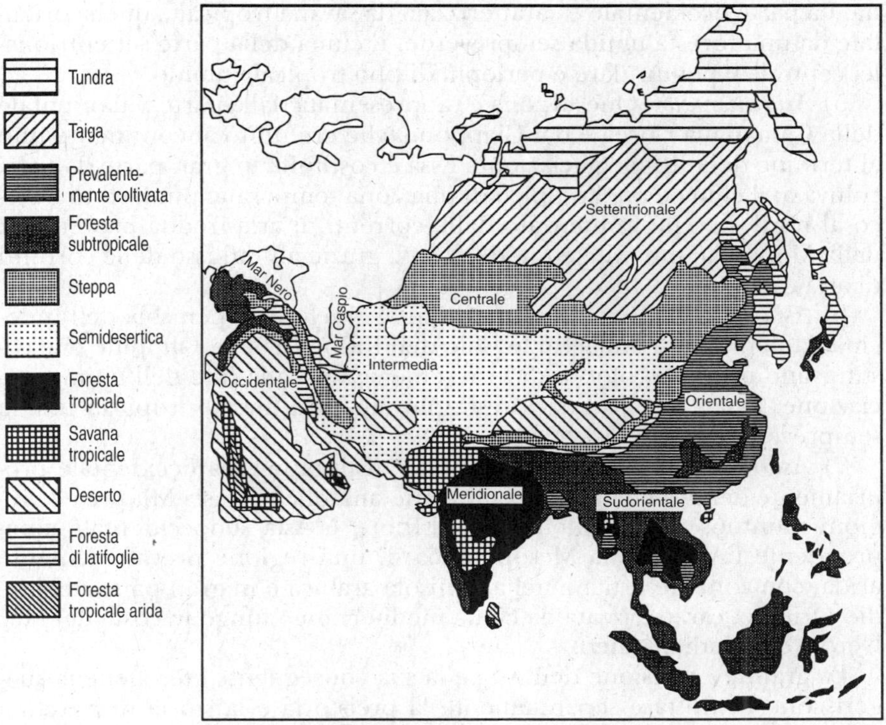

Fig. 4.1.1 Mappa delle regioni ecologiche e geografiche dell'Asia.

livello del mare si alzò e sommerse le terre pianeggianti che univano l'Asia all'America. Circa 10 000 anni fa la separazione dei due continenti era completa.

2) *Asia centrale* È una striscia di terra caratterizzata da ambienti pressoché simili, che si estende dagli Urali (compresa la regione a ovest di questi) alla Corea (esclusa). Questa zona viene denominata steppa: una terra perlopiù ricoperta da verde, priva di alberi e interrotta da deserti.

3) *Asia intermedia* Si estende dal Mar Caspio (incluso l'altopiano dell'Iran) alla Cina nordoccidentale. La regione presenta, da nord a sud, un graduale passaggio da un ambiente stepposo a uno semidesertico o desertico con oasi. Dall'Asia meridionale la separano l'altopiano del Pamir a ovest e tre delle maggiori catene montuose a est: Tien Shan (a nord), Kunlun (al centro) e Himalaya (a sud). Fra le ultime due catene si estende l'altopiano del Tibet. In tutte queste regioni il clima è in massima parte determinato dall'altitudine.

4) *Asia meridionale* In senso stretto, l'Asia meridionale è costituita dalla pianura compresa fra l'Indo e il Gange, la quale corrisponde politicamente al Pakistan e alla parte settentrionale dell'Unione Indiana, e dall'altopiano del Deccan che costituisce il meridione della penisola india-

na. La parte occidentale è caratterizzata da savana tropicale, quella orientale da una foresta umida sempreverde. Il clima della parte settentrionale, centrale e peninsulare è perlopiù di tipo tropicale-umido.

5) *Asia orientale* Questa zona è rappresentata dalla parte più orientale della Cina, dalla Corea e dal Giappone, che era unito al continente fino al termine dell'ultima glaciazione. Essa è costituita in gran parte da terra coltivata; il clima è quello tipico di una zona temperata: più freddo e secco al nord, perché influenzato dalle correnti di aria fredda provenienti dalla Mongolia, più mite e umido al sud, grazie all'influsso delle correnti di aria calda del Pacifico.

6) *Asia sudorientale* L'Asia sudorientale include la penisola dell'Indocina, la penisola di Malacca, le isole dell'Indonesia e le Filippine che costituivano un unico blocco di terre emerse fino alla fine dell'ultima glaciazione. Essa è coperta da foreste pluviali e da foreste tropicali umide sempreverdi o decidue.

7) *Asia occidentale* La zona è spesso distinta in Asia occidentale propriamente detta (che include l'altopiano anatolico in Asia Minore e le regioni montuose dell'Armenia e dell'Iran), e Asia sudoccidentale comprendente l'Arabia e la Mesopotamia. È una regione prevalentemente arida, con zone desertiche nella penisola arabica e in gran parte del Medio Oriente, caratterizzata da clima mediterraneo lungo le coste del Mar Nero e del Mediterraneo.

La grande estensione dell'Asia e la sua conseguente eterogeneità suggeriscono di trattare separatamente la preistoria e la storia di ciascuna delle principali regioni. L'Asia centrale e quella intermedia, sebbene geograficamente ed ecologicamente distinte, hanno però avuto uno sviluppo comune, tanto da giustificarne una presentazione congiunta. I prossimi sei paragrafi descrivono ciascuna delle sei regioni geografiche. Nel paragrafo 4.8 viene presentato un sommario generale della classificazione linguistica dell'Asia, mentre il paragrafo 4.9 illustra alcuni elementi di antropologia fisica. Nel paragrafo 4.10 viene discussa la struttura genetica delle popolazioni; infine, i successivi sette paragrafi sono dedicati ad altrettante regioni asiatiche, definite in base alle analisi genetiche condotte che hanno adottato una suddivisione geografica simile, ma non identica, a quella usata nei primi sette paragrafi per la descrizione geografica e storica.

4.2 PREISTORIA E STORIA DELL'ASIA SETTENTRIONALE

Nel Paleolitico medio, il clima dell'Asia settentrionale era freddo come l'attuale. Non ci sono testimonianze relative all'occupazione umana della Siberia prima di 35 000 anni fa (Klein, 1980), cioè all'epoca cui risalgono i più antichi ritrovamenti umani finora noti che documentano l'esistenza di popolazioni e culture simili a quelle europee dello stesso periodo. Probabilmente sia gli europei sia gli asiatici settentrionali provenivano dal Medio Oriente. Viene spontaneo chiedersi quando l'uomo anatomicamente moderno si insediò per la prima volta in America. Questa doman-

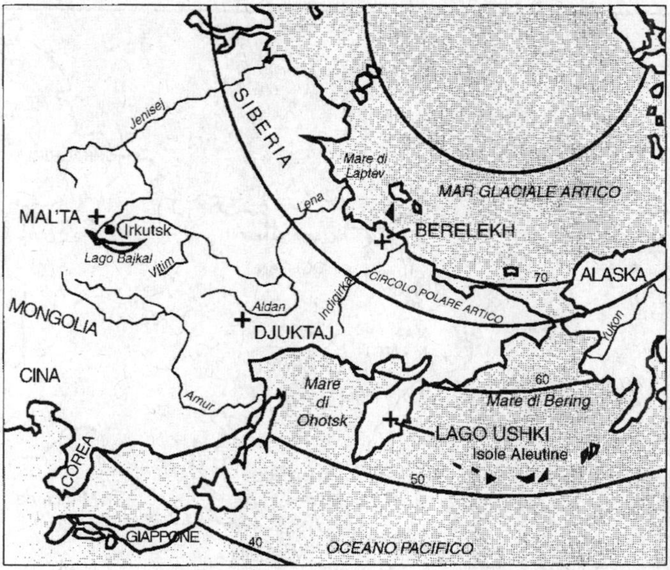

Fig. 4.2.1 Mappa delle culture nell'Asia settentrionale. Da Whitehouse e Whitehouse (1975).

da attende ancora una risposta: se ne discuterà più ampiamente nel capitolo riguardante l'America, ma si può anticipare che esistono diverse opinioni circa l'epoca dell'insediamento, riferite a periodi che variano tra 35000 e 15000 anni fa (Fagan, 1987).

Nel Paleolitico superiore esistevano in Siberia due culture principali: la prima nell'Estremo Oriente, dove il clima era più mite ed era presente la foresta mista (Amur marittima; Chard, 1974); e la seconda all'interno, alla quale si possono riferire la cultura di Mal'ta (vicino a Irkutsk), la cultura paleolitica dello Jenisej (vicino al fiume omonimo) e la cultura della grotta di Djuktaj (fig. 4.2.1). Alcune testimonianze sicure dell'occupazione dell'Alaska risalgono a 11000 anni fa. A quel tempo la Beringia era ancora sopra il livello del mare e pertanto l'Asia nordorientale e l'Alaska erano unite, agevolando la migrazione verso l'America. Nell'Asia nordorientale erano diffuse due tecnologie litiche, entrambe sviluppate da prototipi provenienti dalla Mongolia: una caratterizzata da utensili ricavati da ciottoli («*pebble-type*» *tools*) e l'altra dall'uso di nuclei (*cores*) per costruire utensili litici. Inoltre esistevano due passaggi principali attraverso i quali gli uomini potrebbero aver raggiunto l'Alaska. Quello più a nord era costituito da tundra: ben avrebbero potuto attraversarla i popoli dell'Asia settentrionale, adattati a un ambiente rigido. L'altro passaggio era lungo la costa del Pacifico e sarebbe stato usato dai popoli insediati nel bacino del fiume Amur, in Giappone, in Manciuria, in Corea e nella Cina settentrionale, ma probabilmente durante i periodi in cui il livello del

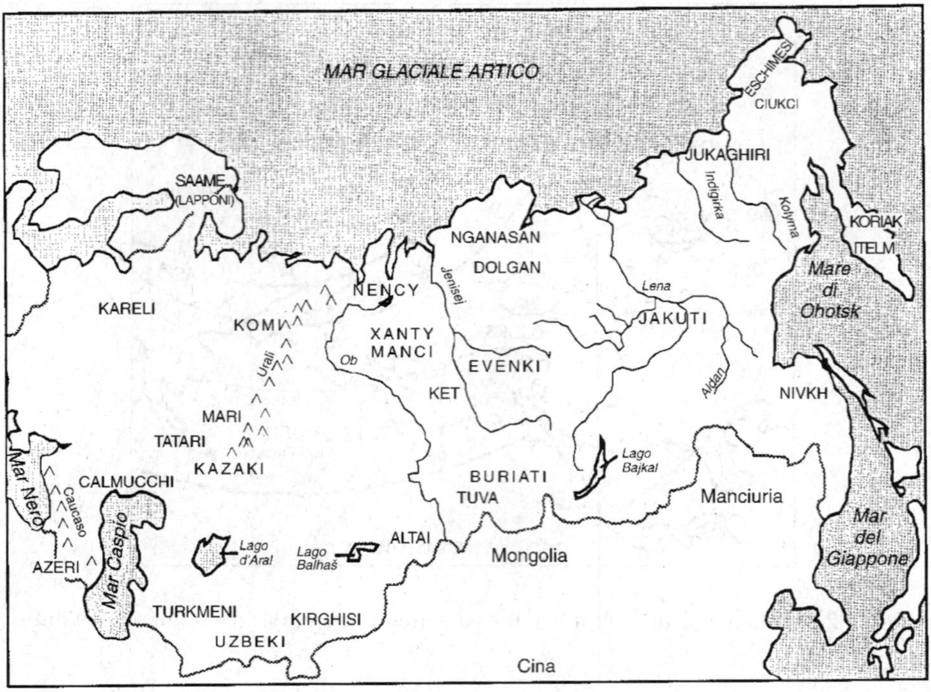

Fig. 4.2.2 Geografia attuale dei gruppi etnici in Siberia.

mare era più basso. Molte terre oggi sommerse potrebbero celare i reperti archeologici più interessanti.

Nel periodo tra il 9000 e il 3000 a.C. il clima siberiano era più mite dell'attuale (ciò potrebbe aver favorito immigrazioni dalle regioni meridionali); poi il clima divenne più freddo. Nella zona è stato rinvenuto vasellame risalente al 7000 a.C., da cui il riferimento a un periodo neolitico, sebbene non siano state trovate tracce di tecniche agricole. Le culture della costa del Pacifico e quelle dell'interno sono nettamente distinte. L'Età del Bronzo ebbe inizio verso la fine del I millennio a.C.; l'Età del Ferro nel millennio successivo.

Solo nei secoli più recenti i popoli siberiani sono stati soggetti a migrazioni e acculturazioni da parte di altre popolazioni. Gli abitanti delle regioni settentrionali estreme molto probabilmente sono stati coinvolti per ultimi in processi di acculturazione esogena; per questo motivo solo gli Nganasan meridionali sono diventati allevatori di renne, mentre quelli che vivono nelle zone settentrionali estreme sono ancora, o lo erano fino a pochi anni fa, cacciatori (fig. 4.2.2).

Per un'introduzione generale più particolareggiata sugli argomenti trattati, si faccia riferimento al capitolo 49 della *Cambridge Encyclopedia of Archaeology* (Sherratt, 1980), che è stata per noi una delle fonti di informazione e contiene altri riferimenti bibliografici.

4.3 PREISTORIA E STORIA DELL'ASIA CENTRALE E INTERMEDIA

Nell'Asia centrale e nell'Asia intermedia sono state rinvenute tracce della presenza dell'uomo di Neandertal. Inoltre nella regione esistono reperti che risalgono chiaramente al Paleolitico superiore e al Mesolitico. I reperti mesolitici rinvenuti in questa zona sono molto simili a quelli ritrovati nell'Iran settentrionale. Per quanto riguarda il Neolitico, in epoca preistorica e storica, sono documentati eventi che possono avere avuto un riflesso anche sulla struttura genetica delle popolazioni coinvolte.

Poiché l'Asia centrale e l'Asia intermedia hanno sempre avuto molti contatti, saranno trattate congiuntamente. La prima è una striscia di terra costituita da steppe e deserti che si estende a ovest fino all'Europa, nella regione tra il Volga e gli Urali, a nord del Caucaso e del Mar Nero. L'Asia intermedia è una regione arida a est del Mar Caspio che ha avuto importanti scambi, verso nord, con gli abitanti delle steppe dell'Asia centrale e, verso sud, con le culture neolitiche dell'Iran e della valle dell'Indo e con le successive civiltà che più tardi si svilupparono in quelle aree. Tuttavia anche l'Asia intermedia, e in modo particolare la sua parte più occidentale (a volte chiamata Turkmenia), ebbe un proprio sviluppo autonomo.

4.3.a Il Neolitico nell'Asia centrale e nell'Iran settentrionale

La comparsa del Neolitico nell'Asia intermedia è documentata nel VI e V millennio a.C. La cultura Djeitun (fig. 4.3.1), chiaramente importata dalla regione iracheno-iraniana, era una cultura di agricoltori stanziali che, nel V e IV millennio a.C., raggiunse un certo livello di prosperità benché l'aridità del suolo ne confinasse lo sviluppo perlopiù nelle oasi. In corrispondenza del IV millennio si osservano le prime culture calcolitiche. Nella prima metà del III millennio gli insediamenti assunsero dimensioni maggiori e incominciarono ad apparire le prime strutture specializzate e i primi sistemi di irrigazione dei campi; inoltre si possono osservare segni di importanti contatti con l'Iran. Il periodo che va dal 2500 al 2000 a.C. è caratterizzato dall'Età del Bronzo più antica e da uno sviluppo protourbano. Il sito di Altin Tepe (fig. 4.3.1; Zvelebil, 1980) è grande più di 24 ettari, possiede architetture monumentali, molte case con diversi vani e vi è documentato l'uso di sigilli. In ogni parte della Turkmenia meridionale la cultura sembra essere largamente unificata: nei successivi 400 anni (dal 2000 al 1600 a.C.) si osserva uno sviluppo propriamente urbano (ad esempio, Namazga V); fu inoltre adottato il sistema di scrittura in uso nelle regioni vicine. Tra il 1600 e il 1500 a.C. seguì un periodo di decadenza di cui non si conoscono le cause. Altin Tepe e Namazga Tepe furono abbandonate e scomparvero anche le oasi agricole; l'abbandono fu graduale e mancano segni di eventi catastrofici. Si pensa che la decadenza fu dovuta a incursioni di tribù di allevatori di bestiame, poiché vi sono alcune testimonianze di contatti con tribù nordiche delle steppe dell'Asia centrale, come i cocci di Andronovo e alcuni segni tipici di quella cultura: simboli (svastiche) e sepolture propri di alcune tribù della

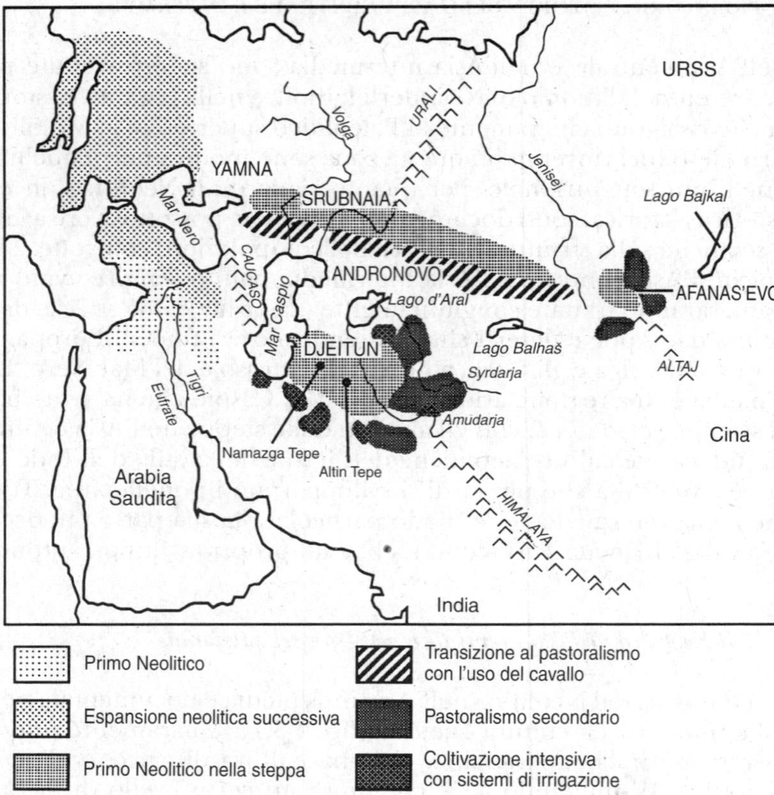

Fig. 4.3.1 Mappa dell'Asia intermedia e centrale nel Neolitico e nell'Età del Bronzo. Da Mallory (1989); Sherratt (1980); Zvelebil (1980).

steppa (Masson e Sarianidi, 1972). Questo periodo fu approssimativamente contemporaneo alla decadenza della civiltà di Harappa, localizzata più a sud (si veda il paragrafo sull'Asia meridionale); probabilmente ne furono la causa eventi correlati.

4.3.b Il nomadismo pastorale nelle steppe dell'Asia

Le steppe dell'Asia centrale, a nord della Turkmenia, costituivano un ambiente non adatto all'agricoltura, contrariamente alle praterie che meglio si prestavano a essere coltivate. Nella zona sono state rinvenute ossa di capre, pecore e bovini risalenti al 4000 a.C. (Zvelebil, 1980), mentre l'uso di cammelli e cavalli ebbe inizio nel III millennio a.C. È probabile che il predominio della pastorizia sull'agricoltura si sia affermato in modo lento ma costante. Gli alimenti di origine animale divennero ben presto la fonte primaria di cibo, ma degli animali allevati veniva utilizzata ogni parte, dalla pelle agli escrementi (come fonte di energia combustibile). Importanti sviluppi successivi furono l'uso della ruota nei mezzi di trasporto (carri a due o quattro ruote, verso la metà del III millennio a.C. nelle steppe occidentali a nord del Mar Nero, un po' più tardi nell'Asia centrale) e delle redini per guidare i cavalli. Si suppone inoltre che siano caratteristici di questa cultura i tumuli sepolcrali, denominati *kurgan*, diffusi nell'intera steppa tra il 2500 e il 1500 a.C. La steppa dell'Asia centrale costituiva un ambiente ideale per il nomadismo pastorale, che ebbe origine probabilmente tra i fiumi Dnepr e Ural (un esempio è dato dalla cultura Yamna) verso il 2500 a.C. e si diffuse verso est, in Asia, oltre gli Urali, all'incirca nel 2000 a.C. L'Età del Bronzo cominciò a fiorire nella steppa in questo periodo, sfruttando i ricchi giacimenti di minerali degli Urali e in seguito degli Altaj. A completamento del quadro economico e tecnologico intervengono le tecniche agricole e di irrigazione apprese dalla vicina Turkmenia. Dall'antica cultura Yamna discesero le culture di Srubnaia e Andronovo che determinarono alcuni sviluppi successivi. Tutte queste popolazioni parlavano lingue indoeuropee: si pensa che il loro tipo fisico fosse caucasoide, e che solo successivamente si sia verificata una diffusione delle popolazioni nomadi a oriente, verso la Mongolia, che coinvolse la popolazione mongola.

Assieme all'uso del cavallo domestico (che ebbe un ruolo molto importante come mezzo di sussistenza, di trasporto e nelle operazioni militari), il nomadismo pastorale fu il più importante fattore di sviluppo in Asia centrale; da qui si diffuse verso sud, in Medio Oriente e Arabia, e in seguito in Tibet.

Il nomadismo pastorale puro – cioè non associato all'agricoltura – è molto raro, mentre risulta più diffusa la pastorizia seminomade, in cui taluni gruppi o individui – spesso donne – conducono una vita più sedentaria dedicandosi all'agricoltura (Khazanov, 1984). Si possono trovare tutti i possibili gradi di associazione dell'agricoltura alla pastorizia, ma in ogni caso il nomadismo pastorale è caratterizzato da migrazioni dovute allo spostamento delle greggi. Tali migrazioni, di solito stagionali, possono coprire distanze da 30 a 2000 chilometri o più, durano parecchi mesi e seguono percorsi tradizionali rimasti invariati per millenni. Di solito i pastori hanno scambi economici con i popoli sedentari di agricoltori, secondo forme diverse che variano dalla simbiosi alla predazione. I nomadi vivono di solito in zone non adatte all'agricoltura accanto a territori occupati da agricoltori; talvolta in passato, soprattutto quando avevano raggiunto una posizione politica dominante, trasformavano le terre agricole in pascoli.

In genere i nomadi allevavano più specie animali (pecore, capre, cavalli o bovini) ma, soprattutto nelle zone caratterizzate da condizioni ambientali estreme, è documentata la presenza di un solo animale addomesticato: ad esempio la renna nelle zone artiche o il cammello nei deserti meridionali. Come la maggior parte delle economie basate su poche fonti di cibo, o addirittura su una sola, la pastorizia è instabile: in condizioni meteorologiche favorevoli le greggi possono espandersi in pochi anni, e il cambiamento di tali condizioni può causare una variazione ciclica. Diversi antropologi (Khazanov, 1984) sostengono che vi sia una tendenza ad aumentare le dimensioni delle greggi e che, quando ciò avviene, si abbia un incremento demografico; invece, quando si riducono le dimensioni di un gregge, viene praticata una forma di controllo delle nascite. È stato scritto che «a lungo termine l'economia pastorale è destinata alla stagnazione» (Khazanov, 1984); tuttavia, nei casi in cui i nomadi raggiunsero una posizione dominante sugli agricoltori, furono avvantaggiati dalla crescita del loro potere e delle loro dimensioni numeriche.

Altre caratteristiche della vita dei nomadi sono molto importanti per capirne la storia: essi dedicano poco tempo a procacciarsi il cibo e a curare il gregge; questo infatti, anche se grande, può essere controllato da una singola persona, lasciando quindi alla comunità nomade molto tempo libero da impiegare in altre attività. Per contro, la vita nomade è più esposta a pericoli di quella agricola e richiede maggiore capacità difensiva: occorre prendere decisioni difficili, conoscere molto bene l'ambiente e le tecniche di allevamento degli animali ed essere abili nell'uso delle armi (Turri, 1983). Il tempo libero viene quindi impiegato per addestrarsi in operazioni militari, ma anche in svaghi o in attività artistiche come la tessitura, molto adatta al tipo di vita nomade data la disponibilità di materie prime – lana, pigmenti vegetali – e la possibilità di trasportare telai piccoli e leggeri. I nomadi arrivano a formare gruppi sociali relativamente numerosi che possono rappresentare un vantaggio, per attaccare o per difendersi; tali dimensioni hanno costituito un'eccellente opportunità per generare società strutturate in classi sociali rigide, governate da capi nominati mediante elezione diretta o per successione ereditaria. Innovazioni che aumentarono la mobilità e le opportunità di sviluppi militari (Khazanov, 1984) furono la capacità di andare a cavallo e l'uso di carri da guerra. Inoltre gli spostamenti dai pascoli estivi a quelli invernali e viceversa (transumanza) spesso coinvolgono gruppi di migliaia di persone che percorrono distanze talvolta superiori ai 1000 chilometri l'anno: sono quindi necessarie capacità logistiche simili a quelle di un esercito. L'uso dei cavalli e dei carri per scopi militari ha reso possibile la conquista di terre lontane e la sottomissione di popoli di agricoltori, numerosi, ma di indole pacifica.

I nomadi non apprezzano la sedentarietà e pensano che il loro tipo di vita sia migliore. L'impronta lasciata fin dalla prima infanzia da una vita libera e sempre in movimento verso ambienti nuovi rende molto difficile, per un nomade, il passaggio alla vita sedentaria. In Europa, gli Zingari rappresentano un esempio classico di nomadi che rifiutano di stabilirsi in un luogo fisso e che mantengono la propria identità da almeno un millennio.

La rapida crescita della popolazione conseguente all'aumento delle greggi, il vantaggio di una vita all'aperto in ambienti diversi che riducono la diffusione di epidemie e parassiti, la capacità di spostarsi rapidamente e di formare bande di guerrieri ben addestrati (reclutati anche da tribù vicine), la costruzione di armi e l'elaborazione di tattiche molto efficaci: tutti questi fattori hanno contribuito a far sì che le comunità di pastori nomadi si espandessero, depredando e sottomettendo le popolazioni sedentarie, fino a occupare le zone migliori. Infatti i pastori nomadi ben organizzati in gruppi hanno invaso e controllato regioni agricole assai ricche anche se, in termini numerici, rappresentavano una minoranza rispetto ai coloni agricoli. Soprattutto anticamente le società agricole, prive di una forte organizzazione militare, si lasciavano facilmente sottomettere senza che ne restassero quasi tracce archeologiche.

È probabile che nel II millennio a.C. si siano verificate vere e proprie esplosioni demografiche tra gli abitanti della steppa, il cui effetto fu quello di generare – fino al Medioevo – ondate migratorie successive, dapprima di popolazioni caucasiche che parlavano lingue indoeuropee e in seguito, a partire dal III secolo a.C., di nomadi orientali che parlavano lingue altaiche. Nella maggior parte dei casi il numero dei conquistatori nomadi, rispetto ai primi colonizzatori, dovette essere così esiguo da determinare conseguenze genetiche trascurabili; ma la costituzione di un'aristocrazia locale capace di mantenere il potere per secoli o millenni deve avere prodotto un flusso genico sproporzionatamente maggiore rispetto a quello atteso in base alla dimensione dei nomadi originari, determinando anche una stratificazione della popolazione in classi con un flusso genico diverso nell'ambito di ciascuna di esse. Questo è avvenuto, per esempio, in Messico, dove l'influenza dei conquistatori spagnoli si è manifestata a livello sia genetico sia culturale e linguistico, con forti differenziazioni geografiche e sociali, benché il contributo spagnolo in termini numerici sia stato inizialmente modesto (Lisker, 1981). Una situazione analoga si può riscontrare in India, con l'ulteriore complicazione della struttura sociale divisa in caste (si veda il paragrafo sull'Asia meridionale).

Sulle migrazioni indoeuropee dalle steppe asiatiche verso l'Europa non si hanno oggi le sicurezze ostentate dai primi studiosi di preistoria (Renfrew, 1973, 1987), perché le testimonianze archeologiche si sono rivelate molto incerte; viceversa le migrazioni verso l'Iran, il Pakistan e l'India sono probabilmente meglio documentate. La penetrazione nella prima metà del II millennio a.C. in Turkmenia, nella valle dell'Indo e in India da parte degli Arii, una popolazione appartenente probabilmente alle culture di Andronovo e Srubnaia, potrebbe essere stata una delle prime espansioni di pastori nomadi in Asia (Zvelebil, 1980). La cultura descritta nei più antichi testi arii è molto simile a quella dei nomadi della steppa. I regni degli Hurriti e dei Mitanni in Mesopotamia (1500÷1300 a.C.) ebbero probabilmente un'origine comune (Moorey, 1980). Le migrazioni più antiche di popoli che parlavano lingue indoeuropee dalle steppe sul Volga, quelle che si pensa abbiano condotto all'occupazione della Grecia, e poi dell'Italia e dell'Europa centrale (Celti), risalgono all'ultima parte del II millennio a.C. Restano poche tracce archeologiche non ambigue, a testimoniare tali migrazioni di pastori nomadi; molti archeologi oggi dubitano che siano mai avvenute (si veda, per esempio, Renfrew, 1987). Nelle steppe dell'Asia centrale si sono susseguite, più tardi, molte altre ondate di popolazioni nomadi (descritte nei paragrafi seguenti) che, diffondendosi verso ovest e verso sud, ebbero origine da centri di espansione prima nelle steppe occidentali e poi nelle steppe orientali; in particolare le migrazioni più tarde sono confermate da documentazioni storiche (Zvelebil, 1980).

Si pensa che le culture di Srubnaia e Andronovo abbiano dato origine a un gruppo importante di pastori nomadi – gli Sciti – di tipo caucasoide, i cui insediamenti si estesero dalle coste settentrionali del Mar Nero alla regione degli Altaj, probabilmente a partire dal X secolo a.C. Erodoto ne racconta con molti particolari le vicende belliche e descrive la guerra condotta – e perduta – dal re persiano Dario contro gli Sciti che abitavano le coste settentrionali del Mar Nero, nel VI secolo a.C. Per molti secoli si è pensato che gli usi e i costumi degli Sciti riferiti da Erodoto fossero improntati a pura fantasia (si veda anche Rice, 1957), finché alcuni ritrovamenti di tombe scite nelle steppe russe non resero giustizia alla veridicità dei suoi scritti. Gli Sciti lasciarono tracce di un'arte assai sviluppata, inclusi oggetti d'oro e tappeti; un reperto di tappeto del VI secolo a.C. fu ritrovato in buone condizioni nella tomba congelata di Pazyryk, nella Siberia orientale. Essi furono autori di alcune innovazioni militari connesse al tiro con l'arco da cavallo e all'introduzione dell'uso delle staffe, probabilmente vantaggiose rispetto all'uso del carro militare.

Gli Sciti generarono diversi nuclei di popolazioni secondarie a est, come i Saci e i Massageti, ma questi potrebbero essere nomi diversi attribuiti agli Sciti da altri popoli. Sotto la pressione di altre popolazioni nomadi della steppa, un gruppo di discendenti da Andronovo detronizzò i reali sciti: i Sarmati o Alani, che parlavano una lingua indoeuropea della quale rimangono contaminazioni linguistiche nell'osseto (lingua parlata nel Caucaso meridionale). I Sarmati, che si mescolarono con gli Sciti e raggiunsero l'Europa, avevano su questi ultimi il vantaggio militare di usare armature pesanti e lunghe lance che si potevano maneggiare stando a cavallo.

I Sarmati (Zvelebil, 1980; anche Sulimirski, 1970) furono sconfitti successivamente dagli Unni (forse si tratta dello stesso popolo Hsiung-nu al quale si fa riferimento negli annali di storia cinesi), che facevano uso di archi le cui frecce potevano perforare le armature dei Sarmati. Gli Unni furono probabilmente i primi nomadi mongoli, dominarono le steppe asiatiche dal 300 a.C. al 500 d.C. e formarono una confederazione di tribù nomadi dalla Manciuria al Pamir. Più mobili dei precedenti nomadi, perché avevano abbandonato l'allevamento dei bovini, erano abilissimi arcieri a cavallo ed eccellenti strateghi militari, tanto da conseguire numerose vittorie. Le loro incursioni in Cina settentrionale costituirono lo stimolo maggiore alla costruzione della Grande Muraglia a opera della dinastia Qin verso la fine del III secolo a.C. La dinastia successiva (Han) combatté vigorosamente i Hsiung-nu e infine li assorbì in parte, mentre un'orda occidentale – gli Unni – si era spinta nell'Asia centrale. Gli Unni invasero l'Europa nel 370 d.C., sottomisero gli Alani (che vivevano tra il Volga e il Don), sconfissero gli Ostrogoti e i Visigoti ed estesero il loro potere alla Germania e ai Balcani. Infine invasero l'Italia, sotto la guida di Attila; ma dopo la sua morte, e dopo una grave sconfitta, scomparvero dalla storia.

Dopo la scomparsa dei Hsiung-nu (che avevano costumi simili ai Turchi), i T'u-chüeh, che si proclamavano loro successori, divennero i nomadi più potenti delle steppe mongole. In genere essi vengono assimilati ai Turchi e talvolta denominati Turchi dell'Orkhon. Giunti al potere in Mongolia nel VII secolo, i T'u-chüeh si espansero successivamente verso occidente costituendo molti regni, tra cui il più importante fu quello di Tīmūr (Tamerlano) il quale, verso la fine del XIV secolo, creò un vasto impero dalla Cina al Mediterraneo e morì mentre stava preparando la conquista finale della Cina. Altri popoli turco-tatari crearono imperi in tempi diversi, come quello dei Khazari, sviluppatosi in Ucraina dal VII al XII secolo e originato da una confederazione di popoli turchi e iraniani. Nel XII secolo i nomadi turchi Oghuz, occupata l'Anatolia centrale e orientale combattendo contro i Bizantini e i Mongoli, fondarono l'Impero ottomano, che raggiunse il suo apice nel XVI secolo (si estendeva nella maggior parte del Mediterraneo meridionale e orientale) e durò fino al XX secolo.

L'ultima ondata di nomadi dall'Asia centrale fu quella dei Mongoli. Una tribù nota come «Tutti i Mongoli» entrò a far parte della storia nell'XI secolo, accanto alle potenti tribù dei Tungusi e dei Tatari. Tra il XII e il XIII secolo, il mongolo Gengis Khan conquistò un vasto impero che venne ulteriormente ingrandito dai suoi successori; in particolare al tempo di Kubilai Khan includeva la Mongolia, la Cina, il Tibet, la Siberia, l'Iran, l'Iraq, il Caucaso e la Russia meridionale. Nel 1367 i Mongoli persero il potere che passò alla dinastia cinese Ming.

È facile credere che tutte le conquiste dei popoli nomadi fin qui descritte abbiano avuto un effetto sulla distribuzione geografica dei caratteri genetici; tuttavia è possibile che il contributo genetico degli invasori nomadi sia stato maggiore in tempi più remoti, quando gruppi numerosi di individui si stanziarono in nuovi territori con le loro famiglie, incontrando una debole opposizione da parte degli agricoltori (come ad esempio nella valle dell'Indo). Avvicinandoci a tempi più recenti, è documentato un aumento sempre più consistente della densità di popolazione degli agricoltori e della loro capacità di resistenza agli invasori, per i quali potrebbe essere divenuto impossibile avere al seguito donne e bambini, cosicché il loro contributo genetico sarebbe divenuto meno rilevante. Comunque, negli ultimi decenni dell'Impero romano d'Occidente, i Goti ancora si spostavano con le famiglie e ottenevano dagli imperatori il permesso di insediarsi in territori romani. Sebbene l'odierna Turchia sia stata ripetutamente invasa dai Turchi a partire dalla fine dell'XI secolo, i dati genetici, purtroppo scarsi, non sembrano testimoniare l'esistenza di un loro contributo genetico.

Per un'introduzione generale più particolareggiata sugli argomenti trattati, si faccia riferimento al capitolo 38 della *Cambridge Encyclopedia of Archaeology* (Sherratt, 1980).

4.4 PREISTORIA E STORIA DELL'ASIA ORIENTALE

4.4.a Giappone e Corea: archeologia e primordi della storia

All'epoca dei primi insediamenti umani, il Giappone non era un'isola, ma era quasi completamente unito al continente sia a sud, tramite la Corea meridionale, sia a nord, tramite Hokkaidō e Sahalin. Tra il Giappone e le coste continentali esisteva un mare interno denominato Mar del Giappone (fig. 4.4.1) e le attuali isole costituivano terre senza soluzione di continuità (Glover, 1980). I collegamenti con la terraferma scomparvero in seguito all'aumento del livello del mare tra 10000 e 7000 anni fa.

Le numerose ricerche archeologiche svolte in Giappone indicano segni di occupazione dell'uomo anatomicamente moderno che risalgono a 30000 anni fa, vicino a Tokyo, dove nel sito di Sanrizuka è stata trovata un'ascia con un bordo affilato (Glover, 1980). La popolazione nel Giappone meridionale raggiunse dimensioni non trascurabili intorno a 20000 anni fa. Sulla base di confronti con la densità di popolazione australiana, Koyama (comunicazione personale) fornisce una stima di circa 3000 individui come numero massimo di abitanti nel Paleolitico; questo dato potrebbe essere inferiore al valore reale, in considerazione del fatto che le condizioni climatiche dovevano essere più favorevoli. Il più antico vasellame ritrovato in questa zona, che è anche il più antico del mondo, è datato 12700 anni fa; lo stile cambiò intorno a 10000 anni fa, dando inizio al periodo chiamato Jōmon (o Neolitico giapponese) che si protrasse fino al III secolo a.C. Va chiarito che in questa zona l'inizio del Neolitico è caratterizzato dalla presenza di vasellame, mentre in altre parti del mondo (ad esempio in Europa) esso è determinato dalla nascita dell'agricoltura.

Per quanto riguarda il Neolitico giapponese non sussistono tracce di coltivazione di piante fino alla metà del I millennio a.C., quando comparvero il miglio, il grano saraceno e la canapa. I primi cani addomesticati si hanno nel 7000 a.C. La pesca era molto diffusa, soprattutto sulle coste orientali: sono state ritrovate barche e pagaie risalenti al periodo tra il 5000 e il 4000 a.C.; inoltre veniva praticata la caccia a maiali selvatici, cervi, uccelli e piccoli mammiferi. Il vasellame era utilizzato probabilmente per la raccolta e la conservazione di ghiande e per la bollitura di alimenti.

Durante il periodo Jōmon si verificò un aumento notevole della popolazione che si protrasse fino a circa 4000 anni fa. Un esame di almeno 28000 siti archeologici giapponesi risalenti al periodo Jōmon (Koyama, 1978), datati in base allo stile del vasellame, e in parte con la tecnica del radiocarbonio, mostra che tra 10000 e 4500 anni fa la crescita della popolazione fu regolare e stabile, con un tasso di incremento annuo pari circa all'1%. La densità massima di popolazione raggiunse 0,89 abitanti/km^2 (con differenze notevoli tra le diverse regioni) intorno a 4000 anni fa, per un totale di 260000 individui in tutto il Giappone. Le aree più densamente popolate (3 abitanti/km^2) erano Kantō e Chūbu. Dopo il 2000 a.C. si verificarono un raffreddamento del clima e una concomitante riduzione della crescita della popolazione.

L'isola di Hokkaidō ebbe pochi contatti con il resto del paese; nella parte nordorientale dell'estremità inferiore dell'isola vive oggi un gruppo etnico, gli Ainu, alquanto diverso dai Giapponesi moderni. Nell'isola il vasellame si diffuse solo 5000 anni dopo la sua comparsa nel resto del Giappone (Chard, 1974). L'archeologia della Corea meridionale è molto meno conosciuta; tuttavia è stato trovato vasellame di circa 4000 anni fa che indica un contatto con il Giappone. Nella parte meridionale dell'isola di Hokkaidō la popolazione del periodo Jōmon potrebbe essere stata di tipo Ainu (si veda più avanti).

Intorno al 400÷300 a.C. si osserva un cambiamento culturale notevole,

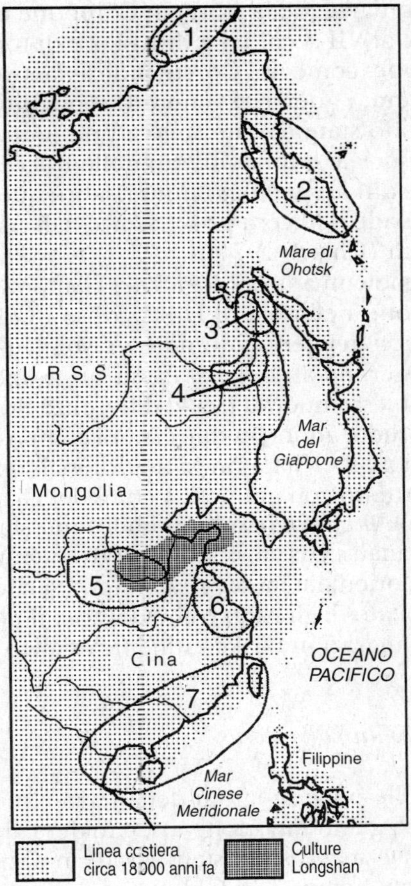

Fig. 4.4.1 Aree neolitiche tradizionali della Cina. Da Glover (1980). Si veda il testo per una descrizione più particolareggiata. 1, penisola dei Ciukci; 2, penisola della Camciatca; 3, valle dell'Amur inferiore; 4, valle dell'Amur centrale; 5, Yangshao; 6, Qingleikang; 7, Dabengeng.

che segna l'inizio del periodo Yayoi. Tracce di agricoltura, incluse la coltivazione del riso con sistemi di irrigazione, la tessitura e la produzione di utensili in ferro fanno la loro prima comparsa nel Giappone sudoccidentale, arrivando presumibilmente dalla Corea o attraverso questa. Per quel periodo non abbiamo indicazioni di un'immigrazione massiccia; tuttavia, intorno al 200 a.C., lungo l'asse principale del Giappone cominciò una rapida diffusione della cultura Yayoi, che raggiunse il culmine tra il 100 a.C. e il 100 d.C. (Yayoi medio). Il numero di siti Yayoi aumentò e furono occupate le valli dei fiumi, con una crescita della popolazione stimata intorno all'1,7% annuo (Koyama, 1978). I primi riferimenti al Giappone compaiono nelle cronache cinesi a partire dal 57 d.C., quando un inviato dello Stato di Nu (nella parte settentrionale dell'isola di Kyūshū) visitò la corte degli Han.

Le prime testimonianze della storia in Giappone coincidono con il periodo Kōfun, dal IV al VII secolo. La diffusione di tombe di pietra di tipo dolmen in Giappone come in Corea indica la probabile presenza di un'influenza straniera: i guerrieri venivano seppelliti con le loro armature e nelle tombe sono state trovate selle e finimenti. Si osservano altresì una stratificazione sociale e un aumento delle tracce di contatti con i Cinesi e i Coreani. Alcuni archeologi fanno risalire questi eventi all'invasione di una tribù nomade bellicosa proveniente dall'Asia nordorientale nel tardo periodo Kōfun (Chard, 1974).

Tra i maggiori problemi antropologici del Giappone vi sono le relazioni tra gli Ainu che vivono nell'isola di Hokkaidō e i Giapponesi moderni, e quelle tra i Giapponesi dei periodi Jōmon e Yayoi. Un'analisi statistica multivariata («analisi discriminante») basata su un numero limitato di crani (Howells, 1986) ha messo in evidenza le differenze tra gli Ainu e i Giapponesi: questi ultimi si suddividono in due gruppi composti principalmente da Giapponesi settentrionali e Giapponesi meridionali, mentre i crani Jōmon formano un terzo gruppo con gli Ainu. I crani dei Giapponesi moderni sono molto simili a quelli cinesi (risultati simili sono stati ottenuti anche da Hanihara, 1985). L'analisi basata su nove caratteri craniometrici di una serie di crani dell'Asia orientale ha suggerito l'ipotesi che nel periodo Jōmon il Giappone fosse abitato dagli Ainu e che durante il periodo Yayoi si sia verificata una forte immigrazione dal continente asiatico attraverso la Corea.

4.4.b Cina: dal Paleolitico alla storia

La Cina è una delle poche regioni della terra che mostrano segni dell'occupazione umana già in fasi molto antiche del Paleolitico. Reperti fossili e artefatti di *Homo erectus* sono stati trovati in abbondanza nella grotta inferiore di Zhoukoudian (Chou-k'ou-tien) vicino a Pechino (per informazioni relativamente aggiornate, si veda Brooks e Wood, 1990). La datazione attribuita a questo ominide, chiamato in passato «uomo di Pechino», si colloca tra 500 000 e 230 000 anni fa. I ritrovamenti più recenti di Lantian (100 km a sudovest di Zhoukoudian) sono forse di 1 000 000÷600 000 anni fa. In Cina non sono state trovate tracce di Neandertal; i ritrovamenti di questo tipo più vicini alla Cina sono in Uzbekistan.

Gli esemplari più antichi di *Homo sapiens* sono quelli di Dali (vicino a Xi'an, 230 000÷180 000 anni fa), di Jinniushan (a nordest di Zhoukoudian, 300 000÷210 000 anni fa) e di Maba (nella provincia meridionale di Guangdong, 130 000 anni fa). Il più antico uomo anatomicamente moderno proviene da Liujiang (Guangxi) e ha una datazione approssimata (determinata con l'uranio) di 67 000 anni fa.

Fossili di uomo moderno sono anche stati trovati nella grotta superiore di Zhoukoudian; questo materiale del Paleolitico superiore è datato da 18 000 a 11 000 anni fa. Mediante un'analisi morfometrica delle dimensioni dei crani (Howells, 1981) è stata messa in evidenza una maggiore somiglianza con gli indiani americani che con i Cinesi moderni. Inoltre non vi è una grande somiglianza tra il cranio della grotta superiore di

Zhoukoudian e quello di Liujiang: quest'ultimo è più simile ai tre crani ritrovati a Minatakawa (isola di Okinawa), che risalgono a 28 000 anni fa e ai resti trovati nella grotta di Niah (Asia sudorientale). Occorre tenere presente che le analisi dei materiali fossili si basano di solito su pochissimi crani e perciò possono essere soggette a grandi errori di campionamento. A un primo esame alcuni reperti suggeriscono una differenza tra i primi uomini moderni cinesi settentrionali e meridionali. Una serie più particolareggiata di datazioni si può trovare in Brooks e Wood (1990).

In alcune pubblicazioni di fonte cinese (si veda ad esempio Wu, 1988) si sostiene che in Cina vi sia stata una continuità nella filogenesi umana da *Homo erectus* a *Homo sapiens* e da questo all'uomo anatomicamente moderno: ciò suggerisce l'ipotesi di un'evoluzione parallela, ma indipendente, in Asia occidentale e in Asia orientale. Tale ipotesi, basata interamente su osservazioni paleoantropologiche, è simile a quella espressa dai sostenitori occidentali dell'evoluzione umana policentrica, ma è difficilmente conciliabile con i dati genetici: piuttosto è possibile ipotizzare una mescolanza tra gli uomini moderni in espansione e i gruppi locali arcaici di *Homo sapiens* (come si è detto nel cap. 2).

Turner (1989) ha usato un approccio diverso, basato sull'analisi di vaste raccolte di denti antichi e moderni provenienti da diverse regioni del mondo. I risultati più interessanti conseguiti fino ad oggi dallo studio sui denti hanno permesso di distinguere migrazioni diverse dall'Asia nordorientale, ma alcuni di essi mettono in evidenza diversità tra le regioni settentrionali e meridionali dell'Asia orientale. Tale impostazione sarà discussa più approfonditamente nel capitolo 6, riguardante le Americhe, alla cui conoscenza questo tipo di studi ha fornito un notevole contributo.

La recente nuova fioritura dell'archeologia cinese ha consentito scoperte non ancora pubblicate, o in corso, che potrebbero modificare le ipotesi attuali. I nuovi ritrovamenti hanno illuminato soprattutto il Neolitico cinese: l'inizio dell'agricoltura è stato, infatti, anticipato di circa 2000 anni. In precedenza, le più antiche tracce di agricoltura, rilevate in tre zone diverse, risalivano all'incirca al 5000 a.C., ma le culture che si supponevano risalire a quel tempo mostravano già la presenza di villaggi, portando a ipotizzare l'esistenza di insediamenti più antichi. E infatti di recente sono stati individuati siti precedenti con tracce di culture meno evolute, il che ha permesso di chiarire le fasi di transizione dal Paleolitico superiore al primo Neolitico (Chang, 1977). La figura 4.4.1 indica le zone neolitiche tradizionali. Non si hanno informazioni sul Neolitico cinese in pubblicazioni diverse da quelle cinesi: qui di seguito viene presentato un sommario delle conoscenze attuali che abbiamo ottenuto dal professor Gong, di Xi'an, durante un viaggio in Cina.

1) *Area culturale centrale* È l'area più antica, si trova nelle province di Shaanxi, Shanxi, Henan e Hebei e corrisponde alla zona indicata come Yangshao nella mappa. Il primo scenario (chiamato anche pre-Yangshao) ha inizio circa 8500 anni fa: il miglio rappresentava la coltura principale (in un villaggio ne sono state trovate fino a 100 tonnellate); il maiale e il cane erano addomesticati. Sono stati trovati più di 60 villaggi, datati tra 8500 e 6500 anni fa, che occupavano aree variabili tra i 1000 e i 20 000 me-

tri quadrati. Il periodo successivo, corrispondente allo Yangshao classico, durò da 6500 a 5000 anni fa nelle province di Shaanxi e Shanxi e da 7800 a 5000 anni fa in quelle di Hebei e Henan. Appartengono a questo periodo il celebrato villaggio di Banpo, in Shaanxi, e il meglio conosciuto insediamento di Zhengzhou. Qui è stato portato alla luce dagli scavi un intero villaggio, che ha rivelato circa 100 case di argilla e un canale scavato tutt'attorno. Le case sono raggruppate in cinque aree (in ognuna delle quali sorge un edificio più grande al centro), che si suppone fossero occupate da clan diversi. L'agricoltura era più importante della raccolta del foraggio e il miglio rappresentava ancora la coltura più diffusa; inoltre venivano allevati e tenuti in recinti maiali, pecore e mucche. I cimiteri, uno per ogni clan, erano fuori del villaggio: poiché le tombe delle femmine erano più ricche di quelle dei maschi, ciò suggerisce l'esistenza di una cultura matriarcale che si protrasse in Cina, almeno in parte, fino al I millennio a.C. Nei villaggi di Yangshao si usava una scrittura simbolica, della quale sono stati individuati più di 200 segni (Glover, 1980).

Il tardo Neolitico, o periodo Longshan, ebbe inizio 4800 anni fa e si presentò in forme molto diverse a seconda delle regioni. Comparvero allora le distinzioni in classi sociali. La fine del Longshan coincise con la prima dinastia, i Xia (o Hsia). Questo periodo è ancora precedente a quello storico, in quanto la scrittura fu introdotta solo con la dinastia Shang qualche centinaio di anni dopo; durante la dinastia Xia si scriveva però sulle ossa, le scapole, a fine divinatorio.

Il centro geografico della cultura Yangshao era situato circa a metà dello Huang he (il Fiume Giallo). Nella parte alta e in quella bassa del fiume l'agricoltura apparve più tardi: rispettivamente 5500 anni fa nelle province di Gansu e Qinghai e 7000 anni fa nella provincia di Shandong. In entrambe le aree veniva effettuata la coltivazione del miglio. A nordest (provincia di Liaoning, con estensioni fino a nordest di Pechino e alla Mongolia nordorientale), il Neolitico ebbe inizio nella parte occidentale 7000 anni fa sempre con la coltivazione del miglio e l'allevamento di maiali.

2) *Area dello Yangzi* Le culture che si svilupparono nell'area dello Yangzi Jiang (Fiume Azzurro), contrariamente a quelle del Fiume Giallo, coltivavano riso invece di miglio. La più antica è quella della bassa valle dello Yangzi (cultura Hemudu), iniziata circa 7000 anni fa; il riso era presente in abbondanza e venivano allevati maiali. La cultura dello Yangzi di mezzo, che ebbe inizio un po' più tardi (6000 anni fa), era basata sempre sul riso e sui maiali, come anche la cultura dello Yangzi superiore, iniziata 5000 anni fa nel Sichuan, nello Yunnan e nel Tibet orientale.

3) *Culture delle coste meridionali* Queste culture (Dabengeng), che ebbero inizio in grotte o cave, erano anch'esse basate sul riso e sui maiali. La più antica, originatasi in Guangxi (6000 anni fa), si estese verso il Guangdong (5500 anni fa), il Fujian e Taiwan.

La distinzione tra il Neolitico dell'area settentrionale e il Neolitico di quella meridionale si rifletterà nelle differenze genetiche moderne (come vedremo più avanti). Intorno al 1800 a.C. cominciò a emergere un processo di *civilizzazione*, segnato dall'apparire di città, della metallurgia (la presenza del bronzo è rara nel tardo Longshan), di scritti e di raffinate manifestazioni artistiche. Questo periodo corrisponde approssimativamente alla dinastia Shang (1750÷1150 a.C.), che rovesciò la dinastia Xia. Benché la dinastia Shang avesse come centro politico lo Hunan, il suo potere si estese alla maggior parte della Cina settentrionale. Il centro di una città Shang, circondato da mura di terra battuta, era abitato dall'aristocrazia; al di fuori sorgevano le case degli artigiani e degli agricoltori.

La fine della dinastia Shang si verificò intorno al 1120 a.C. a opera dei Zhou, fondatori della dinastia successiva che regnò per circa nove secoli. I Zhou, che stabilirono un sistema feudale di lunga durata, combatterono con successo i nomadi del nord e garantirono una certa stabilità per alcuni secoli. La ghisa apparve per la prima volta nella capitale dello Shaanxi.

Durante questo periodo il frumento incominciò a sostituire il miglio e il riso si diffuse a nord grazie allo sviluppo di tecniche di coltivazione all'asciutto. Mentre acquisiva grande importanza la soia, si diffondevano l'uso di fertilizzanti organici e la rotazione delle colture, e diventava necessaria l'irrigazione.

L'aumento demografico costituì probabilmente lo stimolo maggiore ai miglioramenti tecnologici in agricoltura. Con la fine del sistema feudale i contadini ebbero la possibilità di diventare proprietari delle terre mediante il pagamento di una tassa proporzionale alle terre possedute, mentre i mercanti e gli artigiani si rendevano indipendenti dai feudatari. Dalla vecchia aristocrazia emerse una nuova élite, che fornì amministratori, insegnanti e filosofi: tra questi ultimi Confucio (551-479 a.C.), i cui insegnamenti contribuirono molto a rimodellare la società e la civiltà cinesi.

Dal V al III secolo a.C. la Cina settentrionale fu divisa in un certo numero di stati costantemente in guerra. Il più occidentale di questi era controllato dalla dinastia Qin, che curò riforme di ampia portata, atte a diffondere potere e ricchezza: mentre la nobiltà veniva privata dei suoi privilegi, un nuovo sistema di tassazione che favoriva il nucleo familiare ristretto provocò la decadenza della famiglia tradizionale di tipo patriarcale e incoraggiò gli agricoltori degli stati vicini a insediarsi in territori Qin o a migrare altrove. Infine la dinastia Qin riuscì a unificare quasi tutta la Cina, nel 221 a.C. Per fortificare le regioni settentrionali contro le invasioni dei nomadi mongoli, il primo imperatore Qin costruì la Grande Muraglia, ma la dinastia non sopravvisse all'avanzata dei Mongoli. Nel 202 a.C. rivolte interne riconsegnarono il potere nelle mani della dinastia Han, che lo mantenne fino al 220 d.C. In quel periodo erano già state adottate molte innovazioni tecnologiche quali la ghisa, l'aratro trainato da buoi, i sistemi di irrigazione basati su catene di secchi manovrate mediante pedali o su ruote mosse dall'acqua, l'apertura di canali, il sistema viario e la coniatura di monete (le prime risalgono al 300 a.C. e hanno la forma di dischi forati).

Dopo la fine della dinastia Han, sorsero tre regni in regioni diverse: quello più settentrionale era esposto alle aggressioni dei Hsiung-nu, delle tribù mongole e dei Tibetani. Il settentrione, che fino allora era stato la zona più florida della Cina, subì un progressivo spopolamento: nel X secolo la popolazione passò dai tre quarti di quella dell'intera Cina a meno della metà. Spesso il potere era detenuto dai capi di tribù e da importanti famiglie cinesi settentrionali che avevano rapporti di parentela con le tribù turco-tatare delle steppe.

Nel VI secolo la casa reale di Sui riunificò la Cina e ricostruì la Grande Muraglia. Una dinastia imparentata con i Sui, i Tang, combatté contro i Tibetani e gli Uiguri, nomadi che succedettero ai Turchi nelle steppe ma, scacciati dai Kirghisi, si insediarono infine nella parte nordoccidentale del territorio cinese moderno (Xinjiang). Chang'an, la capitale di quel tempo, raggiungeva il milione di abitanti, ma fu distrutta dalle rivolte del IX secolo, e il potere venne largamente decentrato.

Alla fine del X secolo subentrò la dinastia Song, che portò un periodo di prosperità, tranne che nelle regioni settentrionali assoggettate dai Mongoli. All'inizio del XIII secolo Gengis Khan conquistò la parte settentrionale della Cina, e in seguito suo nipote Kubilai Khan occupò l'intero paese e vi stabilì una dinastia mongola. Era l'epoca dei viaggi di Marco Polo e dei primi contatti semiufficiali tra l'Occidente e l'Oriente.

L'assetto sociale della Cina mongola si stratificò in quattro classi, in ordine di importanza e privilegi: 1) la ristretta élite mongola; 2) i Turchi, i musulmani del Vicino Oriente e popolazioni confederate ai Mongoli; 3) gli Han, ovvero i Cinesi settentrionali; 4) i Cinesi meridionali, che erano considerati i «barbari del Sud».

Alla metà del XIV secolo i Ming si ribellarono ai Mongoli e riuscirono a scacciarli, stabilendo una nuova dinastia che favorì il ripopolamento della Cina settentrionale da parte di coloni provenienti dall'area dello Yangzi e di soldati con le loro famiglie. Nel XVI secolo furono introdotte colture di origine americana (mais, patate dolci, arachidi).

Pechino (Beijing) era divenuta la capitale sotto il dominio dei Mongoli; la dinastia Ming trasferì il proprio centro a Nanchino (Nanjing), per poi riportarlo a Pechino. I Ming proibirono la schiavitù privata e ripristinarono la proprietà delle terre da parte degli agricoltori, frantumando i grandi possedimenti terrieri. Nel XVII secolo la dinastia Ming fu deposta dalla dinastia Qing, discendente da tribù nomadi della Manciuria, che aveva già fondato una dinastia cinese molti secoli prima e che detenne il potere fino agli inizi del nostro secolo. Essa affrontò i nomadi provenienti da nord riuscendo a sconfiggere gli Zungari (una tribù della Mongolia occidentale) e a stabilire buone relazioni con i Tibetani e i Mongoli.

4.4.c Dimensioni della popolazione in Cina

Intorno all'anno 1 d.C. (circa a metà del periodo Han), la popolazione cinese constava di circa 60 milioni di abitanti in un'area di estensione pari a quella attuale: questo è il dato che si ricava da un censimento ufficiale dell'epoca, ma probabilmente rappresenta una stima per difetto della popolazione reale, in quanto risultava vantaggioso non essere censiti. Ottocento anni prima, invece, gli abitanti erano circa 14 milioni. Nel I millennio d.C. la Cina settentrionale si mantenne poco popolata, a causa delle invasioni dei nomadi del Nord e della migrazione di una parte della popolazione verso la Cina meridionale. La popolazione rimase pari a circa 60 milioni di abitanti per molto tempo, ma cominciò a crescere con regolarità durante il XVI secolo, raggiungendo i 200 milioni nel 1760, 300 milioni prima del 1800, 500 milioni all'inizio del 1900 e 1 miliardo nel 1982 (Murphy, 1969).

4.4.d Tibet

I Tibetani occupano un altopiano circondato da montagne molto elevate; dal punto di vista linguistico e religioso essi formano un gruppo omogeneo. Hanno ricevuto contributi etnici dalle popolazioni confinanti sudoccidentali, sudorientali e settentrionali, ma i contatti più importanti sono stati quelli con i Cinesi settentrionali, come risulta dalla loro attuale similarità genetica (si veda il par. 4.12). I Tibetani erano – e sono tuttora, in larga parte – pastori nomadi. Si deve al professor Du Ruofu, della «Academia Sinica» di Pechino, la seguente sintesi delle conoscenze preistoriche e storiche sull'origine dei Tibetani. Alcune testimonianze dell'occupazione umana in Tibet risalgono a 5000÷4000 anni fa. Gruppi «aborigeni» chiamati Bo, allevatori di yak, vivevano in Shannan (a sud delle montagne) quando i Xiqiang migrarono verso il Tibet da nordest. La documentazione più antica sui Xiqiang, che si trova negli *Houhanshu* («Tardi annali Han», inizi del V secolo), racconta della migrazione di una tribù di questo gruppo verso il meridione e poi verso l'occidente per molte migliaia di li (1 li = 0,5 km), dopo aver attraversato il fiume Si Zhi, il tratto dell'odierno Fiume Giallo che scorre nella provincia di Qinghai. I *Xintangshu* («Nuovi annali Tang», XI secolo) riferiscono sui Xiqiang che vivevano in un'area delimitata dal Fiume Giallo, dallo Huang Shui, dal fiume Yangzi e dalle montagne Min Shan. Essi non ebbero contatti con la Cina, vivendo a ovest del fiume Si Zhi. Poiché gli antenati dei Xiqiang erano chiamati Gu Ti Bo Xi Ye, il nome Bo ricompare più volte nei loro discendenti.

I documenti storici del VI secolo fanno riferimento a un regno tibetano che si dissolse nel IX secolo. La regione fu spesso sotto il controllo di feudatari, tranne nel periodo in cui venne dominata dai Mongoli. La religione buddhista assunse un'importanza politica sempre maggiore, fino alla recente annessione del Tibet alla Cina.

Per un'introduzione generale più particolareggiata sugli argomenti qui accennati, si faccia riferimento ai capitoli 21, 23, 37 e 41 della *Cambridge Encyclopedia of Archaeology* (Sherratt, 1980).

4.5 PREISTORIA E STORIA DELL'ASIA SUDORIENTALE

4.5.a Paleoantropologia

Secondo una delle classificazioni paleoantropologiche correnti l'Asia orientale e l'Asia sudorientale furono le aree di origine e di evoluzione di alcuni degli ominidi più antichi appartenenti a *H. erectus*. Molti di questi esemplari cinesi, incluso l'uomo di Pechino (della grotta inferiore di Zhoukoudian vicino a Pechino) e i fossili associati alla fauna Djetis (o Jetis) di Giava, sono arcaici, mentre altri esemplari di *H. erectus* dell'isola di Giava sono più recenti. Nella linea che conduce all'uomo anatomicamente moderno vi sono soltanto i reperti del fiume Solo a Ngandong, nell'isola di Giava, che secondo alcuni antropologi risalgono a 100 000÷60 000 anni fa, mentre altri considerano l'uomo di Solo molto più antico, forse appartenente a una specie o sottospecie diversa, *H. sapiens soloensis* (Bellwood, 1979).

Quale sia il collegamento tra l'uomo moderno dell'Asia sudorientale e *H. erectus* è un problema che attende ancora una soluzione e per il quale sono state formulate diverse ipotesi. Weidenreich (1945), seguito da Coon (1963), ha ipotizzato una discendenza diretta, mentre altri ritengono che sia avvenuta una sostituzione di uomini anatomicamente moderni provenienti dal Medio Oriente; altri ancora propendono per una continuità parziale piuttosto che una sostituzione. Il sostegno principale alla tesi della continuità almeno parziale non deriva da fossili umani ma dalla persistenza della tecnologia litica. È possibile identificare un gradiente nord-sud dal tipo fisico «mongoloide» al tipo fisico «australoide» in un periodo successivo, durante il Neolitico (Bellwood, 1979): la componente «mongoloide» sarebbe determinata da un'espansione dalla Cina settentrionale, mentre quella «australoide» costituirebbe la traccia di una popolazione, composta da individui con pelle scura e capelli crespi, che ha avuto una precedente espansione verso l'Oceania. Le prove sono però poco più che aneddotiche.

Per comprendere i primi sviluppi dell'uomo moderno in Asia sudorientale, è essenziale ricordare che le isole che formano attualmente la parte insulare di tale zona, appartenenti all'Indonesia, al Borneo e alle Filippine, intorno a 100 000 anni fa erano collegate sia tra loro sia al continente. Verso la metà dell'ultima era glaciale (18 000 anni fa) il Borneo, l'Indonesia e il continente erano collegati e le Filippine formavano una sola grande isola (fig. 4.5.1). Nel periodo fra 18 000 e 5000 anni fa la superficie terrestre si ridusse fino a circa il 60% dell'area iniziale, mentre le attuali linee costiere potrebbero essersi formate tra 7000 e 5000 anni fa.

4.5.b Fine del Paleolitico e inizio del Neolitico

Nonostante la connessione in epoche diverse, l'Asia sudorientale continentale e quella insulare mostrano due gruppi di culture differenti.

1) Sulla terraferma e nella zona settentrionale di Sumatra (la più grande isola indonesiana) si sviluppò un complesso tecnologico noto con il nome di hoabiniano, che prende il nome dalla prima descrizione di ritrovamenti effettuati nella provincia di Hoa-Binh, a sudovest di Hanoi (Vietnam). Tale complesso si estese in un'area molto vasta, dalla Cina meridionale (delimitata a nord dallo Yangzi intermedio) a tutta l'Asia sudorientale e alla parte nordorientale di Sumatra.

La cultura hoabiniana si distingue per un tipo di lavorazione litica caratterizzata da ciottoli e scaglie che risale a un periodo compreso tra l'11 000 e

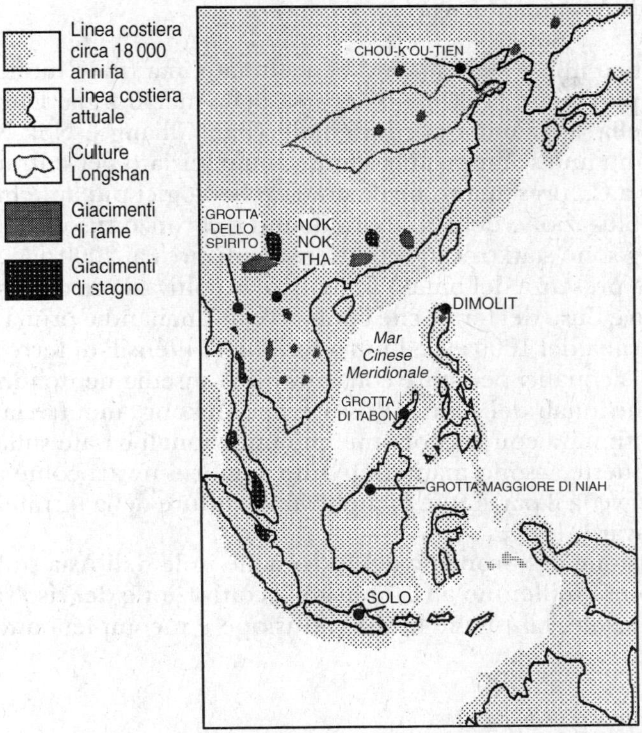

Fig. 4.5.1 Linea costiera dell'Asia sudorientale riferita a circa 18 000 anni fa. Da Glover (1980); Freeman (1980); Thorne (1980).

il 2000 a.C., ma potrebbe rappresentare l'evoluzione di forme locali precedenti. Molti siti sono vicini a corsi d'acqua; uno dei più interessanti, denominato Grotta dello Spirito, si trova nella Thailandia nordoccidentale. Fino al 6800 a.C. circa prevalse l'economia di raccolta, con una grande varietà di animali e piante; dopo tale data si trovano ceramiche (vasellame inciso o con decorazioni a funicella), coltelli e un tipo diverso di ascia, che potrebbero indicare l'inizio o l'arrivo di una cultura agricola; ma su questo mancano ancora documentazioni attendibili. Altri siti risalenti circa al 4500 a.C. hanno fornito testimonianze più sicure sulla coltivazione collinare del riso, sull'allevamento del bestiame e su uno stile di vita sedentario.

2) L'Asia sudorientale insulare incominciò a separarsi geograficamente dalla terraferma tra 14 000 e 10 000 anni fa. A quel tempo le culture hoabiniane erano fiorenti nelle regioni continentali e le isole avevano industrie di scaglie litiche con alcune differenze tra Giava, Borneo e le Filippine. Molte serie di datazioni archeologiche che comprendono lunghi periodi di tempo sono state trovate nella grotta di Niah, nel Borneo, e nella grotta di Tabon a Palawan, un'isola lunga e stretta tra il Borneo e le Filippine. Testimonianze di ceramiche e produzione di cibo appaiono in genere tardi, specialmente in queste due zone archeologiche (Bayard, 1980; Glover, 1980).

4.5.c *Tardo Neolitico ed Età del Bronzo*

Il Neolitico non è stato ancora ben studiato, ma tra le molte scoperte inattese si può citare la prima comparsa della metallurgia. Due dei maggiori siti della Thailandia nordorientale (Ban Chiang e Nok Nok Tha), che mostrano uno sviluppo abbastanza simile iniziato per entrambi intorno al 4500 a.C., presentano negli strati archeologici più antichi le prime forme di coltivazione del riso e ornamenti di bronzo fuso. Nella zona di Ban Chiang sono stati trovati reperti, risalenti circa al 2000 a.C., che testimoniano la presenza del bufalo acquatico, la coltivazione del riso in specchi d'acqua e l'uso del ferro, che comparve in Thailandia prima che in Cina. Poco prima del 1000 a.C., l'introduzione di utensili di ferro e l'impiego di bufali acquatici per arare consentirono l'insediamento umano nelle pianure alluvionali del Fiume Rosso e del Mekong, mentre la vita sulle colline continuava con le economie più tradizionali basate sulla raccolta; alcune di queste si sono mantenute fino ai giorni nostri come quelle dei Negritos (si veda il par. 4.9) e di molte altre culture della terraferma e delle isole (Bayard, 1980).

La diffusione del bronzo e del ferro nelle isole dell'Asia sudorientale si verificò nel I millennio a.C., mentre la coltivazione del riso si propagò tardi, nelle isole, tanto che la sua diffusione è incompleta ancora oggi.

4.5.d *Gli imperi delle foreste*

Lo sviluppo successivo dell'Asia sudorientale presenta numerosi paradossi, se lo si confronta con la successione consueta di eventi in altre civiltà. Nell'Età del Bronzo si osservano due culture in forte contrasto: da un lato, le evolute comunità agricole delle pianure alluvionali, da cui si svilupparono le culture urbane che produssero le prime forme di metallurgia, dimostrando molto interesse per gli oggetti artistici di bronzo; dall'altro, le aree abitate da comunità tribali isolate che impiegarono molto tempo per abbandonare strumenti, tecniche ed economie arcaiche. Ancora oggi esistono molti gruppi che vivono di raccolta o di agricoltura « taglia e brucia ». L'ambiente delle foreste tropicali deve avere contribuito in qualche modo a questo dualismo. Non sono mai mancati i contatti tra le diverse culture: al contrario, avvenivano e ancora si verificano continui scambi con probabili vantaggi reciproci (Presland, 1980). Anche in India si osserva un'analoga separazione tra culture tribali e urbane che vivono fianco a fianco e hanno limitati scambi commerciali, ma pressoché nessuno scambio di tecnologia.

Altra osservazione sorprendente è il ritardo con il quale si sono evolute le civiltà urbane nell'Asia sudorientale, nonostante un precoce sviluppo locale della metallurgia e i contatti via mare con civiltà straniere che risalgono già a 2000 anni fa. Roma costituì un buon mercato per molti prodotti delle foreste dell'Asia sudorientale (spezie, ecc.), e i reperti archeologici testimoniano l'esistenza di centri commerciali romani in India, Malaysia, Sumatra e Vietnam, nonché scambi con l'India e con la Cina.

I più antichi centri urbani si trovano nel Vietnam settentrionale e risalgono al III secolo a.C.; essi furono certamente influenzati dalle conquiste cinesi avvenute sotto la dinastia Han. Già nel VI secolo, e fino all'VIII, sorsero numerose città e paesi in Thailandia, Birmania, Cambogia e Giava. A partire dal 400÷500 d.C. tali centri furono sotto l'influenza indiana, non cinese, e questo spiega perché l'architettura dei monumenti, che incominciarono a sorgere dopo il VII secolo in molte zone dell'Asia sudorientale, richiama l'arte indiana. Il centro maggiore – Angkor, in Cambogia – fu ritrovato, completamente ricoperto dalla foresta, nel secolo scorso, dopo la colonizzazione francese. Angkor, divenuta la capitale dell'Impero khmer nel IX secolo, fu distrutta dagli eserciti thai nel XV secolo. Anche in Birmania e a Giava l'architettura si sviluppò riferendosi al modello indiano.

4.5.e I gruppi tribali

Nelle foreste delle montagne e delle colline vivono ancora tribù di cacciatori-raccoglitori, quali i Senoi della penisola malese, o agricoltori «taglia e brucia» come i Semai. Alcuni gruppi tribali di Sumatra, denominati Kabu (Mamak e altri), alternano stagioni di raccolta e caccia a stagioni di mietitura di colture seminate prima di partire per la caccia. Si dice inoltre che i Tasaday delle Filippine usino tuttora utensili litici, ma è dubbio che tali affermazioni siano ben documentate. Altri gruppi tribali vivono molto isolati (Presland, 1980).

I Negritos, abitanti delle foreste, di pelle scura, piccoli, con capelli crespi, vivono in gruppi isolati distribuiti in tutta l'Asia sudorientale (si veda il par. 4.9). I Semang della Malaysia sono considerati Negritos e, come gli aborigeni delle isole Andamane, hanno capelli molto crespi e una frequenza relativamente alta di un carattere tipico delle popolazioni orientali: la piega epicantica (Bowels, 1977). Gli Aeta, Negritos delle Filippine il cui nome significa «nero» (Presland, 1980), sono cacciatori-raccoglitori parzialmente dediti all'agricoltura «taglia e brucia»; le loro relazioni commerciali con le popolazioni vicine sono simili a quelle dei Pigmei africani e in genere a quelle di altri abitanti delle foreste. Alcuni gruppi sono culturalmente molto evoluti.

Per una più estesa introduzione generale agli argomenti trattati, si faccia riferimento ai capitoli 40 e 42 della *Cambridge Encyclopedia of Archaeology* (Sherratt, 1980).

4.6 PREISTORIA E STORIA DELL'ASIA MERIDIONALE

Le informazioni archeologiche sull'India sono molto scarse: Dutta (1984) ha provveduto a fornire una sintesi delle datazioni disponibili. Si sono trovate tracce di culture mesolitiche che risalgono a circa 10000 anni fa, mentre rimane assai incerta l'origine dell'agricoltura (Vishnu-Mittre, 1977). È stato detto che l'allevamento degli animali cominciò nell'India centrale nel 5500 a.C. senza un concomitante sviluppo dell'agricoltura. Come verrà esposto in modo dettagliato nel paragrafo seguente, frumento, orzo e miglio furono introdotti dall'Occidente e un'importante civiltà agricola (la civiltà di Harappa) fiorì nella valle dell'Indo. Il riso probabilmente nasceva spontaneo nelle pianure del Gange, dove prosperò rapidamente; più tardi si diffuse verso sud, arrivando nel Maharashtra intorno a 3500 anni fa e nel Tamil Nadu e nel Karnataka 500 anni dopo. La figura 4.6.1 mostra la geografia delle province indiane e la distribuzione dei gruppi etnici indiani moderni.

Un'analisi statistica multivariata di crani preistorici dell'Asia meridionale (Kennedy e coll., 1984) ha individuato tre raggruppamenti: quello più numeroso include i crani del Paleolitico superiore provenienti dall'Europa e tutti quelli delle popolazioni di cacciatori-raccoglitori dell'Asia meridionale; un secondo gruppo, delimitato più nettamente, include tutti i crani di Harappa riferibili all'apogeo di questa civiltà; l'ultimo, il più piccolo e in qualche modo intermedio rispetto ai primi due, comprende i crani dell'ultimo periodo in cui veniva praticata la raccolta oppure quelli riferibili a comunità agricole dell'India centrale e meridionale.

4.6.a *Il Neolitico e la civiltà indù*

La valle dell'Indo fu teatro di sviluppi urbani meno precoci di quelli della Mesopotamia, ma che ancora oggi conservano un'impronta indigena, nonostante vi siano testimonianze di scambi tra le due culture. I sedimenti alluvionali depositati dalle inondazioni del fiume Indo consentivano la coltivazione del frumento e dell'orzo senza bisogno di concimare, irrigare e arare il terreno (sebbene sia possibile che la cultura di Harappa conoscesse l'aratro). Molte altre piante erano coltivate, tra cui il cotone, talune leguminose e il riso (che si trovava anche selvatico). Numerosi gli animali addomesticati, quali bovini, capre, pecore, bufali, maiali indiani, cammelli, asini, cani e gatti. Fra i reperti ritrovati, alcuni modellini di terracotta documentano l'esistenza di carri per il trasporto: ancora oggi nella valle dell'Indo vengono usati per il trasporto non solo animali ma anche carri con ruote di legno, identici a quelli della civiltà di Harappa. Il rame e il bronzo erano usati per la fabbricazione di strumenti e di ornamenti e il vasellame era modellato al tornio. Sono stati trovati molti sigilli con brevi iscrizioni in un alfabeto probabilmente di tipo sillabico.

La città più importante, Mohenjo Daro, al massimo del suo fulgore potrebbe avere avuto 40000 abitanti o più (Chakraborti, 1980); il nome della civiltà derivò, invece, dalla seconda città per importanza: Harappa. Si conoscono più di 200 siti, databili tra il 2300 e il 1750 a.C. (fig. 4.6.2).

Questa civiltà complessa non fiorì all'improvviso; anzi, sembra esservi stato un lungo periodo di evoluzione in loco, che portò direttamente alla cultura dell'Indo. Sono state riscontrate tracce di una cultura «pre-Harappa» sia ai livelli più bassi di città Harappa sia in altri siti: ciò sembra

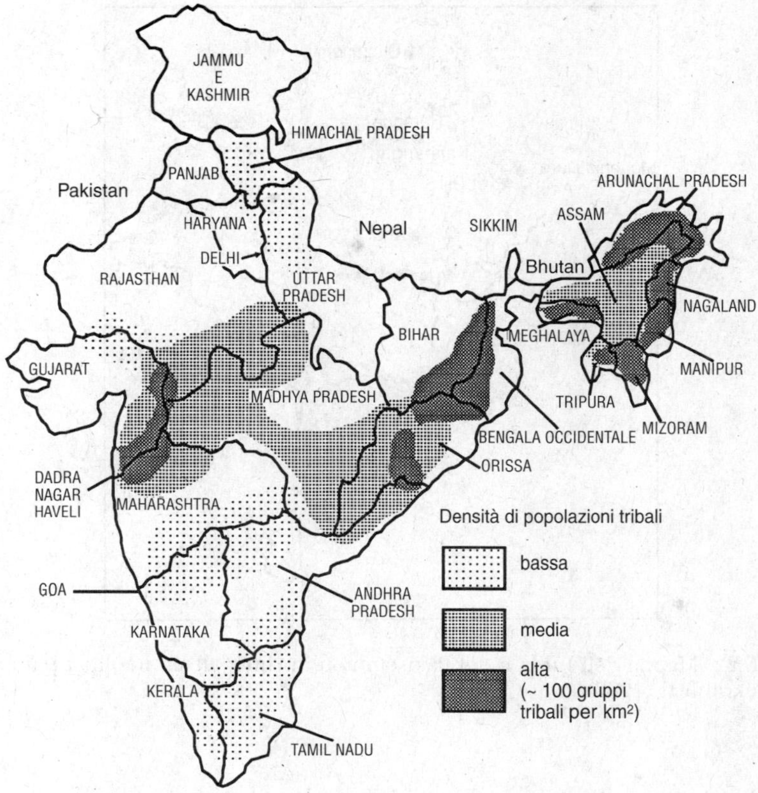

Fig. 4.6.1 Province dell'India e densità locali approssimate (per km²) delle popolazioni tribali (al di fuori del sistema delle caste). Le densità più alte sono intorno ai 100 gruppi tribali per km². Da Vidyarthi e Rai (1985).

spostare all'indietro la fase matura della cultura di Harappa. Tra i siti pre-Harappa, Amri è datato 3600÷3320 a.C. (due datazioni con radiocarbonio, calibrate, dal livello stratigrafico intermedio; Du e coll., 1991); Kot Diji ha livelli stratigrafici inferiori e superiori datati al 3155 e al 2599 a.C. e vasellame identico a quello dei livelli più antichi di Mohenjo Daro.

L'analisi antropologica degli scheletri di Harappa evidenzia una sostanziale somiglianza con quelli delle popolazioni moderne di un'area vicina, con una serie antica dell'Iran e con una particolare popolazione egiziana (Dutta, 1984).

La civiltà di Harappa scomparve tra il 1750 e il 1500 a.C., a seguito – si credeva qualche tempo fa – della conquista degli Arii. Usare questo nome per indicare pastori nomadi dell'Asia centrale è probabilmente scorretto; sembra infatti che il termine sanscrito *ārya* non si riferisca a una particolare popolazione, ma significhi «nobile, appartenente alla casta più alta»

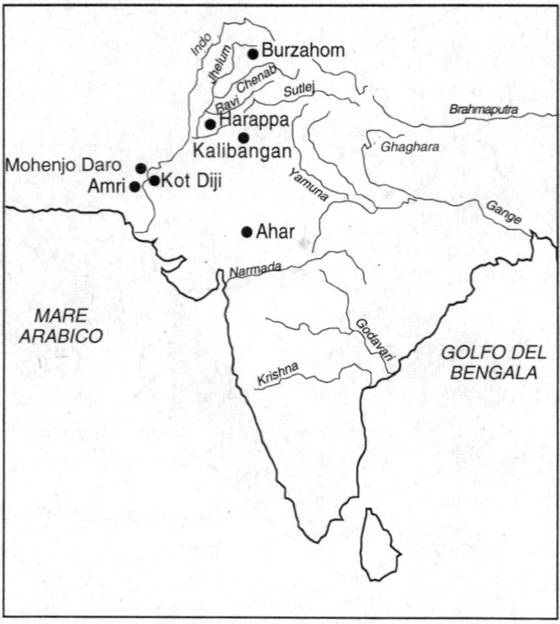

Fig. 4.6.2 Mappa dell'India e del Pakistan con i principali siti neolitici più antichi. Da Chakraborti (1980).

o anche «straniero», e potrebbe riflettere la condizione sociale dei pastori nomadi del Nord quando si insediarono nella valle dell'Indo e si imposero sulla comunità agricola di Harappa. Peraltro non si sono trovate chiare tracce di un'occupazione violenta, e alcuni suggeriscono che forse la decadenza della cultura di Harappa fu dovuta a catastrofi naturali, come un'improvvisa, massiccia inondazione o il cambiamento di alveo del fiume Indo (evento non raro), responsabili della deviazione di corsi d'acqua vitali per l'agricoltura. Una nuova spiegazione della scomparsa dei centri urbani di Harappa è stata recentemente suggerita dall'osservazione di fotografie da satellite, che mostrano come il fiume Sarasvati si prosciugò per effetto del continuo sollevamento della catena dell'Himalaya, causa anche di deviazioni di fiumi: uno di questi, la Yamuna, in origine affluente dell'Indo, spostò il suo corso verso est unendosi al Gange. L'aridità che ne conseguì è documentata da informazioni paleobotaniche (si veda Gadgil e Thapar, 1990, e i riferimenti bibliografici ivi citati).

Alcuni archeologi (Shaffer, 1984), in accordo con l'orientamento «indigenista» dell'archeologia angloamericana, sostengono che la migrazione aria non sia mai avvenuta. Tuttavia (come si è accennato nel par. 4.3), alcuni aspetti delle culture neolitiche della Turkmenia, a nordovest della valle dell'Indo, sono spiegabili solo ipotizzando che si sia verificata una migrazione di pastori nomadi dalle regioni settentrionali, circa nello stesso periodo; anche in questo caso la decadenza della cultura precedente non fu improvvisa né violenta. Correlando le due serie di eventi in Turkmenia e nella valle dell'Indo, sembra probabile che entrambe siano dovute all'ascesa al potere da parte di pastori nomadi arii provenienti dalle steppe dell'Asia centrale, che parlavano una lingua indoeuropea e conoscevano l'uso del ferro e dei cavalli (Masson e Sarianidi, 1972). Una trattazione più approfondita della loro origine è stata esposta nel paragrafo 4.3. Una possibile tipizzazione archeologica del primo arrivo di popolazioni arie è costituita dalla presenza di vasellame grigio dipinto (Thapar, 1980). Gli eventi che accompagnarono l'arrivo di pastori nomadi arii provenienti dalle oasi dell'Asia centrale sono meglio descritti in termini di migrazioni piuttosto che di conquiste o invasioni, ma questi popoli introdussero certamente una stratificazione sociale e una segmentazione di tutta l'India basate su distinzioni religiose e politiche, nell'ambito delle quali gli Arii occuparono le classi superiori.

Probabilmente, tuttavia, la civiltà di Harappa non scomparve del tutto, ma contribuì allo sviluppo della cultura indiana moderna. Terminata la fase matura di quella, sorsero molte culture regionali, talvolta denominate post-Harappa. In ogni caso, sotto il profilo sociale, culturale e probabilmente anche linguistico, vi erano molte differenze rispetto agli Arii, che diedero un forte contributo alla nuova cultura. È difficile attribuire una data esatta all'inizio del predominio degli Arii: la maggior parte delle informazioni proviene dalla letteratura vedica – i più antichi testi scritti in sanscrito, che ancora oggi rappresentano il nucleo filosofico-religioso della civiltà indiana moderna. Il rinnovamento sociale che si verificò con l'invasione aria diede origine alla formazione di una società fortemente stratificata in caste (tuttora esistente), in netto contrasto con la palese assenza di una particolare struttura sociale della cultura di Harappa. Gli Arii degli antichi testi vedici (*Ṛgveda*) erano pastori che facevano uso del cavallo e di armi di ferro, fattori molto importanti della loro forza militare.

I più antichi testi vedici si riferiscono a un'area geografica inclusa nel sistema dell'Indo; la cultura post-Harappa trovata in questa zona, caratterizzata da un nuovo tipo di vasellame (grigio dipinto), è associata alla comparsa del ferro e del cavallo addomesticato (Lal, 1954; Thapar, 1980) e a un'economia mista, pastorale e agricola. In seguito tale cultura si estese alla regione del Gange, e con essa comparve una stratificazione sociale, e ciò dà consistenza all'ipotesi di un'espansione aria verso oriente.

4.6.b India

L'India ha una popolazione paragonabile a quella della Cina, ma attualmente sta subendo un aumento demografico maggiore. La mappa degli stati indiani è riportata nella figura 4.6.1.

Nella valle del Kashmir è stata trovata una cultura neolitica settentrionale (Burzahom, 3000÷1600 a.C., fig. 4.6.2) con utensili in pietra che mostrano affinità con quelli della Cina (Chakraborti, 1980). A sud del Maharashtra molti siti che risalgono al III e II millennio a.C. (come ad esempio

Brahmagiri) indicano una prevalenza della pastorizia sull'agricoltura. Fra le diverse culture geograficamente vicine di agricoltori sedentari che usarono il rame molto presto, quella di Ahar, nel Rajasthan sudorientale, è la principale e la più antica. Il ferro comparve prima nella valle dell'Indo poi, nel I millennio, nell'alta valle del Gange (associato alla cultura della ceramica grigia dipinta). In India meridionale il ferro è spesso associato a monumenti megalitici, di solito tombe in pietra quali i dolmen, che si trovano anche nella parte settentrionale dell'Europa, nell'area mediterranea e in Giappone. Poiché è molto difficile stabilire connessioni fra i ritrovamenti di monumenti megalitici in zone geografiche molto remote fra loro, non si può escludere una pura coincidenza.

Alla metà del I millennio a.C., esistevano in India vari regni e confederazioni di tribù: gli scritti buddhisti del tempo parlano di quindici stati. Le vittoriose campagne militari di Alessandro Magno (325 a.C.) ebbero profonda influenza su Iran, Afghanistan e Pakistan nordoccidentale, riscontrabile nella costruzione di città in stile greco e nella diffusione dell'arte ellenica. Poco dopo seguì la costituzione dell'Impero maurya, che unificò per la prima volta quasi tutta l'India (eccetto la parte meridionale estrema); questo impero, che ha segnato l'ingresso dell'India nella storia (Thapar, 1980), e che durò un secolo, includeva la maggior parte dell'Asia meridionale.

Alla sua dissoluzione sorsero molti regni di dimensioni geografiche ridotte: sono documentate varie invasioni dall'esterno a opera di sovrani indo-greci (provenienti dalla Battriana) e degli Sciti (i Saci, che si insediarono nell'India occidentale). Poiché il sistema sociale basato sulla divisione della popolazione in caste (di cui si parlerà nel paragrafo seguente) era molto rigido, vi erano problemi ad accettare individui stranieri singoli, in quanto difficili da inserire in gruppi endogami o nella gerarchia prescritta dalla religione indù; l'inserimento di interi gruppi stranieri era invece più facile, in quanto essi potevano costituire una nuova casta. Dal IV al VI secolo d.C. l'India settentrionale fu sotto il dominio dei Gupta, una dinastia che ostacolò l'invasione di un gruppo turco-tataro, gli Unni Bianchi, da nordovest. Muovendo dall'Asia centrale, questi diedero inizio a migrazioni, in direzione ovest, verso il Volga e l'Europa, e in direzione sud, verso l'Iran e l'India settentrionale. Dopo una campagna militare rapida ma di poco successo, che li spinse fino al Madhya Pradesh, gli Unni instaurarono un regno di breve durata nel Kashmir. Altri invasori furono i Gūrjara, che si suppone discendessero dai Khazari dell'Asia centrale. Anche alcune dinastie Rājput potrebbero avere avuto origine in aree geografiche dell'Asia centrale. Tra il VII e l'VIII secolo si verificò un'invasione araba, attraverso Kabul, ma il suo successo fu breve. I Turchi si stabilirono in India settentrionale a partire dall'XI secolo; nell'ultima parte del XII secolo una dinastia turca proveniente da Ghazna, in Afghanistan, occupò il Panjab. Un gruppo rivale di Turchi musulmani proveniente da Ghor conquistò l'Afghanistan e l'India settentrionale e occupò le pianure del Gange, stabilendo un sultanato che, per un certo periodo, fu lo stato più potente dell'India settentrionale. Tuttavia la calata di Tamerlano, nel 1398, privò per qualche tempo l'India settentrionale di un governo stabile e forte.

Durante il sultanato di Delhi, il potere islamico non fu imposto in modo rigido. Bābur, un discendente di Tamerlano imparentato anche con Gengis Khan per via materna, conquistò prima il Panjab poi Delhi e l'intera India settentrionale. Egli fondò l'Impero moghul, che durò 250 anni, fino alla seconda metà del XVIII secolo. I sovrani moghul non imposero violentemente le regole islamiche e il terzo imperatore, Akbar, istituì libertà di culto.

Gli europei si insediarono in India all'inizio del XVI secolo. I primi furono i Portoghesi, i quali dovevano controllare fortezze e porti distribuiti in numerosi paesi disponendo di una esigua popolazione della madrepatria e perciò incoraggiarono – in India come altrove – i matrimoni con le donne locali, contrariamente a quanto veniva fatto in genere dagli altri colonizzatori europei. Goa fu la base portoghese in India e qui si formò una popolazione mista portoghese-indiana di religione cattolica romana. Altri colonizzatori furono gli Olandesi, gli Inglesi e i Francesi; il contrasto per la supremazia tra Francesi e Inglesi si risolse a favore degli ultimi, che detennero il controllo politico dell'India dalla fine del XVIII secolo fino all'indipendenza del paese (1947).

4.6.c Le caste

La maggior parte dell'India presenta un sistema sociale caratteristico – la stratificazione in caste – introdotto molto probabilmente dai conquistatori arii. Esso è importante anche sotto il profilo della struttura genetica della popolazione indiana, e perciò daremo brevi cenni della sua storia e della sua evoluzione, rinviando la discussione degli aspetti genetici al paragrafo 4.14.

Sulla base dei racconti dello storico greco Megastene, che costituiscono forse la più antica fonte in cui vengono citate le caste, nel III secolo a.C. erano riconosciute sette caste endogame, che definivano sette professioni ereditarie: i sacerdoti («filosofi»), i contadini, i pastori, i soldati, i magistrati, i consiglieri e gli artigiani. I membri delle ultime tre caste vivevano perlopiù nelle città.

Le caste sono gruppi endogami definiti da una serie di obblighi: l'appartenenza a una casta comporta la permanenza in essa dei propri discendenti e la trasmissione della professione a essa associata; come la purezza della casta è essenziale e vincolante, così la violazione delle regole endogamiche comporta l'espulsione del colpevole e la sua degradazione alla casta di livello inferiore. L'ordine gerarchico delle caste e delle relative professioni è alla base della società indiana e ha un fondamento religioso; è simile anche se non identico, nei diversi stati. In tutta l'India la casta più elevata è quella dei brahmani. I due concetti che determinano le caste sono la *jāti*, ovvero la stratificazione sociale endogamica e professionale, e i quattro *varṇa*, caste in un'accezione più generale e meno specifica, le cui origini sono descritte in un inno tardo del *Ṛgveda*. L'inno riferisce che i quattro *varṇa* furono generati da quattro parti del corpo del dio Prajāpati: dalla bocca i *brāhmaṇa*, filosofi e sacerdoti che possedevano il *brahman*, cioè il sapere magico o sacro; dalle braccia gli *kṣatriya*, che possedevano il *Kṣatra*, il potere o la sovranità, e rappresentavano gli aristocratici ai quali appartenevano le terre e che assolvevano alla funzione di capi militari; dal ventre i *vaiśya*, che erano i mercanti al servizio delle classi superiori; e infine dai piedi gli *śūdra*, un termine di origine non chiara e che probabilmente indicava i contadini non arii.

Fino a poco tempo fa non si sapeva molto sulle caratteristiche numeriche del sistema delle caste, perché mancavano rilevazioni appropriate. Il governo indiano ha avviato un progetto («People of India») per compiere tale studio, che è ora prossimo al termine; i risultati verranno pubblicati in una serie di volumi nei prossimi vent'anni. Le informazioni che seguono ci sono state fornite da K.S. Singh, direttore generale dell'Anthropological Survey of India, durante un congresso tenutosi nel febbraio 1991 presso l'Indian Institute of Science di Bangalore. L'indagine è basata su un campione di 4400 comunità, segmenti di popolazione endogami secondo i quali è stratificata la società indiana, definiti per localizzazione geografica, per professione e per la posizione che occupano nella gerarchia sociale imposta dalla religione. Tali comunità vivono tutte in un ambito territoriale piuttosto piccolo, che nel 96% dei casi rientra all'interno dei confini di un solo stato. L'80% di queste comunità prende il proprio nome da un mestiere specifico, tramandato di padre in figlio, ponendo così in primo piano l'importanza della stratificazione professionale. L'87% di tutte le comunità pratica strettamente l'endogamia; il 5% segue l'ipergamia, per la quale una donna può sposarsi con un uomo di una casta superiore a quella cui appartiene per nascita; il resto adotta regole differenti.

Oggi, soprattutto nelle grandi città, si assiste a un aumento dei matrimoni che non tengono conto del sistema delle caste; tale sistema vige invece ampiamente incontestato nell'India rurale. Il numero di comunità endogame è circa 43000, ed è stato dell'ordine di 75000 nel momento di maggiore diffusione. In media, una comunità consiste di alcune migliaia di individui. Una casta può essere composta da linee di discendenza esogamiche (*gotra*), all'interno delle quali il matrimonio è proibito per evitare un livello eccessivo di inincrocio. Il termine «casta», tuttavia, è un po' ambiguo, in quanto si riferisce a entrambi i significati sia di *varṇa* sia di *jāti*; è quest'ultimo che corrisponde, come si è detto, a comunità endogame definite secondo regole gerarchiche, professionali e geografiche.

4.6.d I gruppi tribali

Non tutta la popolazione indiana è organizzata in caste: i musulmani, ad esempio, non adottano tale sistema prescritto dalla religione indù. Le minoranze di stranieri, anche se vivono in India da lungo tempo, non sono vincolate al sistema delle caste in quanto costituiscono gruppi sufficientemente numerosi da poter praticare al loro interno l'endogamia, e quindi sono accettate perché non disturbano e non minacciano l'endogamia delle caste indù tradizionali.

Le tribù che risiedono in aree isolate, cui non è stato concesso uno status di casta, vengono indicate con il termine «tribali». Vivono di solito fuori delle città (anche se non necessariamente lontano da esse) e la loro economia varia da forme di agricoltura molto semplici, basate sulla raccolta o sulla coltivazione «taglia e brucia», a forme più progredite. Si tratta in generale di gruppi non assorbiti dal sistema delle caste imposto dagli Arii (Vidyarthi, 1983).

Alcuni gruppi tribali, come i Bhil e i Gond dell'India centrale, sono agricoltori che utilizzano l'aratro, mentre numerosi altri gruppi di dimensioni minori sono ancora cacciatori-raccoglitori, come i Malapandaram dell'estrema punta meridionale dell'India, i Chenchu dell'Andhra Pradesh e i Vedda dello Sri Lanka. In Andhra Pradesh vivono altri gruppi tribali delle foreste che usano tecniche agricole molto semplici (essenzialmente «taglia e brucia») e integrano la dieta con piante selvatiche. La figura 4.6.1 mostra la distribuzione geografica dei gruppi tribali (Vidyarthi e Rai, 1985).

La definizione ufficiale dei gruppi tribali è «tribù registrate» (*scheduled tribes*): nel censimento del 1971 (Vidyarthi, 1983) consistevano complessivamente di 38 milioni di individui, pari al 7% della popolazione indiana. Le tribù censite sono state 427, di cui 6 (i Gond di Madhya Pradesh, Maharashtra e Andhra Pradesh; i Bhil di Rajasthan, Gujarat, Maharashtra e Madhya Pradesh; i Santal di Bihar, Orissa e Bengala Occidentale; i Mina del Rajasthan; i Munda e gli Oraon del Bihar) hanno una popolazione di oltre un milione di individui. Di dimensioni all'altro estremo sono invece molte tribù, la più interessante delle quali, una tribù andamanese, nel 1990 contava 96 individui. Più avanti verranno date informazioni sugli abitanti aborigeni delle isole Andamane.

Una suddivisione dei gruppi tribali in base a diversi fattori (geografici, sociali, ecc.) conduce a quattro raggruppamenti principali (Vidyarthi, 1983):

1) La regione dell'Himalaya (4,7 milioni di individui: il 12,5% della popolazione tribale e il 45% degli abitanti della regione) che comprende le regioni himalayane nordorientali (Assam, Meghalaya, le zone montagnose del Bengala Occidentale), centrali (Uttar Pradesh) e quelle nordoccidentali (Himachal Pradesh).

2) L'India centrale (21 milioni: il 55% della popolazione tribale, il 14% degli abitanti della regione) che include Bihar, Bengala Occidentale, Orissa e Madhya Pradesh.

3) L'India occidentale (10 milioni: il 26% della popolazione tribale, il 27% di quella della regione) che include Rajasthan, Maharashtra e Gujarat.

4) L'India meridionale (2,5 milioni: il 6% della popolazione tribale, l'1,7% di quella della regione) che raggruppa Karnataka, Andhra Pradesh, Tamil Nadu e Kerala.

Nelle isole più orientali sotto la giurisdizione indiana – le isole Andamane e le Nicobare – molti abitanti sono acculturati e stranieri di recente immigrazione; ma sopravvivono ancora, specialmente nelle isole Andamane, alcune tribù molto piccole di cacciatori-raccoglitori classificate come Negritos. Le isole Andamane si sono sottratte – almeno in parte – all'influenza esterna fino a poco tempo fa, a causa dei costumi intolleranti e crudeli di alcuni aborigeni nei confronti degli stranieri. I contatti avuti dagli Inglesi con gli Andamanesi nel secolo scorso provocarono conflitti particolarmente sanguinosi. Dei quattro gruppi di Andamanesi, gli unici ad accettare un contatto pacifico sono stati gli Arioto delle Grandi Andamane, poi rapidamente decimati dalle malattie e dall'alcolismo: oggi sopravvivono solo 29 discendenti dei circa 3500 individui che vivevano nella colonia penale di Port Blair, costituita nel 1858. Anche gli altri tre gruppi sono stati drasticamente decimati, ma hanno avuto pochi contatti con l'esterno e il governo indiano sta tentando di aiutarli. Essi sono gli Järawa delle isole Andaman Meridionale e Centrale, gli Önge della Piccola Andaman e un terzo gruppo dell'isola Sentinel. Gli Önge sono stati i primi ad accettare che, a partire dal 1952, soggiornasse a lungo nell'isola un antropologo, che ha fornito un'eccellente e particolareggiata relazione sull'indagine svolta (Cipriani, 1966). Gli Järawa sono stati per la prima volta avvicinati nel 1974 e gli abitanti dell'isola Sentinel accettarono il primo contatto nel gennaio del 1991. Oggi vivono circa 200 Järawa, 96 Önge e forse 80 abitanti dell'isola Sentinel. Essi parlano lingue mutuamente incomprensibili, ma collegate, della famiglia indopacifica. Gli Järawa e gli Önge hanno una fecondità molto bassa, probabilmente dovuta all'estremo grado di inincrocio. Sono piccoli di statura, hanno una pigmentazione molto scura e capelli molto crespi; le donne presentano una steatopigia piuttosto pronunciata. L'aspetto più interessante degli Andamanesi è che essi hanno subito la mescolanza più bassa fra tutti i Negritos e potrebbero rappresentare la testimonianza vivente del ponte umano forse esistito, 60 000 o 70 000 anni fa, tra l'Africa e l'Australia. Secondo Pandit e Chattpadhayay (1991) i pochi dati genetici disponibili (11 gruppi sanguigni e proteine enzimatiche), mostrano un'elevata omogeneità genetica. Sarebbe molto importante eseguire un'indagine genetica completa di queste popolazioni con tecniche moderne, in quanto sono probabilmente i gruppi più interessanti tra i Negritos, sono meno mescolati e rischiano una rapida estinzione. La tendenza all'omogeneità è conseguenza della forte deriva genetica ma, se venissero saggiati molti geni di sistemi genetici altamente polimorfici, si potrebbe disporre di informazioni utili per stabilire se queste popolazioni possono rappresentare l'anello mancante tra Africa e Australia. Geograficamente le isole Andamane appartengono all'Asia sudorientale, mentre politicamente fanno parte dell'India. Taluni gruppi tribali dell'India hanno caratteri vagamente simili a quelli degli africani e degli australiani (perlopiù i capelli e i tratti facciali), ma le informazioni sono molto imprecise e potrebbero essersi fortemente mescolati con altri gruppi etnici indiani o, in alcuni casi, con popolazioni africane in tempi recenti (per esempio i Kadar del Kerala; Saha e coll., 1974). Un'efficiente cooperazione tra Bombay e Canberra (si vedano ad esempio Saha e coll., 1974, 1976; Ghosh e coll., 1977), che ha permesso a R.L. Kirk di saggiare un numero elevato di marcatori proteici, non ha riscontrato una stretta, incontaminata somiglianza tra questi gruppi tribali e africani o australiani.

Comunque altre tribù in molte parti dell'India sono potenzialmente interessanti al fine dell'identificazione di caratteristiche predravidiche. Il termine «dravidico» si riferisce a lingue attualmente parlate nell'India meridionale e in qualche zona di quella settentrionale, che si pensa fossero un tempo distribuite su un'area molto più vasta. La loro culla di origine si colloca probabilmente nell'estremo occidente asiatico; in Iran e in gran parte del continente indiano settentrionale e centrale furono sostituite da lingue indoeuropee introdotte da popolazioni arrivate in seguito. Probabilmente le lingue dravidiche furono diffuse in Iran e successivamente in India dai primi agricoltori del Medio Oriente; non si sa quali fossero le lingue parlate in precedenza, ma sembra ragionevole supporre che i popoli indiani di lingua predravidica avessero caratteristiche somatiche simili a quelle osservate in alcuni gruppi tribali indiani che mostrano attualmente la minore somiglianza con gli altri abitanti del subcontinente indiano. Uno dei gruppi predravidici più interessanti è costituito dai Vedda dello Sri Lanka, un gruppo di Negritos oggi ridotto a pochi individui, in larga misura acculturati, che parlano una lingua indoeuropea.

È evidente che i gruppi tribali indiani formano una popolazione vasta ed eterogenea, composta principalmente da nuclei di popolazioni antiche, ma anche da popolazioni immigrate successivamente e non assorbite nella cultura indiana. Tra i diversi gruppi tribali si possono trovare tutti i diversi stadi di acculturazione: gruppi che accettano e in parte adottano i costumi indù, gruppi favorevoli a questi costumi ma che non li praticano, infine altri che li avversano o si dimostrano indifferenti. La linguistica può fornire un aiuto parziale per chiarire tale eterogeneità. Le lingue indoeuropee, arrivate in India per ultime, sono le più comuni tra i gruppi tribali e hanno attualmente una rapida diffusione, mentre quelle dravidiche, forse più diffuse in epoche precedenti, sono ora limitate alle zone meridionali e centrorientali. Con alcune eccezioni, questo quadro linguistico può essere esteso anche alle popolazioni non tribali. Alcuni gruppi tribali parlano lingue appartenenti ad altre due famiglie linguistiche maggiori: nel Bengala Orientale e nella regione dell'Himalaya orientale, le più comuni sono le lingue tibeto-birmane della famiglia sinotibetana. Due *phyla* linguistici della famiglia austroasiatica, il munda parlato dai Santal e dai Munda e il monkhmer parlato dai Khasi, si trovano rispettivamente in diverse regioni della striscia che separa il Nord dal resto della penisola indiana e nelle zone nordorientali. Sebbene il munda sia una famiglia linguistica di origine orientale, l'aspetto fisico di chi lo parla non è di tipo orientale.

Oltre alle migrazioni maggiori che si pensa abbiano portato all'introduzione delle lingue dravidiche e indoeuropee in Asia meridionale, ve ne sono state altre di entità minore. Il sistema di caste endogame diffuso dall'induismo non si estende, in generale, ai gruppi tribali, che mantengono la libertà di sposarsi al di fuori delle caste, ma la grande varietà dei luoghi di origine di questi gruppi etnici, degli ambienti che essi occupano e dei loro costumi ha favorito e mantenuto in Asia meridionale un'eterogeneità genetica molto alta.

Per un'introduzione generale più particolareggiata sugli argomenti trattati, si faccia riferimento ai capitoli 22 e 39 della *Cambridge Encyclopedia of Archaeology* (Sherratt, 1980). L'articolo di Gadgil e Thapar (1990) offre un sommario eccellente della storia dell'India dal punto di vista ecologico.

4.7 PREISTORIA E STORIA DELL'ASIA OCCIDENTALE

I termini Levante, Medio Oriente, Vicino Oriente e Asia occidentale si riferiscono a regioni geografiche che tendono a essere progressivamente più ampie, ma non vi è accordo sulla loro definizione e sul loro uso. In seguito ce ne serviremo in modo alternativo, riservando il termine Levante alla regione mediterranea compresa fra la Turchia e l'Egitto.

In molte zone dell'Asia occidentale sono stati trovati resti fossili di *Homo sapiens neanderthalensis* e *Homo sapiens sapiens* anche nella medesima area archeologica, come ad esempio sul monte Carmelo (Israele settentrionale); però tali reperti risalgono probabilmente a epoche molto diverse. Nel paragrafo 2.1 è stato presentato un sommario delle conoscenze attuali e, in particolare, delle scoperte in Medio Oriente e in Africa di tracce di uomini anatomicamente moderni risalenti approssimativamente allo stesso periodo, circa 100000 anni fa. Per molto tempo il Medio Oriente è stato tacitamente considerato il luogo della prima comparsa dell'uomo moderno, da dove in seguito si sarebbe diffuso verso il resto del globo: ipotesi formulata probabilmente estrapolando testimonianze bibliche. In ogni caso, essendo stato il Medio Oriente una regione di passaggio e migrazione tra Africa e Asia, non sorprenderebbe se esso avesse avuto un ruolo centrale nell'evoluzione umana.

In epoche più recenti, verso la fine del Paleolitico e l'inizio del Neolitico, il Medio Oriente fu uno dei principali centri di origine dell'agricoltura, assieme all'Asia orientale e all'America centrale. Allo stato attuale delle conoscenze, si ritiene che sia stato il primo, ma la distanza tra le date d'inizio dell'agricoltura nelle tre aree continua a ridursi quanto più aumentano le informazioni su Asia orientale e America centrale, ancora oggi studiate assai meno del Medio Oriente.

4.7.a *L'origine dell'agricoltura nel Vicino Oriente*

È sorprendente che il processo di coltivazione di piante e di allevamento di animali, il cui impatto sulla crescita e sull'espansione demografica fu esplosivo, abbia avuto inizio pressoché simultaneamente in diverse parti del mondo, alla fine del Pleistocene e all'inizio dell'Olocene (si veda il cap. 2). Questi tre centri di origine sono troppo distanti perché si possa pensare a una trasmissione culturale diretta tra di loro; inoltre le piante e gli animali disponibili differivano molto da sito a sito: il trasporto di animali e piante in luoghi distanti divenne possibile solo molto più tardi. Ciascuno dei tre centri diede origine a una delle tre colture oggi fondamentali: il frumento in Medio Oriente, il riso nell'Asia orientale (forse anche in quella meridionale e sudorientale) e il mais in America centrale. Sembra che l'allevamento di tutti gli animali più importanti sia stato praticato prima in Medio Oriente, ma non si esclude che abbia avuto inizio in altre aree geografiche. Il passaggio da un'economia di caccia e raccolta a una di tipo agricolo non fu rapido, ma si verificò in modo graduale nel corso di millenni.

L'uso di piante selvatiche come fonte di nutrimento sembra essersi sviluppato nella cultura natufiana (14000÷11000 a.C. in Israele; Sherratt, 1980), che precedette le locali economie agricole. Poiché il clima più caldo – si stava concludendo l'ultima era glaciale – favoriva la crescita di graminacee, nelle regioni del Medio Oriente, della Turchia e dell'Iran si svilupparono campi ricchi di cereali selvatici, come il frumento e l'orzo, progenitori delle varietà coltivate attualmente. Quasi mai tali tipi di cereali sono stati rinvenuti al di fuori di queste regioni, e perciò si è indotti a pensare che la diffusione del frumento e dell'orzo abbia avuto origine da quest'area geografica. Inoltre la documentazione archeologica mostra che le varietà coltivate, diverse da quelle selvatiche, ebbero origine nel Vicino Oriente.

Probabilmente i Natufiani non coltivavano cereali selvatici, ma sfruttavano le colture spontanee vicine ai loro campi e villaggi, usando falcetti di selce per la mietitura e mortai e pestelli per triturare i semi. Il raccolto di cereali era abbondante quanto bastava per soddisfare i bisogni alimentari, e il loro contenuto proteico (simile a quello del riso ma non a quello del mais) garantiva una dieta equilibrata, senza necessità di integrazione con prodotti ottenuti tramite la caccia o la raccolta. Comunque queste ultime attività continuarono. La possibilità di accantonare il raccolto di cereali e di consumarlo nel corso dell'intero anno ha senz'altro favorito il passaggio a una vita sedentaria. I Natufiani, infatti, a differenza delle altre popolazioni coeve, costruivano case di pietra e villaggi; e proprio la necessità di assicurarsi una riserva alimentare più continua e garantita, ragionevolmente vicina alle proprie abitazioni, può essere stato uno degli stimoli a coltivare i cereali.

Studi effettuati in Medio Oriente sulle varietà di cereali sia spontanei sia coltivati hanno mostrato che la coltivazione provocò cambiamenti genetici sostanziali nei cereali selvatici: questi ultimi, ad esempio, a differenza di quelli coltivati, hanno semi che si frantumano facilmente. Tale caratteristica può essere stata il diretto risultato della selezione prodotta dall'uso dei falcetti per la mietitura che, dal momento in cui cominciò lo spargimento intenzionale dei semi, ha favorito la conservazione di varianti che non si frantumavano. È possibile inoltre che altre caratteristiche delle varietà coltivate siano state selezionate intenzionalmente. A seconda dell'area geografica, i cereali selvatici erano diploidi o tetraploidi – gli ultimi essendo il risultato di incroci spontanei tra specie diploidi differenti che hanno generato piante allopoliploidi. I cereali coltivati possono essere diploidi (frumento einkorn), tetraploidi (durum, frumento emmer) o esaploidi (per esempio farro e grano tenero, risultanti da incroci di tetraploidi e diploidi selvatici).

La comparsa di nuove specie di frumento (per esempio a Gerico, 10000 anni fa) costituisce una prova ulteriore dello sviluppo dell'agricoltura. Contemporaneamente gli insediamenti divenivano più vasti e permanenti, come risulta dall'uso comune di costruire case con mattoni di fango essiccato. In questo periodo, non vi sono prove dell'esistenza di vasellame, che qui comparirà solo successivamente: pertanto il Neolitico (che vede la comparsa dell'agricoltura in Asia occidentale e in Europa) in questa parte del mondo e nelle zone europee in cui cominciò a diffondersi viene definito «preceramico». In Asia orientale, invece, il vasellame è presente prima dell'agricoltura.

La prima comparsa dell'agricoltura non è localizzata solo in Israele; la si può osservare in un'area più vasta, denominata «mezzaluna fertile» (fig. 4.7.1): a occidente ha inizio da Israele (Gerico e altri siti), si estende verso nord attraverso la Siria (siti di Ras Shamra sulla costa, Mureybit sull'alto Eufrate) e verso la Turchia sudorientale (Çayönu Tepesi, dove pecore forse addomesticate compaiono assieme a cereali coltivati); a oriente questa regione scende verso il Golfo Persico, a est del fiume Tigri. Nella parte settentrionale dell'Iraq, a sud dei monti Zagros, si trova il sito di Shanidar, dove sono state trovate le tracce più antiche di pecore e capre addomesticate; più a sud, a Jarmo, probabilmente venivano allevati i suini; ancora verso sud, ad Ali Kosh, in Iran, sono stati ritrovati capre e cereali coltivati. Un'estensione della parte centrale della mezzaluna fertile si allarga verso la Turchia sudoccidentale, e anche qui i cereali selvatici si diffusero in epoche molto remote. In questa zona si trovano siti molto importanti come Çatal Hüyük, il primo villaggio agricolo che raggiunse le dimensioni di una «città», e altri.

L'ossidiana dei monti Zagros, usata principalmente per la costruzione di lame (Renfrew, 1969), veniva probabilmente barattata di villaggio in villaggio fino ad Ali Kosh. Nelle fasi successive dell'espansione dell'agricoltura, l'ossidiana proveniva dalle isole dell'Egeo e del Tirreno. La prima espansione marittima potrebbe essersi verificata da siti costieri della Siria settentrionale, come Ras Shamra. I più antichi siti agricoli conosciuti fuori dell'Asia si presentano nelle isole di Cipro e Creta e poi in Grecia e in Macedonia.

Novemila anni fa comparvero le prime ceramiche, che si diffusero ben presto in tutta l'area agricola allora esistente in Asia e in Europa: da quel momento ceramica e agricoltura ebbero in Europa un'espansione comune. Mentre il centro dello sviluppo agricolo sembra aver subito uno spostamento verso nord, dal Levante meridionale verso le zone costiere della Siria, a sud si diffuse la pastorizia. Nella Turchia sudoccidentale continuò lo sviluppo di Çatal Hüyük, i cui dipinti murali testimoniano una forte presenza di bovini. Anche nelle pianure della Siria orientale (a Buqras, sul tratto centrale del fiume Eufrate) e nell'Iraq settentrionale (Oates, 1980) sono stati ritrovati resti di bovini, mentre nelle zone montuose prevalgono capre e pecore. Nel VI millennio a.C. si assiste a un continuo sviluppo ed espansione delle zone agricole: compaiono nuovi strumenti (zappe di pietra) e vengono usati oggetti di rame battuto (da cui il nome, Calcolitico, di questo periodo); il commercio comincia a prosperare e – fattore di sviluppo estremamente importante – l'irrigazione si estende a tutte le terre coltivate. L'agricoltura poté espandersi sia verso oriente (Iran, Turkmenia) sia verso occidente (Europa, Egitto). Per molti millenni in Mesopotamia i metodi di

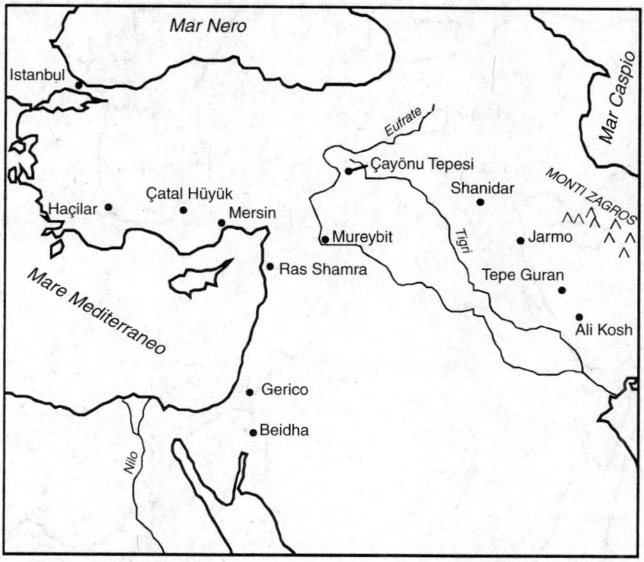

Fig. 4.7.1 Principali siti archeologici della mezzaluna fertile e dell'Anatolia. Da Whitehouse e Whitehouse (1975).

coltivazione e di costruzione delle case con mattoni di argilla rimasero invariati. Siccome le case venivano edificate sui resti di quelle vecchie, le numerose colline (chiamate *tell*) che si osservano nel Vicino Oriente e in Anatolia sono in effetti il risultato dell'accumulazione di strati di argilla proveniente dalle case costruite nei secoli precedenti. Alcuni di questi *tell* sono abitati ancora oggi, dopo 9000÷10 000 anni di accumulazione di case di argilla (un esempio è Arbil, nell'Iraq settentrionale).

4.7.b L'irrigazione e lo sviluppo delle città

Circa 8000 anni fa (la fase di Samarra; Oates, 1980) in Mesopotamia si diffusero le tecniche di irrigazione che divennero ben presto di uso comune. L'aumento delle potenzialità agricole dovuto all'irrigazione generò o accentuò la disparità di valore delle terre, in base alla disponibilità d'acqua. La necessità di irrigare fu di stimolo sia alla cooperazione, sia al costituirsi di classi sociali e strutture gerarchiche. Non molto più tardi comparvero i primi «templi», che potrebbero avere rappresentato centri di incontro per scopi organizzativi e sociali, oltre che per riti religiosi propiziatori contro le calamità naturali (inondazioni, siccità, ecc.). Le maggiori potenzialità agricole resero possibile la formazione di città e la loro continua crescita, favorendo anche lo sviluppo del commercio, che si estese fino all'Arabia meridionale e alla valle dell'Indo.

Nel VI e nel V millennio a.C., la Mesopotamia divenne la sede geo-

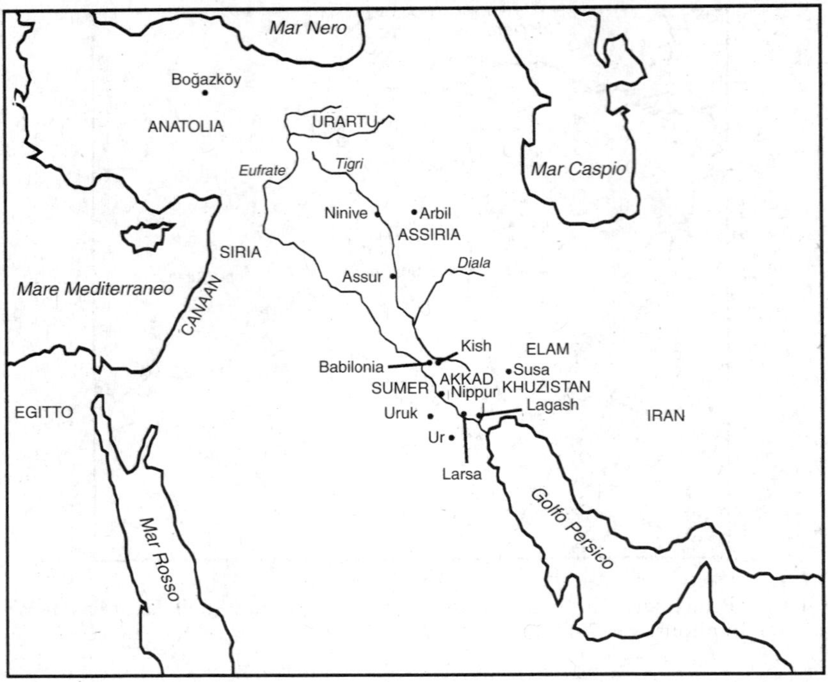

Fig. 4.7.2 Principali siti archeologici e popolazioni della Mesopotamia e regioni limitrofe. Modificata da Oates (1980).

grafica in cui nacque la prima potente civiltà urbana, quella dei Sumeri (fig. 4.7.2). Uruk, una delle prime città sumere, si sviluppò considerevolmente in poco più di 1000 anni, raggiungendo la dimensione massima all'incirca nel 4000 a.C. In questa città si ebbe una massiccia produzione di ceramiche. Dal tardo periodo sumerico, intorno al 3000 a.C., ci sono pervenuti gli scritti più antichi nel mondo, di cui sono note poche parole poiché l'origine stessa della lingua sumerica è ancora sconosciuta: secondo alcuni linguisti (Gamkrelidze e Ivanov, 1990), essa mostra alcune affinità con le lingue caucasiche. Inoltre i Sumeri adottarono un sistema di numerazione sessagesimale.

Uruk non fu la sola città dei Sumeri, dal momento che questi ebbero contatti commerciali e culturali con la Siria e l'Iran sudoccidentale dove, nella regione nota come Khuzistan, si trova Susa, il sito più antico – e in seguito la capitale – della cultura protoelamita. Certamente i Sumeri controllavano molto strettamente lo sviluppo delle zone esterne all'area propriamente sumerica ed estesero la loro influenza a gran parte del Medio Oriente. È probabile che gli Elamiti dipendessero politicamente dai Sumeri; tuttavia raggiunsero un certo grado di indipendenza culturale, testimoniata anche dall'elaborazione di una lingua propria, appartenente alla famiglia dravidica.

4.7.c L'Età del Bronzo nel Vicino Oriente

1) *Sumeri* Nelle città della Mesopotamia si osservano le prime, anche se rare, testimonianze di fusione del rame, ma dall'antica Susa (Oates, 1980) provengono numerosi esemplari di asce di rame. Con l'Età del Bronzo sorsero le città stato, governate da re forse elettivi e spesso in competizione con le autorità dei templi. Le città stato sumere Ur, Nippur e Lagash mostrarono una tendenza all'espansione politica (fig. 4.7.2). Si ritiene che in questo periodo, denominato periodo protostorico, iniziato circa 5000 anni fa, al tempo della prima dinastia egizia (3100 a.C.), la stratificazione sociale aumentò, mentre le famiglie aristocratiche dominanti facevano amministrare le proprie terre da dipendenti tenuti in condizione forse non lontana dalla schiavitù. L'antico sistema di controllo familiare sulla terra di possesso comune vigeva ancora, anche se probabilmente andava scomparendo. I sovrani tentavano di opporsi, sovente con successo, all'appropriazione di terre da parte dei sacerdoti.

2) *Accadi* (Moorey, 1980) Alcuni insediamenti urbani a nord della terra dei Sumeri caddero via via nelle mani degli Accadi, un popolo di lingua semitica. La città di Akkad non era molto lontana da Babilonia, ma la sua posizione esatta non è ancora nota. Un accade della città di Kish, di nome Sargon, conquistata Uruk intorno al 2350 a.C., estese il suo dominio alla Siria, all'Anatolia, all'Iran e alla valle dell'Indo. L'Impero accadico non durò a lungo e fu sconfitto da tribù provenienti dal settentrione, dall'oriente e dall'occidente; sovrani della città sumera di Ur si impadronirono del potere e lo estesero seguendo le orme degli imperatori accadici. La terza dinastia di Ur fu sconfitta intorno al 2000 a.C. dagli Elamiti (a loro volta sottomessi agli Accadi dal 2300 a.C.). Le città sumere di Larsa e Isin si contesero a lungo l'egemonia: la dominazione sumera venne ripristinata nella Mesopotamia inferiore fino a quando Hammurabi stabilì, poco dopo il 1800 a.C., una nuova dinastia con capitale a Babilonia. Hammurabi era il capo degli Amorriti (o Amorrei), un gruppo di nomadi che parlavano una lingua semitica, probabilmente provenienti dai deserti siriani. Babilonia cadde più tardi nelle mani degli Ittiti mentre i Cassiti, già presenti nella zona, presero il potere intorno al 1600 a.C. e lo mantennero fino al XII secolo a.C., quando gli Elamiti e gli Assiri (questi ultimi provenienti dalla Mesopotamia settentrionale) posero fine al loro dominio.

3) *Ittiti* Reperti del XX secolo a.C. e di poco successivi indicano che gli Ittiti, un popolo di lingua indoeuropea, si insediarono nell'Anatolia centrale assumendo il potere e fissando come capitale Hattusa (presso l'odierna Boğazköy). Gli Ittiti determinarono la fine della dinastia di Hammurabi in Babilonia e combatterono contro gli Egizi per il controllo del commercio nel Medio Oriente e contro gli Hurriti, un popolo dell'Armenia probabilmente originario delle zone settentrionali estreme. Gli Hurriti parlavano una lingua diversa da quelle semitiche e indoeuropee (appartenente alla famiglia delle lingue caucasiche; Gamkrelidze e Ivanov, 1990), da cui può avere avuto origine la lingua urartea. Assoggettati da tribù di lingua indoeuropea provenienti dall'esterno, essi fondaro-

no un regno di breve durata, noto come Regno di Mitanni, tra il 1500 e il 1350 a.C. (Moorey, 1980).

4) *Popoli del mare* La caduta dell'Impero ittita, nel 1200 a.C., viene attribuita ai «popoli del mare» (Parr, 1980), un insieme di diversi gruppi etnici delle isole mediterranee, ma le distruzioni seguite alle invasioni di questi pirati nel Vicino Oriente furono all'origine della perdita della documentazione più antica, che rese difficile la ricostruzione storica. Gli Egizi, che resistettero con successo alle incursioni dei popoli del mare, riportarono su alcune iscrizioni i nomi dei gruppi etnici di cui erano composti: Achei (Greci); Tirreni dell'Anatolia occidentale (possibili antenati degli Etruschi); Lici, della stessa regione geografica; Siciliani; Sardi; Peleseti (i Filistei della tradizione biblica). Questi ultimi costituirono forse l'unica grande tribù fra i popoli del mare che si stabilì in modo permanente sulle coste meridionali del Medio Oriente, dando il proprio nome a una regione geografica: la Palestina.

4.7.d L'Età del Ferro nel Levante

Nello scompiglio generato in Medio Oriente dagli attacchi dei popoli del mare e dalla caduta dell'Impero ittita, nel 1200 a.C., molte popolazioni nuove oltre ai Filistei si stanziarono sulle coste del Mediterraneo o in zone vicine (fig. 4.7.3).

1) *Aramei* Tribù di pastori della Siria centrale, di lingua semitica; furono i primi ad addomesticare il cammello, e ciò consentì loro di aprire nuove vie commerciali attraverso il deserto. Furono anche i primi ad adottare l'alfabeto scritto usato dai Fenici.

2) *Cananei* Già stanziati sulle coste vicine al monte Carmelo, praticavano il commercio; riuscirono a preservare la propria cultura, e furono gli antenati dei Fenici, che nel X secolo a.C. diedero inizio a un'espansione via mare (Parr, 1980). I Cananei, e in seguito i Fenici, elaborarono l'alfabeto scritto che diede origine a tutti gli alfabeti europei. Furono mercanti molto abili e fondarono numerosi avamposti commerciali sulle coste dell'Africa settentrionale, della Sicilia occidentale, della Sardegna, della Corsica, della Spagna, e anche oltre lo stretto di Gibilterra. Si ritiene che abbiano circumnavigato l'Africa. Molti di tali avamposti commerciali si trasformarono in potenti colonie, che a loro volta diedero luogo ad altri insediamenti, come ad esempio Cartagine.

3) *Israeliti* Insediatisi nel Levante già in tempi precedenti l'Età del Ferro, discendevano da tribù di pastori di lingua semitica, probabilmente Aramei o Cananei. Dalla narrazione della Bibbia si possono ricostruire i luoghi di provenienza e i primi spostamenti, tra cui quello iniziato da Ur, associato ad Abramo, intorno al 2000 a.C., in direzione nord, verso la terra di Canaan. Gli Ebrei si stabilirono in Israele probabilmente entro il XIV secolo a.C.: le diverse tribù furono incoraggiate a unificarsi sotto il re Saul (1020 a.C.) per affrontare le ostilità dei popoli vicini, come i Filistei, contro cui combatterono vittoriosamente. In seguito lo stato si divise in Regno di Israele a nord, e Regno di Giuda a sud,

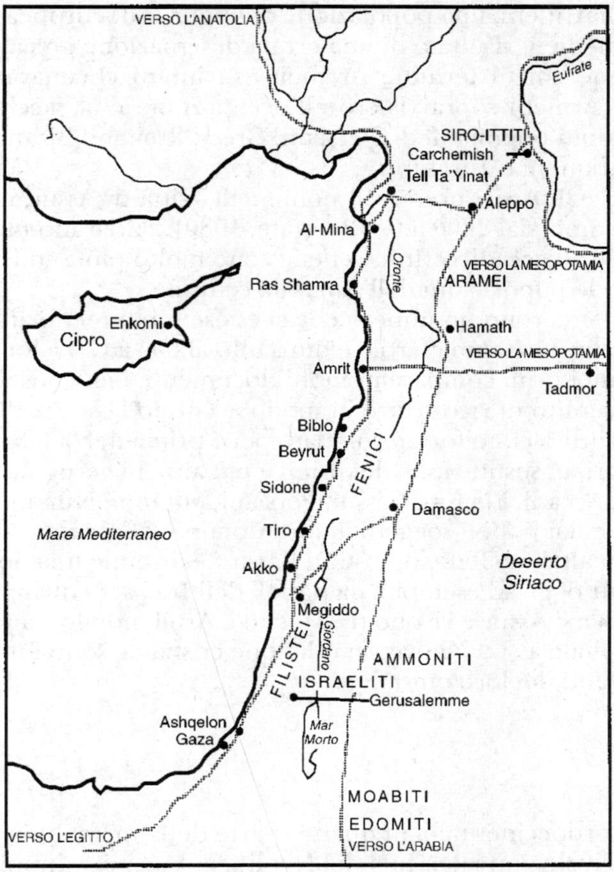

Fig. 4.7.3 Il Levante nel I millennio a.C. Modificata da Parr (1980).

che caddero entrambi sotto dominazioni straniere: Israele sotto gli Assiri (722 a.C., con la deportazione degli abitanti), e Giuda sotto i Babilonesi (conquista di Gerusalemme nel 587 a.C., seguita dall'esilio degli Ebrei a Babilonia). La diaspora finale, e di maggiore portata, si verificò nel 70 d.C., in seguito alla conquista di Gerusalemme da parte di Tito e alla distruzione del tempio.

4) *Urartei* Gli Urartei, il cui nome potrebbe essere derivato dal monte Ararat, abitavano la Turchia nordoccidentale. La loro discendenza etnica era comune a quella degli Hurriti, popolo della stessa regione, tanto che parlavano una lingua simile di cui non si conosce l'origine (forse caucasica; Gamkrelidze e Ivanov, 1990). Al tempo degli Assiri (si veda più avanti), il Regno degli Urartei, localizzato a nord dell'Assiria, era sotto l'influenza culturale e in parte anche politica di quel popolo. Alla fine dell'VIII secolo a.C., subirono l'invasione dei Cimmeri, un popolo nomade del Caucaso. Gli Urartei persero la loro indipendenza quando il pote-

re passò agli Armeni, una popolazione di lingua indoeuropea il cui nome è probabilmente il risultato di una errata designazione greca causata dalla confusione con il termine Aramei: essi infatti chiamavano se stessi Haykh. Gli Armeni sopravvissero all'occupazione e al saccheggio degli eserciti di molti popoli: Medi, Persiani, Greci, Romani, Bizantini, Arabi, i crociati, Turkmeni e Turchi.

5) *Assiri* Gli Assiri presero il nome dalla città di Assur, nell'Iraq settentrionale, nota dal 2400 a.C. (Postgate, 1980). Parlavano una lingua semitica simile all'accadico (in uso nelle zone molto più a sud) e commerciavano con le popolazioni dell'Anatolia centrale.

Gli Assiri crearono un impero che si estese più o meno all'intera area occupata dalla mezzaluna fertile e durò fino al 605 a.C. La loro scrittura a caratteri cuneiformi compare in molti documenti, ben conservati, i quali hanno consentito di ricostruire in modo accurato la storia di questo popolo. La scrittura cuneiforme compare poco prima del 3000 a.C. in documenti sumeri, in sostituzione dei primi e più antichi geroglifici sumeri; fu adottata da Accadi, Elamiti, Cassiti, Persiani, Mitanni, Hurriti, Babilonesi, Assiri, Ittiti e dai popoli soggetti al loro dominio. L'aramaico, che fu presto scritto in alfabeto fenicio, sostituì l'assiro e divenne una lingua franca: è parlato tutt'oggi, ad esempio, da popoli dell'Iraq settentrionale che usano denominarsi Assur e vivono tra Mossul e Arbil, non lontano dalle rovine della capitale assira Ninive. Di religione cristiana, sono forse gli autentici discendenti dei loro omonimi.

4.7.e Iran

L'Iran nordoccidentale, in quanto parte della mezzaluna fertile, partecipò alla rivoluzione agricola del Neolitico. I primi sviluppi storici nell'Iran sudoccidentale coinvolsero l'Elam, regione che aveva frequenti contatti con la Mesopotamia. Prima del 2000 a.C. l'Iran fu esposto alle incursioni di pastori nomadi provenienti dalle steppe dell'Asia centrale; tra questi vi erano i Medi, citati per la prima volta in documenti storici dell'VIII secolo a.C., che si insediarono nella regione centrorientale dei monti Zagros, vicino ad altre tribù iraniane ritenute in stretta relazione. Essi costruirono una capitale ben fortificata, Ecbatana (l'attuale Hamadan, nell'Iran centroccidentale), abitata tra l'VIII e il VI secolo a.C. I Medi, alleati con i Babilonesi, determinarono la caduta dell'Impero assiro. Poco dopo, cominciò a rafforzarsi la dinastia degli Achemenidi di Persepoli, a sud della Media e a est dell'Elam. Il re persiano Ciro il Grande, sconfitto l'ultimo re dei Medi, conquistò un impero più vasto di quello assiro, che si estendeva dall'Anatolia al fiume Indo. Notevole tra le sue opere fu la costruzione di una rete viaria efficiente, con stazioni a distanza regolare che assunsero la funzione di centri amministrativi. Uno degli ultimi re persiani, Dario, conquistò l'Egitto, ma non riuscì a occupare la Grecia. In quell'epoca fu molto favorita l'agricoltura, e le tecniche di irrigazione usate in Mesopotamia si diffusero fino in Asia centrale. Inoltre venne ampiamente adottato il sistema di irrigazione, antico di oltre un millennio e già diffuso in Mesopotamia e nell'Elam, basato sui *qanat*: canali sotterranei in cui l'acqua veniva fatta scorrere per gravità. È probabile che dall'India siano stati importati il riso e la canna da zucchero, mentre pesche e albicocche vennero introdotte dalla Cina (Stronach, 1980).

La dinastia achemenide durò due secoli e venne detronizzata, verso la fine del IV secolo a.C., da Alessandro Magno, il quale conquistò l'Impero persiano. Egli diffuse la civiltà greca nell'Asia occidentale, ma ebbe cura di conservare gran parte della struttura amministrativa esistente. I suoi successori, i Seleucidi, continuarono l'ellenizzazione di quelle regioni, che furono poi governate dai Parti (dal 240 a.C. al 224 d.C.) e dai Sassanidi (225÷641 d.C.). I Parti, di probabile origine nomade, provenivano dall'Asia centrale; nonostante ciò, il loro impero era fortemente ellenizzato e proseguì la politica di Alessandro: estendere l'urbanizzazione e l'agricoltura fondando nuove città, aprendo nuovi canali e riorganizzando il sistema di approvvigionamento idrico. Quando i Sassanidi presero il potere, continuarono quella politica di urbanizzazione e di diffusione dei sistemi di irrigazione sotto il controllo dello Stato. Poiché gli abitanti delle città conquistate e gli eserciti sconfitti venivano obbligati a spostarsi in altre città, la popolazione raggiunse artificialmente densità locali mai uguagliate in seguito. L'organizzazione amministrativa era su base regionale, delegata a signori feudali, ma i tributi imposti erano tanto gravosi da depauperare ed esasperare la popolazione. Dopo la conquista degli arabi, diventò impossibile effettuare una manutenzione adeguata dei sistemi di irrigazione e ciò portò al collasso del sistema.

4.7.f La penisola arabica

La penisola arabica (fig. 4.7.4) è una regione arida, e la maggior parte della popolazione si concentra sulla costa orientale e sudoccidentale.

In un'area dell'Arabia settentrionale, a sud del Mar Morto, si stanziarono per primi gli Edomiti che combatterono contro Israele e in seguito si diressero verso il regno di Giuda. I primi riferimenti storici agli abitanti di quest'area, i Nabatei, risalgono al IV secolo a.C. Essi svilupparono nuove tecniche per conservare l'acqua, che permisero loro di costruire città e templi nel deserto meridionale. I Nabatei dovevano la loro ricchezza al controllo del commercio dell'incenso dall'Arabia meridionale al Medio Oriente, in quanto i percorsi delle carovane attraversavano i loro territori.

Le coste dell'Arabia orientale mostravano due zone più densamente occupate (fig. 4.7.4):

1) La federazione di Dilmun, che occupava le coste nordoccidentali del Golfo Persico tra Sumer (Babilonia meridionale) e l'isola di Bahrain, costituiva un centro commerciale che riforniva Sumer – e in seguito gli Accadi – di prodotti provenienti da Magan (descritta al punto 2, sotto) e

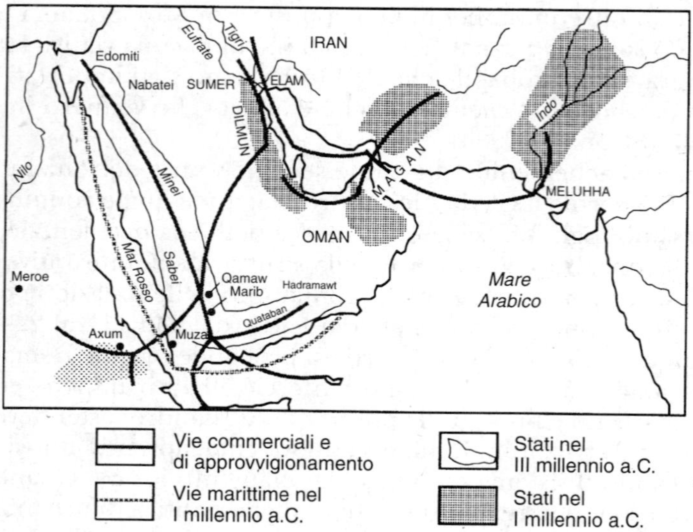

Fig. 4.7.4 Arabia, Etiopia e Iran meridionale. Modificata da Doe (1980).

dalla civiltà di Harappa, nella valle dell'Indo. Le navi trasportavano soprattutto rame, pietre da intaglio e legname.

2) L'area di Magan è oggi localizzata in parte nella penisola arabica, sulle coste degli Emirati Arabi Uniti (Abu Dhabi) e sulle coste orientali dell'Oman, e in parte sulle coste persiane oltre lo stretto di Hormuz. Su entrambe le coste l'occupazione si estese verso l'entroterra. Nelle aree persiana e araba, che insieme prendono il nome di Magan, l'architettura delle tombe indica un contatto tra la Persia e l'Arabia.

Sulle coste dell'Arabia sudoccidentale, venivano coltivati la mirra e l'incenso, di cui si sviluppò un commercio. Durante il regno di re Salomone furono stabiliti contatti commerciali con Israele, attraverso il Mar Rosso e anche via terra lungo un percorso carovaniero parallelo alle coste occidentali dell'Arabia, che raggiungeva Petra, in territorio prima degli Edomiti, poi dei Nabatei. Un percorso alternativo attraversava il deserto e raggiungeva Dilmun. Sono storicamente noti molti popoli arabi, tra cui i Sabei, una federazione di tribù stanziate in una regione corrispondente all'attuale Yemen, e i Minei insediati più a nord lungo i percorsi delle carovane; essi ebbero importanti scambi con l'Etiopia (come si è visto nel cap. 3).

I commerci di questa regione fiorirono anche nel periodo romano e continuarono durante la successiva dominazione araba. Quando i Portoghesi, alla fine del XV secolo, raggiunsero l'India circumnavigando l'Africa, trovarono floridi scambi commerciali arabi dal Golfo Persico alla Cina.

4.7.g *Le espansioni arabe*

La Mecca (fig. 4.7.5), città destinata a divenire il centro della fede islamica, fu un nodo importante nel commercio a mezzo di cammelli tra l'Arabia meridionale e il Medio Oriente. In questa città nacque Maometto, fondatore della religione islamica, il quale unificò la maggior parte dell'Arabia, prima di morire nel 632. L'espansione continuò veloce, con i suoi successori: furono conquistati l'Iraq, la Siria e l'Egitto e in meno di 80 anni furono occupate l'Africa settentrionale e parte della Spagna. La capitale venne spostata a Baghdad, mentre la città spagnola di Córdoba fu proclamata la capitale occidentale (fig. 4.7.5).

Alla conquista araba dell'Africa settentrionale nel VII secolo seguì una seconda invasione, denominata «hilaliana», intorno al 1045 (Murdock, 1959) da parte di Beduini dell'Arabia centrale. I Beduini, pastori nomadi rimasti tali fino ai giorni nostri, rappresentano attualmente un decimo della popolazione del Medio Oriente arabo e dell'Arabia. Questa invasione costrinse molti Berberi alla servitù o alla migrazione verso l'interno del Sahara, determinando un ulteriore degrado delle condizioni ambientali dell'Africa settentrionale a causa di un pascolo indiscriminato.

In Asia occidentale la dominazione araba determinò un forte cambiamento nella distribuzione della popolazione: molte città prima fiorenti furono abbandonate e ne vennero fondate di nuove. La fine del dominio arabo fu determinata dall'invasione di popoli turco-tatari, anch'essi di fede islamica; tra questi, i Selgiuchidi nell'XI secolo costituirono un impero in Iran, occupando Baghdad e la maggior parte dell'Anatolia. Baghdad

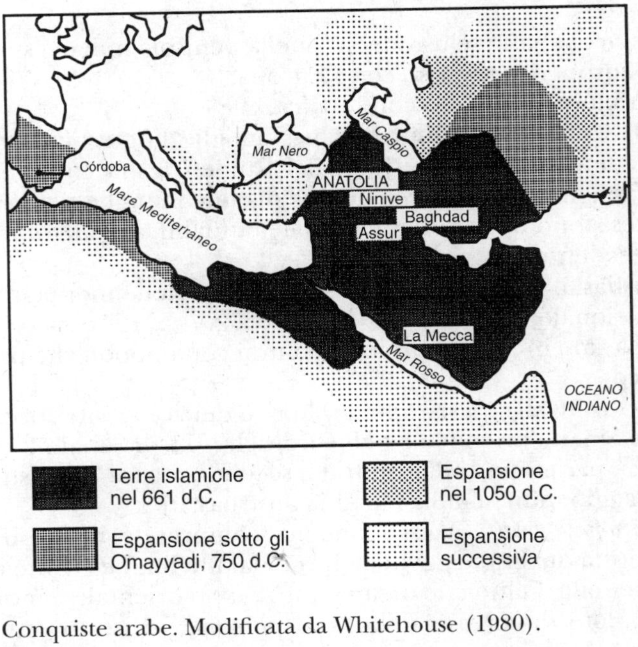

Fig. 4.7.5 Conquiste arabe. Modificata da Whitehouse (1980).

venne nuovamente saccheggiata, nel XIII secolo, da un'altra orda di pastori nomadi, i Mongoli. In gran parte di quelle terre il potere arabo venne sostituito da quello ottomano, che ebbe inizio con Osman, un capo turco-tataro dell'Anatolia deceduto nel 1320. La dominazione ottomana si estese in un primo tempo all'Anatolia, determinando la fine dell'Impero romano di Bisanzio nel 1453; nei secoli successivi arrivò a comprendere i Balcani, la Siria, l'Egitto, la Mesopotamia, la Tripolitania, la Tunisia, l'Algeria, l'Ungheria e parte dell'Arabia. Il dissolvimento dell'Impero ottomano, incominciato nel secolo scorso, si concluse con la prima guerra mondiale.

Per un'introduzione generale più particolareggiata sugli argomenti trattati, si faccia riferimento ai capitoli 15-19, 26, 28, 30, 31, 43 e 45 della *Cambridge Encyclopedia of Archaeology* (Sherrat, 1980).

4.8 LINGUISTICA

Ruhlen classifica le lingue parlate in Asia in dieci famiglie principali (fig. 4.8.1):

1) uralico-jukaghiro, in Asia settentrionale e Europa settentrionale;

2) ciukcio-camciadali, nelle zone nordorientali estreme;

3) altaico, la famiglia linguistica diffusa nell'area più vasta che comprende l'Asia nordorientale, orientale, intermedia e centrale nonché la Turchia;

4) sinotibetano, in Cina, Tibet e parte dell'Asia sudorientale;

5) austrico, che include austronesiano, daico, austroasiatico e miao-yao, in Asia sudorientale continentale e in quella insulare e nelle isole del Pacifico;

6) dravidico, quasi esclusivamente nella penisola indiana sudorientale;

7) indoeuropeo, condiviso con l'Europa;

8) afroasiatico, condiviso con l'Africa;

9) e 10) caucasico, distinto in due famiglie linguistiche, parlate nel Caucaso settentrionale e meridionale. Ruhlen le ha considerate come un'unica famiglia nel 1987 e come due distinte famiglie nel 1991.

Inoltre esistono quattro lingue isolate, attualmente non comprese nei gruppi precedenti:

1) burushaski, parlato dagli Hunza, abitanti delle montagne del Pakistan settentrionale;

2) ket, parlato in Asia centrale, ai confini con i popoli che parlano uralico e altaico;

3) giljak (o nivkh), parlato lungo le rive del corso inferiore del fiume Amur nella Siberia orientale e nel Nord dell'isola di Sahalin;

4) nahali, parlato in India centrale; secondo alcuni linguisti, appartiene al linguaggio munda della famiglia austroasiatica.

1) *Uralico-jukaghiro* Questa famiglia comprende due sottofamiglie: l'una composta dai linguaggi jukaghiri e da due lingue estinte della Siberia nordorientale; l'altra che include un gruppo orientale denominato samoiedo, parlato da circa 2 milioni di persone, diviso in settentrionale

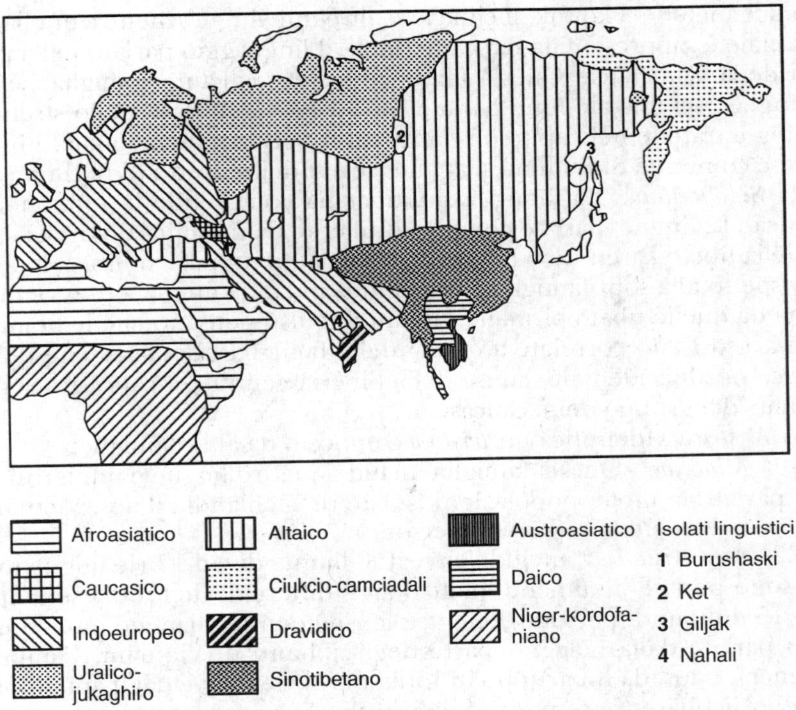

Fig. 4.8.1 Distribuzione geografica delle famiglie linguistiche parlate in Eurasia e Africa settentrionale. Da Ruhlen (1987).

(nenet, enet, nganasan) e meridionale (sel'kup, kamas), e un gruppo occidentale ugro-finnico, parlato in diverse zone dell'Europa (si veda il par. 5.6).

2) *Altaico* È composto da tre sottofamiglie (turco-tataro, mongolo e tunguso) e, secondo l'opinione di alcuni linguisti, da tre lingue isolate: coreano, ainu e giapponese (inclusa la lingua parlata nelle isole Ryūkyū).

I pastori nomadi delle steppe asiatiche hanno diffuso circa 30 lingue turco-tatare, che sono state suddivise geograficamente in cinque gruppi:

orientali (uiguro, uzbeko, ecc.);
occidentali (baschiro, tataro, cumucco, ecc.);
centrali (kazako, kirghiso, ecc.);
settentrionali (jakuto, tuva, altai, dolgan, ecc.);
meridionali (turco, turkmeno, azero, ecc.).

Si contano circa una dozzina di lingue mongoliche (che includono il calmucco e il buriato) e 16 lingue tunguse (tra cui l'even, l'evenko e il manciù). Complessivamente la famiglia altaica, che comprende 60 lingue, è parlata da 250 milioni di persone.

3) *Ciukcio-camciadali* Questa famiglia, che occupa l'estrema parte nordorientale dell'Asia, è suddivisa in due sottofamiglie: quella setten-

trionale include il koriak, il ciukcio e altre due lingue, mentre quella meridionale è rappresentata dal camciadali, il linguaggio parlato nella penisola della Camciatca. Questa famiglia presenta alcune somiglianze con le lingue eschimo-aleutine parlate nella regione al di là dello stretto di Bering e trattate nel capitolo relativo all'America settentrionale. Vi sono alcune comunità di Eschimesi anche a ovest dello stretto di Bering.

4) *Sinotibetano* La famiglia sinotibetana comprende la sottofamiglia sinitica (12 lingue, parlate complessivamente da un miliardo di persone) e quella tibeto-karen (256 lingue, parlate da un numero minore di persone rispetto alla sottofamiglia precedente) in cui la lingua karen viene distinta da quelle tibeto-birmane. Alcuni linguisti pensano che le lingue tibeto-karen siano correlate a quelle della famiglia tibeto-na-denè dell'America nordoccidentale, janise della Siberia centrale e caucasica settentrionale del gruppo denè-caucasico.

5) *Austrico* Identifica un *phylum* composto da altre famiglie:

5.1) *Miao-yao* Questa famiglia include quattro lingue e numerosi dialetti parlati da molte popolazioni isolate di Thailandia, Laos, Vietnam e Cina meridionale (7 milioni di persone).

5.2) *Austroasiatico* Include circa 150 lingue di cui 17 (le lingue munda) sono parlate in almeno quattro aree differenti dell'India settentrionale (6 milioni di persone), mentre le rimanenti, chiamate mon-khmer, sono parlate dalla maggior parte degli abitanti di Vietnam, Cambogia (Khmer), Laos, da un gruppo in India nordorientale e dagli abitanti delle isole Nicobare (per un totale di 50 milioni di persone).

5.3) *Daico* Abbraccia 57 lingue (50 milioni di persone) parlate in Cina meridionale e Asia sudorientale, inclusi il thai e il lao.

5.4) *Austronesiano* Comprende almeno 1000 lingue (180 milioni di persone) suddivise in tre gruppi principali:

a) formosano: lingue aborigene di Taiwan, attualmente circa una dozzina, parlate da 350 000 persone;

b) maleopolinesiaco occidentale: comprende circa la metà delle lingue di questa sottofamiglia, parlate in Indonesia, nelle Filippine, nel Vietnam meridionale e nell'isola africana del Madagascar;

c) maleopolinesiaco centrale e orientale: include le lingue rimanenti, parlate in Melanesia, Micronesia, Polinesia e sulle coste settentrionali della Nuova Guinea. Le lingue orientali sono parlate da meno dell'1% di tutti coloro che parlano austronesiano.

6) *Dravidico* Le 28 lingue dravidiche, che si trovano per la maggior parte nell'India meridionale e nello Sri Lanka, sono parlate da 145 milioni di persone. Nel Pakistan sudoccidentale si parla il brahui, una lingua dravidica isolata. Alcuni studiosi pensano che le iscrizioni della civiltà di Harappa (a cui si è fatto riferimento in precedenza) siano in una lingua dravidica. La relazione postulata da McAlpin (1981) tra l'elamitico e il dravidico si basa su un'analisi molto accurata, grazie all'esistenza di documenti in elamitico scritti in caratteri cuneiformi dal 2500 a.C. al IV secolo a.C. Elam è il nome biblico di una regione dell'Iran sudoccidentale che ebbe molti contatti con la Mesopotamia (si veda il par. 4.7). McAlpin ha ricostruito il protoelamo-dravidico: la famiglia dravi-

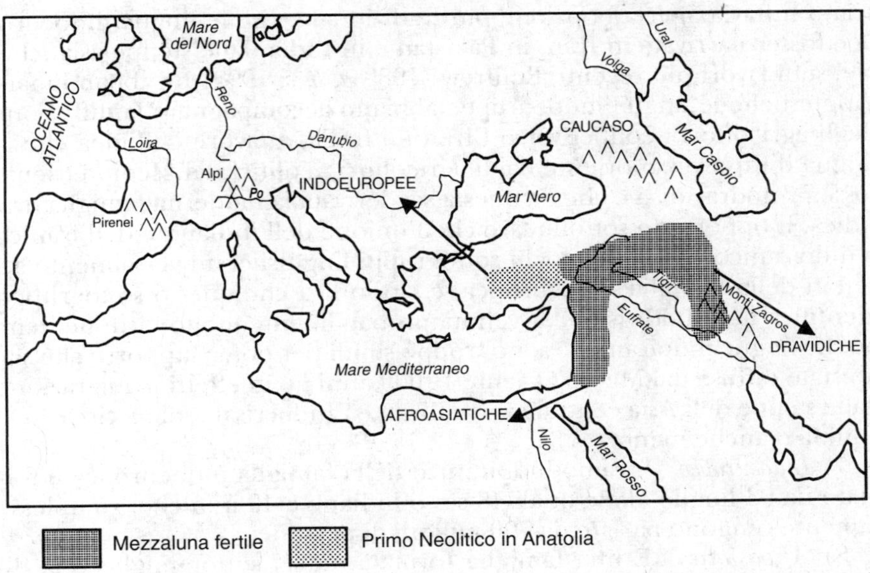

Fig. 4.8.2 Diffusione delle lingue indoeuropee, dravidiche e semitiche da parte degli agricoltori del Medio Oriente (un'ipotesi). Figura modificata da Cavalli-Sforza (1988); Renfrew (1989 *b*).

dica è stata rinominata elamo-dravidica (Ruhlen, 1987). È probabile che anticamente le genti che parlavano queste lingue abitassero un'area tra la Mesopotamia e l'India, includendo così anche Harappa. Due autori (Cavalli-Sforza, 1988; Renfrew, 1989 *a, b, c*) hanno ipotizzato, in modo indipendente l'uno dall'altro, che queste lingue siano state diffuse verso oriente dagli agricoltori originari della zona iraniana della mezzaluna fertile, che, malgrado il nome, si può approssimativamente considerare formata da tre corni (fig. 4.8.2) che puntano rispettivamente verso Suez, verso l'Iran orientale e verso l'Anatolia sudoccidentale. È possibile che circa 10000 anni fa, al tempo della diffusione dell'agricoltura, nelle tre aree geografiche fossero parlate lingue differenti, diffuse dagli agricoltori del Vicino Oriente nelle tre direzioni verso le quali migrarono: Africa settentrionale/Arabia, Europa e Iran/India (fig. 4.8.2). Se questa ipotesi è corretta, le tre lingue possono essere state progenitrici delle famiglie linguistiche afroasiatica (almeno rispetto alla sottofamiglia semitica), indoeuropea e dravidica. Oggi in Iran e nella maggior parte dell'India vengono parlate lingue indoeuropee; perciò l'interpretazione più universalmente accettata è che queste siano state trasmesse, all'inizio del III millennio a.C., da pastori nomadi originari delle steppe dell'Asia occidentale o dell'Europa sudorientale (si veda il par. 4.6).

Renfrew (1987) ipotizzò inizialmente che le lingue indoeuropee fossero state diffuse dagli agricoltori della mezzaluna fertile e che l'arrivo delle lingue afroasiatiche in Medio Oriente sia avvenuto più tardi. Egli lasciava tuttavia aperta l'opzione più tradizionale, che le lingue indoeuropee fossero arrivate in Iran, in Pakistan e in India dalle steppe asiatiche. Nei suoi lavori più recenti, Renfrew (1989 *a*, *b*, *c*; 1992) ha abbandonato l'ipotesi che le lingue indoeuropee abbiano accompagnato la diffusione degli agricoltori neolitici verso l'Iran e l'India, a favore dell'idea che la lingua diffusa verso oriente dagli agricoltori neolitici del Medio Oriente fosse protodravidica e che da questa sia derivata la moderna famiglia dravidica. È opportuno sottolineare che l'unione dell'indiano e dell'iranico o indoiranico è uno dei pochi sottogruppi linguistici universalmente accettati della famiglia indoeuropea, e ciò indica che questo sottogruppo identifica una suddivisione avvenuta probabilmente molto tardi nel tempo. Le lingue indoiraniche sono troppo simili per poter supporre che siano state diffuse dal Medio Oriente 10 000 anni fa: in effetti la migrazione dalle steppe dell'Asia centrale verso l'Iran e l'India risale solo a circa 4000 anni fa o anche meno.

7) *Indoeuropeo* Il ramo indoiranico della famiglia indoeuropea è formato da 93 lingue, delle quali 48 sono indiane e 40 iraniche; complessivamente vengono parlate da 700 milioni di persone.

8) *Afroasiatico* È una famiglia formata da sei sottofamiglie (già discusse nel cap. 3). Il gruppo semitico è quello parlato dalla maggioranza delle persone (121 milioni su 175 complessivi) ma non comprende il maggior numero di lingue (solo 19 delle 241) ed è parlato in Africa settentrionale, Etiopia settentrionale, Arabia e Medio Oriente (arabo, ebraico e aramaico).

9) *Caucasico* Le lingue caucasiche, molto eterogenee, formano due famiglie distinte: caucasico settentrionale e caucasico meridionale o cartvelico. Di considerevole interesse sono gli studi condotti da alcuni autori (Gamkrelidze e Ivanov, 1990) che hanno trovato somiglianze riconducibili a un'origine comune tra il basco, il sumerico, l'urarteo, l'hurrita, l'etrusco e le lingue caucasiche settentrionali. Questa ipotesi, pur stimolante, è però difficile da sostenere: non suscita un ampio consenso, in quanto la maggior parte di tali lingue è estinta, alcune non sono completamente note e presumibilmente le loro relazioni sono talmente antiche da ridurne notevolmente la somiglianza. L'espansione delle popolazioni che parlavano queste lingue verso un'area geografica tanto vasta deve essere antecedente alla diffusione delle lingue indoeuropee, afroasiatiche e dravidiche, cioè allo sviluppo dell'agricoltura nel Vicino Oriente, cominciato 10 000 anni fa. La sola espansione della quale si hanno testimonianze è avvenuta fra 40 000 e 30 000 anni fa, e corrisponde alla sostituzione degli uomini di Neandertal in Europa. Le caratteristiche comuni di lingue che si sono diversificate da tanto tempo devono ovviamente essersi ridotte al minimo; un'altra ipotesi potrebbe essere quella di un'espansione avvenuta in un periodo intermedio fra 35 000 e 10 000 anni fa. Vanno tuttavia notati i graduali, anche se lenti, progressi nel riconoscimento di termini con etimologia comune a tutte – o quasi – le famiglie di lingue (si veda il cap. 2), la cui origine comune potrebbe essere anche più antica. Ciò induce a sperare che ipotesi di questo tipo potranno essere verificate in modo più rigoroso di quanto sia stato possibile fino ad oggi.

4.9 ANTROPOLOGIA FISICA

Le caratteristiche fisiche che a prima vista si distinguono negli asiatici derivano specialmente dai tratti facciali che, come è noto, variano dal tipo caucasoide al tipo orientale o mongoloide, andando da ovest verso est. In casi estremi è facile distinguere a occhio nudo individui appartenenti a questi due gruppi: si può anche notare l'esistenza di vari gradi di mescolanza, specialmente in Asia centrale. I tratti morfologici variano più nei caucasoidi che negli orientali: per esempio si osserva una maggiore variabilità della pigmentazione della pelle, che passa dall'estremo bianco in Europa settentrionale al nero in India meridionale, rispetto a quella degli orientali, che varia molto meno da nord a sud. Nei caucasoidi, i capelli possono essere lisci o ondulati, e il loro colore varia dal biondo al nero, mentre sono invariabilmente neri, lisci e folti negli orientali. Questi ultimi hanno anche pochi peli sul viso e sul corpo e, se incanutiscono, ciò accade in età molto avanzata, mentre nei caucasoidi la pelosità è abbondante e l'incanutimento è quasi la regola. Gli occhi degli orientali sono scuri con pliche interne epicantiche e palpebre pesanti, così da apparire generalmente obliqui («a mandorla»): una caratteristica morfologica anche dei Khoisan africani. Il viso degli orientali è piatto con un naso piatto e zigomi alti. Un altro tratto ben conosciuto, la macchia mongolica, non è presente sempre. I caratteri orientali sono molto marcati nella Siberia meridionale, come sarà discusso più ampiamente nel capitolo 6, per l'importanza di queste popolazioni nel popolamento delle Americhe. In Asia sudorientale simili caratteri, pur presenti, sono meno distintivi. Altri caratteri legati alla corporatura discriminano gli orientali meridionali da quelli settentrionali. Dimostreremo in seguito che anche i dati genetici confermano la distinzione, ponendo come confine i bacini dei due fiumi maggiori: Huang he e Yangzi Jiang. La separazione, che risale al Paleolitico, si è mantenuta nel Neolitico, come si è ricordato nei paragrafi precedenti. Chang (1977) ha riassunto lo scenario antico nel modo seguente: «La Cina settentrionale era popolata da gente che fabbricava utensili litici di grande complessità, con caratteristiche diverse a seconda dei luoghi, dalle steppe mongole alla Manciuria, alle foreste cinesi settentrionali. Gli utensili litici della Cina settentrionale erano microscaglie e microlame, molto diverse da quelle fabbricate nella Cina meridionale, dove non è documentata l'esistenza di lame o di un'industria microlitica, ma predominava il "complesso hoabiniano" dell'Asia sudorientale, caratterizzato da un'industria litica di ciottoli scheggiati comprendenti asce a mano e raschiatoi». Inoltre la conformazione scheletrica degli individui nella Cina settentrionale e nella Cina meridionale è molto diversa: a nord si osserva il tipo «mongoloide», mentre a sud si osservano tipi più simili a quelli contemporanei dell'Asia sudorientale.

Una collezione di dati antropometrici (Bowles, 1977) consente di effettuare un'analisi statistica multivariata di nove misure antropometriche standard in 33 popolazioni dell'Asia. Le variabili sono: statura, lunghezza e larghezza della testa, ampiezza della fronte, altezza e larghezza del viso,

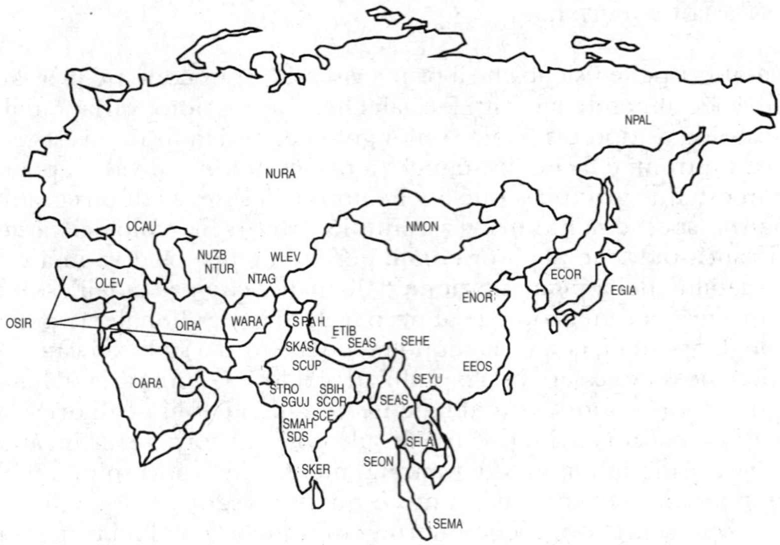

OARA	Arabia e Afghanistan meridionale	ETIB	Tibetani e Qiang	SKAS	Kashmiri, Panjabi, Pahari
OSIR	Siria e Afghanistan centrale	EEOS	Cinesi orientali, occidentali e meridionali	SPAH	Pahari, Bhotia
OIRA	Iraq, Golfo Persico, Iran	ENOR	Cinesi settentrionali	SCUP	Caste e popolazioni tribali dell'Uttar Pradesh
OCAU	Caucaso, Osseti	ECOR	Coreani	SBIH	Bihar e Bengala
OLEV	Levante, Turchia, Afghanistan settentr.	EGIA	Giapponesi	SCOR	Caste dell'Orissa
				SCE	Popolazioni tribali dell'India centrale e orientale: Gond, Oraon, Munda
NMON	Mongoli, Kazaki, Kirghizi	SEHE	Himalayani orientali e Birmani settentr.		
NUZB	Uzbeki e Karakalpaki	SEAS	Assamesi, Birmani, Cinesi sudoccident.	SDS	Popolazioni tribali del Deccan merid. e Vedda
NTAG	Tagiki	SEYU	Yunnan, Kweichow, Vietnamiti	SGUJ	Popolazioni costiere del Gujarat e del Konkan
NTUR	Turkmeni	SELA	Laotiani, Thai, Cambogiani	SMAH	Caste del Maharashtra
NURA	Uralici e Tungusi	SEMA	Malesi	STRO	Popolazioni tribali occidentali e caste inferiori
NPAL	Paleoasiatici ed Eschimesi	SEON	Önge delle Andamane	SKER	Abitanti di Kerala, Madras e Sri Lanka

Fig. 4.9.1 Distribuzione geografica delle popolazioni elencate da Bowles (1977).

larghezza della mandibola inferiore, altezza e larghezza del naso. Nella figura 4.9.1 è rappresentata la distribuzione geografica delle popolazioni analizzate, mentre nella figura 4.9.2 sono rappresentate la prima e la seconda componente principale della collezione dei dati di Bowles e nella figura 4.9.3 la seconda e la terza componente.

Sebbene i dati antropometrici disponibili siano limitati, si può osservare che la prima componente è particolarmente influenzata dalle dimensioni totali del corpo e approssimativamente separa il sud (a destra nella rappresentazione di fig. 4.9.2) dal nord (a sinistra), mentre l'Asia meridionale (India) occupa l'estrema destra della figura. La prima e la seconda componente principale isolano l'Asia sudorientale in un gruppo in alto, mentre l'Asia nordorientale si distribuisce quasi interamente nel quadrante inferiore sinistro. Poiché due sole componenti principali non possono essere sufficienti per descrivere un così alto numero di popolazioni (si è visto che n componenti separano un minimo di $n+1$ raggruppamenti), non deve sorprendere che le prime due componenti non comprendano le popolazioni dell'Asia occidentale, le quali sembrano forma-

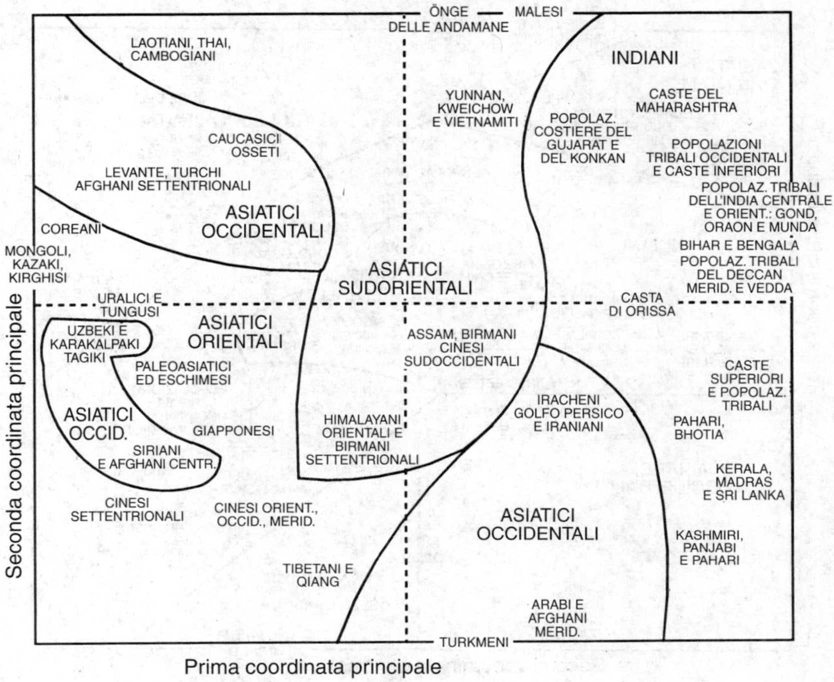

Fig. 4.9.2 Antropologia fisica dell'Asia, secondo Bowles (1977). Prima (orizzontale) e seconda (verticale) coordinata principale.

re tre gruppi distinti, mentre tale raggruppamento viene operato dalla terza componente (fig. 4.9.3).

Esaminando le singole variabili, la statura è più bassa in Asia sudorientale e meridionale, come ci si attende in base alla ben nota correlazione inversa fra statura e temperatura (Roberts, 1973). Ciò è anche messo in evidenza dalla correlazione della prima componente con le dimensioni totali del corpo. La larghezza del viso e del naso, variabili che indicano la mescolanza tra caucasoidi e mongoloidi, mostrano invece un gradiente est-ovest particolarmente pronunciato tra le popolazioni che parlano lingue turco-tatare (famiglia altaica). Ciò si spiega in parte ricostruendo la storia delle migrazioni verso le steppe centrali e viceversa. Le prime migrazioni si verificarono dalle steppe occidentali del Volga meridionale verso l'Asia orientale e meridionale (così come verso l'Europa) dal III al I millennio a.C., fino a quando popolazioni di lingua altaica (Hsiung-nu, Turco-tatari e Mongoli) invertirono la direzione della migrazione e del corrispondente flusso genico verso le steppe, rendendo predominante il flusso in direzione est-ovest. Pressappoco nello stesso periodo, queste popolazioni si diressero anche verso sud. La grande mobilità geografica dei popoli della steppa, sia orientali sia occidentali, si spiega con la loro economia di tipo nomade pastorale. Le tecniche di

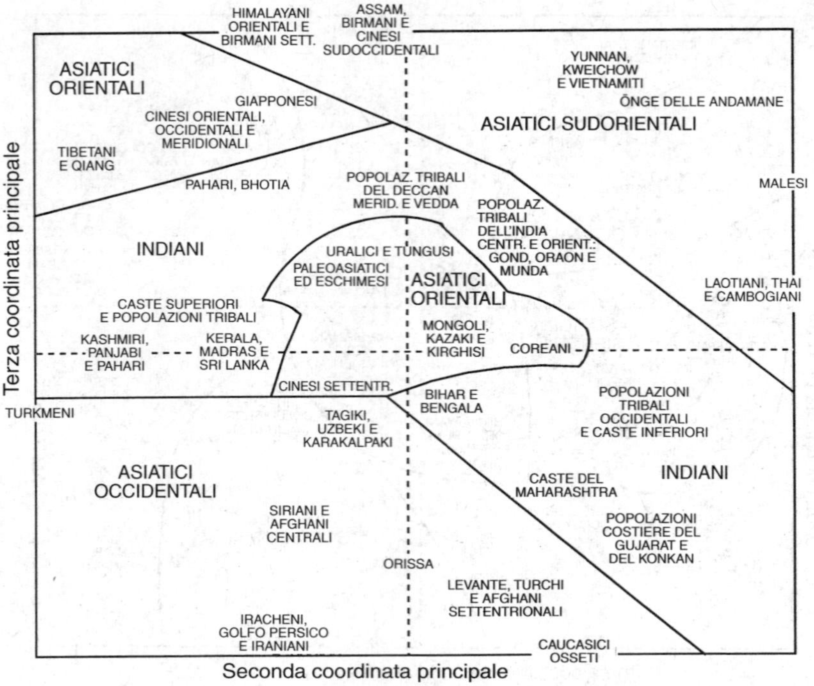

Fig. 4.9.3 Antropologia fisica dell'Asia, secondo Bowles (1977). Seconda (orizzontale) e terza (verticale) coordinata principale.

allevamento e sfruttamento del bestiame, da essi sviluppate e perfezionate nel corso di millenni, favorivano una sempre maggiore mobilità. Come accennato nel paragrafo 4.3, si verificò non solo un rapido spostamento degli insediamenti, ma anche una crescita demografica, che determinò una diffusione del patrimonio genetico dei popoli delle steppe e, in misura ancora maggiore, delle loro lingue. Quando la mobilità superò un certo livello, tuttavia, la possibilità di influire sulla composizione genica locale dei paesi occupati diminuì sensibilmente. Eserciti di piccole dimensioni ma ben organizzati potevano conquistare vasti paesi, e gli invasori non avevano il tempo di moltiplicarsi al punto da lasciare un contributo genetico apprezzabile, soprattutto in territori con un'economia agricola molto sviluppata e una densità di popolazione molto alta. Peraltro la possibilità di influenzare cultura e lingua è ben maggiore di quella di influenzare i geni: una potente élite di conquistatori, anche se costituisce una minoranza assoluta, può imporre le proprie leggi e con esse lingua e costumi, ma le riesce molto più difficile diffondere i propri geni in modo rapido e su larga scala.

In Asia sudorientale, oltre ai caucasoidi e agli orientali settentrionali e meridionali si trovano alcuni gruppi di Negritos (Omoto, 1985). Questa popolazione è caratterizzata da statura piccola, pelle scura, capelli ricci o crespi, denti larghi, mascella prominente e naso largo. Gruppi di Negritos si trovano nelle Filippine (Luzon, Mindanao, Palawan), nelle Andamane e in Malaysia (Semang). Essi mostrano alcune somiglianze fisiche con gli aborigeni australiani e i melanesiani. Anche alcuni gruppi di aborigeni indiani (i Vedda dello Sri Lanka, i Kadar del Kerala e altre tribù) somigliano fisicamente ai Negritos (si veda il par 4.6). Le relazioni degli Ainu con i Giapponesi moderni analizzate in base a dati craniometrici sono state discusse nel paragrafo 4.4.a.

4.10 QUADRO GENETICO GENERALE DELL'ASIA

Nella figura 4.10.1 è rappresentato l'albero ricostruito in base ai dati genetici di 39 popolazioni o gruppi di popolazioni asiatiche. Il numero medio di geni considerati è 68,6. Si possono osservare due raggruppamenti principali: uno più esiguo, formato da sette popolazioni dell'Asia sudorientale, e uno più numeroso che include le altre popolazioni. La Cina settentrionale e quella meridionale appartengono a due raggruppamenti differenti, e ciò conferma il sospetto che, nonostante millenni di storia comune e molti movimenti migratori, sia stata in parte mantenuta la profonda differenza genetica iniziale tra queste due regioni.

Il raggruppamento più numeroso è diviso in tre sottogruppi.

1) Il primo comprende quattro popolazioni dell'estrema zona nordorientale: Koriak, Ciukci, Tungusi (Evenki) e Turco-tatari settentrionali. Questi ultimi includono gli Jakuti, i Tuva, gli Altai, i Dolgan e altri, come descritto in modo più dettagliato nel paragrafo 4.11. Altre popolazioni settentrionali quali i Siberiani di lingua uralica e i Ciukci delle renne (che si differenziano dagli altri Ciukci), si uniscono al sottogruppo seguente.

2) Il secondo, degli orientali settentrionali, include sei popolazioni dell'Asia orientale e tre di quella nordorientale (Siberiani di lingua uralica, Mongoli e Ciukci delle renne). Il limite di demarcazione tra la Cina settentrionale e quella meridionale è stato posto al centro della Cina: come si è già notato, i Cinesi meridionali si uniscono agli asiatici sudorientali, mentre quelli settentrionali formano un unico raggruppamento con i Coreani, i Giapponesi, gli Ainu, i Bhutanesi e i Tibetani. Questa associazione potrebbe essere spiegata supponendo che le ultime due popolazioni provengano da nord (si veda il par. 4.4).

3) Il sottogruppo più numeroso, che raggruppa 19 popolazioni, nettamente separato dagli altri, include tutti gli asiatici occidentali e meridionali. È chiaramente un gruppo caucasoide, sebbene probabilmente gli Uzbeki (una popolazione dell'Asia centrale) siano più delle altre popolazioni mescolati con tipi mongoloidi. I due gruppi arabi risultano uniti tra loro e formano un raggruppamento a sé stante, mentre gli Indiani sono divisi in due gruppi e verranno esaminati in seguito.

Questa struttura ad albero conferma le principali caratteristiche osservate nell'albero delle popolazioni del mondo, ma mette in evidenza alcuni nuovi particolari, in quanto sono state analizzate più popolazioni. Suddividendo le popolazioni nei due raggruppamenti principali dei caucasoidi e degli orientali, possono venire accentuate alcune differenze: l'al-

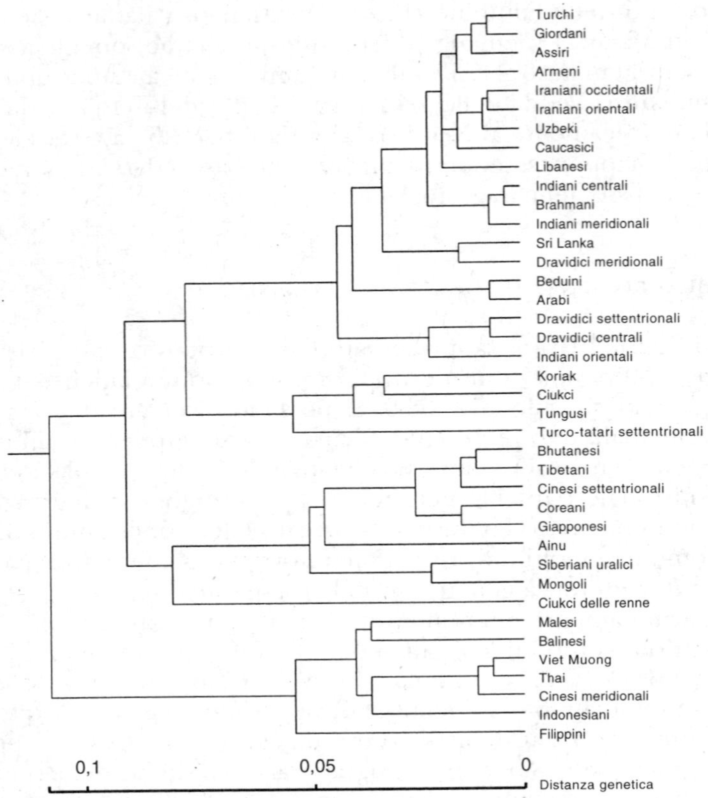

Fig. 4.10.1 Albero filogenetico di 39 popolazioni dell'Asia.

goritmo della ricostruzione dell'albero forza, ad esempio, popolazioni di lingua turco-tatara come gli Uzbeki a rientrare in uno dei due raggruppamenti, sebbene la discriminazione non sia così netta.

A differenza dell'analisi condotta sui dati di antropologia fisica, anche se non in completo disaccordo, l'analisi dell'albero genetico mette in luce innanzitutto la distinzione principale tra le popolazioni dell'Asia sudorientale e le altre; inoltre mostra l'associazione tra gli asiatici orientali e quelli nordorientali e consente di individuare il raggruppamento degli asiatici di tipo caucasoide.

Come di consueto, per l'analisi statistica multivariata la scelta delle popolazioni è stata condizionata dal numero di geni disponibili. In una prima analisi con un numero maggiore di popolazioni, ve ne erano infatti tre – gli aborigeni di Taiwan, i Turkmeni e i Gurkha, che nell'albero si separavano dalle altre – per le quali si disponeva di un numero di marcatori inferiore ai 39 scelti alla fine. Queste popolazioni sono state invece incluse nell'analisi delle componenti principali. Le popolazioni uraliche della Siberia, considerate come una popolazione unica nell'analisi del-

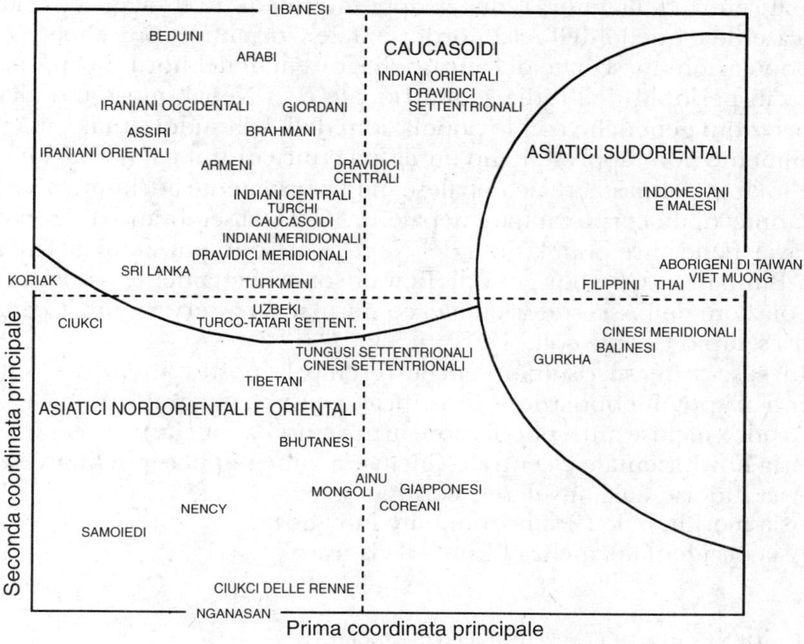

Fig. 4.10.2 Mappa delle componenti principali relativa a 42 popolazioni dell'Asia.

l'albero, sono state suddivise nelle tre principali che le compongono: Nency, Samoiedi e Nganasan. L'analisi è stata quindi condotta su 44 popolazioni con un numero medio di geni di 65,1 ± 6,2; la rappresentazione delle prime due componenti principali (fig. 4.10.2), che riassume il 39% della variazione genetica totale, ci permette di arrivare a conclusioni molto simili a quelle dedotte dall'analisi dell'albero: la prima componente separa l'Asia sudorientale dal resto, in modo analogo alla prima fissione dell'albero dell'Asia; la seconda componente contribuisce alla separazione delle popolazioni restanti in due gruppi principali che si possono distinguere chiaramente nella parte sinistra della figura: nella parte superiore si collocano tutti i caucasoidi (Asia occidentale e meridionale, il sottogruppo 3 descritto in precedenza), in quella inferiore le popolazioni dell'Asia nordorientale e orientale (sottogruppi 1 e 2).

La rappresentazione mediante la tecnica delle componenti principali della fig. 4.10.2 dà soltanto una prima idea approssimativa dei sottogruppi che ci si attendono in un continente così vasto e che sono mostrati dall'albero; ma va ricordato che due sole componenti non possono distinguere più di tre raggruppamenti. Non sorprende, allora, che la separazione dei raggruppamenti nel quadrante superiore sinistro e in quello inferiore sinistro non sia così netta come quella tra l'Asia sudorientale e il resto: probabilmente ciò è dovuto al fatto che i Turkmeni e gli Uzbeki (vicini al centro della figura), due gruppi intermedi tra il raggruppamento caucasoide e quello dell'Asia nordorientale e orientale, potrebbero essere popolazioni mescolate di caucasoidi e orientali del nord. I Gurkha, localizzati perlopiù nell'India settentrionale e in Nepal, mostrano alcune associazioni genetiche con le popolazioni dell'Asia sudorientale, ma probabilmente non rappresentano un'entità etnica distinta: il nome, infatti è quello di una dinastia reale nepalese, impropriamente attribuito a soldati britannici di un corpo militare nepalese. I Gurkha sembrano distinguersi, tuttavia, dalle altre popolazioni del Nepal, che sono più simili ai Tibetani e ai Bhutanesi. Gli aborigeni di Taiwan sono strettamente associati alle popolazioni dell'Asia sudorientale, confermando osservazioni precedenti (per esempio Chen e coll., 1985).

In base a questi risultati concentreremo la nostra attenzione sui seguenti gruppi di popolazioni (classificati per area geografica):

Artide (incluse altre popolazioni artiche non asiatiche);
Asia nordorientale e centrale (incluse alcune popolazioni limitrofe);
Asia sudorientale, insulare e continentale;
Asia meridionale (il subcontinente indiano);
Asia occidentale, inclusi l'Iran e il Caucaso.

4.11 GENETICA DELLE POPOLAZIONI ARTICHE

Le popolazioni dell'Artide mostrano una variabilità genetica notevole, come ci si poteva aspettare, data la loro bassa densità demografica e le dimensioni ridotte dei vari gruppi etnici; questi, tra l'altro, si spostano molto, specialmente in inverno. Per poter effettuare un confronto diretto con i potenziali gruppi ancestrali asiatici, sono stati inclusi nell'analisi gli Eschimesi, che vivono prevalentemente nell'America settentrionale, e i Na-Denè, molto simili agli Eschimesi. Le stime delle dimensioni delle popolazioni che vivono nella ex Unione Sovietica sono quelle riportate dall'Ufficio Centrale di Statistica dell'URSS (1987) di cui useremo ancora il nome, anche se ora è cambiato.

Per la maggior parte dei gruppi etnici sono noti, purtroppo, solo pochi marcatori genetici e poiché la matrice delle 26 popolazioni originarie presentava il 64% di dati mancanti e l'albero risultante non sarebbe stato attendibile, alcune popolazioni sono state eliminate o raggruppate, come verrà specificato in seguito. La figura 4.11.1 presenta l'albero di 16 popolazioni ottenuto da distanze genetiche basate su una media di 60 geni (41,3 per coppie di popolazioni). L'analisi delle componenti principali (meno sensibile agli errori di campionamento della ricostruzione di un albero) è stata eseguita sulla matrice delle 26 popolazioni, con un numero medio di geni pari a 43,6. Il grafico delle prime due componenti (fig. 4.11.2) rappresenta il 35% della variabilità genetica originaria. Le quattro popolazioni con il minor numero di geni, che per questo motivo non sono state incluse nell'albero, sono i Lapponi dell'ex URSS (un gruppo molto esiguo che nel 1979 era composto da 1900 individui), gli Eschimesi Yupik dell'Alaska occidentale (17000 individui dei quali si conoscono pochissimi geni) e due

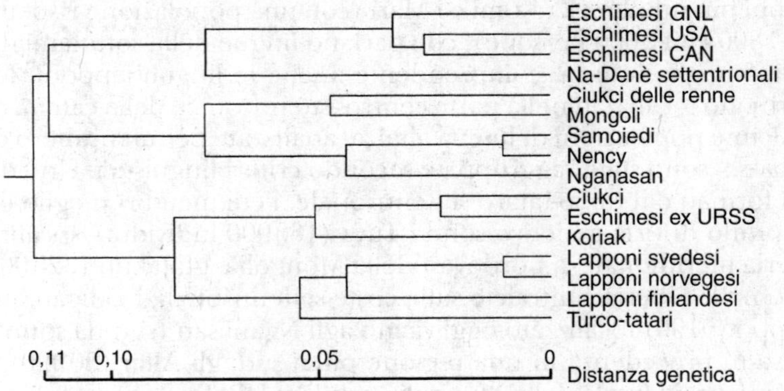

Fig. 4.11.1 Albero filogenetico di 15 popolazioni artiche e Na-Denè settentrionali. Eschimesi GNL, Eschimesi della Groenlandia; Eschimesi USA, Eschimesi dell'Alaska; Eschimesi CAN, Eschimesi del Canada; Eschimesi ex URSS, Eschimesi dell'ex Unione Sovietica.

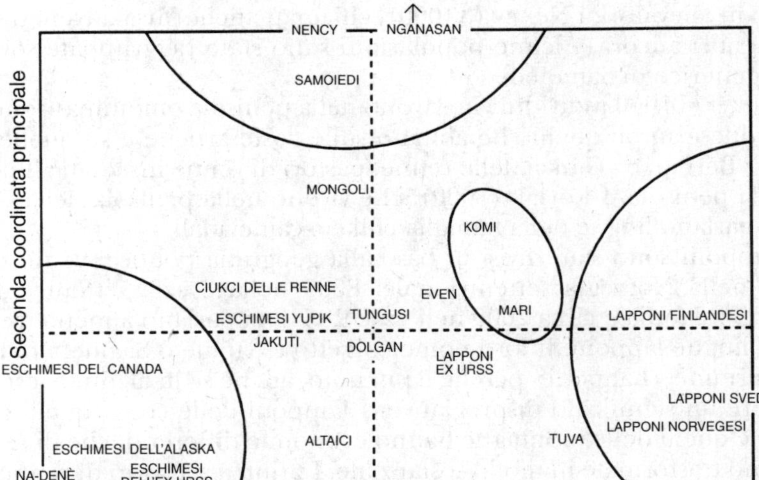

Fig. 4.11.2 Mappa delle componenti principali relativa a 26 popolazioni della regione artica e di alcune regioni limitrofe.

gruppi più numerosi, i Komi e i Mari (con una popolazione rispettivamente di 47800 e 622000 persone), che parlano lingue della sottofamiglia finnica della famiglia uralica, comprendente anche le lingue lapponi. I Komi e i Mari sono localizzati nella parte centrosettentrionale della catena degli Urali. Alcune popolazioni di lingua altaica, analizzate per un numero di geni assai basso, sono state raggruppate secondo criteri linguistici. Uno dei gruppi così formati è il turco-tataro settentrionale, i cui membri meglio conosciuti dal punto di vista genetico sono i Tuva (166000 individui), localizzati nella Siberia meridionale, a nordovest della Mongolia; gli Jakuti (328000) che vivono nella Siberia centrale e sulle coste settentrionali; i Dolgan, un piccolo gruppo (5100) localizzato oggi vicino agli Nganasan (si veda sotto), ma che viveva in precedenza in una regione più a sud; gli Altai (60000), vicino al confine occidentale della Mongolia con l'ex URSS e la Cina.

Un altro gruppo ricostruito è quello dei Mongoli-Tungusi che include gli Even (12500), che vivono in zone intermedie tra quelle occupate dagli Jakuti e quelle occupate dai Ciukci nella penisola della Camciatca; gli Evenki (27000), insediati principalmente vicino al confine orientale della Mongolia con la Cina e l'ex URSS; i Buriati (353000), a est del lago Bajkal, in Mongolia e in Cina.

Gli Uralici asiatici includono gli Nganasan, circa 900 persone che vivono attualmente nella penisola del Tajmyr, o a sud di questa, tuttora cacciatori di renne selvatiche, anche se si stanno progressivamente trasformando in allevatori; i Nency (30000), chiamati anche Yurak, Neneti o Jenisej; e altri ancora. Alcune popolazioni sono state raggruppate sotto il nome generico di Samoiedi.

I Ciukci (14000 individui che vivono nella penisola omonima) sono divisi in due gruppi: quelli che abitano sulle coste artiche e su quelle del Mare di Bering, e i Ciukci delle renne, pastori di renne insediati all'interno della penisola. I Koriak (8000), che vivono nella penisola della Camciatca, parlano lingue della famiglia ciukcio-camciadali.

I Lapponi sono stati divisi in base alla geografia politica: ve ne sono 20000 nella Norvegia settentrionale, 8000 nella Svezia settentrionale, 2000 in Finlandia e circa 2000 nell'ex URSS. Essi parlano almeno tre differenti lingue lapponi. Il loro nome corretto è Sabme o Saame; noi usiamo il termine «Lapponi» perché è più noto, anche se in alcuni paesi può assumere un significato dispregiativo. I Lapponi delle coste, quelli delle foreste e quelli delle montagne hanno economie differenti, che di recente si sono trasformate in modo sostanziale. I primi, cacciatori di renne selvatiche e di mammiferi marini, effettuavano spostamenti stagionali (erano cioè seminomadi); quelli delle montagne erano pastori nomadi di renne; infine quelli delle foreste erano seminomadi, cacciatori di renne selvatiche e pescatori in acque dolci.

Gli Eschimesi verranno descritti in modo più completo nel capitolo re-

Tab. 4.11.1 Distanze genetiche (nel triangolo inferiore sinistro della matrice) tra popolazioni artiche e relativi errori standard (nel triangolo superiore destro della matrice). Tutti i valori sono stati moltiplicati per 10000.

	LPF	LPN	LPS	EDR	ESG	ESI	USA	URSS	N-DN	MGT	TUN	CIU	CIUK	CIUR	URNE	URNG	URSA
Lapponi finlandesi	0	103	99	271	263	384	356	261	291	122	225	288	344	352	235	475	321
Lapponi norvegesi	418	0	25	208	255	237	162	186	299	209	85	197	265	342	169	266	178
Lapponi svedesi	465	96	0	273	375	405	194	196	337	205	119	170	234	354	344	488	271
Elamo-Dravidici	1158	1014	1343	0	75	50	76	66	99	92	225	240	275	145	98	289	241
Eschimesi della Groenlandia	920	1090	1534	302	0	66	79	173	205	162	223	185	248	259	192	488	370
Eschimesi Inupik	1670	1217	1878	326	278	0	91	167	296	174	339	360	620	303	244	599	465
Eschimesi dell'Alaska	1275	734	905	259	330	417	0	125	120	190	177	219	495	102	273	325	156
Eschimesi ex URSS	1336	803	1073	407	677	799	351	0	182	166	224	72	169	212	257	322	121
Na-Denè settentrionali	1748	1420	1748	645	690	872	595	746	0	107	258	390	457	350	322	521	429
Mongoli-Tungusi	723	818	852	478	903	853	728	566	743	0	271	389	449	109	221	290	148
Turco-tatari settentrionali	739	402	533	895	966	1261	686	837	1157	689	0	161	187	377	277	477	349
Ciukci	1061	502	559	658	682	1370	562	246	1136	807	505	0	157	511	303	454	238
Ciukci Koriak	1199	858	700	1070	1232	2015	1227	680	1516	962	658	335	0	666	399	574	304
Ciukci delle renne	1659	1087	1013	621	1067	1494	496	583	1236	466	1398	980	1414	0	251	311	150
Uralici Nency	854	894	1219	619	776	946	844	780	1165	512	787	1028	1440	864	0	198	30
Uralici Nganasan	1927	1673	1861	1309	2125	2157	1451	1361	2232	904	1457	1874	2136	1321	631	0	65
Uralici Samoiedi	1269	907	1022	773	1345	1508	501	380	1217	370	852	840	1036	498	114	234	0

lativo all'America. Il nome corretto di questa popolazione è Inuit, e anche in questo caso il termine «Eschimesi» è più noto, ma può assumere in alcuni contesti un significato dispregiativo. Nell'ex URSS vivono vicino allo stretto di Bering solo circa 1500 Eschimesi, che parlano la lingua yupik. Su questi Eschimesi asiatici non si hanno molte informazioni di tipo genetico, ma sembrano essere simili ai vicini Ciukci, così come lo sono le relative famiglie linguistiche. Il gruppo dei Ciukci delle renne è localizzato più a sud. I Na-Denè settentrionali vivono nella zona nordoccidentale dell'America settentrionale (si veda il cap. 6) e, in modo analogo a quanto è stato fatto per gli Eschimesi, sono stati inclusi nell'analisi per esaminarne le possibili affinità con i popoli dell'Asia artica.

L'albero filogenetico mostra tre raggruppamenti principali: Eschimesi (uniti ai loro vicini americani, i Na-Denè), Lapponi (con alcuni Ciukci) e un gruppo di popolazioni siberiane. La mappa delle componenti principali (CP) fornisce maggiori particolari: i Lapponi e gli Eschimesi (che sono le popolazioni maggiormente separate) costituiscono i poli della prima CP, mentre gli Uralici settentrionali (Siberiani) e i Ciukci sono i poli della seconda. I Komi e i Mari, due gruppi di Uralici occidentali, si collocano in posizione intermedia tra i Lapponi e gli Uralici settentrionali, rispecchiando in modo approssimativo la loro posizione geografica.

Nell'albero filogenetico gli Nganasan risultano valori erratici nell'ambito dei Samoiedi. Lo sono anche nella mappa delle componenti principali, nella quale però questo particolare non è visibile in modo chiaro; per esigenze di rappresentazione grafica, infatti, essi sono stati collocati in corrispondenza dei Nency, ma il valore reale della seconda CP avrebbe richiesto una collocazione a distanza almeno doppia dal centro, rispetto a quella dei Nency. Questa posizione estrema potrebbe essere la conseguenza della dimensione esigua (900) della popolazione, responsabile di una deriva genetica molto marcata. Gli Nganasan si uniscono tuttavia agli altri due gruppi di lingua uralica, loro vicini sul piano geografico e appartenenti allo stesso ramo linguistico della famiglia uralica.

In conclusione, nelle regioni artiche vi è stata una differenziazione genetica rilevante, soprattutto tra le popolazioni che vivono nelle zone settentrionali estreme, dove la deriva genetica può avere avuto un effetto potente a causa della bassa densità demografica. Come risulta dalla rappresentazione delle componenti principali, il fattore geografico è importante, anche se si osservano alcune eccezioni: i Lapponi e gli Eschimesi sono geograficamente molto distanti e risultano tali anche nella mappa delle componenti principali; emergono però alcune somiglianze, sebbene non molto marcate, tra i Lapponi e alcuni Ciukci. Le popolazioni che si collocano al centro della mappa sono prevalentemente localizzate nella Siberia meridionale e non divergono quanto le popolazioni settentrionali. I Ciukci delle renne, nettamente separati dagli altri Ciukci, risultano più vicini ai Tungusi: si potrebbe ipotizzare che in origine parlassero una lingua diversa e che in seguito ne abbiano acquisito una nuova dai Ciukci, dai quali assimilarono anche le tecniche di allevamento delle renne. Gli Eschimesi dell'ex URSS, probabilmente più mescolati con altre popolazioni asiatiche, differiscono dagli Eschimesi dell'America settentrionale. Nella tabella 4.11.1 sono riportate le distanze genetiche F_{ST} usate nelle analisi e gli errori standard a esse associati.

4.12 GENETICA DELL'ASIA ORIENTALE E CENTRALE

L'analisi genetica è stata condotta su 21 popolazioni dell'Asia orientale o di zone limitrofe (la tab. 4.12.1 presenta le distanze F_{ST} e i relativi errori standard). Nell'albero della figura 4.12.1 i Cinesi meridionali risultano isolati e più vicini alle popolazioni dell'Asia sudorientale che a quelle dell'Asia nordorientale (si veda il cap. 2). Sussiste infatti una grande differenza tra la Cina settentrionale e quella meridionale (come è stato discusso nel par. 4.9 sull'antropologia fisica). L'albero mostra un primo raggruppamento, che include popolazioni del Giappone, della Corea, del Bhutan e del Tibet, e un secondo composto da tre sottogruppi: il primo include le popolazioni di lingua turco-tatara dell'Asia centrale e occidentale (Turkmeni, Uzbeki e Turchi) che hanno componenti caucasoidi di importanza variabile; il secondo include gli Altai, i Cinesi settentrionali e i Nepalesi (esclusi gli Sherpa, che sono stati tenuti distinti); il terzo comprende due popolazioni di lingua altaica, descritte nel paragrafo 4.11, e, forse sorprendentemente, gli Sherpa (85 000) che vivono principalmente in Nepal.

La mappa delle componenti principali (fig. 4.12.2), la quale concorda ampiamente con l'albero, basata su una media di 55,7 ± 5,4 geni, riassume il 39% della variabilità genetica complessiva. I Cinesi meridionali confermano la loro posizione isolata, mentre la prima CP separa il Giappone e la Corea dalle popolazioni rimanenti. Tre gruppi tibetani – del Tibet, del Bhutan e gli Sherpa del Nepal – sono abbastanza vicini, mentre i Nepalesi sono piuttosto distanti, ma risultano vicini al campione del Bhutan in base alla terza CP (non rappresentata). I gruppi tibetani, pur presentando alcune affinità con il Giappone e la Corea, occupano una posizione centrale.

Nell'analisi genetica non sono stati inclusi i Balti (40 000), popolazione di pastori nomadi che vive nel Pakistan settentrionale e parla una lingua tibetana; sulla base dei pochi dati genetici disponibili, essi mostrano alcune affinità con i Tibetani.

Come è stato discusso in precedenza, dal punto di vista storico le popolazioni tibetane sono originarie della Cina settentrionale: ciò spiega perché vengano unite agli Altai e ai Cinesi settentrionali. Le due popolazioni nepalesi incluse nell'analisi divergono tra loro: l'osservazione dei dati genetici indica che esse ebbero origine in regioni diverse dell'Asia nordorientale. Come si è accennato nel paragrafo 4.4, i Tibetani erano – e sono tuttora, per un'alta percentuale – pastori nomadi provenienti dalle zone settentrionali dell'Asia. I dati della tabella 4.12.1 mostrano che la distanza dei Tibetani dai Bhutanesi e dai Giapponesi è minima. La popolazione tibetana viene unita al gruppo degli asiatici nordorientali in modo non stabile: con il metodo statistico del *bootstrap* (si veda il cap. 2) risulta separata da questo gruppo 24 volte su 100 (una frequenza doppia ri-

	AIN	HOK	HOC	HOKA	HOKI	HOSO	KYU	RYU	COR	CIN	CIS	NNO	SHE	TIB	BHU	UZE	ALT	TUV	JAK	TUR	TURK
Ainu	0	46	46	93	50	138	125	33	104	104	247	309	95	182	103	133	289	122	195	250	612
Hokkaidō	127	0	54	41	84	61	43	25	11	45	72	92	87	32	109	121	140	112	157	261	108
Honshū Chūbu	250	129	0	66	100	19	33	28	51	110	296	39	94	77	90	135	116	118	152	275	83
Honshū Kantō	300	84	120	0	94	12	245	39	63	90	271	85	63	63	79	158	156	233	169	214	168
Honshū Kinki	164	146	160	183	0	170	17	59	43	157	319	511	134	42	118	127	170	73	159	295	809
Honshū sudoccidentali	304	128	59	44	237	0	141	72	58	97	128	118	90	50	90	104	121	92	120	87	213
Kyūshū	319	94	60	322	46	149	0	179	241	135	400	310	106	165	165	184	136	163	107	249	132
Ryūkyū	152	66	121	116	119	119	277	0	41	80	233	213	99	52	66	78	137	195	120	195	397
Coreani	358	36	170	153	134	190	381	123	0	50	210	191	51	53	60	92	234	205	126	224	382
Cinesi settentrionali	462	143	326	290	447	242	413	262	208	0	152	53	48	67	50	86	77	120	180	146	63
Cinesi meridionali	828	208	760	601	1004	377	1304	663	498	328	0	116	58	301	261	216	296	249	364	297	185
Nepal non Sherpa	819	256	126	338	899	252	602	477	475	90	507	0	121	142	63	121	65	238	236	189	102
Sherpa	513	414	562	376	699	528	527	420	282	149	225	386	0	72	111	103	51	98	77	179	192
Tibetani	390	116	206	200	85	112	322	147	174	234	830	367	190	0	38	119	206	123	140	168	156
Bhutanesi	480	284	279	340	321	239	444	287	269	108	848	161	227	78	0	138	134	235	99	195	135
Uzbeki orientali	512	412	492	523	587	301	726	374	370	347	721	442	447	447	547	0	150	96	111	67	25
Altai	863	349	314	415	490	278	349	365	576	73	727	272	200	446	420	353	0	172	123	125	53
Tuva	625	417	425	942	422	307	467	719	824	377	1148	1025	315	610	867	311	401	0	113	132	298
Jakuti	555	592	516	731	515	448	453	429	519	399	1263	759	133	364	353	226	204	228	0	193	93
Turchi	796	563	743	778	674	282	675	747	794	421	1084	752	586	620	811	167	453	636	735	0	55
Turkmeni	1032	320	268	578	1519	554	317	693	709	105	622	456	418	406	543	51	146	618	217	104	0

spetto a quella della popolazione meno stabile successiva, gli Ainu), e unita di solito ad alcune popolazioni dravidiche meridionali del gruppo caucasoide, dalle quali la separa una distanza genetica piuttosto piccola, peraltro non analizzata in modo appropriato.

Gli Ainu, che sono sempre stati oggetto di grande interesse antropologico, furono considerati caucasoidi dai primi antropologi (europei). I gruppi meno acculturati o mescolati sono ben poco numerosi (Omoto, 1972, 1973) e vivono in Hokkaidō, l'isola giapponese più settentrionale, mentre altri gruppi sono localizzati nella parte meridionale dell'isola di Sahalin (ex URSS, 1500). Gli Ainu vivevano in Giappone prima dell'arrivo dei Giapponesi moderni e probabilmente vi è stata una mescolanza. Le caratteristiche fisiche principali che li rendono diversi dalle altre popolazioni dell'Asia nordorientale (a cui sono peraltro legati da analogie genetiche e linguistiche) sono costituite dalla presenza di peli e dal tipo di capigliatura: da qui l'ipotesi che essi avessero un'origine caucasoide. Vi sono però anche altri gruppi isolati, diversi dagli Ainu, caratterizzati dalla presenza di peli (Alekseev, 1979). Nell'antropologia classica ancora si sostiene l'origine caucasoide degli Ainu, ma sono state proposte altre ipotesi: una, ad esempio, li mette in relazione con gli aborigeni australiani, mentre un'altra suggerisce che si tratti di una «razza» indipendente e che la somiglianza genetica con i Giapponesi sia dovuta al grado elevato di mescolanza con questi. Una stima diretta della «purezza» effettuata su un campione studiato da Omoto (1972, 1973), mediante l'analisi degli alberi genealogici, estesa alle ultime tre o quattro generazioni, mette in evidenza una componente non Ainu del 40%. Non è chiaro se sia necessario chiamare in causa la selezione sessuale per spiegare la persistenza negli Ainu di alcune peculiarità fisiche di probabile origine genetica, quali la presenza di peli e il tipo di capigliatura. Per quel che riguarda gli altri caratteri, gli Ainu non mostrano tracce evidenti di antenati caucasoidi: sulla base delle impronte digitali e della morfologia dentale, Omoto ha dimostrato che gli Ainu sono orientali e non caucasoidi. A giudicare dalla peluria sul corpo, è anche possibile che gli Eta, i senza casta intoccabili del Giappone, siano imparentati con gli Ainu. Gli Eta – che sono o erano macellai, conciatori di pelli, carnefici e spazzini – dovevano sottostare per legge a rigide regole endogamiche: questa casta non è ancora scomparsa e meriterebbe di essere studiata. Si suppone inoltre che anche gli aborigeni delle isole Ryūkyū e gli Atayal, aborigeni dell'isola di Taiwan, abbiano relazioni genetiche con gli Ainu. La popolazione geneticamente meno distante dagli Ainu è quella dei Giapponesi che vivono sull'isola di Hokkaidō e, subito dopo, gli aborigeni delle Ryūkyū (152 ± 33); nell'albero, tuttavia, essi sono valori erratici nel gruppo degli asiatici orientali.

Nell'albero delle popolazioni del mondo (cap. 2), gli Ainu mostrano la distanza genetica minore da Tungusi, Giapponesi e Coreani, mentre la

Tab. 4.12.1 Distanze genetiche (nel triangolo inferiore sinistro della matrice) tra popolazioni dell'Asia orientale e centrale e relativi errori standard (nel triangolo superiore destro della matrice). Tutti i valori sono stati moltiplicati per 10 000.

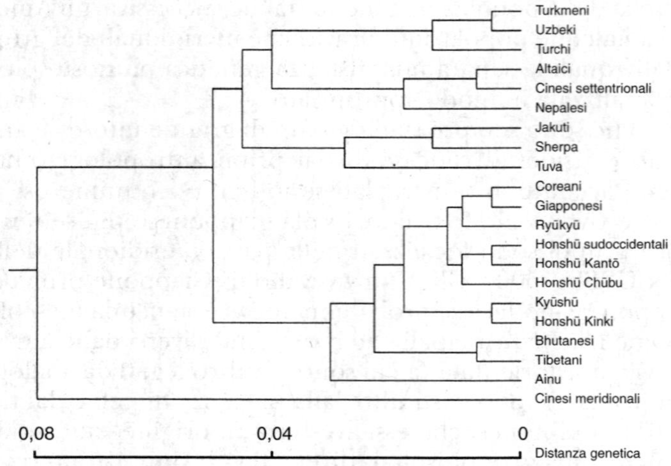

Fig. 4.12.1 Albero filogenetico di 21 popolazioni dell'Asia orientale e centrale.

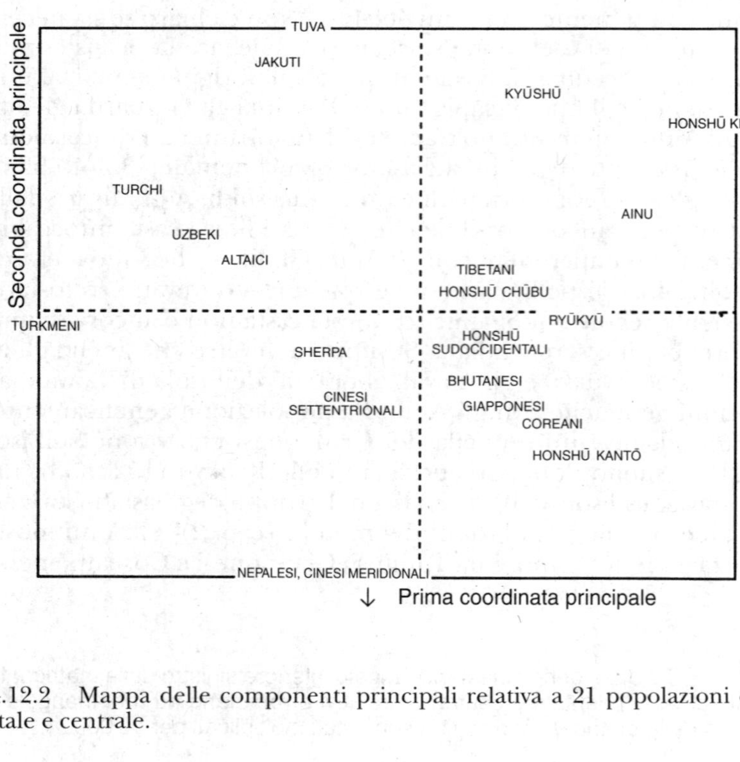

Fig. 4.12.2 Mappa delle componenti principali relativa a 21 popolazioni dell'Asia orientale e centrale.

loro distanza dagli aborigeni australiani è maggiore (ma non in modo significativo) rispetto a quelle dei Giapponesi e dei Coreani dagli australiani; infine, la loro distanza dai caucasoidi è paragonabile a quella dei Giapponesi e dei Coreani. Negli alberi ricampionati con il metodo del *bootstrap* gli Ainu si separano dal gruppo degli asiatici nordorientali 11 volte su 100, dopo i Tibetani che si separano 22 volte su 100. Quando gli Ainu non si uniscono al gruppo delle popolazioni asiatiche nordorientali, risultano collocati ai margini di queste, all'esterno di un raggruppamento che include altre popolazioni orientali; a differenza dei Tibetani, però, non compaiono mai in gruppi caucasoidi. Perciò sembra ragionevole abbandonare il mito di un'origine caucasoide di questa popolazione: risulta più plausibile supporre che gli Ainu fossero distribuiti nell'attuale arcipelago giapponese forse già nel periodo Jōmon e che siano stati sostituiti da invasori di origine coreana, o simile, a partire dal I millennio a.C.

Per molti aspetti essi sono orientali settentrionali, strettamente imparentati con le popolazioni dell'Asia nordorientale; la posizione isolata nel gruppo degli orientali settentrionali (cap. 2) è probabilmente dovuta all'antica origine insulare, anche se l'effetto genetico dell'isolamento può essere stato attenuato dai recenti contatti con i Giapponesi.

I Coreani, pur essendo molto simili ai Giapponesi, si differenziano dagli Ainu e dagli aborigeni delle isole Ryūkyū, in accordo con l'ipotesi che la Corea fu il luogo di origine di molti dei popoli che invasero il Giappone.

Il Giappone è stato studiato in modo approfondito: i dati, suddivisi su base geografica, identificano popolazioni strettamente unite tra loro e con la popolazione coreana. L'area di Kinki (la regione attorno alla vecchia capitale Kyōto) e Kyūshū (la più meridionale delle quattro grandi isole che formano l'arcipelago giapponese) costituiscono un valore erratico. L'analisi della matrice delle distanze (tab. 4.12.1) mostra una situazione complessa: come è stato detto in precedenza, gli Ainu presentano la minor distanza dai Giapponesi di Hokkaidō (127 ± 46) e non è chiaro se il flusso genico si sia verificato in una o in entrambe le direzioni: dai Giapponesi di Hokkaidō agli Ainu o anche viceversa. La seconda popolazione più vicina agli Ainu è quella degli aborigeni dell'arcipelago di Ryūkyū (152 ± 33), formato da 55 isole (inclusa Okinawa) a sud del Giappone, in direzione di Taiwan, localizzate quindi in posizione diametralmente opposta a Hokkaidō. Costoro, poi, mostrano la minore distanza (66 ± 25) dai Giapponesi di Hokkaidō, che è l'isola più settentrionale del Giappone e quella geneticamente più simile alla Corea, contrariamente a quanto ci si potrebbe attendere sulla base delle rispettive posizioni geografiche. Fino a 120 anni fa, su quest'isola, che ancora oggi presenta la densità di popolazione più bassa, vivevano pochi Giapponesi. Un'interpretazione possibile di queste osservazioni è che, prima delle grandi invasioni del Giappone a partire da 2300÷1600 anni fa, la popolazione dell'arcipelago giapponese e di Ryūkyū fosse simile a quella degli Ainu.

L'albero filogenetico mostra in modo chiaro che i Cinesi settentrionali e quelli meridionali hanno avuto un'origine genetica diversa: così come risulta da altri studi che verranno discussi in seguito, il gruppo settentrionale si unisce sempre ai Mongoli o in generale a popolazioni che parlano lingue altaiche, mentre quello meridionale si unisce alle popolazioni dell'Asia sudorientale. La Cina moderna, popolata da più di un miliardo di persone, come si è visto in precedenza è densamente popolata da millenni. Le migrazioni interne non sono state sufficienti a creare una situazione di omogeneità genetica e molto probabilmente il popolamento iniziale deve avere avuto due sorgenti, una settentrionale e l'altra meridionale. Le zone settentrionali e quelle meridionali dell'Asia orientale sono caratterizzate da una storia diversa, come risulta dall'albero delle popolazioni del mondo. È probabile che la Cina sia stata popolata con continuità fin dal Paleolitico superiore: alcuni archeologi credono che ciò si possa far risalire fin ai tempi di *Homo erectus* (si veda ad esempio Wolpoff, 1989). Nonostante il lungo periodo trascorso, le differenze genetiche non sono state cancellate dalle migrazioni interne; in particolare si può osservare un gradiente genetico marcato nella Cina centrale. Durante gli ultimi 2300 anni, le invasioni dei pastori nomadi provenienti da nord hanno certamente contribuito al mantenimento del gradiente delle frequenze geniche, ma la differenza tra settentrione e meridione precedette probabilmente l'espansione dei nomadi. Nel paragrafo 4.9 si è visto che queste due aree della Cina sono contraddistinte da differenze antropologiche e fisiche che risalgono al Paleolitico. Nel Neolitico questa differenziazione venne probabilmente accentuata dalla crescita demografica dovuta allo sviluppo agricolo e dai cambiamenti seguiti alle invasioni dei nomadi del Nord. La costruzione della Grande Muraglia (III secolo a.C.) fu la risposta a queste incursioni, ma non bastò a respingerle. Nel XIII secolo i guerrieri mongoli di Gengis Khan e dei suoi successori compirono massacri e genocidi sistematici delle popolazioni della Cina settentrionale che provocarono una perdita (stimata) di 35 milioni di persone: un terzo della popolazione cinese complessiva e tre quarti di quella settentrionale (McEvedy, 1978; ma su questo punto fonti diverse di demografia storica cinese sono contraddittorie). In quel periodo si verificarono movimenti migratori da nord verso sud, ma in seguito vi fu forse una parziale inversione.

Attualmente sono in corso studi genetici particolari su almeno 52 «minoranze» o gruppi etnici isolati della Cina; numerose fonti storiche documentano che alcuni di questi gruppi, come gli Uiguri della provincia più occidentale, si sono insediati in Cina in tempi recenti. Almeno la metà di questi gruppi etnici vive nella provincia meridionale dello Yunnan, e potrebbe trattarsi di nuclei circoscritti che discendono dagli abitanti originari. Gli studi condotti su queste minoranze potranno aiutarci molto ad approfondire le conoscenze della storia della Cina e dell'Asia orientale. La maggior parte dei Cinesi moderni si attribuisce il nome Han, il gruppo dominante; nella figura 4.12.3 è rappresentato l'albero degli Han delle province cinesi, basato sui sistemi genetici *AB0*, *RH* e *MN* (Du e coll., 1991). In questa rappresentazione grafica vengono unite le province appartenenti ai raggruppamenti formatisi dopo le prime fissioni. Appare evidente la separazione tra nord e sud, mentre la regione

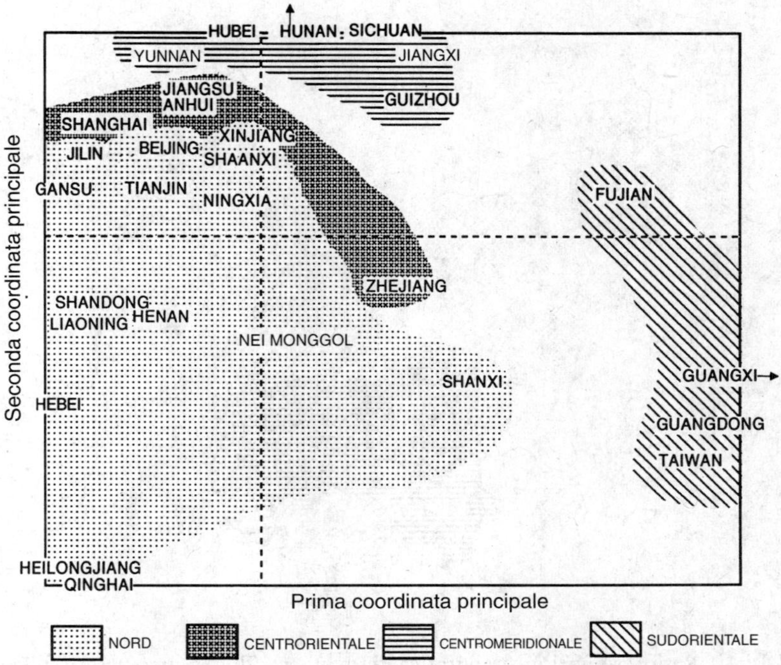

Fig. 4.12.3 Rappresentazione geografica di un albero filogenetico di 28 province della Cina e Taiwan (solo il gruppo Han) basata sui sistemi genetici *AB0, MN, RH*. Da Du e coll. (1991).

orientale (lo Yangzi inferiore) occupa una posizione intermedia. I dati relativi al sistema *GM* (Schanfield e coll., 1979) diedero la prima chiara indicazione di una marcata differenza tra la parte settentrionale e quella meridionale, confermata da dati più recenti relativi al sistema *HLA* (Saitou, comunicazione personale), purtroppo esclusi da questa analisi perché non disponibili al momento dell'elaborazione. L'albero genetico della figura 4.12.3 è viziato da un errore statistico elevato dovuto al numero esiguo di marcatori, soprattutto in corrispondenza delle fissioni ai livelli più bassi.

L'analisi di un campione casuale stratificato di circa 540 000 cognomi Han, estratto dai dati del censimento del 1982 (Du e coll., 1991), ha prodotto risultati meno ambigui. È bene ricordare che i cognomi vengono trasmessi solo per linea paterna, sono più recenti dei polimorfismi genetici e sono soggetti a mutazioni note a livello storico: ciò nonostante, la distribuzione delle loro frequenze genera un albero (fig. 4.12.4) che concorda sostanzialmente con quello genetico, pur essendo molto più particolareggiato grazie alle dimensioni maggiori dei campioni e al numero elevato di alleli (oltre 1000), che in questo caso corrispondono ai cognomi diversi. Dei cognomi cinesi, che sono molto antichi (alcuni risalgono al tardo Neolitico), si conoscono generalmente le origini stori-

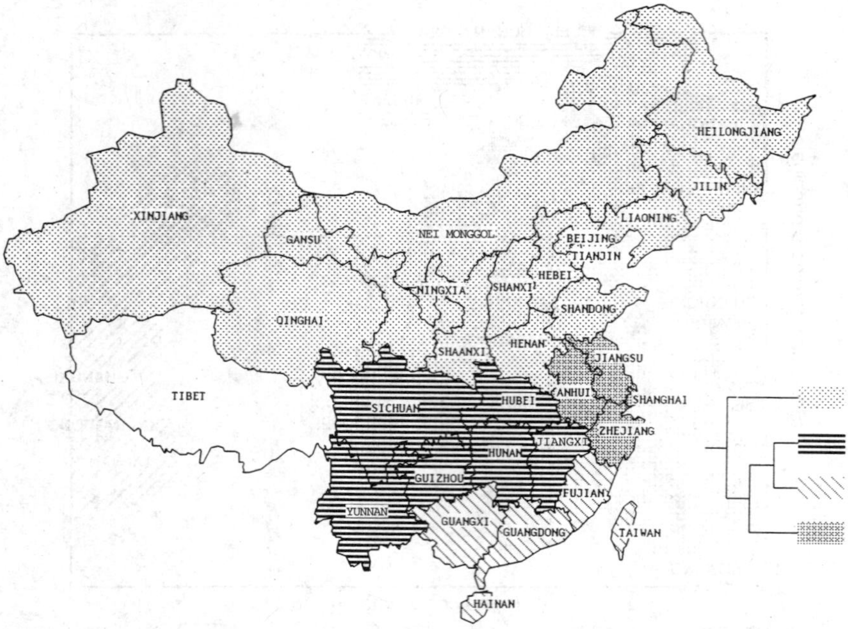

Fig. 4.12.4 Rappresentazione geografica di un albero filogenetico basato sulla distribuzione dei cognomi Han relativi a 28 province della Cina. Da Du e coll. (1991).

che: la maggior parte di essi risale a un'epoca precedente le invasioni dalle regioni settentrionali. Anticamente i cognomi venivano trasmessi per linea materna, consuetudine che venne cambiata dai governi imperiali a metà del I millennio a.C. La mappa dei cognomi e quella genetica mettono in evidenza la localizzazione delle tre aree neolitiche classiche e ciò perché, probabilmente, l'incremento demografico che si verificò nel Neolitico contribuì a bloccare la differenziazione causata dalla deriva genetica e a controbilanciare l'effetto delle migrazioni successive. Tutti gli Han sono di lingua sinotibetana, ma geneticamente quelli settentrionali sono imparentati più strettamente con i Mongoli e i Giapponesi (mongoloidi settentrionali), mentre i meridionali sono imparentati con i Vietnamiti e i Mon-Khmer (si veda il par. 4.13) che appartengono al gruppo degli asiatici sudorientali. Benché l'origine antica delle lingue sinotibetane non sia ancora nota, alcune documentazioni storiche recenti indicano che la diffusione di tali lingue nella Cina continentale (con l'eccezione delle minoranze etniche) sarebbe dovuta all'unificazione dell'intero paese durante la dominazione delle dinastie settentrionali Qin e Han, più di 2000 anni fa (Wang, 1991).

4.13 GENETICA DELL'ASIA SUDORIENTALE

Questo paragrafo prende in considerazione 25 popolazioni asiatiche sudorientali, insulari e continentali, oltre ad alcune popolazioni delle aree limitrofe; tra esse la popolazione della Cina meridionale è la più importante perché la più numerosa. Sono stati inoltre inclusi gli aborigeni di Taiwan e le popolazioni indiane e micronesiane che risultano associate alle popolazioni oggetto del nostro studio soprattutto in base a criteri linguistici. Nella figura 4.13.1 è rappresentato l'albero filogenetico e nella figura 4.13.2 la mappa delle componenti principali, determinate su una media di 50 ± 4,7 geni, che riassume il 41% della variabilità genetica originale.

Nell'albero, basato solo su 31 geni, le prime due separazioni determinano tre raggruppamenti che verranno successivamente identificati con le lettere A, B e C. Il gruppo A, il più numeroso, è composto principalmente da popolazioni dell'Asia sudorientale continentale, mentre B include le popolazioni dell'Asia sudorientale insulare e una tribù indiana. I gruppi A e B sono fra loro più strettamente connessi di quanto lo sia ciascuno di questi con il terzo, formato principalmente da popolazioni delle isole del Pacifico.

1) *Raggruppamento A* È formato da due sottogruppi (A1 e A2) e dai Filippini, che risultano valori erratici. Il primo sottogruppo è composto da popolazioni delle isole di Sumatra e di Bali e da tre dei quattro gruppi studiati di aborigeni di Taiwan, i quali verranno discussi in seguito. Sono inoltre inclusi i Dayak del mare, o Iban (300 000 individui), del Borneo nordoccidentale che, contrariamente a quanto potrebbe far pensare il

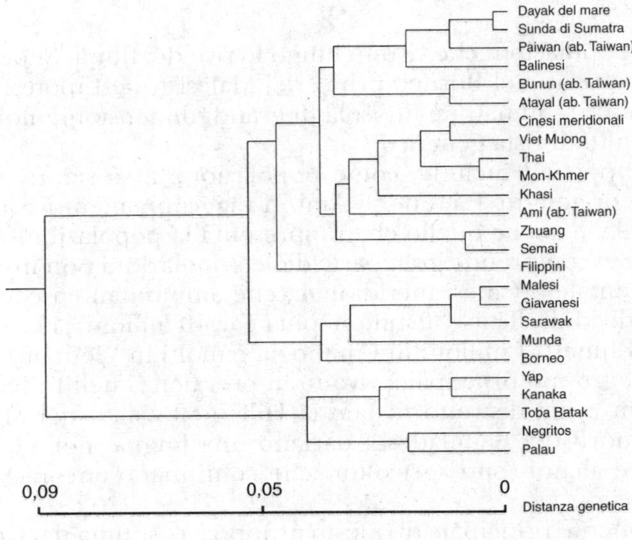

Fig. 4.13.1 Albero filogenetico di 25 popolazioni dell'Asia meridionale. Ab. Taiwan, aborigeni di Taiwan.

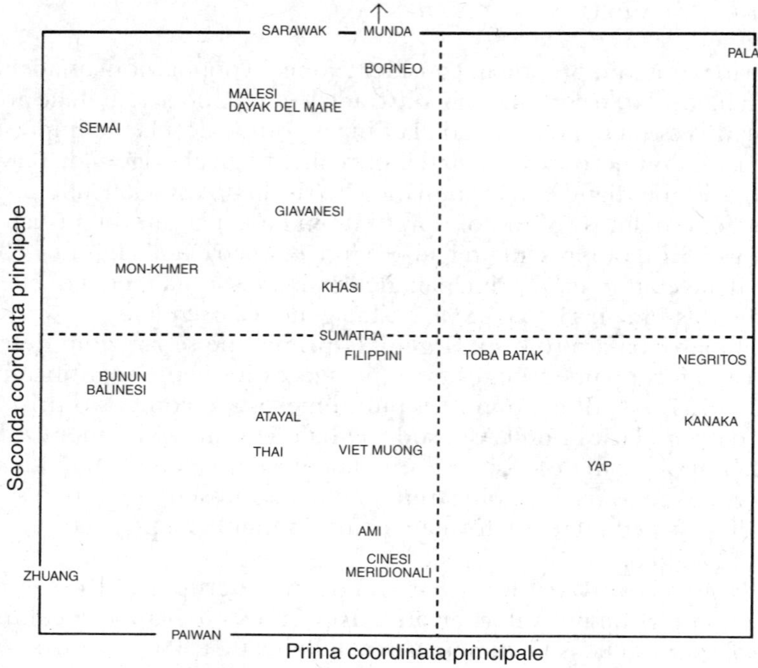

Fig. 4.13.2 Mappa delle componenti principali relativa a 25 popolazioni dell'Asia sudorientale.

nome, sono popolazioni che vivono lungo le rive dei fiumi. Si pensa che i Dayak siano arrivati nel Borneo prima dei Malesi (quest'ipotesi verrà discussa più avanti). Sumatra è un'isola di grandi dimensioni, molto eterogenea dal punto di vista genetico.

Il sottogruppo A2 include, come popolazione a sé stante, il quarto gruppo di aborigeni di Taiwan, gli Ami. Il raggruppamento con più popolazioni di A2 è anche quello che rappresenta la popolazione complessiva maggiore e comprende gran parte delle popolazioni non insulari dell'Asia sudorientale: i Cinesi meridionali, che ammontano a centinaia di milioni di individui; i Thai (30 milioni più i Tai, 10 milioni); i Laotiani (15 milioni) e i Khmer (7 milioni in Cambogia e molti in Vietnam). I Khasi, distaccati dal gruppo principale, vivono in prevalenza nell'India orientale, nell'Assam e nel distretto di Jaintia Hills nello stato del Meghalaya (450 000) a nord del Bangladesh; parlano una lingua mon-khmer (austroasiatica) e alcuni sono agricoltori che continuano ancora la pratica «taglia e brucia».

La componente principale di questo gruppo è costituita dai Cinesi meridionali. Ai fini dell'analisi, la linea di demarcazione tra la Cina settentrionale e quella meridionale è stata posta in modo approssimativo tra i due fiumi principali: lo Yangzi e lo Huang he (si vedano le figg. 4.12.3 e

4.12.4). In questa regione così fortemente eterogenea nonostante i flussi migratori interni che possono avere determinato gradienti nella distribuzione delle frequenze geniche, la Cina meridionale si unisce all'Asia sudorientale, e quella settentrionale a un gruppo più settentrionale, come è stato discusso in precedenza nel paragrafo riguardante l'Asia orientale. È inoltre interessante notare che i Viet Muong (un gruppo di Vietnamiti – 370 000 individui – che vivono principalmente sulle montagne del Vietnam centrale e che parlano una lingua mon-khmer, cioè austroasiatica) si uniscono ai Cinesi meridionali. Tuttavia per un'analisi tassonomica più accurata delle popolazioni della Cina meridionale e del Sudest asiatico non insulare occorrerebbe poter disporre di dati genetici provenienti dai gruppi più rappresentativi delle minoranze etniche presenti in questa parte del mondo. Il nostro campione, troppo esiguo, non consente di aggiungere ulteriori informazioni rispetto alla definizione che i Cinesi meridionali danno di se stessi, circa l'appartenenza al gruppo Han. Inoltre, lo scarso numero di popolazioni analizzate nella zona più orientale del Sudest asiatico non insulare rappresenta un gruppo piuttosto omogeneo dal punto di vista genetico. In questo gruppo possono essere inclusi i Zhuang (Chang, 13 milioni), gruppo tribale o minoranza etnica secondo la designazione ufficiale cinese, di lingua daica (Thai settentrionale), che vive nella Cina sudorientale (pianure dello Guangxi e province limitrofe). Facenti parte del sottogruppo A2, essi sono associati geneticamente ai Semai.

I Semai, o Senoi, sono un piccolo gruppo (18 000) di agricoltori: vivono in Malaysia, alquanto lontani dal centro geografico di questo raggruppamento, e parlano una lingua mon-khmer; ciò può essere utile per comprendere l'associazione genetica con queste popolazioni.

In Taiwan la cultura neolitica si sviluppò presto (Bayard, 1980): uno dei centri della cultura neolitica della costa di Yueh, nella Cina sudorientale, è stato trovato a Dabengeng, non lontano da Taipei, la capitale di Taiwan. In tempi più recenti, Taiwan fu colonizzata da Cinesi provenienti dalla terraferma, attraverso tre ondate migratorie successive. La migrazione più importante ebbe inizio nel XVIII secolo a partire dal Fujian (Cina sudorientale); essa fu seguita, nel XIX secolo, da quella degli Hakka, originari della Cina centrale e meridionale, e da un gruppo meno numeroso ma con molti punti di contatto con la Cina continentale, giunto con Jiang Jieshi (Chiang Kai-shek) intorno al 1950. I Cinesi di Taiwan di queste recenti migrazioni sono molto simili ai Cinesi continentali, dai quali discendono, e ciò risulta evidente da alcuni studi basati sui cognomi (Du e coll., 1991); l'analisi dei cognomi dei colonizzatori cinesi di Taiwan riflette infatti strettamente la storia ben nota degli insediamenti sull'isola (Chen e Cavalli-Sforza, 1983).

Gli aborigeni di Taiwan, che occupavano l'isola prima di quelle migrazioni, sono attualmente confinati sulle catene montuose della costa orientale; essi parlano almeno dieci lingue diverse. Il gruppo più numeroso è quello degli Ami (100 000) che vivono sulle coste sudorientali; gli altri nove gruppi ammontano complessivamente a 100 000 individui (Bunun 18 000, Paiwan 20 000, Atayal 20 000). Le lingue parlate da queste popolazioni appartengono a due (o più) rami indipendenti della famiglia linguistica austronesiana; nell'ambito delle popolazioni considerate dalla nostra analisi, gli Ami, i Bunun e i Paiwan rappresentano i gruppi più strettamente correlati fra loro, mentre gli Atayal risultano separati. Nell'albero genetico e nella mappa delle componenti principali, le quattro popolazioni appartengono tutte al medesimo sottogruppo, mentre gli Ami si distinguono dagli altri. Le differenze genetiche fra i quattro gruppi non sono tuttavia molto forti, come si può rilevare dalla matrice delle distanze F_{ST} (tab. 4.13.1): le distanze maggiori sono quelle calcolate tra gli Ami e le altre popolazioni, con valori compresi fra 301 e 375 ed errori standard elevati, mentre fra gli altri tre gruppi le distanze sono comprese fra 104 e 227. Non è il caso di analizzare le ragioni per cui l'albero linguistico e quello genetico non risultano in completo accordo, dato che l'analisi genetica è stata effettuata su un numero molto piccolo di geni (tra i più bassi delle popolazioni dell'Asia sudorientale); inoltre, le dimensioni delle popolazioni sono così esigue da rendere molto influente l'effetto della deriva genetica.

In uno studio precedente (Chen e coll., 1985), nel quale un piccolo gruppo di aborigeni di Taiwan veniva confrontato con diverse popolazioni dell'Asia sudorientale, non solo è stata mostrata l'esistenza di un gradiente regolare di frequenze geniche che attraversa le isole dell'Asia sudorientale, ma è anche emerso come la popolazione delle Filippine sia quella geneticamente più simile, oltre che la più vicina geograficamente. Tuttavia alcuni aborigeni di Taiwan potrebbero essersi insediati nell'isola durante il tardo Paleolitico o nel primo Neolitico, prima cioè che l'isola si separasse dal continente. È anche possibile che altri gruppi etnici immigrati via mare e i Cinesi di Taiwan abbiano contribuito al loro patrimonio genetico, il che potrebbe rendere più confuso lo scenario.

Nel raggruppamento A i Filippini si presentano come valori erratici: questa popolazione, che consta di 38 milioni di individui, vive nell'arcipelago delle Filippine, formato da oltre 7000 isole a nordest del Borneo. A differenza delle altre isole dell'Asia sudorientale, le Filippine sono state colonizzate dagli Spagnoli, e ciò ha portato a sviluppi assenti invece nella maggior parte delle colonie di quest'area. I primi abitanti delle Filippine erano probabilmente Negritos, di cui rimangono nuclei sparsi su queste isole, in altre parti dell'Asia sudorientale e altrove (Omoto, 1985). Gli occupanti successivi erano probabilmente Malesi, originari forse dell'Indonesia; in tempi molto più recenti, a partire dal X secolo, immigrazioni dalla Cina hanno portato alla formazione di un gruppo piuttosto numeroso di Filippino-Cinesi.

2) *Raggruppamento B* Questo gruppo include i Malesi (5 milioni in Malaysia, oltre 3 milioni in Indonesia), i Giavanesi (48 milioni), gli abitanti del Sarawak, una regione del Borneo nordoccidentale che fa parte della Malaysia orientale, e di Kalimantan, la regione più vasta dell'isola del Borneo, nell'area indonesiana. La popolazione del Borneo ammonta

Tab. 4.13.1 Distanze genetiche (nel triangolo inferiore sinistro della matrice) tra popolazioni dell'Asia sudorientale e relativi errori standard (nel triangolo superiore destro della matrice). Tutti i valori sono stati moltiplicati per 10000.

	KHA	MKH	SEM	VMU	MUN	ZHG	THA	CIS	BAL	BOR	GIA	SSU	TBA	KAN	MAL	SRW	DAY	PAL	NEG	FIL	YAP	AMI	ATA	BUN	PAI
Khasi	0	90	144	51	174	161	87	147	226	143	214	27	156	318	93	118	79	289	250	108	257	168	100	53	195
Mon-Khmer	182	0	89	142	114	161	17	87	47	172	46	35	243	351	33	64	111	418	360	80	362	165	80	152	98
Semai	494	162	0	124	98	54	53	157	130	86	266	86	267	282	94	86	86	445	295	266	336	218	202	192	292
Viet Muong	180	227	370	0	684	80	31	31	222	168	92	131	79	117	171	195	32	346	275	145	135	85	137	111	132
Munda	341	243	336	968	0	560	381	498	198	140	28	152	211	313	168	166	165	419	271	230	414	885	393	90	1374
Zhuang	355	282	87	111	914	0	64	83	102	342	55	175	331	392	451	314	1180	650	371	169	373	101	272	59	56
Thai	240	59	183	81	755	209	0	21	92	211	226	45	119	169	132	146	345	313	291	74	190	60	226	68	87
Cinesi meridionali	372	288	551	114	1073	252	105	0	111	216	165	68	126	182	178	228	408	497	135	82	80	153	170	130	136
Bali	567	143	161	466	550	268	247	380	0	216	147	28	100	267	171	210	58	415	462	75	270	165	186	76	62
Borneo	457	531	342	472	529	738	670	697	839	0	179	157	84	126	65	55	123	107	186	217	78	219	262	160	288
Giavanesi	405	146	434	142	116	65	494	378	408	377	0	121	130	209	27	32	114	267	419	37	215	208	37	99	83
Sunda di Sumatra	144	111	250	260	264	269	143	241	127	589	234	0	69	143	111	102	23	297	114	47	201	139	164	82	53
Toba Batak	368	612	759	171	742	1093	364	320	431	404	304	107	0	107	146	119	581	110	132	134	54	136	162	343	217
Kanaka	624	981	1370	364	1222	1767	774	607	1252	438	633	383	264	0	240	210	133	270	129	80	41	143	372	822	450
Malesi	279	106	169	326	396	512	348	510	387	266	50	233	436	1043	0	26	70	354	153	137	251	118	299	179	346
Sarawak	433	212	219	416	316	473	423	522	592	205	122	291	449	940	89	0	27	355	228	150	246	129	303	136	375
Dayak del mare	375	311	205	101	439	1735	547	614	178	290	286	18	966	881	155	50	0	215	320	263	169	176	202	238	32
Palau	961	1469	1353	880	1471	2085	1270	1026	2216	318	647	797	329	447	941	1003	1200	0	160	355	295	330	990	909	1179
Negritos	533	953	1369	699	1068	1620	918	584	1236	868	736	586	479	102	672	1079	1246	178	0	79	204	296	245	406	293
Filippini	462	304	613	342	602	542	334	241	341	636	151	147	395	360	364	362	323	937	345	0	98	267	157	294	328
Yap	594	1130	1439	278	1499	1431	578	365	1031	573	642	451	197	95	950	1098	725	565	264	350	0	232	305	599	320
Ami	436	303	562	207	1424	159	193	283	480	358	463	255	384	302	373	305	298	855	872	386	503	0	209	129	151
Atayal	288	198	480	232	765	267	506	511	499	468	130	327	505	804	380	637	423	1406	730	378	711	375	0	38	86
Bunun	340	370	543	323	350	116	306	440	332	535	324	188	707	1111	402	577	391	1821	1236	641	1095	301	104	0	52
Paiwan	607	354	562	390	1817	118	315	326	218	671	162	118	614	888	655	735	77	1641	924	598	899	375	227	165	0

a circa 4 milioni nella parte indonesiana, mentre quella del Sarawak è dell'ordine di 1 milione. Come in tutta l'Indonesia, vi sono molti gruppi etnici: nel Borneo i Malesi si trovano principalmente sulla costa, mentre i Dayak vivono perlopiù nelle zone interne.

In questo gruppo si collocano anche i Munda che vivono in India, alquanto lontano dalla zona oggetto di studio; parlano lingue austroasiatiche e sono costituiti da dieci gruppi tribali distinti, per un totale di 5 milioni di individui. I Munda sono insediati nelle aree collinose e ricoperte da foreste, non adatte all'agricoltura, dei tre stati indiani più orientali: Bengala Occidentale, Orissa e Madhya Pradesh. Un altro gruppo etnico che parla un linguaggio munda è localizzato molto più a occidente, nell'India centrale.

3) *Raggruppamento C* Dal punto di vista genetico questo gruppo di popolazioni, piuttosto diverso dai precedenti A e B, è composto soltanto da popolazioni insulari, quali gli Yapesi (5000) delle isole Caroline occidentali; i Kanaka (poco più di 1000) di Saipan, isola delle Marianne, occupata pochi secoli fa da individui provenienti dalle isole Caroline dopo che fu abbandonata dai Chamorro; i Toba Batak, un gruppo numeroso (2 milioni) che vive assieme ad altri Batak nella parte più settentrionale di Sumatra. Altri gruppi etnici di Sumatra si uniscono al raggruppamento A1, ma tale collocazione non si spiega con le informazioni disponibili attualmente.

Nell'ambito del raggruppamento C, gli isolani di Palau e i Negritos (che nel nostro campione provengono principalmente dalle Filippine) costituiscono una coppia piuttosto impropria e di difficile interpretazione. Palau e Yap sono isole minori che fanno parte delle Caroline occidentali, nell'Oceano Pacifico. La ragione per cui abbiamo analizzato queste popolazioni è data dal fatto che le lingue yapese, palauano e chamorro sono tre rami isolati del maleopolinesiaco occidentale, mentre le popolazioni delle isole del Pacifico parlano una lingua appartenente a un altro ramo dell'albero della famiglia austronesiana, quello maleopolinesiaco centrorientale. I Chamorro non sono stati considerati in questa analisi perché risultano molto mescolati con i colonizzatori spagnoli e cinesi.

L'antropologia fisica dei Negritos mette in evidenza i tratti tipici delle popolazioni delle foreste tropicali (statura bassa, naso largo, pigmentazione bruno-giallognola), oltre a caratteristiche tipiche degli australoidi (capelli da ricci a crespi, denti larghi e mandibola prominente). Le donne mostrano spesso i caratteri tipici della steatopigia. I Negritos si trovano prevalentemente nelle Filippine, donde proviene il nostro campione, ma anche in Malaysia (Semang) e nelle isole Andamane. Gli Andamanesi (di cui si è discusso in precedenza) purtroppo sono poco conosciuti dal punto di vista genetico. I Negritos mostrano analogie con i micronesiani, con i melanesiani e con gli abitanti di molte isole a sud delle Filippine, che sono comunque poco conosciuti dal punto di vista genetico. Potrebbero rappresentare ciò che rimane di antiche popolazioni immigrate in Asia sudorientale e un tempo diffuse su un'area molto più vasta. L'associazione con i Palauani che risulta dall'albero potrebbe essere dovuta alle scarse conoscenze genetiche in nostro possesso a proposito di quest'ultima popolazione; ma è interessante notare che gli isolani di Palau hanno la carnagione scura, probabilmente attribuibile a contatti con la Nuova Guinea (Bellwood, 1979). In Asia sudorientale e in Oceania esiste un evidente substrato genetico di popolazioni con pigmentazione scura, che può essere associato a immigrazioni molto lontane nel tempo. Alcune di queste popolazioni, vivendo in ambienti marginali, non si sono mescolate con quelle immigrate successivamente, in special modo laddove esse hanno avuto un impatto genetico minore, come ad esempio nel caso delle popolazioni maleopolinesiache. Nelle aree più densamente popolate il contatto era inevitabile, e spesso è stato sufficiente a causare la sostituzione della lingua. Inoltre alcuni Negritos, soprattutto nelle Filippine, pur rimanendo endogamici, hanno subito un processo di acculturazione relativamente intenso.

La mappa delle componenti principali (fig. 4.13.2) mostra analogie con l'albero: la prima componente separa il gruppo C dai gruppi A e B, cioè gli abitanti delle isole minori del Pacifico e i Negritos dalle restanti popolazioni; la seconda componente separa A e B in modo meno netto e mostra alcune discrepanze che costituiscono un'altra probabile indicazione della povertà dei dati genetici sulle popolazioni dell'Asia sudorientale, ciascuna delle quali è descritta da una media di 31 geni. In base alla seconda componente i Munda risultano valori erratici estremi, e ciò indica che è stato probabilmente sbagliato analizzarli insieme a queste popolazioni. Mentre i Toba Batak sembrano più simili alle popolazioni del raggruppamento A che a quelle del raggruppamento C, i Dayak del mare e i Semai sono geneticamente più simili al raggruppamento B che al raggruppamento A1. La seconda componente principale separa inoltre i Semai dai Zhuang.

Le popolazioni del Sudest asiatico formano un gruppo compatto quando vengono confrontate con i maggiori raggruppamenti umani (si veda il cap. 2), ma le loro suddivisioni interne sono più incerte, e il tentativo di condurre un'analisi più particolareggiata è stato ostacolato dalla scarsità di marcatori genetici in queste popolazioni, anche se sono state scelte le più conosciute. Inoltre, il grado di mescolanza della maggior parte delle popolazioni locali è spesso tale che risulta difficile classificarle come «aborigene» in senso strettamente geografico, anche se la loro mescolanza recente con gruppi esterni quali i Cinesi o i caucasoidi non costituisce probabilmente la causa del problema. Le migrazioni dei Malesi, e forse di altri gruppi, possono aver generato nell'area una considerevole omogeneità genetica; tale effetto è stato forse più consistente nei raggruppamenti A e B, più simili tra loro, che nel raggruppamento C, nel quale sono state maggiormente mantenute le caratteristiche genetiche dei primi occupanti.

I raggruppamenti indicati dall'albero genetico mostrano alcune analogie con la classificazione linguistica, benché si siano verificate numerose sostituzioni di lingua. È possibile interpretare l'associazione mostrata nella figura 4.13.3 supponendo che le lingue maleopolinesiache occidentali siano state adottate da svariate popolazioni appartenenti a tutti i raggrup-

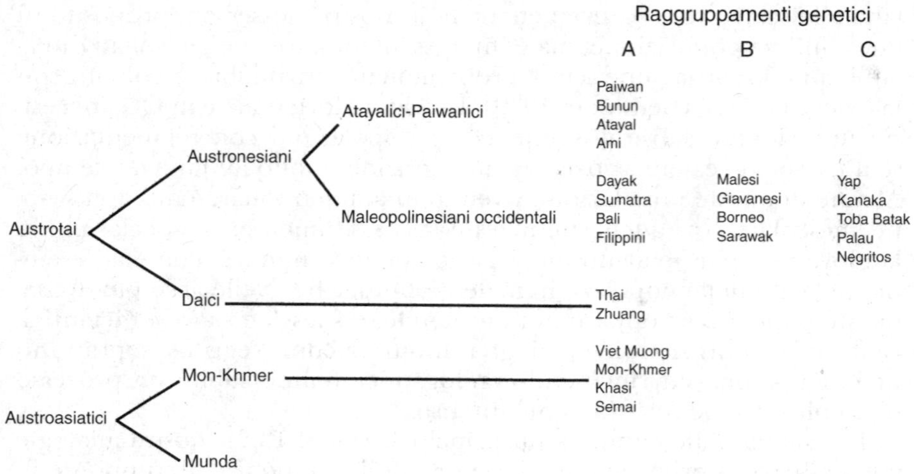

Fig. 4.13.3 Classificazione genetica e linguistica delle popolazioni dell'Asia sudorientale.

pamenti genetici, ancora in conseguenza delle migrazioni molto estese di queste genti. Come è ben noto, i popoli che parlano queste lingue fanno parte di una cultura espressa da navigatori e colonizzatori assai intraprendenti. In altre parole, l'ipotesi suggerita dall'osservazione della figura è che le lingue maleopolinesiache occidentali siano state adottate, assieme all'intera cultura, da molte popolazioni dell'area, ma con diversi gradi di mescolanza genetica, e che questa mescolanza sia stata minima nelle popolazioni del gruppo C. I Munda costituiscono un caso speciale: è probabile che essi abbiano mantenuto la loro lingua originaria dopo la migrazione in India, ma che si siano mescolati in qualche misura con le popolazioni locali.

Nella figura 4.13.3 non sono stati inclusi i Cinesi meridionali; questi parlano lingue sinotibetane, probabilmente per l'influenza dei Cinesi settentrionali negli ultimi due millenni. Sono stati inclusi i Negritos, anche se si pensa che la loro presenza in quest'area forse più antica e il più modesto livello di sviluppo autonomo abbiano determinato la perdita della lingua originaria. Comunque, i dati genetici per le popolazioni dell'Asia sudorientale sono molto scarsi, e l'analisi che abbiamo tentato deve considerarsi provvisoria; essa è servita almeno a dimostrare che il numero di geni a disposizione non è probabilmente sufficiente per un'analisi rigorosa della differenziazione interna dell'Asia sudorientale.

4.14 GENETICA DELL'ASIA MERIDIONALE (IL SUBCONTINENTE INDIANO)

L'Asia meridionale – più precisamente il subcontinente indiano – include l'India, il Pakistan, lo Sri Lanka e il Bangladesh. È una regione assai eterogenea dal punto di vista storico, molto popolata (800 milioni di individui) e in rapida crescita demografica. La divisione principale è di tipo linguistico: le lingue più diffuse sono quelle indoeuropee, parlate dalla maggior parte della popolazione, seguite da quelle dravidiche (parlate da 150 milioni di persone nell'India meridionale) e da quelle sinotibetane e austroasiatiche. Queste ultime sono parlate principalmente dai Munda, una popolazione che vive nelle foreste dell'India settentrionale e centrale (di cui si è già discusso nel paragrafo relativo all'Asia sudorientale). I Munda sono in prevalenza agricoltori, alcuni praticano il «taglia e brucia» e vi è una minoranza di cacciatori-raccoglitori (ad esempio i Birhor, 590 individui). Le lingue sinotibetane sono parlate solo nelle zone nordorientali. In India, un gruppo molto importante è costituito dalle popolazioni tribali, denominate ufficialmente «tribù registrate» nel censimento del 1951 (Vidyarthi, 1983), sparse in molte regioni settentrionali e meridionali, ma anche in un'ampia fascia centrale; la loro distribuzione geografica è mostrata nella figura 4.6.1. Di queste popolazioni tribali, soltanto poche sono state studiate con un numero adeguato di marcatori genetici. Spesso sono frammentate in piccoli gruppi, insediati in zone diverse, distribuiti in molti stati. Perciò gruppi distinti della medesima tribù possono avere frequenze geniche differenti, in rapporto al diverso grado di mescolanza con le popolazioni vicine e, nei gruppi meno numerosi, all'effetto della deriva genetica. Anche quando diventassero disponibili più dati, questi potrebbero non essere rappresentativi dell'intera tribù o, se la tribù è troppo piccola, essere alterati da una deriva genetica estrema. I gruppi tribali potrebbero rappresentare «relitti» di popolazioni antiche di origine sconosciuta e di notevole interesse genetico, oppure popolazioni di invasori la cui origine è conosciuta solo in modo approssimato. Alcune considerazioni basate sulle lingue possono aiutarci a distinguere fra i due casi, come ad esempio per i Munda, che probabilmente sono immigrati, dal momento che la loro lingua appartiene a una famiglia che si distribuisce su un'area relativamente più vasta di quella – periferica – da essi occupata.

Nel subcontinente indiano vivono altre popolazioni di estremo interesse, quali gli Hunza, la cui lingua, il burushaski, è considerata da molti linguisti un «isolato», in quanto non affine ad altre lingue o famiglie linguistiche, anche se alcuni autori avanzano l'ipotesi che sia collegata alle lingue caucasiche (Gamkrelidze e Ivanov, 1990). Gli Hunza (40000) vivono in una regione del Pakistan settentrionale accessibile con difficoltà: per tale motivo non sono stati studiati in modo adeguato dal punto di vista genetico. Un altro isolato linguistico dell'India è rappresentato dai Nahali (1200), un piccolo gruppo localizzato in Madhya Pradesh. Le informazioni genetiche relative ai Brahui (225000), l'unico gruppo di lingua dravidica in Pakistan (nella regione centromeridionale), sono estremamente limitate e inadeguate per la nostra analisi. I Brahui non sono molto diversi geneticamente dai Pakistani delle pianure, ma la loro lingua suggerisce che abbiano avuto meno contatti e forse un grado minore di mescolanza con le popolazioni sopraggiunte di lingua indoeuropea.

L'albero filogenetico della figura 4.14.1 riunisce i 28 gruppi di maggiori dimensioni e meglio studiati, di lingua dravidica e non dravidica, e pochi altri di dimensioni minori, adeguatamente studiati. Benché siano state scelte le popolazioni meglio conosciute, le conoscenze genetiche rimangono sempre piuttosto limitate (si veda anche Roychoudhury, 1974, 1977, 1983) e anche dopo l'eliminazione di alcune popolazioni e il raggruppamento di altre, al fine di aumentare il numero di geni per popolazione, si dispone mediamente di soli 47 geni.

I Kadar, un piccolo gruppo tribale (circa 1000 individui) del Kerala, rappresentano la popolazione che maggiormente si distingue dalle altre (cioè un significativo valore erratico): questa separazione potrebbe essere dovuta all'effetto della deriva genetica, ma è interessante notare che i Kadar sono considerati, in base a certi loro tratti morfologici, un gruppo australoide che vive in India (Vidyarthi, 1983). I tratti più estremi sono simili a quelli dei Negritos: capelli crespi piuttosto che lisci o ondulati, e una pigmentazione molto scura; alcuni esempi estremi di capelli crespi hanno fatto tuttavia pensare a rari contatti con gente africana (Saha e coll., 1974). I Kadar sono nomadi, non sono coltivatori e non amano vivere di raccolta; in genere lavorano come manovali o braccianti, oppure sono specializzati nella raccolta di piante tropicali di valore commerciale.

I Tharu (600000 in Nepal), assieme ai Gurkha (6 milioni di individui in Uttar Pradesh, di lingua indoeuropea), provenienti dal Nepal e analizzati in precedenza, rappresentano le popolazioni che si separano dalle altre dopo i Kadar. Seguono i Kanet (circa 26000) in Himachal Pradesh e Gujarat, probabilmente mescolati con i Tibetani, e inoltre, in un'associazione che non sappiamo spiegare, con i brahmani dell'Uttar Pradesh.

Tutte le altre popolazioni fanno parte di due raggruppamenti principali, identificati in seguito dalle lettere A e B. Il gruppo A, composto da dieci popolazioni, è eterogeneo dal punto di vista linguistico. Il primo sottoinsieme è formato da tre gruppi di lingua dravidica (uno settentrionale e due centrali, C1 e C2) e dai Munda, che sono stati analizzati nel paragrafo relativo all'Asia sudorientale: di lingua austroasiatica, essi sono diffusi in diversi Stati centrali e nordorientali. Il gruppo dravidico C1 include i Chenchu-Reddi (25000), i Khond (16000), i Koya (210000), i Gond (1,5 milioni) e altri, che vivono in molti Stati centrali e nordorientali, ma i dati provengono generalmente da una o poche località. Il gruppo dravidico C2 comprende i Kolami Naiki (67000), i Parji (44000) e altri, localizzati sempre al centro, ma un po' più a ovest. Gli Oraon (23 milioni), che parlano il dravidico settentrionale, vivono in zone geograficamente sovrapposte a quelle dei gruppi precedenti, ma localizzate più verso nord e verso est.

Le popolazioni rimanenti del primo gruppo sono di lingua indoeuropea: un sottogruppo è formato dai Maratti (50 milioni nel Maharashtra e negli stati vicini), tipici praticanti dell'induismo, che mostrano la massima somiglianza con i brahmani della stessa regione. I Bhil (1,2 milioni) si tro-

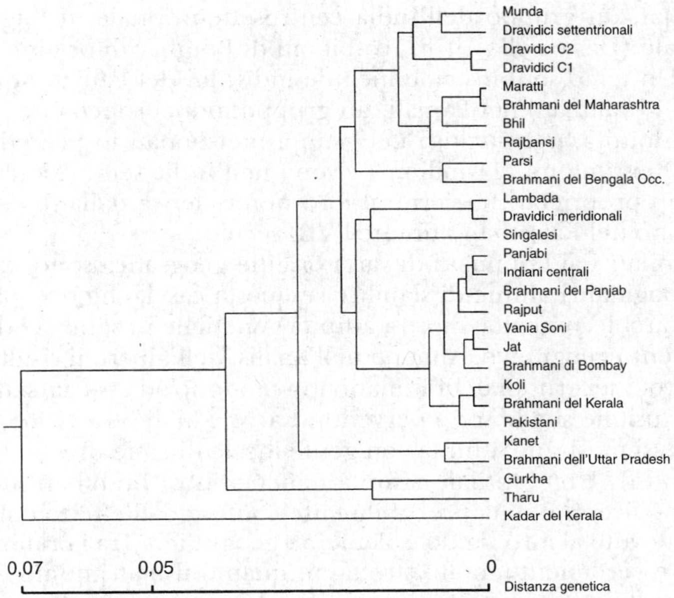

Fig. 4.14.1 Albero filogenetico di 28 popolazioni dell'Asia meridionale. Il gruppo *Dravidici C1* include brahmani Telugu, Chenchu, Gond, Khond e Javara Telugu. Il gruppo *Dravidici C2* include Kolami Naiki e Parji Gadaba.

vano principalmente nelle zone montuose dell'India centrale, mentre i Rajbansi vivono in Bengala Occidentale, Bangladesh e Nepal. In questo primo gruppo si separa dagli altri un piccolo sottogruppo, formato dai brahmani del Bengala Occidentale e dai Parsi. Questa associazione è difficile da spiegare in quanto i Parsi, seguaci di Zoroastro e provenienti dalla Persia, sono emigrati in India nel VII secolo e parlano un dialetto gujarati.

Il secondo gruppo (B), il più numeroso, comprende un sottoinsieme minore B1 formato da popolazioni di lingua singalese, lambada e dravidica meridionale. Il singalese è il linguaggio più diffuso nello Sri Lanka, dove la lingua tamil conta solo 3 milioni di parlanti e dove i Vedda (411 individui nel 1963), i probabili aborigeni dell'isola, parlano una lingua indoeuropea che il singalese sta rapidamente sostituendo. Il gruppo dravidico meridionale include un numero di piccole tribù quali: gli Irula (5300) in molti stati meridionali e specialmente a Madras, gli Izhava nel Kerala, i Kurumba (8000) a Madras, i Nayar nel Kerala, i Toda (765) e i Kota (860 nel 1971) nei monti Nilgiri vicino a Madras (Saha e coll., 1976). Gruppi più numerosi includono i Malayaraya (22 milioni), altre popolazioni del Kerala e i Tamil (45 milioni) di Madras e del Tamil Nadu.

Il secondo sottoinsieme, B2, comprende dieci gruppi di lingua indoeuropea, tre dei quali sono brahmani. I brahmani del Kerala si associano al gruppo tribale dei Koli (750 000; Papiha e coll., 1980), diffusi in molti stati, e ai Pakistani, formando un piccolo sottogruppo. Un secondo piccolo sottogruppo include i Vania Soni del Gujarat (Undevia e coll.,

1978), i Jat, un gruppo dell'India centrosettentrionale di lingua hindi occidentale (Das e coll., 1978), e abitanti di Bombay di origine non specificata. Un terzo sottoinsieme include individui del Panjab non meglio precisati, i brahmani del Panjab, un gruppo indoeuropeo che parla una lingua indoittita, non incluso nei gruppi menzionati in precedenza, e i Rajput. Questi ultimi (11 milioni) vivono nell'India settentrionale e centrale, sono proprietari terrieri e il loro nome deriva dalla dinastia reale che dominò nel Rajasthan durante l'VIII secolo.

I dati relativi ai brahmani di varia origine geografica sono stati tenuti separati dagli altri al fine di stabilire se questa casta, che occupa la posizione gerarchica più alta, mostra affinità genetiche in subcaste di diverso insediamento geografico. Almeno nell'analisi dell'albero il risultato è stato negativo: i sei gruppi di brahmani non tendono ad associarsi tra loro; a una conclusione simile sono pervenuti Karve e Malhotra (1968). Solo in due casi essi mostrano affinità con gente locale di caste diverse (Panjab e Maharashtra). Un'eventuale affinità genetica tra i brahmani di origine geografica diversa è stata probabilmente confusa dall'effetto della deriva genetica dovuto al loro rigido isolamento geografico. Tra i brahmani l'endogamia è certamente molto stretta, in quanto il matrimonio fuori della casta non è permesso; però i matrimoni sono ovviamente soggetti a vincoli geografici e la casta è lontana dall'essere unica in tutta l'India; è probabile che vi siano numerosissime *jāti* di brahmani oggi molto differenziate e geneticamente segregate, anche se la loro origine è stata unica. Su basi molto diverse dalle nostre, altri studiosi (Chakraborty e Roychoudhury, 1978) hanno tratto le stesse conclusioni, ovvero che la deriva genetica è il fattore evolutivo maggiormente responsabile della differenziazione genetica in India. Sebbene i gruppi tribali generalmente non adottino una struttura sociale suddivisa in caste, i costumi sociali, l'isolamento geografico, le dimensioni esigue di alcune tribù e la loro frammentazione geografica hanno contribuito a determinare la diversità genetica osservata. I gruppi tribali, più aperti ai matrimoni esterni, possono lasciar emergere analogie con alcune caste indiane. Le differenze linguistiche riflettono una parte importante delle differenze genetiche, come è dimostrato dal fatto che i tre gruppi dravidici principali dell'India centrale e meridionale sono geneticamente piuttosto simili; ma il meccanismo della differenziazione linguistica e genetica è così complesso da lasciar immaginare la probabile rilevanza della componente geografica, tuttavia difficile da isolare. I Kadar del Kerala si distinguono geneticamente dalle altre popolazioni dravidiche e risultano diversi anche dal punto di vista dell'antropologia fisica (Saha e coll., 1974). Inoltre, se questo gruppo fosse stato costituito per un lungo periodo da un numero di individui così ridotto come quello attuale, ci si potrebbero attendere frequenze geniche casuali (più sotto, i Kadar verranno confrontati con altri gruppi). Le popolazioni che parlano una lingua dravidica, quantunque facciano parte del medesimo raggruppamento, non si separano da quelle che parlano una lingua indoeuropea alla prima o alla seconda fissione: ciò indica una considerevole mescolanza. Sebbene i gruppi di lingua indoeuropea siano

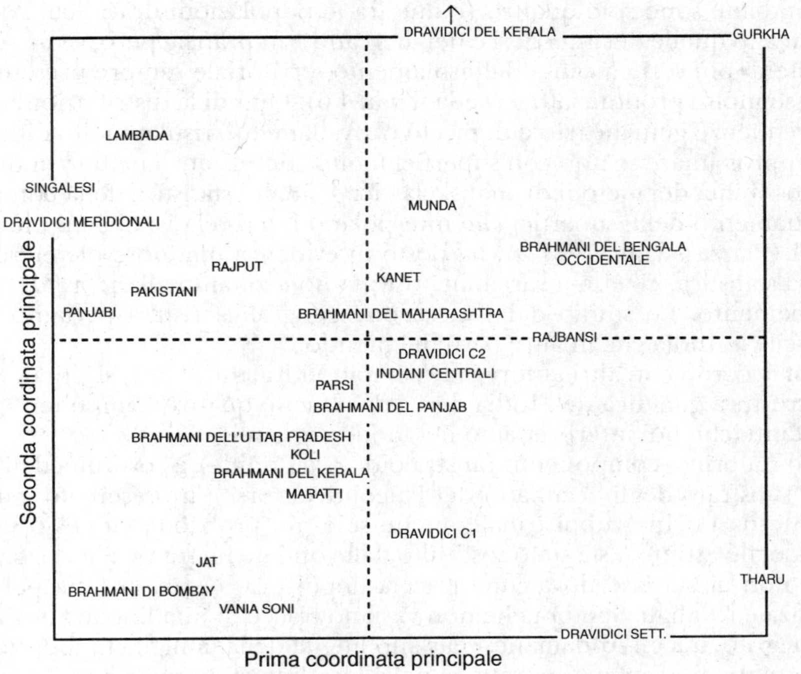

Fig. 4.14.2 Mappa delle componenti principali relativa a 28 popolazioni indiane. Il gruppo *Dravidici C1* include Brahmani Telugu, Chenchu, Gond, Khond, Koya e Javara Telugu. Il gruppo *Dravidici C2* include Kolami Naiki e Parji Gadaba.

distribuiti in tutto il subcontinente, i loro geni si sono probabilmente diluiti nel corso delle migrazioni verso le regioni centrali e meridionali.

La mappa delle prime due componenti principali (fig. 4.14.2), basata su una media di 46,6 ± 4,6 geni, rappresenta il 33% della variabilità totale. La prima componente tende a separare, anche se in modo imperfetto, le popolazioni settentrionali da quelle meridionali. I gruppi di popolazioni dravidiche, prevalentemente localizzati al centro della prima componente principale, si distinguono per avere tutti i valori della terza componente (non rappresentata) di segno positivo, ma non sono gli unici a dimostrare tale proprietà; i brahmani tendono a raggrupparsi verso il centro, pur non formando un gruppo compatto.

Le mappe geografiche dei singoli geni (esemplificate in Piazza e coll., 1981 *a*), hanno mostrato una peculiarità dell'India: la variabilità microgeografica è tale da rendere molto difficile la determinazione di una superficie che approssimi in modo adeguato la distribuzione delle frequenze geniche. La spiegazione più semplice di tale variabilità potrebbe consistere nell'effetto cumulativo dell'estesa diffusione di popolazioni tribali e della struttura in caste; entrambe creano una moltitudine di nuclei endogamici: ciò genera una considerevole variabilità genetica casuale entro uno spettro di distanze geografiche relativamente piccolo. In teoria le caste indiane sono solo quattro (e due tra le popolazioni dravidiche, dove mancano quelle dei guerrieri e dei mercanti); in pratica, però, ve ne sono molte di più e ciò a causa dell'isolamento territoriale sempre presente e spesso molto pronunciato (si veda il par. 4.6). Quindi la distribuzione delle frequenze geniche, ricca di picchi e avvallamenti, risulta molto difficile da approssimare se non con superfici molto complicate, che trascendono la possibilità dei metodi di analisi classici. L'analisi statistica della bontà di adattamento delle superfici che interpolano i dati relativi ai geni più studiati (Piazza e coll., 1981 *a*), ha posto in evidenza una notevole eterogeneità statistica, cioè una variabilità dovuta non soltanto all'errore di campionamento. Lo studio della variazione geografica risulta pertanto più difficile in India che in altre parti del mondo.

In accordo con altri autori (ad esempio Vidyarthi, 1983), si ritiene che la struttura genetica dell'India derivi da almeno quattro componenti importanti, che noi interpretiamo nel modo seguente:

1) La prima componente (australoide o veddoide) è costituita dall'antico substrato degli occupanti del Paleolitico, forse rappresentato attualmente da pochi gruppi tribali, anche se è più probabile che esso si sia pressoché estinto o sia stato sostituito dalle ondate migratorie successive e che non abbia lasciato alcuna traccia linguistica, eccezion fatta per gli Hunza e i Nahali. Sembra che non vi siano tracce di una lingua australoide-negrito, ma gli Andamanesi parlano lingue della famiglia indopacifica; comunque potrebbe non trattarsi della loro lingua originaria.

2) La seconda componente rappresenta l'esito di un consistente movimento migratorio dall'Iran occidentale, che ebbe inizio nel primo Neolitico e fu determinato dall'espansione dei primi agricoltori dalla zona più orientale della mezzaluna fertile; questi popoli, caucasoidi e probabilmente di lingua protodravidica, hanno dato il contributo maggiore alla base della struttura genetica dell'India. Attualmente le lingue dravidiche sono confinate in prevalenza – ma non esclusivamente – nelle zone meridionali, a causa delle successive invasioni di popoli parlanti lingue indoeuropee, i quali imposero il loro dominio nelle regioni settentrionali e centroccidentali (si veda sotto, il punto 3). La persistenza di un gran numero di individui di lingua dravidica nelle zone centrali e meridionali indica in modo indiretto che la loro identità genetica non è stata profondamente alterata dagli eventi successivi.

3) La più importante migrazione successiva fu quella degli Arii, di lingua indoeuropea, provenienti da una regione a nord del Mar Caspio, i quali circa 3500 anni fa entrarono nel subcontinente indiano attraversando Turkmenia e Iran settentrionale, Afghanistan e Pakistan (si veda il par. 4.6).

Gli Arii si diffusero in modo disomogeneo e frammentario nell'India meridionale, ma si spinsero fino allo Sri Lanka, dove oggi solo il 20% della popolazione parla lingue dravidiche e dove anche i pochi aborigeni con tratti australoidi rimasti, i Vedda, parlano la lingua indoeuropea dominante.

4) Nelle zone centrali e nordorientali, la presenza di un numero elevato di popolazioni di lingua austroasiatica e sinotibetana testimonia altre importanti migrazioni e infiltrazioni di popoli provenienti perlopiù da est

e da nordest. Questi processi, meno conosciuti di quelli corrispondenti alle altre tre componenti, sono probabilmente più diversificati. Nel caso dei Munda, l'evidenza di un'affinità genetica con le popolazioni di lingua dravidica indica che la loro migrazione verso l'India orientale potrebbe essersi verificata prima dell'espansione degli Arii.

Ha sempre suscitato molto interesse la presenza, nell'India meridionale, di individui con caratteri antropologici di tipo australoide, anche se il loro numero è estremamente limitato. Alcuni gruppi, diversi da quelli menzionati in precedenza, mostrano caratteri tipici degli australoidi, quali pelle scura, in qualche caso capelli crespi, statura bassa. I Negritos delle Piccole Andamane (territorio indiano), i Semang della Malaysia e i Negritos delle Filippine sono i gruppi meno mescolati. È possibile che nell'India continentale non esistano gruppi di tipo australoide con un grado di mescolanza più basso, tuttavia parecchie tribù minori meriterebbero di essere esaminate.

La scomparsa delle lingue originarie non è sorprendente perché esistono casi analoghi: anche le lingue dei Pigmei africani, infatti, si sono estinte, ma in questo caso la foresta tropicale africana può avere determinato un maggiore isolamento dei suoi abitanti e quindi una conservazione delle loro caratteristiche genetiche. Quasi tutti i gruppi che si ritiene discendano da questa ipotetica popolazione australoide vivono su isole che una volta erano collegate alla terraferma. È molto interessante l'ipotesi che la migrazione dell'uomo anatomicamente moderno dall'Africa verso l'Asia sudorientale e l'Australia si sia verificata principalmente lungo le coste: gli antenati degli aborigeni australiani devono avere usato zattere o barche per raggiungere quel continente. Le tracce genetiche di questa migrazione, purtroppo, sono state cancellate o sono comunque molto difficili da ritrovare. Tuttavia, come è stato detto più volte e come è stato confermato dall'analisi dei dati disponibili per il mondo (par. 2.3), le popolazioni dravidiche non sono geneticamente simili a quelle australiane (Kirk e Thorne, 1976).

4.15 GENETICA DELL'ASIA OCCIDENTALE

La regione dell'Asia occidentale, come viene qui definita, comprende l'Iran, l'Afghanistan, l'Arabia, il Medio Oriente, la Turchia e il Caucaso. Essa include essenzialmente tutte le popolazioni caucasoidi dell'Asia, tranne l'Asia meridionale (si veda il par. 4.7).

L'albero filogenetico (fig. 4.15.1), relativo a 18 popolazioni con un numero medio di geni pari a $53,7 \pm 5,1$, separa le popolazioni arabe della penisola arabica dalle altre popolazioni. Le prime, che formano il gruppo più esiguo e comprendono tutti gli arabi meridionali eccetto quelli del Kuwait, sono state suddivise in Sauditi e Yemeniti in base alla nazione di appartenenza. I Beduini, che sono stati analizzati separatamente, sono pastori nomadi (il loro nome significa appunto «nomadi») e vivono in tutti i paesi arabi, dove rappresentano un decimo della popolazione complessiva. Essi mantengono un'organizzazione tribale e trascorrono l'inverno

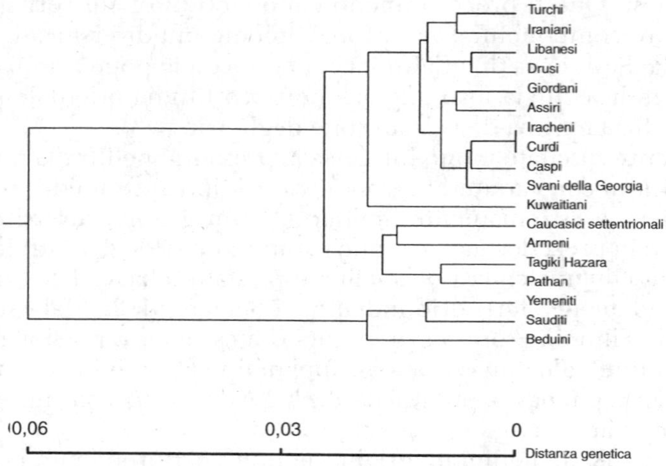

Fig. 4.15.1 Albero filogenetico di 18 popolazioni dell'Asia occidentale.

nel deserto e l'estate in aree meno aride, coltivate. Come accennato nel capitolo 3, hanno partecipato almeno a una, e probabilmente a due, delle maggiori invasioni dell'Africa settentrionale avvenute in tempi storici.

Nell'albero filogenetico gli arabi si separano dalle altre popolazioni del Vicino Oriente e il raggruppamento maggiore è composto da due sottoinsiemi: quello meno numeroso è composto dagli abitanti delle regioni settentrionali del Caucaso, dagli Armeni, dai Pathan e dai Tagiki Hazara. Dei Tagiki, che parlano una lingua indoeuropea appartenente al sottogruppo iraniano, si pensa che siano i discendenti di popolazioni agricole sedentarie dell'Asia centrale le quali nel Neolitico si diffusero dall'Iran verso nord e verso est. Il maggior numero di individui (3 milioni) vive nell'area dell'ex URSS, ma erano ancora più numerosi in Afghanistan. I Tagiki Hazara da noi studiati provengono dal Pakistan settentrionale. Gli Armeni (circa 5 milioni) vivono in Armenia, nell'Iran settentrionale e in diversi altri paesi; tempo fa molti risiedevano anche in Turchia, ma si ritiene che il recente genocidio di Armeni in questa regione (peraltro smentito dal governo turco) ne abbia eliminato o disperso circa il 95%. Gli Armeni, di civiltà molto antica e di cultura assai sviluppata, probabilmente nel passato si chiamavano Urartei, come la lingua non indoeuropea che essi parlavano un tempo (fig. 4.7.2). Si pensa che i Pathan, la cui lingua indoeuropea è chiamata pashto, siano originari dell'Afghanistan, dove vivono attualmente circa 8 milioni di individui. Altri 7 milioni di Pathan vivono nel Pakistan settentrionale e probabilmente questa migrazione risale a un periodo compreso fra il XIII e il XVI secolo. Oltre 3 milioni di rifugiati afghani in Pakistan sono Pathan – pastori, agricoltori o guerrieri. La loro lingua, classificata come scitico orientale, probabilmente discese da nord, con le invasioni dei pastori nomadi delle steppe occidentali.

Nel sottogruppo più numeroso si collocano, come valori erratici, i

Kuwaitiani, che vivono in un piccolo paese arabo geograficamente molto vicino alla regione tradizionalmente occupata dai Sumeri (la più antica civiltà della Mesopotamia). Fino a pochi anni fa, prima della guerra tra Iran e Iraq, nelle paludi dell'Iraq meridionale viveva un gruppo etnico particolare che costruiva ancora capanne con la tipica forma di quelle sumeriche; purtroppo è molto probabile che esso sia stato disperso o eliminato durante il conflitto. I Kuwaitiani potrebbero essere geneticamente simili a questo gruppo, data la vicinanza geografica, e comunque si distinguono dalle restanti popolazioni della penisola arabica. Le altre nove popolazioni del sottogruppo formano due gruppi non chiaramente distinguibili in termini geografici o linguistici.

1) Gli Svani della Georgia (35 000), nel Caucaso meridionale, parlano una lingua caucasica meridionale e si uniscono ai Caspi.

2) I Caspi (più di 3 milioni) vivono nell'Iran settentrionale, vicino al Mar Caspio.

3) I Curdi dell'Iran occidentale ammontano complessivamente a circa 6,5 milioni di individui; vivono in una regione al confine tra la Turchia, l'Iran e l'Iraq, oltre che nei paesi limitrofi, e parlano una particolare lingua iranica di tipo indoeuropeo. Alcuni gruppi, ancora nomadi o seminomadi, mantengono in genere una struttura tribale. Geneticamente i Curdi sono simili agli Iracheni.

4) Gli Iracheni sono definiti in base al paese di origine, fatta eccezione per i Curdi dell'Iraq.

5) Gli Assiri costituiscono un gruppo piuttosto omogeneo di individui che si pensano originari della zona corrispondente all'antica Assiria, nell'Iraq settentrionale: Ninive, una delle capitali assire, sorgeva infatti in una zona non molto distante dalla moderna città di Mossul. In Iraq vivono attualmente circa 70 000 Assiri, tra le città di Mossul e Arbil (fig. 4.7.2) e altri 100 000 nei paesi vicini. Parlano l'aramaico (una lingua semitica) e nell'albero filogenetico mostrano un debole legame con i Giordani.

6) I Giordani sono definiti tali in base al paese di origine, la Giordania.

7) I Drusi (300 000), componenti di una setta costituitasi poco dopo il 1000, vivono nei paesi di lingua araba – principalmente in Siria, ma anche in Israele, Libano e Giordania – e nell'albero si uniscono ai Libanesi.

8) I Libanesi vengono definiti in base al loro paese di origine (la terra degli antichi Fenici).

9) Gli Iraniani sono anch'essi classificati in base al paese di origine, a eccezione dei Curdi, che vivono nella zona nordoccidentale, e dei Caspi, insediati sulle coste della stessa zona; mostrano un'affinità genetica con i Turchi.

10) Anche i Turchi sono definiti in base al paese di origine. La storia della Turchia (un tempo Asia Minore o Anatolia) è lunga e complessa: fu una delle principali regioni coinvolte nello sviluppo dell'agricoltura, nel primo Neolitico, e potrebbe essere stata il luogo d'origine dell'espansione delle lingue indoeuropee. Il turco venne imposto a una popolazione di lingua prevalentemente indoeuropea (la lingua ufficiale dell'Impero bizantino era il greco) ma la differenza genetica tra Turchia e paesi vicini è minima. Gli invasori turchi erano probabilmente poco numerosi, ri-

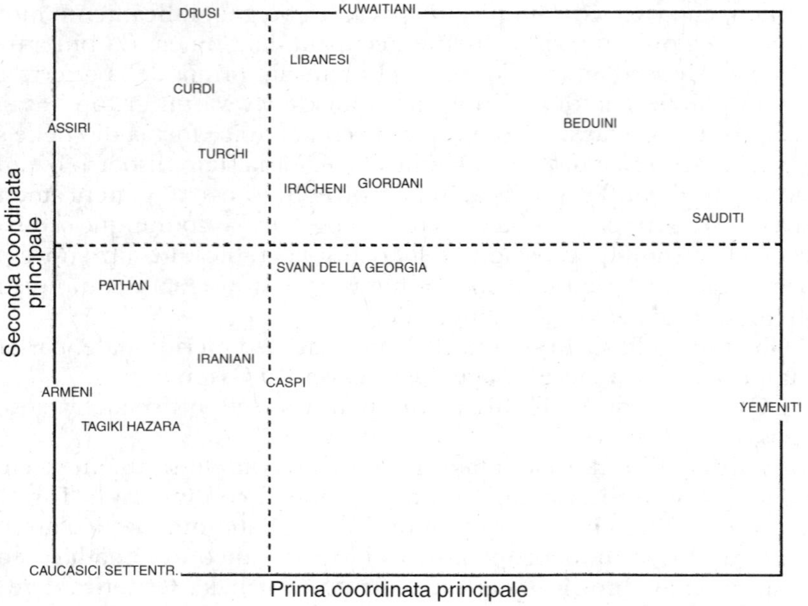

Fig. 4.15.2 Mappa delle componenti principali relativa a 18 popolazioni dell'Asia occidentale.

spetto agli aborigeni; da qui una diluizione del loro patrimonio genetico che non ne permette l'identificazione tra le popolazioni di quell'area geografica oggi analizzata. Al di là delle classificazioni basate sui confini politici della regione, i Turchi sono piuttosto eterogenei, e meriterebbero un'analisi genetica più minuziosa, se i dati fossero disponibili.

Tralasciando il gruppo delle popolazioni arabe, localizzate nella parte più meridionale del Medio Oriente (che un vasto deserto separa da quella settentrionale), si possono osservare alcune differenze linguistiche tra i due sottogruppi del raggruppamento maggiore: in quello più esiguo si trovano tre popolazioni di lingua indoeuropea e una di lingua caucasica settentrionale (anche se l'affiliazione al gruppo delle lingue caucasiche settentrionali è probabile, ma non è ben definita linguisticamente). Il sottogruppo maggiore include popolazioni di lingua indoeuropea, una di lingua caucasica meridionale, una di lingua turco-tatara e cinque di lingua semitica.

Un raggruppamento che segue la geografia e, in subordine, la classificazione linguistica, risulta ancora più evidente dalla rappresentazione delle componenti principali (fig. 4.15.2), che riporta il 54% della variabilità genetica originaria. Le popolazioni arabe si collocano a destra nella figura (come al solito i valori della prima componente indicano la prima

Tab. 4.15.1 Distanze genetiche (nel triangolo inferiore sinistro della matrice) tra popolazioni dell'Asia occidentale e relativi errori standard (nel triangolo superiore destro della matrice). Tutti i valori sono stati moltiplicati per 10000.

	PPA	IRAN	CAS	TAH	CUR	KUW	SAU	YEM	ARM	CAN	SGE	ASS	BED	DRU	IRAC	GIO	LIB	TUR
Pathan pashto	0	4	9	8	6	20	85	124	6	10	8	5	42	10	44	6	17	24
Iraniani	76	0	2	10	4	8	15	30	10	8	6	10	15	5	36	5	5	4
Caspi	116	47	0	8	1	10	21	36	18	10	4	7	19	9	4	5	9	7
Tagiki Hazara	86	169	170	0	13	27	91	132	8	6	11	9	50	14	53	8	30	10
Curdi	117	57	31	198	0	12	61	94	10	14	3	6	24	3	1	4	7	12
Kuwaitiani	290	184	141	358	171	0	39	49	22	33	16	24	17	18	7	4	9	9
Sauditi	727	321	350	865	683	300	0	13	85	117	26	104	11	113	35	5	8	21
Yemeniti	1070	429	390	1121	867	488	100	0	109	147	40	129	19	144	29	11	28	38
Armeni	146	182	237	182	178	423	928	1148	0	7	15	6	29	30	12	10	11	23
Caucasici settentrionali	191	105	134	151	208	441	1030	1244	135	0	18	17	56	33	5	17	17	27
Svani della Georgia	162	133	61	209	46	179	313	456	240	218	0	5	22	14	9	6	16	14
Assiri	92	203	160	151	122	332	907	1174	102	271	131	0	45	13	5	6	23	9
Beduini	468	361	313	581	383	173	145	211	531	690	204	502	0	41	38	8	19	19
Drusi	173	133	201	293	73	199	911	1340	326	479	158	169	503	0	6	7	5	6
Iracheni	348	168	61	446	5	76	373	348	146	71	78	49	379	93	0	6	6	15
Giordani	110	132	95	170	73	81	186	229	147	270	93	78	203	91	116	0	5	4
Libanesi	239	108	170	293	57	135	317	465	174	277	190	202	295	59	76	106	0	10
Turchi	256	75	130	158	114	198	335	569	200	279	199	99	397	78	112	77	157	0

fissione nell'albero filogenetico). Nel polo a sinistra, i valori della seconda componente raggruppano nel quadrante in alto a sinistra le popolazioni semitiche (con l'eccezione dei Curdi e dei Turchi), mentre le popolazioni non semitiche, indoeuropee e caucasiche, si collocano in quello in basso a sinistra.

La tabella 4.15.1 fornisce le distanze genetiche F_{ST} tra le popolazioni dell'Asia occidentale. Lo studio dei Turchi è particolarmente interessante in quanto essi costituiscono il solo grande gruppo della regione che parla una lingua originatasi in una zona geograficamente molto distante, forse situata nella regione degli Altaj. Essi non appaiono molto diversi dalle popolazioni geograficamente più vicine, come risulta dalle distanze genetiche, quasi sempre minori di 100 e con errori standard relativamente bassi. Secondo i dati usati per costruire la figura 4.15.1, la distanza dei Turchi dai Turkmeni è 104 ± 55 e dagli Uzbeki è 167 ± 67 (entrambe non significativamente diverse da zero per la scarsità di dati genetici relativi a queste due popolazioni), mentre rispetto a tutte le altre popolazioni di lingua turco-tatara della figura 4.12.1 (Tuva, Jakuti, Altaici) le distanze variano fra 453 e 735 e sono tutte statisticamente significative. Questi dati mettono in luce il fatto che si è verificata una diluizione considerevole dei geni orientali nelle popolazioni turkmena e uzbeka dell'Asia centrale, e una diluizione quasi completa in Turchia. Soprattutto qui, e in modo minore in tutta l'Asia centrale, si è verificata la sostituzione di una lingua senza una corrispondente sostituzione dei geni. Se disponessimo di un numero maggiore di informazioni genetiche, potremmo calcolare le percentuali di mescolanza tra le diverse popolazioni. È probabile che tali percentuali risulterebbero molto diverse a livello microgeografico: gli eventi che hanno avuto rilevanza storica sono infatti piuttosto recenti e non è trascorso un tempo sufficiente perché le differenze possano venire attenuate da movimenti migratori.

Nonostante la storia piuttosto complessa del Medio Oriente, il gran numero di migrazioni interne di popolazioni e il mosaico di culture e linguaggi, questa regione è relativamente omogenea, come si avrà modo di vedere nell'ultimo paragrafo di questo capitolo.

4.16 MAPPE GEOGRAFICHE DEI SINGOLI GENI

L'Asia è probabilmente il continente più difficile da studiare, dal punto di vista della geografia genetica; forse la causa principale sta nell'estrema variabilità della densità di popolazione. Si osserva una densità di popolazione molto bassa, inferiore a 1 abitante per km^2, in tre vaste aree geografiche: l'Arabia, la Cina occidentale (inclusi Xinjiang, Tibet e Mongolia), che sono prevalentemente zone desertiche, e la Siberia. L'esiguità dei campioni analizzati in queste regioni non deve sorprendere; infatti, se si osserva la distribuzione dei punti relativi al sistema *ABO* (il più ampiamente studiato), si possono immediatamente individuare le zone desertiche, perché corrispondono alle aree con il più basso numero di osservazioni. Le mappe dei geni meno studiati presentano, all'interno dell'Asia, vaste aree prive di dati: di conseguenza, la distribuzione delle frequenze geniche sembra appiattita. Un'altra difficoltà è rappresentata dalla presenza di due regioni popolate, invece, molto densamente: l'India e la Cina, che rappresentano circa la metà dell'intera popolazione mondiale. L'India è particolarmente ricca di dati relativi ai gruppi sanguigni. La Cina invece non è stata molto studiata, almeno fino a poco tempo fa, e i dati più recenti, generalmente pubblicati su riviste cinesi, sono pervenuti alla nostra attenzione troppo tardi per poter essere inclusi nella maggior parte delle analisi e delle mappe qui riportate.

Il Giappone è stato molto più studiato delle altre regioni dell'Asia, soprattutto per i geni noti da maggior tempo. Il problema della rappresentazione grafica è stato risolto aumentando la dimensione relativa del Giappone, rispetto al resto dell'Asia, di circa il 60%. La rappresentazione grafica delle informazioni che si riferiscono ad altre isole di piccole dimensioni è stata effettuata mediante l'opportuna campitura di un rettangolo sovrapposto all'isola in oggetto; la dimensione dei rettangoli è stata determinata in modo da permettere di rappresentare la densità di grigio relativo alla classe più bassa delle frequenze geniche.

Il numero di deviazioni standard dalla media, che indica l'eterogeneità delle frequenze geniche nell'area geografica unitaria della mappa, è più grande per il sistema *AB0* che per la maggior parte degli altri geni, il che potrebbe essere dovuto all'elevata densità di osservazioni nella stessa località. La concentrazione delle eterogeneità significative è alta soprattutto in India, dove molte caste differenti possono vivere nella stessa area, i cui confini geografici sono stati comunque definiti in base a criteri di rappresentazione grafica. Inoltre, l'endogamia praticata all'interno delle caste provoca una deriva genetica molto forte (come si è analizzato nel par. 4.14).

L'allele *0* mostra un massimo nella Siberia centrosettentrionale e un minimo in Corea, Turkmenia e Himalaya orientale. La localizzazione del massimo è interessante in quanto potrebbe fornire indicazioni sulla o sulle tribù che parteciparono alla prima ondata di colonizzatori americani; la distanza dell'area di massima frequenza dalle zone nordorientali non contraddice necessariamente tale interpretazione, se si tiene conto che negli ultimi tre secoli si sono verificate molte migrazioni di tribù in Siberia. Più pertinente è invece l'obiezione basata sulla considerazione che le tribù siberiane sono soggette a un forte effetto di deriva genetica a causa della loro bassa densità demografica.

L'allele *A* mostra le frequenze massime in due zone molto distanti tra loro: la Turchia da una parte, il Giappone meridionale e la Corea dall'altra. L'allele *B* assume i valori massimi nella regione dell'Himalaya e in diverse zone della Siberia, inclusa una poco distante da quella in cui si osserva un picco dell'allele *0*, dove – come ci si aspetta, data la complementarità delle frequenze geniche degli alleli di un locus – è presente un minimo. Le frequenze dell'*A1* sono basse laddove sono alte quelle dello *0* e del *B* (nel Pakistan meridionale e nell'India centrale), mentre assumono il valore massimo attorno al Mar del Giappone settentrionale. Le zone dell'Asia centrale non hanno quasi alcuna informazione per quanto riguarda gli alleli *A1* e *A2*; l'allele *A2* è pressoché assente nell'Asia orientale e mostra un massimo in Libano. Purtroppo il sistema *AB0*, per il quale si ha il maggior numero di informazioni rispetto a qualsiasi altro sistema, è forse il meno attendibile per studi etnologici, in quanto è altamente correlato con la distribuzione di malattie infettive di vario tipo.

I variogrammi del sistema *AB0* mostrano pendenze che assumono valori intermedi (intorno a $0{,}3\times10^{-5}$ per chilometro) e un andamento lineare che a volte raggiunge i 3000 km (circa 2000 miglia). In particolare, l'allele *A1* mette in evidenza la pendenza iniziale più bassa.

La fosfatasi acida (*ACP1*) raggiunge un massimo molto alto per l'allele *A* nell'estrema zona nordorientale. Questo allele è altamente correlato al clima, ma non si osservano frequenze elevate nella Siberia nordoccidentale, dove invece l'allele *B* mostra le frequenze massime, come in Arabia sudoccidentale. L'allele *C*, raro in quasi tutta l'Asia, presenta i valori massimi, peraltro non elevati, nell'Iran sudoccidentale. Le pendenze dei variogrammi sono alte per gli alleli *A* e *B* di questo sistema.

L'enzima adenosindeaminasi (*ADA**1*) è praticamente sconosciuto nelle zone settentrionali, dove la mappa riproduce la distribuzione osservata nelle zone meridionali; qui, tuttavia, si nota un gradiente più o meno regolare da oriente a occidente, con un minimo nell'India occidentale e in Pakistan.

L'adenilatochinasi 1 (*AK1**1*) mostra nell'area centrale un gradiente nord-sud, mentre nelle zone orientali si osservano frequenze confrontabili a quelle della Siberia nordoccidentale. I variogrammi di questo enzima e del precedente sono abbastanza regolari.

La colinesterasi 1 (*CHE1***U*) è poco conosciuta nelle zone settentrionali e centrali. Il minimo viene raggiunto in India e Turchia; il variogramma non è attendibile, a causa della limitata distribuzione geografica dei punti osservati.

Il sistema *CHE2* è stato invece più studiato, ma non vi è molta variabilità dell'allele positivo (+), che è raro; il variogramma è, di conseguenza, piatto.

La conoscenza del *C3***S*, limitata all'Asia occidentale, all'India e al Giappone, mette in luce un gradiente ovest-est.

L'allele *A* del sistema Diego (*DI***A*) non è stato saggiato nell'Asia centrale e nella Siberia meridionale; la parte rimanente dell'Asia mostra un gradiente ovest-est, con valori minimi in Occidente e massimi intorno al Mar del Giappone. Questo allele è particolarmente interessante in quanto se ne osserva un'alta frequenza fra gli Amerindi. La distribuzione geografica dei punti osservati in Asia è tale da non permettere, tuttavia, di individuare quale popolazione dell'Asia orientale abbia contribuito al popolamento delle Americhe. Il variogramma associato ha un andamento regolare.

Il gruppo sanguigno Duffy (*FY*) è stato studiato meglio degli enzimi precedenti. L'allele *A* presenta un massimo molto elevato, circa il 100% nelle zone orientali e sulle coste del Mar Glaciale Artico, e un minimo nell'Arabia meridionale e, forse, in Camciatca. L'allele *B* assume il valore massimo intorno al Mar Caspio con una diminuzione radiale delle frequenze intorno a tale zona, suggerendo l'ipotesi che questa possa essere il luogo di origine dell'allele. L'allele *0* mostra il massimo nell'Arabia meridionale, di possibile origine africana e in risposta alla malaria. I variogrammi degli alleli *A* e *B* hanno pendenze alte, mentre quello dell'allele *0* è molto irregolare.

L'esterasi D (*ESD*) mette in evidenza per l'allele *1* un massimo nelle estreme zone nordorientali e un gradiente quasi regolare verso il sud; il minimo è localizzato nella regione dell'Himalaya. Il variogramma risulta piuttosto piatto.

Le informazioni relative alla deficienza di 6-glucoso-fosfato deidrogenasi (*G6PD*) sono limitate alle regioni meridionali. Si osserva un picco nell'Arabia orientale, probabilmente correlato alla malaria, e un'incidenza moderata del deficit nell'Asia sudorientale continentale; è da notare infine la sua assenza in India.

La transaminasi glutammico-piruvica *GPT*1* ha una distribuzione simile a quella del *GLO1*1*.

Del gene del complemento *BF*, sul quale si hanno poche informazioni, l'allele più comune *S* mette in luce un picco molto alto nell'Asia sudorientale e un minimo in Arabia. L'allele *F* mostra una superficie complementare a questa, mentre l'allele *S0.7* ha un massimo in Arabia e decresce regolarmente verso le zone orientali: questa regolarità è dovuta probabilmente alla mancanza di dati, specialmente nelle regioni settentrionali. Le pendenze dei variogrammi degli alleli più comuni sono alte.

La gliossalasi *GLO1*1* presenta le frequenze massime nell'Asia occidentale e nelle estreme regioni nordoccidentali; le frequenze minime nelle zone orientali escluse quelle delle isole sudorientali. Il variogramma risulta avere una pendenza elevata.

La componente gruppo-specifica o proteina legata alla vitamina D (*GC*) presenta una frequenza minima dell'allele *1* nell'Asia centrale e un valore massimo nell'Asia sudorientale insulare, nella penisola della Camciatca e nell'Arabia sudoccidentale. È difficile ricondurre tale distribuzione all'ipotesi di una sua correlazione con le radiazioni solari. Il sottotipo *1F* mostra un gradiente ovest-est quasi regolare. I variogrammi sono regolari con una pendenza elevata per l'allele *1F*.

L'allele *1* dell'aptoglobina (*HP*) ha massimi in diverse aree e in apparenza un solo minimo in India, con una distribuzione concentrica intorno a quella regione. Il variogramma, lineare fino a circa 3000 km, mostra una pendenza alquanto elevata.

I dati relativi al sistema genetico *HLA* hanno una copertura geografica adeguata, anche se alcune aree nordorientali estreme non presentano dati. Gli alleli di questo sistema verranno discussi insieme, in quanto le loro distribuzioni sono principalmente di due tipi.

Il tipo di distribuzione più frequente mette in evidenza un gradiente pressoché regolare da ovest a est, che può presentarsi in due modi: frequenza più alta a ovest e più bassa a est, o viceversa.

Il primo si osserva per gli alleli *A*1*, *A*3*, *A*28*, *A*29*, *A*32*, *B*8*, *B*14*, *B*18*, *B*21* e *B*35*; il secondo, inverso, è molto più raro e viene messo in evidenza dagli alleli *A*2*, *B*13* e *B*22*. Questa asimmetria potrebbe essere dovuta al fatto che molti anticorpi sono stati selezionati tra gli europei, il cui spettro immunologico è più conosciuto di quello delle popolazioni di tipo orientale. Alcuni di questi alleli presentano peculiarità causate probabilmente da deriva genetica o selezione locale: l'*A*32* ha una frequenza alta nelle Filippine, il *B*7* nella Siberia centrale e il *B*18* nell'Asia sudorientale; il *B*13* mostra un altro minimo nella Siberia nordorientale, e il *B*15* un massimo in quella centrosettentrionale.

Il secondo tipo di struttura genetica – in ordine di frequenza – presenta un gradiente nord-sud e si osserva negli alleli *A*9*, *A*11*, *A*31* e *B*40*; in tutti i casi, tranne che per l'*A*11*, i valori maggiori si riscontrano nelle zone settentrionali. Gli alleli *A*19* e *A*31* mostrano, inoltre, frequenze alte rispettivamente nelle Filippine e in Arabia.

Gli alleli rimanenti rivelano strutture meno regolari con punte massime in varie regioni: l'*A*10* nelle zone interne a est del Mar Caspio, l'*A*11* e l'*A*33* nell'Asia sudorientale, l'*A*19* nell'Iran sudoccidentale e in Mongolia, il *B*15* nella Siberia centrale, il *B*16* nelle Filippine e il *B*17* nella Siberia centrorientale. Il *B*27* e altri alleli sono poco variabili, oppure distribuiti in modo difficile da definire.

I variogrammi dell'*HLA* sono generalmente regolari, con pendenze che variano tra 0,3 e 1,2 per chilometro (mediana 0,8). Il segmento lineare iniziale si estende fino a distanze comprese tra 800 e 3000 chilometri. Sei variogrammi su 29 hanno una pendenza iniziale negativa, ma generalmente corrispondono ad alleli con frequenze medie molto basse.

Il sistema *GM* (*IGHG1G3*) presenta una distribuzione geografica di dati adeguata, con poche zone scoperte se confrontato con molti altri marcatori genetici. Le mappe dell'*f;b0b1b3b4b5* (un aplotipo caucasoide) e dello *za;g* mettono in evidenza un gradiente est-ovest, con un picco rispettivamente nell'Asia occidentale e nella zona nordorientale estrema, che potrebbe essere il luogo di origine dell'aplotipo. Analogamente, la frequenza molto alta del *fa;b0b1b3b4b5* nell'Asia sudorientale potrebbe indicare che l'aplotipo ha avuto origine in quest'area. Le frequenze dell'aplotipo *za;b* si distribuiscono in modo concentrico intorno al Mar Caspio e quelle dello *za;b0stb3b5* intorno alla Siberia centrale.

Gli alleli *1&1,2* del gene *KM* che codificano per la parte costante della catena leggera dell'immunoglobulina, sembrano avere un centro di origine nella Cina settentrionale. I due alleli possono essere distinti solo mediante un anticorpo non facilmente reperibile, ma l'allele *2* è molto raro e il suo contributo alla somma dei due alleli è minimo.

Tutti i variogrammi dei sistemi *GM* e *KM* rivelano una pendenza alta e una linearità iniziale, tranne l'allele *za;b0b1b3b4b5* che ha una pendenza iniziale negativa.

Il gruppo sanguigno Kidd (*JK*) mostra due picchi di frequenza dell'allele *A*, uno nelle regioni estreme settentrionali e uno nell'Asia sudorientale insulare, nonché uno minore nell'Arabia sudorientale, mentre al centro la distribuzione è pressoché piatta. Le frequenze dell'allele *B* sono basse a nord, alte a est e intermedie altrove.

L'allele del gruppo sanguigno Kell, *KEL*K*, meglio studiato del gruppo Kidd, presenta un gradiente ovest-est.

Nell'ambito del gruppo sanguigno Lewis (*LE*), l'allele *Le(a+)* mostra un gradiente nord-sud, mentre l'allele *Le* uno est-ovest.

L'allele *A* del gruppo sanguigno Lutheran (*LU*), poco studiato, come il gruppo *LE*, sembra rivelare un gradiente ovest-est.

I variogrammi di questi quattro sistemi dei gruppi sanguigni sono regolari, tranne quelli relativi agli alleli *JK*A* e *LU*A* che hanno una pendenza iniziale negativa.

Il sistema *MNS*, che è uno dei gruppi sanguigni esaminati per primi, è ragionevolmente ben studiato. L'allele *M* è più frequente nella Siberia nordorientale e nelle regioni occidentali e meridionali: le sue due componenti aplotipiche, che mostrano una distribuzione più chiara, rivelano un gradiente ovest-est per l'aplotipo *MS* (con un picco in Arabia) e un gradiente nord-sud per l'*Ms* (con un picco nell'Asia sudorientale). L'allele *N*, complementare dell'allele *M*, si trova sotto forma dell'aplotipo *NS*, che mostra un picco nella Siberia centrale e un gradiente concentrico intorno a questa regione, e dell'aplotipo *Ns*, che presenta un gradiente nord-sud. L'allele *S*, somma degli aplotipi *MS* e *NS*, è più frequente nella Siberia centrale. Tutti i variogrammi sono regolari e presentano un andamento iniziale lineare che si estende fino a 1000 o 3000 km, con pendenze relativamente alte.

L'allele *1* del gruppo sanguigno *P1*, noto da parecchio tempo, è stato ben studiato: la sua distribuzione forma un gradiente ovest-est con frequenze alte nelle zone occidentali, in quelle nordorientali e insulari sudorientali. Il variogramma, lineare fino a 6500 km, ha una pendenza iniziale relativamente alta.

L'allele *T* del polimorfismo della feniltiocarbammide (*PTC*) mostra un gradiente ovest-est alquanto regolare. Il variogramma è lineare fino ad almeno 3000 km, con una pendenza moderatamente alta.

La fosfoglucomutasi 1 (*PGM1*) è uno degli enzimi meglio studiati; l'allele *1*, che raggiunge un massimo molto alto nell'estrema zona nordorientale, mostra un gradiente generale da ovest verso est, con un minimo nelle regioni occidentali, ma anche in un'area ristretta della Siberia nordoccidentale.

La frequenza dell'allele *A* del 6-fosfogluconato deidrogenasi (*PGD*) assume il valore minimo nell'Asia centrale, dove potrebbe aver avuto origine l'allele più raro. I variogrammi di questi enzimi sono lineari fino a 5000 km, con pendenze moderate.

Il sistema del gruppo sanguigno *RH* può essere pensato come composto da tre loci biallelici *C*, *D* ed *E*: *C* ed *E* mostrano gradienti opposti nord-sud, il primo con frequenza massima nell'Asia sudorientale, il secondo nell'Asia settentrionale. L'allele *D* mostra un gradiente est-ovest, con un massimo nelle regioni orientali, ma anche nell'estremo nordovest. Altri alleli, quali il C^w e il D^u, hanno frequenze basse i cui valori massimi vengono raggiunti per il C^w nell'Asia centroccidentale e nelle estreme zone nordorientali, e per il D^u nella parte occidentale dell'Asia sudorientale. Gli aplotipi più frequenti del sistema *RH* sono il *CDe*, il *cDE* e il *cde*: il primo mostra un gradiente nord-sud molto marcato e raggiunge il valore massimo, quasi il 100%, nell'Asia sudorientale; il secondo presenta un gradiente simile, ma opposto, e supera il 45% nelle zone settentrionali; il terzo, l'aplotipo *RH*-negativo, tipicamente caucasoide, forma un gradiente ovest-est con frequenze relativamente alte (più del 30%) nell'Asia occidentale e valori praticamente nulli nelle popolazioni tipicamente orientali. La presenza di un picco dell'aplotipo *RH*-negativo nell'Asia settentrionale è di grande interesse e richiede un'analisi ulteriore. Gli aplotipi meno frequenti sono: *Cde, cDe, cdE* e *CDE*. Il più comune tra questi è il *cDe*, che presenta due picchi superiori al 25% nella parte più occidentale dell'Asia centrale e nella penisola della Camciatca, un altro picco in Arabia (probabilmente di origine africana) e un minimo nelle regioni orientali. L'aplotipo *Cde* si trova principalmente in India sudorientale, mentre è molto raro, o assente, nelle altre regioni, eccetto intorno al Mar Caspio. Anche l'aplotipo *cdE* ha una frequenza molto bassa in tutta l'Asia, con un leggero aumento nelle zone centrali e intorno al Mar del Giappone. L'aplotipo *CDE* raggiunge la frequenza più alta nella penisola della Camciatca e nelle zone più occidentali dell'Asia centrale.

La maggior parte dei variogrammi relativi agli alleli e agli aplotipi del sistema *RH* mostra un andamento iniziale lineare piuttosto esteso e pendenze medio-alte. Tre variogrammi, piatti o con pendenza negativa, si riferiscono ad alleli con frequenze medie molto basse: C^w, *cdE, CDE*.

Il gene secretore *SE***Se* mostra un gradiente approssimativo nord-sud, con un secondo massimo nell'estremo nordest. Il variogramma è lineare fino a 3000 km, con una pendenza moderatamente alta.

La frequenza dell'allele *TF***C* della transferrina è di circa il 100% nella maggior parte dell'Asia, tranne che in alcune regioni dell'Asia centrale e sudorientale dove l'allele *D* si presenta con una percentuale bassa. Il variogramma ha un andamento regolare e lineare fino a circa 3000 km.

Riassumendo, un numero consistente di geni mostra gradienti ovest-est e nord-sud. Ci attendiamo pertanto che essi determinino le caratteristiche più rilevanti delle mappe sintetiche corrispondenti alle componenti principali più informative. Altri tipi di distribuzioni tendono a ripresentarsi, sebbene con frequenza minore, e sono verosimilmente associati alle mappe sintetiche delle componenti principali di livello inferiore rispetto alle prime due.

4.17 MAPPE SINTETICHE DELL'ASIA

L'analisi della variabilità genetica mediante la tecnica delle componenti principali si avvale di 96 geni. La tabella 4.17.1 mostra l'importanza relativa di ciascuna delle prime sette componenti principali, che insieme esprimono l'80% della varianza totale. I geni che contribuiscono maggiormente a ciascuna di queste sono stati indicati nella tabella 4.17.2.

Tab. 4.17.1 Percentuali della varianza totale rappresentate dalle prime sette componenti principali delle frequenze geniche asiatiche.

Componente principale	% della varianza totale	Componente principale	% della varianza totale
1	35,1	5	5,2
2	17,7	6	4,8
3	7,7	7	3,3
4	6,4		

La mappa geografica della prima componente principale (fig. 4.17.1), la quale descrive circa un terzo della variabilità complessiva e mostra un chiaro gradiente ovest-est, può essere considerata una sintesi del gradiente caucasoide-orientale osservato in Asia. Questo non è esattamente lineare, tuttavia è più ripido intorno a una linea che parte dagli Urali settentrionali, scende in direzione sudest, quindi piega verso sud per raggiungere l'India orientale. Approssimativamente questa linea va considerata come la demarcazione tra le popolazioni caucasoidi e quelle orientali. La separazione tra questi due raggruppamenti non può essere netta, in quanto sappiamo che negli ultimi 2500÷3000 anni si sono verificate molte migrazioni attraverso questo confine, e molte popolazioni intorno ad esso rivelano segni di ibridazione. L'avanzamento delle popolazioni orientali verso occidente è stato notevole specialmente nella zona settentrionale e, meno rilevante ma evidente, nella regione himalayana.

La prima componente principale si accorda bene con i dati fisici discussi in precedenza. È importante osservare che i valori massimi si trovano nelle regioni occidentali a contatto con l'Africa, piuttosto che in corrispondenza del confine tra Europa e Asia. Questa componente potrebbe rappresentare, pertanto, il procedere di un'onda dall'Africa nordorientale o dall'Asia occidentale. Il gradiente che si osserva potrebbe essere stato creato dalla mescolanza di queste popolazioni con quelle che allora occupavano l'area? O potrebbe rappresentare la mutua diluizione dei caratteri orientali e caucasoidi in conseguenza di eventi successivi? Le componenti principali non consentono di rispondere né di individuare la direzione di un avanzamento a onda; quando si osservano però gradienti concentrici, come in questo caso, è probabile che la direzione dell'espansione sia centrifuga. Inoltre, l'analisi delle componenti principali nulla può dirci sulle date, ma può fornirci indicazioni sull'importanza relativa, a livello demografico, delle espansioni e delle mescolanze.

L'alto valore percentuale della variabilità totale associato alla prima componente principale mette in evidenza che la differenziazione tra l'Asia orientale e quella occidentale rappresenta la più importante differenza genetica, nel continente. Almeno tre movimenti migratori possono aver determinato un simile quadro genetico. 1) Durante la prima e-

Tab. 4.17.2 Geni che presentano le correlazioni più elevate con le prime sei componenti principali delle frequenze geniche asiatiche.

CP*	Intervallo del coefficiente di correlazione		Geni
1	1,00÷0,90	(+)	*IGHG1G3*f;b0b1b3b4b5, RH*cde*
		(−)	*BF*S, GC*1F*
	0,90÷0,80	(+)	*ACP1*C, BF*F, BF*S0.7, HLAA*1, HLAA*3, IGHG1G3*za;b0b1b3b4b5, HLAA*28, HLAB*35, HLAB*8, MNS*MS*
		(−)	*ADA*1, C3*S, FY*A, HLAA*2, PTC*T*
	0,80÷0,70	(+)	*FY*B, HLAA*1, HLAA*2, HLAA*32, HLAB*14, HLAB*18, HLAB*21, HLAB*37, KEL*K, LU*A, P1*1*
		(−)	*AK1*1, HLAB*15, RH*D*
2	1,00÷0,90	(+)	—
		(−)	*HLAA*11*
	0,90÷0,80	(+)	—
		(−)	*LE*Le(a+), MNS*Ms, RH*C*
	0,80÷0,70	(+)	*ESD*1, HLAA*31, RH*cDE*
		(−)	*IGHG1G3*fa;b0b1b3b4b5, HLAA*33, HLAB*22, RH*CDe*
3	0,70÷0,60	(+)	*HLAB*5*
		(−)	*ACP1*B, HLAB*27*
	0,60÷0,50	(+)	*HLAA*10, HLAA*31, HLAB*16, HLAB*22, PEPA*1, JK*B*
		(−)	*HLAB*17*, $RH{*}D^u$
	0,50÷0,40	(+)	*CHE1*U, PGM1*1, TF*C, RH*cdE*
		(−)	—
4	0,70÷0,60	(+)	*AB0*0, HLAA*30, HP*1*
		(−)	*AB0*B*
	0,60÷0,50	(+)	*FY*0, GC*1, HLAB*21*
		(−)	*G6PD*B−*
	0,50÷0,40	(+)	—
		(−)	*HLAA*10, HLAB*37*
5	0,70÷0,60	(+)	*ACP1*A, PGD*A*
		(−)	—
	0,60÷0,50	(+)	*JK*A*
		(−)	*IGHG1G3*zax;g*
	0,50÷0,40	(+)	*MNS*M, P1*1*
		(−)	*MNS*NS*
6	0,70÷0,60	(+)	*RH*cDe*
		(−)	—
	0,60÷0,50	(+)	*RH*CDE, MNS*NS, MNS*S*
		(−)	*MNS*Ns*
	0,50÷0,40	(+)	*MNS*M*
		(−)	*AB0*A*
	0,40÷0,30	(+)	*AB0*0, GC*1, HLAB*7, MNS*MS*
		(−)	*AB0*A1, IGHG1G3*zax;g*

Gli alleli associati a una correlazione positiva o negativa sono stati rispettivamente indicati con (+) e (−).

* Componente principale.

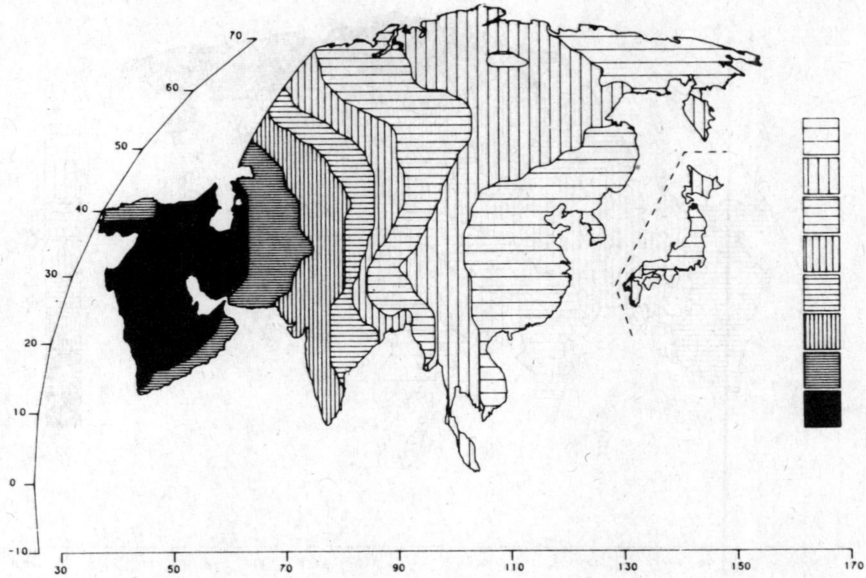

Fig. 4.17.1 Mappa sintetica dell'Asia ricostruita dai valori della prima componente principale.

spansione, gli uomini moderni potrebbero essersi diffusi a partire dall'Africa in direzione est, attraverso Suez, e mescolati agli uomini che a quel tempo abitavano l'Asia orientale. 2) Le espansioni successive, con origine nella stessa regione, potrebbero avere seguito il medesimo percorso. L'ultima espansione potrebbe essere stata quella degli agricoltori del Medio Oriente che si diffusero, seguendo la stessa direzione, nelle steppe occidentali dell'Asia, in Iran e in India. Quello che si osserva potrebbe costituire, quindi, l'effetto di più espansioni verificatesi in tempi diversi, ciascuna delle quali con un centro di origine asiatico, in Asia occidentale. 3) Potrebbero essersi verificate altre espansioni dall'Africa orientale, attraverso l'Arabia meridionale e l'Iran, oppure attraverso le coste meridionali dell'Asia, difficili da distinguere l'una dall'altra o dalle espansioni 1) e 2).

Va osservato che la regolarità del gradiente potrebbe essere ingannevole e in parte fittizia, in quanto l'Asia centrale è poco conosciuta sotto il profilo genetico e i metodi di interpolazione usati per la rappresentazione delle mappe geografiche dei geni ricostruiscono una superficie piana dove non ci sono osservazioni, contribuendo a dare l'illusione di un gradiente regolare. Essendo oggi questa regione parzialmente desertica, sono disponibili pochi dati. Si conoscono, tuttavia, i movimenti di alcune popolazioni: ad esempio lo Xinjiang fu occupato dagli Uiguri a proposito dei quali possediamo ben poche notizie, in quanto i dati recenti sul sistema genetico *HLA* sono stati resi disponibili troppo tardi per poter essere inclusi nella nostra analisi.

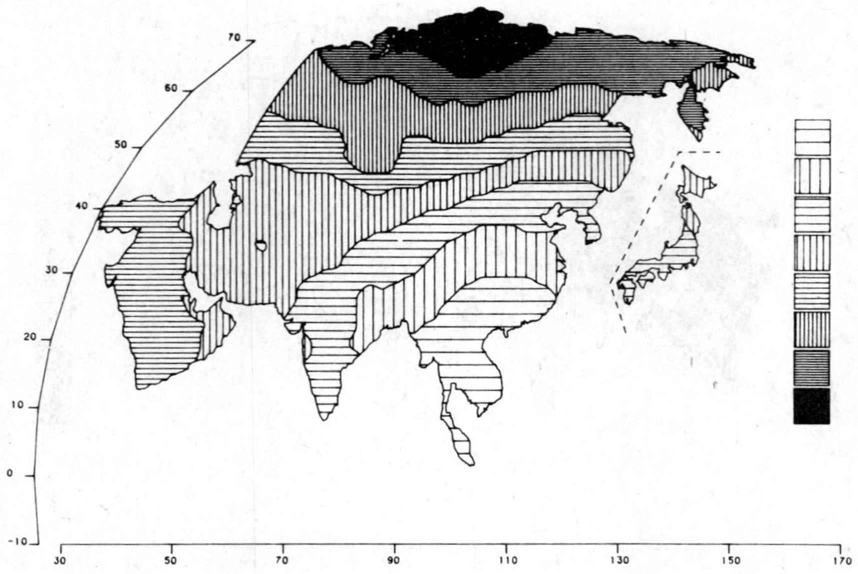

Fig. 4.17.2 Mappa sintetica dell'Asia ricostruita dai valori della seconda componente principale.

La mappa della seconda componente principale (fig. 4.17.2) mostra che la componente genetica successiva in ordine di importanza è la differenza tra le popolazioni orientali settentrionali e quelle meridionali, mentre le popolazioni a occidente e a sud dell'Asia contribuiscono poco alla differenziazione e presentano valori intermedi. La linea di separazione tra gli orientali settentrionali e quelli meridionali corrisponde approssimativamente alla prima curva isopleta che parte dall'Asia sudorientale. Senza ulteriori analisi è difficile dire se questa seconda componente assorbe anche effetti causati da una possibile correlazione con dati climatici.

La mappa della terza componente principale (fig. 4.17.3) mostra un massimo in Giappone, con un gradiente concentrico che si abbassa rapidamente. I valori minimi sono invece presenti nelle estreme regioni settentrionali e meridionali, e ciò solleva un difficile problema di interpretazione.

Occorre ricordare che il Giappone è stato ingrandito 1,6 volte per permettere una rappresentazione chiara della sua struttura interna, in quanto è la regione asiatica con la maggiore densità di dati genetici. Questa componente descrive una frazione non trascurabile della variabilità genetica complessiva (8%). L'osservazione della mappa suggerirebbe la possibilità di un'espansione demografica avente il suo centro di origine in un'area localizzata intorno al Mar del Giappone; ciò è riscontrabile in molti geni, come si è visto nelle mappe relative. È difficile pensare a un fattore selettivo che operi su molti geni contemporaneamente, se non si tratta di un fattore di importanza generale quale il clima. I valori della F_{ST} calcolati per questi geni non sembrano mettere in evidenza una man-

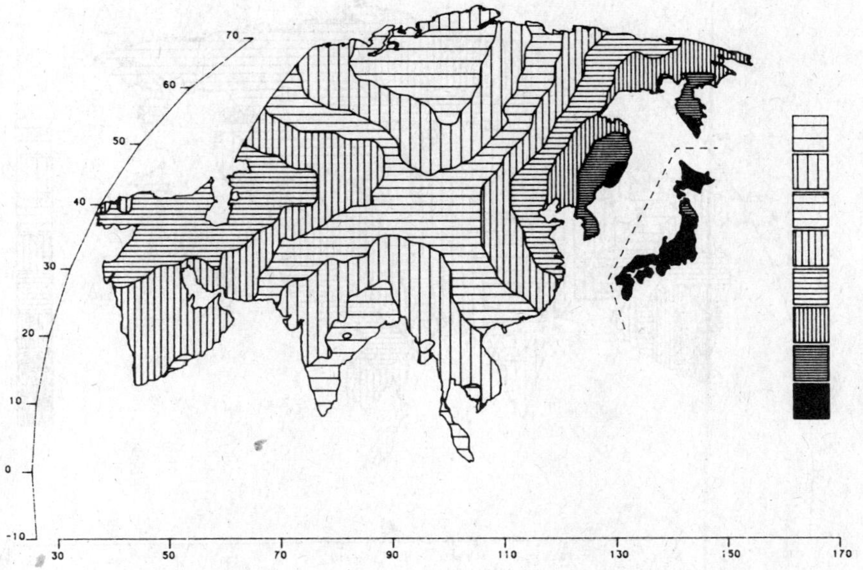

Fig. 4.17.3 Mappa sintetica dell'Asia ricostruita dai valori della terza componente principale.

canza di fattori selettivamente neutri. Quest'area non fu uno dei centri di sviluppo dell'agricoltura: prima di 10 000 anni fa la terra emersa era molto più estesa, e non si hanno conoscenze archeologiche sulle zone che poi furono sommerse. Fu il Giappone, però, il centro del più antico sviluppo della ceramica oggi conosciuto. Si potrebbe supporre che il Giappone e/o altre regioni che circondavano il mare interno abbiano costituito il centro di uno sviluppo demografico relativamente importante, che non fu modificato in maniera significativa dalle migrazioni successive e perciò ha mantenuto inalterato il proprio patrimonio genetico. La dinamica della popolazione giapponese del periodo Jōmon (si veda il par. 4.4) conferma tale ipotesi in quanto, per almeno 6000 anni (tra 10 000 e 4000 anni fa), la popolazione aumentò costantemente a un tasso elevato. La popolazione giapponese passò, in quel periodo, da un numero probabilmente molto ridotto di individui (da cui una sostanziale differenziazione iniziale per effetto della deriva genetica) a circa 30 000 individui, e nel complesso le frequenze geniche rimasero pressoché invariate. Se in Giappone non si fossero verificate immigrazioni importanti in epoche successive, le frequenze geniche del periodo Jōmon potrebbero essere state simili a quelle attuali. A partire da 4000 anni fa la crescita della popolazione cessò, forse a causa di cambiamenti climatici, e riprese circa 2000 anni fa per effetto della diffusione dell'agricoltura.

La densità della popolazione Jōmon è una delle più alte tra quelle delle popolazioni che vivevano di raccolta, sebbene siano state osservate densità analoghe, o ancora più alte, in alcune zone dell'America settentrionale

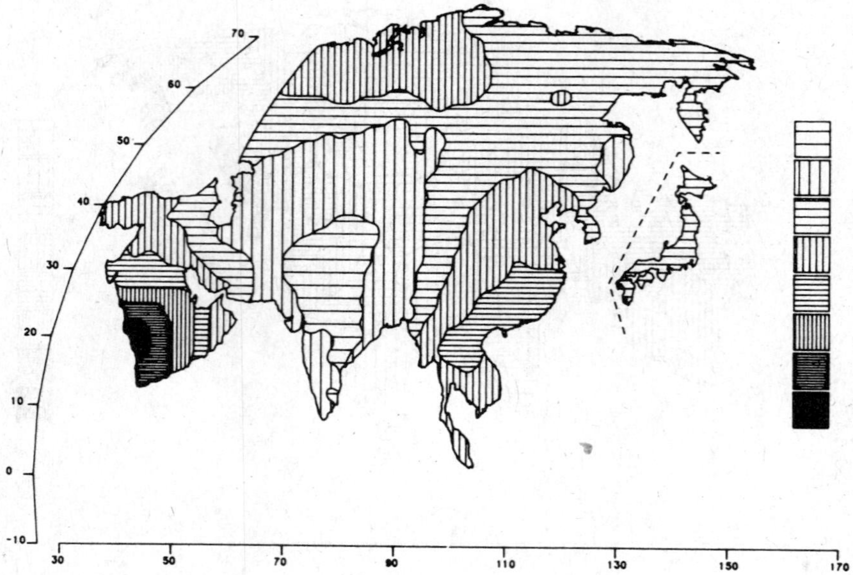

Fig. 4.17.4 Mappa sintetica dell'Asia ricostruita dai valori della quarta componente principale.

sulla costa del Pacifico (Hassan, 1975). La crescita della popolazione giapponese è stata favorita dalla pesca abbondante, oltre che dalla caccia al cervo e dalla raccolta di castagne e radici. Una possibile spiegazione è che la crescita persistente di una popolazione inizialmente ridotta nel Giappone del periodo Jōmon (e probabilmente nelle zone circostanti, quali la Corea e la Manciuria, coinvolte nello sviluppo ma molto meno conosciute dal punto di vista archeologico) abbia permesso di mantenere la differenziazione iniziale prodotta dalla deriva genetica. Senza un'analisi a un livello di risoluzione più fine, è difficile stabilire se questo sviluppo demografico locale abbia anche determinato una reale espansione geografica.

La mappa sintetica della quarta componente principale (fig. 4.17.4) mette in evidenza un contrasto tra le regioni dell'Arabia occidentale e quelle di India orientale e Himalaya, difficile da interpretare in base alle attuali conoscenze archeologiche; le rimanenti regioni del continente assumono valori intermedi. Occorre ricordare che sulle coste del Mar Rosso, opposte a quelle dell'Arabia occidentale che nella figura mostrano l'intensità più alta, sono state osservate aree con valori estremi delle componenti principali. Presumibilmente, in tempi remoti si è verificata un'espansione dall'Africa orientale, che si è aggiunta a quelle discusse in precedenza.

La mappa sintetica della quinta componente principale (fig. 4.17.5) mostra un gradiente concentrico con origine in una zona delle steppe dell'Asia centrale. Alcune mappe relative a singoli geni mostrano anomalie non lontane da questa regione, la quale corrisponde all'incirca a un'a-

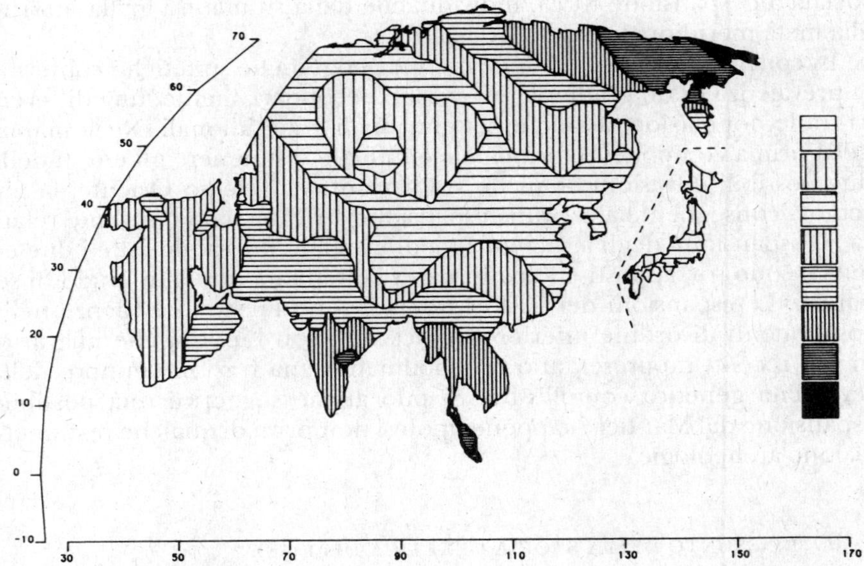

Fig. 4.17.5 Mappa sintetica dell'Asia ricostruita dai valori della quinta componente principale.

rea di sviluppo antico del nomadismo pastorale. Questo tipo di economia fu responsabile di una serie di espansioni dall'Asia centrale: la mappa della quinta componente principale potrebbe essere interpretata come il risultato della diffusione del nomadismo pastorale, forse a opera di popolazioni perlopiù caucasoidi. All'area, però, corrisponde un numero di campioni davvero esiguo: un campionamento più regolare potrebbe spostare il picco di questa componente. È interessante notare che altre regioni delle steppe, spostate di poco verso ovest e verso est, evidenziano picchi nella sesta e nella settima componente (non mostrate). Benché le diverse componenti non siano tra loro correlate, è possibile che alcune presentino un polo di massimo o di minimo nella stessa posizione e il polo opposto in un'altra posizione: per la quinta componente, polarità opposte si collocano nell'Asia sudorientale e nelle estreme zone settentrionali; per la sesta componente, in Armenia e in Corea; per la settima, nell'India meridionale.

La mappa a colori dell'Asia (tav. III f.t.), che rappresenta il 60,5% della variabilità totale, mette in evidenza tre aree principali: una di colore verde chiaro, con una sfumatura gialla centrale, nell'Asia sudoccidentale; una di colore blu nella Siberia centrosettentrionale; infine, nella parte orientale, una di colore rosso, che varia da un colore talmente scuro da rendere l'Asia sudorientale quasi invisibile a uno molto chiaro tra gli orientali settentrionali, al viola nelle zone nordorientali estreme.

L'espansione dell'agricoltura dal Medio Oriente, identificabile dal colore verde chiaro, si sovrappone a un'altra espansione, probabilmente associata all'espansione turca, individuabile dalla sfumatura gialla intorno alla metà meridionale del Mar Caspio.

In conclusione, l'analisi delle mappe geografiche sintetiche conferma la prevalenza di un gradiente est-ovest e, secondariamente, una differenza tra le popolazioni asiatiche settentrionali e meridionali. Nella mappa della prima componente principale è difficile distinguere gli effetti delle due possibili diffusioni demiche (radiazioni) dal Medio Oriente: la più remota conseguente alla prima espansione africana, la più recente relativa all'espansione degli agricoltori mediorientali. Probabilmente i due effetti si sono sovrapposti e l'analisi da noi effettuata non è in grado di separarli. Le espansioni dei pastori nomadi sono messe in evidenza nelle componenti di ordine inferiore, in accordo con l'ipotesi che migrazioni più recenti rappresentano probabilmente una frazione minore della variabilità genetica complessiva. Si può anche suggerire una possibile espansione dal Mar del Giappone, ipotesi non priva di qualche documentazione archeologica.

4.18 RIASSUNTO DELLA STORIA GENETICA DELL'ASIA

L'Asia è il continente più vasto e più complesso dal punto di vista genetico. Le cinque regioni nelle quali è stata da noi suddivisa, per esigenze legate all'analisi dei dati genetici, pur non essendo omogenee sono meno eterogenee, al loro interno, dell'intero continente; ma tra esse non vi sono confini netti. Le cinque regioni mostrano gradi diversi di eterogeneità interna. La variabilità genetica, relativa a ogni regione, è stata misurata calcolando la media delle F_{ST} (± errore standard) relative a sottocampioni delle 491 popolazioni, con i seguenti risultati:

Asia occidentale (Vicino Oriente)	0,0212 ± 0,0049
Asia sudorientale	0,0349 ± 0,0038
Asia meridionale	0,0276 ± 0,0048
Asia nordorientale	0,0230 ± 0,0022
Artide	0,0264 ± 0,0126.

La F_{ST} minore si riscontra in Vicino Oriente, dove più a lungo si è avuta la maggiore densità di popolazione, soprattutto nella parte centrale (Mesopotamia). Questa omogeneità è probabilmente da attribuire ai 10 000 anni di agricoltura, agli sviluppi urbani molto antichi e alle migrazioni interne. Tuttavia molte differenze tra coppie di valori F_{ST} non sono statisticamente significative.

Considerati singolarmente, questi dati non sono sufficienti a delineare la storia dell'intero continente. Ovviamente sono più utili le mappe sintetiche: esse mostrano che la principale separazione avviene sull'asse est-ovest, approssimativamente a metà. Le popolazioni caucasoidi occupano la parte occidentale, quelle mongoloidi (che abbiamo preferito chiamare per l'appunto «orientali») la parte orientale: nella mappa sintetica della prima componente principale la linea di demarcazione è indicata da un gradiente leggermente più ripido, che si estende dagli Urali settentrionali all'India orientale. Gli orientali così definiti vengono distinti in settentrionali e meridionali. Dalle analisi dei dati genetici relativi alla Cina si desume che questa separazione corrisponde a quella tra Cinesi settentrionali, più simili agli orientali settentrionali, e Cinesi meridionali, più affini ai meridionali. Nella mappa della seconda componente principale questa frontiera genetica non è identificabile in modo chiaro, ma probabilmente era più netta nel Paleolitico e nel Neolitico.

Esistono pochi indizi che le regioni più meridionali dell'Asia siano state occupate da diverse popolazioni in tempi ancora più remoti. Le popolazioni tribali «australoidi» dell'India, gli Andamanesi e i Negritos della penisola malese e delle Filippine si distinguono nettamente dalle popolazioni vicine, anche se la maggior parte di essi è poco conosciuta e le nostre considerazioni si basano piuttosto sull'antropologia fisica e, in misura inferiore, sui dati genetici. È seducente l'ipotesi che queste popolazioni rappresentino ciò che resta dei primi uomini moderni provenienti dall'Africa, i quali migrarono lungo le coste meridionali dell'Asia spingendosi fino in Asia sudorientale e in Australia. Come verrà discusso nel capitolo 7, poiché non è evidente una somiglianza tra quelle popolazioni e gli australiani, l'ipotesi è oggi poco documentata da riscontri. Tuttavia la loro separazione dagli africani deve essere molto remota; forse risale a un periodo tra 100000 e 50000 anni fa, stando alle datazioni più antiche dell'insediamento dell'uomo moderno in Africa e al momento in cui raggiunse l'Australia. In queste condizioni e con le inevitabili mescolanze successive, non ci si può attendere una forte affinità genetica. A quell'epoca, il passaggio dall'Africa verso l'Arabia potrebbe essere stato facilitato da una maggiore vicinanza fra i due continenti; inoltre è noto che i primi uomini che si insediarono in Australia possedevano delle capacità, seppure primitive, che permisero loro di attraversare tratti di mare non troppo estesi. Ma allora, se i primi ipotetici uomini che dall'Africa si spostarono verso l'Arabia erano dotati di tali capacità, potrebbero essersene serviti per proseguire la loro espansione verso est, lungo le coste. Oggi però il livello del mare è più alto, rispetto al periodo considerato, e quindi molte possibili testimonianze archeologiche potrebbero essere sommerse. Si deve riconoscere che tali considerazioni sono fragili; ma l'enigma delle popolazioni australoidi in Asia richiede una spiegazione, né è irragionevole pensare che esse rappresentino quanto rimane dell'antico ponte umano tra Africa e Australia. È evidente l'urgenza di acquisire ulteriori informazioni genetiche relative a queste popolazioni, forse ricorrendo alle nuove metodologie di analisi del DNA.

Non meno ipotetiche sono le relazioni tra le popolazioni caucasoidi e quelle orientali. I caucasoidi, e più specificamente gli europei, si collocano in una posizione intermedia tra gli africani e gli orientali (come si è visto nel cap. 2). Ciò può avere diverse spiegazioni, che trovano fondamento nelle principali ipotesi sull'origine degli uomini moderni.

Nel capitolo 2 si è detto che molti indizi depongono a favore di un'origine africana degli uomini moderni. La recente scoperta di uomini moderni in Medio Oriente sembra aver indebolito questa interpretazione, ma la successiva presenza di uomini di Neandertal in questa zona, la cultura musteriana dei primi *Homo sapiens sapiens* del Medio Oriente e, soprattutto, l'esistenza in Africa di una discendenza osservabile e continua degli uomini moderni dagli *Homo sapiens* arcaici locali suggeriscono che la presenza remota degli uomini moderni in Medio Oriente non contrasta con l'ipotesi di una loro origine africana. Una congettura difficile da respingere, a questo punto, è che l'Asia occidentale (o qualche altra zona limitrofa dell'Asia) sia stata la sede di un'importante fase evolutiva degli uomini moderni, forse durante l'ipotetico periodo «buio» (durato tra 100000 e 50000 anni) della transizione dalla cultura musteriana alle culture successive, quando gli uomini moderni iniziarono l'espansione che li avrebbe portati a insediarsi nel resto del mondo. Purtroppo è impossibile tracciare scenari dai contorni precisi, data la scarsità attuale di reperti fossili e datazioni attendibili.

L'analisi dei dati genetici attuali non ci permette di determinare se l'antico *Homo sapiens* arcaico orientale – o anche *Homo erectus* – abbia contribuito alla struttura genetica delle popolazioni dell'Asia orientale. Sembra che gli uomini moderni si siano insediati in Cina relativamente tardi e piuttosto rapidamente; e però i reperti paleoantropologici in questa regione sono in numero anche minore di quelli della parte occidentale del continente. L'affermazione di un'affinità genetica tra gli uomini premoderni cinesi e quelli moderni (par. 2.1) non è giudicata definitiva da molti archeologi che hanno riesaminato il problema. Come si è visto in precedenza, un'origine strettamente policentrica di *Homo erectus* o del primo *Homo sapiens* arcaico non è in accordo con le datazioni ricavate dall'analisi del DNA mitocondriale. Queste ultime stime non escludono, tuttavia, una parziale, seppur limitata, mescolanza dei primi uomini moderni che arrivarono nell'Asia orientale con gli *Homo sapiens* locali.

Un quadro che potrebbe spiegare molti degli eventi conosciuti si può riassumere nei seguenti tre punti.

1) Gli antenati dei caucasoidi moderni e degli asiatici orientali moderni (che indicheremo come euroasiatici) di origine africana, ebbero uno sviluppo nell'Africa nordorientale, o in Asia occidentale, o in Europa sudorientale, in un periodo che si può situare tra 100000 e 50000 anni fa. Questa evoluzione culturale maturò in un'area piuttosto estesa, difficile da localizzare in mancanza di indizi archeologici, fino a circa 50000 anni fa. Si potrebbe ipotizzare che ciò sia avvenuto in Asia occidentale.

2) La migrazione verso l'Asia sudorientale e l'Australia potrebbe essersi verificata indipendentemente dalle vicende esposte al punto 1, forse anche prima (70000÷60000 anni fa), e aver avuto origine dall'Africa orientale (attraverso il Mar Rosso) oppure dalla zona più meridionale dell'ipotetica area di maturazione dell'Asia occidentale. Nel primo caso questi uomini devono essersi serviti di imbarcazioni primitive, che forse furono impiegate anche per raggiungere l'Australia (si veda il cap. 7). Questo flusso meridionale si diresse verso est attraverso l'India e l'Asia sudorientale, forse lungo le coste, e raggiunse la Nuova Guinea e l'Australia.

3) Gli euroasiatici, forse parzialmente mescolati con i discendenti locali dei primi *Homo sapiens* arcaici o *Homo erectus*, si diffusero, probabilmente intorno a 50000÷40000 anni fa, in tutte le direzioni: verso nord e

poi verso est, occupando l'Asia nordorientale, l'Artide e l'America; a ovest, verso l'Asia occidentale e l'Europa; infine verso sudest, dove potrebbero essersi mescolati con i discendenti del ramo meridionale della migrazione africana.

Solo per epoche molto più tarde si possono fondatamente ipotizzare altre importanti migrazioni dopo questa prima grande espansione degli uomini moderni. Le mappe sintetiche suggeriscono un possibile centro di espansione dal Mar del Giappone, mai individuato in precedenza, ma non ci permettono di indicare date. Questo sviluppo potrebbe essere connesso al periodo Jōmon, anche se non si può escludere un legame con il periodo pre-Jōmon, né la possibilità che esso abbia determinato una spinta migratoria verso le Americhe.

Nel periodo che precedette l'arrivo dell'agricoltura, la principale fonte di cibo era costituita – allora come adesso – dalla pesca, e ciò per ragioni ecologiche potrebbe aver limitato l'area di espansione alle coste, forse esclusivamente a quelle del Mar del Giappone o anche a quelle lungo il Pacifico. L'analisi demografica del Giappone preistorico condotta da Koyama (1978; si veda il par. 4.4), ha mostrato che la popolazione giapponese raggiunse un picco nel Paleolitico (20 000 anni fa) e uno nel periodo Jōmon (4500 anni fa). Le espansioni demiche in genere si verificano prima che venga raggiunto un picco demografico; perciò la mappa della terza componente principale suggerisce due possibili scelte per la data dell'espansione dal Giappone. Non è facile stimare il numero di abitanti del Paleolitico nel periodo di massima densità demografica, circa 20 000 anni fa, ma doveva essere basso: è poco probabile, quindi, che si sia verificata l'espansione di una popolazione così esigua; ma forse il Giappone potrebbe essere stato solo una parte di una regione più vasta, che godeva di condizioni tali da favorire la crescita demografica. Esso costituisce comunque l'area più accuratamente indagata sia dal punto di vista genetico sia da quello archeologico.

Lo sviluppo dell'agricoltura nel Medio Oriente, iniziato attorno a 10 000÷9000 anni fa, determinò una grande espansione dei primi agricoltori di quest'area, in quattro direzioni: una nordoccidentale, con origine in Anatolia (l'attuale Turchia), che portò a nuovi insediamenti in Europa; una sudoccidentale, attraverso Suez, verso l'Egitto e l'Africa settentrionale; una orientale, dall'Iran verso il subcontinente indiano; l'ultima in direzione nord, partendo, forse, da diverse regioni, diretta alle steppe centrali dell'Asia e all'Europa orientale. Oppure le steppe russe potrebbero essere state raggiunte a partire dalla Romania, attraverso l'Ucraina. Le espansioni ebbero destini differenti, legati in larga misura all'evoluzione del clima e dell'ambiente nelle varie regioni e al grado di adattamento tecnologico locale.

1) Il clima europeo era favorevole all'agricoltura, anche se, dopo la glaciazione, le zone più settentrionali del continente raggiunsero con un certo ritardo temperature più adatte. L'Europa fu quindi popolata in modo graduale e regolare dagli agricoltori anatolici, che si mescolarono parzialmente con le popolazioni di cacciatori-raccoglitori del Mesolitico, raggiungendo una densità demografica piuttosto elevata. L'area del Mediter-

raneo si sviluppò più tardi (come verrà discusso nel cap. 5). Questa espansione probabilmente contribuì alla diffusione delle lingue indoeuropee provenienti dall'Anatolia.

2) L'altopiano iraniano, le pianure del Pakistan e l'India settentrionale e meridionale ebbero uno sviluppo simile, ma più tardo e lento. Questa espansione degli agricoltori dalla parte più orientale della mezzaluna fertile diffuse le lingue dravidiche verso oriente.

3) L'Africa settentrionale offriva opportunità più limitate, progressivamente ridotte dalla desertificazione del Sahara (cap. 3). Questa espansione degli agricoltori dalla regione sudoccidentale della mezzaluna fertile può aver contribuito alla diffusione delle lingue afroasiatiche in Africa.

4) Le steppe richiesero un periodo di adattamento, dal quale emersero il nomadismo pastorale e la domesticazione locale del cavallo. Ne derivò un incremento continuo della popolazione, che fu al centro di numerose altre espansioni, iniziate circa 4000 anni fa (o forse prima) dalle steppe centrali e occidentali, e guidate, intorno a 2300 anni fa, da tribù mongole delle steppe orientali. I pastori nomadi diedero così l'avvio a migrazioni in massa e a conquiste che sconvolsero quasi tutta l'Eurasia, a partire dal 2000 a.C. fino a poche centinaia di anni fa. Essi cambiarono anche il quadro linguistico dell'Asia, estendendo la diffusione delle lingue indoeuropee e altaiche rispetto a quelle che prevalevano quando gli agricoltori cessarono di espandersi.

Nell'area originaria dell'espansione agricola dal Medio Oriente, la popolazione crebbe molto grazie allo sviluppo di tecniche agricole che permisero le prime forme di urbanizzazione. La parziale desertificazione, l'aumento della salinità dei terreni causato dall'irrigazione ed eventi politici complessi portarono infine la popolazione del Medio Oriente a livelli più bassi, anche se quest'area raggiunse di certo un'alta densità di popolazione prima di tutte le altre. La diffusione dell'agricoltura dal Medio Oriente verso est è visibile nelle mappe sintetiche, ma non è facile distinguerla dalle espansioni precedenti e successive, riassunte dalla prima componente principale.

Nell'Asia orientale, gli sviluppi dell'agricoltura, furono differenti: gli inizi non seguirono di molto quelli del Medio Oriente, ma le coltivazioni locali non potevano essere così facilmente esportate nell'intera area. Le colture del Medio Oriente si diffusero soprattutto nella fascia di uguale latitudine – e quindi con meno problemi di adattamento a climi diversi. La Cina settentrionale e quella meridionale, invece, presentando condizioni ecologiche differenti, dovettero sviluppare fin dall'inizio colture di tipo diverso: il miglio nella Cina settentrionale, il riso nella Cina meridionale e nell'Asia sudorientale e meridionale. Non si sa quali fossero, a quel tempo, le relazioni tra la Cina meridionale e l'Asia sudorientale, ma si può sicuramente affermare che dovevano essere intense. La diversità genetica tra i Cinesi settentrionali e quelli meridionali, preesistente a tale sviluppo agricolo differenziato, fu cancellata solo in parte, poiché la segregazione culturale di queste due aree le isolò per lungo tempo. La costituzione di un'unica nazione cinese, avvenuta solo nella seconda parte del I millennio a.C., avviò una parziale integrazione linguistica e culturale della regione, con effetto minore sulla sua composizione genetica. Sembra quindi che per i Cinesi non vi sia stata un'espansione geografica oltre i propri confini, in seguito allo sviluppo dell'agricoltura, tranne che verso l'Asia sudorientale e l'Oceania. La popolazione raggiunse abbastanza presto una dimensione considerevole e stabile, e solo di rado la cultura cinese dovette subire forti lacerazioni, beneficiando piuttosto della continuità per molti millenni. Il primo censimento, effettuato sotto la dinastia Han, circa 2000 anni fa, è stato parzialmente conservato fino ai nostri tempi. Rispetto ad allora, la popolazione della Cina si è moltiplicata di circa 20 volte.

Il quadro potrebbe essere meglio chiarito da uno studio delle mappe sintetiche centrato sull'Asia orientale. Sebbene i dati genetici di una parte di questa regione non siano soddisfacenti, l'interesse per lo studio della geografia dei geni sia in Cina sia in Giappone è in aumento.

L'Asia sudorientale mostra differenze rispetto a quella nordorientale e analogie con gli abitanti del Pacifico, il che fa supporre che abbiano agito separazioni importanti. Inoltre, l'affinità di base tra gli orientali settentrionali e quelli meridionali suggerisce che, in un certo periodo, si sia verificata una convivenza parziale e quindi una mescolanza graduale. Gli orientali «veri» (cioè estremi) si trovano a nord, nella Siberia meridionale. L'origine dei caratteri genetici tipici di queste genti potrebbe essere antica (molto antica, secondo i sostenitori dell'ipotesi policentrica). Da nord verso sudest si riscontra un gradiente delle caratteristiche orientali, ben visibile nella mappa della seconda componente principale, che depone a favore di una mescolanza, non così forte, però, da cancellare le consistenti differenze iniziali.

Le culture delle coste dell'Asia sudorientale promossero le principali espansioni verso le isole, corrispondenti approssimativamente alla diffusione delle lingue maleopolinesiache. Tali espansioni, cominciate forse tra 7000 e 6000 anni fa, si sovrapposero – e a volte si mescolarono – a quelle melanesiane, più limitate e probabilmente precedenti. Il mosaico delle lingue e dei popoli dell'Asia sudorientale e del Pacifico è estremamente complicato. Dopo le prime migrazioni se ne verificarono altre, avvennero mescolanze genetiche e sostituzioni di lingue che rendono impossibile una risoluzione completa delle varie espansioni, tranne che per alcuni rami. Il Pacifico verrà discusso ulteriormente nel capitolo 7.

5
EUROPA

5.1 GEOGRAFIA ED ECOLOGIA

Benché sia una penisola dell'Asia, l'Europa viene considerata un continente per ragioni storiche anziché geografiche. La sua superficie (10 milioni di chilometri quadrati) corrisponde a meno di un quarto di quella dell'Asia, e a un quattordicesimo delle terre emerse; tuttavia la popolazione europea è quantitativamente inferiore solo a quella asiatica.

Oltre alle Alpi, che separano l'Italia dai paesi centrali, l'Europa presenta altre catene montuose meno elevate: gli Appennini, le Alpi Dinariche lungo la costa iugoslava, i Balcani, i Carpazi e le Alpi Transilvaniche nella parte orientale, i Pirenei che separano la Spagna dalla Francia, le Alpi Scandinave nella regione più occidentale della penisola omonima e gli Urali che separano la Russia europea dall'Asia. Questi ultimi costituiscono una modesta barriera nella parte più settentrionale, mentre a sud di essi una steppa erbosa si estende dall'Europa orientale alla Cina. Per il resto del suo territorio, l'Europa è pianeggiante o presenta rilievi piuttosto bassi.

Il clima può essere descritto definendo quattro regioni principali: 1) lungo le coste del bacino mediterraneo, il clima è di tipo subtropicale, con inverni miti e piovosi ed estati calde; 2) lungo le coste dell'Atlantico, il clima oceanico è caratterizzato da inverni più freddi, estati calde o temperate e precipitazioni durante tutto l'anno; 3) l'Europa centrale, invece, presenta un clima continentale, con inverni lunghi e freddi; 4) nelle estreme zone settentrionali, il clima subartico interessa la maggior parte della Russia europea e della Scandinavia settentrionale. È caratterizzato dagli inverni più lunghi e più freddi, con nevicate abbondanti; le estati sono tiepide e piovose.

La figura 5.1.1 mostra come sono distribuiti i diversi tipi di vegetazione. L'Europa è una terra prevalentemente agricola e la vegetazione descritta è quella «spontanea» del periodo postglaciale successivo agli ultimi e più rilevanti cambiamenti climatici, che si verificarono quando si diffuse l'agricoltura (circa 9000÷8000 anni fa). La flora mediterranea,

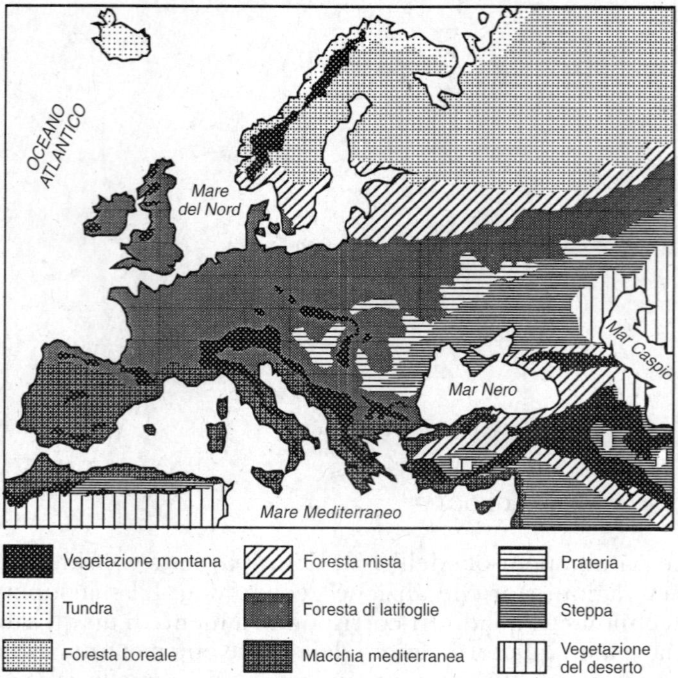

Fig. 5.1.1 Distribuzione della vegetazione in Europa, Asia occidentale e Africa settentrionale. Da The Times Atlas of the World (1989).

caratteristica delle zone meridionali, è costituita da una densa vegetazione di alberi sempreverdi (ulivi, fichi, ecc.) e da arbusti e cespugli dove il terreno è più povero. Questo tipo di flora (*macchia mediterranea*) è simile a quella di altre zone del mondo a latitudini comprese tra 30°e 40° N o S.

La foresta mista si estendeva un tempo su tutta l'Europa centrale e sulle isole britanniche, sulla Danimarca e su parte delle pianure russe; oggi solo una piccola area è ricoperta da questa vegetazione (tale contrazione si è verificata negli ultimi 1000 anni).

La foresta boreale, che presenta un'alternanza di betulle e di conifere, si estende su tutta la Scandinavia, a eccezione dei bassi rilievi dove predomina la tundra, e sulle pianure russe settentrionali.

Infine, la parte meridionale della pianura russa è costituita da steppa prevalentemente erbosa e, in alcune aree, è ricoperta da arbusti. La steppa, che si estende senza interruzione attraverso l'Asia, ha rappresentato negli ultimi 4000 anni la culla di processi di sviluppo che hanno avuto grandissima influenza sulla storia umana.

Paleolitico In Europa gli uomini più antichi furono *Homo erectus* e *Homo sapiens* arcaico: la prima datazione ben accertata si riferisce a 700 000 anni fa (Gamble, 1986). Durante l'ultima parte del Paleolitico medio, fino a circa 40 000 anni fa, tutti gli uomini in Europa erano di tipo Neandertal. Non si tratta dei primi uomini identificati in Europa, ma la transizione da *Homo sapiens* arcaico a uomo di Neandertal non è ancora stata ben compresa. Dal momento che i primi fossili di Neandertal ritrovati in Germania risultarono di tipo diverso rispetto ai precedenti, fu loro attribuito il nome della località del ritrovamento (valle di Neander). In seguito si è compreso che per un lungo periodo di tempo in Europa e in Asia occidentale vissero solo uomini di Neandertal. I loro crani, paragonabili per dimensioni a quelli degli uomini moderni, erano però molto più robusti (si veda il par. 2.1). Essi costruirono strumenti di pietra chiamati *musteriani*, dalla località francese (Le Moustier) in cui furono osservati e descritti per la prima volta. Si ritiene che i primi uomini moderni siano comparsi in Africa nel Paleolitico medio; tuttavia di recente ne è stata indicata la comparsa fuori dall'Africa, in Israele, con datazioni che risalgono a 100 000÷90 000 anni fa (si veda il cap. 2). La transizione dagli uomini di Neandertal a quelli moderni è segnalata dalla comparsa di individui con una morfologia del cranio nuova e peculiare (chiamati Cro-Magnon dalla località francese in cui furono scoperti) e da nuovi attrezzi (di tipo *aurignaciano*). In base a queste considerazioni, i siti europei vengono attribuiti con una certa sicurezza a uomini di Neandertal o a uomini moderni, anche se non vi sono state reperite ossa fossili. La scomparsa degli uomini di Neandertal e la loro sostituzione con quelli moderni avvenne, in Europa, circa 40 000÷30 000 anni fa; studi recenti avvalorano la prima datazione piuttosto che la seconda (Straus, 1989). La situazione appare più chiara nell'Europa occidentale, specialmente in Francia e nella Germania meridionale, dove il periodo di tale sostituzione si colloca con maggiore precisione fra 35 000 e 30 000 anni fa (Howell, 1984). Per quanto riguarda l'Europa orientale i dati sono più contraddittori: alcuni paleoantropologi ritengono che essi documentino una continuità morfologica dall'uomo di Neandertal all'uomo anatomicamente moderno. Ciò ha condotto all'ipotesi formulata da alcuni che un «flusso genico unidirezionale» sia passato dai Neandertal agli uomini moderni (Smith, 1984), pur non escludendo la possibilità di una sostituzione totale.

Pertanto, dal punto di vista genetico, potrebbe essersi verificata una sostituzione senza mescolanza o una sostituzione con mescolanza; nel secondo caso sarebbe da immaginare un'ibridazione retrograda (intesa come flusso genico dal fenotipo che viene sostituito). Una discussione più approfondita di questa transizione si trova nel capitolo 2.

In Europa, l'uomo moderno sviluppò capacità artistiche documentate da numerosi reperti rinvenuti in alcune grotte della Francia sudoccidentale e della Spagna settentrionale. La datazione della grotta francese più famosa, quella di Lascaux, risale a un periodo relativamente tardo (18 000 anni fa); ancora più recenti sono le datazioni al radiocarbonio dei dipinti delle grotte vicino a Niaux (12890 ± 160 anni fa; Valladas e coll., 1992), ma esistono tracce più antiche di espressioni artistiche di uomini europei del Paleolitico superiore, specialmente nella Francia sudoccidentale. Nella maggior parte dell'Europa, intorno a 12000÷10000 anni fa, si diffusero nuovi tipi di strumenti di pietra, chiamati microliti per le loro dimensioni. Questo periodo, denominato Mesolitico, concluse il Paleolitico superiore, ma molti studiosi lo considerano non come fase finale del Paleolitico, bensì come un periodo distinto. Dopo il Mesolitico ebbe inizio il Neolitico, che in Europa fu strettamente associato alla comparsa dell'agricoltura.

Neolitico Il Neolitico ha inizio nel Vicino Oriente, precisamente nella parte più occidentale della mezzaluna fertile, nella regione sudorientale e centromeridionale dell'Asia minore. Qui lo sviluppo dell'economia agricola potrebbe essere stato più tardivo (e forse di secondaria importanza) rispetto al settore meridionale (Israele) e nordorientale (Iraq settentrionale e Iran nordoccidentale) della mezzaluna fertile e potrebbe essere avvenuto intorno a 10000÷9000 anni fa. Nella mezzaluna fertile furono coltivate molte piante locali (quali il frumento e l'orzo) e allevati alcuni animali (capre e pecore e anche, forse poco più tardi, bovini e suini). Questo tipo di economia si diffuse lentamente in ogni direzione: in particolare, dalla Turchia si estese alla Macedonia e alla Grecia. All'inizio gli agricoltori non usavano vasellame: come si è detto in precedenza, il I millennio fu caratterizzato dall'assenza di ceramiche sia nel Medio Oriente sia nei primi luoghi d'insediamento agricolo degli europei; in seguito però il vasellame si diffuse rapidamente in tutto il Medio Oriente e da qui arrivò in poco tempo agli agricoltori dell'Europa sudorientale, soprattutto in Grecia. Poiché da quel momento la sua diffusione fu quasi esclusivamente legata a quella dell'agricoltura, il ritrovamento di ceramiche viene considerato un indicatore archeologico attendibile – sebbene non sempre corretto – della presenza di insediamenti agricoli. Un indicatore più preciso, seppure più difficile da studiare dal punto di vista archeologico, è costituito dalla presenza di chicchi di cereali, in quanto il frumento e l'orzo, comuni come piante selvatiche solo in Medio Oriente, furono diffusi in Europa dai primi agricoltori.

L'economia di tipo agricolo favorì maggiormente un aumento della densità di popolazione rispetto alla precedente economia basata sulla raccolta. Ammerman e Cavalli-Sforza (1973), ipotizzando che questa crescita demografica nelle condizioni in cui si trovava l'Europa possa aver stimolato e causato la diffusione degli agricoltori, hanno suggerito un modello specifico per descriverne il processo. Tale modello (dell'*onda di avanzamento*) prevede che si verifichino solo quei movimenti migratori locali caratteristici di una popolazione rurale con una forma di agricoltura primitiva basata sul «taglia e brucia»; solo nelle zone più esterne dell'area occupata dagli agricoltori (il fronte dell'onda) si verifica un'espansione locale con l'occupazione di nuovi territori vergini, determinando un avanzamento del fronte dell'onda lento ma continuo. Sebbene molti archeologi non siano favorevoli a ipotesi basate su espansioni demiche, il modello dell'onda di avanzamento riscuote sempre maggiori riconoscimenti e la sua validità è stata accettata da una delle maggiori autorità tra gli ar-

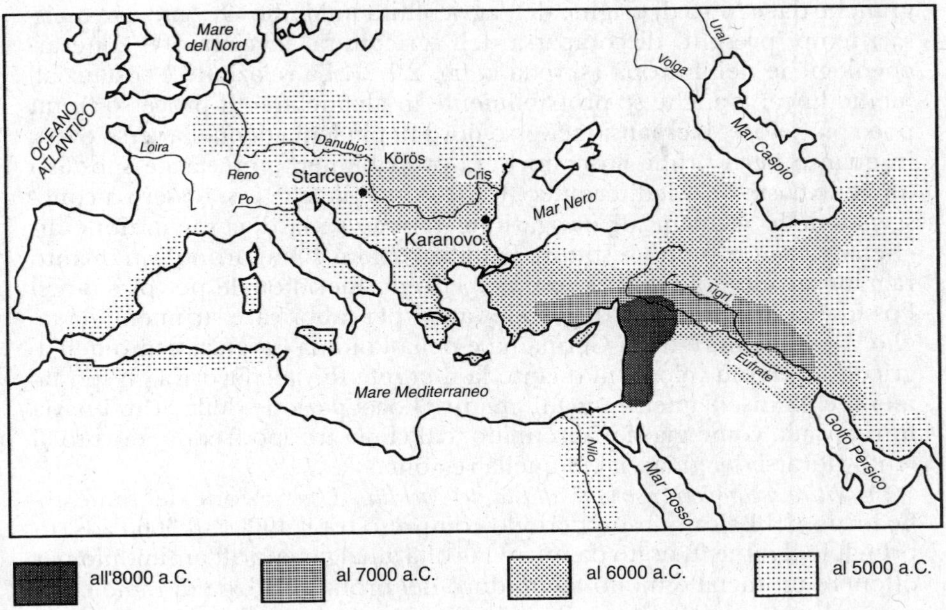

Fig. 5.2.1 Culture neolitiche della prima fase della diffusione dell'agricoltura in Europa. Modificata da Piggott (1965).

cheologi anti-migrazionisti (o «indigenisti») (Renfrew, 1974, 1987, 1989 *a*, *b*). Il modello può essere utile per descrivere non solo l'espansione degli agricoltori nel Neolitico, ma anche, con modifiche minime, molte altre espansioni (si veda il par. 2.7).

La prima espansione dell'agricoltura dalla Grecia in direzione nord diede origine a molte culture agricole nei Balcani: Starčevo in Iugoslavia, Körös in Ungheria, Criş in Romania e Karanovo in Bulgaria. Nella diffusione verso l'Italia meridionale, la Francia meridionale e la Spagna orientale, emerse un adattamento culturale locale caratterizzato, sotto il profilo archeologico, dalla presenza di un tipo di vasellame noto come «impresso» o «cardiale». Un altro tipo di ceramica, a disegno lineare, è il marcatore archeologico legato all'espansione che, iniziata dal Danubio centrale e proseguita lungo il Reno e altri fiumi delle pianure tedesche e polacche, si diresse verso il Mare del Nord (fig. 5.2.1). Tutte queste culture sono contraddistinte anche da altre caratteristiche archeologiche, ad esempio dalla tipologia delle case. Le isole britanniche e la Scandinavia furono le ultime regioni europee a essere occupate, perché fino a qualche tempo dopo l'inizio dell'agricoltura il clima in Scandinavia era troppo freddo per consentire la crescita dei cereali.

Nel capitolo 2, nel paragrafo relativo alle espansioni, è stata riportata un'analisi quantitativa della diffusione dei cereali in Europa: su un diagramma cartesiano sono state rappresentate in ordinata le distanze geografiche dal centro di origine dell'agricoltura in Medio Oriente e in ascissa i tempi presunti di comparsa dell'agricoltura, in circa 100 zone archeologiche dell'Europa (si veda la fig. 2.7.2). La relazione è sostanzialmente lineare, anche se probabilmente in alcune aree il processo fu un poco più veloce. L'espansione verso nord fu più lenta di quella verso ovest, in quanto per i primi agricoltori era probabilmente più facile spostarsi lungo le coste del Mediterraneo. È inconfutabile che essi fossero a conoscenza delle tecniche di navigazione (anche se la documentazione archeologica non ci può restituire le imbarcazioni che usarono), in quanto raggiunsero le isole dell'Egeo e del Tirreno meridionale per procurarsi l'ossidiana, un materiale di grande valore per fabbricare strumenti da taglio. Nelle pianure della Germania e della Polonia l'avanzamento dell'agricoltura fu più veloce, in quanto la fitta rete fluviale favoriva gli spostamenti e gli insediamenti umani, mentre l'occupazione della Scandinavia fu ritardata, come già si è accennato, dal clima troppo freddo, dovuto al lento ritirarsi dei ghiacciai in quella regione.

Neolitico medio e transizione all'Età dei Metalli L'estrazione del rame ebbe inizio nei Balcani in un periodo compreso tra il 4000 e il 3000 a.C. In principio il rame fu usato da solo o talvolta amalgamato all'antimonio per ottenere un metallo molto meno duro del bronzo (la lega di rame e stagno utilizzata più tardi); ma il minerale era raro, e negli scavi archeologici è stato ritrovato principalmente vicino ai giacimenti. Veniva usato per fabbricare asce e ornamenti, ma gli strumenti di pietra erano ancora molto più diffusi (periodo calcolitico).

I reperti archeologici di questo periodo documentano molte culture nuove. Tra le più antiche testimonianze vi sono i monumenti megalitici: tombe formate da grandi pietre disposte a dolmen (una lastra piatta sistemata su altre disposte verticalmente), menhir (lunghi blocchi infissi nel terreno in posizione verticale) e insiemi di menhir o altre pietre disposti in cerchio o allineati. Queste costruzioni erano talvolta molto elaborate: Stonehenge, nella pianura a nord di Salisbury (Inghilterra), ne rappresenta l'esempio più famoso. Gli esemplari più antichi di monumenti megalitici sono stati trovati in Bretagna, Inghilterra (Renfrew, 1987) e Irlanda, con datazioni che variano tra la fine del V millennio a.C. e il 1000 a.C.; sono diffusi su una vasta area che include la Danimarca, la Germania settentrionale, le coste atlantiche della penisola iberica, le isole del Mediterraneo occidentale e la Puglia nell'Italia meridionale (fig. 5.2.2). È probabile che i più antichi monumenti megalitici siano stati costruiti dai primi agricoltori che li usavano come tombe, templi e osservatori astronomici. Inoltre la loro distribuzione geografica porta a supporre che i costruttori fossero anche navigatori.

Le popolazioni associate alla cultura del vaso campaniforme (3500÷2500 a.C.) occuparono in modo discontinuo gran parte dell'Europa centrale e occidentale (fig. 5.2.3). Oltre al tipo di vasellame (a cui è dovuto il nome), si contraddistinguono per la presenza di tombe individuali e l'uso del rame e dell'arco. L'archeologia passata considerava questa cultura come il risultato di una migrazione, anche se ne era incerta la provenienza – da ovest o da est. In tempi più recenti l'ipotesi di un movimento di

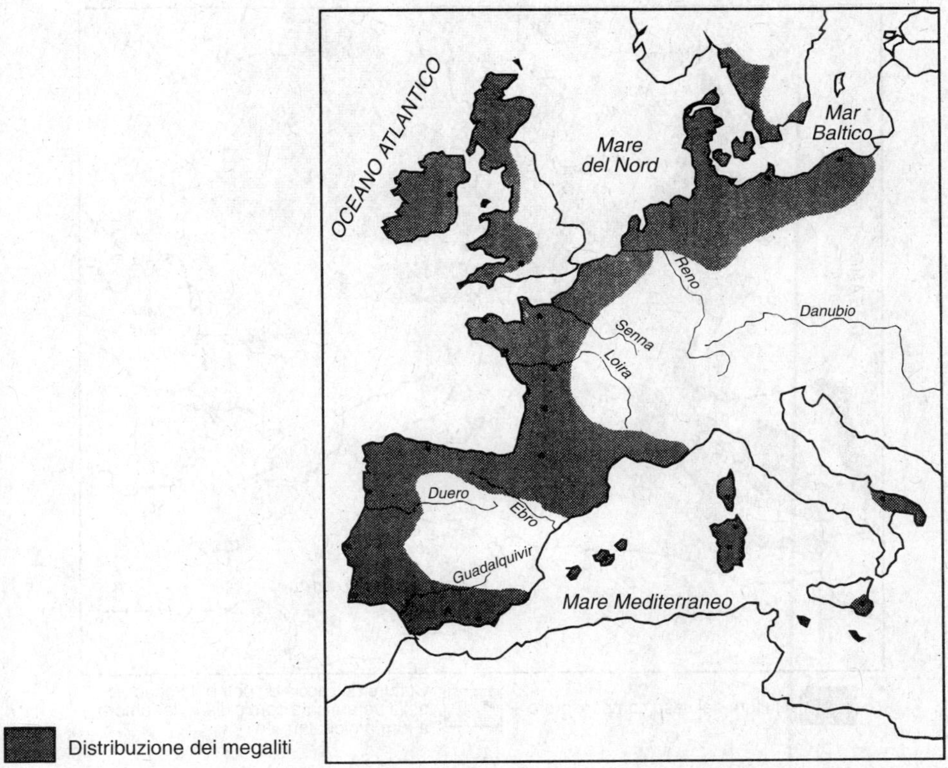

Fig. 5.2.2 Mappa dei monumenti megalitici in Europa. Modificata da Whitehouse e Whitehouse (1975).

popolazioni associato alla cultura del vaso campaniforme è stata rifiutata all'unanimità: si ritiene invece che questa cultura costituisca il marchio di un'élite sociale. La società neolitica, inizialmente di tipo ugualitario, andò poi stratificandosi, ma i manufatti ritrovati nei luoghi di sepoltura della cultura del vaso campaniforme non sono così vari come quelli delle tombe della tarda Età del Bronzo.

Altri reperti archeologici relativi a questo periodo presentano una distribuzione geografica peculiare: le culture dell'anfora a forma globulare, della ceramica a cordicella, dell'ascia da combattimento (*battle axe*) sono distribuite in aree geografiche dell'Europa centrale, settentrionale e orientale, parzialmente sovrapposte alle aree dove è documentata la presenza della cultura del vaso campaniforme.

Nelle steppe ebbe inizio una forma nuova di economia: il nomadismo pastorale, oggi riconosciuto come un'evoluzione secondaria dell'economia agricola, che permetteva un proficuo adattamento a questi ambienti (si veda il par. 4.3). Le regioni dalle quali potrebbe essersi originato e sviluppato l'adattamento all'ambiente tipico delle steppe sono due: l'Ucrai-

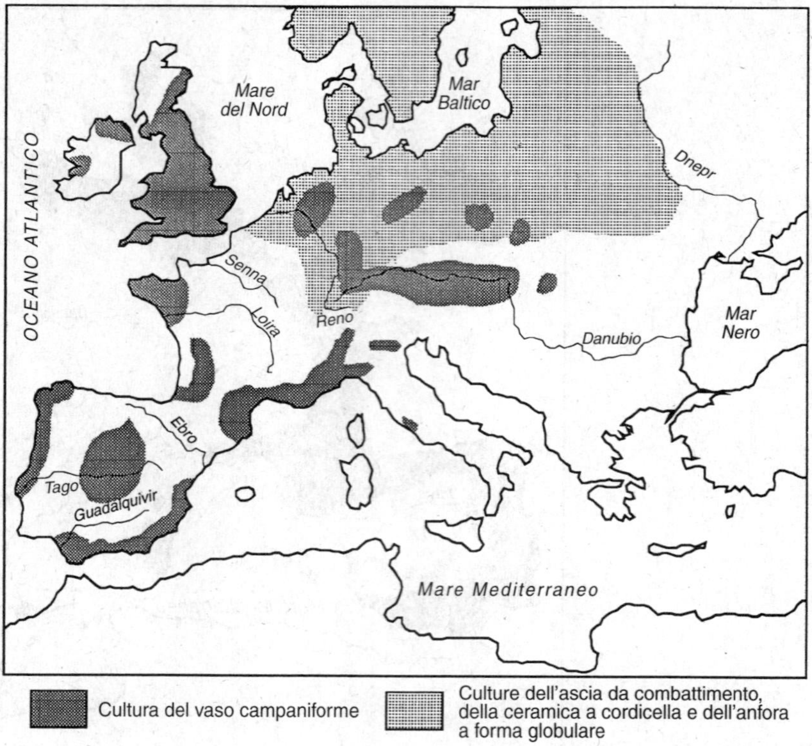

Fig. 5.2.3 Distribuzione geografica di alcune culture dell'Età del Bronzo in Europa: cultura dell'ascia da combattimento, del vaso campaniforme, dell'anfora a forma globulare, della ceramica a cordicella. Modificata da Whitehouse e Whitehouse (1975).

na e le montagne settentrionali del Caucaso comprese fra il Mar Nero e il Mar Caspio. La prima, situata ai margini delle steppe, potrebbe essere stata colonizzata dalle culture del tardo Neolitico di Čučuteny, nella Romania nordorientale, e di Tripolje vicino a Kiev. La cultura Yamna si localizzò nella seconda area e diede luogo alla nascita di molte altre culture locali. I reperti attualmente disponibili non sono sufficienti per stabilire, mediante la tecnica del radiocarbonio, quale di queste culture si sia sviluppata per prima (Renfrew, 1987). Nella parte occidentale delle steppe, intorno al III millennio a.C., fu addomesticato il cavallo (Anthony e Brown, 1991, indicano date anteriori); fu inventato il carro per il trasporto, a due e a quattro ruote, e l'intera cultura incominciò a diffondersi, come viene testimoniato dalle tombe a tumulo (*kurgan*) risalenti a periodi precedenti il 1500 a.C. e rinvenute su tutto il territorio delle steppe (Zvelebil, 1980). Intorno alla metà del II millennio, le migrazioni degli Arii si diffusero verso sud da Andronovo e da altre aree circostanti (questa ipotesi trova concordi molti archeologi, ma è posta in discussione da altri; si vedano i parr. 4.3 e 4.7) verso l'Iran, la valle dell'Indo e l'India. L'Anatolia e la Mesopotamia furono occupate da orde di pastori di lingua indoeuropea, che diedero inizio ad alcune dinastie locali (ad esempio, quella dei Mitanni).

L'archeologa Marjia Gimbutas (1970) ha suggerito che vi fu un'espansione di pastori nomadi di lingua indoeuropea dall'area dei kurgan, a nord del Caucaso, verso occidente. Ella descrive (dandone anche una rappresentazione geografica, Gimbutas, 1991) tre ondate successive a partire dalla regione del basso Don e del basso Volga: la prima avvenuta fra il 4300 e il 3500 a.C., la seconda intorno al 3500 a.C. e la terza intorno al 3000 a.C. Renfrew (1987) ha però criticato queste date, giudicandole troppo antiche. Nei paragrafi 5.3 e 5.12 verranno discusse le implicazioni linguistiche di tale ipotesi.

Età del Bronzo La prima Età del Bronzo ha datazione particolarmente antica nell'Anatolia occidentale (Troia) e nelle isole greche Cicladi e Creta (3200÷2000 a.C.; Whitehouse e Whitehouse, 1975). Dopo il 2000 a.C. l'isola di Creta e la Grecia continentale conquistarono l'egemonia culturale e probabilmente anche quella politica. Ciò diede origine prima alla civiltà minoica, a Creta, e successivamente a quella micenea, in Grecia, che prosperò fino al 1300 a.C. circa. Dopo questo periodo incominciò per la Grecia un periodo oscuro.

Nell'Europa centrale, l'Età del Bronzo ebbe inizio intorno al 2000 a.C., diffondendosi dall'Ungheria meridionale e dalla Romania occidentale. In un primo tempo si pensò che la tecnologia del bronzo si fosse diffusa in Europa a partire dall'Asia occidentale; ora invece sembra più probabile che essa si sia sviluppata localmente.

Durante la tarda Età del Bronzo si verificò la diffusione delle culture associate alla cremazione delle salme (culture *urnfield*, cioè dei campi di urne) che ebbero inizio intorno al XIII secolo in Germania meridionale, Cecoslovacchia e Austria (fig. 5.2.4) e si diffusero nella maggior parte dell'Europa fino all'VIII secolo a.C., principalmente verso est e sud e, in misura minore, verso nord e ovest. La cremazione sostituì il rito precedente dell'inumazione delle salme: le ceneri venivano deposte in urne e queste collocate in campi, da cui il nome della cultura.

Età del Ferro I popoli delle culture *urnfield* dell'Europa centrale furono agricoltori esperti e fabbri molto abili, che produssero splendidi oggetti in rame. Probabilmente precedettero la cultura dell'Età del Ferro denominata «civiltà di Hallstatt», dal nome di un villaggio nell'Austria occidentale, dalla quale, in modo più o meno diretto, derivò la cultura di La Tène, nella Svizzera nordoccidentale (fig. 5.2.4). Queste civiltà, fiorite durante il I millennio a.C., erano unificate dal punto di vista linguistico dall'uso di parlate celtiche. All'apice del suo sviluppo, dal V al III secolo a.C., la comunità celtica occupava l'Europa sudorientale, centrale e sudoccidentale (fig. 5.2.5). La sua unità era probabilmente basata su una cultura e una lingua comuni, piuttosto che su un'affinità genetica (si veda il par. 5.8).

Nel I millennio a.C., nelle regioni mediterranee incominciò la lavorazione del ferro e durante i primi secoli si sviluppò nell'Italia centrale una civiltà importante, di origine sconosciuta: quella etrusca, le cui genti (gli

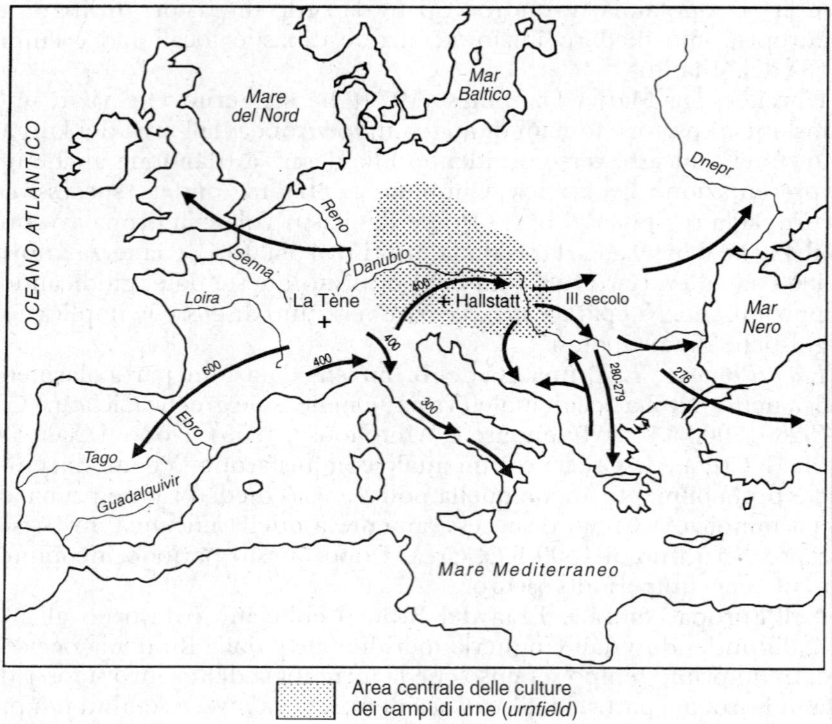

Fig. 5.2.4 Mappa delle culture di Hallstatt e La Tène e delle espansioni celtiche nel I millennio a.C. Modificata da Mallory (1989). I numeri esprimono datazioni in anni a.C.

Etruschi) parlavano una lingua non indoeuropea. A partire dal 750 a.C., e forse anche prima, i Greci colonizzarono le coste settentrionali dell'Africa, le coste dell'Italia meridionale, la maggior parte della Sicilia e della Corsica, la parte settentrionale della penisola iberica e le coste meridionali della Francia. Nello stesso periodo i Fenici, e in seguito i Cartaginesi (loro discendenti nel Mediterraneo orientale), colonizzarono la Sardegna, l'isola di Ibiza nelle Baleari, la parte occidentale della Sicilia, le coste sudorientali della Spagna e le coste nordoccidentali dell'Africa (fig. 5.2.5).

Roma e le invasioni barbariche Negli ultimi secoli del I millennio a.C., le regioni orientali del Mediterraneo furono assoggettate al dominio politico e culturale della Grecia; successivamente caddero sotto la dominazione romana che, sorta nel Mediterraneo occidentale, si estese a tutto il bacino del Mediterraneo, al Vicino Oriente, ai Balcani, alla Francia e all'Inghilterra (fig. 5.2.6). In origine Roma, un piccolo villaggio, deve avere influenzato poco la struttura genetica degli abitanti delle terre conquistate, anche se furono sostanziali gli effetti della dominazione romana sul quadro sociale, economico e linguistico. Nei primi cinque secoli d.C.,

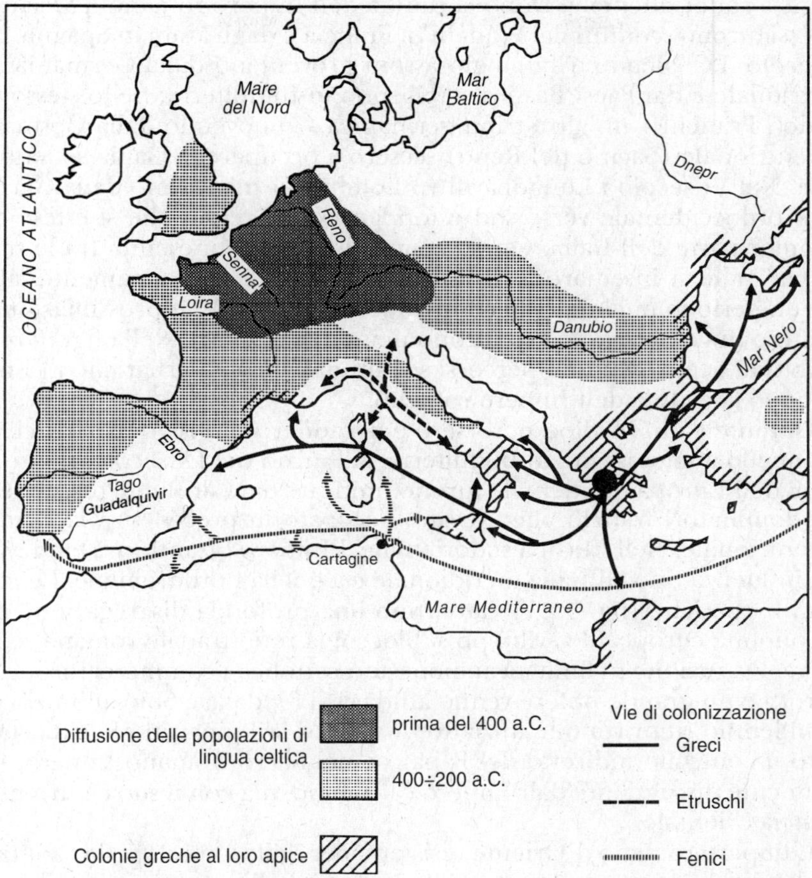

Fig. 5.2.5 L'Europa nel I millennio a.C.: la comunità celtica nel periodo di massimo fulgore e la diffusione delle colonizzazioni greca e fenicia. Da *Encyclopaedia Britannica* (1972) e Alexander (1980).

l'Impero romano venne sottoposto a una pressione crescente da parte dei «barbari», e nel V secolo la parte occidentale dell'impero decadde. Molti barbari erano in origine nomadi della steppa, o loro discendenti, insediatisi nelle regioni dell'Europa settentrionale, centrale e orientale. Alcuni, come gli Unni, provenivano dalla lontana Mongolia, altri dalla Russia meridionale o da regioni più vicine. Il loro interesse principale era quello di depredare le popolazioni, anche se qualche gruppo si insediò nei nuovi territori. Tra questi vi furono i Goti (popoli germanici) che stabilirono un impero nella Russia sudoccidentale. Respinti dagli Unni, gli Ostrogoti (nome il cui probabile significato è «Goti orientali») crearono un regno in Italia dopo la caduta dell'Impero romano. I Visigoti («uomini coraggiosi» o «Goti occidentali», secondo le diverse interpretazioni), ai quali i Romani avevano permesso di insediarsi in Romania, saccheggiarono Roma nel 408 d.C. e si stabilirono in Aquitania, nella

Francia sudoccidentale. Dopo la caduta dell'Impero romano d'Occidente, essi furono sconfitti dai Franchi in Francia e dagli arabi in Spagna. Nel V secolo d.C. alcune tribù anglosassoni provenienti dalla Germania settentrionale e dai Paesi Bassi si stabilirono in Inghilterra; nello stesso periodo i Franchi – un'altra tribù germanica – muovendo dalla Germania settentrionale (bacino del Reno) scesero a occupare la Gallia settentrionale. Nel VI secolo i Longobardi (o Lombardi) migrarono dalla Germania nordoccidentale verso sud e fondarono un regno che si estese alla maggior parte dell'Italia. Questi sono soltanto pochi esempi fra le tribù barbare che si insediarono in Europa, alcune temporaneamente, altre per un periodo più lungo. Si conosce solo con grande approssimazione il numero di coloro che si stabilirono nei nuovi territori. Nella figura 5.2.6 sono stati rappresentati i percorsi seguiti dalle tribù barbariche in Europa dopo la caduta dell'Impero romano.

Durante l'alto Medioevo, sorsero e decaddero vari regni barbarici, come quello anglosassone in Inghilterra. All'inizio del IX secolo, molte regioni dell'Europa occidentale furono unificate dai Carolingi, discendenti dei dominatori franchi che avevano occupato in precedenza la Francia settentrionale. Nell'Europa sudorientale, l'Impero bizantino estendeva la sua influenza fino all'Italia meridionale e a quella nordorientale. Le invasioni barbariche (fig. 5.2.7) causarono una profonda disgregazione dell'economia europea: lo sviluppo si bloccò, la rete stradale romana scomparve, l'istruzione fu limitata ai monasteri cattolici, i commerci furono interrotti e un grande potere venne affidato ai feudatari. Solo all'inizio del II millennio rifiorirono le iniziative locali e si svilupparono le città stato, sotto il controllo indiretto del Papato e del Sacro Romano Impero, formalmente discendente dall'Impero carolingio, ma con il suo centro nella Francia orientale.

L'Impero romano d'Oriente resistette per mille anni dopo la caduta di quello d'Occidente, ma infine crollò in seguito all'invasione di popolazioni di lingua turco-tatara. In Europa si verificarono successivamente altre invasioni (non rilevanti dal punto di vista numerico) da parte di popoli provenienti da regioni molto lontane. Nel IX secolo i Magiari – un popolo originario di un'area non ben definita – si insediarono presso le steppe occidentali del tratto inferiore del Don, e intorno all'anno 862 occuparono l'Ungheria con circa 20000 cavalieri: da questo numero si può dedurre una popolazione totale di circa 100000÷500000 persone (Guglielmino-Matessi e coll., 1990). Tra il VII e il IX secolo, gli arabi occuparono la Sicilia, la Sardegna, l'Italia meridionale e la Spagna, donde vennero progressivamente scacciati nei secoli successivi; la fine del dominio arabo in Spagna si ebbe soltanto nel 1492. I Turchi invasero i Balcani e mantennero il controllo politico della maggior parte della regione fino alla prima guerra mondiale. È molto difficile accertare dalle fonti storiche il contributo in termini demografici di questi invasori. La densità di popolazione dell'Europa, similmente a quella della Cina e dell'India, è stata molto alta per un lungo periodo: pertanto è probabile che negli ultimi due millenni l'impatto genetico degli invasori non sia stato particolarmente profondo, dato l'alto rapporto numerico tra abitanti locali e invasori.

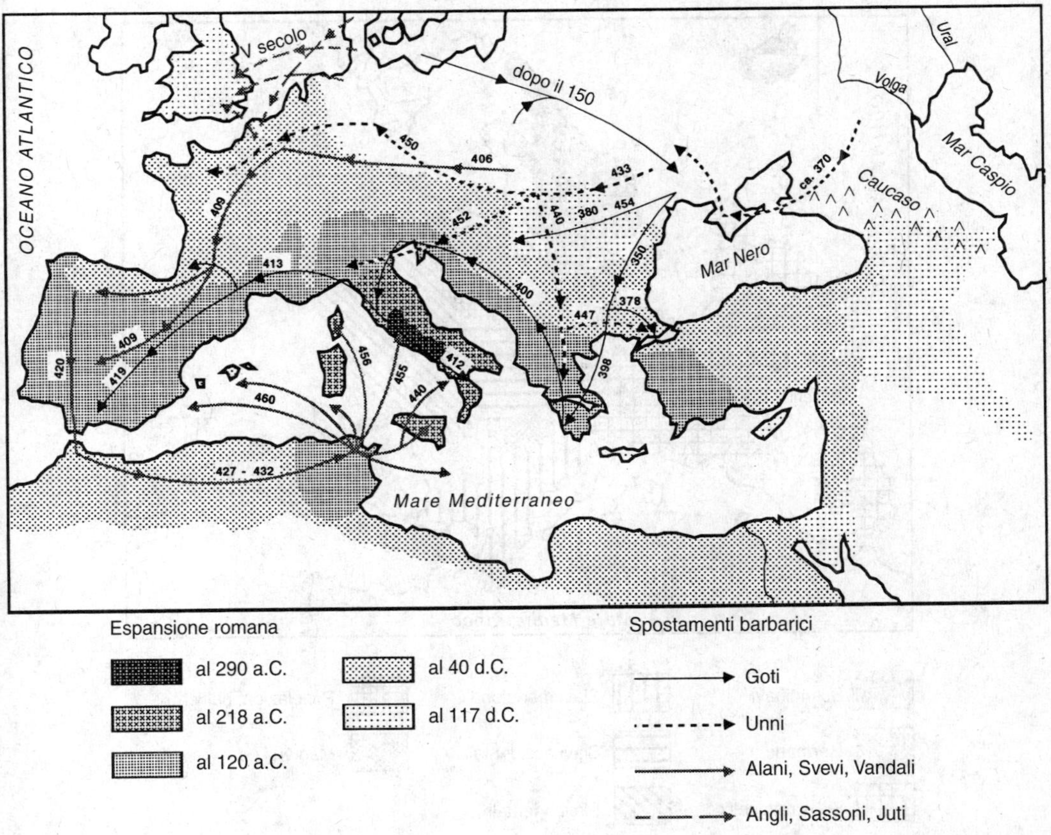

Fig. 5.2.6 Mappa dell'Impero romano con indicati i principali spostamenti e invasioni delle popolazioni barbariche. I numeri vicino alle frecce indicano datazioni in anni d.C. Da Potter (1980) e Hammond (1981).

Densità di popolazione e dimensioni La transizione neolitica dell'Europa durò 4000 anni e terminò prima del 4500 a.C. Gli agricoltori si diffusero lentamente, con una velocità di espansione maggiore in certe aree geografiche. Il passaggio all'economia agricola favorì sicuramente un aumento della popolazione complessiva benché non se ne conosca la dimensione esatta. Uno studio della popolazione Star Carr, basato sul consumo della cacciagione (Clark, 1972), ha condotto a una stima della popolazione inglese del Paleolitico superiore di 3000÷9000 individui, corrispondente a una densità dell'ordine di 0,02÷0,07 abitanti per km^2. In altre zone (ad esempio nella Francia meridionale) la popolazione del Mesolitico potrebbe avere avuto densità maggiore. La densità delle popolazioni mesolitiche – e, più in generale, delle popolazioni di cacciatori – è difficile da stimare sulla base dei dati di tipo archeologico. Le valutazioni che si basano genericamente sulla quantità e sulle dimensioni dei siti ar-

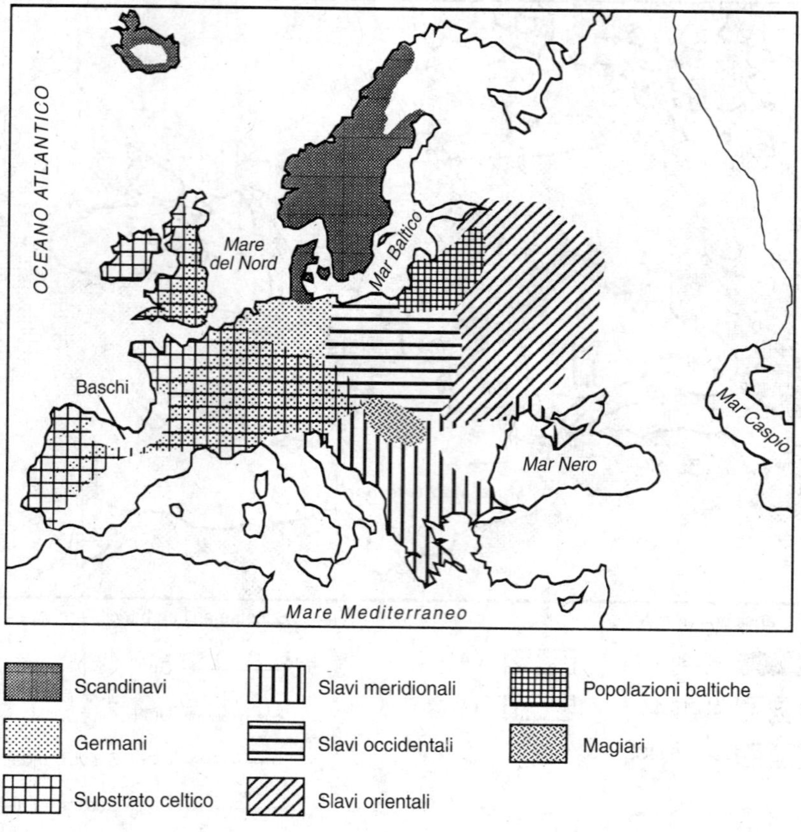

Fig. 5.2.7 L'Europa nell'800 d.C. circa, dopo l'insediamento delle popolazioni barbariche. Modificata da Kidd (1980).

cheologici possono rappresentare sottostime, se non è stata condotta una ricerca esauriente dei siti medesimi, oppure sovrastime, in quanto i cacciatori spesso usavano abitazioni diverse nei diversi periodi dell'anno. Le stime di Clark corrispondono, tuttavia, alla densità della popolazione della Tasmania al momento della scoperta. Se si fa l'ipotesi che la densità della popolazione in Inghilterra fosse intermedia rispetto a quelle dell'Europa – quasi disabitata nelle regioni settentrionali e forse più densamente popolata in quelle meridionali – allora la popolazione europea del tardo periodo preneolitico potrebbe calcolarsi sui 200 000÷700 000 individui. Il processo di transizione all'agricoltura determinò un aumento della densità di popolazione, che raggiunse un valore compreso fra 1 e 5 abitanti per km². Una stima della densità di popolazione del sito di Aldenhoven Platte, in Germania, al tempo del primo periodo della cultura Bandkeramik (chiamata anche cultura della ceramica lineare), propone una cifra di poco superiore a 2 abitanti per km² (Ammerman e Cavalli-Sforza, 1984). Si trattava, probabilmente, di un'area assai adatta alla coltivazione; se si applica questa stima al resto dell'Europa, si ottiene una popolazione di 20 milioni di individui: sembra un valore troppo elevato, considerando che le regioni settentrionali erano ancora poco abitate, o pressoché disabitate, a causa della presenza di ghiacciai.

McEvedy e Jones (1978) forniscono le seguenti stime della popolazione europea:

3000 a.C.	più di 2 milioni
2000 a.C.	5 milioni
1000 a.C.	10 milioni
200 d.C.	28÷36 milioni
1000 d.C.	36 milioni
1300 d.C.	79 milioni
1500 d.C.	81 milioni
1900 d.C.	390 milioni.

In Grecia la crescita fu particolarmente rapida negli ultimi due millenni a.C. (per curve di crescita meno approssimate si veda Ammerman e coll., 1976), con un periodo oscuro tra il 1200 e il 750 a.C. sul quale non si hanno informazioni. Dopo il 1000 a.C. la crescita fu forte anche in Italia, e continuò durante la dominazione romana, coinvolgendo tutto l'impero, fino alla decadenza. La popolazione decrebbe, invece, durante l'alto Medioevo, in seguito alle invasioni barbariche e al crollo delle istituzioni economiche e sociali. Riprese ad aumentare verso la fine del Medioevo, ma fra il 1348 e il 1353 la peste annientò un terzo della popolazione totale (in alcune zone anche i due terzi). Nel 1500 la densità di popolazione tornò ai livelli precedenti la pestilenza, ed è cresciuta fino ai tempi nostri con un tasso pressoché regolare e approssimativamente esponenziale.

5.3 LINGUISTICA

La maggior parte delle lingue europee appartiene alla famiglia indoeuropea (o indoittita) (fig. 5.3.1). La denominazione generale indoittita comprende due raggruppamenti maggiori: le lingue anatoliche (tutte estinte: luvio, licio, lidio, palaico, ittita) e quelle propriamente indoeuropee.

Le lingue indoeuropee costituiscono nove famiglie, le cui relazioni reciproche non sono state ancora chiarite. Ruhlen (1987) dà la seguente classificazione:

1) armeno (lingua singola);
2) albanese (lingua singola);
3) tocario (2 lingue, estinte, che erano parlate nella Cina occidentale);
4) indoiranico (93 lingue parlate in Iran, India, Afghanistan e Pakistan);
5) greco (2 lingue);
6) italico (16 lingue tra cui il latino, ormai estinto, e le lingue romanze occidentali e orientali);
7) celtico (4 lingue parlate in Irlanda, Scozia, Galles e Bretagna);

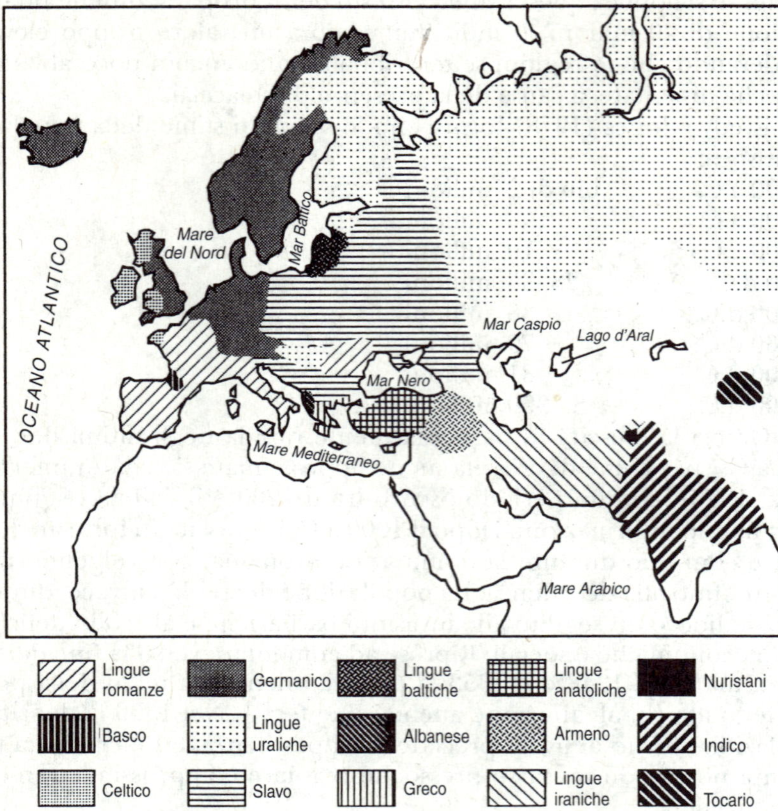

Fig. 5.3.1 Distribuzione geografica delle lingue indoeuropee, uraliche e del basco intorno all'anno 1500 d.C. Da Ruhlen (1987).

8) germanico (11 lingue dell'Europa settentrionale, centrale e nordoccidentale, incluso lo yiddish);

9) balto-slavo (15 lingue parlate nell'Europa orientale).

La costruzione dell'albero filogenetico delle lingue indoeuropee rappresenta un problema insolubile con metodi statistici rigorosi, in quanto le lingue che fanno parte dei raggruppamenti elencati in precedenza si sovrappongono; pertanto la maggior parte dei linguisti preferisce classificare le lingue in gruppi, senza disporle in una gerarchia.

In Europa si parlano quattro lingue della famiglia uralica: ungherese, finnico, lappone ed estone. L'ungherese venne imposto dai Magiari che conquistarono il paese verso la fine del IX secolo; non è noto il momento della diffusione delle altre lingue uraliche in Europa, ma sicuramente precedette l'avvento della lingua ungherese. Si pensa che il luogo di origine delle lingue uraliche si possa collocare negli Urali centrali.

Un'altra lingua non indoeuropea parlata in Europa è il basco, una delle nove lingue isolate (includendone quattro oggi estinte) che sono ben conosciute ma non possono essere classificate nei raggruppamenti linguistici tradizionali. Il basco è parlato nei Pirenei occidentali da meno di 100 000 individui sul versante francese (in base alle fonti locali soltanto da 25 000÷30 000 individui) e da 2÷3 milioni su quello spagnolo. Alcune somiglianze tra il basco e le lingue caucasiche settentrionali fanno pensare a un loro remoto collegamento (Gamkrelidze e Ivanov, 1990). Sulla base di argomentazioni piuttosto deboli è stato anche ipotizzato che il basco sia correlato con il berbero e con le lingue afroasiatiche (Allières, 1979). L'ipotesi più semplice potrebbe essere che questa lingua fosse parlata dagli uomini del Mesolitico prima della diffusione delle lingue indoeuropee nel Neolitico (si vedano i parr. 5.6 e 5.9).

L'origine delle lingue indoeuropee è al centro del problema sull'origine degli europei; benché su questo argomento siano state avanzate molte ipotesi (fig. 5.3.2), si ritiene che le aree di maggiore interesse siano due: l'Anatolia (la moderna Turchia) e l'Ucraina. L'Anatolia è stata indicata come luogo di origine degli indoeuropei da molti linguisti, e recentemente anche da coloro che propongono la superfamiglia nostratica (Dolgopolskij, 1988), soprattutto sulla base del numero di «prestiti» lessicali di antica data dalle popolazioni vicine, più abbondanti e più convincenti per le lingue semitiche. L'origine anatolica, sostenuta con forza dall'archeologo Renfrew in un suo libro (1987), ha un'importanza particolare in quanto tradizionalmente gli archeologi si sono astenuti dal pronunciarsi su problemi linguistici; in effetti, il materiale archeologico, prima dell'avvento della scrittura, non offre informazioni dirette sulla lingua. Renfrew tuttavia crede che la sostituzione di una lingua si possa verificare solo in particolari circostanze, dipendenti dalla struttura sociale della popolazione coinvolta, e che l'archeologia possa dare utili indicazioni in merito. Per tale motivo egli ha dedicato particolare attenzione al «processo» antropologico.

Nel paragrafo 2.6 sono state riassunte tre situazioni (da noi ridotte a due) nel cui contesto Renfrew ritiene che una lingua possa cambiare. La prima è esemplificata in particolare dalla diffusione dei primi agricoltori in Europa, tra 9000 e 5000 anni fa. Renfrew (1987) considera valido il modello dell'onda di avanzamento dei primi agricoltori (Ammerman e Cavalli-Sforza, 1984) e sostiene l'ipotesi che queste popolazioni anatoliche – e in generale della mezzaluna fertile – fossero di lingua indoeuropea. A suo giudizio l'espansione degli agricoltori in Iran e in India avrebbe diffuso le lingue indoeuropee in direzione est (ipotesi A), pur non escludendo l'ipotesi alternativa B (la più tradizionale), secondo cui queste lingue sarebbero arrivate con i pastori nomadi arii che occuparono queste terre intorno al 1500 a.C. (si vedano i parr. 4.6 e 5.2)

In base all'ipotesi B, la diffusione delle lingue indoeuropee nell'Asia meridionale, incluso l'Iran, costituì un fenomeno secondario: si sarebbe cioè verificato in base al secondo processo descritto da Renfrew, denominato modello dell'*élite dominante*, in base al quale un gruppo ristretto, ma molto organizzato ed efficiente sul piano militare e politico, occupa un paese e impone in seguito la propria lingua. In questo caso ci si aspetta che l'organizzazione sociale degli invasori sia molto stratificata, o almeno

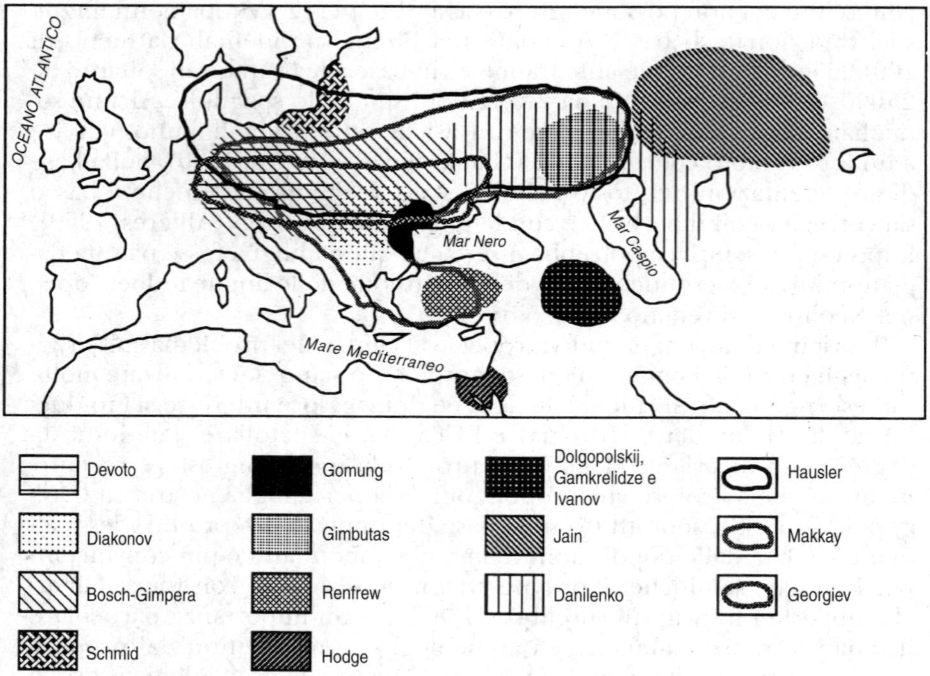

Fig. 5.3.2 Diverse ipotesi sull'area di origine delle lingue indoeuropee proposte dopo il 1960. Da Mallory (1989).

corrisponda a una società guidata da un capo (società *chiefdom*): senza dubbio la struttura della società aria corrisponde a questa descrizione. Inoltre i conquistatori – ed è il caso degli Arii – hanno qualche specifico vantaggio militare. Nei lavori successivi Renfrew (1989 *a*, *b*, *c*) ha sostituito l'ipotesi A, che si riferisce all'origine delle lingue indoiraniche, con l'idea, discussa in precedenza, che l'espansione dell'agricoltura dal Medio Oriente abbia dato origine a tre famiglie linguistiche: indoeuropea in Europa, dravidica in Pakistan e India e afroasiatica in Arabia e Africa settentrionale. La medesima ipotesi è stata suggerita da Cavalli-Sforza nel 1988.

Mancando testimonianze dirette della lingua parlata dai primi agricoltori, il principale sostegno all'ipotesi che in Europa le lingue indoeuropee siano state diffuse dagli agricoltori anatolici è rappresentato dalle considerazioni teoriche di Renfrew. Però l'ipotesi alternativa – che le lingue indoeuropee siano state diffuse in Europa e in India dai pastori nomadi delle steppe occidentali (Gimbutas, 1970) – non è incompatibile con quella di Renfrew. L'espansione dei kurgan postulata dalla Gimbutas è di molto successiva all'espansione neolitica degli agricoltori dal Medio Oriente: potrebbero essersi verificate entrambe, come indicherebbero le analisi genetiche (si veda il par. 5.11). I popoli dei kurgan discendevano probabilmente da genti migrate dall'area di origine degli agricoltori neolitici, anche se è difficile accertare le relazioni tra le rispettive lingue. Per sostenere la sua ipotesi, la Gimbutas ha introdotto il concetto di «patria» degli indoeuropei, identificata in base allo studio delle radici linguistiche, comuni alla maggior parte delle lingue indoeuropee, relative a nomi di alberi (Friedrich, 1970). Molti di questi alberi 5000 anni fa erano frequenti nella Russia meridionale, seppure non caratteristici soltanto di quest'area, e non si può escludere che in tempi più antichi fossero presenti anche in Anatolia.

Secondo Renfrew, le testimonianze archeologiche moderne della cultura dei kurgan dimostrano che, nel periodo indicato dalla Gimbutas, l'area non aveva il grado di sviluppo sociopolitico e militare necessario affinché i pastori nomadi potessero imporre la propria lingua nei territori occupati, secondo le modalità descritte dal modello dell'élite dominante. Solo in seguito, forse al tempo dell'invasione aria in India, un'élite avrebbe potuto espandersi in Europa. Nel periodo ipotizzato dalla Gimbutas, tra la fine del Neolitico e l'inizio dell'Età dei Metalli, l'Europa era già densamente popolata: era quindi troppo tardi perché si potesse verificare il processo di sostituzione di una lingua in seguito all'espansione di una popolazione, e al tempo stesso era troppo presto per un processo di dominio da parte di un'élite.

Parafrasando Renfrew (1987), risulta evidente che gli agricoltori del Medio Oriente abbiano diffuso la propria lingua, e che questa abbia subito localmente molte trasformazioni e differenziazioni, durante la lenta colonizzazione dell'Europa. Dal momento che in parecchie aree gli agricoltori erano più numerosi dei cacciatori-raccoglitori, è probabile che abbiano mantenuto la propria lingua, mentre solo alcune popolazioni mesolitiche più numerose riuscirono a conservare la propria. I Baschi rappresentano l'esempio più evidente di questo tipo di conservazione. Anche altre lingue, come ad esempio l'etrusco, sopravvissero a lungo (o forse provennero da altri luoghi, come riferiscono alcune ipotesi e leggende classiche). Alcune lingue parlate in Europa e appartenenti ad altre famiglie (altaico e uralico) sono state introdotte in tempi più recenti e alcune di queste sono ben documentate dal punto di vista storico. Mallory (1989) e Diamond (1991 *a, b*), che optano per l'ipotesi della Gimbutas, riassumono le ipotesi alternative sull'origine degli indoeuropei e le critiche che sono state fatte alla teoria di Renfrew sotto il profilo linguistico.

I Celti, una popolazione e una sottofamiglia linguistica molto diffuse nell'Europa settentrionale e centrale agli albori della sua storia, costituiscono un grande enigma. È improbabile che essi si siano espansi con un processo analogo a quello dei primi agricoltori, giacché a quel tempo l'Europa era già densamente popolata. Rimane quindi da spiegare come possano essersi propagate in Europa la lingua e la cultura celtiche, senza alcuna espansione demica e senza un'organizzazione sociopolitica appropriata. Purtroppo abbiamo pochi elementi certi: l'identità celtica della cultura di Hallstatt e della successiva cultura di La Tène. La mappa archeologica (fig. 5.2.5) mostra che l'espansione della cultura celtica continuò fino al I secolo a.C., quando venne arrestata dai Romani. Al tempo della conquista romana, circa 2000 anni fa, il celtico era parlato prevalentemente nell'Italia settentrionale, in Francia, in Inghilterra e in parte della Spagna. In seguito alla colonizzazione romana le lingue celtiche furono sostituite dal latino; oggi sono parlate nelle regioni più estreme dell'area originaria di espansione, dove i Romani non arrivarono, oppure non giunsero a esercitare il pieno controllo, o nelle aree geografiche in cui i Celti in ritirata si rifugiarono.

Pertanto, se le lingue celtiche si diffusero nella seconda metà del II millennio a.C. a opera di un'élite culturale, e forse anche militare, con una componente demica minima o completamente assente, è probabile che siano rimaste poche tracce genetiche di tale espansione. Un'altra diffusione culturale di cui è difficile trovare segni genetici o linguistici è quella delle antiche popolazioni che costruirono i monumenti megalitici descritti in precedenza (par. 5.2).

Occorre anche considerare la diffusione di altre sottofamiglie linguistiche indoeuropee identificate: romanzo, germanico, baltico e slavo (le ultime due sono considerate spesso un'unica famiglia, il balto-slavo). Così come le lingue celtiche, anche queste potrebbero essere state dialetti locali diffusi in aree piuttosto estese, a partire da tempi e zone diverse, mediante meccanismi culturali, ma probabilmente anche demici, o in seguito a conquiste militari. La diffusione delle lingue romanze fu determinata dalle conquiste militari dei Romani, che imposero su parte dell'Europa la loro organizzazione sociale, la supremazia politica e una lingua, il latino. Ciò rappresenta un chiaro esempio di diffusione a opera di un'élite, con una componente demica molto ridotta o nulla. Il latino sostituì numerose lingue parlate nei territori dell'Impero romano (fig. 5.2.6), soprattutto altre lingue indoeuropee quali quelle dei gruppi celtici. L'introduzione dell'inglese, dello spagnolo e del portoghese nel continente americano ha seguito un modello analogo. La diffusione delle lingue germaniche e balto-slave è meno conosciuta per mancanza di informazioni storiche adeguate; è probabile, tuttavia, che vi sia stata una componente demica maggiore rispetto a quella della diffusione del latino. Il tempo necessario perché poi si differenziassero a livello regionale è stato probabilmente analogo a quello delle lingue romanze, la cui divergenza potrebbe essersi accentuata dopo la caduta dell'Impero romano d'Occidente (circa 1500 anni fa), mentre tale periodo potrebbe essere stato più breve per le lingue slave.

Tutte le altre sottofamiglie indoeuropee devono avere avuto origine prima e sono molto antiche, o non hanno avuto successo, cosicché sono rappresentate da poche, una o nessuna delle lingue parlate attualmente.

5.4 ANTROPOLOGIA FISICA

A partire dalla Rivoluzione industriale gli europei hanno subito un cambiamento fisico rilevante. Le più antiche serie di misurazioni della statura mostrano un aumento dell'altezza media, incominciato lentamente nel XIX secolo e fattosi più rapido nel corso del XX. Si pensa che la statura abbia raggiunto il suo massimo nelle regioni dell'Europa settentrionale, mentre in quelle meridionali, dove lo sviluppo industriale è iniziato più tardi, potrebbe crescere ancora (si veda ad esempio Chamla e Gloor, 1987). Le cause di questo fenomeno non sono note: potrebbero essere legate a un miglioramento dell'alimentazione, ma anche ad altri fattori, molto probabilmente di tipo ambientale. Di conseguenza è difficile attribuire un chiaro significato genetico alle misure somatiche, specialmente in Europa.

In generale, i caratteri antropometrici di tipo lineare (cioè misurabili su scala unidimensionale) tendono a essere correlati alla statura, anche se non sono necessariamente proporzionali a essa. Per questo motivo le incertezze riguardanti la determinazione genetica della statura si riflettono su un numero cospicuo di altre misure lineari. Vi sono molte stime della «ereditabilità» (cioè della quota di variabilità riconducibile a fattori genetici) di caratteri antropometrici; spesso assumono valori molto elevati, ma ciò non basta a dimostrare che vengano in gran parte determinati geneticamente. Queste stime sono ottenute in base a indici di somiglianza tra parenti – genitori-figli, fratelli o gemelli – che raramente escludono l'influenza di tendenze protratte nei secoli o fattori socioeconomici ereditati culturalmente dalla famiglia, dallo strato sociale e dal paese di origine. Non è quindi provato che la variabilità nello spazio e nel tempo di caratteri antropometrici rifletta differenze genetiche piuttosto che socioeconomiche, nutrizionali o altri fattori storici o ambientali.

Inoltre i rapporti tra misure lineari, come il famoso o famigerato indice cefalico di Retzius (1900), che ha suscitato ampia e totalmente ingiustificata attenzione per quasi cent'anni, non mettono al riparo dall'influenza dei fattori ambientali. Negli ultimi due secoli le popolazioni europee, più di qualsiasi altro gruppo aborigeno, sono state esposte a cambiamenti ambientali che influenzano le misure di tipo antropometrico; pertanto l'Europa è probabilmente più di altri il continente per il quale sarebbe errato trarre considerazioni di tipo genetico sulla base di tali misure. Alcuni caratteri antroposcopici – ad esempio il colore della pelle e più ancora forma e colore degli occhi e dei capelli – sono ancora più difficili da misurare, non sono sufficientemente noti dal punto di vista genetico e sono soggetti a una selezione sessuale di cui non si conoscono né la permanenza né l'intensità né la direzione. È possibile che in futuro, quando sarà stata ricostruita la genetica molecolare di questi caratteri, alcune di tali limitazioni verranno superate. È evidente, comunque, che la pelle e gli occhi chiari sono caratteri quasi esclusivi degli europei settentrionali.

I primi studiosi di antropologia fisica hanno analizzato in modo approfondito mappe geografiche di singoli caratteri fisici. Sebbene possa sussistere (e in alcuni casi di certo è così) almeno una parziale determinazione genetica, non è chiaro quale sia il meccanismo di trasmissione.

In Europa la pigmentazione dell'iride e dei capelli ha una distribuzione geografica peculiare (fig. 5.4.1): sia gli occhi sia i capelli assumono colore più chiaro nelle regioni meridionali del Baltico e si fanno più scuri, con andamento regolare e concentrico, a partire da questa zona. Ci si potrebbe chiedere se quest'area rappresenti il luogo di origine di una o più

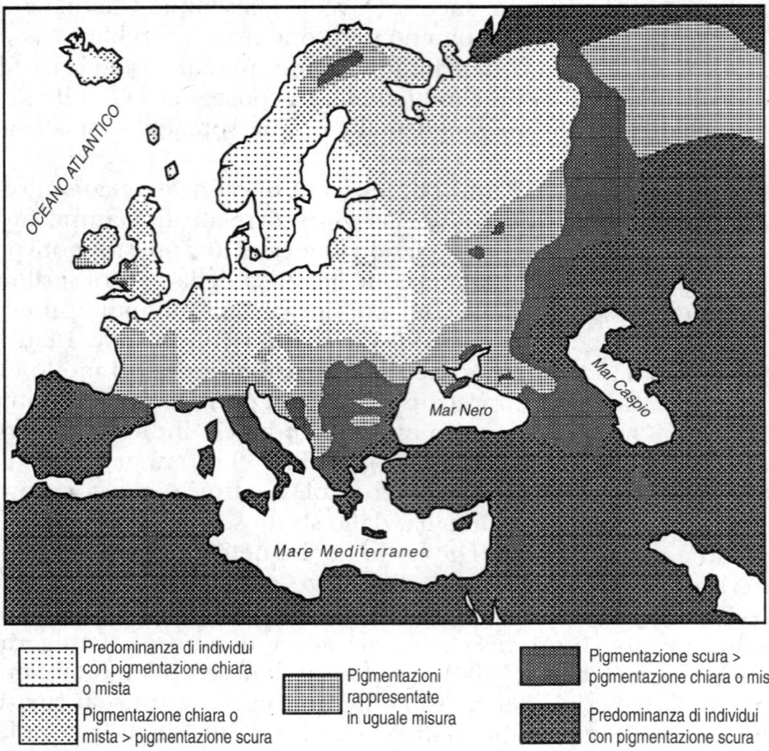

Fig. 5.4.1 Distribuzione geografica della pigmentazione dei capelli e degli occhi. Da Coon (1954).

mutazioni legate al colore chiaro e se la pigmentazione chiara possa essere stata un elemento di selezione naturale o sessuale. Questo tipo di mutazioni si osserva anche in altre zone: in Sicilia, in cui sono abbastanza frequenti (ma invece che a una ricorrenza locale è più semplice pensare a una diffusione da parte dei Normanni che invasero l'isola nell'XI secolo), e in Medio Oriente, dove i crociati non si dedicarono esclusivamente a diffondere la fede cristiana.

Del colore della pelle si è già discusso nel capitolo 2. L'ipotesi evolutiva è che esso rappresenti un adattamento selettivo all'intensità della radiazione solare: la pelle è più scura nelle zone con clima caldo e secco ed è più chiara alle alte latitudini. La pelle bianca raggiunge però un picco molto elevato solo in Europa settentrionale e non in altre parti del mondo. È stato ipotizzato (Loomis, 1967) che, nelle zone a latitudine elevata, il colore chiaro della pelle renda possibile la sintesi della quantità necessaria di vitamina D. La sintesi della vitamina D a partire dai precursori contenuti negli alimenti richiede, infatti, che i raggi ultravioletti raggiungano gli strati più profondi della cute; nelle regioni settentrionali ciò non potrebbe accadere, se la pelle fosse pigmentata. Seguendo questa ipotesi il colore più scuro della pelle dei Lapponi e di altre popolazioni artiche potrebbe essere spiegato considerando la diversità delle loro abitudini alimentari. Infatti gli Scandinavi di origine non lapponide erano agricoltori e avevano bisogno di un'esposizione diretta alla radiazione solare per poter sintetizzare la vitamina D a partire dai suoi precursori che si trovano nel frumento, mentre gli abitanti dell'Artide, essendo pastori, cacciatori-raccoglitori o pescatori, trovano un apporto diretto di vitamina D nella loro dieta e pertanto non hanno bisogno di una pelle chiara.

Si può aggiungere, inoltre, che tutti i caratteri antroposcopici della pelle, dei capelli e degli occhi sono stati soggetti probabilmente a una selezione sessuale molto forte che, secondo Darwin, ha rappresentato il fattore principale della differenziazione etnica della nostra specie. Purtroppo non è possibile determinare il peso della selezione sessuale: le preferenze sessuali sono instabili e dipendono molto dalla frequenza dei diversi fenotipi nelle popolazioni.

Si ritiene che per l'uomo, come per tutti gli animali, anche il clima sia un fattore molto importante nella determinazione della statura e del peso. Negli ultimi due secoli, tuttavia, la statura degli europei è cambiata drasticamente, a partire dalle regioni settentrionali, per ragioni non correlabili con la selezione naturale e probabilmente dipendenti dai cambiamenti delle nostre condizioni di vita, della dieta, ecc. (Costanzo, 1948; Damon, 1968; Chamla e Gloor, 1987).

Harding e coll. (1989) hanno analizzato misure craniometriche relative a reperti archeologici di uomini vissuti in Europa, per saggiare l'ipotesi di migrazioni preistoriche. I risultati di questo studio non confermano l'ipotesi di un'espansione degli agricoltori dal Medio Oriente: tuttavia gli esemplari risalenti al primo Neolitico, necessari per saggiare tale ipotesi, erano molto scarsi. Sono stati fatti molti tentativi di classificare i popoli europei in base ai caratteri antropometrici e antroposcopici ma, come di consueto, il numero di «razze» così ottenute varia considerevolmente a seconda degli autori. La classificazione più autorevole è stata suggerita dall'economista americano W.Z. Ripley (1899), appena prima della fine del XIX secolo. Egli distinse tre razze europee: *nordica* o europea nordoccidentale, descritta come alta, con carnagione e capelli chiari e dolicocefala (cioè con la testa allungata); *alpina* o dell'Europa centrale e orientale, bassa, tozza, con capelli scuri, molta peluria sul corpo e brachicefala (con la testa piccola); *mediterranea* (penisola iberica, Italia meridionale, Grecia, Africa settentrionale, Vicino Oriente, Arabia): piccola, snella, scura, con capelli spesso ricci e dolicocefala.

Si pensava che la razza alpina fosse il risultato delle immigrazioni neolitiche provenienti dall'Asia centrale: inserendosi come un cuneo tra gli abitanti precedenti, questi popoli ne avrebbero determinato la distinzione tra nordici e mediterranei; tale ipotesi urta però con le conoscenze attuali della colonizzazione dell'Europa nel Neolitico. Da un punto di vista tassonomico, la classificazione di Ripley tenta di semplificare uno scenario molto complesso ed è insoddisfacente. Molti antropologi hanno cercato di migliorarla, pervenendo come al solito a risultati divergenti.

Ripley non è da biasimare (Coon, 1954) per aver messo a punto una tassonomia psicologica delle «razze» europee che divenne molto popolare all'inizio di questo secolo e rappresenta una delle commistioni più incongrue di tradizioni, cultura e genetica: in breve, un perfetto esempio di razzismo «scientifico».

5.5 IL QUADRO GENETICO

L'Europa è il continente che si distingue per il maggior numero di informazioni genetiche, ma è anche quello più difficile da interpretare con l'analisi filogenetica mediante alberi di discendenza. Contribuiscono a tale abbondanza di dati in primo luogo l'alta densità di università e laboratori biologici e medici per chilometro quadrato e un grande interesse per i problemi storici – il che fa dell'Europa il continente più studiato dal punto di vista archeologico. La valutazione di tali dati, però, è resa faticosa dal fatto che le popolazioni europee, classificate in base al paese di appartenenza, spesso sono eterogenee perché composte da sottogruppi sui quali di rado si hanno informazioni sufficienti a stabilire un chiaro discrimine. Molti paesi europei infatti sono uniti, sul piano politico o linguistico, da un tempo sufficientemente lungo perché i flussi migratori interni abbiano confuso alcune delle differenze originarie; tuttavia, occorre studiare in modo accurato la loro eterogeneità genetica interna. Ciò è stato fatto, finora, solo parzialmente, anche se con risultati interessanti: verranno presi in considerazione alcuni esempi relativi a Italia, Francia e Spagna. La parte centrale dell'Europa è abbastanza omogenea dal punto di vista genetico e si presta poco a essere descritta mediante una struttura ad albero: probabilmente molte differenze iniziali sono state «smussate» dalla diffusione degli agricoltori nel Neolitico, lasciando un gradiente piuttosto regolare.

Dopo avere eliminato molte popolazioni poco studiate, l'analisi dell'albero filogenetico (fig. 5.5.1) è stata condotta su 26 popolazioni, con il 26,4% di dati mancanti e un numero medio di geni pari a 88. L'albero mostra un certo numero di valori erratici, alcuni raggruppamenti di piccole dimensioni e uno più grande che comprende le popolazioni dell'Europa centrale.

I Lapponi costituiscono la popolazione che più si separa dalle altre, seguita dai Sardi; entrambe le popolazioni sono ben conosciute dal punto di vista genetico. La robustezza dell'albero è stata saggiata mediante il metodo statistico del *bootstrap*, ed è risultato che i Lapponi si separano alla prima fissione nel 76% dei ricampionamenti e sono sostituiti dai Sardi nel 18% dei casi; quando i Lapponi si separano per primi, i Sardi risultano separarsi per secondi nel 63% dei casi.

Seguono poi cinque popolazioni distinte, nell'ordine: Greci, Iugoslavi, Baschi, Islandesi e Finlandesi. Le popolazioni rimanenti formano piccoli gruppi, tutti composti da popolazioni geograficamente vicine o tra loro correlate, e costituiscono una struttura ad albero lineare. Tali gruppi, ordinati dai più periferici a quelli che occupano la parte centrale della struttura ad albero, sono:

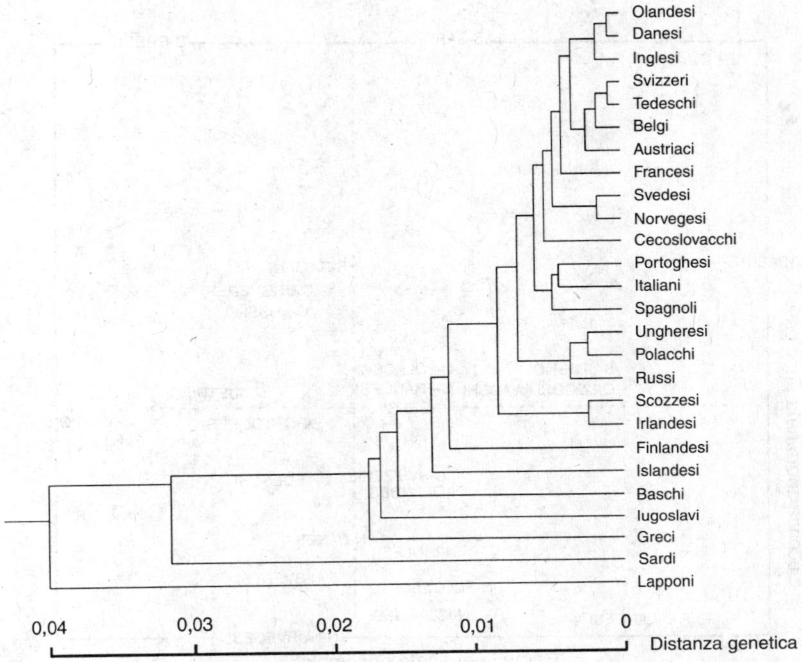

Fig. 5.5.1 Albero filogenetico di 26 popolazioni europee. Le distanze F_{ST} sono calcolate in base a una media di 88 geni.

1) Celti (Scozzesi e Irlandesi);
2) europei orientali (Russi, Ungheresi e Polacchi);
3) europei sudoccidentali (Spagnoli, Portoghesi e Italiani);
4) Cecoslovacchi, che non si uniscono alle altre popolazioni di lingua slava, ma occupano una posizione quasi intermedia tra queste e il sottogruppo centrale del gruppo germanico, al quale sono peraltro vicini geograficamente;
5) Scandinavi nordoccidentali (Norvegesi e Svedesi);
6) Francesi, che sono correlati al gruppo germanico;
7) popolazioni germaniche, gruppo composto da due sottogruppi, uno settentrionale e l'altro centrale: il primo è formato da Olandesi, Danesi e Inglesi; il secondo da Austriaci, Svizzeri, Tedeschi e Belgi.

Esiste una chiara associazione linguistica all'interno di questi raggruppamenti, con alcune eccezioni che meritano di essere esaminate. Il primo include le due popolazioni celtiche; il secondo comprende due delle quattro popolazioni di lingua slava; il terzo (Cecoslovacchi) è costituito da una popolazione isolata, probabilmente a causa della sua posizione geografica intermedia: è localizzata tra popoli di lingua slava e germanica, e per qualche tempo ha fatto parte dell'Impero austriaco. La quarta popolazione di lingua slava – gli Iugoslavi – vive in un paese estremamente eterogeneo sia dal punto di vista storico sia da quello genetico e, costituendo un isolato,

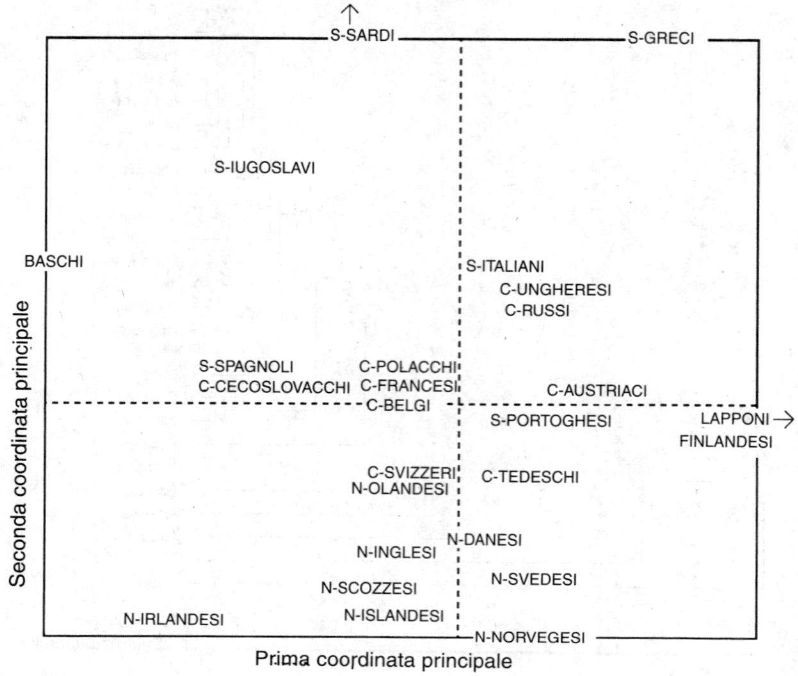

Fig. 5.5.2 Mappa delle componenti principali delle popolazioni caucasoidi: N, C, S denotano europei dell'Europa settentrionale, centrale e meridionale.

non è inclusa nel raggruppamento. Gli Ungheresi si distinguono dalle altre popolazioni del gruppo dal punto di vista linguistico; ciò verrà discusso in modo più approfondito nel paragrafo 5.6. Gli Svedesi e i Norvegesi sono associati dal punto di vista sia geografico sia linguistico; degli altri tre paesi della Scandinavia, due (Islanda e Finlandia) sono anomali, nell'albero, e per buone ragioni che saranno ancora discusse nel paragrafo 5.6, e il terzo (Danimarca) appartiene, dal punto di vista sia genetico sia geografico, alle popolazioni germaniche settentrionali. La Francia è geneticamente piuttosto eterogenea e verrà analizzata separatamente. Il raggruppamento più compatto è quello delle popolazioni di lingua germanica; tra queste, gli abitanti di Belgio e Svizzera parlano lingue diverse e nei due paesi la maggioranza è rispettivamente di lingua fiamminga e tedesca.

Probabilmente l'albero descritto non ha un interesse storico, ma altri tipi di approccio possono aiutarci a districare alcuni degli eventi molto complessi che hanno determinato la storia dell'Europa (verranno esaminati nei paragrafi seguenti). Il grafico delle componenti principali (fig.

Tab. 5.5.1 Distanze genetiche (nel triangolo inferiore sinistro della matrice) tra popolazioni europee e relativi errori standard (nel triangolo superiore destro della matrice). Tutti i valori sono stati moltiplicati per 10 000.

	BAS	LAP	SAR	AUS	CEC	FRA	TED	POL	RUS	SVI	BEL	DAN	OLA	ING	ISL	IRL	NOR	SCO	SVE	GRE	ITA	POR	SPA	IUG	FIN	UNG
Baschi	0	101	68	39	32	22	37	27	29	37	22	33	22	22	33	27	41	26	25	48	26	30	15	53	38	30
Lapponi	629	0	105	55	92	54	49	56	56	64	66	53	55	68	112	109	55	85	63	50	50	59	83	230	36	52
Sardi	261	667	0	70	77	64	72	74	52	81	71	78	66	70	66	87	88	80	76	30	54	79	58	86	73	69
Austriaci	195	308	294	0	14	9	10	39	22	6	4	8	20	26	37	28	34	16	32	13	11	15	17	105	13	9
Cecoslovacchi	159	470	327	36	0	18	15	24	25	8	13	11	17	15	36	30	22	22	24	19	16	10	13	71	41	22
Francesi	93	350	283	38	72	0	5	13	11	6	7	8	7	5	24	20	10	13	16	28	6	14	9	90	17	12
Tedeschi	169	314	331	19	52	27	0	9	16	2	4	4	7	6	24	21	6	10	18	31	6	15	17	95	11	8
Polacchi	146	395	282	72	64	66	47	0	8	15	14	16	12	15	36	32	16	21	29	75	11	15	20	125	31	7
Russi	140	323	266	64	75	59	60	30	0	13	13	12	11	16	47	40	18	23	30	49	24	28	29	148	49	9
Svizzeri	165	375	353	12	31	23	10	60	78	0	5	3	4	9	24	18	10	13	14	27	7	16	13	91	19	14
Belgi	107	333	256	16	43	32	15	40	51	14	0	5	3	6	18	19	6	12	11	27	6	7	11	16	13	17
Danesi	184	334	348	27	54	43	16	69	80	19	21	0	2	6	20	15	9	9	15	29	14	16	14	99	25	17
Olandesi	118	341	307	38	66	32	16	54	57	16	12	9	0	5	26	18	6	10	16	42	16	18	19	93	31	15
Inglesi	119	404	340	55	60	24	22	70	79	28	15	21	17	0	16	7	6	6	10	56	8	9	9	99	21	16
Islandesi	221	494	396	153	173	146	106	144	169	115	78	88	101	76	0	24	18	25	26	68	27	27	34	136	41	44
Irlandesi	145	557	393	115	117	93	84	150	160	86	75	68	76	30	99	0	22	6	21	57	26	27	22	91	50	35
Norvegesi	195	317	424	61	76	56	21	58	90	33	24	19	21	25	74	79	0	14	12	62	15	17	18	106	19	18
Scozzesi	146	447	357	74	104	62	53	121	129	59	59	40	48	27	111	29	58	0	15	42	16	18	18	116	31	26
Svedesi	168	333	371	80	90	78	39	82	110	55	34	36	41	37	106	94	18	74	0	57	18	16	15	107	16	31
Greci	231	308	190	86	126	131	144	177	161	148	103	191	199	204	288	289	235	253	230	0	29	25	33	133	32	16
Italiani	141	339	221	43	77	34	38	64	75	44	30	72	64	51	143	132	88	112	95	77	0	12	15	88	19	11
Portoghesi	145	324	340	48	46	48	51	65	98	53	31	77	60	46	149	115	73	97	78	103	44	0	17	87	19	11
Spagnoli	104	452	295	69	65	39	69	117	122	43	42	80	76	47	163	113	97	100	99	162	61	48	0	84	27	27
Iugoslavi	176	565	294	110	101	124	118	137	170	120	50	157	136	160	317	272	173	248	213	213	119	139	172	0	141	123
Finlandesi	236	210	334	77	175	107	77	139	153	112	63	96	123	115	157	223	94	166	82	150	94	119	159	248	0	29
Ungheresi	153	338	279	40	69	70	46	25	30	57	52	78	71	70	172	152	77	124	99	88	61	63	118	136	115	0

5.5.2), basato su una media di 88 ± 0,1 geni, riassume il 50% della variabilità genetica originale e conferma la posizione estrema di valori erratici dei Lapponi e dei Sardi.

Altri valori erratici, quali i Greci, i Baschi e i Finlandesi, si collocano ai margini della figura. La seconda componente consente inoltre di individuare due raggruppamenti, corrispondenti all'incirca alle popolazioni settentrionali e a quelle centrali. Gli abitanti dell'Europa meridionale si sovrappongono a quelli dell'Europa centrale, collocandosi dalla parte opposta rispetto agli abitanti dell'Europa settentrionale. Escludendo le popolazioni anomale, il grafico delle componenti principali riflette in parte, come spesso accade, la distribuzione geografica dei campioni esaminati. La tabella 5.5.1 presenta le distanze genetiche F_{ST} fra le popolazioni europee considerate.

Un metodo di analisi interessante è stato introdotto da Barbujani e coll. (1989) e applicato allo studio della variabilità umana in Europa (Barbujani e Sokal, 1990). Questo metodo formalizza un'idea di Womble (1951), il quale ha suggerito di stabilire come barriere genetiche le regioni in cui si verifica un rapido cambiamento genetico, usando come parametri le pendenze locali delle superfici delle frequenze geniche. Gli autori, che descrivono le *barriere* come «linee che separano due diverse regioni, ciascuna con variabilità interna relativamente bassa», riconoscono la mancanza di una definizione che permetta di distinguere in modo certo le barriere da gradienti o clini («vaste aree di cambiamento biologico graduale», secondo le loro parole). Teoricamente una barriera si può pensare come un cline dalla pendenza locale molto alta in uno spazio molto ridotto, ma potrebbe anche rappresentare un cambiamento locale della pendenza di un cline: è difficile determinare una soglia numerica che permetta di distinguere fra i due casi. È molto improbabile che una barriera netta in una regione abitata con continuità sia dovuta a una diversa azione della selezione naturale al di qua e al di là del confine; è più probabile, invece, che sia il risultato di una diminuzione locale dello scambio genetico tra le due zone. L'identificazione di barriere è facilitata dall'uso di analisi multivariate, che mettono in evidenza cambiamenti relativi a molti geni indipendenti: in pratica, è quanto fatto dagli autori. Il decrescere della migrazione locale tra due regioni può essere dovuto a una varietà di fattori: il primo, e il più naturale, è rappresentato dalla presenza di barriere geografiche: mare, montagne, grandi fiumi. Le isole, ovviamente, sono predisposte alla separazione e quindi alla diversità genetica. Le divisioni politiche, anche se temporanee, possono generare un certo grado di isolamento, così come le differenze di lingua, di religione, di costumi, di storia, ecc., ma in generale si osserva un'alta correlazione fra molte di queste barriere.

Questo tipo di analisi applicato ai dati europei ha prodotto i risultati pubblicati da Barbujani e Sokal (1990) e mostrati nella figura 5.5.3 con alcune semplificazioni, che non compromettono però l'accuratezza delle conclusioni. Sono state inoltre omesse la descrizione dei test di significatività e le soglie imposte dagli autori, stabilite inevitabilmente in modo arbitrario. Usando 63 frequenze alleliche relative a 19 loci, gli autori hanno individuato 33 barriere, significative per un numero diverso di superfici

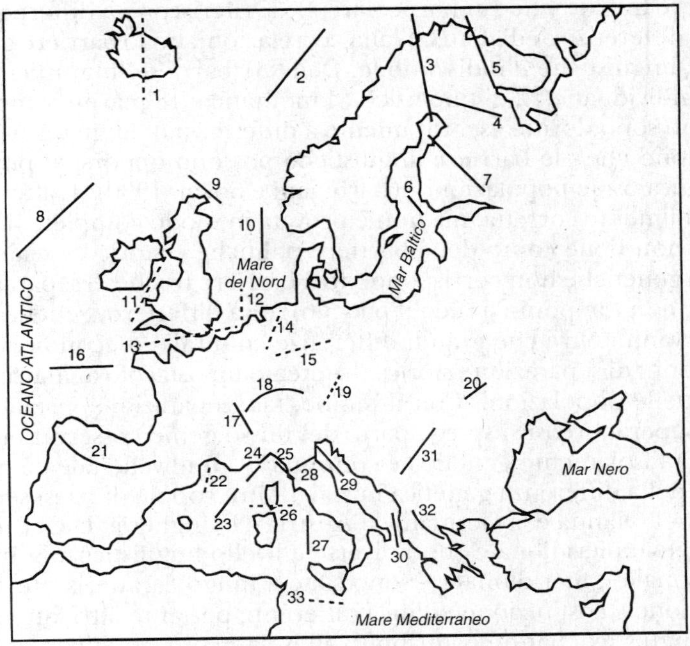

Fig. 5.5.3 Aree che presentano un significativo cambiamento genetico in Europa e relativa corrispondenza con barriere linguistiche. Da Barbujani e Sokal (1990). 1) Islanda occidentale verso Islanda orientale; 2) Norvegia verso Islanda (norvegese - islandese); 3) Finlandia settentrionale verso Svezia (finnico - lingue germaniche); 4) Finlandia settentrionale verso Finlandia centrale (finnico - lappico); 5) Penisola di Kola verso Finlandia (slavo - finnico); 6) Finlandia verso Svezia (finnico - lingue germaniche); 7) Finlandia settentrionale e orientale verso Finlandia sudoccidentale; 8) Irlanda verso Islanda (inglese - islandese); 9) Scozia verso isole Shetland e Orkney (celtico - lingue germaniche); 10) Scandinavia meridionale verso Scozia (norvegese - inglese); 11) Inghilterra e Galles verso Irlanda (celtico - lingue germaniche, in parte); 12) Inghilterra verso Olanda (inglese - olandese); 13) Inghilterra verso Francia e Belgio (lingue germaniche - lingue romanze); 14) Germania verso Olanda (lingue germaniche - olandese); 15) Germania meridionale verso Germania centrale; 16) penisola iberica verso Islanda (lingue romanze - lingue germaniche); 17) Francia verso Italia (francese - italiano); 18) Svizzera e Austria verso Italia (lingue germaniche - lingue romanze); 19) Austria verso Ungheria (lingue germaniche - ugrico); 20) Transilvania (lingue romanze - ugrico); 21) penisola iberica nordoccidentale verso il resto della penisola iberica (basco - lingue romanze); 22) Catalogna verso Corsica (catalano - italiano); 23) Catalogna e Baleari verso Sardegna (catalano - sardo); 24) Corsica verso Francia (italiano - francese); 25) Corsica verso Italia; 26) Corsica verso Sardegna (italiano - sardo); 27) Sardegna verso Italia (sardo - italiano); 28) Italia meridionale verso Italia settentrionale; 29) Italia verso Iugoslavia (lingue romanze - slavo); 30) Italia verso Albania (lingue romanze - albanese); 31) Iugoslavia nordoccidentale verso Iugoslavia sudorientale; 32) Grecia meridionale e centrale verso Grecia settentrionale; 33) Sicilia verso Malta (lingue romanze - lingue semitiche).

di frequenze geniche e rappresentate in figura da segmenti di lunghezza diversa. L'elenco delle barriere è riportato nella didascalia della figura.

Gli autori affermano che 31 delle 33 barriere genetiche coincidono con le barriere linguistiche (in particolare, 26 si riferiscono a differenze di lingue, 5 a differenze di dialetti). L'alta correlazione tra le barriere genetiche e quelle linguistiche è indiscutibile. Delle 31 barriere linguistiche, gli autori ne individuano 22 di tipo fisico (4 montane e 18 marine), mentre le 9 rimanenti sono dovute esclusivamente a differenza di lingua. Pertanto essi concludono che «le barriere linguistiche possono opporsi al processo di mescolanza tra le popolazioni» (Barbujani e Sokal, 1990). L'affermazione è probabilmente corretta, ma non è provata in modo completo, in quanto l'analisi non tiene conto delle barriere politiche e storico-sociali. Delle 9 barriere genetiche non corrispondenti a barriere fisiche, 3 separano i Lapponi dai non Lapponi (si veda il par. 5.6): una differenza genetica iniziale assai rilevante, oltre che grandi differenze culturali ed economiche e più di 2000 anni di separazione storica, ha creato un ostacolo ai matrimoni misti tra quelle popolazioni. Con il tempo, tale separazione è stata in certa misura superata (così si spiega parte del flusso genico osservato tra i Lapponi) ma l'isolamento genetico è continuato a un livello tale da mantenere parte della differenza genetica iniziale. Altre coppie di paesi separati da barriere – l'Olanda e la Germania, l'Austria e l'Ungheria, la Germania settentrionale e meridionale (non diverse a livello linguistico), la Iugoslavia settentrionale e meridionale – sono state a lungo caratterizzate da costumi, religione e costituzione politica differenti; pertanto altri fattori, oltre a quello linguistico, hanno contribuito all'isolamento genetico.

Nei 22 casi in cui le barriere genetiche corrispondono a quelle fisiche, è ragionevole assumere che queste ultime siano responsabili della differenziazione sia genetica sia linguistica. Tuttavia è probabile che la diversità linguistica abbia accentuato la separazione genetica, rendendo ancora meno probabili i matrimoni tra le popolazioni ai confini delle barriere. Sarebbe facile effettuare un'analisi della capacità propria delle differenze linguistiche di determinare l'isolamento genetico, confrontando, a livello individuale, le frequenze dei matrimoni in paesi come la Svizzera e il Belgio. Tuttavia una siffatta ricerca atomistica potrebbe essere complicata da effetti distraenti, quali la tendenza a unirsi in matrimonio fra individui geograficamente vicini e appartenenti alla stessa classe sociale (omogamia geografica e sociale), non sempre facili da eliminare. Sembra comunque molto probabile che le differenze linguistiche contribuiscano alla differenziazione genetica, o possano determinarla anche quando rappresentano l'unica causa di isolamento.

Considerati tutti gli aspetti, sarebbe difficile non concordare con Barbujani e Sokal (1990); ma si deve osservare che le condizioni del loro studio non permettono una chiara distinzione dei fattori che determinano l'isolamento genetico.

È molto interessante confrontare la differenziazione genetica messa in luce nella mappa riprodotta nella figura 5.5.3 con quella ottenuta mediante l'analisi dell'albero e delle componenti principali rappresentate nelle due figure precedenti. In generale si osserva un buon accordo: così come è rappresentata, la figura 5.5.3 non può indicare la capacità discriminante e quindi una gerarchia delle barriere. Inoltre è interessante notare che le popolazioni europee da noi scelte in modo indipendente corrispondono in buona misura a quelle suggerite dalla figura 5.5.3. Tra i paesi considerati nell'albero, non abbiamo incluso la Corsica e la Romania; non abbiamo separato l'Islanda occidentale da quella orientale e le regioni settentrionali da quelle meridionali di Italia, Grecia, Germania ed ex Iugoslavia; ciò per mantenere un numero di geni elevato, necessario soprattutto quando le differenze tra popolazioni sono minime, come nel caso di quelle europee, quasi sempre assai omogenee.

È in progetto l'analisi separata dei singoli paesi, così come è stato possibile fare solo per alcuni di essi (parr. 5.7-5.9). Se avessimo potuto scegliere le popolazioni da includere nella nostra ricerca in base alle barriere genetiche (come suggerito da Bateman e coll., 1990 *a*, *b*, *c*) avremmo dovuto considerare come un'unica, grande popolazione quasi tutta l'Europa centrale, la maggior parte della Scandinavia, i paesi baltici e la Russia europea, contro il comune buonsenso. Questo criterio non può, per definizione, mettere in evidenza gradienti in quelle regioni in cui non si osserva un cambiamento sufficientemente marcato. Una risoluzione maggiore, che si può ottenere con un numero di geni dieci volte superiore rispetto a quelli ora disponibili, potrebbe rilevare più barriere significative e creare una suddivisione più particolareggiata delle popolazioni, senza peraltro garantire la formazione di unità compatte. Va ricordato che l'Europa è di gran lunga il continente più studiato a livello genetico; la risoluzione sarebbe inevitabilmente peggiore in molte altre parti del mondo.

Nei paragrafi successivi di questo capitolo verranno esaminate le popolazioni isolate meglio conosciute e i paesi europei per i quali è stato possibile preparare mappe sintetiche dettagliate: l'Italia, la Francia e la Spagna. In un prossimo futuro la stessa analisi sarà estesa ad altri paesi europei per i quali si possiedono informazioni sufficienti. Infine saranno esaminate le mappe dei singoli geni e le mappe sintetiche dell'intero continente, che ci permetteranno di offrire un sommario della storia genetica dell'Europa.

5.6 PRINCIPALI VALORI ERRATICI: LAPPONI, SARDI, BASCHI E ISLANDESI

In base alle informazioni genetiche o storiche, le popolazioni europee che nell'albero si separano per prime dalle altre sono (in ordine di separazione): i Lapponi, i Sardi, i Baschi e gli Islandesi. Esse non hanno relazioni semplici né fra loro né (a eccezione delle ultime due) con altre popolazioni. Le distanze che raggiungono i valori più alti della matrice (si veda la tab. 5.5.1) sono quelle tra i Lapponi e i Sardi (667) e tra i Lapponi e i Baschi (629), mentre la più bassa è la distanza tra gli Olandesi e i Danesi (9). Volendo elencare le distanze (× 10000) di queste popolazioni isolate con le popolazioni a esse più vicine a livello geografico e genetico, otteniamo il quadro seguente:

Lapponi: Finlandesi (210), Svedesi (333), Norvegesi (317);
Sardi: Italiani (221), Greci (190);
Baschi: Francesi (93), Spagnoli (104), Italiani (141);
Islandesi: Norvegesi (74), Irlandesi (99);
Greci: Italiani (77), Austriaci (86), Iugoslavi (213);

Iugoslavi: Belgi (50), Cechi (101), Austriaci (110), Italiani (119), Greci (213);

Finlandesi: Belgi (63), Austriaci (77), Tedeschi (77), Svedesi (82), Norvegesi (94), Russi (153).

Il numero di geni esaminati varia da 75 a 106, con l'eccezione degli ex Iugoslavi, che ne hanno soltanto 62. Ciò potrebbe spiegare in parte la somiglianza molto alta fra questa popolazione e altre non confinanti, anche se si osserva un comportamento simile per i Finlandesi (per i quali si dispone di 96 geni). Analogamente, i Greci mostrano una somiglianza più alta con gli Austriaci (e con altre popolazioni dell'Europa centrale) piuttosto che con gli ex Iugoslavi, loro confinanti. L'Europa, soprattutto nelle regioni centrali, presenta un'eterogeneità genetica molto bassa e le distanze dei paesi più esterni rispetto a quelli centrali tendono a essere molto simili. Come i Greci e gli ex Iugoslavi, anche i Finlandesi mostrano somiglianze inattese con le popolazioni dell'Europa centrale, maggiori di quelle con popolazioni più vicine. Molte differenze tra le distanze osservate non risultano però statisticamente significative e l'errore di campionamento è responsabile della maggior parte di questi risultati apparentemente paradossali. D'altro canto sono evidenti le somiglianze dei Baschi con i Francesi e gli Spagnoli, dei Greci con gli Italiani e degli Islandesi con i Norvegesi, anche se tutte queste popolazioni si distinguono dalle altre europee in modo così netto da risultare erratiche, nell'albero.

5.6.a *Lapponi e altre popolazioni di lingua uralica*

L'origine dei Lapponi è sconosciuta. Da informazioni archeologiche risulta che essi abitano nella stessa regione da oltre 2000 anni (*Encyclopaedia Britannica*, 1974). Sono stanziati nelle zone settentrionali di quattro paesi: Norvegia (20 000), Svezia (8000), Finlandia (2500) ed ex URSS (1900). I Lapponi, che chiamano se stessi *Saame*, parlano otto dialetti, riuniti in tre gruppi principali mutuamente inintelligibili, tutti appartenenti alla famiglia linguistica uralica (Hajdee, 1975). Purtroppo non è stato possibile separare i gruppi in base ai dialetti, ma soltanto in base ai paesi in cui vivono. Tra i campioni si osserva una considerevole variabilità, come è comprensibile in una popolazione frammentata in numerose piccole unità. Nelle zone montuose i Lapponi sono, come in passato, pastori nomadi di renne; nelle foreste, cacciatori di renne e pescatori d'acqua dolce; sulle coste, cacciatori e pescatori. Negli ultimi anni essi hanno subito una notevole acculturazione. Fisicamente i Lapponi mostrano differenze individuali molto marcate, che variano da un fenotipo scuro a uno chiaro.

Un'analisi genetica ha evidenziato che questa popolazione deriva dalla mescolanza di popolazioni orientali e caucasoidi, in proporzione quasi uguale (rispettivamente 47,5% e 52,5%, con un errore standard di ± 4,9%). Come tipi ancestrali sono stati usati i Samoiedi, i Komi e i Mari per il gruppo uralico, e popolazioni dell'Europa orientale e sudorientale, dalla Polonia all'Italia nordorientale, selezionate con l'obiettivo di evitare l'inserimento nell'analisi di popolazioni in qualche modo mescolate con quelle ugrofinniche (Guglielmino-Matessi e coll., 1990; metodo di Wijsman, per il calcolo della mescolanza, Wijsman, 1984). Una seconda stima è stata determinata utilizzando le formule riportate nel capitolo 1 e le distanze F_{ST} indicate nel capitolo 2. I Samoiedi rappresentati sono quelli che vivono a est degli Urali. I valori delle distanze F_{ST} ($\times$ 10 000) sono:

tra Samoiedi e Danesi	828,5
tra Samoiedi e Lapponi	857,3
tra Danesi e Lapponi	334,3.

Non sono stati presi in considerazione i Norvegesi e gli Svedesi, in quanto potrebbero essersi mescolati in passato con i Lapponi. La proporzione di ibridazione calcolata è pari all'82% di caratteri europei e al 18% di caratteri samoiedi. Purtroppo non si dispone di molte informazioni genetiche sui popoli di lingua uralica occidentale, che sono geograficamente più vicini e potrebbero rappresentare la popolazione ancestrale più attendibile. La stima di Guglielmino-Matessi e coll. (1990) includeva i pochi dati disponibili sulle popolazioni uraliche, e usava un tipo europeo più generale. Il valore stimato, pari al 18%, rappresenta probabilmente il limite inferiore della proporzione di ibridazione, mentre il 47% costituisce il limite superiore.

L'ipotesi più semplice è che i Lapponi fossero in origine orientali provenienti dalla Siberia occidentale o dalla Russia settentrionale (dove attualmente ne vivono ancora alcuni) che migrarono verso la Scandinavia, in aree dove le renne erano più numerose: probabilmente l'habitat ottimale di questi animali era un tempo a latitudini inferiori rispetto ad oggi. In Scandinavia il Neolitico arrivò tardi (3000 a.C. nelle zone meridionali), perché la maggior parte della penisola era ancora coperta da ghiacci o era comunque troppo fredda per permettere la crescita dei cereali. Non sono noti il momento e il luogo in cui avvenne il primo contatto tra Lapponi e agricoltori scandinavi: forse nella Scandinavia centrale o nella Finlandia meridionale, o anche più a sud se i Lapponi (o più precisamente i «pastori di renne») si spinsero così lontano. Se questa ipotesi rispondesse al vero, i Lapponi sarebbero stati costretti a ritirarsi lentamente verso le estreme zone settentrionali della Scandinavia, dove ora vivono, sotto la pressione dei pionieri scandinavi che avanzavano verso nord, e durante questo processo devono avere ricevuto un apporto genico rilevante. Il contributo potrebbe essere stato reciproco ma la direzione dominante deve essere stata dai caucasoidi verso i Lapponi. Alcune testimonianze storiche mettono in luce l'esistenza di contatti da più di 1300 anni: infatti nel 700 d.C. i Lapponi pagavano tributi ai capi norvegesi. Con un flusso genico medio dell'1,1%, il tasso finale di mescolanza atteso dopo 1500 anni è del 50%; con il 2,6% raggiungerebbe l'80%. Il periodo di contatto potrebbe essere stato altresì più lungo e, naturalmente, il flusso genico potrebbe non essere stato così regolare, oppure si potrebbero ipotizzare altri scenari. I Lapponi hanno sempre mantenuto la loro lingua originaria, anche se nel corso del tempo è stata profondamente modificata da influssi linguistici scandinavi. Non è possibile stimare il momento a cui risale la mescolanza genetica, essendo questa considerevolmente alta. Di certo il problema merita ulteriori approfondimenti.

Delle altre due grandi popolazioni europee di lingua uralica, i Finlandesi presentano una quota del 90% di geni europei e del 10% di geni uralici con un errore standard di ± 4,1% (Guglielmino-Matessi e coll., 1990). Un'analisi genetica relativa agli Ungheresi ha condotto agli stessi risultati. L'Ungheria fu occupata nel IX secolo dai Magiari: questi pastori di lingua uralica, che vivevano nelle steppe a ovest del basso Don, in un numero compreso tra 100000 e 500000 individui attraversarono i Carpazi nell'862 e, organizzati in sette orde principali, occuparono i territori della moderna Ungheria, costituendo una frazione della popolazione totale variante tra il 10% e il 50%. Un successivo flusso genico proveniente dalle popolazioni vicine, se superiore al 10%, potrebbe avere abbassato questa proporzione iniziale. La stima attuale della mescolanza è del 13% (± 2,3%).

5.6.b Sardegna

Nell'albero filogenetico dell'Europa, alla seconda fissione viene separata la Sardegna, un'isola con 1,6 milioni di abitanti e una superficie di 24000 km^2, situata a circa 200 km sia dalle coste italiane sia da quelle dell'Africa settentrionale. L'isola è geograficamente molto vicina alla Corsica, ma le due popolazioni, diverse dal punto di vista etnico, hanno avuto anche storie profondamente diverse. I primi abitanti della Sardegna furono uomini preneolitici; nella zona centrosettentrionale i più antichi insediamenti umani risalgono a 9120 ± 380 anni fa (Spoor e Sondaar, 1986): questa datazione è la più antica, per un'isola mediterranea. I reperti archeologici più caratteristici e importanti sono i *nuraghi*, abitazioni costruite in pietra (in alcuni casi fortezze) di forma particolare, non molto diverse da quelle rinvenute in alcune altre isole o zone costiere del bacino mediterraneo, dalle Baleari alla Grecia. I nuraghi, costruiti tra il 1500 e il 400 a.C., erano circa 6000÷7000, distribuiti su tutta l'isola in modo che da ciascuno se ne potesse vedere un altro. Alcuni nuraghi più grandi costituivano il centro di villaggi abitati da 300÷500 persone. Se i nuraghi furono abitati tutti nello stesso periodo, la popolazione potrebbe essere stata di oltre 200 000 individui.

Intorno all'800 a.C. i Fenici colonizzarono le coste dell'isola, soprattutto quelle meridionali; successivamente la colonizzazione continuò a opera di Cartagine, una colonia fenicia in Tunisia. In seguito al predominio romano nel Mediterraneo e alla caduta di Cartagine, la Sardegna venne occupata dai Romani, che però non riuscirono a conquistare pienamente le zone più interne. Alla caduta dell'Impero romano seguirono le invasioni di Vandali, Bizantini e Saraceni; la dominazione araba continuò fino al X secolo. L'isola fu poi assoggettata al controllo di Pisa, seguito da quello congiunto di Catalogna e Aragona, e infine del Regno sabaudo. Le ultime tre dominazioni hanno lasciato colonie in zone limitate dell'isola, in cui sono rimaste tracce linguistiche: un'area di lingua catalana nel nordovest; una di coloni piemontesi e liguri, nel sudovest, i cui discendenti parlano ancora oggi quei dialetti; una di toscani nel nordest. Tutti gli invasori degli ultimi due millenni hanno però lasciato tracce genetiche limitate.

La causa di gran lunga più importante della considerevole differenza genetica tra i Sardi e le altre popolazioni europee o africane è costituita dalla deriva genetica, in quanto numerosi geni presentano frequenze molto differenti dalle medie di diverse regioni europee (o africane). In Sardegna si ha la frequenza più bassa del gene *RH*-negativo (20%) rispetto alle regioni del Mediterraneo, la più alta frequenza nel mondo del gene *MNS*M* (78%) e una frequenza unica del gene diaforasi-2 (*DIA2*), non incluso nella nostra analisi. Anche i sistemi genetici *HLA* e *GM* presentano frequenze anomale in Sardegna: la frequenza più alta nel mondo dell'*HLA*18,* frequenze alte di alcuni alleli caratteristici delle regioni africane, sebbene la loro distribuzione generale sia diversa da quella che si riscontra negli alleli tipici delle popolazioni africane (Piazza e coll., 1985). Anche le varianti della talassemia hanno frequenze peculiari: una variante molecolare (β^{39}) ha la frequenza più alta in Sardegna, mentre è rara altrove.

In un'analisi precedente (Piazza e coll., 1975) è emerso che, fra le popolazioni del Mediterraneo, i Sardi sono più simili agli Italiani, ai Libanesi e agli africani settentrionali (i Greci non erano stati presi in considerazione). In base ai dati da noi usati, relativi a un numero maggiore di geni, le distanze (× 10 000; con gli errori standard associati) dei Sardi dalle popolazioni di maggiore rilievo sono:

Greci	190 ± 30
Italiani	221 ± 54
Baschi	261 ± 68
Libanesi	340 ± 66
africani settentrionali	732 ± 168.

Dalla grandezza degli errori standard si deduce che soltanto i nordafricani non hanno contribuito in modo rilevante al pool genico sardo, mentre l'Italia e la Grecia sono state probabilmente i luoghi di origine dei primi occupanti del Neolitico. Gli uomini neolitici provenivano a loro volta dal Medio Oriente e dalla Turchia, ma probabilmente durante il passaggio attraverso la Grecia e l'Italia meridionale il loro genotipo fu diluito dal flusso genico delle popolazioni mesolitiche locali. I moderni Libanesi sono i più diretti discendenti dei Fenici, che fornirono un contributo al patrimonio genetico dei Sardi. Come è stato discusso in Piazza e coll. (1988 *a*), sussistono alcune somiglianze tra Sardegna e Caucaso, area molto importante anche se poco conosciuta a livello genetico. Pertanto l'antica origine genetica può essere ancora individuata, nonostante l'effetto rilevante della deriva genetica che deve essersi verificata in tempi precedenti.

In Sardegna l'effetto della deriva genetica può essere stimato in modo approssimativo considerando che, in condizioni di saturazione, la popolazione sarda del tardo Paleolitico potrebbe essere stata formata da 700÷1800 individui – supponendo una densità di popolazione pari a quella degli aborigeni della Tasmania o dell'Inghilterra (si veda il par. 5.2). Nel corso dei millenni questa ridotta dimensione della popolazione avrebbe generato una deriva genetica considerevole, senza dover invocare l'effetto di un numero piccolo di fondatori – che peraltro non è da escludere del tutto. Gli uomini del Neolitico devono avere apportato nuovi geni; ma, data la distanza dell'isola dalle coste mediterranee, probabilmente erano anch'essi poco numerosi, e alla deriva si è quindi aggiunto anche l'effetto del fondatore. Non si sa molto del primo Neolitico in Sardegna (Lilliu, 1983): lo scenario demografico è più chiaro solo in relazione alla popolazione successiva, quella nuragica, la cui densità fu sufficiente ad arrestare l'effetto della deriva e a mantenere le frequenze geniche all'incirca ai livelli attuali. Gli insediamenti successivi furono limitati alle zone costiere, fatta eccezione per Fenici e Cartaginesi, numerosi in tutto il meridione, in particolare nella zona sudoccidentale dell'isola (Barreca, 1986).

La Sardegna è stata oggetto di studi sulla differenziazione linguistica e sulla distribuzione dei cognomi. Nell'isola vengono parlati numerosi dialetti: sono tutti romanzi, ma contengono molti termini indicanti un substrato preindoeuropeo di origine sconosciuta (Wagner, 1941). Allo stato attuale delle conoscenze, risulta che la prima lingua indoeuropea parlata in Sardegna fu il latino. Se questa affermazione risultasse confermata, si potrebbe pensare che i primi immigrati neolitici in Sardegna fossero troppo pochi per imporre la loro lingua, o che parlassero una lingua non appartenente alla famiglia indoeuropea. Alcuni dialetti sono noti storicamente e stratificazioni più tarde possono essere perciò facilmente identificate. La base dei dati linguistici usati per quest'analisi (Contini e coll., 1989; Piazza e coll., 1995) consiste di 195 termini, simili ma non identici a quelli della lista di Swadesh, studiati in 38 località distribuite su tutta l'isola e raggruppate in 21 zone. La somiglianza tra le diverse zone è stata valutata con l'analisi ad albero e con il metodo delle componenti principali. Inoltre sono stati studiati i cognomi sardi ricavati da tre fonti diverse: dagli oltre 30 000 matrimoni tra consanguinei negli ultimi 150 anni (Zei e coll., 1983; Wijsman e coll., 1984; Zei e coll., 1986), dai circa 180 000 abbonati del telefono (Piazza e coll., 1987) e dagli utenti dell'azienda elettrica, circa 400 000 famiglie (Zei, comunicazione personale). Le analisi dei cognomi ricavati dalle diverse fonti hanno fornito risultati molto simili, anche se i cognomi, trasmessi per linea paterna, riflettono soltanto le migrazioni dei maschi. Nei paesi europei di religione cattolica l'uso dei cognomi ebbe origine ufficialmente e si diffuse verso la fine del XVI secolo; di solito essi rappresentano: 1) i nomi dei padri (anche il nome proprio veniva trasmesso, nella famiglia, in quasi tutti i paesi europei); 2) le

Fig. 5.6.1 Confronto di alberi rappresentati sulla mappa geografica della Sardegna per a) cognomi, b) dati linguistici e c) dati genetici. Da Piazza e coll. (in corso di stampa). 1) Sassarese; 2) Gallurese; 3) Logudoro nordovest; 4) Logudoro est; 5) Logudoro sud-Planargia; 6) Goceano (alta valle del Tirso); 7) circondario di Bitti; 8) Nuorese; 9) Baronia di Orosei-Siniscola; 10) monte Ferru; 11) Fonni-Barbagia di Ollolai; 12) Campidano di Oristano nord; 13) media valle del Tirso; 14) Barbagia di Belvi; 15) Ogliastra; 16) Campidano di Oristano sud-Arborea-Tregenta; 17) Tregenta-Parteolla; 18) transizione fra Gerrei e Tregenta; 19) Sarrabus; 20) Sulcis-Iglesiente; 21) Campidano di Cagliari; 22) Alghero.

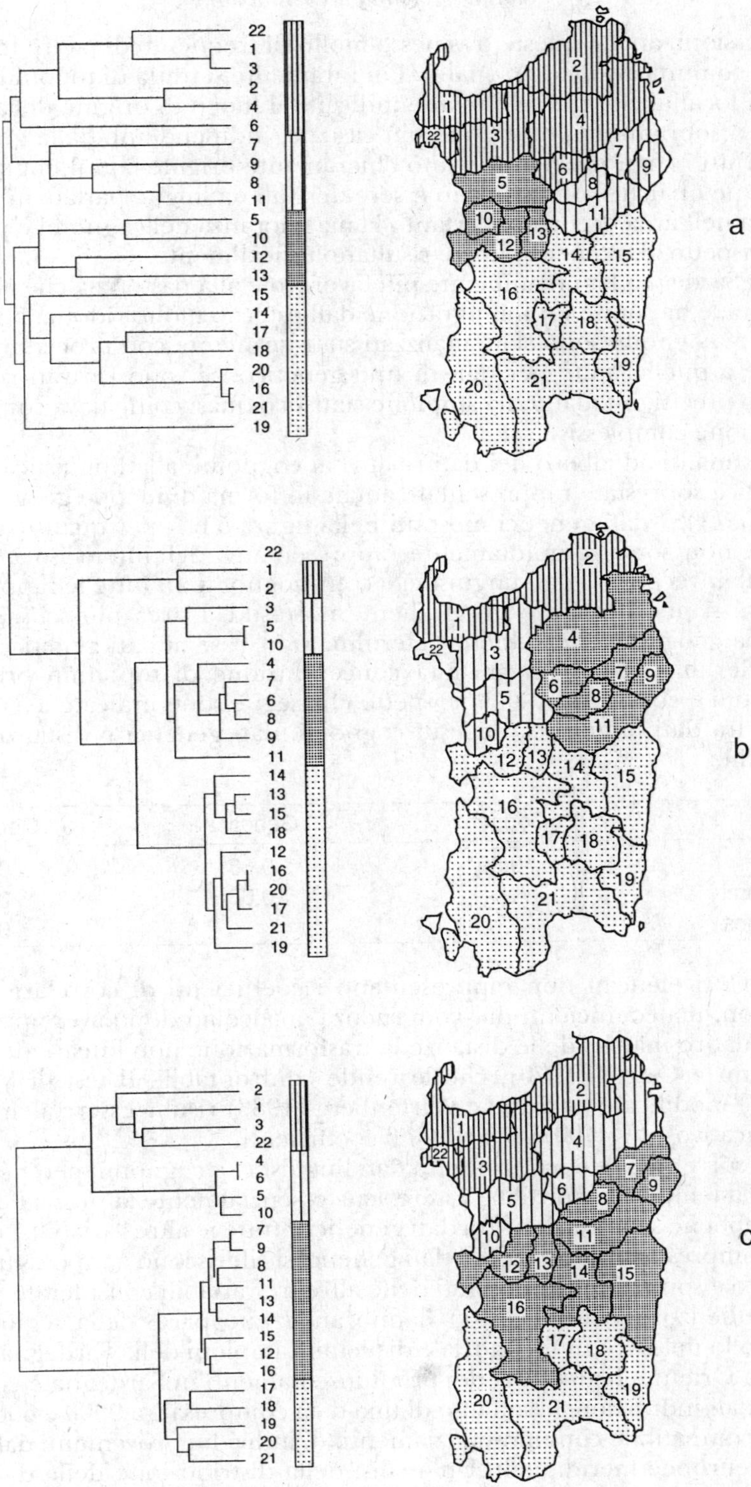
22
1
3
2
4
6
7
9
8
11
5
10
12
13
15
14
17
18
20
16
21
19
a
22
1
2
3
5
10
4
7
6
8
9
11
14
13
15
18
12
16
20
17
21
19
b
2
1
3
22
4
6
5
10
7
9
8
11
13
14
15
12
16
17
18
19
20
21
c

professioni, anche queste trasmesse molto di frequente di padre in figlio (Zei, comunicazione personale). Più raramente si tratta di toponimi (nomi di località che probabilmente indicano il luogo di origine della famiglia) o soprannomi, di origine più casuale, indipendente dalla genealogia. Tutti i cognomi hanno avuto chiaramente origine con il linguaggio, sebbene qualche volta possano essere derivati da lingue parlate in precedenza nell'area occupata. Pertanto la maggioranza dei cognomi è più antica rispetto al momento in cui risultano ufficialmente.

La Sardegna ha un ambiente più favorevole alla pastorizia che all'agricoltura, e ha subito un'immigrazione dall'esterno molto ridotta. I dati relativi ai cognomi sono stati analizzati statisticamente con procedure analoghe a quelle usate per dati di tipo genetico. Si sono ricavati risultati molto precisi, in quanto il campione statistico quasi coincideva con la popolazione complessiva.

Le analisi ad albero dei dati relativi ai cognomi, alla linguistica e alla genetica sono state rappresentate anche in forma di mappe geografiche (fig. 5.6.1). I dati genetici mostrati nella figura 5.6.1, per quanto abbondanti, non sono compiutamente rappresentativi dell'intera isola, come accade invece con i dati linguistici e con i cognomi. In tutte le rappresentazioni si può osservare un gradiente nord-sud. L'area più scura, nella mappa geografica dell'albero determinato in base ai dati genetici corrisponde all'area con la più alta concentrazione di toponimi prelatini (Contini e coll., 1989). Nel prospetto che segue sono indicate le correlazioni tra dati linguistici, dati sui cognomi, dati genetici e distanze geografiche:

	Cognomi	Genetica	Geografia
Lingua	0,89	0,68	0,76
Cognomi		0,66	0,65
Genetica			0,64

I valori elencati non rappresentano i coefficienti di correlazione di Pearson, ma coefficienti di «congruenza», calcolati dopo aver applicato alle quattro matrici delle distanze la trasformazione non lineare di Schönemann e Carrol (1970), che le rende confrontabili. Il test di Mantel (1967) modificato da Sokal e Wartenberg (1983) risulta essere altamente significativo ($p < 0{,}001$) per tutti i 6 coefficienti.

La correlazione è maggiore fra dati linguistici e cognomi, perché la loro scala temporale potrebbe essere stata essenzialmente la stessa; è minore – sebbene sempre alta – fra dati genetici e tutte le altre variabili, con valori compresi tra 0,64 e 0,68. I dati genetici si riferiscono a un passato più remoto e sono meno conosciuti delle altre tre variabili considerate.

Di Rienzo e Wilson (1991) hanno analizzato parte della regione di controllo del DNA mitocondriale di alcuni campioni della Sardegna e del Medio Oriente. L'antichità dei primi insediamenti in Sardegna è confermata dall'indicazione risultante di una data compresa tra 9000 e 6000 anni fa, compatibile con uno stanziamento di individui provenienti dalle regioni europee meridionali. Un'analisi della distribuzione delle distanze genetiche (calcolate dai dati mitocondriali) fra tutte le possibili coppie di individui della stessa popolazione si concilia con l'ipotesi che i Sardi e le popolazioni del Medio Oriente (e in modo analogo i Giapponesi e gli indiani americani del Pacifico settentrionale) siano stati soggetti a una crescita demografica rilevante, contrariamente ai Pigmei e ai Khoisan. Ciò risulta in buon accordo con il diverso modello di sviluppo demografico delle popolazioni agricole e di quelle che vivono di raccolta. Per molti millenni, infatti, si è verificato un incremento demografico rilevante delle popolazioni di agricoltori, così come degli indiani americani del Pacifico settentrionale, pescatori in aree di pesca molto ricche. Viceversa, popolazioni di cacciatori-raccoglitori, quali i Pigmei e i Khoisan, devono aver mantenuto un livello demografico stazionario per un periodo molto lungo.

5.6.c *Baschi*

Attualmente i Baschi si trovano solo in una zona molto ristretta dei Pirenei occidentali (dalla Francia sudoccidentale alla Spagna nordorientale), dove ancora si parla la lingua basca. In Francia gli individui che parlano il basco sono pochi (30000÷90000, secondo le diverse stime) e vivono esclusivamente nell'estrema regione sudoccidentale, mentre un tempo occupavano un territorio molto più esteso (si veda il par. 5.8); in Spagna, invece, il loro numero è molto più alto (si veda il par. 5.9). Si ritiene che i Baschi occupassero quest'area ancor prima dell'arrivo delle popolazioni neolitiche, circa 7000÷6000 anni fa (Bosch-Gimpera, 1943; Cavalli-Sforza, 1988; Piazza e coll., 1988 *a*), e che parlassero una lingua protobasca, un relitto linguistico preindoeuropeo (Collins, 1986). Se ciò fosse vero, essi potrebbero essere i diretti discendenti di una popolazione del Paleolitico superiore, del tipo Cro-Magnon (Cavalli-Sforza, 1988; Piazza e coll., 1988 *a*). L'antica regione basca è ricca di grotte con dipinti eccezionali: le più conosciute sono quelle di Lascaux nella Francia sudoccidentale, e di Altamira, nella Spagna nordorientale. La lingua basca, di origine sconosciuta, è una delle poche che non possono essere classificate in nessuno dei raggruppamenti noti; tuttavia è stata individuata una lontana somiglianza con le lingue caucasiche settentrionali (si veda il par. 5.3). Risulta inoltre una certa vicinanza con una lingua estinta, l'iberico, parlato nella penisola omonima in epoca preromana; però si sa troppo poco dell'iberico perché si possa valutare questa relazione in modo attendibile.

I Baschi non sono completamente isolati dalle popolazioni vicine: la loro identità si basa principalmente su caratteri linguistici e culturali, i quali generano tuttavia barriere sufficienti a mantenere un certo grado di endogamia. L'affinità genetica con i vicini (in particolare Francesi e Spagnoli) non è trascurabile; sebbene la distanza genetica dalle altre popolazioni europee sia superiore a quella media tra europei, i Baschi non risultano segregati geneticamente o geograficamente, come i due valori erratici considerati in precedenza. I Lapponi vivono in un ambiente isolato, dove sono sopravvissuti grazie a un adattamento culturale molto specifico; i Sardi sono relegati sull'isola più lontana dalle coste mediterranee.

I Baschi mostrano una certa somiglianza genetica con i Sardi (distanza 0,0261) e con popolazioni dell'Asia occidentale (distanza 0,0247), specialmente dell'area del Caucaso (Piazza e coll., 1988 *a*), come è illustrato anche dalle mappe sintetiche. Sembrerebbe che l'origine linguistica sia riflessa in parte dall'origine genetica e che la somiglianza dei Baschi con i popoli del Vicino Oriente abbia antecedenti che spostano indietro l'espansione neolitica da quest'area. Una discussione ulteriore sui Baschi si trova nei paragrafi 5.8 e 5.9.

5.6.d Islanda

Un'altra popolazione isolata, che appare come valore erratico nell'albero delle popolazioni europee, è quella che vive in Islanda. Secondo la tradizione, i primi a insediarsi nell'isola, nell'anno 874, furono i Norvegesi occidentali, provenienti dalla regione compresa fra Trondheim e Bergen; l'insediamento fu completato in un periodo relativamente breve. I bovini islandesi, sicuramente importati dai primi occupanti sulle loro lunghe imbarcazioni, sono geneticamente norvegesi (Kidd e Cavalli-Sforza, 1974). Dal IX al XII secolo, i Vichinghi estesero i loro insediamenti lungo le coste dell'Europa settentrionale, incluse quelle della Scozia e dell'Irlanda e di altre isole del Mare del Nord: è documentata l'esistenza di intensi scambi tra queste colonie vichinghe. Secondo la tradizione (il Landnahmabok) i primi occupanti dell'Islanda erano circa 20 000, ma dopo i primi due secoli non vi furono altri insediamenti di rilievo. L'isola fu presto assoggettata al dominio danese, ma ciò probabilmente comportò un'immigrazione aggiuntiva molto ridotta, se non nulla. L'Islanda ha raggiunto l'indipendenza dalla Danimarca solo di recente (1944). La popolazione è cresciuta di circa dieci volte, rispetto a quella iniziale; la lingua è più simile all'antico scandinavo che alle altre lingue scandinave odierne.

Analisi genetiche precedenti (Bjarnason e coll., 1973) hanno messo in luce che, in base al gruppo sanguigno *AB0*, gli Islandesi sarebbero più simili agli Scozzesi e agli Irlandesi che ai Norvegesi: è stata fatta l'ipotesi che la popolazione islandese sia principalmente di origine scozzese e irlandese, forse perché i primi colonizzatori avrebbero effettuato molte incursioni alla ricerca di schiavi sulle isole britanniche. Inoltre un toponimo islandese, Papar, suggerirebbe l'ipotesi che alcuni monaci irlandesi siano arrivati sull'isola prima dei Norvegesi. Anche se ciò rispondesse al vero, è improbabile che pochi monaci irlandesi abbiano determinato un effetto sulla crescita demografica tale da giustificare la somiglianza tra i dati dell'*AB0* dell'Irlanda e quelli dell'Islanda. Tuttavia diventa sempre più chiaro che i dati del sistema genetico *AB0*, influenzati come sono dalla selezione naturale per alcune malattie infettive (molti esempi sono esposti nel libro di Mourant e coll., 1983), dicono poco sulle origini etniche delle popolazioni. Per molto tempo il sistema *AB0* è stato impiegato negli studi sull'evoluzione umana perché è stato il primo gene polimorfico scoperto e perché aveva una considerevole importanza clinica; tuttora è il gene per il quale esiste il maggior numero di dati. Se al sistema

AB0 vengono aggiunti pochi altri loci, le conclusioni sostanzialmente non cambiano; se invece aggiungiamo un numero più elevato di marcatori e selezioniamo i dati relativi a Irlanda e Scozia prelevati da province invase con minore frequenza da altre popolazioni scandinave (Wijsman, 1984), allora i Norvegesi occidentali mostrano la maggiore affinità con gli Islandesi.

I nostri dati mettono in rilievo che la popolazione più vicina agli Islandesi è quella dei Norvegesi (distanza 0,0074) seguita da Inglesi (0,0076), Belgi (0,0078) e Danesi (0,0088). La distanza dagli Irlandesi è 0,0099, dagli Scozzesi 0,0111 e la media delle distanze dalle popolazioni dell'Europa centrale risulta essere un po' più alta. Nella mappa delle componenti principali (fig. 5.5.2), gli Islandesi sono più vicini alle popolazioni delle isole britanniche che a quelle della Scandinavia; però queste mappe danno soltanto un'indicazione approssimativa delle distanze tra le popolazioni contigue. Gli errori standard associati alle distanze indicano che i risultati ottenuti non sono da ritenere molto attendibili, anche se si accordano con la tradizione secondo cui gli Islandesi vennero principalmente dalla Norvegia.

5.7 ITALIA

L'Italia è ben nota dal punto di vista genetico, grazie all'apporto fornito agli studi di genetica delle popolazioni umane dai primi tre professori italiani di genetica (C. Barigozzi, A. Buzzati-Traverso e G. Montalenti), benché essi non abbiano condotto personalmente ricerche in questo campo specifico. Piazza e coll. (1988 *b*), che hanno pubblicato un'analisi delle componenti principali basata su 34 frequenze geniche (relative ai loci *AB0, MNS, KEL, RH, HP* e 24 alleli *HLA*), hanno rappresentato le mappe sintetiche delle prime tre componenti principali. Il numero di località per le quali si conoscevano i dati genetici variava da 31 per l'*HLA* a 319 per l'*AB0*. Il grafico delle prime due componenti (da noi non riportato) mostra che la Sardegna si separa da tutte le altre 13 regioni italiane rappresentate. Di conseguenza la Sardegna non è stata inclusa nell'analisi delle componenti principali che ha prodotto le mappe sintetiche, in quanto avrebbe espresso la quasi totalità della variabilità descritta dalla prima componente principale. Dal punto di vista genetico l'Italia settentrionale si rivela simile ai paesi dell'Europa centrale, mentre le regioni centrali e meridionali sono più vicine alla Grecia e agli altri paesi del Mediterraneo. I valori medi nel complesso risultano tali da porre l'Italia in un sottogruppo del raggruppamento europeo maggiore, assieme alla Spagna e al Portogallo, ma separata dalla Grecia, che è un valore erratico.

Nelle figure 5.7.1-5.7.3 sono state rappresentate le mappe sintetiche delle prime tre componenti principali dell'Italia, le quali descrivono rispettivamente il 27%, 18% e 14% della variabilità complessiva. La prima componente principale mette in evidenza un gradiente nord-sud molto chiaro. Un polo del primo asse si colloca nella zona meridionale estrema, nella Sicilia orientale e nella Calabria meridionale, separate dallo stretto

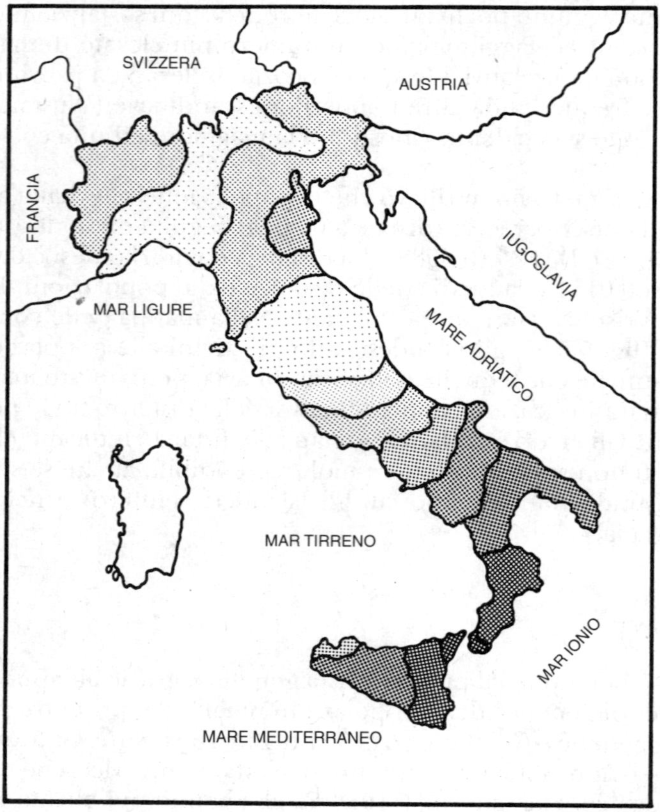

Fig. 5.7.1 Mappa sintetica dell'Italia relativa alla prima componente principale, che descrive il 27% della variabilità totale. Gli otto livelli di grigio, dal più chiaro al più scuro, rappresentano intervalli di valori della componente principale dal minimo al massimo (alto e basso sono arbitrari e intercambiabili). La Sardegna è stata esclusa, altrimenti la sua differenza dall'Italia avrebbe interamente annullato la risoluzione della prima componente principale. Da Piazza e coll. (1988 *b*).

di Messina. Il polo opposto è localizzato nelle regioni settentrionali e centrali. Si può osservare un gradiente progressivo della componente principale tra Roma, al centro della penisola, e la punta meridionale più estrema. Risulta quindi molto evidente la divisione corrispondente alla ben nota differenza fisica (soprattutto di pigmentazione e dimensione corporea) tra gli Italiani settentrionali e centrali e gli Italiani meridionali (Livi, 1896-1905).

Gli Italiani settentrionali sono più simili agli abitanti dell'Europa centrale, mentre quelli meridionali, più piccoli e con pigmentazione scura, sono più simili agli altri mediterranei. La parte più occidentale della Sicilia differisce da quella orientale; in particolare l'estremità nordoccidentale, non lontano dalla città di Palermo, dal punto di vista genetico è più simile all'Italia settentrionale. Probabilmente le origini storiche di questa anomalia possono essere ricondotte alla dominazione normanna, di cui

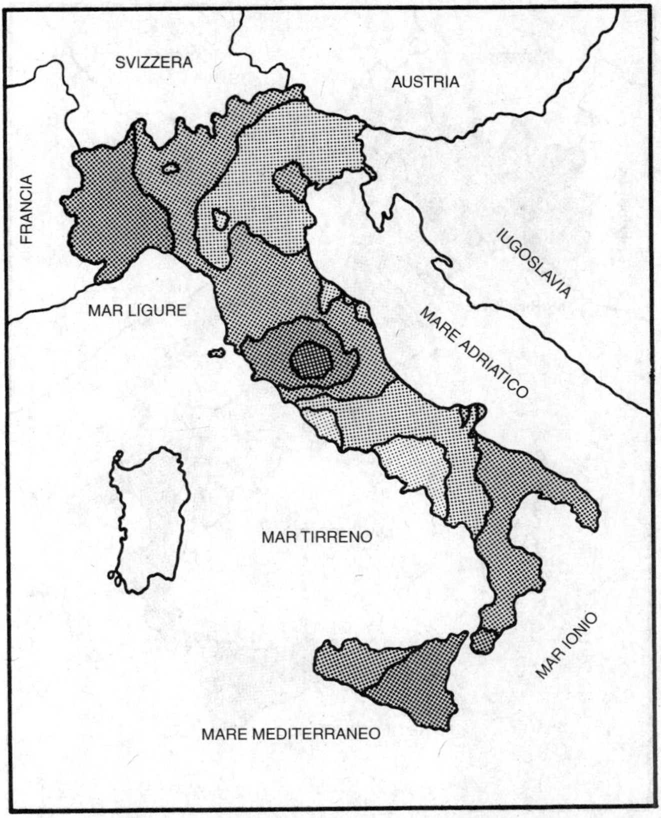

Fig. 5.7.2 Mappa sintetica dell'Italia relativa alla seconda componente principale, che descrive il 18% della variabilità totale. I cinque livelli di grigio, dal più chiaro al più scuro, rappresentano intervalli di valori della componente principale dal minimo al massimo (alto e basso sono arbitrari e intercambiabili). La Sardegna è stata esclusa, altrimenti la sua differenza dall'Italia avrebbe interamente annullato la risoluzione della prima componente principale. Da Piazza e coll. (1988 *b*).

l'architettura di Palermo offre molte testimonianze. Ai conquistatori normanni che si insediarono nella zona all'inizio dell'XI secolo si riconduce la presenza di una percentuale non trascurabile di Siciliani con pigmentazione chiara della pelle, dei capelli e degli occhi. La differenza tra Siciliani orientali e occidentali risale anche a periodi preistorici. I primi abitanti dell'isola (Sicani) vennero spinti verso occidente dall'immigrazione dei Siculi provenienti dalla penisola in periodo pregreco (1000 a.C. o prima), né si può escludere che queste antiche popolazioni abbiano contribuito a determinare la differenza tra est e ovest. La Sicilia e l'Italia continentale meridionale furono colonizzate dai Greci tra il IX e l'VIII secolo a.C. (si veda la fig. 5.2.5). Le colonie greche in Italia meridionale, che ebbero uno sviluppo demografico straordinario, nel periodo classico presero il nome di Magna Grecia, probabilmente perché la popolazione complessiva superava quella della madre patria. Ancor oggi in queste regioni, ove si parlò

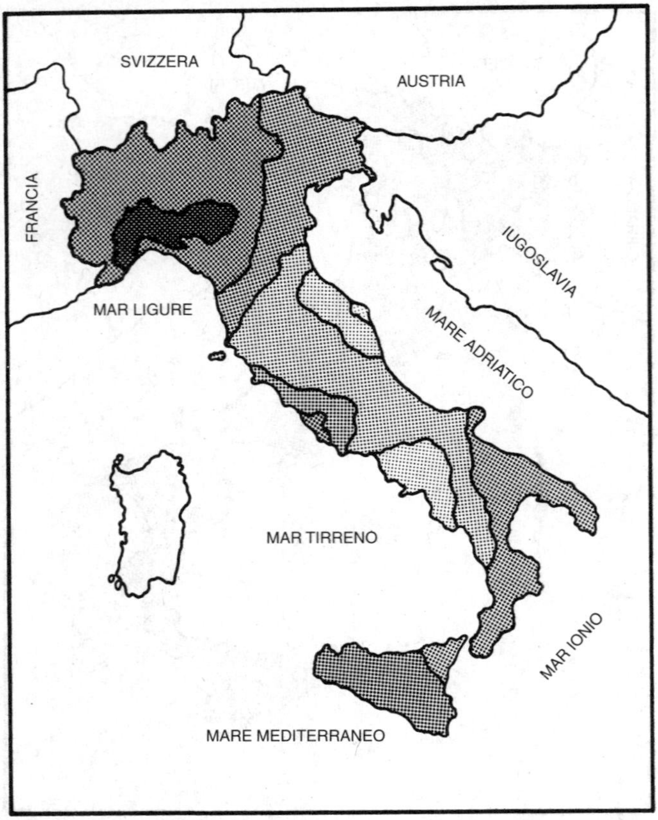

Fig. 5.7.3 Mappa sintetica dell'Italia relativa alla terza componente principale, che descrive il 14% della variabilità totale. I sei livelli di grigio, dal più chiaro al più scuro, rappresentano intervalli di valori della componente principale dal minimo al massimo (alto e basso sono arbitrari e intercambiabili). La Sardegna è stata esclusa, altrimenti la sua differenza dall'Italia avrebbe interamente annullato la risoluzione della prima componente principale. Da Piazza e coll. (1988 *b*).

greco fino al XII o XIII secolo d.C., si può osservare una percentuale (che raggiunge l'8% in una zona circoscritta) di cognomi greci (fig. 5.7.4), la cui distribuzione geografica è molto simile a quella della prima componente principale. In una ristretta zona della Puglia, comprendente otto o nove paesi, si parla ancora un dialetto greco; potrebbe però trattarsi del lascito di antenati di origine bizantina che si insediarono in quell'area nel V o VI secolo d.C. L'Impero romano d'Oriente (Impero bizantino), la cui lingua ufficiale era il greco, controllò infatti la maggior parte dell'Italia meridionale dopo la caduta dell'Impero romano d'Occidente. Questa attuale popolazione di lingua greca non mostra, però, differenze genetiche rispetto alle popolazioni vicine (Modiano e coll., 1965).

Tra il VII e l'XI secolo d.C., la maggior parte dell'Italia meridionale, inclusa la Sicilia, cadde sotto la dominazione araba, la cui influenza genetica è difficile da accertare. I toponimi di origine araba sono diffusi su tutta

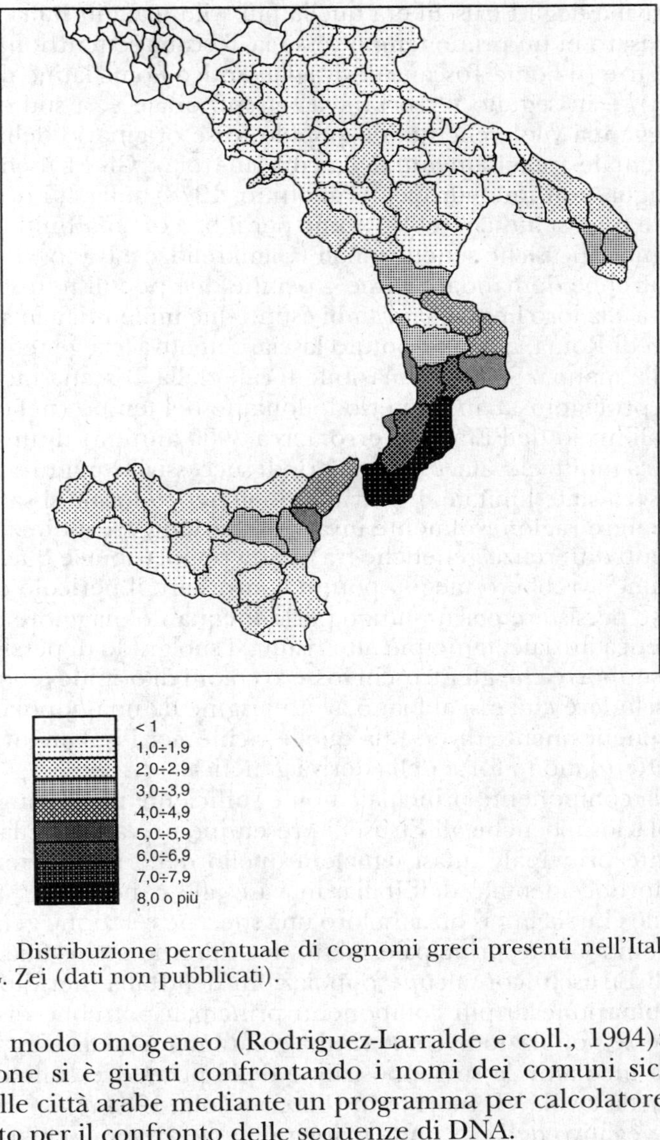

Fig. 5.7.4 Distribuzione percentuale di cognomi greci presenti nell'Italia meridionale. Da G. Zei (dati non pubblicati).

l'isola in modo omogeneo (Rodriguez-Larralde e coll., 1994): a questa conclusione si è giunti confrontando i nomi dei comuni siciliani con quelli delle città arabe mediante un programma per calcolatore impiegato di solito per il confronto delle sequenze di DNA.

Nell'Italia nordorientale, in corrispondenza della provincia di Ferrara, vicino alla costa adriatica, la mappa mostra un'area di colorazione leggermente più scura che potrebbe indicare una mescolanza fra le popolazioni locali e quelle meridionali. Tale zona venne colonizzata dagli Etruschi e in seguito, nel periodo bizantino, dai Greci.

La seconda mappa sintetica mette in evidenza alcune aree geografiche, chiare e scure, di particolare interesse. L'area con colorazione più scura, situata nella regione a nord di Roma (Toscana meridionale e Lazio settentrionale), corrisponde quasi esattamente all'antica area nella quale sorgevano le città etrusche, a partire dall'800 a.C. Prima del fiorire di quella romana, la civiltà degli Etruschi era quella più sviluppata in Italia. Gli Etruschi si diffusero in un primo tempo verso la Toscana settentrionale, includendo Firenze (il nome Toscana deriva dall'antico nome latino degli Etruschi, Tusci), e in seguito verso l'Italia settentrionale e, a sud, verso Roma. La leggenda vuole che questo popolo fosse originario della Turchia nordoccidentale (precisamente della città di Troia). Gli Etruschi parlavano una lingua non indoeuropea (Pallottino, 1978) sulla cui origine una tra le molte ipotesi indicherebbe, come per il basco, un'affinità maggiore con le lingue caucasiche settentrionali (Gamkrelidze e Ivanov, 1990).

Ci si potrebbe domandare come e perché due popoli noti solo per la loro cultura e la loro lingua, entrambi estinti due millenni fa in seguito allo sviluppo di Roma, abbiano potuto lasciare una traccia genetica riscontrabile nella mappa. Se la popolazione locale della Toscana meridionale fosse stata protagonista, in un periodo lontano nel tempo (nel caso degli Etruschi, all'inizio dell'Età del Ferro, circa 3000 anni fa) di una crescita demografica molto elevata, e se nei periodi successivi le migrazioni dall'esterno fossero state limitate, il patrimonio genetico locale si sarebbe potuto mantenere ragionevolmente invariato. Pertanto, se all'inizio fossero state presenti differenze genetiche tra questa popolazione e quelle vicine, queste ultime avrebbero meglio potuto contrastare il pericolo della cancellazione e persistere per un lungo periodo: quanto maggiore è la differenza genetica iniziale, tanto più alto risulta il suo grado di persistenza. Si potrebbe supporre che gli Etruschi fossero coloni di origine esterna; ma è difficile escludere che essi abbiano avuto origine da una popolazione autoctona, geneticamente diversa da quelle vicine per l'isolamento iniziale e per un effetto molto forte della deriva genetica.

Una sola componente principale non è sufficiente per distinguere tutte le popolazioni: benché gli Etruschi presentino un valore della seconda componente principale quasi uguale a quello delle popolazioni dell'estremità nordoccidentale dell'Italia, in base alle conoscenze storiche è improbabile che sia intercorsa tra loro una speciale relazione genetica. La seconda componente principale mette in evidenza anche una certa affinità degli Etruschi con alcune popolazioni dell'Italia meridionale. Solo la combinazione di più componenti principali potrebbe distinguere queste diverse popolazioni, come risulta chiaramente nella mappa a colori ottenuta mediante la sovrapposizione delle prime tre componenti riprodotta nella tavola VII fuori testo (Piazza e coll., 1988 *b*).

Il polo negativo della seconda mappa (cioè le aree più chiare), che si colloca nelle regioni di Roma e Napoli, è probabilmente determinato dai movimenti migratori che si sono verificati verso queste due città in differenti periodi degli ultimi 2000 anni (nel caso di Roma) e degli ultimi 500 anni (nel caso di Napoli). Queste immigrazioni provenivano da una vasta area dell'entroterra, parzialmente comune a entrambe le città – generando quindi tra loro una certa somiglianza.

La mappa della terza componente principale presenta un'area scura in corrispondenza del centro della regione abitata in periodi preromani dai Liguri, una popolazione antica, forse di origine preindoeuropea. La Liguria è racchiusa tra gli Appennini Liguri a nord e il mare a sud: proprio verso questi territori montani gli abitanti tendevano a ritirarsi se attaccati, per meglio difendersi. Dal momento che in zone così impervie è poco probabile che siano avvenute mescolanze con altre popolazioni, i genetisti hanno un particolare interesse per la regione. Il polo della terza componente principale opposto a quello dei Liguri, corrisponde a quello di un'altra importante popolazione italica preromana dell'inizio dell'Età del Ferro, i Piceni. Il polo risulta localizzato approssimativamente al centro della regione da essi occupata, sulla costa dell'Adriatico settentrionale. I Piceni commerciarono con la Grecia, ma assai poco con l'Etruria. La dimensione di questa popolazione nel III secolo a.C. è stata stimata intorno a 250 000 individui (Beloch, 1886). La loro lingua faceva parte di un gruppo di lingue italiche orientali, l'osco-umbro-sabellico.

La sovrapposizione delle tre mappe sintetiche, ciascuna stampata con un colore diverso (verde per la prima componente, blu per la seconda e rosso per la terza), permette di distinguere picchi e avvallamenti, che assumono valori simili solo per una componente. Nella mappa a colori gli Etruschi, rappresentati dal colore verde pallido, si distinguono dagli Italiani meridionali (porpora scuro) e dagli Italiani nordoccidentali (marrone), sebbene per la seconda componente principale tutte queste popolazioni presentino intensità simile. Anche i Piceni, assumendo il colore bianco, si distinguono dai vicini. Nella mappa a colori si possono individuare le zone corrispondenti alle città di Roma e Napoli. La Sardegna, come già detto, è stata analizzata separatamente.

La popolazione italiana è una delle più dense d'Europa e lo è da molti millenni. Al tempo dell'Impero romano, si stima che ammontasse a 6÷7 milioni di individui, circa il 10% della popolazione totale dell'impero. Nel Medioevo, e probabilmente molto prima, fin dal III secolo, cominciò a manifestarsi una grave crisi socioeconomica. I conflitti tra Bizantini e Goti, e in seguito le guerre contro i Longobardi, causarono un decremento della popolazione, che nel VII secolo toccò un valore minimo, pari a circa il 50% di quello massimo raggiunto ai tempi dell'Impero romano. Poi la popolazione aumentò nuovamente (McEvedy e Jones, 1978), fino a raggiungere i 10 milioni nel 1300; dopo le perdite considerevoli causate dall'epidemia di peste intorno al 1340 scese a 7 milioni e ritornò ai 10 milioni circa nel 1500. C. Cipolla (comunicazione personale) ha fornito una stima più alta di circa 3 milioni, ma con un andamento analogo.

La tarda preistoria e la storia italiana sono conosciute in modo approfondito per un periodo di circa 3000 anni, soprattutto nelle regioni centrali e meridionali, e i dati genetici sono più completi rispetto alla maggior parte degli altri paesi. È quindi possibile dare un'interpretazione alle mappe sintetiche in base a eventi storici noti. Le interpretazioni si basano quasi esclusivamente sulla corrispondenza delle aree geografiche che presentano anomalie nelle mappe sintetiche con le conoscenze storiche degli sviluppi culturali e demografici locali. Queste corrispondenze non possono essere considerate alla stregua di prove, ma spesso le coincidenze sono così evidenti da non poter essere ignorate. Eventuali approcci interdisciplinari diversi potrebbero avvalorare o smentire le ipotesi suggerite da tali corrispondenze.

5.8 FRANCIA

In Francia, soprattutto nella zona sudoccidentale, il Paleolitico superiore è ben conosciuto e ha generato la più importante collezione al mondo di dipinti rupestri e manufatti artistici. Anche la regione contigua della Spagna nordorientale è ricca di reperti artistici del Paleolitico superiore, risalenti allo stesso periodo e considerati in stretta relazione con quelli francesi. Il prototipo dell'uomo anatomicamente moderno viene da Cro-Magnon, località geograficamente abbastanza vicina a Lascaux, dove si trova la grotta dipinta più famosa. In questa parte del mondo le datazioni più antiche relative all'uomo moderno (basate su manufatti) risalgono a circa 33000 anni fa, ma alcune sculture anche a un periodo precedente: i più importanti contributi artistici ci giungono dalla fase magdaleniana, 15000÷11000 anni fa (Klein, 1989 *a*).

Le lingue parlate in quest'area erano probabilmente correlate al basco moderno, così come sembra correlato anche il nome di una regione francese sudoccidentale, la Guascogna. In questa zona oggi solo un numero ristretto di Francesi parla basco, in seguito alla decisa campagna del governo a favore della lingua nazionale. La distribuzione geografica dei toponimi indica invece che un tempo il basco era diffuso su un'area più vasta della Francia sudoccidentale, come risulta dalla figura 5.8.1 che rappresenta le località della Francia e della Spagna i cui nomi sono ritenuti di origine basca in base al loro suffisso. Nella figura sono segnati anche i contorni delle curve isoplete relative ai valori più alti delle frequenze del gene del gruppo sanguigno *AB0∗0*. Una frequenza locale molto alta di individui *RH*-negativi, che ha costituito la base dell'ipotesi secondo cui i Baschi potrebbero essere una popolazione protoeuropea (Mourant, 1954), è più evidente nei paesi baschi spagnoli. Tuttavia per fornire un quadro soddisfacente non basta la distribuzione di un singolo gene. Il problema dei Baschi, già discusso nel paragrafo 5.6, verrà ulteriormente trattato nel paragrafo 5.9; qui basterà osservare come molti elementi confermino l'ipotesi che questa popolazione discenda direttamente dalle popolazioni del Paleolitico superiore. Il contributo genetico delle popolazioni che successivamente migrarono nell'area, a partire dal Neolitico, non ha cancellato del tutto l'identità genetica. Nonostante le numerose ricerche archeologiche compiute nelle regioni della Francia sudoccidentale abitate durante il Paleolitico da uomini di Cro-Magnon, non conosciamo la dimensione della popolazione che vi abitava, anche se riteniamo che sia confrontabile con quella della popolazione inglese del Mesolitico (par. 5.2): forse 10000÷20000 individui.

Probabilmente i popoli neolitici che si stanziarono nella Francia meridionale provenivano dal Mediterraneo, mentre quelli della regione nordorientale e parigina provenivano dalla Germania (cultura Bandkeramik, par. 5.2). Questi due processi migratori potrebbero aver fissato una base iniziale per la differenziazione genetica tra Francia settentrionale e meridionale. Durante l'Età del Bronzo furono edificate importanti costruzioni megalitiche, soprattutto nella zona compresa tra l'angolo nordoccidentale della Francia (Bretagna) e il centro. Nell'Età del Ferro, al tempo della cultura di La Tène (500 a.C.), la maggioranza dei Francesi parlava lingue

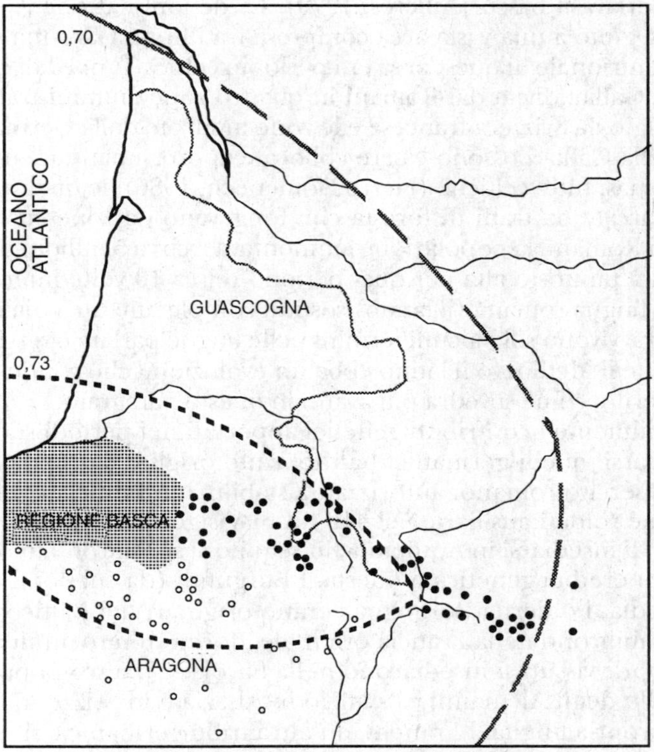

• Toponimi che terminano in -os, -osse, -ous, -ost, -oz
∘ Toponimi che terminano in -ues, -ueste
Limite relativo alla frequenza degli individui con gruppo *0* pari al 70% della popolazione
Limite relativo alla frequenza degli individui con gruppo *0* pari al 73% della popolazione

Fig. 5.8.1 Toponimi di probabile origine basca nella Francia sudoccidentale e nella Spagna nordorientale, e distribuzione del gruppo sanguigno *0*. Da Bernard e Ruffié (1976).

celtiche, così come molte popolazioni dell'Europa centrale e dell'Italia settentrionale; tra il IV e il II secolo a.C. i Galli fecero molte incursioni nei territori romani. Non è possibile sapere se le lingue celtiche siano state diffuse da un piccolo gruppo di conquistatori oppure da un'ondata di popoli celtici provenienti dall'Europa centrale o da regioni più orientali; nemmeno si sa se in Gallia si parlassero dialetti celtici prima dell'Età del Ferro (si veda il par. 5.3). Entro la fine del III secolo a.C., la maggior parte della Francia (tranne l'angolo sudoccidentale) era dominata dai Celti.

Le notizie storiche sulla Gallia incominciano a essere numerose con le relazioni scritte da Giulio Cesare sulle sue conquiste (58-50 a.C.). La regione sudorientale (chiamata Provincia romana, da cui il nome moderno di Provenza) era stata conquistata dai Romani prima di Cesare. Da documentazioni archeologiche risalenti a quel periodo risulta che in una vasta regione comprendente l'estremità sudoccidentale, che ricevette il nome di Aquitania, si parlava il basco (Allières, 1979). La denominazione Aquitania fu estesa in seguito a una vasta area compresa tra i fiumi Garonna e Loira; la parte settentrionale di quest'area era perlopiù celtica. A nord di queste due regioni la Gallia, divisa dai Romani in quattro zone amministrative, includeva il Belgio, la Svizzera francese e le zone limitrofe della Germania. Sulla mappa della Gallia possono essere collocate approssimativamente almeno 74 tribù, quasi tutte celtiche (Fierro-Domenech, 1986), le quali vivevano in aree demarcate da tratti di foresta che fungevano da zone cuscinetto. Al tempo dei Romani, la popolazione ammontava a circa 5 milioni di persone, una densità piuttosto alta per quel periodo (circa 10 volte inferiore all'attuale). La lingua romana (il latino) sostituì completamente i dialetti celtici, di cui sopravvivono solo alcuni termini nelle lingue parlate oggi. In quest'area, durante il Medioevo il latino ebbe un'evoluzione che condusse al francese moderno, come si vedrà più avanti in questo paragrafo.

Probabilmente i contributi genetici apportati nei periodi successivi sono stati scarsi: quelli germanici hanno avuto origine dai soldati appartenenti all'esercito romano, autorizzati a stabilirsi in Francia come agricoltori o come soldati ausiliari. Nel 410 d.C. i Visigoti ottennero da Roma il permesso di insediarsi in Aquitania; in seguito si spostarono in Spagna, lasciando un'eredità genetica modesta. I Burgundi (da cui poi il nome della Burgundia, l'odierna Borgogna) erano originari del Baltico sudorientale e si stabilirono nella Francia orientale, dove vennero annientati dagli Unni; i sopravvissuti si insediarono nella Savoia. Un altro popolo germanico, quello degli Alemanni, si stanziò in Alsazia e in Svizzera, terre a cui diede la propria lingua. I Franchi, un'altra tribù germanica, si spostarono dal basso Reno verso la Francia nordorientale, che a quel tempo presentava insediamenti meno fitti. Si ritiene che anche i Franchi abbiano dato un contributo genetico relativamente marginale nella regione parigina, già allora densamente abitata dai Gallo-Romani, ma che abbiano instaurato un efficiente controllo politico sulla regione. Essi imposero anche il proprio dialetto nella maggior parte della Francia settentrionale e infine nell'intero paese, fatta eccezione per esigue zone periferiche. Complessivamente è stato stimato un contributo genetico germanico dovuto a 300 000÷350 000 individui, pari al 6%÷7% della popolazione complessiva della Gallia (Fierro-Domenech, 1986). La popolazione celtica era costituita a sua volta da una mescolanza di popolazioni dell'Europa centrale, mentre l'alto grado di omogeneità genetica raggiunto nell'Europa centrale e settentrionale era probabilmente già presente, almeno in gran parte, alla fine del Neolitico.

Durante il V e VI secolo d.C. nella regione nordoccidentale della Francia (Bretagna) venne di nuovo introdotta una lingua celtica a opera di popolazioni fuggite dalle isole britanniche in seguito alle invasioni degli Anglosassoni. Un'altra invasione rilevante ai fini degli studi genetici è stata quella dei Vichinghi norvegesi e danesi che nel IX secolo si insediarono in Normandia, dove nel IV secolo i Romani avevano risospinto alcune popolazioni germaniche settentrionali. In quella regione i caratteri antroposcopici associati a un contributo genetico di popolazioni settentrionali (capelli biondi, occhi azzurri, pelle chiara) sono assai più frequenti che nelle regioni nordorientali, dove l'influenza genetica da parte di popolazioni settentrionali è stata comunque maggiore rispetto al resto della Francia. Da allora fino a tempi molto recenti in Francia non si sono più avuti rilevanti contributi genetici dall'esterno.

Alcuni ricercatori francesi (Ohayon e Cambon-Thomsen, in corso di stampa) hanno esaminato un campione di popolazioni rurali relativo a 14 province della Francia e della Corsica, eseguendo uno studio sistematico su un totale di 135 alleli (*HLAA, B, C, DR, BF, C4A, C4B, GLO1* sul cromosoma 6, oltre ai loci genetici *AB0, RH, MNS, P, KEL, GC, HP, PI, TF, GM* e *KM*) – che costituiscono la base per lo studio geografico dei geni francesi. Parte dell'analisi genetica è stata condotta da uno degli autori (i risultati preliminari sono stati pubblicati in Piazza, 1986). Le province francesi, contrariamente alla moderna suddivisione amministrativa in «dipartimenti» (ereditata dalla Rivoluzione francese), corrispondono a una classificazione tradizionale, la quale riflette la suddivisione in aree culturali. I campioni baschi non sono stati inclusi. Purtroppo, in un territorio vasto quanto quello francese, 14 punti non permettono di ottenere una risoluzione molto alta; la precisione risulta però aumentata dall'uso degli stessi geni per tutte le località e dalla scelta di popolazioni rurali, storicamente stabili perché non influenzate dalle immigrazioni più recenti. Inoltre l'uso di campioni di individui residenti in città, che rappresenta la regola di quasi tutti gli altri studi, rende sfocate le diversità etniche più antiche.

Nelle figure 5.8.2, 5.8.3 e 5.8.4 sono rappresentate le mappe sintetiche di questi dati; le tre componenti principali riassumono rispettivamente il 18%, il 13% e il 10% della variabilità totale.

La prima mappa sintetica illustra un gradiente nord-sud. Un primo polo, collocato sulle coste settentrionali, si estende verso l'entroterra nelle regioni di lingua tedesca, mentre l'altro polo è situato nella regione di lingua basca. Questa componente distingue le regioni abitate dagli europei settentrionali da quelle abitate dagli europei meridionali. La maggior parte dell'area relativa al polo settentrionale potrebbe rappresentare la componente neolitica proveniente dalla Germania e dall'Olanda, cui si unirono in seguito altre popolazioni settentrionali (i Vichinghi in Normandia). Il polo sudoccidentale potrebbe includere la componente del Paleolitico superiore, con un picco nella zona sudoccidentale estrema, nonché la componente neolitica proveniente dal Mediterraneo. La migrazione neolitica, che nelle zone sudoccidentali si sovrappose ai discendenti locali dei Cro-Magnon, costituisce ancor oggi il substrato genetico della popolazione francese.

La seconda mappa sintetica presenta un gradiente che assume il valore massimo nella zona sudoccidentale e decresce regolarmente lungo le altre direzioni. Di solito una distribuzione di questo tipo viene interpretata come il risultato di un'espansione che ha avuto origine da un punto localizzato in corrispondenza di un valore massimo o minimo. In assenza di dati demografici, è difficile stabilire il senso in cui è avvenuta la migrazione: anche se le due interpretazioni sono in un certo senso opposte, esse concordano nel contrapporre l'area paleolitica superiore nella Francia sudoccidentale alle zone neolitiche periferiche.

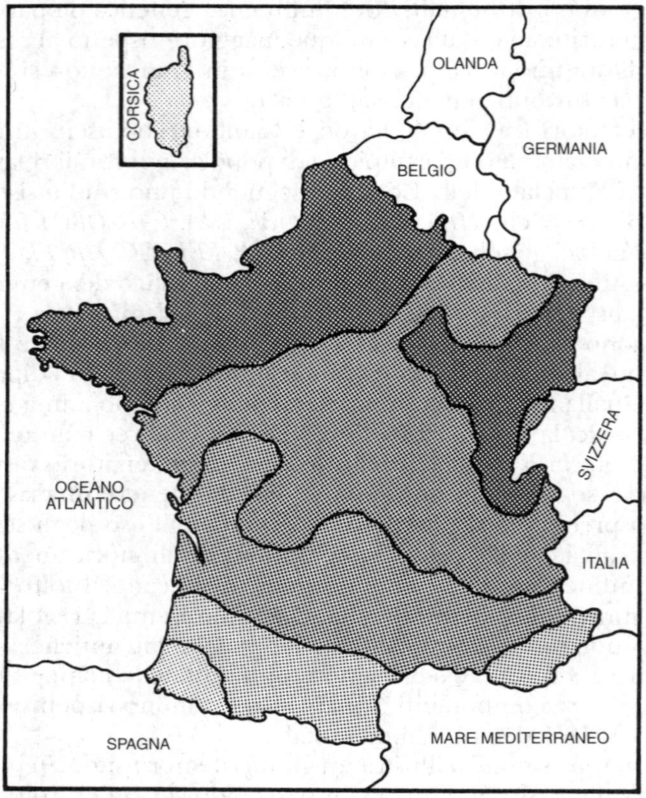

Fig. 5.8.2 Mappa sintetica della Francia relativa alla prima componente principale, che descrive il 18% della variabilità totale. I cinque livelli di grigio, dal più chiaro al più scuro, rappresentano intervalli di valori della componente principale dal minimo al massimo (alto e basso sono arbitrari e intercambiabili).

Se queste interpretazioni risultassero corrette, sia la prima sia la seconda componente principale illustrerebbero aspetti diversi della migrazione neolitica: la prima sottolineerebbe la differenza tra le popolazioni neolitiche dell'Europa settentrionale e quelle dell'Europa meridionale, mentre la seconda metterebbe in rilievo le differenze tra gli abitanti del Paleolitico superiore, dominanti nella zona sudoccidentale, e la struttura di base comune alle popolazioni neolitiche settentrionali e meridionali. Poiché le migrazioni successive in Francia sono state di dimensioni modeste, il quadro etnico originario può ancor oggi essere determinato dagli insediamenti più antichi e importanti. Ci si potrebbe domandare perché la differenza tra popolazioni paleolitiche e neolitiche, più lontana nel tempo, dal punto di vista genetico sia meno marcata rispetto a quella tra i due diversi rami della popolazione neolitica, come si evince dal fatto che la prima viene espressa da una componente meno informativa di quella che mette in evidenza la seconda. L'importanza relativa delle componenti principali è misurata dalla percentuale di variabilità riassunta da ciascuna

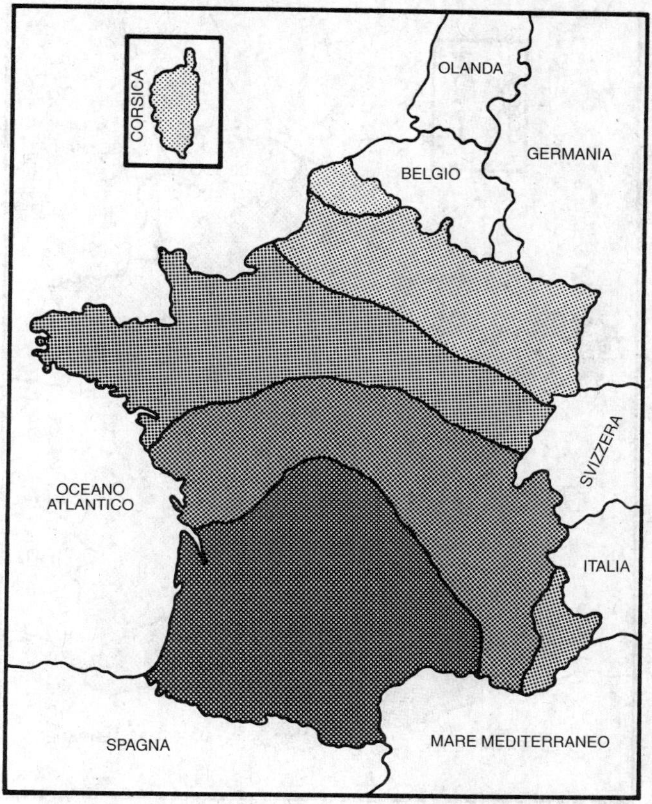

Fig. 5.8.3 Mappa sintetica della Francia relativa alla seconda componente principale, che descrive il 13% della variabilità totale. I cinque livelli di grigio, dal più chiaro al più scuro, rappresentano intervalli di valori della componente principale dal minimo al massimo (alto e basso sono arbitrari e intercambiabili).

componente. Uno studio basato su simulazioni (Rendine e coll., 1986) ha dimostrato che tali percentuali dipendono da parametri demografici quali la densità delle popolazioni dei colonizzatori e il tasso di migrazione e di inincrocio, come pure dalla distanza genetica tra le diverse popolazioni insediate nell'area. La loro importanza relativa non riflette necessariamente la sequenza temporale degli insediamenti.

La terza mappa sintetica mostra un gradiente est-ovest, con un picco primario in Bretagna (la zona nordoccidentale estrema) e uno secondario nell'angolo sudoccidentale, mentre il polo opposto forma una striscia chiara verso il confine orientale. Questa componente dovrebbe esprimere un gradiente migratorio generale da est verso ovest.

La mappa a colori (non presentata) illustra un quadro chiaro dell'eterogeneità genetica della Francia. Ad esempio la striscia settentrionale che appare come una singola regione nella prima componente principale, risulta suddivisa in quattro zone, da ovest verso est: Bretagna (distinta probabilmente da un consistente insediamento celtico proveniente dalle iso-

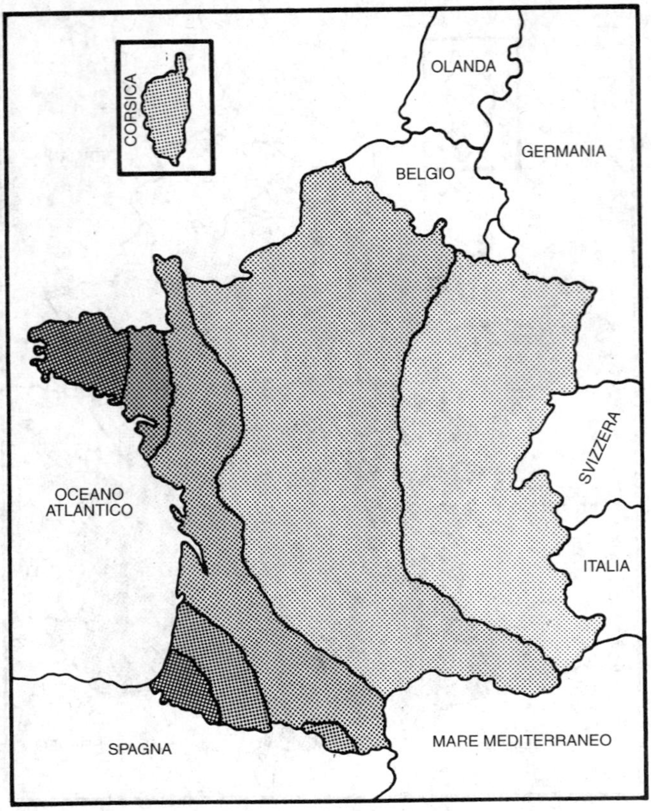

Fig. 5.8.4 Mappa sintetica della Francia relativa alla terza componente principale, che descrive il 10% della variabilità totale. I cinque livelli di grigio, dal più chiaro al più scuro, rappresentano intervalli di valori della componente principale dal minimo al massimo (alto e basso sono arbitrari e intercambiabili).

le britanniche); Normandia (occupata da Scandinavi); una regione settentrionale estrema con una componente franca predominante e una regione nordorientale prevalentemente germanica.

La zona centrale, montuosa (Massiccio Centrale), è decisamente omogenea e si distingue dalle altre. Naturalmente la regione sudoccidentale si differenzia in modo marcato dal resto della Francia, mentre la costa mediterranea rivela somiglianza tra la parte orientale e quella occidentale e qualche differenza dalla parte centrale.

La mappa linguistica della Francia, ben nota (Bonnaud, 1981), nella figura 5.8.5 viene rappresentata con una ricostruzione storico-geografica. La comunità linguistica francese corrisponde solo in modo approssimativo al territorio politico della Francia, perché si estende anche ad alcune regioni del Belgio, della Svizzera, dell'Italia e dei Pirenei centrali. Le minoranze linguistiche nella Francia politica sono rappresentate da Bretoni, Baschi e Catalani (questi ultimi localizzati in una piccola area meridionale).

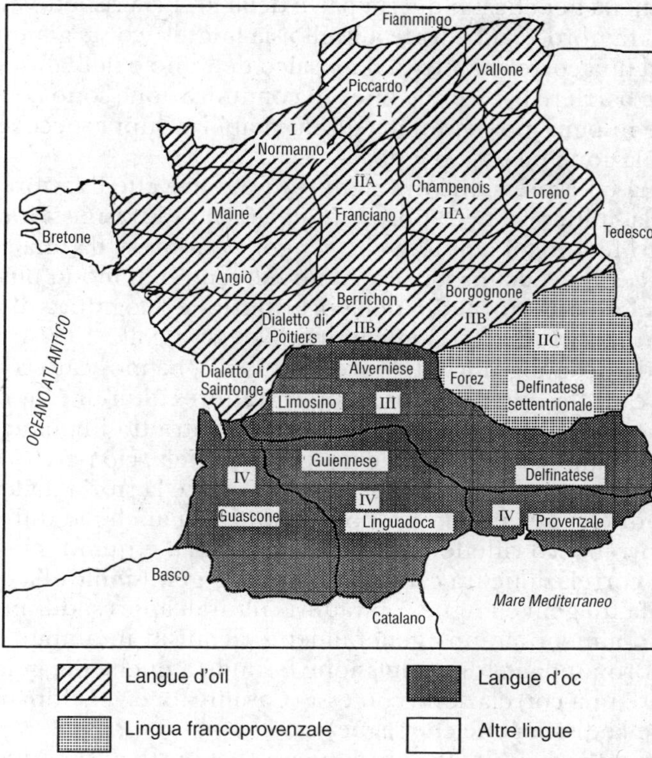

Fig. 5.8.5 Mappa storica dei dialetti francesi. Modificata da Bonnaud (1981). I, IIA, IIB, IIC, III e IV indicano aree di diffusione graduale del francese antico.

La lingua francese cominciò a svilupparsi dal latino nell'alto Medioevo, a partire dall'area occupata dai Franchi, e si estese poi gradualmente al resto della Francia. Già nel Medioevo sussisteva una chiara distinzione tra il gruppo di dialetti parlati nelle regioni settentrionali (*langue d'oïl*) e quelli parlati nelle regioni meridionali (*langue d'oc*), dove *oïl* e *oc* sono i termini usati per dire «sì» nei rispettivi gruppi. Nella figura 5.8.5 sono indicati la linea di demarcazione tra i due gruppi e i dialetti più importanti, oltre alle fasi di diffusione della lingua francese originaria. Come si osserva, soltanto in un'area centrorientale si parla ancor oggi un dialetto francoprovenzale. Nella figura vengono anche evidenziate le fasi successive di «francesizzazione» della lingua, e alcuni dei dialetti più importanti. Ovviamente non ci si può attendere una perfetta corrispondenza tra geni e lingue: si osserva, tuttavia, una buona correlazione. Non insisteremo oltre sulla peculiarità del substrato genetico basco; avendo escluso i campioni tipicamente baschi dalle analisi genetiche, la correlazione risulta tanto più notevole. Sebbene il celtico parlato in Bretagna non sia quello originario, ma sia stato reintrodotto dalle isole britanniche, l'isolamento di quella zona indica un'evoluzione parallela della differenziazione linguistica e di quella genetica in questa parte della Francia rispetto al resto. La differenza tra nord e sud è forte a livello sia linguistico sia genetico; infatti si osserva una correlazione tra il mosaico dell'uno e dell'altro campo in Francia. Le barriere fisiche e le linee di comunicazione sono comuni a geni e lingue in ogni momento, ma gli inevitabili sviluppi successivi rendono la correlazione meno perfetta.

La lingua è l'espressione più significativa, oltre che il fattore determinante, della cultura, e ne rappresenta il veicolo di trasmissione. Vi sono tuttavia altri fenomeni culturali che vengono trasmessi da una generazione alla successiva e alcuni si conservano nel tempo in modo più rilevante che non la lingua. Uno studio della distribuzione geografica di alcuni caratteri culturali in Africa (Guglielmino-Matessi e coll., 1987), basato sui dati dell'atlante etnografico di Murdock (1967), ha mostrato correlazioni significative tra le differenze di alcuni caratteri culturali e le differenze linguistiche. La correlazione maggiore si riscontra tra lingua e tratti culturali riguardanti la famiglia o i legami di parentela, ciò perché i caratteri culturali tendono a essere conservati e a riflettere la storia delle fissioni e delle fusioni che avvengono fra popolazioni. Ma anche le differenze genetiche dovrebbero riflettere la medesima storia, e quindi ci si attenderebbe una correlazione fra caratteri culturali e geni simile alla correlazione osservata tra geni e lingue. I caratteri culturali appresi durante l'infanzia sono (o almeno erano) generalmente acquisiti in ambito familiare: perciò la loro modalità di trasmissione è simile a quella dei geni e possono mostrare una correlazione con essi (Cavalli-Sforza e Feldman, 1981; si veda anche la discussione che segue).

La frequente e ben nota confusione tra «rapporto di causalità» e «correlazione dovuta a fattori causali comuni» non richiede ulteriori commenti. È interessante citare, quale esempio di corretta interpretazione, un'indagine condotta in Francia da un demografo e da un antropologo, Le Bras e Todd (1981), i quali hanno fornito risultati molto interessanti usando le abbondanti informazioni demografiche disponibili in Francia. Lo studio si basava su dati relativi a età al momento del matrimonio; frequenza della convivenza di anziani con parenti più giovani; frequenza di ricovero degli anziani in case di riposo; longevità; altri dati relativi alla struttura familiare e ai costumi. Esso ha mostrato una forte variabilità geografica e una forte correlazione con i tipi di struttura familiare tradizionali, in particolare con quelli descritti nel lavoro ormai classico del sociologo francese Le Play (1875). Quest'ultimo distingueva tre tipi di famiglie.

1) Nella famiglia strettamente nucleare i figli che si sposano, recidendo totalmente il loro legame con la famiglia parentale, devono essere indipendenti dal punto di vista finanziario. Una ricerca storica successiva ha mostrato che ciò li spinge a prendere la residenza dove si trovano le migliori opportunità di lavoro, favorendo di conseguenza lo sviluppo industriale (Laslett, 1983).

2) Nella famiglia estesa di tipo patriarcale e di costumi rigidamente autoritari, il patriarca è il capo assoluto da cui vengono prese tutte le decisioni familiari.

3) Nella famiglia estesa di tipo non autoritario i legami all'interno del-

la famiglia sono solidi e duraturi: sia i giovani sia gli anziani vi trovano appoggio. I figli possono sposarsi in età più giovane, perché sostenuti dalla famiglia, e spesso rimangono al suo interno anche dopo il matrimonio; gli anziani, non collocati in istituti ma assistiti in famiglia, hanno una più alta aspettativa di vita.

Questa è una sintesi inevitabilmente incompleta, ma la conclusione importante è che la distribuzione geografica dei tre tipi di famiglia – la prima nella Francia nordorientale, la seconda in quella nordoccidentale e la terza nelle regioni sudoccidentali – ben corrisponde alle osservazioni demografiche anche attuali.

Un'osservazione interessante di Le Bras e Todd si riferisce al fatto che le opinioni politiche sono altamente correlate alla struttura familiare: ad esempio, nelle regioni nordorientali, dove prevalgono le famiglie nucleari, sono più numerosi i voti concessi a partiti che sostengono un'economia liberale, mentre nelle regioni nordoccidentali, in cui è comune la famiglia estesa autoritaria, si propende tradizionalmente per un governo conservatore; infine i voti socialisti (non comunisti) provengono principalmente dalla Francia sudoccidentale, dove prevale la famiglia estesa non autoritaria. Tale associazione deriva dal fatto che le opinioni politiche si formano in famiglia, nel senso che la famiglia rappresenta un microcosmo atto a orientare il giovane verso una visione del mondo che sarà poi estesa al macrocosmo della vita sociale e politica.

Le Bras e Todd hanno formulato l'ipotesi che le strutture familiari risalgano a un periodo precedente le invasioni barbariche. Gli storici (si veda ad esempio Braudel, 1986) assumono invece un atteggiamento più cauto. Noi vorremmo aggiungere alcune considerazioni teoriche per spiegare perché è probabile che le strutture familiari siano molto antiche. Le leggi che stanno alla base della trasmissione culturale rafforzano l'ipotesi di Le Bras e Todd: infatti il comportamento familiare viene insegnato tramite l'esempio dei genitori, dei nonni e degli altri parenti, un gruppo sociale molto unito, soprattutto nelle famiglie allargate. È stato dimostrato a livello teorico che questo tipo di trasmissione culturale è il più conservativo che esista, essendo la somma dei due meccanismi a loro volta più conservativi: la trasmissione di tipo verticale genitori-figli e la pressione del gruppo sociale (Cavalli-Sforza e Feldman, 1981; Cavalli-Sforza e coll., 1982). Un altro fattore a sostegno di questa ipotesi consiste nel fatto che l'insegnamento familiare viene impartito quando i figli sono molto giovani e, soprattutto, molto ricettivi, spesso in modo irreversibile. Non sorprende, quindi, che la trasmissione culturale entro la struttura familiare sia altamente conservativa e possa mantenersi stabile per centinaia di anni, anche più della lingua.

Il meccanismo di trasmissione ereditaria delle strutture familiari risulta molto simile a quello della trasmissione genetica, in assoluto la più conservativa. La distribuzione geografica dei voti socialisti, mostrata da Le Bras e Todd, è simile alla nostra prima mappa sintetica dei geni della Francia, che separa le popolazioni paleolitiche da quelle neolitiche. Se si calcolasse, quindi, la correlazione tra i voti socialisti in Francia e la frequenza del gruppo sanguigno *0*, e forse anche dell'*RH*-negativo, si otterrebbe probabilmente un valore molto significativo.

Questa correlazione riflette secoli di storia comune a geni e a certi caratteri culturali, piuttosto che un effetto molto poco probabile dei geni dei sistemi *AB0* e *RH*-negativi sulle attitudini e sulle scelte politiche delle famiglie francesi.

5.9 PENISOLA IBERICA

Una parte consistente dei lavori sulle frequenze geniche nella penisola iberica è pubblicata su riviste non facilmente reperibili fuori di quell'area geografica, e perciò non è stato possibile includerli nella banca dati che sta alla base di questo libro. Una collezione completa delle frequenze geniche pubblicate prima della fine del 1988 è stata raccolta da J. Bertranpetit ed esaminata con il metodo delle mappe sintetiche. Riassumiamo in quanto segue il lavoro di Bertranpetit e Cavalli-Sforza (1991), nel quale si possono trovare riferimenti più specifici.

I dati genetici si riferiscono a 18 loci (*A1A2B0, MN, RH, K, FY, KEL, LE, HP, PI, GC, TF, C3, ACP1, ADA, PGD, GLO1, AK1, PGM1*) e 34 alleli indipendenti, per un numero di località per locus variabili da 12 a 171 (media 31,7). Le prime tre componenti riassumono rispettivamente il 27%, il 14% e il 12% della variabilità totale. La mappa sintetica della prima componente principale (fig. 5.9.1) illustra chiaramente che l'influenza genetica maggiore sui geni iberici deriva dalla componente paleolitica, rappresentata dai Baschi. La regione compresa nella prima isopleta dal nord corrisponde quasi esattamente alla regione basca attuale, nella quale si parla ancora la lingua basca. I toponimi e altri elementi indicano che la zona di diffusione del basco era un tempo molto più estesa, corrispondente circa al territorio racchiuso dalla terza isopleta, e forse anche più vasta, poiché nella valle del fiume Ebro sussistono nomi di luoghi di origine basca, in regioni ove non si è mai parlata quella lingua; nei Pirenei orientali, inoltre, si è parlato un dialetto basco fino al Medioevo. I dipinti rupestri ritrovati in alcune grotte testimoniano un'influenza culturale simile a quella delle grotte della Francia sudoccidentale: nel tardo Paleolitico e nel Mesolitico essa si sarebbe estesa verso ovest, lungo le coste atlantiche settentrionali comprese approssimativamente entro la terza isopleta. Benché l'arte paleolitica non sia databile in modo certo, nella Francia meridionale sembra tuttavia risalire a 30 000 anni fa o più, al periodo magdaleniano e solutreano, protraendosi fino all'ultima fase del Paleolitico, l'aziliano.

Nella regione basca, i reperti archeologici di utensili mettono in luce una cultura aziliana ben definita: al Mesolitico appartengono oggetti peculiari come, ad esempio, le microlame di silice. Ciò testimonia uno sviluppo locale senza soluzione di continuità fin dal periodo magdaleniano, con un certo grado di successo: le popolazioni mesolitiche, pur non avendo problemi di sussistenza, erano soggette a un tasso di riproduzione basso e svilupparono un adattamento autoctono. Evidentemente in quest'area per un lungo periodo di tempo la caccia e la raccolta (così come la pesca lungo le coste) rimasero un'alternativa alla coltivazione, il che potrebbe avere ritardato la completa accettazione dell'agricoltura.

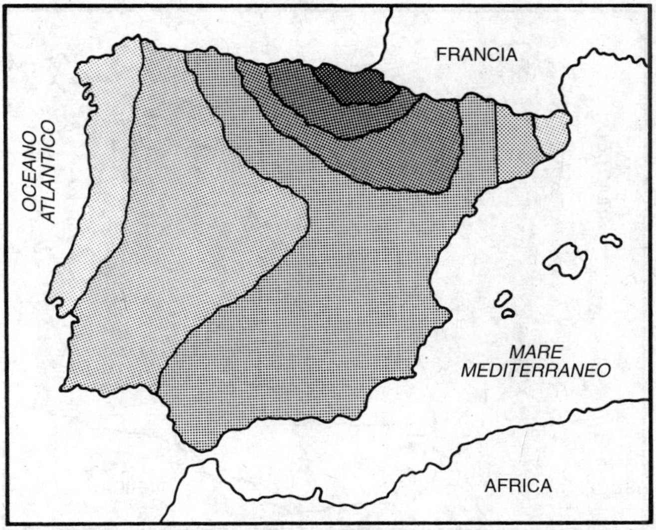

Fig. 5.9.1 Mappa sintetica della penisola iberica relativa alla prima componente principale, che descrive il 27% della variabilità totale. I sei livelli di grigio, dal più chiaro al più scuro, rappresentano intervalli di valori della componente principale dal minimo al massimo (alto e basso sono arbitrari e intercambiabili). Da Bertranpetit e Cavalli-Sforza (1991).

Sotto alcuni aspetti, anche la morfologia attuale dei Baschi risulta essere unica: essi mostrano, ad esempio, una frequenza relativamente alta di un carattere per il quale la mandibola e altri tratti somatici presentano misure verticali maggiori della norma; il medesimo carattere risulta anche dallo studio di crani antichi della regione che, sebbene non datati con precisione, potrebbero risalire al tardo Paleolitico.

Tutti gli aspetti, incluso quello genetico, mettono in luce una persistente tipologia preneolitica nella regione basca, un tempo più rilevante, ma attualmente ancora così importante da determinare la prima componente principale della regione. È certo che la lunga conservazione della lingua ha contribuito a preservare il tipo genetico dall'influenza esterna e a mantenere un alto grado di endogamia; inoltre la densità della popolazione locale deve essere stata sufficiente a scoraggiare insediamenti di popolazioni straniere, o a mantenerli entro limiti ristretti. I Baschi sono sempre stati, e sono tuttora, molto consci della propria identità, ed è probabile che si siano opposti con efficacia all'invasione del loro territorio, come testimoniano alcuni episodi famosi. Quando, nell'anno 788, il potente esercito di Carlo Magno subì la disfatta di Roncisvalle, nei pressi del più importante passo dei Pirenei occidentali, i migliori e più celebrati guerrieri francesi caddero in difesa della retroguardia. La leggenda attribuisce la disfatta ai Saraceni, dando ispirazione a molte opere letterarie; ma è più probabile che sia stata causata da imboscate e attacchi da parte

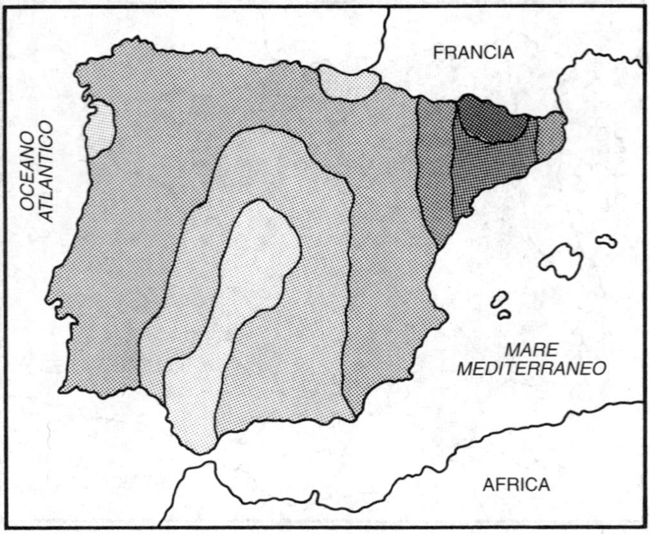

Fig. 5.9.2 Mappa sintetica della penisola iberica relativa alla seconda componente principale, che descrive il 14% della variabilità totale. I sei livelli di grigio, dal più chiaro al più scuro, rappresentano intervalli di valori della componente principale dal minimo al massimo (alto e basso sono arbitrari e intercambiabili). Da Bertranpetit e Cavalli-Sforza (1991).

di pastori baschi. Un successore di Carlo Magno riuscì ad attraversare i Pirenei senza problemi perché durante il passaggio adottò lo stratagemma di prendere in ostaggio donne e bambini locali.

La seconda componente (fig. 5.9.2) mostra un picco nella zona nordorientale della penisola, nella regione nota come Catalogna, e si espande verso le coste del Mediterraneo, coprendole quasi per intero. La densità più bassa, che si osserva nella regione basca e nel centro, sembra estendersi anche verso occidente e verso le coste atlantiche nordoccidentali. Vi è una certa analogia con la situazione linguistica, ma è improbabile che sia direttamente pertinente. Le tre principali lingue romanze di origine latina parlate nella penisola iberica sono: il gallego, nel nordovest, dal quale trasse origine il portoghese; il castigliano, parlato originariamente nell'area centrosettentrionale, da cui è derivato lo spagnolo moderno; il catalano, nella zona nordorientale. Tutte queste lingue si diffusero dalle regioni settentrionali verso quelle meridionali accompagnando il progressivo ritirarsi dei Saraceni, che si erano insediati in Spagna nel VII e VIII secolo e ne vennero cacciati definitivamente nel 1492. Il centro di origine del catalano potrebbe sembrare corrispondere, a prima vista, al picco della seconda componente, ma in realtà non si situa nei Pirenei; inoltre il valore più basso della seconda componente non coincide con l'area in cui fu massima l'influenza araba, ovvero nelle regioni meridionali e orientali.

La spiegazione più attendibile della distribuzione della seconda componente è legata alla diffusione del Neolitico, che deve avere sempre determinato una crescita della popolazione, e rappresenta quindi la causa più naturale. Le aree geografiche di questa componente si adattano bene a quelle della maggiore concentrazione iniziale delle popolazioni neolitiche e corrispondono alla classica zona di passaggio attraverso i Pirenei. Nell'ipotesi in cui, come è probabile, si sia verificata un'espansione maggiore lungo le coste, è difficile attendersi che anche questa componente vi assuma il valore più elevato, poiché la zona è intensamente urbanizzata e sicuramente ha attratto immigrazione da luoghi lontani. Anche le aree scure lungo le coste atlantiche furono densamente popolate, durante il Neolitico, e la popolazione mesolitica locale, ben distinta dal punto di vista morfologico, era diversa da quella moderna. Le ultime zone raggiunte dal Neolitico furono quelle centrali, che assumono una colorazione chiara nella mappa geografica della seconda componente, così come la regione basca, che probabilmente è stata meno aperta all'innovazione agricola.

È interessante notare che nella penisola iberica l'importanza demografica relativa della popolazione paleolitica e di quella neolitica nel determinare la mappa genetica è invertita rispetto a quella che determina la mappa dell'Europa. Infatti nella regione iberica la componente genetica concernente la popolazione paleolitica assume un'importanza maggiore di quella associata alla popolazione neolitica. Nella penisola iberica il Neolitico arrivò più tardi, rispetto ad altri paesi dell'Europa, mentre il Mesolitico, che durò più a lungo, ebbe uno sviluppo notevole, costituendo un'alternativa alla coltivazione più efficace che in altre parti dell'Europa. Non sorprende quindi che il contributo dei cacciatori-raccoglitori mesolitici, a livello sia culturale sia genetico, possa essere stato più importante di quello degli agricoltori neolitici, e ciò concorda con le informazioni di tipo archeologico (riferimenti bibliografici in Bertranpetit e Cavalli-Sforza, 1991).

La terza componente (fig. 5.9.3) mette in evidenza il contrasto fra le zone mediterranee e quelle atlantiche, tema ben noto dell'archeologia e della storia iberica. Questa dicotomia raggiunse la sua massima espressione nel I millennio a.C., quando si sviluppò l'Età del Ferro. Si tratta di una cultura giunta dal continente attraverso i Pirenei occidentali e orientali, come accennato in precedenza. A quel tempo nelle regioni atlantiche e in quelle mediterranee della penisola venivano parlate lingue diverse: il celtico (probabilmente introdotto da popoli dell'Età del Ferro) sul versante atlantico, e l'iberico (una lingua di origine non indoeuropea) sul versante mediterraneo. Si osservano segni di interazione nelle zone di contatto. Durante questo periodo la crescita della popolazione fu lenta (sebbene leggermente più veloce tra il 400 e il 200 a.C.), un po' più pronunciata nella parte mediterranea, arrivando approssimativamente a raddoppiare durante il millennio. Non si hanno informazioni dalle analisi di ossa poiché a quel tempo le salme venivano cremate. Tuttavia, considerando il modesto incremento della popolazione in questo periodo, è probabile che la componente principale descriva non un'espansione, ma la differenza tra popolazioni locali già insediate, accentuata magari dalla presenza di gruppi stranieri, forse immigrati dall'Europa continentale,

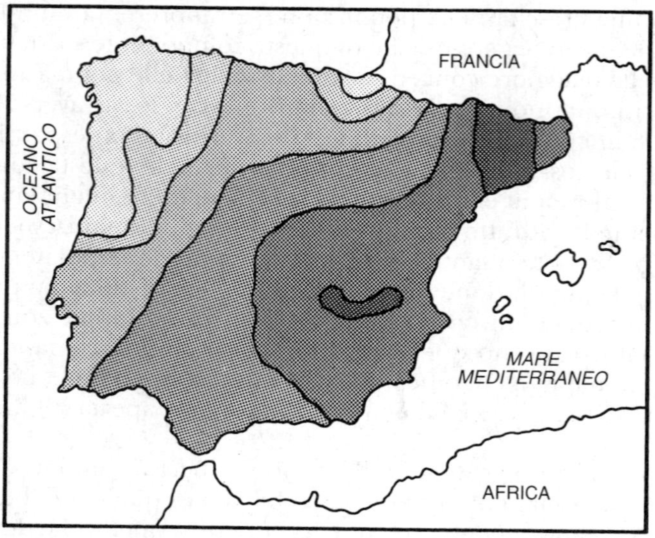

Fig. 5.9.3 Mappa sintetica della penisola iberica relativa alla terza componente principale, che descrive il 12% della variabilità totale. I sei livelli di grigio, dal più chiaro al più scuro, rappresentano intervalli di valori della componente principale dal minimo al massimo (alto e basso sono arbitrari e intercambiabili). Da Bertranpetit e Cavalli-Sforza (1991).

che portarono o accompagnarono le nuove culture del ferro, o più probabilmente, dalla presenza di colonizzatori arrivati dal mare. Fra questi, i popoli storicamente noti sono i Fenici e i Punici di Cartagine, che fondarono molte colonie sulle coste del Mediterraneo e oltre lo stretto di Gibilterra a partire dal IX÷VIII secolo a.C., o prima ancora. Anche i Greci fondarono molte colonie nella stessa area, ma ne è stata identificata solo una, Emporie (l'odierna Ampurias, in Catalogna). Nella lotta tra Greci e Fenici per il controllo delle coste mediterranee della Spagna, i primi furono sconfitti, nel VI secolo a.C. Infine Roma conquistò le colonie fenicie e il resto della Spagna.

La quarta mappa sintetica (non rappresentata) mostra picchi in zone nordoccidentali e sudoccidentali e avvallamenti in quelle occidentali e orientali; nella quinta componente appaiono di nuovo le stesse zone (esclusa quella orientale), ma in una combinazione diversa, la regione nordoccidentale essendo opposta a quelle occidentale e sudoccidentale. Lo sviluppo di queste zone testimoniato dall'archeologia potrebbe essere associato alle aree di massimo e minimo delle componenti principali: i profili evidenziati nella quarta e quinta componente principale potrebbero essere stati causati da due colonizzazioni indipendenti o dall'evoluzione molto rapida e divergente, in momenti diversi, di popolazioni localmente differenziate, una nel nordovest e ovest e l'altra nell'ovest e sudovest. L'area sudoccidentale, attorno alla foce del fiume Guadalquivir (l'odierna Andalusia), nell'ultimo millennio a.C. fu la culla di una civiltà fiorente che ebbe come centro la città di Tartesso (Tarshish nella Bibbia), distrutta attorno al 500 a.C. Questa città, la cui localizzazione non è ancora stata identificata, costituì un anello importante nel commercio dello stagno con i Greci: questo metallo, estratto in Cornovaglia, era necessario per la produzione della lega di rame conosciuta come bronzo.

5.10 MAPPE DEI SINGOLI GENI

Anche se il locus *AB0* in Europa è quello che ha collezionato il maggior numero di osservazioni, noi crediamo che la densità dei dati disponibili nell'ex URSS sia sottostimata, in quanto non sono stati raccolti i dati pubblicati in russo. La variabilità del gene *0* è relativamente modesta, con una frequenza più bassa in aree con longitudini centrali e orientali. Il gene *A*, poco frequente nelle regioni settentrionali dell'ex URSS, nelle isole britanniche, nel Mediterraneo settentrionale e nella parte meridionale del Medio Oriente, presenta una eterogeneità maggiore del gene *0*. Il gene *B* mette in luce il classico gradiente ovest-est che è stato interpretato tradizionalmente in base alle invasioni dalle zone orientali, dove la sua frequenza è alta. La medesima tendenza è stata osservata da Sokal e coll. (1989 *b*). I sottotipi principali di *A*, *A1* e *A2* mostrano distribuzioni di un certo interesse, basate tuttavia su un numero molto più ristretto di dati rispetto agli antigeni classici di interesse più diretto per le trasfusioni. L'*A1* presenta un picco principale nella Spagna centrale, mentre l'*A2* mostra un gradiente dalla Scandinavia settentrionale verso sud. Si potrebbe supporre una correlazione con il clima, ma questa ipotesi dovrebbe spiegare eccezioni quali le frequenze molto alte dell'*A2* in Israele (escludendo gli Ebrei) e nelle isole britanniche settentrionali. Non si può ignorare la possibilità che vi siano più mutazioni dell'allele *A2*, una delle quali di origine settentrionale e con diffusione concentrica. Tutti i variogrammi presentano un incremento iniziale lineare che si estende spesso oltre i 3200 chilometri, a eccezione di quello relativo all'*A2* che ha un massimo più pronunciato intorno a 2400 chilometri. La pendenza iniziale di *B* è alta, indicando la rapida variazione di questo gene nella direzione est-ovest, e risulta essere quattro volte maggiore rispetto a quella di *A*, tre volte quella di *A1* e *A2* e il doppio di quella di *0*.

L'allele *B* della fosfatasi acida (*ACP1*) mostra un gradiente quasi concentrico dal Medio Oriente, con un picco inatteso nella regione basca. Un allele raro, *C*, è frequente nelle zone nordorientali. Poiché, come già sottolineato, la fosfatasi acida presenta una delle correlazioni più alte con il clima, la distribuzione geografica di entrambi gli alleli in Europa potrebbe in parte seguire questo andamento generale. L'allele *1* dell'adenosindeaminasi (*ADA*) mette in evidenza un andamento che potrebbe essere dovuto alla correlazione con il clima o a un gradiente centrato nel Medio Oriente. I variogrammi sono lineari, specialmente per l'*ACP1*B*.

L'adenilatochinasi (*AK1*) è, come l'*ADA*, poco conosciuta, soprattutto nelle regioni orientali. La distribuzione dell'allele *1* non è molto interessante e il variogramma è lineare.

L'allele *M* dell'α-1 antitripsina *PI* raggiunge frequenze elevate nel Mediterraneo settentrionale e il variogramma è lineare fino a 1600 chilometri.

La β-lipoproteina (*AG***X*) non è stata molto studiata, in particolare nelle zone occidentali, ma mette in evidenza un forte gradiente da est e da nord, cui può essere attribuito il picco del variogramma dopo 1600 chilometri. Un'altra β-lipoproteina, *LPA***Lp(a+)*, raggiunge il valore massimo nelle regioni centrali e il variogramma presenta una pendenza negativa alquanto evidente.

La colinesterasi 1, *CHE1***U*, mostra un gradiente ovest-est moderato, mentre *CHE2(+)* ne mette in evidenza uno con direzione nord-sud. Entrambi hanno un livello di polimorfismo molto ristretto: di conseguenza i variogrammi sono piatti.

Una proteina del complemento, *C3***S*, mostra un gradiente molto interessante da nordest verso sudovest.

Le frequenze geniche dell'esterasi D, *ESD***1*, mettono in evidenza un gradiente nord-sud, con l'eccezione dei dati relativi ai Lapponi. Il variogramma presenta una pendenza iniziale bassa, per poi crescere bruscamente in modo molto simile a quanto avviene nel caso del *C3*.

Il gruppo sanguigno Duffy *FY***A* presenta un gradiente est-ovest evidente. Talvolta, come ad esempio in Europa, l'allele recessivo *FY***0* è raro e di conseguenza le frequenze sono difficili da stimare. I nostri risultati differiscono da quelli di Sokal e coll. (1989 *b*) in quanto attribuiscono a questo allele una variabilità limitata esclusivamente a livello locale. Il variogramma da noi ottenuto risulta praticamente lineare per oltre 3200 chilometri.

La deficienza di 6-glucoso-fosfato deidrogenasi (*G6PD***def*) è maggiore nelle regioni orientali, soprattutto in Medio Oriente, anche se mostra un picco in Sardegna. Il variogramma risulta abbastanza piatto e irregolare.

La transaminasi glutammico-piruvica *GPT* è un enzima solubile del fegato il cui allele *1* evidenzia un gradiente alquanto regolare, dal Medio Oriente verso l'Europa nordoccidentale, simile a quello mostrato da un altro enzima, il *G6PD*. Il variogramma ha una pendenza iniziale bassa di segno positivo.

Il gene della β-glicoproteina ricca di glicina (*BF*) è concatenato ai geni dell'*HLA*. La mappa dell'allele *F1* presenta un massimo nella regione basca (e ciò vale anche per l'allele *F*) e in Sardegna, e un valore minimo nelle zone settentrionali estreme. Viceversa l'allele *S* mostra una distribuzione con andamento opposto: ciò dipende dal fatto che questi sono gli alleli più frequenti del sistema. L'allele *S0.7* presenta una distribuzione alquanto uniforme. È probabile che questo locus abbia un ruolo importante nei processi immunologici, ma non sappiamo se ciò sia correlato alla distribuzione geografica degli alleli. I variogrammi presentano tutti un incremento lineare.

La distribuzione irregolare dell'allele *1* della gliossalasi 1 (*GLO1*) presenta picchi in diverse zone dell'Europa; il variogramma cresce tuttavia in modo regolare.

La proteina *GC* legata alla vitamina D risulta avere una frequenza bassa dell'allele *GC*1* nella Russia meridionale e nella regione basca e una frequenza elevata nelle regioni abitate dai Lapponi. L'allele *GC*1F* presenta un gradiente regolare in direzione ovest-est. In Europa il sistema genetico *GC* ha una bassa correlazione con il clima e mostra variogrammi regolari.

L'aptoglobina (*HP*) raggiunge la frequenza massima dell'allele *HP*1* presso la regione situata a nord del Mar Nero e quella del sottotipo *HP*1S* nella Scandinavia meridionale. Sebbene il variogramma dell'allele *HP*1* sia regolare, con un incremento iniziale lento, quello dell'*HP*1S* ha una pendenza iniziale negativa. I sottotipi *1S* e *1F* sono stati saggiati su un numero di campioni relativamente basso.

Come di consueto, il sistema *HLA* presenta la distribuzione geografica dei campioni più soddisfacente, soprattutto per gli alleli noti da più tempo e più frequenti; le relative mappe risultano pertanto più attendibili e informative. L'analisi dei singoli geni ha permesso di distinguere quattro tipi di distribuzione: alcuni non presentano anomalie, mentre altri mettono in evidenza i comportamenti anomali delle principali popolazioni isolate quali i Lapponi, i Sardi e i Baschi. La distribuzione più frequente presenta un gradiente concentrico, sia decrescente che crescente, con centro in Medio Oriente. In seguito indicheremo con P_1 e P_2 le distribuzioni che raggiungono in Medio Oriente rispettivamente il massimo e il minimo della frequenza allelica. Questi gradienti sono già stati notati in alcuni geni discussi in precedenza, ma generalmente sono più evidenti nelle mappe degli alleli del sistema *HLA*.

Gli alleli con un massimo assoluto o relativo in Medio Oriente (inclusa la Turchia) sono (tipo P_1): *A*9, A*19, A*28, A*31, A*33, B*5, B*14, B*21, B*35.* Di questi, quattro non mettono in evidenza altri massimi importanti oltre a quello in Medio Oriente; altri mostrano il massimo assoluto, o massimi relativi di una certa importanza, in altre zone (*A*9* in Lapponia; *A*19* nella regione basca; *A*28* nel Baltico settentrionale; *A*31*, sottotipo dell'*A*19*, tra i Baschi; *B*5* nella Grecia settentrionale; *B*14* in Sardegna e nella Spagna meridionale, ma non nella regione basca dove raggiunge un minimo locale).

Gli alleli che mostrano un minimo relativo in Medio Oriente e un aumento delle frequenze approssimativamente concentrico in direzione dell'Europa sono (tipo P_2): *A*1, A*31, B*8* e *B*12. A*1* e *B*8*, tipicamente europei, presentano una forte associazione gametica preferenziale (*linkage disequilibrium*).

Come si mostrerà in seguito, entrambe le distribuzioni indicano una diffusione dei geni dal Medio Oriente verso l'Europa, dovuta all'espansione degli agricoltori. Gli alleli che hanno una frequenza elevata in Medio Oriente erano probabilmente più comuni tra gli agricoltori neolitici del Medio Oriente che tra gli europei paleolitici; gli alleli con frequenze maggiori nelle zone periferiche dell'espansione erano invece più frequenti nell'Europa paleolitica e furono parzialmente sostituiti da alleli provenienti dal Medio Oriente. Questi ultimi sono in numero inferiore rispetto ai primi, probabilmente perché durante l'ultima glaciazione le popolazioni europee del Paleolitico subirono una drastica riduzione di numero e, di conseguenza, dell'eterozigosità. Gli alleli *HLA*, relativamente poco frequenti perché in numero elevato, sono più suscettibili di parziale eliminazione, a opera della deriva genetica, di quanto lo siano gli alleli di loci biallelici; di conseguenza ci si attende un numero maggiore di alleli con frequenza che diminuisce dal Medio Oriente verso l'Europa che viceversa.

Un terzo tipo di distribuzione, P_3, è caratterizzato da un aumento o una diminuzione delle frequenze geniche, in modo più o meno regolare da nord verso sud, che potrebbe rappresentare la risposta a un adattamento climatico, e viene osservato in un numero di poco inferiore di alleli: *A*2, A*3, A*30, B*5, B*7, B*15, B*27, B*40, B*41* (*A*3* e *B*7*, tipicamente europei, sono in stretto *linkage disequilibrium*).

Un quarto tipo, P_4, evidenzia un massimo o un minimo in zone pressoché diverse localizzate a nord del Mar Nero, ed è illustrato dagli alleli: *A*10, A*11, A*25* (sottotipo di *A*10*), *A*32, B*13, B*16, B*18.*

Si possono osservare anche altre distribuzioni, che risultano però meno chiare delle precedenti. Identificare il tipo di distribuzione dall'esame delle mappe dei singoli geni è operazione piuttosto soggettiva, ma le distribuzioni riscontrate più volte in questo modo si ritrovano più chiaramente nelle mappe sintetiche. Inoltre le si può osservare anche per geni diversi da quelli del sistema genetico *HLA*, come si è visto in precedenza e come verrà confermato dall'esame delle mappe che rimangono.

I variogrammi di 15 alleli *HLAA* e 17 alleli *HLAB* mettono in evidenza una pendenza iniziale positiva, con una sola eccezione per il *B*41* che è anche l'allele con la frequenza media più bassa. I tratti lineari, più brevi rispetto agli altri geni, raggiungono distanze variabili tra 800 e 2900 chilometri, con una media di 1300.

Il polimorfismo della parte costante della catena pesante dell'immunoglobulina G (*IGHG1G3* o *GM*) si manifesta in Europa sotto forma di tre alleli principali: *f;b0b1b3b4b5, za;g* e *zax;g.* Il primo, il più comune, mette in luce in modo evidente un massimo in Romania, con un gradiente decrescente pressoché concentrico. Tale zona potrebbe quindi rappresentare il luogo di origine di questo allele tipico dell'Europa, oppure anche l'area di massima frequenza di una malattia infettiva nei confronti della quale l'allele potrebbe avere avuto una funzione di protezione. Se l'allele *za;g* sembra diffondersi da est a ovest, lo *zax;g* mette in evidenza un gradiente concentrico dal Medio Oriente, dove tocca la frequenza minima. L'allele *za;b0stb3b5*, non così raro, è centrato in Medio Oriente, così come *za;b0b1b3b4b5.* Un allele più raro, il *fa;b0b1b3b4b5*, raggiunge un massimo in Spagna. Gli alleli *f;b0b1b3b4b5, za;g, zax;g* e *za;b0stb3b5* mostrano variogrammi con tratti lineari iniziali piuttosto estesi e pendenze elevate; gli alleli *fa;b0b1b3b4b5* e *za;b* presentano un incremento iniziale piuttosto modesto.

La catena leggera κ dell'immunoglobulina, *KM*(1,1&2)*, presenta un gradiente prevalentemente nella direzione est-ovest, con un picco in Lapponia; il variogramma decresce intorno a 2400 chilometri, in quanto alcune zone della parte settentrionale e orientale della mappa mostrano frequenze di ugual valore.

Il gruppo sanguigno Kidd (*JK*) mostra un'ampia regione di frequenze geniche basse dell'allele *JK*A*: l'allele *K* del gruppo sanguigno *KEL* presenta numerosi piccoli picchi in zone dell'Europa centrale; l'allele *Le* del sistema Lewis, un altro gruppo sanguigno, mette in evidenza un tipo di distribuzione analogo al P_2 dell'*HLA*. L'allele *LU*A* del gruppo sanguigno Lutheran mostra una distribuzione del tipo P_2, con un massimo intorno alle coste orientali del Mar Nero. I variogrammi degli alleli di tutti questi gruppi sanguigni hanno un andamento regolare.

Il sistema *MNS* è stato analizzato separatamente per gli alleli *M*, *S* e i quattro aplotipi *MS*, *Ms*, *NS* e *Ns*. L'allele *M* presenta una distribuzione del tipo P_2, con la presenza di molti massimi nelle regioni settentrionali, orientali e mediterranee. L'allele *S* mostra una distribuzione complessa, che raggiunge un minimo nella Turchia sudorientale e massimi relativi in diverse aree della mappa. Gli aplotipi mostrano distribuzioni più uniformi: l'aplotipo *MS* presenta un massimo poco pronunciato in Medio Oriente, picchi e avvallamenti minori in altre zone; l'aplotipo *Ms* raggiunge i massimi valori in Finlandia e Sardegna e, secondariamente, nell'Iran nordoccidentale; l'aplotipo *NS* ha una distribuzione pressoché del tipo P_2 e l'aplotipo *Ns* presenta un gradiente con direzione ovest-est. La maggior parte dei variogrammi è regolare fino a 1600 o più chilometri, mentre quello relativo all'aplotipo *MS* è inizialmente molto piano.

Il gruppo sanguigno *P1* presenta una superficie irregolare, senza l'evidenza di un chiaro gradiente dominante, mentre il suo variogramma è regolare per quasi 1600 chilometri.

L'allele *T* del locus della sensibilità al sapore amaro della feniltiocarbammide (*PTC*) mostra due massimi nell'Egeo orientale e nella regione di Helsinki e San Pietroburgo, e un minimo non lontano da questa regione, nella Russia settentrionale. Il variogramma è regolare fino a circa 2400 chilometri, con forte pendenza iniziale.

La fosfoglucomutasi 1 (*PGM1*1*) ha una distribuzione di tipo P_2, ma mette in evidenza anche un gradiente est-ovest.

La distribuzione dell'allele *A* della 6-fosfogluconato deidrogenasi (*PGD*) è piuttosto piana in gran parte dell'Europa, con frequenze basse nella regione dei Lapponi e nella Russia settentrionale. I variogrammi sono lineari fino a circa 1600 chilometri; l'enzima *PGM1*1* ha una pendenza iniziale media, mentre il *PGD* ne mette in evidenza una più bassa.

Il gruppo sanguigno *RH* è stato analizzato per gli alleli *C*, *D*, *E* e per gli aplotipi associati. Questo gruppo sanguigno è stato studiato diffusamente, come il sistema genetico *AB0*, ma risulta più informativo per il numero maggiore di aplotipi. L'allele *C* assume i valori massimi nelle aree mediterranee e nella Lapponia. L'allele *D* (*RH*-positivo) mette in evidenza una distribuzione del tipo P_2, con la presenza di altri massimi, oltre a quello in Medio Oriente, nelle regioni della Lapponia, in Sardegna e in due regioni dell'Africa settentrionale. Nella regione basca si riscontrano le frequenze più basse a livello europeo e mondiale. L'allele D^u raggiunge i valori più elevati in Turchia e presenta una distribuzione di tipo P_1, non molto pronunciata date le frequenze piuttosto basse di questo allele in Europa. L'allele *E* ha una superficie molto complessa, con numerosi massimi e minimi. I variogrammi sono regolari, a eccezione di quello del *D*^{u}, piatto nella parte iniziale.

L'aplotipo *CDE* del sistema *RH*, relativamente raro, raggiunge il suo massimo in una zona a nord del Mar Nero, così come il *CDe*, che è il più frequente in Europa e abbastanza frequente in altre parti del mondo. L'aplotipo *Cde* ha una distribuzione del tipo P_1. Il *cDE*, anche importante, presenta un minimo a nord del Mar Nero, un massimo nell'Iran nordoccidentale con un massimo relativo nella regione di San Pietroburgo.

La distribuzione di un aplotipo molto frequente tra gli africani, il *cDe*, è approssimativamente del tipo P_1, ma mostra anche un massimo relativo in Polonia e un minimo nella regione basca, nella Scandinavia meridionale e in Islanda. L'aplotipo portato da quasi tutti gli individui *RH*-negativi, il *cde*, raggiunge la frequenza massima ben nota tra i Baschi e quella minima, oltre che in Medio Oriente (distribuzione di tipo P_2), tra i Lapponi e nell'Africa nordoccidentale.

È molto interessante confrontare le distribuzioni degli alleli e degli aplotipi in Europa. Le frequenze alleliche del sistema *RH*, risultanti dalla somma di frequenze aplotipiche, mostrano superfici complesse, a eccezione del *D*^{u}, che è più aplotipo-specifico. Gli aplotipi, che mettono in evidenza superfici con un minor numero di massimi e minimi, sono più semplici da interpretare rispetto alle distribuzioni di altri geni. Tuttavia, se alcuni antigeni fossero stati soggetti a selezione, ciò potrebbe risultare più facilmente dalle distribuzioni geografiche degli alleli che non da quelle degli aplotipi; mancano, tuttavia, indicazioni in tal senso. Tutti i variogrammi hanno un andamento regolare, a eccezione di quello del *CDE*, che è abbastanza piatto e con un segmento lineare che si estende oltre i 1600 chilometri. L'allele *Se* del locus secretore *FUT2(SE)*, mostra una distribuzione con direzione nord-sud tranne rare eccezioni, ad esempio in Islanda. L'allele *C* del sistema genetico *TF* (la proteina transferrina) ha una distribuzione con andamento abbastanza piatto e frequenze leggermente più basse nella regione nordorientale. I variogrammi sono regolari.

Riassumendo, vi è un tipo di distribuzione dominante che mostra un gradiente concentrico fra il Medio Oriente e il resto dell'Europa, che si osserva in forma positiva e negativa: in Medio Oriente la forma positiva presenta un massimo, quella negativa un minimo. Nella discussione degli alleli dell'*HLA*, che illustrano in modo più evidente queste distribuzioni, esse sono state indicate rispettivamente con P_1 e P_2. Entrambe le distribuzioni sono state interpretate (come si discuterà più estesamente nel paragrafo che segue) come il risultato di quella espansione degli agricoltori dal Medio Oriente che si verificò all'inizio del Neolitico. Come risulta anche in Sokal e coll. (1989 *b*), queste non sono le uniche distribuzioni osservate. Fra le rimanenti, quella statisticamente più significativa mostra un gradiente più o meno preciso con direzione nord-sud. Il tipo di distribuzione successivo in ordine di importanza mostra un gradiente concentrico intorno a una zona a nord del Mar Nero e/o del Caucaso. Poiché si sono osservate anche altre distribuzioni, è utile fornire una sintesi di tutte queste mappe univariate considerando le distribuzioni globali nella forma delle loro componenti principali.

5.11 MAPPE SINTETICHE DELL'EUROPA

Abbiamo incominciato a lavorare sulle mappe sintetiche dei geni nel 1977, con l'obiettivo di saggiare l'ipotesi che la diffusione dell'agricoltura dal Medio Oriente verso l'Europa, avvenuta nel Neolitico, sia stata una migrazione di agricoltori (diffusione demica) piuttosto che una diffusione culturale delle tecniche agricole (cioè senza migrazione umana). L'ipotesi fondamentale che rende possibile tale test è che la distribuzione attuale delle frequenze geniche non sia stata troppo influenzata da eventi migratori successivi alla diffusione dell'agricoltura. L'analisi delle componenti principali ci sembrò lo strumento idoneo a distinguere diffusioni demiche differenti. In seguito, uno studio basato sulla simulazione di espansioni demiche indipendenti in Europa (Rendine e coll., 1986) ha mostrato che l'ipotesi è realistica. La simulazione ha mostrato anche che è possibile discriminare la struttura geografica venutasi a creare a causa delle antiche migrazioni nel continente europeo, nonostante il verificarsi di successive migrazioni indipendenti che vi si sono sovrapposte; e che i gradienti determinati da migrazioni estese sopravvivono all'effetto delle successive e continue migrazioni locali, sempre presenti. Inoltre la simulazione ha indicato che non sempre è facile separare gli effetti delle espansioni minori, o più recenti, con il metodo delle componenti principali e che talvolta si possono ottenere risultati artificiosi. Va tenuto presente, tuttavia, che la simulazione è stata effettuata usando un numero piuttosto esiguo di geni (20), per la ridotta disponibilità di risorse informatiche. La simulazione, le cui condizioni si riferiscono a un modello specifico di espansione dei primi agricoltori (descritto anche in Ammerman e Cavalli-Sforza, 1984), dovrebbe essere modificata per poter rappresentare più fedelmente altri tipi di espansioni, specialmente quelle successive al Neolitico. Per ottenere le mappe geografiche delle componenti principali, è stato necessario stimare le frequenze geniche di un numero elevato di geni in corrispondenza degli stessi punti geografici. Le distribuzioni dei dati genetici relativi alle mappe rappresentate mostrano una notevole irregolarità geografica, fatta eccezione per il sistema *HLA*, per il quale la raccolta delle informazioni ha seguito, almeno in parte, uno specifico disegno sperimentale. Il calcolo di superfici di frequenze geniche nello spazio geografico si è rivelato uno strumento necessario per consentire l'interpolazione in due dimensioni e fornire le necessarie stime delle frequenze geniche in punti distribuiti regolarmente nello spazio. Questo calcolo non è stato necessario per il sistema *HLA*. Al fine di saggiare la validità del nostro approccio, abbiamo calcolato le mappe sintetiche relative al sistema *HLA* in due modi (Menozzi e coll., 1978 *a*): con il primo, calcolate le mappe di ciascun allele, si è generata una griglia regolare di punti stimati, con la quale sono state determinate le componenti principali e le relative mappe geografiche; mediante il secondo metodo, calcolate le componenti principali sulla base dei dati originari, sono state stimate le superfici che meglio si adattano alle distribuzioni geografiche dei valori delle componenti principali. I due diversi metodi hanno fornito risultati perfettamente concordanti. Le mappe sintetiche determinate separatamente per il sistema *HLA* e per i sistemi genetici non *HLA* sono risultate in ragionevole accordo, sebbene il numero di geni dei sistemi non *HLA* fosse la metà di quello dei due loci *HLA* considerati, e questo non può non aver introdotto una fonte di errore.

Nel 1978 l'analisi era stata condotta su 38 geni, mentre ora il calcolo è stato ripetuto utilizzando 95 geni, di cui 32 alleli relativi al sistema *HLA*. Non tutti i geni considerati sono indipendenti: per esempio l'allele *A* del sistema *AB0* non è del tutto indipendente dagli alleli *A1* e *A2*, anche se i dati originari sono indipendenti. L'analisi delle componenti principali elimina in ogni caso queste correlazioni interne. Sono state rappresentate le mappe delle prime sette componenti principali che, come risulta dalla tabella 5.11.1, riassumono l'80% della varianza totale.

I dati relativi alla Sardegna sono stati esclusi dall'analisi per le ragioni esposte in precedenza: includerli avrebbe determinato una componente solo per rappresentare le peculiarità genetiche di quest'isola rispetto alle altre regioni europee.

I geni che contribuiscono maggiormente alle componenti principali sono stati elencati nella tabella 5.11.2.

Le prime tre componenti principali, pur riproducendo fedelmente i risultati già pubblicati nel 1978, li presentano con una maggiore precisione. La prima mappa sintetica (fig. 5.11.1) si accorda molto bene con quella che riporta le datazioni archeologiche relative all'insediamento delle prime popolazioni neolitiche, o al ritrovamento di reperti relativi a cereali coltivati in Medio Oriente e non presenti in Europa prima dell'espansione agricola (fig. 2.7.2). I valori della componente principale sono riportati in una scala arbitraria da 0 a 100. Poiché la mappa genetica differisce da quella archeologica in almeno due aree estreme (in Lapponia e nella parte più meridionale del Medio Oriente), si ritiene che queste discrepanze, dovute a eventi non connessi all'ipotesi principale, non inficino l'interpretazione generale. Purtroppo i dati relativi alle coste meridionali del Mediterraneo, in minor numero e di minore qualità, potrebbero essere inclusi nell'analisi soltanto a costo di compromettere l'informazione più ricca degli altri dati.

Tab. 5.11.1 Percentuali della varianza rappresentate dalle prime sette componenti principali di frequenze geniche europee.

Componente principale	% della varianza totale	Componente principale	% della varianza totale
1	28,1	5	5,3
2	22,2	6	3,2
3	10,6	7	2,6
4	7,0		

Tab. 5.11.2 Geni che presentano le correlazioni più elevate con le prime sei componenti principali delle frequenze geniche europee.

CP*	Intervallo del coefficiente di correlazione		Geni
1	1,00÷0,90	(+)	*ACP1*C, HLAB*21*
		(−)	*C3*S*
	0,90÷0,80	(+)	*GC*1F / (GC*1S + GC*1F), HLAA*33, HLAB*7, PTC*T*
		(−)	*HLAA*2, HLAB*15, HLAB*8, G6PD*A−*
	0,80÷0,70	(+)	*RH*Cde, IGHG1G3*za;b0stb3b5, HLAB*35, HLAB*40, LU*A, P1*1, FUT2(SE)*Se*
		(−)	*ADA*1, PGD*A, HLAB*16, HLAB*27*
2	0,90÷0,80	(+)	*MNS*S*
		(−)	*AG*X, HLAB*12, MNS*NS*
	0,80÷0,70	(+)	*LPA*Lp(a+), MNS*Ms, RH*D, IGHG1G3*fa;b0b1b3b4b5, FY*A, CHE1*U*
		(−)	*BF*F, IGHG1G3*f;b0b1b3b4b5, HLAA*30, LE*(a+), RH*cDe*
	0,70÷0,60	(+)	*IGHG1G3*zax;g, JK*A, HLAA*3*
		(−)	*HLAA*1, HLAA*31*
3	0,90÷0,80	(+)	*MNS*MS, HLAA*25*
		(−)	—
	0,80÷0,70	(+)	*HLAA*11, HLAA*32*
		(−)	*HLAA*10, HLAB*13*
	0,70÷0,60	(+)	*BF*S, CHE2*(+), PGM1*1, AB0*B*
		(−)	—
4	0,60÷0,50	(+)	*HP*1*
		(−)	*BF*S0.7, HLAA*29, RH*E*
	0,50÷0,40	(+)	*AB0*0, HLAB*17, G6PD*A−*
		(−)	*AB0*A, AB0*A1, RH*CDe, IGHG1G3*za;g, HLAB*5*
	0,40÷0,30	(+)	*ESD*1, FY*A, IGHG1G3*zax;g, HLAA*1, HLAA*19, HLAA*28, HLAA*33, HLAB*14, MNS*M, TF*C*
		(−)	*ADA*1, AK1*1, CHE1*U, HLAA*25, HLAA*30, HLAA*9, HLAB*35, HLAB*40*
5	0,70÷0,60	(+)	*MNS*Ns*
		(−)	—
	0,60÷0,50	(+)	*HLAA*31, RH*D^u, TF*C*
		(−)	—
	0,50÷0,40	(+)	*HLAB*17, HLAB*41*
		(−)	*GC*2, IGHG1G3*za;g, HP*1, KEL*K*
	0,40÷0,30	(+)	*IGHG1G3*zax;g, HLAA*1*
		(−)	*HLAB*37, RH*cdE, MNS*S, PI*M, RH*E*
6	0,50÷0,40	(+)	*AB0*A, RH*CDe, CHE2*(+), LU*A*
		(−)	*HLAB*18*
	0,40÷0,30	(+)	*HLAA*9*
		(−)	*HLAB*41*

Gli alleli associati a una correlazione positiva o negativa sono stati rispettivamente indicati con (+) e (−).

* Componente principale.

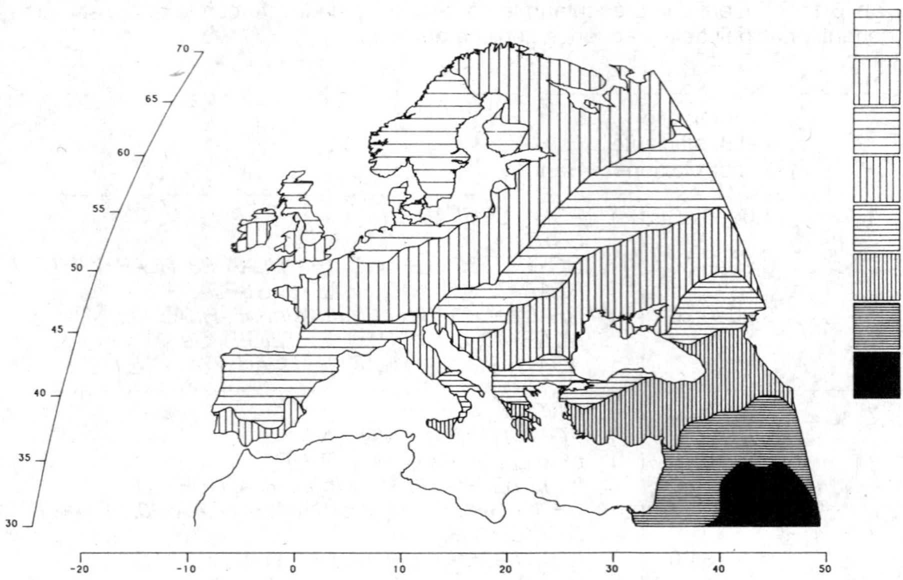

Fig. 5.11.1 Mappa sintetica dell'Europa e dell'Asia occidentale ricostruita dai valori della prima componente principale.

Sokal e Menozzi (1982), che hanno ripetuto questo studio basandosi sull'analisi dei correlogrammi limitati ai dati *HLA* da noi usati nel lavoro del 1978, hanno confermato l'esistenza di una struttura spaziale delle frequenze geniche corrispondente a quella che ci si attenderebbe in seguito a migrazioni dal Medio Oriente verso l'Europa. Studi più recenti, basati su metodi statistici di correlazione spaziale più raffinati, hanno ulteriormente confermato tali conclusioni. In particolare il lavoro di Sokal e coll. (1991) ha esteso lo studio della correlazione dei dati genetici con i tempi di migrazione degli agricoltori neolitici, considerando un totale di 26 loci e 59 alleli indipendenti; questa correlazione è risultata altamente significativa per sei loci considerati separatamente: *RH*, *ACP1*, *PGM1*, *HLAA*, *HLAB*, *TF*. Questi loci, eccetto l'ultimo, sono stati associati nel paragrafo 5.10 a distribuzioni di tipo P_1 o P_2, e l'ispezione visiva sembra chiaramente avvalorare l'ipotesi dell'espansione agricola. I coefficienti di correlazione tra i singoli alleli e la prima componente principale (tab. 5.11.2) sono in accordo con l'analisi statistica di Sokal e coll. (1991).

La mappa della seconda componente principale (fig. 5.11.2) mette in evidenza un gradiente concentrico simile a quello della prima componente, centrato però nella penisola iberica. Il polo opposto della seconda componente mostra un picco molto alto tra i Lapponi, che certamente non hanno avuto un'espansione. Non essendo note espansioni demiche con centro nella penisola iberica, sembra improbabile che si possa interpretare questo gradiente sulla base di processi migratori. È evidente un gradiente nord-sud, che potrebbe essere interpretato sulla base di diffe-

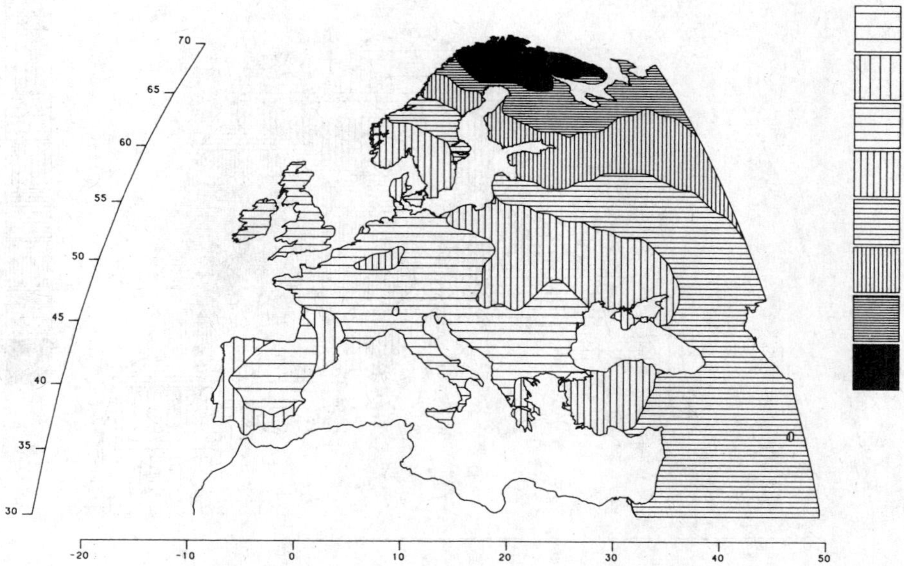

Fig. 5.11.2 Mappa sintetica dell'Europa e dell'Asia occidentale ricostruita dai valori della seconda componente principale.

renti condizioni climatiche o ambientali. Tuttavia questa interpretazione non considera le differenze etniche tra le popolazioni della Scandinavia settentrionale, quali i Lapponi e altri popoli di lingua uralica che occupavano le zone dell'Europa nordorientale, forse anche prima dell'arrivo degli uomini neolitici.

L'interpretazione che abbiamo dato nel lavoro di Menozzi e coll. (1978 *a*) si basava su migrazioni di popoli provenienti dall'Asia. Sebbene dal punto di vista storico non si possa parlare di espansioni con un centro in Lapponia, il picco della seconda componente potrebbe essere spiegato con il fatto che i Lapponi presentano la più alta componente di tipo orientale rispetto alle altre popolazioni europee; la spiegazione più semplice potrebbe essere quindi quella di Menozzi e coll. (1978 *a*), cioè che questa struttura genetica sia stata determinata da una o più migrazioni di popoli di lingua uralica dall'Asia nordoccidentale. Per questa componente sembrano, invece, non avere molta influenza le migrazioni delle popolazioni nomadi della steppa o dei loro discendenti, le invasioni «barbariche» avvenute verso la fine dell'Impero romano o quelle successive.

La mappa sintetica della terza componente principale dell'analisi precedente (Menozzi e coll., 1978 *b*) mostrava un picco ampio nella Germania orientale, in Polonia e in Ucraina. Nell'analisi attuale questa componente si è scissa in almeno altre due, rappresentate dalla terza e dalla settima componente principale. La terza componente principale (fig. 5.11.3) mostra un picco piuttosto elevato in prossimità della steppa europea a nord del Mar Nero orientale e un gradiente approssimativamente

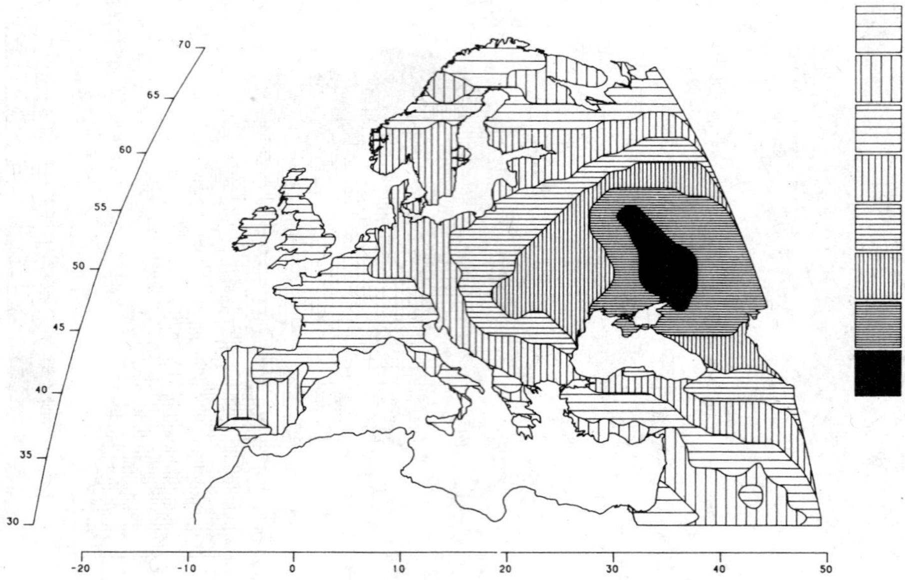

Fig. 5.11.3 Mappa sintetica dell'Europa e dell'Asia occidentale ricostruita dai valori della terza componente principale.

concentrico. La settima componente principale presenta un picco a sinistra rispetto a quello della terza componente, a nordovest del Mar Nero.

Un'analisi (non pubblicata) compiuta per determinare quanto siano statisticamente «robuste» le mappe sintetiche dell'Europa ha indicato che le prime cinque mappe sono ben riproducibili dopo aver ricampionato con la tecnica del *bootstrap* i 95 geni, mentre l'affidabilità della sesta è ai limiti della significatività statistica. La mappa della settima componente non è stata rappresentata perché non più affidabile. L'ipotesi che più si presta all'interpretazione archeologica della terza componente (e forse anche della settima) si riferisce all'espansione della cultura dei kurgan, associata dalla Gimbutas (1966) all'espansione dei popoli dei kurgan, della quale essa descrive tre ondate successive (1991; si veda il par. 5.2). Abbiamo dimostrato in precedenza che questa può essere stata un'espansione secondaria di popoli di lingua indoeuropea. Anche gli Sciti, che invasero l'Europa, erano insediati in quest'area in tempi molto più recenti. Per di più quest'area potrebbe essere stata la terra di origine di popolazioni barbariche che invasero successivamente l'Europa centrale e occidentale. Mancano prove certe della presenza nella zona a nord del Mar Nero di gruppi significativi di queste popolazioni dopo la migrazione verso occidente, presenza che è la condizione necessaria per trovare una loro traccia genetica nelle nostre mappe delle componenti principali. Non è quindi possibile attribuire inequivocabilmente la terza componente (o la settima) a una specifica migrazione, anche se l'ipotesi della Gimbutas dovrebbe essere tenuta in seria considerazione.

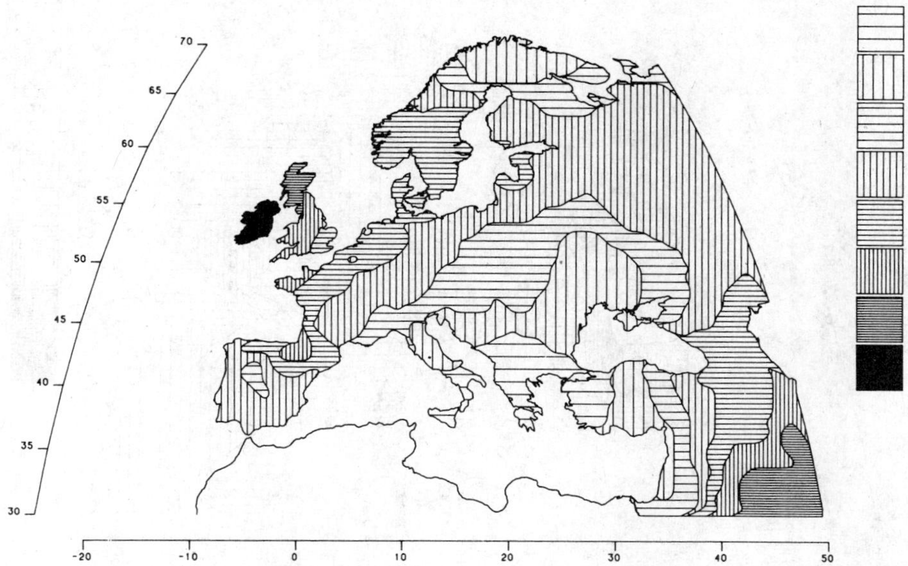

Fig. 5.11.4 Mappa sintetica dell'Europa e dell'Asia occidentale ricostruita dai valori della quarta componente principale.

Come Menozzi e coll. (1978 *a*), che non hanno considerato le componenti successive alla terza, anche noi le rappresentiamo di rado, in quanto, essendo associate a una percentuale inferiore della variabilità genetica complessiva, sono meno importanti delle prime tre. Poiché in Europa le informazioni genetiche sono più complete rispetto agli altri continenti, abbiamo esteso la nostra analisi fino alla sesta componente, che si è rivelata ancora ragionevolmente stabile al test di ricampionamento mediante *bootstrap* dei geni.

La mappa sintetica della quarta componente principale (fig. 5.11.4) indica una potenziale area di espansione con centro in Grecia. L'area centrale corrisponde quasi esattamente alla Grecia classica e alle sue colonie più importanti nell'Egeo, nella Turchia occidentale e nell'Italia meridionale. È difficile associare questa componente all'espansione greca, in quanto l'influenza ellenica nel periodo classico non si estese alla vasta area compresa dal secondo e dal terzo anello intorno all'area centrale e, soprattutto, non presenta quella propaggine in direzione nordest che si vede nella mappa sintetica. Nel II millennio a.C., nell'Egeo fiorirono culture di probabile origine greca, mentre nel I millennio a.C. si verificarono espansioni verso l'Italia meridionale, la Sicilia e le regioni del Mediterraneo meridionale e occidentale. L'area settentrionale della quarta mappa sintetica associata all'espansione greca e localizzata nei Balcani orientali e nell'Ucraina occidentale potrebbe rappresentare la terra di origine di «invasori» provenienti da nord. Questa propaggine nordorientale, una specie di estensione ameboide del secondo anello intorno alla

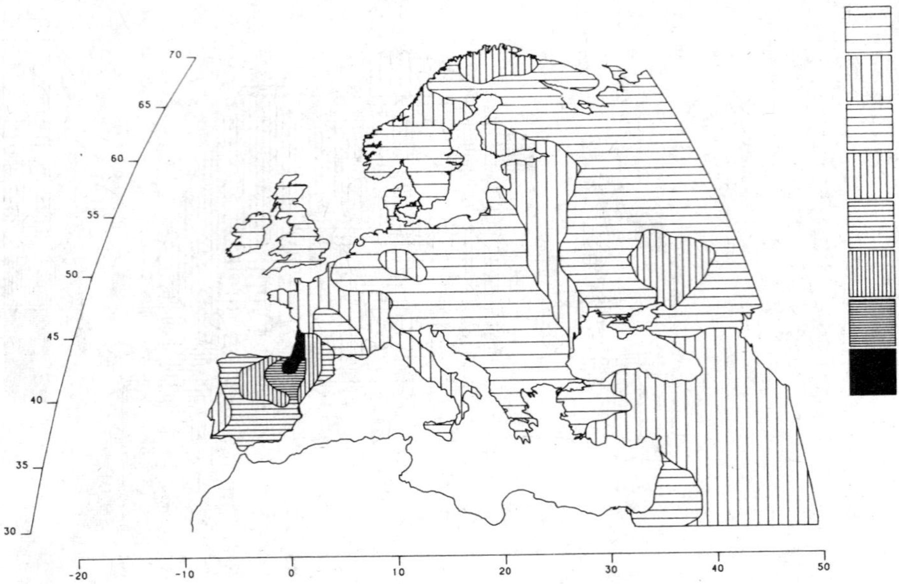

Fig. 5.11.5 Mappa sintetica dell'Europa e dell'Asia occidentale ricostruita dai valori della quinta componente principale.

Grecia, include regioni molto fiorenti nel tardo Neolitico e nell'Età del Bronzo. Forse l'archeologia potrà spiegare tale associazione tra il nucleo geografico dell'espansione greca e l'estensione nordorientale. Sebbene il termine «propaggine» possa suggerire un fenomeno secondario allo sviluppo della Grecia, non si può escludere la possibilità che la storia abbia seguito la direzione opposta, in una sequenza che ha origine dai Balcani orientali, per proseguire con una migrazione verso la Grecia e una mescolanza con le popolazioni locali, che in seguito divennero elemento prevalente dell'espansione, e perciò dominante nella mappa sintetica (pastori nomadi?).

La mappa sintetica della quinta componente principale (fig. 5.11.5) mette in luce una vasta area di valori bassi che attraversa l'Europa dalle regioni nordoccidentali a quelle sudorientali. Questa componente potrebbe rappresentare un relitto preneolitico, in quanto tale regione corrisponde approssimativamente all'area di ricolonizzazione dell'Europa centrale avvenuta nel periodo postglaciale, circa 16000 anni fa (Gamble, 1986). Si riscontra una certa corrispondenza con le aree di espansione delle culture dell'Età del Bronzo e del Ferro, così come con l'area nella quale venivano parlate lingue germaniche, eccetto i Balcani. Il polo opposto di questa componente (rappresentato con il colore più scuro) mostra un interessante parallelismo tra la regione basca e una regione a nord del Caucaso.

La mappa sintetica della sesta componente principale (fig. 5.11.6) illustra un gradiente concentrico con un massimo localizzato sulle coste

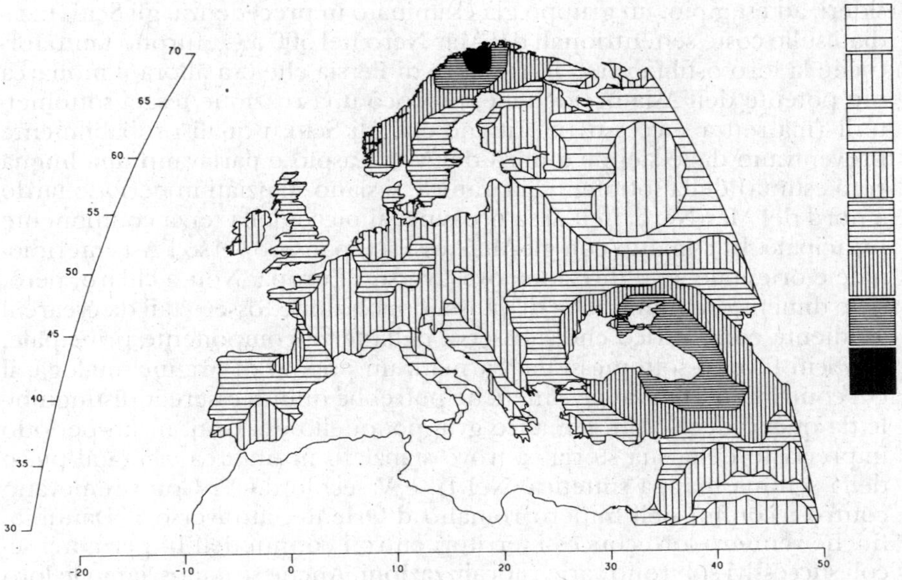

Fig. 5.11.6 Mappa sintetica dell'Europa e dell'Asia occidentale ricostruita dai valori della sesta componente principale.

orientali del Mar Nero, dove vengono parlate molte lingue caucasiche. Lapponi e Baschi presentano valori simili della componente – un dato interessante, messo in evidenza anche dalla quinta componente principale.

L'interpretazione delle mappe sintetiche non è sempre facile: il primo problema è stabilire da quali indizi sia possibile formulare l'ipotesi di un'espansione di popolazione. Un gradiente radiale, circolare o ellittico intorno a una particolare area geografica potrebbe essere l'indicazione di una probabile espansione con origine nel centro della radiazione, ma potrebbe anche essere il risultato di un movimento di popolazioni centripeto piuttosto che centrifugo. Per determinare il tipo di movimento, la base migliore sarebbe costituita da informazioni storiche che, però, in genere sono lacunose o del tutto mancanti. Un movimento migratorio centrifugo è quello a priori più probabile, mentre quello centripeto potrebbe essere diretto verso una città importante – di solito una capitale.

Spesso è difficile collegare un cline di frequenze geniche a una precisa espansione storica; purtroppo le nostre conoscenze di questi eventi sono molto superficiali. Gli scritti di Erodoto riportano i nomi di molti gruppi etnici che migrarono dall'oriente verso l'Europa dopo il 500 o 600 a.C., indicando in modo approssimativo le regioni in cui erano stanziati prima dell'ultimo spostamento; ma non conosciamo le loro origini più antiche e la loro consistenza numerica. Probabilmente, tra i gruppi che migrarono in Europa dopo la caduta dell'Impero romano, molti erano troppo esigui per fornire un contributo genetico apprezzabile, anche in considerazione del fatto che a quel tempo l'Europa era già densamente popolata. Si consideri, ad esempio, un gruppo già esaminato in precedenza: gli Sciti. Insediati sulle coste settentrionali del Mar Nero nel 500 a.C., furono tanto forti che la loro ostilità verso Dario, il re di Persia che era allora il monarca più potente dell'Asia occidentale, provocò una reazione tesa a sottometterli (ma senza successo). Si ritiene che gli Sciti, i quali probabilmente provenivano dalle steppe a nord del Mar Caspio e parlavano una lingua (ora estinta) della sottofamiglia iranica, si siano stanziati in periodo tardo a nord del Mar Nero, nell'area prossima al picco della terza componente principale. In contatto con gli Altai, essi si espansero verso l'Asia meridionale e orientale, e in direzione ovest verso l'Europa. Non è chiaro, però, se le dimensioni numeriche di questa popolazione fossero tali da creare il gradiente concentrico che si osserva nella terza componente principale. Gli Sciti furono sottomessi dai Sarmati, un popolo di origine analoga, il cui contributo alle mappe sintetiche potrebbe quindi essere indistinguibile da quello degli Sciti. Un altro gruppo, quello dei Goti, in un periodo imprecisato della sua storia, si trovò stanziato in un'area vicina al picco della settima mappa sintetica. Nel IV e V secolo d.C. i Goti premevano contro i confini dell'Impero romano d'Oriente, attraverso il Danubio, finché vennero loro concessi territori entro i confini dell'Impero; nei secoli successivi subirono varie rilocalizzazioni. Anche se conosciamo le loro dimensioni in modo approssimativo, riteniamo tuttavia che fossero troppo ridotte per esercitare un'influenza di tipo genetico. Ciò vale, se non per tutte, almeno per la maggior parte delle invasioni barbariche verificatesi verso la fine dell'Impero romano, in quanto avvenute in aree densamente popolate e quindi portatrici di un contributo genetico diluito. Solo di rado, nel caso di popolazioni che avessero mantenuto un alto grado di endogamia, si potrebbe riconoscere la loro identità genetica, ma probabilmente questo evento è poco frequente. Per effetto della deriva genetica, piccoli gruppi endogami potrebbero avere una distribuzione dei geni molto diversa da quella originaria e da quella delle popolazioni vicine, rendendo assai difficile l'identificazione precisa della loro origine. Comunque, a volte, è possibile determinare l'origine remota di una popolazione, come nel caso dei Samaritani (Carmelli e Cavalli-Sforza, 1979), un gruppo del Medio Oriente altamente endogamo e molto piccolo, composto attualmente da circa 200 individui (Bonné-Tamir, 1980).

Le analogie tra Baschi e altre popolazioni – in particolare quelle del Caucaso – messe in evidenza da due componenti principali, si potrebbero attribuire a un substrato preneolitico. Un linguista italiano (Trombetti, 1923) ha identificato per primo un substrato linguistico preindoeuropeo comune ai Baschi e alle popolazioni caucasiche. Poiché anche i Lapponi mostrano alcune somiglianze con le popolazioni caucasiche in alcune mappe sintetiche di ordine inferiore, ciò potrebbe indicare che parte della componente caucasoide dei Lapponi abbia un'origine paleolitica. Le montagne del Caucaso potrebbero essere state un ambiente ideale per gli aborigeni locali, che si sarebbero sottratti a un'eccessiva mescolanza con le popolazioni sopravvenute in seguito. Se dunque le popolazioni montane fossero state sottoposte a una forte deriva genetica in epoca successiva al Paleolitico, solo uno studio genetico approfondito di quest'area, esteso a molte valli e a un elevato numero di geni, potrebbe aiutarci a tracciare più correttamente alcune di quelle relazioni ancestrali. Il Caucaso, la regione basca, alcune zone montuose d'Europa (tra cui le montagne della Sardegna e della Liguria) e altre aree meno accessibili e a più forte endogamia dell'Europa e dell'Asia occidentale possono serbare ancora tracce genetiche identificabili di popolazioni caucasoidi del Paleolitico. Tali «rifugi» dovrebbero avere la priorità, nelle ricerche future.

Per determinare le possibili correlazioni tra le mappe geografiche delle componenti principali e le informazioni archeologiche, occorre un'analisi quantitativa dei dati archeologici non dissimile da quella condotta inizialmente sul materiale archeologico relativo alla diffusione del primo Neolitico (Ammerman e Cavalli-Sforza, 1973, 1984). Anche se è chiaro che le mappe archeologiche relative alle culture dei kurgan, del vaso campaniforme, dell'ascia da combattimento, ecc., indicano una diffusione soprattutto di tipo culturale, senza un confronto rigoroso tra le mappe archeologiche e quelle genetiche non si può escludere una componente demica significativa. Alla diffusione di alcuni aspetti linguistici e culturali del passato, anche se determinati da élite, può aver contribuito una componente genetica rilevabile.

La mappa a colori dell'Europa (tav. IV f.t.), che rappresenta il 60,9% della variabilità genetica originaria, mostra cinque zone etniche maggiori: blu per i Lapponi della Scandinavia settentrionale (con una diramazione verso est che include altri popoli uralici in Finlandia e nella Russia settentrionale); rosso scuro per tutte le popolazioni di lingua germanica (dalla Scandinavia alla Germania settentrionale, a gran parte dell'Inghilterra); grigio-blu per le popolazioni delle zone celtiche nelle isole britanniche (tranne la Scozia, ma con l'inclusione delle aree basche nella Francia sudoccidentale e nella Spagna settentrionale); verde per la maggior parte delle popolazioni mediterranee; rosa-arancione per la Russia meridionale. Approssimativamente, il rosso e il verde corrispondono rispettivamente alle regioni settentrionali e mediterranee, una volta esclusi i principali valori erratici (Baschi e Lapponi); essi potrebbero rappresentare i due maggiori flussi migratori di agricoltori neolitici provenienti dal Medio Oriente e diretti l'uno verso nordovest, attraverso i Balcani (dove tuttavia è rimasto poco della componente rossa), l'altro verso ovest attraverso il Mediterraneo. Ovviamente va ricordato che le prime tre componenti principali descrivono soltanto il 60,9% della variabilità totale in Europa, mentre la parte restante è riassunta dalle componenti di livello inferiore. La fascia arancione rappresenta probabilmente le migrazioni dalle steppe dei primi pastori nomadi e dei loro discendenti, che prima si insediarono nella Russia meridionale e poi si diressero verso ovest.

5.12 INTERAZIONI TRA INFORMAZIONE GENETICA, ARCHEOLOGIA E LINGUISTICA

L'intreccio di conoscenze genetiche, archeologiche e linguistiche dà luogo a molti problemi. Queste discipline forniscono informazioni relative ad aspetti correlati ma diversi della medesima realtà – essendo, tra l'altro, i dati di ciascuna soggetti a limitazioni di tipo diverso. Siccome le conoscenze genetiche oggi disponibili si riferiscono soltanto a popolazioni attuali, le relazioni fra loro intercorse nel passato devono essere indotte in base a modelli matematici che richiedono, per essere veramente utili, informazioni demografiche sulle dimensioni delle popolazioni e sui loro flussi migratori. Purtroppo, le informazioni storiche dirette scarseggiano, cosicché disponiamo soltanto di stime approssimative dei parametri demografici delle popolazioni antiche. I dati archeologici ci dicono di più sui manufatti che sulle popolazioni; possono informarci su specifici aspetti demografici (come le dimensioni delle popolazioni e le dinamiche connesse), ma sono meno utili per capire i movimenti migratori e distinguere tra spostamenti di individui e diffusione di manufatti (da noi definiti, rispettivamente, diffusione demica e diffusione culturale). Ciò spiega il fatto che gli archeologi si dividano tra chi dà rilievo ai fenomeni migratori («migrazionisti») e chi è più attento all'origine autoctona delle culture («indigenisti»). Indicatori attendibili di culture e di popolazioni sono le lingue il cui uso è però in qualche modo limitato dall'incertezza crescente, quando si vogliono ricostruire eventi accaduti prima che la scrittura si diffondesse e diventasse di uso comune. Le lingue sono anche soggette a sostituzioni relativamente improvvise, in condizioni non completamente prevedibili. Anche i geni possono essere sostituiti, ma con una dinamica più lenta. Nonostante queste potenziali limitazioni, spesso si riscontra un'alta correlazione tra affinità genetiche e linguistiche di popolazioni diverse; talvolta, però, si osservano discrepanze che soltanto adesso impariamo a prevedere. Analogamente si possono trovare relazioni ovvie tra genetica o linguistica da una parte e archeologia e storia (o, più limitatamente, paleoantropologia) dall'altra.

L'analisi dei dati genetici permette di trarre conclusioni attendibili circa l'evoluzione e la storia delle popolazioni solo se ci si attiene al principio fondamentale di basarsi su un alto numero di geni. Le mappe sintetiche che illustrano la geografia dei geni si sono dimostrate utili perché adottano appieno questo principio, e anche perché sono in grado di separare migrazioni tra loro indipendenti. Abbiamo fatto ricorso a questo metodo la prima volta per analizzare i dati genetici dell'Europa (Menozzi e coll., 1978 *a*) che, essendo il continente con il maggior numero di informazioni genetiche, archeologiche e linguistiche, ben si prestava a tale analisi. Nonostante ciò, rimangono incertezze dovute a lacune delle conoscenze e alle difficoltà proprie delle indagini storiche, che non consentono verifiche sperimentali delle ipotesi come accade invece nella maggior parte delle scienze naturali.

L'ipotesi di Ammerman e Cavalli-Sforza (1973, 1984), secondo cui gli agricoltori neolitici si sarebbero diffusi dal Medio Oriente verso l'Europa, è oggi sostenuta da varie considerazioni.

1) La prova più consistente è di carattere genetico (come si è detto nei parr. 5.10 e 5.11). La distribuzione genetica più osservata in Europa consiste in un gradiente concentrico di frequenze geniche che si diffonde dal Medio Oriente, dovuto alla mescolanza con le popolazioni locali preesistenti alla diffusione dell'agricoltura (Mesolitico). L'analisi preliminare

condotta da Menozzi e coll. (1978 *a*) è stata confermata nei paragrafi 5.10 e 5.11, in cui è stata estesa a un numero maggiore di geni, e con altri metodi di analisi statistica da Sokal e Menozzi (1982) e Sokal e coll. (1989 *b*, 1991). I dati genetici possono essere interpretati con facilità solo ipotizzando che le popolazioni mesolitiche venissero lentamente assorbite da quelle agricole in graduale avanzata verso l'Europa (Ammerman e Cavalli-Sforza, 1984); essi concordano con i risultati di una simulazione del processo di espansione degli agricoltori seguito da una graduale mescolanza con i mesolitici locali (Rendine e coll., 1986).

2) Generalmente la sostituzione della cultura basata su caccia e raccolta con la cultura agricola si accompagna a un cambiamento radicale di molti, se non tutti, gli aspetti della vita quotidiana; ciò si ripercuote profondamente sulle testimonianze archeologiche, così che le due culture risultano radicalmente differenti. La pratica dell'agricoltura e quella della caccia-raccolta richiedono un lungo addestramento e conoscenze specifiche di natura completamente diversa. In particolare l'economia agricola, originatasi in Medio Oriente, nella sua complessità aveva già raggiunto un'alta efficienza, nel momento in cui iniziò a diffondersi. È difficile per una popolazione di cacciatori-raccoglitori passare a una vita di tipo agricolo: le osservazioni condotte sui Pigmei africani e sui Boscimani mostrano che la transizione è rara; se le condizioni ambientali rimangono invariate, non si verificano cambiamenti, o si verificano solo in modo parziale e lento (Cavalli-Sforza, 1986).

3) In molti casi le popolazioni mesolitiche hanno forse continuato a vivere accanto agli agricoltori neolitici (ad esempio nella penisola iberica; si veda il par. 5.9), ma è probabile che dal punto di vista culturale e genetico siano stati lentamente assorbiti da questi ultimi. Tale processo non è molto diverso da quello che si verifica ancor oggi tra le popolazioni di cacciatori-raccoglitori che vivono in Africa. Inoltre, i terreni adatti all'agricoltura sono in genere diversi da quelli che favoriscono la caccia e la raccolta, e così almeno agli inizi i due tipi di economia rimasero parzialmente separati per segregazione territoriale.

4) Poiché la sostituzione di un tipo di economia con uno del tutto differente non può verificarsi su larga scala e in tempi brevi mediante un processo di acculturazione, è improbabile che la diffusione dell'agricoltura sia stata esclusivamente culturale e non sia invece stata determinata dalla migrazione di popoli di agricoltori. È probabile che cacciatori-raccoglitori accettino un'economia basata sull'agricoltura solo dopo uno scambio genetico e culturale prolungato tra le due popolazioni e dopo un lungo periodo di osservazione dei vicini agricoltori.

5) La nuova economia si diffuse senza subire molti cambiamenti, tranne qualche adattamento alle nuove condizioni ambientali (ad esempio per quel che riguarda la costruzione di abitazioni) e a nuovi stili culturali (per quel che riguarda il vasellame). Questi adattamenti si propagarono anche in zone molto distanti dal centro di origine in tempi così lunghi da apparire causati da migrazioni di popoli piuttosto che da diffusione culturale. Il tasso di diffusione dell'agricoltura in Europa è compatibile con le condizioni demografiche dei primi agricoltori.

La nostra ipotesi della diffusione demica degli agricoltori neolitici non riscosse un grande favore fino a quando Renfrew (1987, 1989 *b*), riesaminando l'intera materia, non concluse che era necessaria. L'analisi di Renfrew si è basata non sulla concordanza con i dati genetici (che secondo il nostro punto di vista sono essenziali), ma sul *processo archeologico*. Come ha osservato Ammerman (1989), è piuttosto paradossale questa nuova posizione proprio in chi, come Renfrew (1969), è stato nel passato uno dei sostenitori più radicali dell'«indigenismo»: essa ha richiesto un sostanziale cambiamento di pensiero, e non poteva essere accettata senza resistenze da altri archeologi.

L'interesse di Renfrew per il problema è derivato da riflessioni indipendenti sull'evoluzione delle lingue parlate dagli agricoltori neolitici e sulla possibilità che nel Neolitico l'espansione demica sia stata la causa della diffusione delle lingue indoeuropee in Europa, Iran e India. Nel suo libro del 1987 Renfrew per primo ha provato a spiegare le sostituzioni di lingue (si veda il par. 1.8), e ha avanzato l'ipotesi che gli agricoltori neolitici in Anatolia parlassero antiche lingue indoeuropee.

M. Zvelebil (1986 *b, c*), in collaborazione con il padre, linguista (1988), ha pubblicato una lunga analisi critica della nostra teoria e dell'ipotesi di Renfrew che le lingue indoeuropee siano state diffuse in Europa dagli agricoltori neolitici. Dopo aver osservato che la teoria di Renfrew presuppone una diffusione demica di agricoltori, egli sviluppa molte considerazioni contrarie, e conclude che l'ipotesi di Renfrew non può essere corretta. Poiché la discussione di Zvelebil riguarda soprattutto l'analisi della diffusione demica, ci sembra utile esaminare i suoi argomenti in modo particolareggiato.

Zvelebil è stato condotto da un equivoco a credere che noi siamo in errore. Nel suo lavoro egli confronta la nostra simulazione (Rendine e coll., 1986) dell'espansione in Europa con l'espansione «reale» (Zvelebil, 1986 *b*, figg. 6-8) e le ritiene discordanti in quanto in alcune aree l'espansione reale è stata più veloce o più lenta rispetto a quella da noi simulata. Noi eravamo ben consapevoli delle differenze dei tassi di migrazione nelle diverse zone – che peraltro non sono molto consistenti (Ammerman e Cavalli-Sforza, 1972, 1973, 1984). In effetti le figure relative alla reale espansione di Zvelebil non sono dissimili dalla nostra mappa delle isocrone (Ammerman e Cavalli-Sforza, 1984, fig. 4.5) che egli avrebbe invece dovuto impiegare per il confronto. Noi crediamo che la nostra mappa delle isocrone sia più corretta delle figure di Zvelebil, in quanto ottenuta con un procedimento di interpolazione dei dati reali e non mediante un'interpretazione visiva, molto approssimativa, di un insieme di dati forse meno completo di quello da noi usato – e per il quale abbiamo fornito i riferimenti bibliografici (Ammerman e Cavalli-Sforza, 1984).

Non è corretto confrontare in modo analitico le mappe reali con quelle risultanti dalla simulazione di Rendine e coll. (1986), così come è stato fatto da Zvelebil, perché la simulazione aveva scopi differenti. Come abbiamo esplicitamente dichiarato, tali scopi erano: 1) saggiare la possibilità di distinguere differenti processi migratori mediante l'analisi delle componenti principali; 2) confrontare i tassi medi di avanzamento osservati con quelli attesi in base al modello, senza alcun tentativo di variare i tassi di avanzamento locale; 3) determinare il numero di generazioni per cui si mantiene un gradiente genico prima che esso sia vanificato dalla migrazione locale. La simulazione ha mostrato che il metodo ben risponde alle condizioni richieste per i nostri scopi. Non vi è stato alcun tentativo di introdurre nella simulazione mezzi dì trasporto diversi (via acqua e via terra), né la diversità delle condizioni ecologiche locali, cui vanno ricondotte probabilmente le irregolarità dell'avanzamento del fronte d'onda degli agricoltori (forse esagerate nella figura di Zvelebil, 1986 *b*). Nella simulazione sono solo state introdotte delle barriere in corrispondenza delle principali catene montuose, i «buchi» della matrice che simula la mappa geografica dell'Europa nelle nostre figure 7.5 e 7.6 (Ammerman e Cavalli-Sforza, 1984). In conclusione, quindi, Zvelebil rifiuta il modello sulla base di una comparazione errata.

In alcune zone, peraltro, le popolazioni mesolitiche potrebbero avere conservato le loro condizioni di vita caratteristiche, a fianco dei neolitici: ciò si osserva in particolare nelle zone più distanti dal centro di origine, come in Danimarca e in Spagna (sia nella regione cantabrica, sia verso le coste orientali; si veda il par. 5.9), e quindi in tempi più recenti. Tali peculiarità locali non inficiano, tuttavia, la validità del modello. Mancano elementi per affermare che queste situazioni siano così comuni come sostiene Zvelebil, anche se, nell'area di espansione dei Bantu, taluni piccoli gruppi di cacciatori-raccoglitori non hanno ancora del tutto modificato le loro abitudini di vita, pur dopo un lungo contatto con popolazioni di agricoltori; essi rappresentano però un'eccezione. Probabilmente Zvelebil ha generalizzato le argomentazioni contenute in un suo lavoro molto interessante a proposito di una situazione alquanto insolita in Spagna (si veda il par. 5.9). Analizzando la mappa dei più recenti siti mesolitici in Europa (Ammerman e Cavalli-Sforza, 1984) e confrontandola con quella dei primi siti neolitici, si osserva che i primi non risultano più recenti dei siti neolitici vicini.

Altre critiche di Zvelebil (1986 *c*) rivelano la sua conoscenza limitata degli scopi delle simulazioni, che possono analizzare solo un fattore per volta, scelto tra pochi specifici. Confrontando la teoria dell'onda di avanzamento con modelli microgeografici di tipo qualitativo dell'avanzamento di un fronte proposto da altri autori, Zvelebil mostra di non tenere in considerazione le differenze tra una macrosimulazione (quale quella di Rendine e coll., 1986) e una microsimulazione, di cui si descriverà un esempio poco più sotto. Inoltre egli confonde una teoria matematica quale quella dell'onda di avanzamento, che necessariamente assume la situazione più semplice possibile (uno spazio continuo e omogeneo), con modelli qualitativi, da lui esemplificati, che rappresentano situazioni locali complesse e ugualmente ipotetiche, allo scopo di mostrare quanto sia complicata la realtà geografica. Solo una teoria generale in uno spazio isotropico continuo, come ipotizzato nel modello dell'onda di avanzamento, permette di prevedere il tasso di avanzamento medio. Sebbene le nostre macrosimulazioni non abbiano preso in considerazione (e sarebbe difficile farlo) la variabilità locale dell'ambiente e del terreno e la distribuzione della popolazione, abbiamo condotto alcune microsimulazioni, ad esempio per imitare un modello di diffusione lungo i fiumi della cultura Bandkeramik (Ammerman e Cavalli-Sforza, 1984, fig. 7.3). Questi esempi possono essere utili per comprendere le differenze tra macroscala e microscala di un'analisi teorica. Tuttavia i più complessi modelli spaziali discussi da Zvelebil (1986 *c*) potrebbero essere incorporati in simulazioni e saggiati, se disponessimo di dati sufficienti sulla persistenza in molte zone delle popolazioni mesolitiche.

Un'affermazione di Zvelebil e Zvelebil (1988) potrebbe acquistare maggior peso se fosse esplicitata, caso per caso, e quantificata: «nella maggior parte delle aree vi è una continuità di insediamento» nella transizione dal Mesolitico al Neolitico. In quali casi e per quali zone l'affermazione è corretta? Poiché durante il Neolitico la densità della popolazione e il numero di siti aumentarono molto, sembra probabile che alcuni siti neolitici non abbiano avuto un antecedente mesolitico, o almeno che non siano così frequenti le prove di continuità; tuttavia ancora la situazione varierà da zona a zona.

Altre considerazioni, come la «continuità di alcuni aspetti della cultura materiale (litica) e il mantenimento di simboli (orsi, uccelli acquatici, pesci) durante la transizione mesolitica-neolitica» (Zvelebil e Zvelebil, 1988), non contrastano con il nostro modello. È ben noto che diversi agricoltori continuarono per molto tempo a praticare la raccolta parallelamente alla produzione di cibo. Osservazioni etnografiche (Cavalli-Sforza, 1986 *a*; Hewlett e Cavalli-Sforza, 1986) mostrano che popolazioni africane di agricoltori vanno spesso a caccia con gruppi locali di Pigmei. Fra essi intercorre uno scambio di informazioni tecniche (ad esempio sulle armi da usare, sulle trappole, ecc.) ma i Pigmei, che praticano quest'attività e vivono nell'area da lungo tempo, possiedono maggiori conoscenze sulle tecniche di caccia e presumibilmente le trasmettono ai vicini. Dal momento che gli strumenti usati per la caccia sono in genere assai diversi da quelli usati nell'agricoltura, gli agricoltori possono adottare strumenti che imparano a produrre dai Pigmei, e viceversa (ad esempio le balestre; Hewlett e Cavalli-Sforza, 1986).

Per quel che riguarda la permanenza dei simboli, anche i toponimi si conservano, attraverso molte transizioni culturali, e senza dubbio è probabile che vi sia una continuità locale nella tipologia delle superstizioni; perché, allora, tale continuità non potrebbe essersi verificata anche per i simboli, specialmente per quelli relativi alla caccia? Il problema reale è che l'archeologia trova di rado testimonianze dirette dell'arrivo materiale di popolazioni; di solito si hanno informazioni indirette, date dalla presenza di nuovi oggetti, la quale può sempre essere imputata a scambi commerciali o a nuove mode. In queste condizioni alcuni archeologi preferiscono rifiutare categoricamente l'ipotesi di una migrazione. Eppure, anche se dell'ipotesi della migrazione si è abusato in passato, il totale rifiuto delle migrazioni non può essere una soluzione razionale.

Infine, Zvelebil (1986 *b*) non ha accettato l'evidenza genetica della migrazione dal Medio Oriente, che conforta l'ipotesi della migrazione degli agricoltori ed è stata discussa nei paragrafi 5.10 e 5.11. A suo parere, è più probabile che il gradiente genetico osservato nella prima mappa sintetica (par. 5.11) sia stato determinato da migrazioni più recenti partite dalla regione anatolica. In particolare egli cita l'espansione dei popoli turchi durante lo sviluppo dell'Impero ottomano; tuttavia è meno probabile che le migrazioni più vicine nel tempo abbiano avuto un effetto genetico rilevabile, in quanto in epoca più recente la densità della popolazione locale è molto alta rispetto alla proporzione di immigranti. Inoltre gli eserciti invasori rappresentano generalmente minoranze esigue, che di rado si insediano nei paesi conquistati. Anche nel caso dell'invasione dell'Ungheria da parte dei Magiari, che certamente ebbe un peso demografico maggiore di quello dell'espansione dei popoli turchi e fu certamente seguita da un insediamento nella zona (par. 5.6), è stato molto laborioso trovare specifiche tracce genetiche dell'invasione e queste sono ai limiti della possibilità di identificazione (Guglielmino-Matessi e coll., 1990). In base alle conoscenze attuali, sembra che i Turchi non abbiano lasciato tracce genetiche, anche dopo l'occupazione della moderna Turchia. Al contrario il gradiente genetico in Europa, determinato da popoli originari del Medio Oriente, ha un'ampiezza e una regolarità molto marcate attraverso l'intero continente, e non è limitato alla sola zona dei Balcani. Un esame dei parametri demografici suggerisce che il quadro genetico attuale del mondo aborigeno sia principalmente determinato dalla storia dei popoli del Paleolitico e del Neolitico, quando si verificarono i maggiori cambiamenti delle loro dimensioni.

L'ipotesi di Renfrew sull'origine anatolica delle lingue indoeuropee deriva, come accennato in precedenza, da considerazioni indipendenti di tipo linguistico, che inducono a collocare l'origine delle lingue indoeuropee in diverse zone dell'Anatolia (Dolgopolskij, 1988; Gamkrelidze e Ivanov, 1990). Questa ipotesi è in conflitto con altre precedenti, che ponevano la patria delle lingue indoeuropee in varie zone dell'Europa (Mallory, 1989). Quando si tenta di risolvere dispute di questo tipo, i problemi maggiori derivano dall'assenza di documenti scritti che risalgano a più di 5000 anni fa, dalla debolezza delle argomentazioni usate per scegliere la terra di origine di un gruppo di lingue e dall'alto tasso di cambiamento delle lingue. Alcuni linguisti giudicano questi problemi insolubili, ma altri sono disposti ad accettare l'idea che 5000 o 6000 anni fa fosse parlata una lingua protoindoeuropea, ricostruibile a partire dalle lingue moderne, in una terra madre sulla quale non c'è un accordo completo. Alcuni tuttavia (incluso Mallory) pensano che tale terra di origine coincida con la regione tra i fiumi Don e Volga, accettando l'idea della Gimbutas che sia stata la cultura dei kurgan dei pastori nomadi a diffondere le lingue indoeuropee in Europa. La mappa sintetica della terza componente principale dei dati genetici, come si è già osservato, è in accordo con l'ipotesi della Gimbutas (1970, 1991), così come quella della prima componente principale è in accordo con l'ipotesi di Renfrew. Abbiamo già notato che le due ipotesi non sono incompatibili, anzi sono collegate, e possono rafforzarsi reciprocamente. Possiamo accettarle entrambe con cautela, ben consapevoli di quanto sia obiettivamente difficile raggiungere un alto grado di sicurezza nell'identificare una cultura definita su basi archeologiche con una popolazione definita geneticamente e/o linguisticamente. Lo sviluppo del nomadismo pastorale nelle steppe, secondario rispetto a quello dell'agricoltura nell'Asia occidentale, potrebbe aver favorito le espansioni in direzione ovest, verso l'Europa, e in direzione sudest, verso l'India. Non necessariamente queste due espansioni devono avere avuto origine dalla medesima area di nomadismo pastorale, ma è probabile che all'inizio le due zone siano state in relazione. Renfrew e Gimbutas non si trovano d'accordo sui tempi in cui si sarebbero verificate le espansioni. Renfrew non riconosce l'ipotesi della Gimbutas di una migrazione di popoli dei kurgan verso l'Europa, mentre sembra propenso ad accettare l'idea che le lingue iraniche e indiane abbiano seguito l'espansione dei pastori nomadi dalle steppe. L'approfondimento delle nostre conoscenze archeologiche relative alle espansioni dei pastori nomadi potrebbe essere un fattore critico per saggiare queste ipotesi in modo più convincente di quanto si possa fare oggi.

5.13 RIASSUNTO DELLA STORIA GENETICA DELL'EUROPA

L'Europa è il continente meglio studiato dal punto di vista genetico, e tuttavia è possibile ricostruire solo una piccola parte della sua storia genetica, che copre un periodo di almeno 40 000 anni. Le documentazioni scritte forniscono informazioni solo per gli ultimi 3000 anni, poco più in alcune zone e meno in altre. Il periodo che presenta maggiori difficoltà è quello iniziale; noi preferiamo supporre che l'ibridazione con gli uomini di Neandertal non sia stata rilevante, ma anche questo è messo in discussione da alcuni paleoantropologi. L'anomalia nell'Europa orientale, che si osserva nella mappa della terza componente principale, potrebbe essere dovuta a eventi diversi, alcuni dei quali sono stati suggeriti nel precedente paragrafo. Si potrebbe aggiungere una possibile mescolanza con uomini di Neandertal: le sole mappe sintetiche non sono sufficienti per pronunciarsi a favore o contro questa possibilità. L'ordine di importanza delle componenti principali, e quindi delle mappe sintetiche, non è determinato da un ordine temporale, ma dalla loro capacità di spiegare la massima variabilità genetica possibile. Un'analisi ad alta risoluzione del DNA mitocondriale in Europa potrebbe forse consentire di identificare, da linee filogenetiche antiche e indipendenti, la presenza di antenati neandertaliani. Qualora tuttavia si accetti, come fa la maggior parte dei paleoantropologi, che il primo sviluppo dell'uomo moderno fuori dall'Africa si sia verificato nell'Asia occidentale, sarebbe sorprendente se gli uomini moderni fossero arrivati nell'Europa occidentale senza aver subito una trasformazione nel passaggio attraverso l'Europa orientale, nel caso di una mescolanza significativa con i Neandertal locali. È quindi ragionevole pensare che si sia verificata un'espansione pressoché indisturbata degli uomini moderni da qualche zona dell'Asia occidentale verso l'Europa occidentale, in un periodo risalente a 40 000÷30 000 anni fa, a meno che, per altri motivi, non si preferiscano spiegazioni meno probabili.

In alcune regioni dell'Europa, in particolare a occidente, le condizioni di vita erano favorevoli allo sviluppo di forti culture locali, di cui gli archeologi hanno trovato tracce notevoli, soprattutto nella Francia occidentale. Qualunque sia stato lo sviluppo precedente, al culmine dell'ultima glaciazione, intorno a 18000 anni fa, il popolamento dell'Europa era sicuramente limitato alle regioni sudoccidentali, meridionali e sudorientali. Ciò potrebbe avere determinato un forte isolamento dei paleolitici della Francia sudoccidentale e, forse, della penisola iberica, il che ci aiuterebbe a capire lo sviluppo di alcune idiosincrasie genetiche locali. A quel tempo e in quelle zone era possibile un forte effetto di deriva genetica, date le esigue dimensioni della popolazione e l'alto grado di isolamento. Un esempio è costituito dalla frequenza molto alta del gene *RH*-negativo tra i Baschi, che ancor oggi raggiunge il 55%, e dalle frequenze anomale di molti altri geni. È pressoché inevitabile che i Baschi abbiano subito un'ibridazione con popolazioni arrivate nell'area in epoca posteriore. Se intorno a 7000 anni fa, prima del contatto con i neolitici, i Baschi avessero avuto una frequenza del gene *RH*-negativo del 100% (assumendo l'assenza di selezione naturale, che complicherebbe i calcoli), sarebbe stato sufficiente un modesto contributo genico a ogni generazione per abbassare la frequenza genica all'attuale valore. Ovviamente le considerazioni ricavate da un solo gene non sono sufficienti, ma i Baschi differiscono dalle popolazioni vicine per molti altri geni.

Nel tardo Paleolitico, le lingue parlate in Europa potrebbero essere state del tipo rappresentato ancora nelle regioni basche e caucasiche, e si è portati a supporre che lingue di questa famiglia fossero parlate dai primi uomini moderni arrivati in Europa. Molti linguisti sono convinti che le lingue si evolvono troppo velocemente perché si possano identificare relazioni esistenti in epoche così remote. Recenti risultati, sebbene preliminari (riesaminati in Ruhlen, 1990) indicano che questo scetticismo è ingiustificato. È chiaro che occorre un'indagine approfondita delle relazioni tra le lingue antiche, così che tali relazioni possano ispirare una fiducia condivisa.

Benché sia difficile escludere l'eventualità che l'espansione delle popolazioni di lingua protocaucasica (protobasca) sia avvenuta dopo la prima diffusione degli uomini anatomicamente moderni in Europa, non vi sono ragioni per postulare altre radiazioni fino a quando non se ne avranno prove. Anche se gli uomini moderni che si diffusero in Europa nel periodo tra 40000 e 30000 anni fa parlavano una lingua di tipo caucasico, non è detto che essa abbia avuto origine nel Caucaso. È più probabile che, per le sue caratteristiche ambientali e geografiche, il Caucaso sia una delle poche aree adatte a consentire la sopravvivenza di lingue antiche. È chiaro che stiamo ponendo domande cui è molto difficile – se non impossibile – dare riposta, e non sappiamo se mai risposta vi sarà; in ogni caso, un'indagine approfondita delle popolazioni caucasiche sembra urgente.

Via via che ci si avvicina a tempi più recenti, la situazione si fa meno confusa: tra 10000 e 6000 anni fa, l'Europa subì una radicale trasformazione in seguito alla lenta diffusione delle tecniche agricole a opera degli agricoltori neolitici provenienti dal Medio Oriente, in particolare dall'Anatolia. Secondo Renfrew (1987) questa espansione avrebbe introdotto in Europa le lingue indoeuropee, ma tra i linguisti l'ipotesi è molto dibattuta. La diffusione lenta e graduale degli agricoltori dal Medio Oriente causò un profondo cambiamento del quadro genetico europeo, determinando il gradiente multigenico più importante e regolare osservato in questo continente. La persistenza di tale gradiente per un periodo di tempo molto lungo, e nonostante i molti altri eventi successivi, non ci sorprende, perché i gradienti lineari sono assai stabili e perché l'analisi mediante le mappe sintetiche permette di distinguere facilmente altri gradienti non manifesti.

Un'interpretazione della seconda mappa sintetica è che questa rappresenti la differenziazione genetica tra le popolazioni di lingua uralica e quelle di lingua indoeuropea, assumendo che la famiglia delle lingue uraliche abbia avuto origine in una popolazione insediata in una zona non molto distante dalla regione artica, ai confini tra l'Europa e l'Asia. L'origine genetica di questa popolazione potrebbe essere stata caucasoide o orientale. Certamente vi fu un diverso grado di mescolanza nelle diverse regioni: principalmente orientali a est degli Urali e, almeno inizialmente, anche nella Scandinavia settentrionale, mentre in Finlandia e nella Russia settentrionale e centrale è forte la componente caucasoide. Il contributo orientale potrebbe essere responsabile dell'adattamento biologico e culturale al clima polare.

La più semplice interpretazione della terza e della settima mappa sintetica è che queste siano associate all'espansione della cultura dei kurgan che, secondo la Gimbutas, diffuse le lingue indoeuropee in Europa. Tale ipotesi potrebbe non contrastare con quella di Renfrew che le lingue indoeuropee siano giunte dall'Anatolia con gli agricoltori neolitici; infatti questa prima diffusione potrebbe avere introdotto lingue indoeuropee nella regione in cui successivamente si sviluppò la cultura dei kurgan, a nord del Caucaso e del Mar Nero. Qui sviluppi tecnologici associati all'uso del cavallo e di carri con ruote trainati da buoi fecero da stimolo a una espansione secondaria di popolazioni di lingua indoeuropea.

Le mappe sintetiche di livello inferiore informano su altre possibili espansioni da diverse regioni vicine al Mar Nero, al Caucaso, alla Grecia e altre ancora. A queste configurazioni potrebbero associarsi molti accadimenti preistorici e storici, ma al momento sembra difficile fare una scelta precisa per la maggior parte di essi. Sono necessarie maggiori informazioni archeologiche e indagini genetiche più approfondite, in quanto le mappe sintetiche di livello inferiore sono statisticamente meno informative.

Nonostante la considerevole differenziazione linguistica, le regioni dell'Europa centrale mostrano una sostanziale omogeneità genetica. Vi sono peraltro, indiscutibilmente, distinzioni più sottili, che possono essere messe in luce mediante l'uso di nuovi metodi di analisi (Barbujani e Sokal, 1990). Le nazioni europee sono perlopiù sufficientemente antiche perché sia accaduto che le barriere politiche e linguistiche (spesso coincidenti) abbiano favorito un certo grado di endogamia locale, all'interno dei confini sociopolitici e linguistici. La diversità linguistica potrebbe avere ulteriormente contribuito alla differenziazione genetica, riducendo la probabilità di migrazioni attraverso le barriere linguistiche, che spesso coincidono con quelle fisiche e/o politiche e sociali. Tuttavia molte differenze linguistiche in Europa sono relativamente recenti, e poco si sa di quelle relative, ad esempio, a 3000 anni fa. Al contrario, le maggiori differenze genetiche in Europa riflettono eventi più antichi, e fenomeni che si verificarono nel Paleolitico e nel Neolitico determinarono le strutture più importanti percepibili dalle mappe sintetiche.

Alcune popolazioni europee sono anomale dal punto di vista genetico: qualcuna potrebbe realmente discendere da popolazioni antiche (cioè essere un «relitto genetico»), altre sono forse il risultato dell'azione della deriva genetica. In entrambi i casi è necessario e ragionevole supporre un isolamento genetico quasi totale. Talora, però, entrambi i meccanismi hanno contribuito a generare le anomalie osservate. La condizione insulare della Sardegna e dell'Islanda ne ha favorito la diversificazione genetica. L'origine degli Islandesi è abbastanza recente da permettere di rilevare in modo chiaro la loro derivazione storica e genetica dai Norvegesi. Più oscura, invece, appare l'origine dei Sardi, che è circa dieci volte più antica e in cui probabilmente l'effetto del fondatore ha avuto un ruolo più importante. Anche se la colonizzazione dell'isola da parte dei Fenici e dei Cartaginesi contribuisce a spiegare la somiglianza con i Libanesi, è probabile che vi siano anche componenti più remote: neolitiche – collegate quindi al Medio Oriente – e anche paleolitiche. L'isolamento culturale dei Baschi, sostenuto anche dalla loro determinazione a mantenere la propria lingua e la propria cultura, ha contribuito a preservare alcune loro peculiarità genetiche presumibilmente originarie, rese forse più complesse da una successiva deriva genetica. I Baschi sono l'unica popolazione europea che potrebbe aspirare alla posizione privilegiata di protoeuropea. I Lapponi sono, invece, la popolazione con più differenze rispetto agli altri europei, in parte a causa della mescolanza con popolazioni esterne, in parte per l'estremo isolamento ecologico e culturale. Altri segni meno marcati di antiche differenze permangono, ad esempio, in alcune regioni della Francia, dell'Italia e della penisola iberica – i soli luoghi dove abbiamo potuto effettuare un'analisi più approfondita. Uno studio più particolareggiato di tali popolazioni, in special modo dei discendenti di Liguri, Etruschi e Osco-Umbri potrebbe essere illuminante.

L'analisi delle strutture genetiche mostra che, nonostante un effetto di «smussamento» dovuto alla continua migrazione locale, vi è una notevole persistenza delle antiche differenze e una meno vivace produzione di nuove. Di solito, sono pochi indizi quelli che ci permettono di associare tali strutture a eventi storici o preistorici. Talvolta, però, le coincidenze osservate tra le distribuzioni geografiche dei geni e le testimonianze archeologiche sono così sorprendenti che sarebbe irragionevole rifiutarle alla leggera. Le distribuzioni genetiche dell'Europa osservate nelle mappe sintetiche sono altresì riproducibili, in quanto confermate almeno in un caso dalla ripetizione dell'analisi con un numero maggiore di geni e da altri approcci indipendenti.

6

AMERICA

6.1 GEOGRAFIA E AMBIENTE

L'America settentrionale e quella meridionale coprono rispettivamente il 16% e il 12% della superficie terrestre; l'area totale è di poco minore rispetto a quella del continente più vasto, l'Asia, che comprende il 29% di tutta la superficie del globo. La popolazione complessiva attuale del continente americano costituisce però soltanto il 14% circa (inclusi i non aborigeni) degli abitanti del mondo, meno di un quarto della popolazione asiatica (pari al 60%). Al tempo della scoperta dell'America, la popolazione era al confronto molto minore, ma in proposito non si hanno informazioni precise. In quel periodo, solo in Messico e nelle Ande settentrionali e centrali si aveva una densità di popolazione considerevole. Dopo il 1492 si verificarono tre fondamentali mutamenti demografici (McEvedy e Jones, 1978). La popolazione indigena diminuì pressoché ovunque, fino a costituire, oggi, circa il 5% della popolazione totale (la percentuale è molto inferiore nell'America settentrionale); in molte aree si verificarono ampie mescolanze tra aborigeni e colonizzatori e oggi la popolazione meticcia può raggiungere circa il 20% di quella complessiva. Gli immigrati bianchi e i loro discendenti giunsero a rappresentare l'assoluta maggioranza della popolazione nell'America del Nord (Stati Uniti e Canada) e nella parte più meridionale dell'America del Sud. A partire dal 1650 ebbe inizio la tratta degli africani da utilizzare come schiavi nelle piantagioni, e questi in molte zone, soprattutto del Brasile, aumentarono di numero; i discendenti degli schiavi rappresentano ora il 15%÷20% della popolazione americana globale: una stima molto imprecisa, data l'ampia ibridazione verificatasi. Concentreremo il nostro interesse sulle popolazioni indigene vissute in America prima del 1492 iniziando, come di consueto, dalla descrizione dell'ambiente.

America settentrionale Due catene di montagne con altitudini molto diverse si estendono lungo le coste a oriente e a occidente dell'America settentrionale: a est gli Appalachi sono stati appiattiti in maniera considerevole dall'erosione, mentre a ovest le catene montuose raggiungono i 6194 metri del monte McKinley. Esse si snodano dall'Alaska al Messico, e nella regione in cui hanno la massima estensione, all'altezza del quarantesimo parallelo, coprono circa un terzo dell'ampiezza del continente. Il resto dell'America settentrionale è perlopiù pianeggiante: lo scudo centrale ha un'altitudine media, nella regione interna, di 427 m, mentre declina sia a nord, verso la baia di Hudson, sia a sud e sudest in direzione dei bassipiani e della regione dei Grandi Laghi. Le zone settentrionali dei bassipiani sono state segnate da morene accumulate dall'avanzamento dei ghiacciai durante quattro glaciazioni, mentre la regione meridionale, rimasta priva di ghiacci, è stata modellata dai fiumi, il più importante dei quali è il Mississippi.

Il continente si estende in latitudine da 65° a 2°÷3° sopra l'equatore, e dunque il clima e la vegetazione sono molto differenziati. La regione artica è in gran parte un deserto freddo: la temperatura supera il punto di congelamento solo per due mesi all'anno. A sud di questa regione, nel Canada meridionale, il clima è temperato e freddo con inverni gelidi, brevi primavere ed estati calde e moderatamente umide. La porzione continentale degli Stati Uniti è caratterizzata da inverni freddi o miti, a seconda della latitudine, e da estati calde con piogge abbondanti. Gli Stati Uniti occidentali hanno un clima molto secco a eccezione della costa che gode, soprattutto a sud, di un clima mediterraneo. La temperatura dell'America centrale varia poco con le stagioni; le condizioni climatiche sono miti con abbondanti precipitazioni – salvo nelle aree interne che possono essere molto aride.

Due terzi dell'America settentrionale erano un tempo ricoperti da foreste costituite da piante di specie diverse, a seconda della temperatura e del grado di umidità. Il resto del continente è caratterizzato da un clima più secco, con praterie o deserti. Nelle Grandi Pianure dell'America settentrionale le praterie con erba alta costituirono per molti millenni l'ambiente naturale del bisonte. Le savane tropicali si trovano quasi esclusivamente in alcune parti dell'America centrale, mentre la zona settentrionale è perlopiù desertica (la foresta tropicale si estende nei bassipiani meridionali). La carta della vegetazione dell'America settentrionale (fig. 6.1.1) illustra le condizioni climatiche e le diverse zone ecologiche.

America meridionale Per certi aspetti, l'America meridionale è l'immagine speculare dell'America settentrionale. Anche qui le montagne occidentali, che costeggiano il Pacifico, raggiungono altezze notevoli; vanno dall'estremo Nord all'estremo Sud del subcontinente e sono più estese al centro. A est altipiani antichi e piatti sono localizzati nella Guyana settentrionale e nel Brasile meridionale. Fra quegli altipiani si trova un vasto bassopiano, il bacino amazzonico, che occupa tutta la parte nordorientale del continente ed è ricoperto da foreste pluviali tropicali, in cui le condizioni climatiche sono caratterizzate da precipitazioni abbondanti e minime variazioni di temperatura e piovosità durante l'anno. Una frazione relativamente esigua del bacino (circa il 10%) si presta assai bene all'agricoltura: è la *varzea* che, inondata ogni anno dai fiumi in piena, non rimane però sempre sommersa ed è così fertilizzata naturalmente. Il resto del territorio (*terra firme*) è invece me-

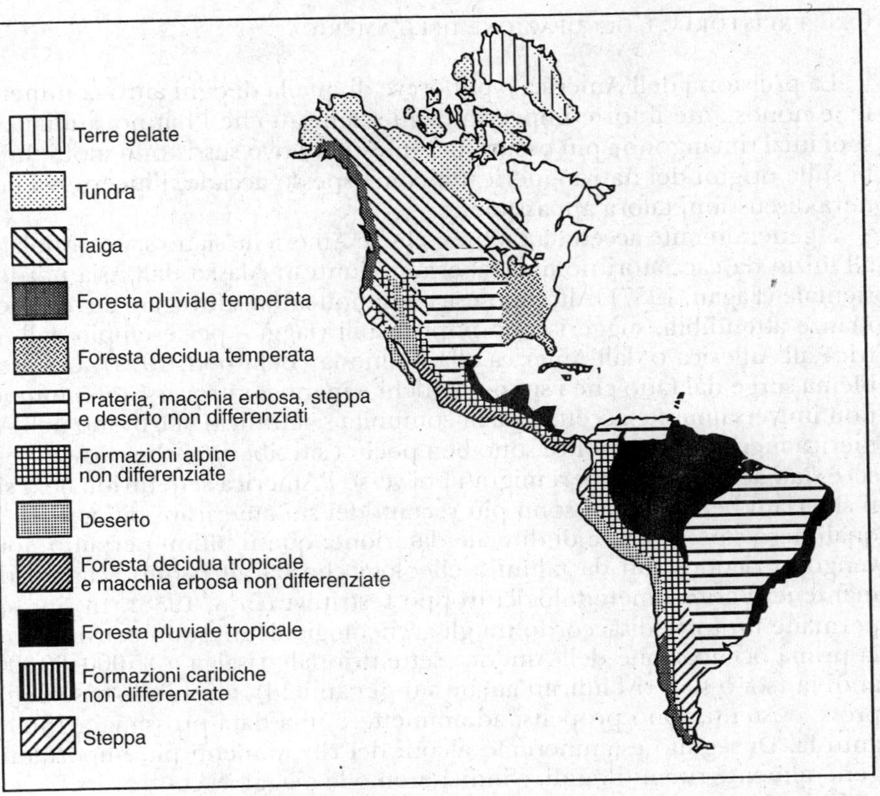

Fig. 6.1.1 Distribuzione della vegetazione in America. Da Jennings (1983).

no adatto all'agricoltura. Dove le precipitazioni sono meno abbondanti, la temperatura è più elevata e si avvicendano le stagioni. Il paesaggio è caratterizzato dalle savane tropicali tipiche del bacino dell'Orinoco, a nordovest dell'Amazzonia nell'altopiano brasiliano. A sud incontriamo una foresta arida, e nella regione ancora più meridionale il bacino di un altro grande fiume, il Paraná. Le praterie più estese sono le *pampas* dell'Argentina settentrionale che confinano a sud con il deserto della Patagonia.

Nelle Ande il clima e la flora variano in base all'altitudine e alle condizioni locali: si va da foreste tropicali a distese erbose con piante di bassa e media altezza (*paramos*), nonché a steppe (*puna*) che raggiungono il limite delle nevi. All'estremità meridionale del continente, a 56° di latitudine, vi sono ghiacciai e montagne, e il clima si mantiene molto rigido.

6.2 PREISTORIA: L'OCCUPAZIONE DELL'AMERICA

La preistoria dell'America è più breve di quella di ogni altro continente, e nonostante il forte impegno degli scienziati che l'hanno studiata, i suoi inizi rimangono i più oscuri. Per questo motivo sussistono molti dubbi sulle origini dei nativi americani: come spesso accade, l'incertezza genera discussioni talora appassionate.

È generalmente accettata l'ipotesi che le Americhe siano state popolate all'inizio da cacciatori nomadi siberiani giunti in Alaska dall'Asia nordorientale (Fagan, 1987). Altre ipotesi, comunque non suffragate da testimonianze attendibili, suggeriscono improbabili viaggi – per esempio dall'Africa all'America o dall'America alla Polinesia (Bellwood, 1979). Un problema sorge dal fatto che i siti più antichi e meno controversi (comunque non universalmente accettati dalla comunità scientifica) si trovano nell'America meridionale. Inoltre sono ben pochi i siti siberiani che possono essere stati abitati da pionieri migrati poi verso l'America settentrionale. I siti siberiani ben accertati sono più recenti dei siti americani più antichi, i quali però sono pochi e di difficile datazione: questi ultimi pertanto non vengono riconosciuti da taluni archeologi che da altri sono accusati di mantenere criteri metodologici troppo restrittivi (Bray, 1988). In sintesi, permane un forte disaccordo tra gli archeologi: alcuni sono convinti che la prima occupazione dell'America settentrionale risalga a 35 000÷30 000 anni fa (sono stati rivendicati anche siti più antichi), altri, sulla base delle prove esistenti, sono propensi ad ammettere una data prossima a 15 000 anni fa. Di seguito esamineremo alcuni dei ritrovamenti più importanti, generalmente ritenuti validi, e indicheremo le maggiori controversie.

Vi è un sostanziale accordo sul fatto che in America mancano testimonianze relative a *Homo sapiens* arcaico o a ominidi più antichi. Tutte le datazioni di siti americani comunemente accettate sono successive alla scomparsa dell'uomo di Neandertal in Europa e nell'Asia nordorientale; non esistono ritrovamenti a testimonianza della migrazione verso l'America di ominidi che precedettero gli uomini anatomicamente moderni.

L'ultima glaciazione si verificò 30 000÷13 000 anni fa, con un picco intorno a 18 000 anni fa; nel periodo in cui si suppone si sia verificata la migrazione dalla Siberia, la geografia e le condizioni ambientali dell'America e dell'Asia settentrionali erano diverse da quelle attuali. Alla fine dell'era glaciale (fig. 6.2.1), i ghiacciai ricoprivano quasi tutto il Canada e parte delle regioni settentrionali e centrali degli Stati Uniti. Nell'America settentrionale i climi temperati e tropicali si estendevano a latitudini molto inferiori rispetto a quelle attuali. La foresta tropicale era meno estesa, soprattutto nell'America meridionale.

Si suppone che, tra il limite orientale delle Montagne Rocciose e gli immensi ghiacciai che ricoprivano le regioni centrali e orientali del Canada, sussistesse un corridoio libero dai ghiacci in cui le condizioni ambientali erano moderatamente rigide. Rappresentò un elemento forse più importante il fatto che, nel periodo in cui si suppone sia avvenuto l'attraversamento dalla Siberia, la linea costiera fosse più bassa poiché parte dell'acqua era trattenuta nei ghiacci polari. Ciò fece emergere la

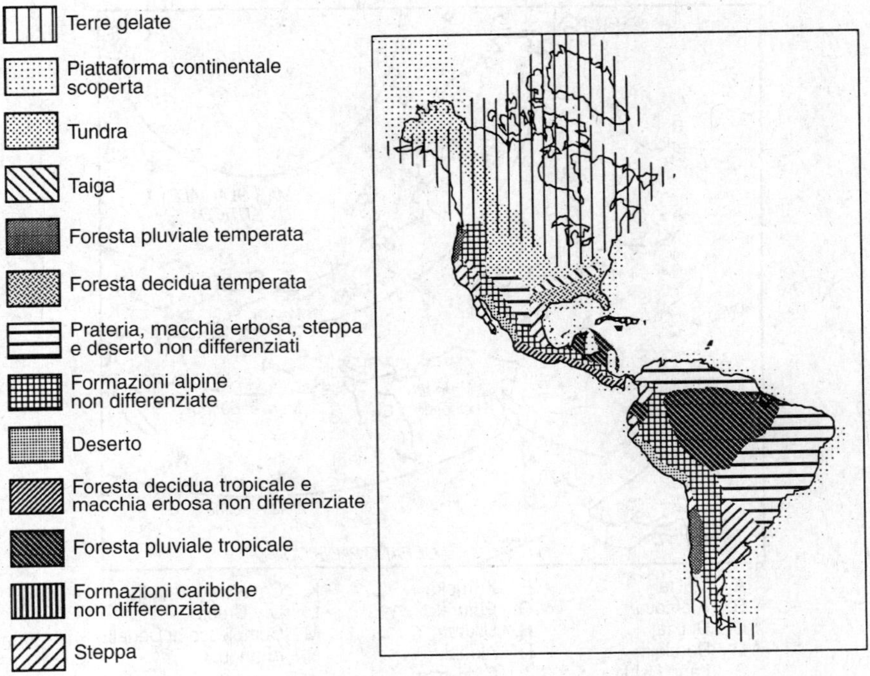

Fig. 6.2.1 Zone ecologiche in America circa 15 000 anni fa. Da Jennings (1983).

piattaforma continentale lungo le coste e causò la temporanea scomparsa dello stretto di Bering, sostituito dalla cosiddetta Beringia, un ponte di terra vasto e piatto, che dovrebbe essere esistito tra 25 000 e 15 000 anni fa. Non è ben chiaro quali fossero le condizioni ambientali in Beringia: probabilmente era una terra priva di alberi ad alto fusto con una vegetazione costituita da erba, betulle nane e cespugli, un mosaico di steppa e tundra. Il clima era freddo e asciutto con forti venti invernali; ciò nonostante erano presenti mammut, bisonti, cavalli, antilopi e animali più piccoli (Fagan, 1987; Schweger, 1990). Il passaggio tra i due continenti fu certamente favorito dal ponte di terra, senza il quale l'attraversamento si sarebbe dovuto effettuare per mezzo di imbarcazioni. Reperti archeologici relativi a un attraversamento via mare sono sempre difficili da trovare e in questo caso non ne sono stati rinvenuti.

Le condizioni che permisero il passaggio dall'Asia all'America attraverso la terraferma si mantennero per qualche tempo e possono avere favorito migrazioni di gruppi diversi in periodi differenti: alcuni via terra, altri lungo le coste. Probabilmente in Beringia il clima non era molto confortevole, anche se magari non diverso da quello delle terre siberiane di origine: simili condizioni possono avere spinto quei popoli a proseguire il viaggio verso le regioni orientali e, infine, meridionali.

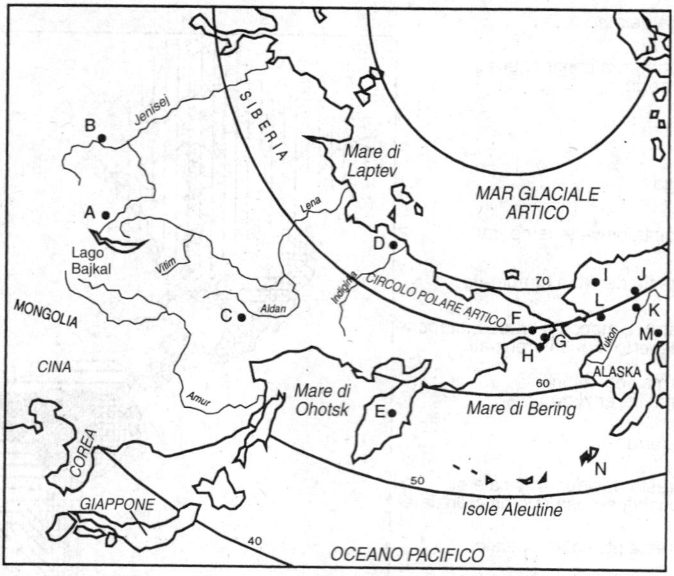

A. Mal'ta
B. Afontova
C. Djuktaj
D. Berelekh
E. Lago Ushki
F. Kurupka
G. Puturak
H. Ulkhum
I. Akmak
J. Old Crow
K. Caverne di Bluefish
L. Dry Creek
M. Complesso di Denali
N. Anangula

Fig. 6.2.2 Siti archeologici paleolitici in Siberia e Alaska. Da Fagan (1987) e Dikov (1988).

Sono molti i siti siberiani da cui possono essere provenuti gli antenati dei primi americani.

1) Circa 20 000 anni fa, nelle zone di Mal'ta e Afontova, nella Siberia meridionale (fig. 6.2.2) vivevano cacciatori di renne e mammut simili ai cacciatori di mammut delle steppe russe occidentali a nord del Mar Nero; tra gli ultimi, quelli di cui si hanno notizie più precise vivevano a Mezirich sullo Dnepr 18 000÷14 000 anni fa (Fagan, 1987). Alcuni dei loro strumenti sono simili alle «microlame» usate in quello stesso periodo nell'Asia nordorientale.

2) Nella grotta situata vicino a Djuktaj (o Diuktai), presso il fiume Aldan, affluente della Lena, è stata rinvenuta una cultura che risale a 14 000÷12 000 anni fa. A quel tempo si era già diffusa anche all'estremo Nord fino al Mar Glaciale Artico dove, alla latitudine di 71°, in una località chiamata Berelekh, fu rinvenuto un cimitero di mammut. Lo scopritore di tale cultura – J.A. Mocanov – ritiene che i suoi primordi siano anteriori e fa provenire quei popoli dalla Cina settentrionale. La gente di Djuktaj usava microlame ma, a differenza della gente di Mal'ta, costruiva anche strumenti bifacciali (Fagan, 1987). Le microlame venivano innestate su un manico d'osso, di legno o di corno, e apparvero nella Cina settentrionale 30 000÷15 000 anni fa; divennero comuni in Giappone e forse in Corea alla fine di questo periodo.

3) Un terzo sito archeologico è costituito dal lago Ushki in Camciatca, dove le datazioni più antiche risalgono al 14 000 a.C. Le prime culture

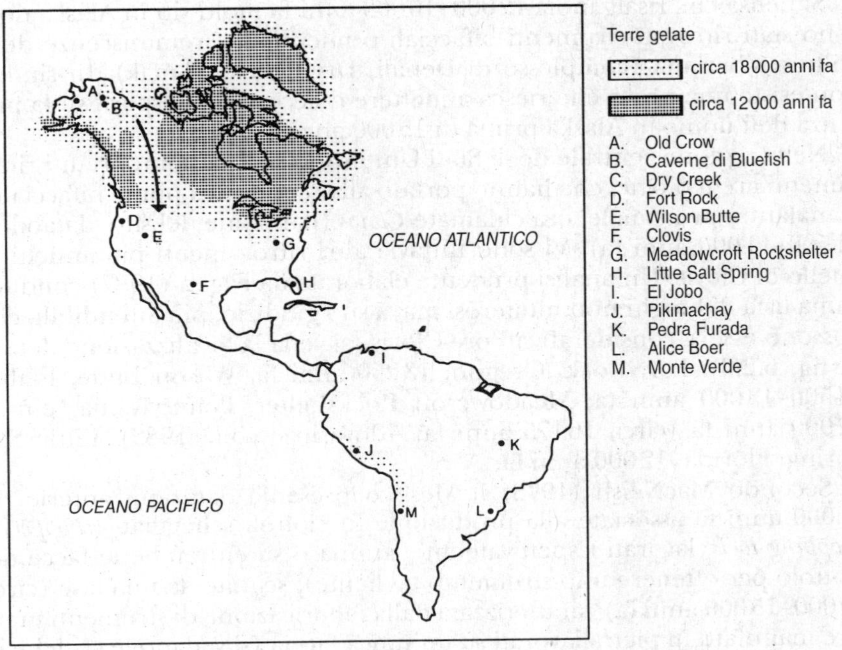

Fig. 6.2.3 Siti paleoindiani in America. Da Fagan (1987) e Guidon (1987).

Ushki usavano lance con punte litiche e forse archi e frecce. La tarda cultura Ushki (12000÷10000 a.C.), simile alla cultura Djuktaj ma più avanzata, presenta alcune peculiarità. La tomba di un cane husky datata 11000 anni fa è il più antico ritrovamento di un cane addomesticato nelle regioni nordiche, e può collegarsi all'uso di slitte. Si ritiene che molti siti nella penisola dei Ciukci, all'estremo Nord (fig. 6.2.2), appartengano alla tarda cultura Ushki e siano intermedi ai siti dell'Alaska (Dikov, 1988).

Nell'America settentrionale lo scenario archeologico più antico include siti in Alaska centrale (fig. 6.2.2), negli Stati Uniti continentali (nelle zone in quel periodo non ghiacciate) e in Messico (figg. 6.2.2, 6.2.3). Gli utensili ritrovati nel bacino di Old Crow nello Yukon settentrionale (Canada), vicino all'estremità superiore dell'Alaska, sono indubbiamente di fabbricazione umana, ma la datazione che si attribuisce a essi (27000 anni) è messa in discussione in quanto determinata sulla base di ossa animali: non tutti gli esperti concordano sul fatto che essi siano stati effettivamente «modificati» da esseri umani. Un manufatto ricavato da ossa, al quale inizialmente era stata attribuita una data anteriore, è stato poi postdatato a 13900 anni fa. Nelle caverne di Bluefish, un altro sito vicino a Old Crow, sono state rinvenute ossa che risalgono a 15500 e 12000 anni fa, oltre a manufatti, incluse microlame simili a quelle della grotta di Djuktaj. Da uno degli strati più profondi delle caverne di Bluefish sono stati portati alla luce frammenti di ossa che si possono far risalire a 10000÷8000 anni prima, ma i segni della presenza umana non sono così chiari come per gli strati successivi.

Si pensa che risalgano a 12000÷10000 anni fa molti siti in Alaska dove sono stati ritrovati strumenti bifacciali o microlame, reminiscenze della cultura siberiana (complesso di Denali, Dry Creek, Akmak). In sintesi, non esiste una prova che riesca a mettere d'accordo gli esperti sulla presenza dell'uomo in Alaska prima di 15000 anni fa.

Nella regione centrale degli Stati Uniti sono stati fatti importanti ritrovamenti archeologici che hanno portato alla scoperta di punte bifacciali a scanalatura prossimale, ora chiamate *Clovis* (dal nome del sito, databile a 11500÷11000 anni fa). Vi sono tuttavia altri ritrovamenti più antichi di quello di Clovis. Un'analisi prudente elaborata da Fagan (1987) conduce a una lista di luoghi non numerosi ma, a suo giudizio, più attendibili, che possono essere considerati siti pre-Clovis (si veda la localizzazione dei siti in fig. 6.2.3): Fort Rock, Oregon, 13250 anni fa; Wilson Butte, Idaho, 14500÷13000 anni fa; Meadowcroft Rockshelter, Pennsylvania, più di 12000 anni fa (circa 16175 anni fa; Adovasio e coll., 1982); Little Salt Spring, Florida, 12000 anni fa.

Secondo MacNeish (1978) il Messico presenta datazioni anteriori a 30000 anni fa associate alla produzione di ciottoli scheggiati (*choppers* e *chopping tools,* lavorati rispettivamente su una o su entrambe le facce del ciottolo per ottenere uno strumento tagliente), seguite da una fase (circa 30000÷15000 anni fa) caratterizzata dalla fabbricazione di strumenti in osso e manufatti in pietra lavorati su un'unica faccia (si vedano le critiche in Fagan, 1987). L'ipotesi che esistano datazioni anteriori a 15000 anni fa in Messico e America meridionale (si veda Lynch, 1990) è sostenuta anche da altri archeologi. Qui di seguito verranno citati i quattro principali esempi di datazioni più antiche riguardanti i siti dell'America meridionale.

Le grotte di Pikimachay in Perú constano di due insediamenti: uno più attendibile e recente che risale a 14000 anni fa e uno più antico, ma più incerto, risalente a 20000 anni fa.

Datazioni di 14200 ± 1150 anni fa per il sito Alice Boer nel Brasile centromeridionale sono più affidabili di quelle relative a strumenti più antichi contenuti in uno strato più profondo dello stesso sito, che risale a 40000÷20000 anni fa. La località di Pedra Furada nell'altopiano brasiliano nordorientale (Guidon, 1987) ha consentito di mettere in luce molti strati con segni collegabili all'insediamento umano, al più remoto dei quali è stata attribuita la datazione di 35000 anni fa. Monte Verde (situato nel Cile centromeridionale) è un insediamento aperto in perfetto stato di conservazione, i cui abitanti, cacciatori di mammut, vissero 12000÷14000 anni fa.

A questo punto, se non si è archeologi è difficile formarsi un'opinione definitiva, ma vi è ovviamente un profondo disaccordo anche tra gli specialisti. È comprensibile che si faccia scarso affidamento su datazioni ottenute con radiocarbonio soprattutto se si tratta di misure uniche, se sono affette da un grande errore standard, o se provengono da campioni che possono essere stati contaminati da materiale più antico. Altre frequenti obiezioni riguardano la stratificazione imperfetta o l'incertezza sull'insediamento umano e l'uso di utensili. Uno dei motivi di perplessità nell'accettare siti anteriori a 14000 o 15000 anni fa nell'America centrale e meridionale deriva, com'è ovvio, dal non aver trovato siti così antichi e attendibili nell'America settentrionale. L'ipotesi che un intervallo di tempo troppo breve separi l'occupazione dell'Alaska da quella dell'America meridionale non è un grande ostacolo, poiché in un periodo di 1000 anni le popolazioni di cacciatori nomadi potrebbero aver coperto distanze di molte migliaia di chilometri. In effetti si calcola che l'intero viaggio dall'estremo Nord all'estremo Sud potrebbe avere avuto una tale durata (Martin, 1973). Nell'accettare l'ipotesi di uno spostamento così rapido emerge un duplice problema: se avanzavano con tale velocità da nord a sud, attraverso un continente tanto vasto e vario, i cacciatori disponevano di poco tempo per adattarsi ai nuovi ambienti, e inoltre il loro tasso di riproduzione avrebbe dovuto essere molto elevato, per scongiurare una eccessiva dispersione (ed estinzione) nella loro corsa verso sud. Calcoli approssimativi indicano tuttavia che un movimento rapido non è da escludere (Cavalli-Sforza, 1986 *b*). Nell'ultimo paragrafo di questo capitolo saranno analizzati alcuni modelli che studiano le conseguenze genetiche di un avanzamento tanto rapido. È probabile che quei popoli abbiano potuto adattarsi ai nuovi ambienti con una certa facilità sfruttando la presenza delle stesse prede (mammut, mastodonti e forse altri animali) in ogni regione del continente. L'ipotesi che l'America meridionale sia stata occupata prima di quella settentrionale, da popoli provenienti dall'Oceano Pacifico o dall'Oceano Atlantico, è più difficile da accettare. Vi è una maggiore probabilità che le tracce di geni africani trovate nelle popolazioni attuali derivino da mescolanze con gli schiavi africani avvenute dopo il XVI secolo. Le isole del Pacifico più prossime all'America meridionale sono in realtà assai lontane e furono occupate solo molto tardi, negli ultimi 2000 anni.

Gli elementi essenziali della cultura Clovis, sviluppatasi circa 11 500 anni fa nelle Grandi Pianure dell'America settentrionale e durata circa 500 anni, non danno luogo a problemi di interpretazione e affidabilità. Quelle genti hanno lasciato a testimonianza luoghi dove furono macellati mammut e bisonti e in cui occasionalmente sono state trovate ossa di altri animali. I mammut furono uccisi con lance le cui estremità erano costituite dalle caratteristiche punte di pietra con scanalatura. Alle lance veniva impressa una spinta ulteriore mediante propulsori, noti come *atlatl*. Questa cultura fu sostenuta da una popolazione dispersa ed esigua. Mentre la sua origine è incerta, sappiamo che la sua fine coincise con la scomparsa dei mammut dalle pianure. Poco tempo dopo questi animali scomparvero del tutto in America come molti altri grandi mammiferi che si estinsero tra 12 000 e 10 000 anni fa – tra essi il mastodonte (un tipo di elefante), la tigre dai denti a sciabola, il cavallo, molti cammelli, il bradipo gigante e altri ancora (Grayson, 1987). Un grande mammifero sopravvissuto all'estinzione, che nelle Grandi Pianure era ancora molto diffuso fino a un centinaio di anni fa, è il bisonte.

Sulla scomparsa dei grandi mammiferi sono state date interpretazioni diverse: Martin (1973) ha visto la causa nello sterminio, iniziato nell'America settentrionale e proseguito nell'America meridionale, a opera di cacciatori che si spostavano per tutto il continente all'inseguimento di questi animali. Tale ipotesi è tanto suggestiva quanto semplicistica. Per molte estinzioni analoghe, verificatesi all'incirca nello stesso periodo in diverse parti del mondo, si è sempre fatto riferimento a stragi di animali. Benché, com'è verosimile, questa possa essere stata una delle cause, è probabile però che anche il cambiamento di clima nel periodo postglaciale abbia avuto un peso notevole, alterando in maniera profonda le condizioni ambientali. A sostegno di questa seconda teoria vi è l'estinzione di molte specie di uccelli nello stesso periodo, mentre i piccoli mammiferi sopravvissero spostandosi in altri territori. La migrazione verso nuovi ambienti più favorevoli rappresentò di certo una forma di adattamento alle mutate condizioni climatiche (Grayson, 1987) che era però impossibile per gli animali di grandi dimensioni. Il bisonte riuscì comunque a sopravvivere perché il suo sistema digerente gli permetteva di nutrirsi non solo dell'alta vegetazione che ricopriva le praterie arcaiche, ma anche dell'erba bassa che la sostituì nei periodi successivi alla glaciazione. Dopo la scomparsa del mammut, il bisonte divenne la principale risorsa per il cibo e altri prodotti (ossa, pelli, ecc.). Gli strumenti di caccia vennero alquanto modificati e al posto delle punte Clovis se ne utilizzarono altre di forma diversa. Si verificò una lenta evoluzione delle tecniche di caccia, ma nelle pianure il bisonte rappresentò per millenni la principale fonte di cibo. Fu l'uso dei cavalli e delle armi da fuoco, introdotto dai conquistatori spagnoli all'inizio del XVI secolo, a determinare un cambiamento drammatico. Il bisonte giunse quasi a estinguersi ed è stato salvato solo grazie all'intervento degli organi di stato che, all'inizio di questo secolo, ne hanno ordinato la protezione nelle riserve.

Qualunque sia stata la data del primo insediamento, nel periodo compreso tra 35 000 e 15 000 anni fa, è evidente che si sono verificate più migrazioni. Le testimonianze linguistiche e biologiche a sostegno di questa conclusione verranno analizzate a partire dal paragrafo 6.8.

La più antica migrazione dalla Siberia fu quella dei paleoindiani (ai quali si riferisce la discussione precedente), che determinò il popolamento dell'intero continente forse in seguito a una serie di ondate migratorie, oppure addirittura con un flusso continuo di arrivi. Le altre due migrazioni, entrambe successive a questa, portarono all'occupazione di aree settentrionali ben definite e più limitate.

Una migrazione, presumibilmente la seconda (15 000÷10 000 anni fa), viene designata con il nome della famiglia linguistica na-denè che comprende gli idiomi parlati da questi popoli, insediatisi nell'Alaska meridionale e sulle coste nordoccidentali dell'America settentrionale in un periodo forse solo di poco successivo all'arrivo dei paleoindiani. Molto più recentemente, all'inizio di questo millennio, alcuni gruppi di lingua nadenè si spostarono verso sud.

La terza migrazione fu quella degli Eschimo-Aleuti (circa 10 000 anni fa), che rimase circoscritta nell'ambito dell'habitat artico e subartico: gli Aleuti si stabilirono nelle isole Aleutine, mentre gli Eschimesi occuparono l'Alaska, le coste settentrionali dell'America del Nord e, successivamente, la Groenlandia. Nelle estreme zone nordorientali dell'ex URSS sono rimasti solo pochi Eschimesi, che si ritiene siano rientrati in Asia dalle Americhe e pertanto non dovrebbero essere considerati un gruppo aborigeno asiatico.

Sebbene le regioni asiatiche di provenienza dei Na-Denè e degli Eschimo-Aleuti in Asia non siano ancora state definite con precisione, sono forse più facili da individuare in base al quadro archeologico generale rispetto a quelle dei paleoindiani, in quanto l'incertezza sul tempo di origine di questi ultimi (35000÷15000 anni fa) potrebbe accompagnarci ancora più a lungo. È possibile che i Na-Denè e gli Eschimo-Aleuti abbiano avuto un'origine comune nel continente asiatico.

Dikov (1988) asserisce che la tarda cultura Ushki, risalente a 12000÷10000 anni fa e localizzata sulla costa orientale della Camciatca presenta somiglianze con le culture dell'Alaska e della Columbia Britannica e potrebbe aver contribuito alla cultura della popolazione eschimese o na-denè, o di entrambe. Dikov ha anche individuato a Puturak Pass, nella parte sudorientale della penisola dei Ciukci, in prossimità del Mare di Bering, una cultura con una tecnologia diversa rispetto a quella delle altre culture asiatiche, simile però a quella del sito Gallagher Flint nella catena di Brooks dell'Alaska settentrionale. Essa risale a 10549 ± 150 anni fa e presenta anche affinità con la cultura di Anangula, una piccola isola delle Aleutine vicino all'isola Umnak. La cultura di Anangula (datata 8700 anni fa) è la più antica tra quelle conosciute nelle isole Aleutine. Laughlin (1980) ritiene che sia gli Eschimesi sia gli Aleuti provengano da Anangula e che l'occupazione delle isole Aleutine sia iniziata da qui, con passaggi verso ovest e verso est. Gli insediamenti più antichi delle estremità occidentali e orientali della catena di isole risalgono a 3000 anni fa, ma è probabile che siti precedenti e più interessanti di questi popoli di pescatori e cacciatori di mammiferi acquatici siano sommersi. È stato anche ipotizzato (Laughlin, 1980) che la prima occupazione accertata di Anangula sia coincisa con la separazione delle popolazioni aleutine ed eschimesi. Fagan (1987), più cautamente, ha indicato una data anteriore a 4000 anni fa. Gli Aleuti, rimasti sulle isole che portano il loro nome, mantennero l'antica destrezza nel cacciare mammiferi marini, mentre gli Eschimesi, sviluppata la tecnica necessaria per attraversare le regioni artiche, divennero anche cacciatori di mammiferi terrestri (bue muschiato e caribù). Intorno al 1000 a.C. la cultura Dorset (Jennings, 1983) si estendeva dai Territori del Nord-Ovest, in Canada, alla baia di Hudson, fino in Labrador, Terranova e Groenlandia; non mancano tuttavia testimonianze di un'occupazione più antica di queste regioni da parte di una cultura pre-Dorset.

Rimane ancora da chiarire l'origine dei Na-Denè e degli Eschimo-Aleuti. Popoli di lingua na-denè occuparono le coste nordoccidentali del Pacifico in una sequenza temporale ancora non ben definita. Le isole Regina Carlotta, al largo delle coste della Columbia Britannica, furono abitate senza soluzione di continuità nel periodo compreso tra 7000 e 5000 anni fa, ma l'area potrebbe essere stata occupata già in epoche precedenti. Le popolazioni delle coste nordoccidentali svilupparono abitudini di vita peculiari, raggiungendo una densità molto alta soprattutto alle foci dei fiumi dove la pesca del salmone era più facile. All'epoca del contatto con gli europei, l'elevato livello della loro cultura faceva annoverare questi popoli tra quelli che meglio sapevano provvedere al proprio sostentamento; per questo motivo furono oggetto di studi classici di antropologia culturale.

Nel IX o X secolo d.C. alcune popolazioni vichinghe, provenienti dalla Norvegia e dall'Islanda, si insediarono sulle coste orientali della Groenlandia, ma nel XV secolo persero i contatti con le popolazioni europee e scomparvero. Forse in quel primo periodo, e probabilmente anche dopo l'insediamento dei Danesi in Groenlandia (a partire dal 1721), si verificò una mescolanza con popolazioni di origine europea.

In sintesi, permangono alcune controversie tra i paleoantropologi circa la prima occupazione delle Americhe: datazioni possibili variano tra 35 000 e 15 000 anni fa. Gli studiosi concordano invece sul fatto che questa prima migrazione abbia avuto luogo dalla Siberia attraverso la Beringia, e sia stata seguita da una rapida occupazione dell'intero continente da parte dei paleoindiani. L'occupazione seguente delle coste nordoccidentali dell'America del Nord si verificò in un periodo compreso tra 15 000 e 10 000 anni fa, ed è attribuita a popolazioni di lingua na-denè. La terza migrazione, avvenuta circa 10 000 anni fa o in un tempo successivo, condusse all'occupazione delle coste artiche da parte degli Eschimesi. La teoria delle tre migrazioni è stata proposta da Greenberg e coll. (1986); si veda anche Greenberg e Ruhlen (1992). Questa teoria, basata su informazioni di carattere linguistico e genetico e su reperti dentali, sarà analizzata nel seguito del capitolo. Alcuni linguisti (par. 6.8) si sono vigorosamente opposti all'interpretazione dei dati linguistici proposta da Greenberg (si vedano Ruhlen, 1987, 1991; Rass, 1991; Wright, 1991). Altri riferimenti bibliografici molto utili sono Kirk e Szathmary (1985), Aikens (1990), Ruhlen (1990) e i capitoli 54 e 55 della *Cambridge Encyclopedia of Archaeology*.

6.3 L'INIZIO DELL'AGRICOLTURA

L'evoluzione delle popolazioni umane nelle terre americane fu molto eterogenea. I cacciatori paleoindiani, occupato il continente con rapidità straordinaria, svilupparono a livello locale tecniche di caccia che in alcune zone furono praticate per millenni nonostante gli inevitabili e discontinui mutamenti culturali e gli spostamenti di gruppi di persone più o meno numerosi. Il periodo postpaleoindiano viene spesso denominato *Periodo arcaico* o periodo tardo di caccia e raccolta.

Il periodo di transizione da un'economia basata sul foraggiamento – cioè sulla caccia e sulla raccolta e, vicino ai corsi d'acqua, sulla pesca – a un'economia basata sulla produzione di cibo, chiamato a volte *Periodo formativo*, si sviluppò in momenti e in modi alquanto differenti nelle diverse aree. Nei periodi che precedettero lo sviluppo dell'agricoltura, o ai suoi inizi, la densità di popolazione aumentò in maniera notevole, stimolando progressi nella tecnica di produzione del cibo. Lo sviluppo dell'allevamento di animali e dell'agricoltura come fonte primaria di alimentazione, è stato un processo molto lento, soprattutto nelle Americhe, per ragioni che dipendono in parte dalle condizioni ecologiche, in parte dalla natura stessa dei soggetti addomesticati. In confronto all'Europa e all'Asia orientale, in questo continente la diffusione dell'agricoltura alle zone limitrofe fu più lenta e limitata. Al momento del contatto con gli europei, in regioni come il Messico e la parte occidentale dell'America del Sud, dove si erano sviluppati saldi imperi con una popolazione notevole, certe piante erano coltivate da almeno 10000 anni. In molte altre aree, invece, gruppi numerosi di aborigeni americani erano ancora dediti alla caccia e alla raccolta, in particolare gli indiani delle coste nordoccidentali dell'America del Nord, i Na-Denè, e quelli che abitavano la California. Tuttavia, al tempo del contatto con gli europei, in entrambe le aree si era raggiunta un'alta densità di popolazione, e si erano sviluppate società complesse, specialmente tra i Na-Denè. La densità e, secondo alcuni studiosi, la complessità della struttura sociale di questi popoli di cacciatori-raccoglitori erano maggiori rispetto ad altre parti dell'America settentrionale, dove le risorse disponibili erano minori e l'agricoltura, anche se in certa misura praticata, ebbe uno sviluppo limitato.

Probabilmente in America l'inizio dell'agricoltura è stato più tardivo che in Medio Oriente e in Cina. Già 9000 anni fa, in Medio Oriente l'agricoltura rappresentava un sistema economico molto complesso, basato sull'allevamento di animali e sulla coltivazione di piante esportabili in terre limitrofe con un sistema ecologico analogo. In Messico e nelle Ande settentrionali e centrali, le prime forme di agricoltura e di domesticazione si verificarono in un ambiente e con animali e piante perlopiù unici. Soltanto alcune – o forse nessuna – delle colture originali potevano essere esportate facilmente in una vasta area attorno a quella di origine prima di aver raggiunto un maggiore sviluppo, contrariamente a quello che si verificò in Medio Oriente per la coltivazione di frumento e orzo, e per l'allevamento di pecore, capre e bovini. In America inoltre l'agricoltura ebbe inizio in terre come il Messico centrale e la parte occidentale dell'America del Sud (principalmente Ecuador e Perú), che erano isolate o godevano perlopiù di condizioni climatiche uniche; l'altopiano messicano ha un clima temperato che non si estende alle regioni più aride a nord e alle foreste tropicali della parte meridionale.

Anche le Ande rappresentavano un ambiente unico, in cui le differenze estreme di altitudine a brevi distanze determinarono una grande varietà di piccole nicchie ecologiche, adatte ad attività economiche molto differenziate. Nel tempo, queste caratteristiche ambientali vennero sfruttate in modo intelligente adottando il cosiddetto «modello verticale», vale a dire la raccolta, la coltivazione di piante e l'allevamento di animali diversi a differenti altitudini, creando una rete complessa di commercio e comunicazioni per lo scambio dei prodotti. Si adottò anche un sistema di migrazione stagionale simile (ma non in tutto paragonabile) alla «transumanza» del Vecchio Mondo. Occorse tuttavia molto tempo prima che le condizioni politiche e sociali di quei popoli permettessero di utilizzare come fonte di ricchezza la straordinaria varietà ambientale.

Gli aborigeni americani coltivavano un gran numero di piante per usi diversi (Pickersgill e Heiser, 1977). Molte di queste, come il granturco, la patata e il pomodoro, una volta esportate in Europa, acquisirono un'importanza primaria nell'alimentazione. Altre piante americane, come la manioca, vennero esportate nell'Africa tropicale, e cambiarono radicalmente le abitudini alimentari locali. La prima pianta coltivata in America, almeno

9500 anni fa (ma forse già 11 000 anni fa), potrebbe essere stata la zucca a forma di bottiglia (detta anche caravazza) perché poteva essere utilizzata come contenitore per l'acqua (Lathrap, 1977). Il granturco era coltivato in Messico, a Tehuacán e Tamaulipas già 9500 anni fa, eppure inizialmente, e per molte migliaia di anni, ebbe poca rilevanza nella dieta. In origine le pannocchie erano molto più piccole di quelle attuali (circa un decimo); in seguito la loro dimensione aumentò con regolarità forse a causa di una selezione artificiale esercitata, consciamente o inconsciamente, dagli agricoltori che sceglievano le pannocchie migliori per la riproduzione. Al tempo della conquista spagnola del Messico l'agricoltura soddisfaceva una parte importante delle esigenze alimentari, e veniva integrata da prodotti della caccia e della raccolta. È più o meno arbitrario collocare intorno a 4000 anni fa il momento «critico» a partire dal quale l'agricoltura divenne la fonte primaria di cibo. A quel tempo, il raccolto del granturco era sufficiente per giustificare l'insediamento di una popolazione stanziale; ebbe allora inizio la lavorazione della ceramica, molto più tardi rispetto all'Europa e all'Asia, e quasi certamente in modo indipendente. In Messico si coltivarono ben presto anche i fagioli, le cui tracce più antiche risalgono a 10 500÷9000 anni fa: essi costituiscono un buon complemento alimentare del granturco, in quanto suppliscono alla mancanza di amminoacidi propria di questo cereale. Al granturco e ai fagioli si aggiunse la zucca: ecco la triade di alimenti che sta alla base della dieta degli indiani americani, nota per essere ben bilanciata dal punto di vista nutrizionale. La patata provenne probabilmente dalla Colombia (10 000 anni fa). Il cotone era coltivato per le sue caratteristiche tessili. La maggior parte di queste colture non poteva essere praticata in ambienti tropicali quali le pianure dell'America meridionale, dove invece venne coltivata la manioca, diffusasi in seguito in altre zone tropicali al di fuori del continente americano.

Gli animali domestici erano pochi; la carne di cane veniva comunque utilizzata come cibo forse già 6000 anni fa. Il tacchino comparve in Messico a partire dal 300 a.C. Nelle Ande centrali erano molto diffusi alcuni camelidi domestici (lama e alpaca), sempre più frequentemente utilizzati negli ultimi 8000 anni come mezzo di trasporto e come fonte di cibo. Il porcellino d'India venne addomesticato in Colombia e in Perú per scopi alimentari, probabilmente negli ultimi 4000 anni. La figura 6.3.1 illustra i siti relativi ai primi reperti di allevamento e coltivazione in America (Bray, 1980).

All'epoca del primo contatto con gli europei, gli indigeni americani erano ancora all'Età della Pietra: gli unici metalli ampiamente utilizzati, oro e argento, lo erano quasi esclusivamente per scopi ornamentali. Il rame locale serviva a produrre armi e ornamenti. Ciò nonostante, prima dell'insediamento dei conquistatori europei, in Messico e in Perú si erano sviluppati due vasti imperi con un gran numero di abitanti. In altre regioni invece la densità di popolazione era ancora bassa, benché nel corso degli ultimi millenni fosse cresciuta a partire dai valori minimi del periodo iniziale. L'alta mobilità dei paleoindiani permise loro di occupare molto rapidamente l'intero continente, anche se in seguito la popolazione crebbe con ritmo moderato fino agli ultimi due o tre millenni, e aumentò quasi esclusivamente nelle aree in cui in precedenza si era avuto un notevole svi-

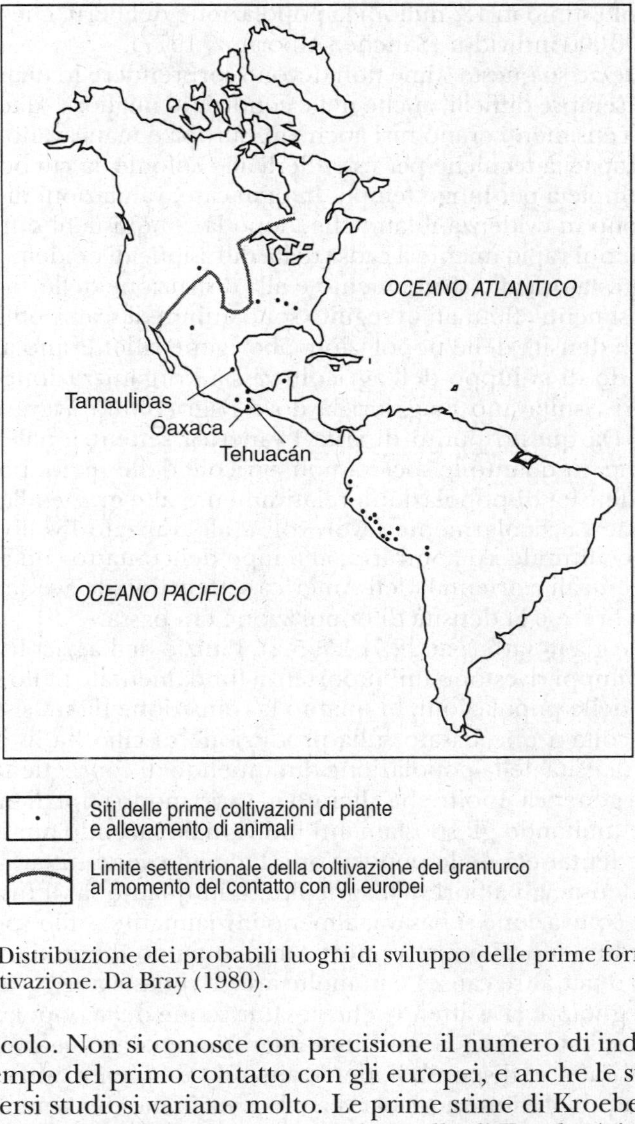

Fig. 6.3.1 Distribuzione dei probabili luoghi di sviluppo delle prime forme di allevamento e coltivazione. Da Bray (1980).

luppo agricolo. Non si conosce con precisione il numero di indigeni americani al tempo del primo contatto con gli europei, e anche le stime calcolate da diversi studiosi variano molto. Le prime stime di Kroeber (1939) e Mooney (1928) (che differiscono poco da quelle di Kroeber) indicano un totale di 1,2 milioni di individui per tutta l'America settentrionale; le aree geografiche più popolate (in migliaia di individui) erano in California (260), Canada (190), negli Stati del Golfo (115) e nelle Pianure (100). Stime successive forniscono valori più alti: 5 milioni negli Stati Uniti (Russell, 1987) e 300 000 o più in Canada (Charbonneau, 1984). L'America centrale aveva la più alta densità di popolazione, con forse 6÷25 milioni di persone (McEvedy e Jones, 1978). Per il Messico centrale, Cook e Borah (1971) hanno calcolato una popolazione di circa 17 milioni di individui nel 1532, ridottasi a 6 milioni nel 1548 e a 1 milione nel 1608; Zambardino (1980), invece, ha corretto la stima relativa al 1548 in 3,6 milioni. Nel 1572, il viceré spagnolo stimò in 1,2 milioni la popolazione del Perú, che nel 1620 si ridusse a 600 000 individui (Sanchez-Albornoz, 1977).

Le incertezze su queste stime non devono sorprendere in quanto i censimenti sono sempre difficili, anche nelle condizioni migliori. Al tempo della conquista i censimenti erano rari anche in Europa e mancavano l'interesse nonché le capacità tecniche per estenderli alle colonie, la cui occupazione rimase incompleta per lungo tempo. In ogni caso, valutazioni di tipo qualitativo mettono in evidenza il fatto che, dopo la conquista, il numero degli abitanti diminuì rapidamente a causa della diffusione di epidemie introdotte dai conquistatori, allo sfruttamento e alla distruzione delle civiltà preesistenti. I censimenti effettuati in seguito sono quindi di scarsa utilità.

I valori di densità delle popolazioni aborigene riflettevano ampiamente sia il grado di sviluppo dell'agricoltura sia l'organizzazione sociale, e questi valori risultavano maggiori là dove l'agricoltura aveva una storia più antica. Da questo punto di vista l'America settentrionale costituiva un'eccezione, in quanto le società non agricole delle regioni occidentali vantavano densità di popolazione relativamente alte grazie alle condizioni ambientali particolarmente favorevoli e all'avanzato livello di adattamento socioculturale. Al contrario, al tempo del contatto con gli europei le regioni centrali e orientali dell'America settentrionale avevano una storia agricola breve e la densità di popolazione era bassa.

Come si è già notato (parr. 2.7, 4.7, 5.2), l'inizio dell'agricoltura e i suoi successivi sviluppi rivestono un'importanza fondamentale nello studio della genetica delle popolazioni, in quanto la transizione da un sistema basato sulla raccolta a uno basato sulla produzione di cibo ha in genere aumentato la densità della popolazione diminuendo di conseguenza l'effetto della deriva genetica. Inoltre ha alterato in vario modo i tipi di migrazione, in generale limitando gli spostamenti individuali, facendo aumentare nel tempo la sedentarietà delle popolazioni. La migrazione tuttavia è sempre stata più intensa agli albori dell'agricoltura, in quanto la diffusione delle tecniche di coltivazione si basava, almeno inizialmente, sullo spostamento degli individui (si occupavano nuovi campi quando diminuiva la fertilità del terreno o per altre cause) e in molte aree è rimasta ancora a quel livello. Di conseguenza, ci si attende che la saturazione della popolazione, che segue alla crescita iniziale, causi una migrazione centrifuga verso nuove zone inesplorate, se disponibili, determinando una lenta onda di avanzamento della popolazione agricola verso le aree meno densamente abitate. L'onda di avanzamento degli agricoltori ha potuto avere inizio solamente nelle aree e nel momento in cui i prodotti coltivati erano diventati la principale fonte di cibo, e dove barriere fisiche, quali montagne o deserti, non potevano impedire la migrazione. In America queste condizioni si verificarono piuttosto tardi, dopo il Periodo formativo, che risale a 4000 anni fa. Non è chiaro se in America incrementi rapidi della densità di popolazione abbiano causato espansioni demiche come avvenne in Europa e in Africa. L'agricoltura messicana ebbe origine sugli altipiani e si diffuse poi verso il nord, ma non è certa un'eventuale componente demica: il deserto messicano settentrionale costituì sicuramente un deterrente, rallentando tale espansione. Probabilmente l'agricoltura si diffuse dal Messico verso le zone meridionali, anche se non si può escludere l'ipotesi di un flusso in direzione inversa. Lo sviluppo dell'America centrale è molto simile a quello delle Ande settentrionali. Non si conoscono tuttavia datazioni precise che consentano uno studio particolareggiato della diffusione verso sud. Lathrap (1977) ha fornito tuttavia date e direzioni ipotetiche relative all'espansione in America centrale e meridionale. Sulle Ande si sviluppò un'economia adatta a quel particolare ambiente, che rimase perlopiù confinata in quelle aree. È tuttavia possibile che la coltivazione della manioca, la quale ebbe un forte impatto sull'agricoltura tropicale, abbia avuto origine nelle foreste vicino alle Ande centrali. Poiché nelle pianure dell'America meridionale le vie naturali di comunicazione erano rappresentate dai fiumi, non sorprende la velocità della diffusione attraverso questa rete naturale (Lathrap, 1977).

Come diretta conseguenza della storia economica che abbiamo descritto – in particolar modo la tarda e limitata espansione dell'agricoltura e il suo sviluppo molto localizzato – la densità di popolazione rimase bassa in molte aree e la struttura sociale risultò così frammentata da determinare un'alta deriva genetica e, di conseguenza, un'alta variabilità locale. Nei paragrafi successivi verrà brevemente descritto lo sviluppo delle differenti regioni prima e dopo lo sviluppo dell'agricoltura. Rassegne e riferimenti bibliografici sull'argomento si possono trovare in Jennings (1983) e nel capitolo 56 della *Cambridge Encyclopedia of Archaeology*.

6.4 LO SVILUPPO NELL'AMERICA SETTENTRIONALE

L'agricoltura si diffuse nell'America settentrionale a partire dal Messico, in epoca relativamente recente, e prima del contatto con i conquistatori europei non raggiunse le coste occidentali. Per una rassegna generale sullo sviluppo pre- e postagricolo conviene distinguere quattro principali regioni: occidentale, sudoccidentale, centrale (le Pianure) e orientale.

1) Per lo scopo che ci siamo prefissi, la *regione occidentale* include la California, il Gran Bacino (Nevada e Utah) e l'Altopiano (Idaho, Washington orientale e Oregon nordorientale). Qui come altrove, i discendenti più diretti dei cacciatori paleoindiani dovettero far fronte a un ambiente che diventava sempre più caldo e secco. Settemila anni fa il clima era molto simile a quello attuale; non mancano però tracce, risalenti a 9000 anni fa, di una prima differenziazione locale delle colture. Un notevole sviluppo dei popoli dediti alla produzione di cibo, accompagnato dalla crescita della popolazione, ebbe inizio soltanto 3000 anni fa, e 500 anni più tardi nelle zone interne (Aikens, 1983). Un tempo si pensava che il sistema sociale fosse estremamente semplificato, soprattutto in California, ma ora si tende a correggere questa impostazione dal momento che tali popolazioni non avrebbero potuto raggiungere una densità relativamente alta e un elevato grado di ricchezza se il sistema sociale non fosse stato assai sofisticato. Si trattava di popolazioni sedentarie, che intrattenevano a livello locale una fitta rete di scambi commerciali.

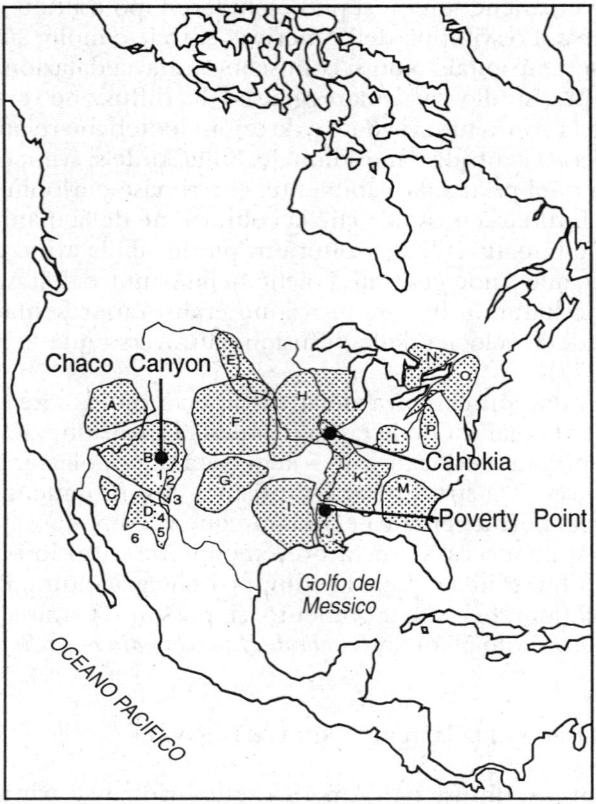

Fig. 6.4.1 Localizzazione geografica dei principali gruppi di popolazioni agricole nell'America settentrionale. Da Whitehouse e Whitehouse (1975) e Griffin (1980). A, Freemont; B, Anasazi; C, Hohokam; D, Mogollon; E, Missouri centrale; F, pianure centrali; G, pianure meridionali; H, Onrota; I, Caddo del Mississippi; J, Plaquemine; K, Mississippini centrali; L, Fort Ancient; M, Appalachiani del Mississippi; N, Hurona; O, Irochesi; P, Monongahela; 1, Hopi; 2, Navajo; 3, Zuñi; 4, Apache; 5, Pima; 6, Papago.

2) Dal Messico l'agricoltura si estese dapprima all'area più vicina, la *regione sudoccidentale.* Benché dal punto di vista geografico abbia diverse definizioni, essa include in genere l'Arizona, il New Mexico, il Colorado e lo Utah meridionale. Si tratta di una zona molto arida e perlopiù desertica, ma durante il Periodo arcaico, e nella parte orientale anche durante il periodo paleoindiano, qui si svilupparono culture di popolazioni di cacciatori-raccoglitori che durarono millenni fino a quando, nel Periodo formativo, si instaurò un modo di vita sedentario basato sull'orticoltura. L'introduzione di alcune colture dal Messico, come il granturco, potrebbe risalire anche a più di 3000 anni fa; una datazione più attendibile potrebbe tuttavia essere collocata intorno a 2500 anni fa (Lipe, 1983). Con la cultura *hohokam,* che ebbe inizio circa 2000 anni fa nell'Arizona meridionale, si assiste all'inizio di una cultura radicalmente nuova (si veda la fig. 6.4.1). Secondo alcuni studiosi, gli Hohokam provenivano dal Messico settentrio-

nale, secondo altri si tratta di una popolazione locale sottoposta all'influenza della cultura centroamericana (Lipe, 1983). Coltivavano il granturco, i fagioli, la zucca e il cotone, realizzavano oggetti in ceramica, e, grazie a un originale sistema di irrigazione, furono in grado di occupare una vasta area. Si suppone che gli Hohokam siano gli antenati dei Papago e dei Pima, che ancora oggi vivono nella stessa area: è pertanto da ritenersi fondata la tesi della continuità della cultura dagli Hohokam ai Pima-Papago.

A nord del territorio abitato dagli Hohokam, la cultura *anasazi* potrebbe essersi sviluppata direttamente da un'antica cultura arcaica conservatasi nei millenni (la oshara), probabilmente con il contributo di popolazioni immigrate. Ben documentata è la presenza di granturco, fagioli e zucca nel 600 d.C., al tempo in cui la popolazione, originariamente piuttosto sparsa, incominciò a raggrupparsi in piccoli insediamenti separati. Tra il 900 e il 1100 d.C., grandi villaggi di tipo pueblo compaiono a Chaco Canyon, nel New Mexico nordoccidentale. Si possono distinguere dei cicli in cui venivano costruiti estesi villaggi (pueblos), poi abbandonati dalla collettività che si spostava in altre zone per dare origine a villaggi spesso ancora più grandi. Si suppone che l'aumento delle dimensioni dei villaggi abbia reso possibile intraprendere imponenti e capillari lavori di irrigazione. Precedentemente si riteneva che lo spostamento dei pueblos fosse da attribuirsi a conflitti con popolazioni immigrate nella zona, come gli Apache e i Navajo; oggi invece si sa che le popolazioni di lingua nadenè arrivarono nell'area solo dopo il 1200. Vennero fondati molti insediamenti nuovi, poi improvvisamente abbandonati, in periodi noti con precisione perché identificati in base alla dendrocronologia, lo studio degli anelli di accrescimento degli alberi. Le cause degli spostamenti non sono però chiare. Una delle spiegazioni possibili dell'abbandono dei pueblos è legata alla scoperta che intorno al 1100 il clima locale divenne più freddo e più secco, inducendo queste popolazioni a cercare aree con maggiori risorse idriche, che quindi si prestassero meglio all'agricoltura. I discendenti degli Anasazi sono gli attuali Pueblos (Hopi, Zuñi, ecc.; Lipe, 1983).

Un'altra cultura, la *mogollon*, sviluppatasi a est rispetto a quella hohokam e quasi nello stesso periodo, raggiunse la massima estensione intorno al 900 per essere poi assorbita dalla cultura dei Pueblos occidentali, sotto l'influenza degli Anasazi. Altri gruppi, non facilmente identificabili quali ascendenti di popolazioni attuali, svilupparono nell'area una cultura di tipo agricolo; tra questi i Freemont nello Utah, il gruppo più settentrionale della regione sudoccidentale.

3) Contrariamente a quella sudoccidentale, arida, la *regione orientale* è soggetta ad abbondanti precipitazioni che hanno favorito lo sviluppo di una flora e di una fauna ricche. Quest'area comprende le valli di due fiumi importanti (il Mississippi e il Tennessee), la regione degli Appalachi, e si estende oltre in direzione nordest. Nel periodo paleoindiano dominava la cultura dei cacciatori *Clovis*, seguita dalla cultura *Dalton*, derivata in modo evidente dalla prima seppure adattatasi a un nuovo tipo di preda, il cervo. Nei periodi paleoindiano e arcaico la popolazione, costituita da piccoli gruppi nomadi che non conoscevano alcuna tecnica per

la conservazione degli alimenti, era probabilmente esigua e frammentata sul territorio.

La transizione verso un tipo di vita sedentario richiese un lungo periodo di tempo, e la coltivazione di alcune piante locali, come il girasole e l'amaranto, precedette probabilmente l'introduzione delle colture di origine messicana. Un elemento innovativo è rappresentato dalla costruzione di grandi tumuli, come quelli rinvenuti a Poverty Point in Louisiana, con datazioni che vanno dal 1700 all'870 a.C. (Jennings, 1983). La dimensione di questi tumuli (con un diametro di circa 1200 m) è indicativa del grado di complessità sociale raggiunto, tale da rendere possibile la costruzione di simili opere monumentali. Cumuli di minori dimensioni, in genere sepolcri, sono molto comuni. Nella zona veniva coltivata la zucca, che non doveva però costituire un elemento importante nella dieta; il granturco comparve più tardi. Il vasellame, inizialmente scarso, trovò ampia diffusione intorno al 700 a.C. Durante questo periodo, generalmente denominato Hopewellian, la popolazione divenne più sedentaria, anche se solo più tardi (700÷1000 d.C.) apparvero segni evidenti di una transizione all'agricoltura (periodo mississippiano), ancora combinati, come sempre nei periodi iniziali, con segni di caccia e raccolta. Il sito principale è Cahokia, non lontano dal fiume Mississippi, quasi di fronte a St. Louis nel Missouri. Mentre veniva intensificata la produzione di granturco e zucca, intorno all'anno 1000 venne introdotta la coltivazione dei fagioli. Le dimensioni delle comunità variavano dai 100 ai 1000 individui; le più numerose presentavano una stratificazione sociale al cui vertice vi erano capi o sacerdoti che praticavano riti cerimoniali e sovrintendevano alla costruzione di tumuli e alle operazioni agricole. Questa cultura, la *oneota*, dopo l'anno 1000 si diffuse verso nord nell'Illinois nordoccidentale e nel Wisconsin meridionale, e stabilì contatti con le culture vicine. I villaggi erano spesso dotati di fortificazioni (Jennings, 1983).

4) Tra la regione sudoccidentale e quella orientale si estendono le *Pianure* che, dopo la scomparsa delle foreste (circa 10 000 anni fa), si trasformarono in una vasta prateria abitata da grandi animali erbivori, in particolare dal bisonte. Nel corso dei millenni il numero di bisonti presenti nell'area ha subito notevoli variazioni; poiché analoghe fluttuazioni hanno avuto sia la densità degli insediamenti, sia i reperti archeologici, è probabile che questi fenomeni abbiano tutti una causa comune. Nel periodo compreso fra 11 000 e 8000 anni fa, a Hell Gap i complessi archeologici si succedettero l'un l'altro con pochi cambiamenti: in seguito potrebbe essersi verificato un cambiamento climatico. Nella grotta di Mummy (Wyoming) si trovano 38 livelli fertili distinti, con datazioni che vanno da 9300 anni fa fino al 1580 d.C., che indicano un'occupazione intermittente, forse stagionale, protrattasi per un lungo periodo di tempo (Jennings, 1983). Tra il 600 e il 1000 d.C., nelle Pianure orientali (South Dakota e regioni limitrofe) ebbe inizio l'attività agricola basata sulla produzione del granturco (la *Plains Village Tradition*, «tradizione dei villaggi delle Pianure»). Il bisonte aveva grande importanza, e non solo come fonte di cibo: le scapole di questo animale venivano utilizzate come zappe. Si stabiliro-

no inoltre contatti culturali con i Pueblos e i Caddo del Mississippi, e molti villaggi furono fortificati.

In conclusione, citando dal capitolo 57 della *Cambridge Encyclopedia of Archaeology*, che insieme a Jennings (1983) offre uno studio esauriente di quel periodo, «gli sviluppi agricoli dell'America settentrionale furono tutti collegati storicamente e derivarono dalle precedenti culture apparse nel Messico centrale e più a sud». Le civiltà della regione sudorientale raggiunsero il massimo grado di sviluppo e di complessità sociale.

6.5 LO SVILUPPO NELL'AMERICA CENTRALE

Nei capitoli precedenti sono già stati analizzati i primi sviluppi dell'agricoltura in centri come Tehuacán, a sud di Città del Messico, e Tamaulipas, a nordovest della capitale. Il lento emergere di una civiltà urbana riflette il lungo periodo necessario per lo sviluppo di tecniche agricole efficaci in un ambiente difficile in cui, nella maggior parte dei casi, sono indispensabili sistemi di irrigazione. Le prime indicazioni riguardo a un sistema di controllo delle acque sono state rinvenute nella città di Tehuacán e si possono far risalire a 6000 anni fa. Nella figura 6.5.1 sono indicate le località che verranno analizzate in seguito.

Nel Periodo formativo (2500 a.C.÷300 d.C.) le civiltà mesoamericane avevano sviluppato tecniche per costruire opere di irrigazione intensiva, compiere osservazioni astronomiche, edificare imponenti costruzioni architettoniche e centri cerimoniali, e utilizzavano inoltre una scrittura geroglifica. La prima grande civiltà fu quella *olmeca* (1200÷600 a.C.) che costruì i suoi più importanti monumenti (le colossali teste monolitiche di La Venta, San Lorenzo e altre località) in una zona della costa affacciata sul Golfo del Messico. Gli Olmechi crearono una struttura di scambi commerciali che estese e unificò i sistemi locali preesistenti nella loro area e in altre zone dell'America centrale, favorendo la diffusione della cultura e del commercio in tutta la regione. Dopo il declino della civiltà olmeca, alcune importanti culture, caratterizzate da un elevato livello di organizzazione sociale, si svilupparono nella valle del Messico (prima Cuicuilco, poi Teotihuacán) e nella valle di Oaxaca (Monte Albán), dove vennero costruiti i principali centri cerimoniali. Nella regione di Teotihuacán (200 a.C.÷800 d.C.), la popolazione raggiunse probabilmente nel periodo finale circa 100 000 individui nell'intera valle del Messico, perlopiù concentrati nella capitale.

Le pianure dello Yucatán e del Guatemala vennero occupate dai *Maya*, che si estesero anche sugli altipiani del Guatemala. Nelle terre occupate dai Maya le condizioni per lo sviluppo dell'agricoltura erano simili a quelle sulla costa del Golfo del Messico, dove in precedenza si era sviluppata la prima civiltà urbana degli Olmechi. Erano terre particolarmente adatte all'agricoltura sedentaria, anche se non intensiva, con due raccolti di granturco all'anno. La scarsa fertilità del suolo costituiva tuttavia un notevole problema, e non sappiamo come vi fecero fronte i Maya: probabilmente adottarono diverse soluzioni per rendere più efficiente la pratica agricola del «taglia e brucia» (Jennings, 1983). I centri cerimoniali di Tikal, nelle

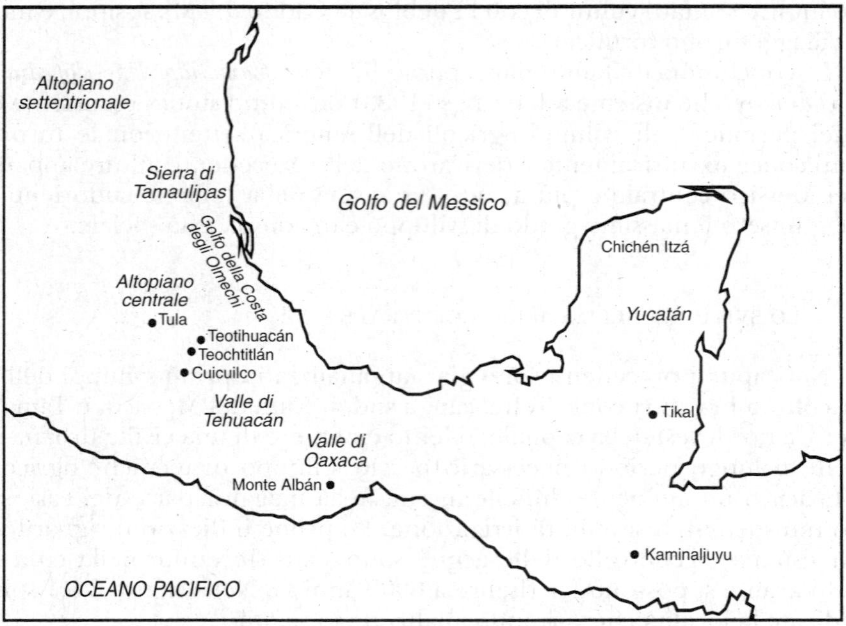

Fig. 6.5.1 America centrale dal Periodo formativo a quello del primo contatto con le popolazioni europee. Da O'Shea (1980).

pianure del Guatemala, e Kaminaljuyu, sulle montagne del Guatemala, incominciarono a svilupparsi rispettivamente nel 30 e nel 500 a.C. La cultura maya fu fortemente influenzata da Teotihuacán; la società aveva una struttura gerarchica e multicentrica, e in ogni centro sorgevano maestosi monumenti religiosi e cerimoniali. Il centro principale del periodo classico maya, Tikal, occupava un'area di 60 km^2 (Jennings, 1983) con una popolazione di decine di migliaia di individui. Al di fuori del centro la popolazione, più sparsa, viveva in piccoli villaggi. Il periodo classico maya ebbe improvvisamente fine intorno al 900 d.C. per ragioni sconosciute.

L'abbandono e la distruzione di Teotihuacán determinarono l'inizio dei conflitti tra i vari centri regionali messicani, dei quali i *Toltechi*, provenienti dalla città di Tollan vicino a Tula nell'altopiano centrale del Messico, a nord di Teotihuacán, conquistarono infine il controllo, costituendo il primo stato militare dell'America centrale. La loro influenza, che durò dal 900 al 1200 d.C., si estese fino allo Yucatán settentrionale, dove Chichén Itzá (decaduta nel 1224) divenne il centro principale del cosiddetto «periodo postclassico» (900÷1520). Tula venne distrutta poco prima. Il potere fu conquistato dagli *Aztechi*, una popolazione proveniente dal settentrione che fondò un centro a Teochtitlán, dove sorge l'odierna Città del Messico. Gli Aztechi erano al potere nel 1519, quando Hernán Cortés conquistò il Messico. Il capitolo 58 della *Cambridge Encyclopedia of Archaeology* fornisce una rassegna del periodo e dell'area con ulteriori riferimenti bibliografici.

6.6 LO SVILUPPO NELL'AMERICA MERIDIONALE

Si è già accennato alle difficoltà associate alle datazioni molto antiche di alcuni siti dell'America meridionale. Le punte Clovis, caratteristiche del periodo paleoindiano, sono state rinvenute in tutta l'America del Sud fino alla Patagonia; nelle regioni settentrionali, nella zona di El Jobo, sono forse precedenti a quelle rinvenute nell'America del Nord. L'inizio dell'agricoltura potrebbe risalire a un periodo compreso tra 9000 e 7000 anni fa, principalmente nella regione delle Ande settentrionali e centrali (fig. 6.6.1). L'area di origine non è unica e limitata, ma è costituita da un'ampia striscia lungo le coste nordoccidentali, la quale si estese poi ad altre zone del continente. Le foreste tropicali del bacino amazzonico ebbero invece uno sviluppo successivo, secondario e molto meno marcato, ma sono già evidenti notevoli segni di innovazione.

È ampiamente diffusa l'ipotesi che il granturco sia stato introdotto nelle Ande settentrionali dal Messico, forse con la zucca e i fagioli, ma nel

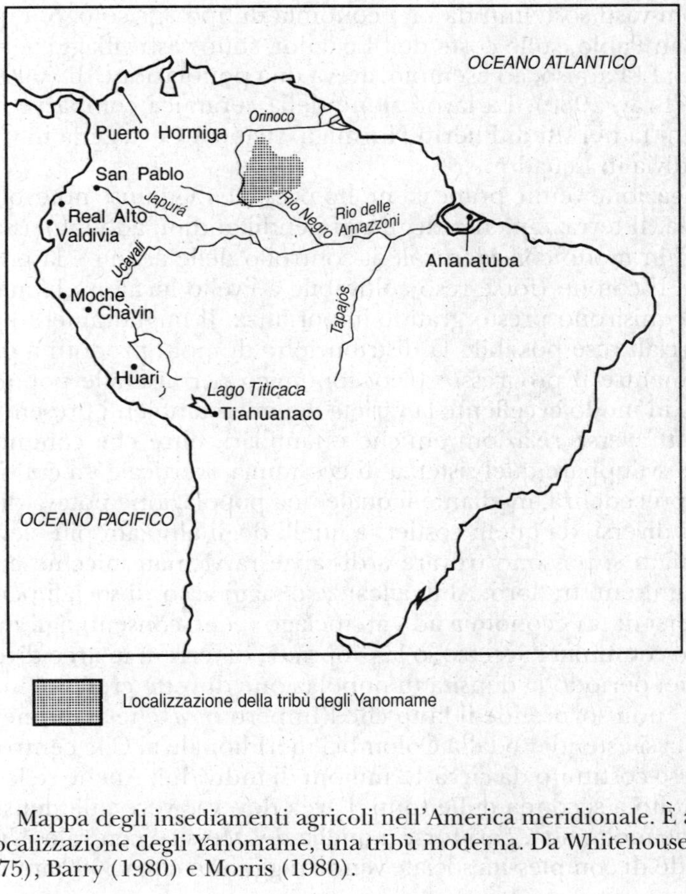

Fig. 6.6.1 Mappa degli insediamenti agricoli nell'America meridionale. È anche indicata la localizzazione degli Yanomame, una tribù moderna. Da Whitehouse e Whitehouse (1975), Barry (1980) e Morris (1980).

primo periodo alcune piante vennero coltivate a livello locale in ambienti diversi. Sulle coste, la ricca fauna marina costituiva un'importante fonte di cibo, che in seguito venne integrata con prodotti agricoli; nelle aride regioni costiere si svilupparono alcuni sistemi di irrigazione. Dagli altopiani con clima secco provenivano tuberi simili alle patate, mentre dalle foreste a maggiore altitudine, o dalle Ande orientali, ebbero origine altri prodotti (inclusa a quanto pare la manioca) che in seguito si diffusero nel bacino amazzonico. Come si è già accennato in precedenza, gli animali domestici svolgevano un ruolo meno importante che nel Vecchio Mondo; sulle Ande centromeridionali tuttavia l'allevamento dei camelidi fornì un contributo molto importante in termini di carne, lana e mezzi di trasporto. Nella regione attorno al lago Titicaca, nel Perú meridionale, all'epoca della conquista si contavano circa 500000 camelidi (lama e alpaca). Fin dai tempi più remoti questi animali hanno rappresentato una fonte di cibo per i cacciatori degli altipiani; il loro ambiente naturale è al di sopra dei 3000 metri, e il loro allevamento potrebbe essere iniziato molto presto (circa 8000 anni fa secondo Bray, 1980).

Mentre fino a circa 5000 anni fa l'agricoltura ebbe un ruolo secondario rispetto alla caccia e alla raccolta, dopo tale data si formarono insediamenti più vasti sostenuti da un'economia di tipo agricolo. Siti quali Real Alto e San Pablo, sulle coste dell'Ecuador, sono vasti villaggi agricoli preceramici; El Paraiso, ad esempio, aveva una popolazione di 3000÷4000 individui (Bray, 1980). La lavorazione della ceramica comparve intorno a 5000 anni fa nei siti di Puerto Hormiga, vicino a Cartagena in Colombia, e di Valdivia in Ecuador.

L'irrigazione venne praticata molto presto e raggiunse notevoli livelli di efficienza. Il terrazzamento degli erti pendii andini, adottato assai spesso, migliorò in modo considerevole il controllo delle acque e la produttività agricola. Il cotone (forse reso coltivabile a livello locale) e la manifattura tessile acquisirono presto grande importanza. Il miglioramento delle reti commerciali rese possibile la distribuzione di molti prodotti a grande distanza, mentre il progresso socioeconomico permise alle popolazioni di sfruttare in modo eccellente la varietà dei microambienti presenti nella regione. Attraverso relazioni etniche e familiari, oltre che commerciali, fu possibile sviluppare quel sistema di economia «verticale» a cui si è accennato in precedenza, mediante il quale una popolazione poteva disporre di prodotti diversi, da quelli costieri a quelli degli altipiani più elevati; nelle Ande infatti si possono trovare a distanze ravvicinate nicchie ecologiche molto differenti tra loro. Abili alleanze e saggi accordi sociali permisero il diffondersi di un'economia ad «arcipelago», che consentì agli individui e a piccole comunità l'accesso, o la proprietà, di terreni in aree diverse.

In quel periodo la densità di popolazione dovette crescere in maniera costante: non sorprende il fatto che l'Impero *inca*, che al momento della conquista si estendeva dalla Colombia meridionale al Cile centromeridionale, fosse costituito da circa 12 milioni di individui. Anche se le stime variano molto a seconda delle fonti, l'area doveva avere una densità di popolazione molto alta, pari forse a quella del Messico centrale. Un più elevato grado di complessità sociale venne raggiunto circa 3000 anni fa, come è dimostrato dalla rapidità con cui si sviluppò la nuova e raffinata espressione artistica della cultura *Chavin* (Perú settentrionale), diffusa su una vasta area dove non si sono rilevate tracce di occupazioni militari o politiche. I dipinti del sito archeologico di Moche sulle coste settentrionali del Perú (200 a.C.÷600 d.C.) mostrano forse le prime tracce di un'attività militare organizzata. L'influenza maggiore fu esercitata dalla cultura *Tiahuanaco*, localizzata sulle sponde meridionali del lago Titicaca (dal 1000 a.C. al 1000 d.C.). Si verificò il progressivo sviluppo dei centri cerimoniali, e nell'ultimo periodo la civiltà raggiunse un effettivo statuto imperiale; all'apice della sua espansione la popolazione urbana contava forse 20000÷40000 individui (Jennings, 1983). Questa cultura influenzò certo in modo rilevante le popolazioni delle Ande centrali, improntando o favorendo innovazioni tecniche ed economiche adottate in seguito dagli Inca. Dopo il collasso della cultura di Moche e sotto l'influenza di Tiahuanaco, la cultura *Huari* creò, probabilmente per mezzo di conquiste militari (Morris, 1980), un impero che durò fino all'800 d.C. In quel periodo esistevano nelle Ande centrali altri stati (ad esempio Chimú con capitale Chan Chan e una popolazione costituita forse da 25000 individui). L'unico grande impero sudamericano incominciò a svilupparsi dopo il 1438, quando gli Inca vinsero una battaglia contro uno stato vicino nei pressi di Cuzco. Disponendo di un esercito ben addestrato e adottando una tattica militare estremamente efficace, essi conquistarono rapidamente un vasto territorio ove costruirono una rete viaria molto estesa (15000 km) la quale, attraversando terreni impervi, si articolava in centinaia di stazioni e magazzini statali. Denominato Tawantinsuyu («Terra dei quattro quartieri»; Inca era il nome del monarca ereditario), esso rappresentò uno dei più grandi imperi del mondo. La nobiltà, il clero e i burocrati costituivano il 5%÷10% della popolazione, per il resto si trattava di una popolazione rurale soggetta a diversi tipi di tasse, nonostante la mancanza di una moneta. Circa i due terzi dei prodotti agricoli andavano allo stato e alla parte non produttiva della popolazione, mentre il rimanente veniva distribuito dai capivillaggio agli altri abitanti. I manufatti tessili erano prodotti dalle donne per lo stato, mentre il sistema «mit'a», ereditato e perfezionato dagli stati precedenti, imponeva agli uomini un lungo servizio militare e di lavoro a vantaggio dello stato. Questa organizzazione rese possibile conquiste militari molto rapide nonché la costruzione di edifici monumentali dedicati a scopi civili e cerimoniali per i quali gli Inca divennero famosi. I prodotti agricoli e tessili acquisiti dallo stato venivano ridistribuiti tra la popolazione in base al rango sociale, mentre un'organizzazione statale molto efficiente assicurava il benessere individuale. Il sistema «quipu», una tecnica di origine sconosciuta che faceva uso di fili annodati, sostituiva la scrittura nella comunicazione e nella contabilità.

Il vasto Impero inca durò circa un secolo: al tempo della conquista spagnola si estendeva fino a circa 36° di latitudine, dal confine tra gli attuali Ecuador e Colombia fino al Cile centromeridionale, includendo la maggior parte della regione andina della Bolivia. Venne distrutto nel 1537 da 250 *conquistadores* spagnoli condotti in Perú da Pizarro. In aiuto degli Spagnoli vennero le malattie epidemiche, come il vaiolo e il morbillo, che i conquistatori introdussero involontariamente in Perú, riuscendo a decimare e disorganizzare la popolazione indiana, anche fomentando abilmente tumulti popolari.

L'alta densità di popolazione, il livello di complessità e organizzazione degli stati e degli imperi andini non si riscontrano nel resto dell'America meridionale, anche se nelle foreste amazzoniche si sviluppò una popolazione relativamente densa nonostante le difficoltà incontrate dagli agricoltori nella maggior parte di queste aree. Nuove colture si resero necessarie a causa del clima e del terreno umido dell'Amazzonia; quella che ebbe maggior successo fu la manioca. Esistono due varietà della pianta: quella dolce (probabilmente coltivata per prima) e quella amara (la quale richiede un trattamento speciale di fermentazione allo scopo di eliminare una sostanza velenosa che produce cianuro). Le talee di manioca si possono piantare con facilità e la loro moltiplicazione è estremamente semplice; questa pianta si adatta soprattutto agli ambienti tropicali e fornisce radici ricche di amido ma quasi prive di proteine, per cui la dieta deve essere integrata con altri alimenti. È difficile trovare tracce archeologiche relative alla manioca, poiché i semi della pianta non vengono utilizzati; buoni indizi sono tuttavia costituiti dai tini per la fermentazione e dagli speciali recipienti usati per estrarre da essa la birra chicha. La manioca fu probabilmente resa coltivabile in un periodo precedente in una zona più a nord, ma il ritrovamento più antico e di datazione certa proviene da Yarinacocha, nella parte superiore del fiume Ucayali nel Perú settentrionale (circa 4000÷3000 anni fa). Nella stessa area si sono rinvenuti i primi oggetti in ceramica, risalenti all'incirca allo stesso periodo e derivati probabilmente dal tipo Valdivia. Il fiume Ucayali è un affluente del Rio delle Amazzoni, e si è dunque ipotizzato che durante il periodo della cultura Chavin esistessero stretti rapporti tra l'Amazzonia e le Ande. Questo potrebbe spiegare i dipinti Chavin raffiguranti piante e animali tropicali non presenti nelle aree in cui si sviluppò tale cultura. Il ritrovamento di vasellame nel corso inferiore del Rio delle Amazzoni, e anche alla foce del fiume (isola di Marajo, cultura Ananatuba; per la sua localizzazione si veda la fig. 6.6.1; 980 a.C.), ha suggerito l'ipotesi che gli adattamenti culturali all'ambiente tropicale, sviluppato nei pressi del corso superiore del fiume Ucayali e di altri affluenti del Rio delle Amazzoni vicino alle Ande, siano stati diffusi dai coloni lungo il corso del fiume. Successive migrazioni risalirono il corso del fiume, come quelle della tribù degli Omagua e dei Cocama della parte centrale del Rio delle Amazzoni. Al tempo del contatto con gli europei, gli Omagua vivevano in villaggi contigui di 300÷3000 abitanti e i primi visitatori furono meravigliati dalla qualità del vasellame che essi producevano. Un'alta densità di popolazione era possibile solo nelle aree molto favorevoli all'agricoltura (varzea), e da queste zone gli indigeni vennero allontanati subito dopo la conquista, quando non vennero uccisi da malattie o catturati come schiavi (Barry, 1980).

Ancora oggi nel bacino dell'Orinoco e del Rio delle Amazzoni vivono tribù che non hanno subito cambiamenti sostanziali dopo il contatto europeo. Molte di esse, in particolare le tribù degli *Yanomame* e dei *Makiritare,* sono state oggetto di analisi biologiche molto approfondite, condotte da Neel e dal suo gruppo (Neel, 1978, 1980; Neel e coll., 1977) che include, tra molti altri, gli studiosi di genetica delle popolazioni P. Smouse, R. Spielman e R. Ward, il linguista E. Migliazza e l'antropologo culturale N. Chagnon. La bibliografia è troppo vasta perché si possa fornire un elenco completo, ma è reperibile altrove (Chagnon e coll., 1970; Smouse, 1982; Chagnon, 1983). Gli Yanomame sono coltivatori tropicali che basano la loro sussistenza anche sull'attività di caccia e raccolta. Come in altre popolazioni di cacciatori-raccoglitori, si verifica un basso numero di nascite a causa del lungo periodo che intercorre tra una gravidanza e l'altra: nonostante la bassa fertilità gli Yanomame vivono ora un periodo di crescita demografica (nella fig. 6.6.1 è illustrata la loro attuale localizzazione). La storia dei villaggi yanomame è caratterizzata da fissioni e fusioni; le fissioni riflettono le ostilità tra i gruppi e avvengono spesso tra nuclei di individui consanguinei. Sebbene siano tendenzialmente endogamici, esiste uno scambio migratorio tra villaggi di una stessa tribù e, in misura minore, con altre tribù indiane della regione. Si conoscono due soli casi documentati di scambio (Neel, comunicazione personale), dovuti l'uno alla cattura di due donne makiritare (Chagnon e coll., 1970), l'altro all'assorbimento di un esiguo numero di sopravvissuti di una tribù che dovette fronteggiare una situazione critica (Weitkamp e Chagnon, 1968). I matrimoni tra gli abitanti di villaggi yanomame diversi, nonostante fusioni e scissioni, sono sufficientemente limitati da determinare una notevole eterogeneità genetica, come è stato descritto in dettaglio nei lavori originali. In particolare la tendenza a dividersi seguendo relazioni di consanguineità (fissione tra linee di ascendenza familiare) ha l'effetto di ridurre la dimensione effettiva della popolazione del villaggio, aumentando perciò l'effetto della deriva genetica rispetto a quello atteso assumendo fissioni casuali. Un ulteriore incremento della deriva genetica casuale trae origine dall'alta poligamia dei capivillaggio. Gli Yanomame, che si spostano frequentemente a causa di relazioni ostili all'interno della propria tribù o di contrasti con altre tribù, si stanno lentamente spingendo sempre più a sud. Ai tempi degli studi di Neel, essi occupavano una parte quasi incontaminata della foresta, tale da permettere il mantenimento dei loro costumi tradizionali; oggi invece la situazione si sta rapidamente evolvendo.

Si possono fare osservazioni simili anche per altre popolazioni del Venezuela meridionale o del Brasile settentrionale e centrale, anche se il tipo di economia differisce da tribù a tribù. Salzano e Callegari-Jacques (1988) hanno confrontato gruppi da loro definiti tribù allo stadio A (cacciatori-raccoglitori che incominciano a praticare l'agricoltura, come gli Yanomame, i Trio, i Cayapo, gli Xavante e altri) e allo stadio B (agricoltori con una tecnica più avanzata e pescatori come i Macushi, i Wapishana, i Ticuna, i Makiritare, i Caingang e molti altri). Nelle tribù allo stadio A la fecondità (numero di figli in famiglie complete) è minore anche se di poco, i matrimoni fra tribù diverse sono più rari, e la varianza del numero di figli è più alta; per il resto non si sono osservate differenze demografiche significative. È probabile che la dimensione media dei villaggi delle tribù allo stadio B sia maggiore.

Informazioni aggiornate, seppure frammentarie, su altre popolazioni che vivono nelle foreste del bacino del Rio delle Amazzoni e dell'Orinoco rivelano che la maggior parte di esse si sono adattate alle pressioni dei governi e che solo in pochi casi è stato mantenuto il tipo di vita tradizionale. Non sono rari spostamenti e mescolanze; lo sviluppo economico locale e in particolar modo l'estrazione di minerali, la coltivazione dei terreni e la costruzione di strade ledono seriamente i diritti di queste popolazioni. L'occupazione temporanea delle loro terre per le operazioni di estrazione dell'oro e del petrolio distrugge in modo irreversibile le società tradizionali amazzoniche, facendo presagire un futuro funesto. La distruzione intensiva della foresta in seguito alla costruzione di strade e di moderni impianti agricoli e industriali è all'origine di fattori di rischio che vanno ben oltre i danni arrecati alle popolazioni locali.

I capitoli 59 e 60 della *Cambridge Encyclopedia of Archaeology* forniscono una rassegna approfondita di questo periodo e anche ulteriori riferimenti bibliografici.

6.7 ANTROPOLOGIA FISICA

L'antropologo C.S. Coon (1965) operò una distinzione tra Eschimesi e Aleuti da una parte e indiani americani dall'altra. I primi due, appartenenti al gruppo degli orientali siberiani, migrarono nel continente americano in tempi più recenti; gli indiani americani sono invece considerati orientali con una maggiore uniformità etnica, «nonostante alcune peculiarità nei gruppi sanguigni», e benché siano «dal punto di vista razziale più uniformi di qualunque altro gruppo che occupi un'area così vasta, rappresentano tuttavia un particolare tipo di popolazione mongoloide».

Si suppone che gli orientali (così chiameremo le popolazioni che molti chiamano «mongoloidi», anche per evitare ogni confusione con il termine che in italiano significa «affetto da mongolismo»; si veda il cap. 4) siano originari della Cina settentrionale o di una zona più a nord. Secondo Alekseev (1979), il massimo sviluppo delle caratteristiche orientali si è avuto nella Siberia centrale e meridionale, specialmente tra: 1) i Manciù-Tungusi della Siberia centrale, della Camciatca e della valle inferiore dell'Amur; 2) i Turco-Mongolici della Siberia meridionale e della Jakutia (regione centrale della valle del fiume Lena); 3) i Giljak (Nivkh), un piccolo gruppo insediato nella parte settentrionale dell'isola di Sahalin e sulle coste continentali a essa opposte; 4) gli asiatici settentrionali come gli Nganasan (penisola del Tajmyr), i Dolgan (un piccolo gruppo a sud della penisola del Tajmyr), gli Jukaghiri (un piccolo gruppo a est del fiume Lena) e i Ciukci occidentali. Queste popolazioni hanno una pigmentazione della pelle e degli occhi alquanto variabile: il secondo gruppo ha la pigmentazione più chiara, seguito dal quarto gruppo e poi dagli altri; tutte hanno caratteri orientali molto marcati – evidenti soprattutto nella conformazione del cranio e delle parti molli del viso – i quali includono una dimensione maggiore del cranio e del viso e un appiattimento di quest'ultimo, delle ossa nasali e del dorso del naso. Risulta assai difficile definire un'area «nucleare», ovvero una ben definita area geografica di origine, soprattutto perché la distribuzione geografica dei Siberiani è cambiata considerevolmente negli ultimi tre secoli. Sebbene gli Eschimesi e gli Aleuti abbiano tratti antropometrici caratteristici, essi tendono comunque a uniformarsi allo stesso fenotipo generale. Come la maggior parte degli orientali (fatta eccezione per gli Ainu), hanno scarsa pelosità sul viso e sul corpo (a volte quasi nulla), ma folti capelli neri e spessi; la calvizie è rara e l'incanutimento avviene in età avanzata (se avviene). Le arcate sopraccigliari, se presenti, sono poco marcate; i bulbi oculari sono distanti tra loro, situati verso l'esterno delle orbite e di dimensioni minori rispetto a quelli degli individui non orientali; l'apertura degli occhi è ridotta a una fessura mentre il bordo interno, in una percentuale di individui particolarmente alta tra le popolazioni siberiane, è ricoperto dalla plica epicantica. Il margine inferiore delle orbite sporge anteriormente, le ossa degli zigomi sono proiettate in avanti e di lato, generando il caratteristico aspetto «dagli zigomi alti». Il naso è generalmente basso e piatto, ma si riscontrano anche nasi aquilini, con pochissime forme intermedie.

Gli indiani americani hanno un viso meno appiattito rispetto a quello dei Siberiani e naso spesso prominente, talvolta convesso. Questa è probabilmente la differenza principale ma, come si è accennato, il tipo di naso degli indiani americani si trova anche in Asia: Coon (1965) cita i Tibetani e i Nagan dell'Assam. Gli indiani americani hanno generalmente pigmentazione più scura, ma vi è variabilità anche tra i Siberiani.

La statura media degli indiani americani (Johnston e Schell, 1979) varia notevolmente: è più alta nelle zone con latitudine maggiore (Canada e Patagonia), mentre è più bassa nelle foreste tropicali (Guatemala e Brasile), secondo lo schema generale dell'adattamento alle condizioni climatiche. Uno studio (Salzano e Callegari-Jacques, 1988) ha analizzato la statura media di 43 tribù dell'America meridionale, osservando una lieve differenza tra le tribù nordoccidentali (157 cm) e quelle centrali e sudorientali (161,3 cm).

Particolarmente interessante è lo studio di caratteristiche dentali condotto da Turner (1987, 1989). La maggior parte degli orientali settentrionali ha gli incisivi a forma di pala, che si ritrovano anche in crani fossili di *Homo erectus* cinese. Queste e altre caratteristiche del cranio costituiscono la principale motivazione per supporre una speciazione indipendente delle popolazioni orientali (Coon, 1965; si veda anche Wolpoff e coll., 1984). Degna di considerazione è l'ipotesi di uno scambio genetico avvenuto in diversi periodi e luoghi tra i tipi umani locali, anche arcaici, e *Homo sapiens sapiens* immigrato; il quadro delle migrazioni dall'Asia verso l'America sviluppato da Turner, basato essenzialmente sullo studio dei denti, non fa tuttavia riferimento a questo problema. Ricordiamo comunque che sulla base di queste osservazioni si è affermato che esiste grande differenza tra gli asiatici orientali della Cina settentrionale e il tipo asiatico sudorientale. Gli orientali settentrionali, ad esempio, («sinodonti» secondo Turner) presentano denti incisivi a forma di pala nel 60%÷92% dei casi, contro il 13%÷25% degli orientali meridionali («sundadonti»); le diverse percentuali si riferiscono a varie popolazioni analizzate. I Giapponesi del periodo Jōmon (cap. 4) mostrano le percentuali più basse e, insieme agli Ainu, sono classificati, sulla base delle caratteristiche dentali, nel gruppo degli orientali meridionali, con gli abitanti della Thailandia, della Malaysia, di Giava e della Polinesia. Il numero di cuspidi e il numero di radici dei molari costituiscono due ulteriori caratteri che differenziano gli orientali settentrionali da quelli meridionali.

L'analisi di Turner si basa sulla premessa che le caratteristiche dentali, stabili durante l'evoluzione, sono altamente ereditabili e non sono sensibili ai cambiamenti evolutivi che rispondono all'adattamento ai diversi tipi di alimentazione. Queste ipotesi richiedono conferme indipendenti. Senza dubbio, l'analisi dei denti ha il vantaggio di potersi effettuare in campioni fossili, oltre a quello di fornire probabilmente uno spettro di misure più fini rispetto allo studio delle ossa. In base alla microevoluzione dentale, Turner ha stabilito intorno a 14000 anni fa la data del primo attraversamento della Beringia da parte dei paleoindiani. Egli ha anche ipotizzato che la migrazione dei Na-Denè si sia verificata circa 14000÷12000 anni fa, in modo indipendente rispetto a quella dei paleoindiani, poco prima che la Beringia venisse completamente sommersa. Turner ritiene inoltre che i Na-Denè potrebbero aver avuto origine dalla tarda cultura Djuktaj (fig. 6.2.2); che raggiunse l'isola di Kodiak attraverso l'estremità meridionale della Beringia e, in seguito, le coste nordoccidentali del Pacifico. Egli sostiene anche che la terza migrazione, quella degli Eschimo-Aleuti, avvenuta prima che il passaggio attraverso la Beringia fosse interrotto, fu successiva a quella dei Na-Denè. Queste conclusioni concordano con altre osservazioni indipendenti (Greenberg e coll., 1986) e, a parte le datazioni, con le nostre analisi genetiche (parr. 6.9 e successivi).

Come si è brevemente accennato nel capitolo 2, i dati relativi alle caratteristiche dentali delle popolazioni dell'Asia settentrionale, dell'Asia sudorientale e delle Americhe sono generalmente in ottimo accordo con quelli ottenuti dai singoli geni. Rimane ancora da stabilire fino a quando si possa andare indietro nel tempo mantenendo questo accordo. Ci si domanda anche fino a che periodo dell'evoluzione umana si possa risalire grazie ai dati sulle caratteristiche dentali. Oltre al ruolo, ancora sconosciuto, esercitato dalla selezione naturale e dalle abitudini alimentari (trascurabili per Turner), e all'assenza di conoscenze sull'ereditabilità dei tratti dentali, una considerazione importante riguarda il numero di geni indipendenti che possono essere identificati da un simile approccio. Anche questo dato è ignoto: soltanto se tale valore fosse veramente elevato, le conclusioni sarebbero insensibili a ulteriori informazioni. I risultati basati sull'analisi dei denti sono molto interessanti, ma non è prudente fidarsene in modo esclusivo finché non saranno completamente risolti i problemi ricordati in precedenza, soprattutto se sono in disaccordo con i risultati ottenuti da altre fonti.

6.8 LINGUISTICA

Chi non fosse un linguista e volesse accostarsi al problema della classificazione dei linguaggi degli indiani americani sarebbe sorpreso di come gli studiosi si dividano in due gruppi dalle idee diametralmente opposte: l'uno, il più numeroso, non riconoscendo unitarietà a questi linguaggi preferisce elencare un gran numero di famiglie linguistiche, essenzialmente indipendenti tra loro, o di linguaggi singoli tra cui pare impossibile ravvisare relazioni; l'altro gruppo, molto più ristretto, propone tre famiglie corrispondenti alle tre principali migrazioni (individuate anche con altri criteri): in ordine cronologico amerindio, na-denè ed eschimo-aleutino. Questo è l'esempio più marcato della usuale divisione tra chi tende a sottolineare le differenze e a formare molte categorie tassonomiche (*splitter*) e chi tende a vedere piuttosto le somiglianze (*lumper*) nel materiale da classificare. Questo si verifica in quasi tutte le classificazioni, sia di organismi viventi, sia di oggetti inanimati. Inoltre il gruppo degli *splitter* è nettamente contrario a colui che sostiene l'unificazione dei linguaggi amerindi, Greenberg (1987), che la comunità dei linguisti considera peraltro autorevole per la parte del suo lavoro che non riguarda le lingue americane. La diatriba ha costituito l'oggetto di articoli divulgativi (nell'aprile del 1991 sono stati pubblicati due articoli di rassegna piuttosto estesi di P. Ross su «Scientific American» e di R. Wright su «Atlantic»). Un altro sommario della disputa si trova nel Poscritto che compare nell'edizione del 1991 di Ruhlen (1987).

Ruhlen (1987 e relativi riferimenti bibliografici citati) riassume la storia della classificazione dei linguaggi amerindi dividendola in tre fasi: la prima ebbe origine dalle ricerche del famoso antropologo Alfred Kroeber (1876-1960), che all'inizio del secolo collaborò con R. Dixon nel ridurre il numero di famiglie dei linguaggi dell'America settentrionale, combinando alcune unità tassonomiche riconosciute in precedenza. Edward Sapir proseguì questo tentativo, e nel 1929 il numero delle famiglie linguistiche nordamericane si era ridotto a sei (due delle quali erano la eschimo-aleutina e la na-denè, ovvero le lingue del Pacifico nordoccidentale). Iniziò quindi una seconda fase, che può essere definita di «rivolta», diretta allo smembramento delle famiglie descritte da Sapir: dopo una conferenza tenutasi nel 1976, il numero dei linguaggi indipendenti dell'America settentrionale tornò a essere 63. Tale risultato (pubblicato nel 1979) è stato definito «in accordo con la tradizione e non molto controverso», rappresentando «l'opinione corrente». La terza fase è stata aperta dal linguista J. Greenberg, che ha sostenuto l'esistenza di tre sole famiglie: eschimo-aleutino, nadenè e amerindio (1987). La famiglia amerindia include la maggior parte delle lingue nordamericane e tutte quelle sud- e centroamericane, per le quali si erano condotte in precedenza analisi limitate. Per l'America meridionale, in particolare, l'informazione era costituita da un elenco di lingue o gruppi di lingue piuttosto che da una vera classificazione.

Il significato corretto del termine «famiglia» (alcuni preferiscono l'uso di «*phylum*» o «*stock*») nel nostro contesto non ci riguarda: generalmente si riferisce al raggruppamento «genetico» di livello più alto nella scala tassonomica di cui si abbia conoscenza. I linguisti usano il termine «genetico» per riferirsi a una «discendenza comune» analogamente al termine «filogenetico» usato dai genetisti. Attualmente alcuni linguisti hanno cominciato a costituire «superfamiglie» a partire dalle famiglie convenzionali, sicché alcune famiglie non corrispondono al più alto livello tassonomico.

I non linguisti, come gli autori di questo libro, non possono contribuire a discussioni basate su argomentazioni prettamente linguistiche. Da un punto di vista scientifico generale, l'analisi metodologica sviluppata nel libro *Language in the Americas* di Greenberg (1987) è convincente. Riteniamo che il lavoro di Greenberg sia un tentativo molto serio di classificazione completa, che ha già conseguito un risultato importante nella distinzione in tre gruppi principali che sono identici a quelli individuati usando altre fonti completamente indipendenti. Anche se dovesse cambiare in futuro, questa classificazione costituisce un punto di partenza, a differenza delle classificazioni molto frammentarie proposte da altri autori. Come Greenberg sostiene in modo convincente nel suo lavoro, le difficoltà incontrate dagli *splitter* estremi sono di tipo metodologico, perché essi confrontano una coppia di lingue alla volta mediante un'analisi così particolareggiata da rendere impossibile tale confronto se non per una frazione ristretta di tutte le coppie possibili. La loro conclusione si limita a stabilire se una coppia è «imparentata» o «non imparentata», senza tentare una stima quantitativa della parentela, indispensabile per ricostruire una classificazione che vada oltre il riconoscimento di relazioni molto frammentarie, basato su criteri così rigidi da rendere, secondo Greenberg, impossibile sostenere perfino l'unità della famiglia indoeuropea (il che rappresenterebbe un passo indietro rispetto a una teoria universalmente accettata). Uno di questi criteri richiede che le «corrispondenze sonore» (leggi di cambiamento dei suoni stabilite sulla base di esempi storici) costituiscano regole da seguire senza eccezioni. Greenberg usa un metodo di confronto «multilaterale», mediante il quale vengono confrontate molte lingue alla volta in base a un numero di parole e ad altri criteri scelti per la loro stabilità evolutiva. La trattazione che segue si limita a riassumere la classificazione di Greenberg nella formulazione offertaci da Ruhlen (1987).

Ci riferiremo alle tre famiglie suggerite da Greenberg, chiamate *phyla* da Ruhlen, con il nome di famiglie, e alle loro suddivisioni con il nome di sottofamiglie. La distribuzione geografica delle diverse sottofamiglie è mostrata nella figura 6.8.1.

La famiglia *eschimo-aleutina* comprende dieci lingue parlate da 85 000 persone; l'aleutino è parlato attualmente da 700 persone delle isole Aleutine. Nell'ex URSS troviamo tre lingue eschimesi parlate da 600 individui. Le lingue eschimesi dell'Asia appartengono al sottogruppo yupik che si trova principalmente nell'Alaska sudoccidentale. Gli Eschimesi che vivono sulle coste artiche dell'America settentrionale e in Groenlandia parlano tre lingue: inuit dell'Alaska, inuit del Canada e inuit della Groenlandia, spesso considerate come tre segmenti della stessa catena di dialetti che si estendono dall'Alaska settentrionale alla Groenlandia.

La famiglia *na-denè* si compone di due lingue parlate nella parte nordoccidentale dell'America settentrionale, haida (parlato da 300 dei 2000 Haida che vivono sulle isole Regina Carlotta e Vancouver) e tlingit (parla-

Fig. 6.8.1 Distribuzione geografica delle famiglie e sottofamiglie linguistiche in a) America settentrionale e b) America meridionale. Da Ruhlen (1987).

a

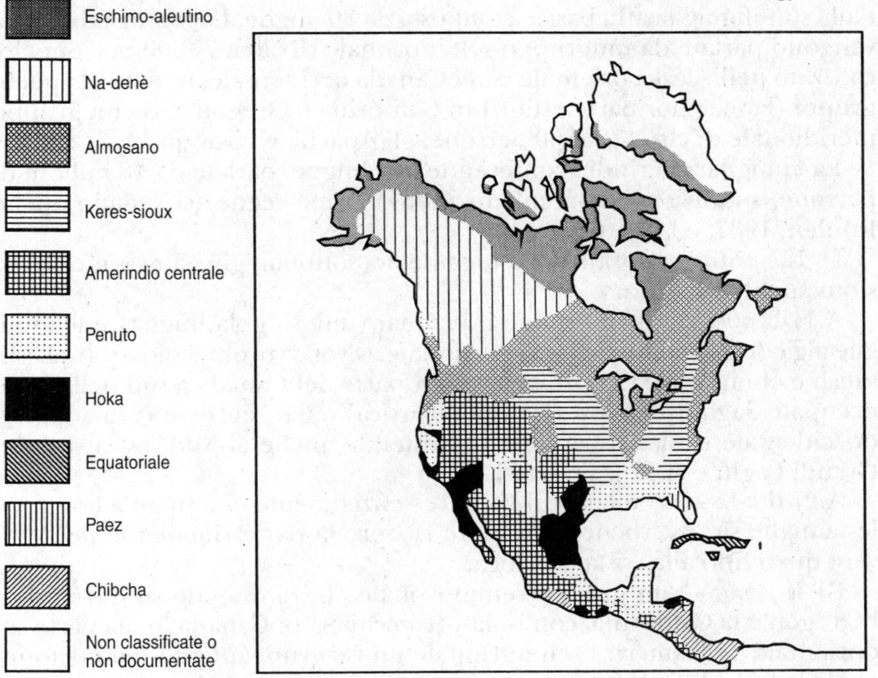
Eschimo-aleutino
Na-denè
Almosano
Keres-sioux
Amerindio centrale
Penuto
Hoka
Equatoriale
Paez
Chibcha
Non classificate o non documentate

b

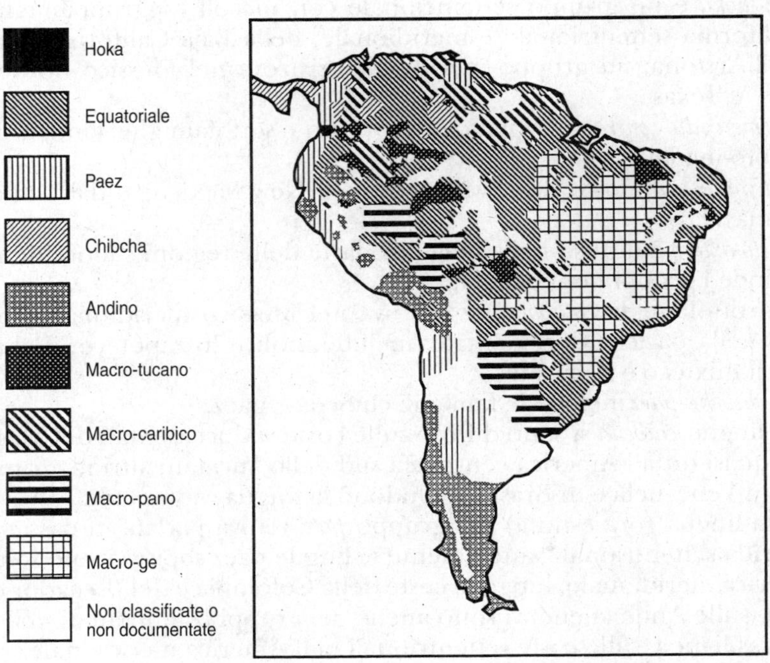
Hoka
Equatoriale
Paez
Chibcha
Andino
Macro-tucano
Macro-caribico
Macro-pano
Macro-ge
Non classificate o non documentate

to da 2000 Tlingit dei 10 000 che vivono sulle coste a nord degli Haida), e dalla sottofamiglia athabaska, composta da 30 lingue. Le lingue athabaska vengono parlate da un gruppo settentrionale di circa 70 000 persone, localizzato nell'Alaska orientale e nel Canada occidentale, nonché da pochi gruppi (la maggior parte estinti) in California e Oregon, e da un gruppo meridionale di circa 130 000 persone, gli Apache e i Navajo.

La famiglia amerindia comprende 583 lingue, parlate da 18 milioni di persone, suddivise da Greenberg (1987) come segue (si vedano anche Ruhlen, 1987, e la fig. 6.8.1).

I) L'*amerindio settentrionale* include le sottofamiglie almosano-keres-sioux, penuto e hoka.

A.1) L'*almosano* comprende il kutenai (una singola lingua) e le famiglie algic (algonchino e due lingue isolate, wiyot e yurok) e mosan (wakash, salish e chimakua); ricopre la maggior parte del Canada a sud delle zone occupate dagli Eschimesi (la regione artica) e dai Na-Denè (Canada nordoccidentale e Alaska centrale). Si estende anche al Midwest a sud dei Grandi Laghi e al New England.

A.2) Il *keres-sioux* include il keres (essenzialmente una singola lingua) e le famiglie sioux, irochese e caddo; ricopre la parte rimanente del Midwest quasi fino alla costa atlantica.

B) Il *penuto* è un gruppo settentrionale che si estende su quasi tutto l'Oregon e la California, con isolati (tsimshian) in Canada; nella parte sudorientale dell'America settentrionale un raggruppamento del Golfo include la famiglia muskogee e poche lingue isolate; nel New Mexico si trova lo zuñi e in Messico un gruppo meridionale (huava, mixe-zoque, totonaco e il maya nello Yucatán e in Guatemala).

C) Lo *hoka* è un gruppo settentrionale con piccoli raggruppamenti nella California settentrionale e meridionale, nella Baja California e in parte dell'Arizona; un gruppo meridionale si trova nel Messico nordorientale e in Texas.

II) L'*amerindio centrale* è formato da tre distinte sottofamiglie: tano, uto-azteco e oto-mangue.

A) Il *tano* è composto dal tewa (Arizona e New Mexico) e dal kiowa (Oklahoma).

B) L'*uto-azteco* è diffuso nella maggior parte delle regioni sudoccidentali e include i gruppi hopi e pima.

C) La sottofamiglia *oto-mangue* si trova nel Messico meridionale, soprattutto nella parte sudoccidentale; include inoltre lo zapoteco, il chinanteco, il mixteco e il mazateco.

III) Il *chibcha-paez* include le famiglie chibcha e paez.

A) Le lingue *chibcha* si sono diffuse sulle coste sudoccidentali del Messico e in quasi tutta l'America centrale a sud dello Yucatán; altri raggruppamenti in Venezuela e in Brasile includono la lingua yanomame.

B) Una lingua (ora estinta) del gruppo *paez* veniva parlata in passato nella Florida settentrionale; attualmente le lingue paez sopravvivono solo nell'America meridionale, lungo le coste della Colombia e dell'Ecuador e più a sud, sulle Ande cilene; vi sono anche dei gruppi frammentati nelle foreste brasiliane e sulle coste settentrionali dell'America meridionale.

IV) Delle 583 lingue amerindie, solo 20 appartengono alla famiglia andina, anche se vengono parlate dalla metà della popolazione amerindia grazie alla grande diffusione del quechua e dell'aymará sulle Ande centrali. Una simile diffusione venne favorita dalla politica dell'Impero inca e dall'influenza spagnola, ed è pertanto da ritenersi recente. Queste lingue sono parlate anche da molti individui delle Ande meridionali, inclusi i Mapuche (Araucani). Alcune lingue di questo gruppo sono, o erano, parlate anche in tre piccole aree delle Ande settentrionali.

V) La famiglia *equatoriale-tucano* raggruppa le sottofamiglie equatoriale e macro-tucano.

A) La sottofamiglia linguistica *macro-tucano* si trova in nove raggruppamenti geografici collocati principalmente nel Brasile occidentale, mentre pochi vivono nel Brasile orientale.

B) La sottofamiglia *equatoriale,* che comprende il maggior numero (25%) di lingue amerindie, si estende da ovest a est e dalle isole caribiche all'Uruguay, in Venezuela, Colombia, Ecuador, Perú e Brasile centrale e orientale. Il gran numero di lingue di questa sottofamiglia è dovuto all'inclusione di due importanti gruppi linguistici, la sottofamiglia arawak e la tupí-guaraní.

VI) Il *ge-pano-caribico* include le famiglie macro-ge, macro-pano e macro-caribico.

A) Mentre la famiglia *macro-ge* era un tempo molto diffusa, oggi sopravvivono poche lingue, la maggior parte nel Brasile meridionale, sugli altipiani e più a sud. A questo gruppo appartiene la lingua caingang.

B) La famiglia *macro-pano* si estendeva un tempo dal Perú all'Uruguay; oggi molte lingue di cui è composta sono estinte.

C) Le lingue *macro-caribiche* erano parlate nelle regioni settentrionali dell'America del Sud, soprattutto sulle coste di Colombia, Venezuela, Guyana e Brasile settentrionale, mentre più a sud troviamo solo isolati linguistici.

La localizzazione geografica di queste famiglie risulta quindi essere: almosano e keres-sioux soltanto nell'America settentrionale; penuto, hoka chibcha ed equatoriale nell'America centrale e meridionale; andino, macro-tucano, macro-caribico, macro-pano e macro-ge soltanto nell'America del Sud. Un fatto importante da sottolineare è la distribuzione geografica molto frammentata delle lingue amerindie, specialmente nell'America del Sud.

6.9 ANALISI FILOGENETICA DELL'AMERICA

Le testimonianze linguistiche e antropologiche evidenziano tre gruppi principali che potrebbero indicare migrazioni distinte, tutte con origine nell'Asia nordorientale. La prima migrazione fu quella dei paleoindiani, la cui data di ingresso, compresa tra 35 000 e 15 000 anni fa, non è certa. Sulle datazioni più recenti vi è un accordo maggiore, anche se il grado di incertezza è tale che si può considerare possibile anche una data precedente. Gli indiani americani nordoccidentali na-denè, identificati con il nome della famiglia cui appartengono i loro linguaggi, migrarono in un periodo successivo, e l'ipotesi è avvalorata anche dal loro insediamento in un'area più settentrionale. Seguirono gli Eschimo-Aleuti, che abitano solo le regioni settentrionali estreme dell'Asia e dell'America. Si ritiene che la presenza in Asia di piccoli gruppi di Eschimesi sia il risultato di un flusso inverso di migrazione dall'America all'Asia, e che quindi non si tratti di una popolazione asiatica aborigena. La data presunta dell'ingresso in America degli ultimi due gruppi si colloca tra 15000 e 10000 anni fa.

In tempi recenti, si è cercato di capire se sia possibile distinguere le tre migrazioni sulla base di caratteri biologici e la risposta è risultata sostanzialmente positiva. Oltre all'analisi dei denti condotta da Turner (1987, 1989) e analizzata nel paragrafo 6.7, disponiamo di uno studio di Szathmary (1981, 1985) sulle popolazioni artiche che, sulla base di dati relativi a 14 sistemi genetici, ha messo in luce una somiglianza degli Athabaska (Na-Denè) con gli Eschimesi e i Ciukci maggiore di quella con gli Algonchini settentrionali (indiani dell'America settentrionale non na-denè). Williams e coll. (1985) hanno analizzato i dati dei sistemi *GM* e *KM* degli Apache e dei Navajo (Na-Denè meridionali) e di Pima, Papago, Hopi e Walapai (indiani non na-denè dell'America settentrionale sudoccidentale), concludendo che i due gruppi differiscono geneticamente. Tale differenza tuttavia non è molto marcata; inoltre le conclusioni basate su un singolo sistema genetico, anche se informativo come il *GM*, non sono molto attendibili.

Mediante un'analisi più sistematica basata su dati relativi a un numero maggiore sia di geni sia di popolazioni, Zegura (Greenberg e coll., 1986) ha cercato di distinguere le tre migrazioni, incontrando tuttavia molte difficoltà nel trarre le conclusioni finali.

In un nostro lavoro (Cavalli-Sforza e coll., 1988), che riassume alcuni argomenti trattati nel capitolo 2, tutte le popolazioni na-denè sono state comprese in un unico gruppo, mentre le altre popolazioni del continente sono state suddivise in americane settentrionali, centrali e meridionali. Il gruppo centrale è stato definito su base linguistica, considerando la sottofamiglia amerindia centrale, che però in parte si estende nell'America settentrionale e non include tutte le popolazioni dell'America centrale. In quell'analisi, gli Eschimesi venivano uniti ai Ciukci e alle popolazioni di lingua turco-tatara dell'Asia settentrionale, creando un piccolo sottogruppo del raggruppamento asiatico nordorientale, mentre tutti gli indigeni americani compresi i Na-Denè formavano un grande sottogruppo dell'Asia nordorientale. Il gruppo di lingua na-denè, tuttavia, era formato da due sottogruppi, quello settentrionale e quello meridionale. I Na-Denè meridionali, rappresentati essenzialmente da Apache e Navajo, migrarono dal Canada in epoca imprecisata, forse relativamente recente: si suppone infatti che siano arrivati nelle regioni sudoccidentali circa nel 1200 d.C. (ne è la riprova un gruppo frammentato di Apache che viveva ancora fino a poco tempo fa nel Kansas).

Nell'analisi di questo paragrafo, le popolazioni sono raggruppate principalmente secondo un criterio linguistico. In base allo specifico interesse linguistico, si sono aggiunti i Ciukci e i Koriak allo scopo di rilevare le possibili somiglianze con gli Eschimesi. Solo per pochi gruppi linguistici, in particolare i Na-Denè, è stata effettuata un'ulteriore suddivisione su base geografica. Poiché le sottofamiglie sono disperse in aree assai differenti tra loro, sarebbe molto interessante distinguere le varie sottofamiglie all'interno delle sottoaree geografiche; sfortunatamente però, nonostante il raggruppamento di varie tribù secondo la loro affiliazione linguistica, mancano i dati per formare un numero adeguato di gruppi geografici. D'altra parte sarebbe inaccettabile eliminare dei gruppi nel caso che la loro posizione si rivelasse discorde rispetto a quella che ci aspettiamo. La procedura adottata ha comportato quindi l'eliminazione sistematica dei gruppi o sottogruppi con il minor numero di marcatori. In questo capitolo, come in altri, abbiamo cercato di limitare i dati mancanti a non più del 50% della matrice dei dati. Sono state inoltre eliminate le popolazioni che, a giudizio degli autori che hanno effettuato le analisi genetiche, presentavano chiari segni di mescolanza con popolazioni caucasoidi o africane. Abbiamo giudicato che non fosse utile condurre un'analisi diretta delle mescolanze, in quanto la forte deriva genetica alla quale sono stati sottoposti molti gruppi indigeni americani ha generato una eccezionale variabilità nelle frequenze geniche. Nessuno dei marcatori più informativi compresi alcuni alleli *RH*, può essere con certezza considerato completamente assente negli aborigeni americani, così da essere utilizzato per lo studio delle mescolanze tra popolazioni. I risultati di un altro studio ci rassicurano circa l'uso di dati provenienti da alcuni gruppi che potrebbero essere mescolati con popolazioni caucasoidi o africane: Salzano e Callegari-Jacques (1988) hanno usato 17 alleli non *RH*, potenzialmente utili per valutare la proporzione di geni non indiani, allo scopo di confrontare i risultati con quelli ottenuti mediante l'uso di alleli *RH*, marcatori più attendibili per mettere in luce mescolanze di popolazioni. Benché si sia osservata una correlazione tra i risultati, si nutre qualche dubbio se la stima della mescolanza possa essere considerata valida anche a livello quantitativo. Su 58 tribù, solo 5 presentano una mescolanza stimata maggiore del 25%, mentre 11 hanno un valore compreso tra il 10% e il 25%. Gli alberi filogenetici ottenuti usando i dati raccolti da popolazioni con mescolanza inferiore al 10% hanno fornito risultati molto simili a quelli ottenuti usando l'intera collezione di dati. I nostri dati d'altra parte pongono in evidenza un chiaro effetto di mescolanza solo nell'America settentrionale, come risulta dalle mappe sintetiche (par. 6.13).

Qui di seguito sono elencati i gruppi per cui abbiamo considerato adeguato il numero di marcatori, insieme con il nome delle principali tribù che ne fanno parte. In quasi tutti i casi però, non compaiono nell'elenco altre tribù molto meno studiate che tuttavia sono state incluse nelle tabulazioni. I dati delle tabulazioni sono stati usati per calcolare le frequenze geniche medie di ciascun gruppo. In questo modo è stato possibile aumentare la rappresentatività dei dati, almeno per quei geni per cui i dati disponibili sono maggiori. Tali geni, proprio perché sono rappresentati in più gruppi, influiscono inevitabilmente sulle conclusioni finali più dei geni meno studiati. Tuttavia, se avessimo limitato l'analisi esclusivamente ai geni più rappresentati, ne avremmo ridotto la potenza.

Le tribù elencate sono quelle che hanno fornito il contributo d'informazione più rilevante, in quanto se ne sono saggiati molti caratteri. È opportuno ribadire che nelle Americhe (e non solo nelle regioni meridionali) molte popolazioni sono state soggette a una forte deriva genetica, che ha determinato una notevole variabilità tra le popolazioni. Ciò è chiaramente visibile, ad esempio, nelle mappe geografiche delle componenti principali (Suarez e coll., 1985). Il calcolo di frequenze medie su più popolazioni può tuttavia ridurre l'effetto della deriva sulle singole popolazioni, come si è spiegato nel capitolo 2.

La figura 6.8.1 mostra la distribuzione geografica dei gruppi linguistici, mentre la tabella 6.9.1 riporta le distanze genetiche F_{ST} tra i gruppi. In seguito sono elencate le 23 tribù o gruppi che hanno fornito il contributo maggiore di dati genetici usati nell'analisi, con in parentesi i simboli utilizzati nella tabella.

I) *Eschimo-Aleuti*

A) Eschimesi: non Inuit degli Stati Uniti (EUS); Inuit degli Stati Uniti (EIN); Inuit canadesi (ECA); Inuit della Groenlandia (EGR).

B) Aleuti (solo degli Stati Uniti; gli Aleuti dell'ex URSS hanno un numero troppo limitato di marcatori e tendono a essere associati con le popolazioni asiatiche).

II) *Na-Denè*

A) Na-Denè settentrionali (non Athabaska): Haida, Tlingit (NDN).

B) Na-Denè canadesi (Athabaska): Dogrib, Slavi, Chipewayan (NDA).

C) Na-Denè meridionali (Athabaska): Apache, Navajo.

III) *Amerindi* (NDS)

A) *Amerindi settentrionali*

1) Almosani (NAL): Blackfoot, Cree, Makah, Montagnais, Micmac + Penobscots, Naskapi, Nootka, Ojibwa, Salish + Mukleshoot + Flathead + Quinault + Okanagan.

2) Keres-Sioux (NKE): Caddo (Caddo + Wichita + Pawnee), Cherokee.

3) Penuti settentrionali: Seminole (Muskogee), Zuñi.

4) Penuti meridionali: Maya orientali (Ixil, Kekchi, Cakchiquel, Kiche), Maya, Totonachi, Tzeltal (Tzeltal + Toztil), Yucatechi.

Si noti che i Penuti sono stati analizzati congiuntamente (PEN), e gli Hoka sono stati eliminati a causa della forte mescolanza.

B) *Amerindi centrali* (CAN): Chiapanechi, Cholutechi, Nahua, Papago, Pima, Tarahumara, Zapotechi.

C) *Chibcha-Paez*

1) Chibcha (MCC): Guaymi, Ica, Misumalpi (Paya, Lenca, Miskito, Sumo), Rama, Talamanca (Cabecar, Bribri, Boruca, Teribe, San Blas), Taraschi, Tunebo, Yanomame.

Tab. 6.9.1 Distanze genetiche (nel triangolo inferiore sinistro della matrice) e relativi errori standard (nel triangolo superiore destro della matrice) fra tribù americane, raggruppate principalmente secondo criteri linguistici. Tutti i valori sono stati moltiplicati per 10000.

	PEN	CAN	CKC	CKO	CKR	ECA	EGR	EIN	EUS	ESR*	MCC	MCS	NDA	NDN	NDS	NAL	NKE	SAN	SEQ	SMC	SMG	SMP	SMT
PEN	0	76	181	280	209	234	300	329	224	178	92	70	110	171	50	104	139	40	37	38	98	128	115
CAN	199	0	259	386	246	139	320	265	245	207	85	138	133	124	48	79	39	60	71	88	126	115	126
CKC	896	968	0	170	537	229	198	359	244	84	265	250	313	366	178	165	257	228	180	247	184	281	247
CKO	1241	1367	335	0	678	294	264	627	548	210	413	299	495	480	269	275	333	364	259	362	241	405	326
CKR	1202	1051	980	1414	0	150	376	298	105	201	340	337	325	278	223	193	310	254	308	297	221	312	388
ECA	956	769	658	1070	621	0	86	56	69	66	276	231	191	128	231	75	193	267	197	226	245	257	195
EGR	1286	1152	682	1232	1067	302	0	84	69	156	296	405	314	189	345	247	333	357	298	214	411	307	258
EIN	1438	1211	1370	2015	1494	326	278	0	95	183	404	460	119	300	245	200	318	369	324	360	409	457	288
EUS	1033	977	562	1227	496	259	330	417	0	141	320	360	106	127	210	167	217	263	259	359	285	329	311
ESR	978	1002	246	680	583	407	677	799	351	0	364	385	247	190	238	151	289	289	291	304	237	370	347
MCC	436	359	1389	1871	1732	1267	1312	1548	1372	1669	0	105	211	362	117	208	92	103	55	79	134	81	161
MCS	334	451	1462	1857	1851	1454	1638	2129	1743	1708	488	0	311	531	123	116	68	125	148	96	189	98	288
NDA	744	734	1178	1587	1267	519	1054	492	681	930	1106	1742	0	63	142	111	116	126	129	191	172	213	206
NDN	744	589	1136	1516	1236	645	690	872	595	746	1265	1995	377	0	89	217	289	263	327	401	196	480	451
NDS	256	240	756	1019	892	836	1220	1051	719	787	560	655	426	425	0	52	102	73	68	81	144	145	149
NAL	335	419	618	963	950	367	831	814	669	704	737	634	483	736	217	0	100	167	101	100	111	92	141
NKE	257	146	1002	1136	1406	873	987	1263	703	899	401	237	703	719	319	295	0	41	61	97	153	94	116
SAN	168	280	1151	1586	1437	1144	1387	1374	1367	1335	394	588	965	1094	359	417	204	0	60	62	110	41	140
SEQ	195	230	1089	1522	1673	1072	1293	1450	1292	1437	264	352	906	1109	415	461	219	335	0	17	93	85	87
SMC	174	275	1208	1661	1471	1133	1109	1652	1390	1399	297	340	1067	1193	354	457	300	296	98	0	133	95	137
SMG	381	525	1118	1489	1449	1242	1722	1940	1268	1157	543	578	1118	1054	671	565	524	484	387	496	0	170	197
SMP	505	494	1430	1839	1878	1372	1362	1697	1460	1689	393	393	1037	1410	680	384	403	270	341	410	650	0	220
SMT	524	540	1429	1926	1910	1073	1179	1329	1676	1724	606	739	1075	1234	773	690	468	574	380	495	811	734	0

PEN, Penuti; CAN, Amerindi settentrionali e centrali; CKC, Ciukci; CKO, Koriak; CKR, Ciukci delle renne; ECA, Eschimesi canadesi; EGR, Eschimesi della Groenlandia; EIN, Eschimesi Inupik; EUS, Eschimesi Yupik; ESR, Eschimesi dell'ex URSS; MCC, Macro-Chibcha centrali; MCS, Macro-Chibcha meridionali; NDA, Na-Denè canadesi; NDN, Na-Denè settentrionali; NDS, Na-Denè meridionali; NAL, Almosani; NKE, Keres-Sioux; SAN, Andini; SEQ, Equatoriali; SMC, Macro-Caribici; SMG, Macro-Ge; SMP, Macro-Pano; SMT, Macro-Tucano. I triangoli indicano i gruppi più compatti. Le tribù che compongono i gruppi sono elencate nel testo.

* Per gli Eschimesi dell'ex URSS si disponeva di un numero troppo esiguo di marcatori genetici, pertanto questo gruppo non è stato preso in considerazione nell'albero della figura 6.9.1; esso tende ad associarsi ai Ciukci.

2) Paez (MCS): Atacameno (Kunza), Cayapa (Ecuador), Choco, Colorado, Noanama, Paez, Warao.

D) *Andini* (SAN): Alacaluf, Aymará, Mapuche, Ingano (Quechua colombiani), Quechua.

E) *Equatoriali-Tucano*

1) Equatoriali (SEQ): Arawak (Goajiro, Arawak, Paraujano), Baniwa, Mari, Campa (Maipura), Chane, Chipaya, Emerillon, Guayaki, Jivaro (Jivaro, Aguaruna, Yaruro, Cofan, Shuara), Maue, Oyampi, Pacas Novas (Chapacuna), Palikur, Parakana, Piaroa, Piro, Siriono, Wapishana, Zamuco (Ayore, Imoro, Chamacoco).

2) Macro-Tucano (SMT): Sioní, Ticuna, altri.

F) *Ge-Pano-Caribici*

1) Macro-Caribici (SMC): Caribici, Galibi, Macushi, Makiritare (Yecuana), Panare, Pemon, Trio, Wajana, Yupa (Motilon settentrionali).

2) Macro-Pano (SMP): Cashinahua, Choroti, Chulupi, Lengua, Mataco, Shipibo, Toba.

3) Macro-Ge (SMG): Caingang, Cayapo, Craho, Xavante.

Nella figura 6.9.1 è rappresentato un albero le cui popolazioni sono raggruppate in diversi gruppi linguistici formati da sottofamiglie dell'America settentrionale, centrale e meridionale, mentre la figura 6.9.2 riporta il grafico corrispondente delle componenti principali. I dati utilizzati si riferiscono a gruppi di popolazioni che presentano un numero medio di geni pari a 72,8 ± 6,8. Il grafico delle componenti principali rappresenta il 52% della variabilità genetica originaria.

L'albero filogenetico mostra una separazione molto netta tra Eschimo-Aleuti e Ciukci-Koriak (nella Siberia nordorientale) da una parte, e tutti gli indiani americani non eschimesi dall'altra. I Na-Denè si dividono in due gruppi, il più settentrionale dei quali si unisce al raggruppamento degli Eschimesi e dei Ciukci, mentre quello più meridionale si unisce agli Amerindi. Queste conclusioni concordano con quelle ottenute mediante lo studio della matrice delle distanze genetiche. La distanza media dei Na-Denè meridionali rispetto ai due gruppi di Na-Denè settentrionali è di 0,0426, mentre quella tra i due gruppi di Na-Denè settentrionali (canadesi e degli Stati Uniti) è di 0,0377 (la differenza non è significativa); i Na-Denè settentrionali e meridionali mostrano una distanza media dagli Eschimesi rispettivamente di 0,0693 e 0,0957. Nella tabella 6.9.2 sono state rappresentate le distanze tra i Na-Denè settentrionali e quelli meridionali rispetto ai quattro gruppi di Amerindi settentrionali più tipici.

Dall'osservazione delle suddette distanze risulta evidente che gli Apache-Navajo, i quali costituiscono il gruppo dei Na-Denè meridionali, si sono mescolati in modo considerevole con gli Amerindi settentrionali. È possibile inoltre che anche i Na-Denè settentrionali si siano mescolati con gli Amerindi settentrionali, benché i dati disponibili non siano sufficienti per dimostrarlo.

Questa osservazione permette di spiegare le ragioni per cui, in un nostro lavoro precedente, nell'albero delle popolazioni mondiali (si veda il cap. 2) il gruppo composto dalla media dei Na-Denè settentrionali e me-

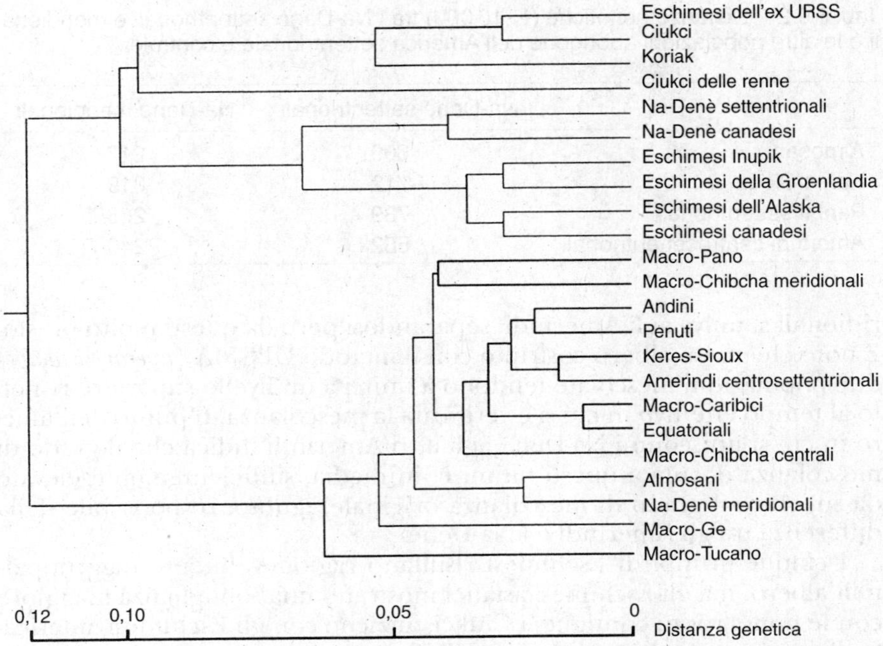

Fig. 6.9.1 Albero filogenetico di 23 tribù americane raggruppate secondo criteri linguistici.

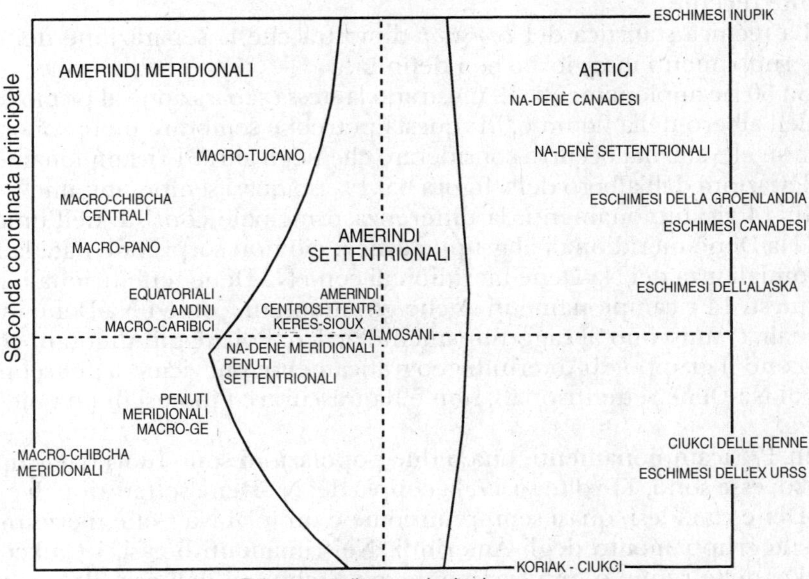

Fig. 6.9.2 Mappa delle componenti principali delle tribù americane raggruppate in sottofamiglie linguistiche.

Tab. 6.9.2 Distanze genetiche (× 10 000) tra i Na-Denè settentrionali e meridionali e le altre popolazioni aborigene dell'America settentrionale e centrale.

	Na-Denè settentrionali	Na-Denè meridionali
Almosani	609	217
Keres-Sioux	712	319
Penuti settentrionali	739	266
Amerindi centrosettentrionali	662	240

ridionali si univa agli Amerindi, separandosi però da questi molto presto. È noto che in un albero costruito con il metodo UPGMA (*average linkage*) due popolazioni mescolate tendono a unirsi a un livello superiore rispetto al tempo effettivo in cui si è verificata la mescolanza. Il punto dell'albero in cui si uniscono i Na-Denè agli altri Amerindi indica che il grado di mescolanza dovuta a questi ultimi è, in media, sufficientemente elevato da superare il grado di mescolanza originale, ignoto, responsabile della differenza tra gli Amerindi e i Na-Denè.

I cinque gruppi di Eschimesi risultano ragionevolmente raggruppati nell'albero, ma gli Eschimesi asiatici mostrano una somiglianza maggiore con le popolazioni contigue, i Ciukci, anziché con gli Eschimesi americani. Tuttavia gli Eschimesi dell'ex URSS costituiscono un gruppo davvero esiguo e il tempo di separazione è sufficientemente lungo da rendere questo risultato poco sorprendente. Inoltre i legami linguistici tra Ciukci ed Eschimesi rafforzano l'ipotesi di una loro origine comune relativamente recente.

La tecnica statistica del *bootstrap* dimostra che la separazione dei due raggruppamenti maggiori è ben definita.

Su 50 ricampionamenti, 19 mostrano la stessa separazione al primo livello dell'albero della figura 6.9.1: questa potrebbe sembrare una proporzione non elevata, ma occorre considerare che negli altri 31 ricampionamenti le deviazioni dall'albero della figura 6.9.1 sono quasi sempre minime.

In 14 ricampionamenti, la differenza principale consiste nell'unione dei Na-Denè meridionali al gruppo artico: ciò non sorprende data la forte somiglianza dei Na-Denè meridionali con i Na-Denè settentrionali. In 6 di questi 14 ricampionamenti anche gli Almosani, come i Na-Denè meridionali, si uniscono al raggruppamento artico. Poiché gli Almosani costituiscono il gruppo di Amerindi geograficamente più vicino agli Eschimesi e ai Na-Denè settentrionali, non è da trascurare l'ipotesi di una mescolanza.

In 17 ricampionamenti, una o due popolazioni sono fuori dal gruppo artico: esse sono, 11 volte su 17, la coppia dei Na-Denè settentrionali e dei Na-Denè canadesi, quasi sempre insieme e unite ai Na-Denè meridionali nel raggruppamento degli Amerindi. Nei rimanenti 6 casi, i Ciukci o i Ciukci delle renne o, più raramente, gli Eschimesi dell'ex URSS, si uniscono al raggruppamento degli Amerindi. Anche se attualmente gli Eschimesi dell'ex URSS sono più simili geneticamente ai Ciukci che agli altri Eschimesi, in alcuni alberi dopo il ricampionamento rimane ancora traccia dei loro antichi legami. Le somiglianze con gli Almosani sembrano modeste e probabilmente la mescolanza è stata limitata anche a causa della segregazione territoriale e ambientale degli Eschimesi.

Anche l'affinità tra i Na-Denè settentrionali e meridionali e i loro legami si leggono chiaramente nell'analisi più fine offerta dal *bootstrap*. Il gruppo formato dagli Haida, dai Tlingit e dai pochi Athabaska delle coste è geneticamente abbastanza simile a quello formato dagli Athabaska canadesi, da cui non si separano quasi mai. I Na-Denè meridionali, benché mostrino affinità con quelli settentrionali, risultano ancora più simili agli Almosani, ai quali si uniscono in 25 dei 50 ricampionamenti, mentre si congiungono a uno o a entrambi i gruppi di Na-Denè settentrionali in 13 ricampionamenti su 50. Essi inoltre non mostrano una tendenza particolare a unirsi a qualche altra popolazione. Ciò indicherebbe che la mescolanza dei Navajo-Apache con gli Amerindi potrebbe essersi verificata prevalentemente in Canada in tempi più remoti, prima dello spostamento verso sud.

Il raggruppamento degli Amerindi comprende un sottoinsieme di sette sottofamiglie dell'America settentrionale, centrale e meridionale. Due coppie di sottofamiglie, una centromeridionale e l'altra settentrionale, si separano successivamente, mentre i Ge e i Tucano occupano una posizione estrema.

Come abbiamo accennato più volte, la posizione anomala o estrema assunta da una popolazione in un albero filogenetico può essere spiegata in vari modi. Assumendo tassi evolutivi costanti, si potrebbe pensare che la struttura ad albero corrisponda all'ordine di separazione dei rami, e quindi probabilmente all'ordine con cui le popolazioni sono migrate dal luogo o dai luoghi di origine. Quando la popolazione anomala è assai ridotta in numero e si è sviluppata in una zona molto isolata, l'ipotesi di tassi evolutivi costanti risulta difficile da accettare: ci si attenderebbe piuttosto un ramo molto lungo, dovuto all'effetto della deriva genetica. In questo caso è più probabile che la popolazione che occupa una posizione estrema non si sia separata prima delle altre ma che, essendo di dimensioni ridotte, sia stata soggetta a una velocità di evoluzione molto elevata a causa della forte deriva genetica.

Nel caso specifico, per ovviare alle conseguenze dovute all'effetto di una forte deriva genetica sulle piccole tribù, queste sono state raggruppate in base alle sottofamiglie linguistiche di appartenenza. Se le famiglie linguistiche risultano formate da gruppi con affinità genetica interna superiore a quella osservata in raggruppamenti formati in maniera casuale, l'unione delle tribù su base linguistica può contribuire a ridurre l'effetto della deriva genetica. Sebbene non si conoscesse con precisione quanto fosse effettivamente utile considerare medie calcolate su tutte le popolazioni appartenenti alla stessa famiglia linguistica, si è comunque seguito questo approccio; a tutt'oggi non si conoscono alternative migliori.

Se l'effetto della deriva genetica sulle singole tribù è molto forte, può rendersi necessario il calcolo della media delle frequenze geniche su molte tribù per ottenere una sostanziale riduzione della variabilità; nel nostro caso ciò non è sempre stato possibile a causa della mancanza di dati adeguati. In effetti, i due gruppi più isolati, i Macro-Ge e i Macro-Tucano, sono formati rispettivamente solo da quattro e due popolazioni. Inoltre il numero di individui di ciascuna tribù è basso. I Ge sono perlopiù rappresentati dai Caingang (7000 in Brasile), dai Cayapo (3700 in Brasile) e dagli Xavante (3000 in Brasile). I Tucano sono rappresentati dai Ticuna, complessivamente con 21 000 individui in Brasile, Perú e Colombia. Com'è verosimile, ogni popolazione locale rappresenta una piccola frazione dell'intera tribù, con scarsi contatti con le altre tribù, localizzate in maniera frammentaria in altre aree spesso distanti tra loro. È quindi probabile che questi valori erratici nell'albero rappresentino casi di deriva genetica molto elevata. Il gruppo sudamericano che si separa successivamente nell'albero filogenetico, il Macro-Pano, è composto da 7 tribù, con dimensioni paragonabili a quelle delle tribù precedentemente analizzate. La famiglia dei Chibcha-Paez centrali è composta da 10 tribù. Pare che, quanto più alto è il numero di tribù componenti la famiglia linguistica, tanto meno estrema risulti la sua posizione nell'albero. Ciò conferma l'idea che in questo caso la deriva genetica abbia un ruolo molto rilevante: un'ulteriore riprova si evince dalle mappe geografiche multivariate e da altri dati (presentati nei paragrafi successivi) che mostrano differenze molto marcate tra popolazioni contigue.

Una terza spiegazione possibile è che queste popolazioni isolate siano costituite in realtà da gruppi di origine molto diversa. Nelle civiltà urbane questo fenomeno si riscontra spesso nelle capitali che, in quanto luoghi di immigrazione da regioni molto diverse tra loro, mostrano affinità con diverse regioni senza avere grandi somiglianze con qualcuna in particolare. Questa spiegazione non può però essere valida nel caso di popolazioni come i Ge e i Tucano, che vivono (almeno attualmente) in aree isolate nelle foreste a un livello economico alquanto basso. Come si vedrà in seguito, la conclusione generale più prudente che si può trarre dall'osservazione dell'albero filogenetico è la seguente: risulta difficile ricostruire la storia genetica degli Amerindi meridionali, anche se le fissioni principali dell'albero coincidono con le informazioni provenienti da altre fonti. Nel paragrafo 6.11 si proverà in maniera più particolareggiata la verità di questa conclusione. Ciò non significa necessariamente che il raggruppamento in base a criteri di classificazione linguistica conduca a conclusioni errate, bensì che esso non ha migliorato una situazione già difficile.

La mappa delle componenti principali (fig. 6.9.2) risulta pertanto più utile, almeno nel mettere in evidenza l'effetto della geografia: il primo asse raggruppa a destra le popolazioni artiche, al centro tutti gli Amerindi settentrionali, all'estrema sinistra gli Amerindi centrali e meridionali. Sussiste quindi una buona corrispondenza con la collocazione geografica. Le popolazioni artiche e gli Amerindi settentrionali si raggruppano in un modo che non dà adito a dubbi, mentre gli Amerindi meridionali mettono in evidenza tre raggruppamenti principali: Tucano, Chibcha centrali, Pano; Caribici, Equatoriali, Andini; Penuti meridionali, Chibcha meridionali e Ge. Questi risultati differiscono un poco da quelli ottenuti nella ricostruzione dell'albero filogenetico, ma – occorre ricordarlo – si limitano a due sole dimensioni.

A questo punto ci si può porre la domanda più importante: la teoria delle tre migrazioni proposta in precedenza si accorda con i risultati dell'analisi genetica? La risposta è chiaramente positiva. I due raggruppamenti principali dell'albero (le popolazioni artiche e quelle amerindie) possono certamente essere interpretati come migrazioni distinte; il raggruppamento delle popolazioni artiche contiene l'ulteriore separazione dei Na-Denè dagli Eschimesi, ovvero le popolazioni implicate nelle altre due supposte migrazioni. L'albero è quindi compatibile con la teoria delle tre migrazioni di Greenberg e coll. (1987), come la mappa delle componenti principali. L'analisi potrebbe anche condurre all'ipotesi che le ultime due migrazioni, dei Na-Denè e degli Eschimesi, abbiano avuto un'origine comune nell'Asia nordorientale, cioè siano derivate da uno stesso gruppo etnico di quell'area. La separazione del raggruppamento comprendente Eschimesi, Ciukci e Na-Denè settentrionali dal raggruppamento degli Amerindi è visibile anche dalla prima componente principale rappresentata nella mappa. La seconda componente separa i Na-Denè settentrionali dagli Eschimesi, sebbene non così chiaramente. I Na-Denè e gli Eschimesi potrebbero essere migrati in modo indipendente verso l'America, oppure essersi separati nella Beringia, o anche in Alaska: non è possibile risolvere la questione con i dati ora disponibili.

La datazione di queste migrazioni principali può essere ora riconsiderata. Nel nostro lavoro del 1988 (Cavalli-Sforza e coll., 1988) la separazione tra gli Amerindi e gli orientali settentrionali risulta concordare meglio, anche se di poco, con la datazione proposta per la prima comparsa dell'uomo in America (circa 35000 anni fa), piuttosto che con la seconda. Usando la costante calcolata nella tabella 2.5.1, si ottiene una datazione di 31000 anni fa. Gli orientali settentrionali costituiscono tuttavia una popolazione alquanto eterogenea, che ha subito negli ultimi tre secoli un considerevole movimento interno (Alekeev, comunicazione personale). Le mescolanze tra popolazioni, insieme ad altri fattori, rendono probabilmente maggiore la divergenza tra i Siberiani e gli Amerindi rispetto a quella fra gli Amerindi e i loro antenati asiatici diretti. È anche probabile che alcune popolazioni siberiane rimaste in Siberia, esposte a condizioni ambientali più rigide, abbiano subito un calo demografico a sua volta causa di una deriva genetica anche maggiore. In ogni caso, il nostro tentativo di individuare un gruppo di popolazioni siberiane affine agli Amerindi non ha avuto successo. Sulla base di un numero relativamente basso di marcatori (6 loci), Spicyn (1985) ha trovato che fra tutte le popolazioni siberiane i Tungusi, gli Even e gli Jakuti, localizzati nelle zone più settentrionali della Siberia centrale, sono geneticamente i più simili agli Athabaska. Forse gli antenati asiatici degli Amerindi sono originari di un'area relativamente piccola, e i loro discendenti asiatici risultano oggi diluiti per mescolanza con altre popolazioni geneticamente diverse, al punto da non poter più essere facilmente individuati. È anche possibile che la maggior parte degli antenati asiatici dei pionieri americani abbia effettivamente lasciato l'Asia, come è accaduto, ad esempio, nel caso degli Eschimesi. Tutte queste considerazioni, unite all'effetto della deriva genetica elevata che ci si aspetta in regioni con densità di popolazione molto bassa come la Siberia, tenderebbero ad aumentare la distanza tra i Siberiani e gli americani e quindi a sovrastimare il momento del passaggio dall'Asia al continente americano. Inoltre bisogna considerare che queste datazioni si riferiscono al momento della separazione avvenuta presumibilmente sul continente asiatico, mentre il passaggio potrebbe aver avuto luogo in tempi successivi. I motivi di incertezza sono molti e non ci si può fidare completamente di una datazione basata sulla divergenza degli Amerindi dagli orientali settentrionali. La nostra datazione è comunque compresa nell'intervallo di tempo proposto dagli archeologi.

Dall'albero mostrato nella figura 6.9.1 risulta che la separazione genetica tra i Na-Denè e gli Eschimesi si colloca a poco più della metà del tempo di separazione delle popolazioni artiche da quelle amerindie. Se si assume la prima per rappresentare la separazione tra gli Amerindi e gli asiatici nordorientali (la cui datazione, come esposto in precedenza, è stimata ancora in modo non del tutto convincente a 31000 anni fa), allora la data di separazione tra i Na-Denè e gli Eschimesi, probabilmente ancora insediati in Asia, dovrebbe aggirarsi intorno a 18000 anni fa. Occorre sottolineare che questa data non corrisponde necessariamente al momento dell'ingresso in America di una, dell'altra o di entrambe le popolazioni: la separazione può aver preceduto l'ingresso, che sarebbe stato successivo, anche se probabilmente non di molto.

In questo paragrafo le tribù sono state raggruppate secondo un criterio linguistico, a volte modificato in base a quello geografico. Nel prossimo paragrafo verranno analizzate le tribù meglio conosciute dal punto di vista genetico, indipendentemente dal raggruppamento linguistico usato in questo paragrafo, per l'America settentrionale e meridionale.

6.10 ANALISI FILOGENETICA DELLE SINGOLE TRIBÙ

In questo paragrafo si esamineranno singolarmente le tribù che nel nostro archivio di dati risultavano essere saggiate per il maggior numero di geni. Nella figura 6.10.1 è riportato l'albero filogenetico basato su un campione di 17 popolazioni dell'America settentrionale e centrale, con un numero medio di marcatori pari a 62,7 ± 5,8; le distanze genetiche F_{ST} sono state riportate nella tabella 6.10.1. I Cree e i Naskápi, molto simili dal punto di vista linguistico (Voegelin e Voegelin, 1977), sono stati raggruppati a causa dell'esiguo numero di dati; nonostante ciò rimangono il gruppo con il minor numero di geni.

Il raggruppamento delle popolazioni artiche presenta una struttura analoga alla precedente, in cui i Na-Denè settentrionali (Athabaska e Dogrib) sono uniti agli Eschimesi, dai quali si separano però alla prima fissione; gli Eschimesi dell'ex URSS risultano i più periferici nel raggruppamento degli Eschimesi.

Nella figura 6.10.2 viene presentata la mappa delle componenti principali ottenuta con gli stessi dati genetici, e questa rappresenta il 59% della variabilità genetica originaria. I raggruppamenti indicati, che corrispondono a gruppi linguistici, verranno ulteriormente discussi nel prossimo paragrafo.

L'analisi è stata ripetuta per 30 popolazioni dell'America centrale e me-

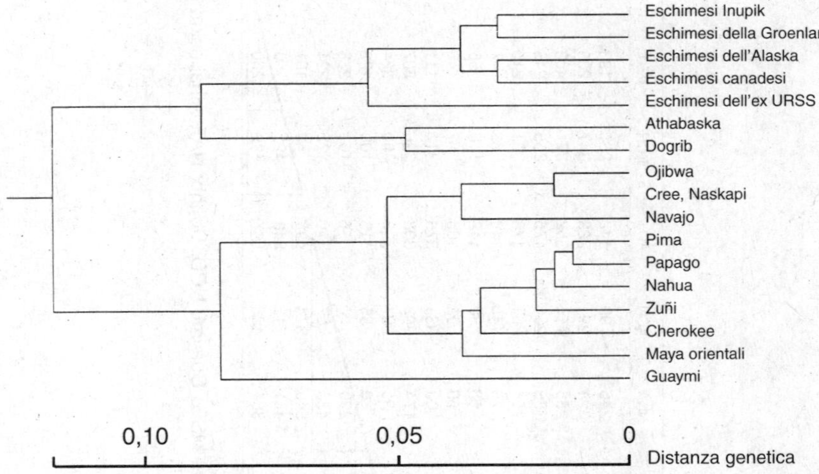

Fig. 6.10.1 Albero filogenetico di 17 tribù o raggruppamenti geografici di tribù dell'America settentrionale e centrale.

ridionale, includendo raggruppamenti linguistici dell'America centrale a causa della estesa somiglianza linguistica tra alcune popolazioni. I risultati dell'analisi sono rappresentati nella figura 6.10.3; le distanze sono riportate nella tabella 6.10.2. Il numero medio di marcatori è di 61,4 ± 5,7.

L'interpretazione di questo albero risulta alquanto difficile; inoltre la mappa delle componenti principali, calcolata sugli stessi dati (non presentata), non fornisce alcun ulteriore elemento chiarificatore. Poiché a prima vista non emerge nessuna correlazione geografica o linguistica, occorre un'ulteriore riflessione. L'effetto della deriva genetica, protrattosi per 10000 anni, ancor oggi non si è attenuato, poiché la densità di popolazione è estremamente bassa in molte zone e in alcuni casi sta ulteriormente diminuendo. Inoltre un esteso movimento geografico delle tribù è chiaramente documentato, fra le altre cose, dalla frammentazione della mappa linguistica e dalle moderne osservazioni etnologiche. Probabilmente nel passato e certamente nel presente, all'interno di ciascuna tribù e fra tribù diverse persisteva una rete complessa di scambi genetici studiata in modo dettagliato soltanto per due tribù (Yanomame, Makiritare). Queste indagini antropologiche rappresentano l'unica fonte da cui si possa derivare un modello. Ci si domanda fino a che punto possano essere generalizzate le conclusioni tratte da questi esempi, anche se è positivo il fatto di poter disporre di dati eccellenti seppure solo per poche popolazioni (le quali però non hanno avuto stretti contatti con gli invasori o hanno subito un'acculturazione minima o nulla). Probabilmente gli Yanomame hanno avuto origine in una zona molto distante da quella oggi occupata nei pressi dell'Orinoco superiore (si veda la fig. 6.6.1), forse in Panamá (sulla base di considerazioni linguistiche). A tutt'oggi essi continuano a spostarsi e a espandersi (Chagnon, 1983). La storia che emerge dallo studio degli Yanomame o dei Makiritare evidenzia uno dei molti scenari che devono esistere nel-

	ECA	EGR	EIN	EUS	ESR	ANN	ANP	API	MSG	NCD	NAT	NNA	ACN	AOJ	KCH	PZU	PME
ECA	0	81	51	74	63	303	142	139	333	180	111	246	99	140	235	193	322
EGR	302	0	83	77	140	305	315	210	309	308	175	324	291	289	347	236	334
EIN	326	278	0	95	187	420	356	287	544	145	318	288	255	352	371	403	419
EUS	259	330	417	0	133	257	227	241	361	147	129	155	220	175	255	245	327
ESR	407	677	799	351	0	198	247	178	414	302	212	258	201	178	301	213	233
ANN	873	994	1285	675	875	0	40	38	266	334	200	79	148	146	62	47	142
ANP	951	1304	1509	1105	1289	174	0	32	216	211	232	66	80	142	118	55	94
API	814	953	1228	908	865	160	104	0	184	178	192	59	92	106	67	46	145
MSG	1882	1710	2615	2013	1952	714	793	705	0	578	591	300	381	375	317	111	179
NCD	775	1113	734	913	1298	1399	1445	1065	3153	0	66	174	202	308	396	307	131
NAT	754	746	952	676	889	866	810	791	2687	451	0	95	297	322	460	324	189
NNA	872	1253	1072	650	817	297	366	295	1123	629	369	0	55	115	100	123	82
ACN	535	1133	1117	939	930	406	331	340	1191	866	913	220	0	56	100	233	130
AOJ	619	991	1269	717	755	731	611	509	1277	1299	1236	433	157	0	122	221	162
KCH	1177	1168	1726	959	1277	170	266	314	565	2339	1489	540	374	496	0	101	180
PZU	1097	1088	1523	1251	1503	234	210	160	594	1682	1514	441	715	848	422	0	63
PME	1288	1342	1725	1037	848	278	347	317	611	1434	857	384	428	567	399	260	0

ECA, EGR, EIN, EUS, ESR, Eschimesi (si veda la tab. 6.9.1); ANN, Nahua; ANP, Papago; API, Pima; MSG, Guaymi; NCD, Dogrib; NAT, Athabaska; NNA, Navajo; ACN, Cree, Naskapi, Montagnais; AOJ, Ojibwa; KCH, Cherokee; PZU, Zuñi; PME, Maya orientali.

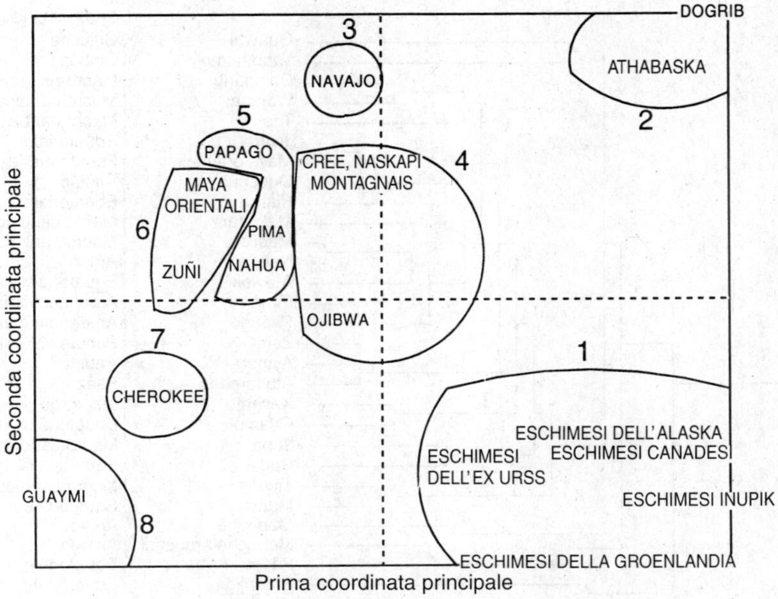

Fig. 6.10.2 Mappa delle componenti principali relativa a tribù o raggruppamenti geografici di tribù dell'America settentrionale e centrale. I raggruppamenti si riferiscono alla classificazione linguistica: 1, Eschimesi; 2, Na-Denè settentrionali; 3, Na-Denè meridionali; 4, Almosani; 5, Amerindi centrali; 6, Penuti; 7, Keres-Sioux; 8, Chibcha.

l'America meridionale ma non può essere estesa ad aree con una lunga storia di formazione di città, paesi o villaggi, dove la struttura demografica e il sistema matrimoniale sono completamente differenti. Gli Yanomame rappresentano piuttosto un modello per le popolazioni primitive di orticoltori che vivono nella foresta tropicale, la quale ricopre una frazione significativa dell'America centrale e meridionale.

La storia delle fissioni e delle fusioni nelle ultime generazioni dei Makiritare (si veda la fig. 6.10.4) mostra una struttura di gruppi assai limitati, dell'ordine di 100 individui ciascuno, con separazioni e unioni che seguono approssimativamente le linee di parentela. Tuttavia i gruppi di parenti, se osservati per diverse generazioni, non sono necessariamente entità stabili e chiuse, e l'intero quadro si presenta come una successione di fissioni e di fusioni non del tutto casuali, difficili da rappresentare in un modello quantitativo. La variabilità genetica osservata tra i villaggi risulta essere il doppio di quella attesa (Wagener, 1973) in base ai tassi di migrazione osservati, assumendo che gli individui che migrano siano un campione casuale della popolazione. La deriva genetica è pertanto supe-

Tab. 6.10.1 Distanze genetiche (nel triangolo inferiore sinistro della matrice) fra tribù o piccoli gruppi di tribù dell'America settentrionale e relativi errori standard (nel triangolo superiore destro della matrice). Tutti i valori sono stati moltiplicati per 10000. I triangoli includono gruppi relativamente omogenei.

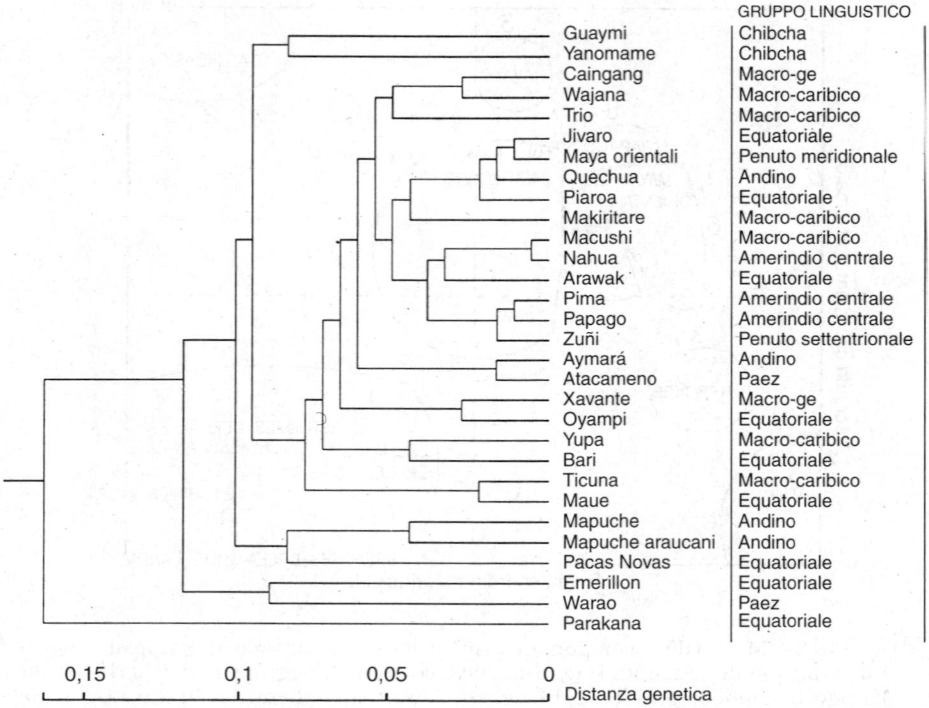

Fig. 6.10.3 Albero basato sulle distanze genetiche relative a 30 tribù indiane dell'America meridionale, centrale e delle regioni limitrofe.

riore a quella attesa in base alla dimensione della popolazione e dei movimenti migratori osservati, probabilmente perché le separazioni, e forse le unioni, tendono a seguire linee di parentela e non sono dunque casuali (Smouse e coll., 1981; Smouse, 1982), come invece si assume nei modelli usuali di struttura delle popolazioni.

Altra fonte di amplificazione dell'effetto della deriva genetica è la notevole differenza di fertilità, soprattutto dei capi tribù (Neel e Weiss, 1975; Neel, 1980). I Makiritare sono ampiamente endogamici nell'ambito del villaggio, e ancor più all'interno della tribù, ma forniscono alle tribù vicine – perlopiù appartenenti a gruppi linguistici diversi in conseguenza del notevole allontanamento di molte di esse dal proprio luogo di origine –, e da queste ricevono, un contributo genetico apprezzabile. Non si può escludere la possibilità che individui immigrati da altre tribù abbiano legami di parentela più stretti con membri della stessa tribù, diminuendo così l'effetto causato dai matrimoni con membri di altre tribù. Considerando la

Tab. 6.10.2 Distanze genetiche (nel triangolo inferiore sinistro della matrice) fra tribù dell'America centrale e meridionale e relativi errori standard (nel triangolo superiore destro della matrice). Tutti i valori sono stati moltiplicati per 10 000.

	ANN	ANP	API	MCA	MWR	MCY	MSG	PZU	PME	AAM	AAY	AMA	AQU	EAR	EBR	EEM	EJI	EMA	AOY	EPN	EPR	EPI	MMA	MMK	MTR	MWA	MYU	MGC	MGX	MTT
ANN	0	42	36	148	220	217	278	43	161	218	177	247	90	49	178	272	79	125	146	307	328	121	38	142	228	59	115	90	126	154
ANP	174	0	31	207	319	178	196	49	98	323	204	200	74	123	218	276	239	212	129	547	207	292	198	192	135	95	178	148	143	223
API	160	104	0	174	297	169	180	56	154	343	213	193	79	132	127	267	130	154	89	482	320	79	211	186	197	110	138	179	141	178
MCA	478	686	440	0	244	429	428	186	210	368	47	184	69	195	327	328	73	124	220	229	341	68	228	195	224	132	298	226	109	237
MWR	686	1168	1033	1102	0	378	657	250	316	438	146	436	211	228	236	245	333	539	263	538	636	415	259	241	397	239	318	195	458	408
MCY	889	921	701	1436	1368	0	236	121	204	728	267	252	227	343	274	254	194	181	198	463	496	380	175	325	279	292	260	348	732	239
MSG	714	793	705	1341	1529	786	0	110	189	669	192	185	201	333	391	372	180	199	157	267	773	344	142	335	287	302	548	340	484	309
PZU	234	210	160	558	1090	584	594	0	60	328	155	154	54	136	173	255	157	115	108	407	228	223	161	182	108	111	208	184	307	146
PME	278	347	317	565	1093	846	611	260	0	203	267	133	46	71	194	258	27	129	113	247	246	73	90	101	81	137	173	188	72	167
AAM	896	1396	1404	1212	1947	2807	2068	1180	822	0	343	263	390	480	491	447	195	403	553	168	471	265	334	673	192	166	321	380	289	373
AAY	414	598	499	190	578	910	844	469	716	1153	0	165	140	139	253	261	175	183	205	422	396	229	170	175	261	133	246	190	443	182
AMA	604	726	610	642	1422	1160	717	551	486	446	632	0	147	500	457	370	123	155	282	374	423	118	141	224	342	405	458	504	151	225
AQU	326	303	268	403	1045	941	776	208	150	940	462	466	0	112	195	280	71	128	104	358	255	63	135	146	102	97	156	150	141	219
EAR	168	480	548	895	531	854	621	596	375	1299	613	1399	585	0	152	227	149	228	115	267	507	228	92	216	111	109	224	89	166	353
EBR	545	639	477	1041	1170	714	809	564	697	1874	962	1381	855	392	0	358	162	155	235	304	671	251	157	222	373	316	148	285	221	260
EEM	834	1281	1185	1515	835	1361	1280	1146	1113	2049	1267	1713	1240	732	1292	0	434	376	308	447	540	538	258	204	262	230	333	202	271	337
EJI	244	650	329	265	1129	910	613	525	102	674	525	458	206	480	533	1240	0	137	110	103	275	71	82	56	172	160	198	141	490	149
EMA	329	652	593	430	1763	912	970	452	446	873	700	662	533	879	739	1401	429	0	207	244	290	148	128	165	135	217	170	343	318	80
EOY	566	695	578	1077	807	993	521	604	554	1953	1061	1227	552	416	963	854	468	895	0	299	396	227	109	183	140	114	225	68	113	406
EPN	516	1386	1284	1013	1722	1649	1408	1388	778	553	1405	1064	1059	814	1318	1735	643	1065	1257	0	525	164	238	195	265	193	161	154	558	427
EPR	1188	1146	1496	1554	2644	2094	2731	1315	980	1689	1783	2169	1359	1638	2227	2311	1550	1123	1848	2619	0	343	230	295	159	398	408	524	353	327
EPI	760	854	433	342	1887	1580	1195	710	351	698	682	616	239	1112	1082	1738	216	667	845	642	1881	0	118	138	198	185	347	176	267	178
MMA	82	635	394	652	995	490	597	537	147	1008	625	445	356	447	423	1047	294	417	497	888	1263	659	0	77	163	140	150	192	471	74
MMK	535	726	708	856	1110	1222	960	854	459	2072	922	1024	522	532	1326	1045	317	876	549	623	1665	469	363	0	98	105	236	102	536	304
MTR	455	682	667	760	1241	990	1010	500	249	782	802	1045	423	431	1004	1187	486	565	718	1028	653	872	470	602	0	120	275	230	419	226
MWA	203	458	505	650	768	1359	1026	546	432	415	547	1196	385	328	920	781	505	909	353	823	1329	753	712	497	296	0	196	111	443	337
MYU	489	767	697	1166	1040	850	968	713	558	707	933	1115	782	348	455	1111	526	776	925	731	1643	1009	598	1267	798	624	0	133	222	266
MGC	293	884	872	915	812	1328	1128	991	621	709	827	1534	749	326	842	687	486	1152	352	738	2105	860	788	555	727	271	437	0	359	478
MGX	294	501	557	682	1281	1825	928	860	267	668	1027	745	494	507	712	915	664	841	287	1496	1541	750	1092	1056	1144	913	655	705	0	552
MTT	574	824	718	953	2051	1060	1251	695	825	1321	907	925	820	1052	807	1682	397	240	1572	1267	1487	727	300	1267	835	1058	1043	1371	1311	0

ANN, Nahua; ANP, Papago; API, Pima; MCA, Atacameno; MWR, Warao; MCY, Yanomame; MSG, Guaymi; PZU, Zuñi; PME, Maya orientali; AAM, Araucani; AAY, Aymará; AMA, Mapuche; AQU, Quechua; EAR, Arawak; EBR, Bari; EEM, Emerillon; EJI, Jivaro; EMA, Mane; EOY, Oyampi; EPN, Pacas Novas; EPR, Parakana; EPI, Piaroa; MMA, Macushi; MMK, Makiritare; MTR, Trio; MWA, Wajana; MYU, Yupa; MGC, Cairiguap; MGX, Xavante; MTT, Ticuna.

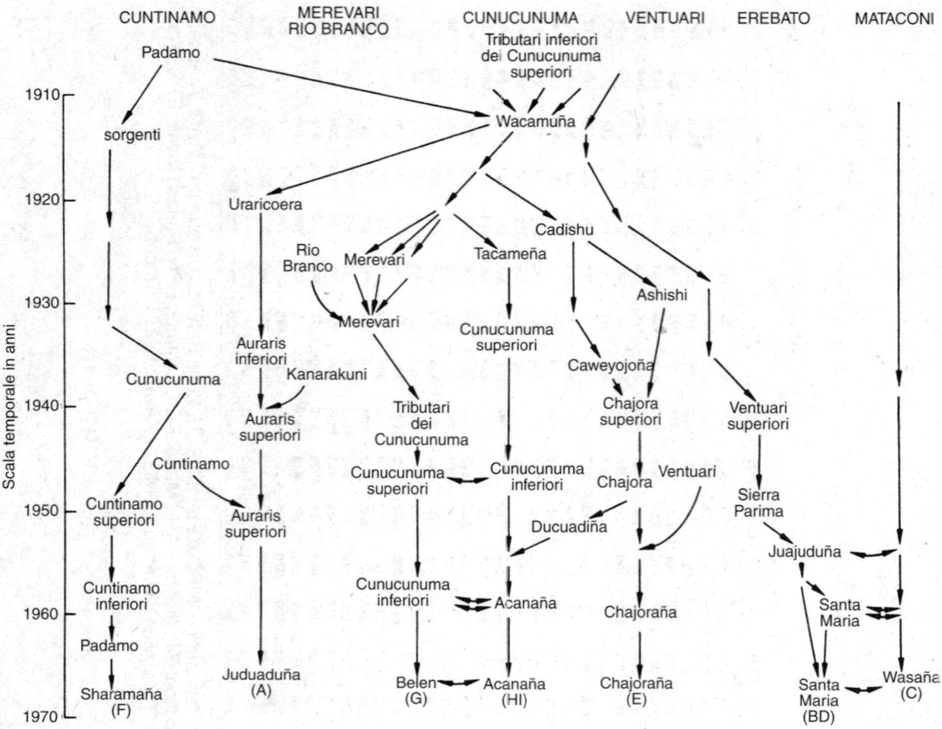

Fig. 6.10.4 Storia delle fissioni e delle fusioni di sette villaggi Makiritare nel corso di un periodo lungo 60 anni. Da Ward e Neel (1970, fig. 1). L'albero filogenetico calcolato sulla base delle somiglianze genetiche tra villaggi può, entro certi limiti, ricostruire la storia reale delle fissioni (ma non quella delle fusioni che richiede altri tipi di analisi). Le relazioni di cambiamento spazio-temporale sono riferite alla scala temporale rappresentata a sinistra; i nomi in testa alla figura definiscono le sei aree geografiche principali.

frequenza con cui vengono rapite donne di altre tribù, sicuramente si verificano anche matrimoni con vicini che sono casuali, o pressoché casuali.

Su altre migrazioni intertribali possediamo informazioni limitate. Secondo le informazioni fornite da Salzano e Callegari-Jacques (1988), lo scambio genetico risulta degno di considerazione, ed è superiore per le tribù con un livello economico più avanzato. Le loro tabulazioni non distinguono però lo scambio genetico tra vicini da quello fra tribù diverse. Sulla base di dati non pubblicati, raccolti in collaborazione con H. Groot e A. Espinel in Colombia, risulta che lo scambio genetico fra tribù differenti che vivono lungo il corso superiore dell'Orinoco divenne molto alto alla fine di un lungo periodo di ostilità intertribali; in un'area molto ristretta vicino a Puerto Inirida è stato difficile trovare documentazione di matrimoni recenti tra individui appartenenti alla stessa tribù. Spesso si perde la memoria di scambi genetici avvenuti nelle generazioni più antiche, per cui sorgono dubbi sul reale isolamento di molte tribù dell'America meridionale, almeno al giorno d'oggi. Tuttavia, fra le tribù dell'America del Sud sussiste una variabilità genetica così elevata che in molti casi è stato sicuramente mantenuto un alto grado di isolamento per un lungo periodo (Neel e Ward, 1970). La nostra capacità di capire la struttura genetica delle tribù dell'America meridionale potrebbe aumentare soltanto grazie all'estensione di studi simili a quelli effettuati dal gruppo di Neel (citati in precedenza), prima che siano resi completamente impossibili dalla disgregazione e dalla scomparsa delle usanze tradizionali di queste tribù.

6.11 GENETICA, LINGUISTICA E GEOGRAFIA

Nel paragrafo 6.9 si è osservato che le analisi genetiche confermano pienamente la divisione degli aborigeni americani in tre gruppi principali, gli Amerindi, i Na-Denè e gli Eschimesi, nettamente distinti anche a livello linguistico. L'ipotesi che i tre gruppi corrispondano alle tre migrazioni principali, tutte avvenute dalla Siberia attraverso la Beringia, si accorda con le conoscenze archeologiche attuali, nonostante le datazioni non ancora certe. Il quadro generale sembra ragionevolmente assodato e le analisi presentate nel paragrafo 6.10 hanno chiarito i possibili dubbi relativi alla posizione ambigua dei Na-Denè meridionali. La loro posizione geografica e la peculiarità del rapporto genetico con gli altri Na-Denè e con gli Amerindi trovano la migliore spiegazione nella mescolanza con questi ultimi durante la migrazione verso sud. Per quanto riguarda gli Amerindi, risulta invece più difficile conciliare in modo completo i dati genetici con le informazioni desunte da approcci di tipo diverso: ciò è dovuto in parte alla scarsità delle informazioni. A questo punto occorre riassumere i risultati di due studi precedenti, che mettono in evidenza senza ombra di dubbio un'alta correlazione tra genetica e lingue anche negli Amerindi.

Il primo studio consiste in un'analisi esauriente delle relazioni tra le somiglianze genetiche, linguistiche e culturali di 53 tribù di indiani dell'America settentrionale, condotta da Spuhler (1979). Questa analisi si è basata su un sottoinsieme di 13 frequenze geniche relative ai sistemi *AB0*, *MN*, *RH*, mentre il gruppo sanguigno Diego è stato saggiato solo per alcune tribù. Mediante l'uso delle frequenze geniche, si sono classificate correttamente 34 (64,2%) tribù su 53 nei sette gruppi linguistici artico-siberiano, na-denè, macro-algonchino, macro-sioux, hoka, penuto e azteco-tano, confermando un sostanziale accordo fra dati genetici e linguistici, anche se si notano alcune discrepanze. Molte delle classificazioni errate si riscontrano nei Na-Denè, Macro-Algonchini, Macro-Sioux e nel gruppo hoka. Nell'analisi di Spuhler, condotta per aree culturali (artica, subartica, costa nordoccidentale, Altipiani, California, Pianure, regione sudoccidentale, nordorientale, sudorientale), sono state classificate correttamente 31 su 53 tribù, cioè il 58,5%. Considerando che nell'ultimo caso sono stati analizzati più gruppi, si può affermare che i due approcci hanno fornito risultati pressoché equivalenti. In conclusione, sussiste un sostanziale, anche se imperfetto, accordo tra classificazione genetica e linguistica o culturale. Sono interessanti alcune discrepanze, soprattutto quella tra Na-Denè settentrionali e meridionali; è tuttavia da notare che nell'analisi di Spuhler gli Apache e i Navajo vengono attribuiti al corretto gruppo linguistico. L'approccio statistico usato da Spuhler (analisi discriminante *stepwise*) differisce da quello usualmente utilizzato per determinare la correlazione tra distanze genetiche e linguistiche (talvolta anche quelle geografiche). Inoltre noi abbiamo usato un numero maggiore di geni ma un numero minore di tribù. Nella figura 6.10.2 sono state raggruppate le tribù appartenenti allo stesso gruppo linguistico. La concordanza, sebbene non perfetta, tra la classificazione linguistica e quella genetica, appare evidente. I piccoli numeri non permettono tuttavia di valutare in modo completamente soddisfacente tale concordanza. L'accordo incompleto indica che le stime delle somiglianze genetiche e linguistiche devono essere migliorate; oppure potrebbe essere il risultato di frequenti sostituzioni a livello linguistico o genetico. Queste spiegazioni, non mutualmente esclusive, possono in qualche misura aver contribuito entrambe a ridurre la correlazione senza tuttavia annullarla completamente.

Usando approcci più convenzionali, Spuhler (1972) non ha trovato alcuna correlazione tra distanze genetiche e linguistiche. Questo risultato negativo potrebbe essere imputato più al metodo che alla mancanza di correlazione generale tra linguistica e genetica; una correlazione lineare infatti può essere facilmente annullata da pochi valori erratici. L'ipotesi della linearità potrebbe inoltre essere troppo semplicistica in presenza di uno schema complesso di fusioni e di fissioni; occorrerebbe predisporre una simulazione per confrontare le differenti metodologie. Spuhler (1972) ha considerato nuovamente gli stessi dati mediante un'analisi della varianza che supera i limiti delle analisi di correlazione lineare, riscontrando che la varianza delle distanze genetiche tra i diversi gruppi linguistici è significativamente superiore a quella calcolata entro ciascun gruppo. Questa conclusione concorda con i risultati dell'analisi discriminante descritta in precedenza. Occorre aggiungere che Spuhler ha trovato una correlazione modesta, ma significativa, tra distanze genetiche e geografiche, mentre nessuna correlazione è stata riscontrata tra distanze linguistiche e distanze geografiche.

Oltre agli studi di Spuhler sulla correlazione tra genetica e linguistica nelle popolazioni dell'America settentrionale, ne sono stati condotti molti altri relativi ad aree limitate o a gruppi dell'America centrale e meridionale. Uno dei primi studi, di Spielman e coll. (1974), ha confrontato le distanze linguistiche tra sette dialetti yanomame e le distanze genetiche tra le popolazioni che occupavano le corrispondenti aree geografiche. Le matrici delle distanze genetiche, quelle calcolate dai dati lessicali e dai dati grammaticali, hanno mostrato una correlazione significativa.

Chakraborty e coll. (1976) non hanno rilevato alcuna correlazione lineare tra distanze genetiche e distanze linguistiche considerando sette popolazioni cilene delle Ande. Le distanze linguistiche sono state calcolate mediante una scala basata su una delle prime classificazioni di Greenberg. È probabile che sia stata proprio la scala utilizzata per le distanze linguistiche a influire sul risultato negativo.

Lo stesso tipo di distanza linguistica è stata usata da Murillo e coll. (1975) per confrontare distanze genetiche e linguistiche dei Chipaya della Bolivia rispetto a nove tribù indiane dell'America meridionale; anche in questo caso non è stata trovata alcuna correlazione.

Salzano e coll. (1977) hanno analizzato la variabilità genetica entro e fra tribù negli Xavante, Kraho e Cayapo del Brasile, di lingua ge. I risultati mostrano che la distanza genetica media fra tribù all'interno di questo gruppo linguistico è circa il 63% di quella riscontrata fra tribù che parlano linguaggi più differenziati. Essi hanno trovato tuttavia una bassa correlazione lineare ($r = 0{,}27$) tra distanze genetiche e percentuali di radici lessicali dall'origine comune (*cognate*) in una lista di 100 parole.

Recentemente è stato pubblicato da Barrantes e coll. (1990) uno studio completo e particolareggiato sui gruppi di lingua chibcha della Costa Rica e di Panamá. Dieci di queste popolazioni sono state analizzate per 48 loci genetici. Le distanze genetiche tra coppie di popolazioni sono state correlate con le distanze linguistiche basate sulle percentuali di radici lessicali dall'origine comune. La correlazione osservata ($r = 0{,}74$) è alta e molto significativa, maggiore di quella osservata tra distanze genetiche e geografiche ($r = 0{,}49$, non significativamente diversa da zero) e tra distanze geografiche e linguistiche ($r = 0{,}52$, significativa al livello di probabilità $P = 0{,}05$).

Osservando la figura 6.10.3 non è possibile dare una semplice interpretazione dell'associazione esistente fra genetica e linguistica nell'America centrale e meridionale. Analoga difficoltà si è riscontrata interpretando l'albero filogenetico delle popolazioni dell'America meridionale presentato nel lavoro di Salzano e Callegari-Jacques (1988). Probabilmente in queste circostanze il modello filogenetico dell'albero non è appropriato per lo studio della correlazione in questione, anche se è possibile che siano invece inadeguati i dati disponibili.

Anche la relazione tra distanze genetiche e geografiche, in genere molto stretta, non risulta così evidente nell'America meridionale. La correlazione calcolata tra i due tipi di distanze è $0{,}191 \pm 0{,}048$ (errore standard calcolato con il metodo del *bootstrap*). Positiva ma bassa, essa conferma i risultati ottenuti rappresentando graficamente le distanze genetiche tra tutte le coppie di popolazioni contro le loro distanze geografiche (si veda il par. 2.9). La distanza linguistica tra famiglie è correlata negativamente con la distanza genetica ($-0{,}139 \pm 0{,}051$) e con la distanza geografica ($-0{,}212 \pm 0{,}051$). Questi risultati (Minch e Cavalli-Sforza, non pubblicato) indicano la necessità di ulteriori analisi.

La correlazione tra dati linguistici e genetici, come quella tra dati linguistici e geografici, risulta di difficile indagine soprattutto nell'America del Sud e ciò dipende da diversi motivi, in parte legati ai cambiamenti territoriali, economici e politici che si sono verificati e si verificano tuttora, i quali sono all'origine di un'estinzione delle lingue, che è stata particolarmente drammatica nell'ultimo secolo e prima ancora. Ad esempio, nella lista di Ruhlen (1987), 71 (61%) delle 117 lingue che formano la sottofamiglia ge-pano-caribica sono estinte. Una percentuale ugualmente alta si riscontra in molte altre sottofamiglie dell'America centrale e meridionale: equatoriale 67/145 (45%), tucano 12/47 (26%), andino 12/18 (67%), chibcha 25/43 (58%).

Spesso le lingue si estinguono quando le dimensioni delle popolazioni si riducono troppo, oppure quando il governo favorisce popolazioni di lingua diversa anche senza una vera e propria scomparsa degli individui. In effetti sembra ragionevole supporre che nella situazione attuale, con la continua riduzione dei gruppi che si riconoscono in un'unità etnica, una quantità sempre maggiore di individui non parli più la propria lingua tradizionale, e la sostituisca con la lingua importata dalle potenze coloniali, oppure con altre lingue tradizionali più diffuse attinte da altri gruppi. Ciò contribuisce sicuramente a diminuire la correlazione tra lingue e geni, sebbene possano sussistere altre cause che meritano studi più approfonditi.

Occorre ricordare quanto già analizzato nel paragrafo 2.9, ovvero che gli aborigeni americani presentano una mobilità geografica molto elevata, misurata dalla relazione tra distanze genetiche e distanze geografiche. Il grado di mobilità è messo in luce anche dalla distribuzione dei gruppi di lingue, assai frammentata e costituita da sottofamiglie con strutture complesse che si intersecano. Per annullare la correlazione lineare tra distanze geografiche e linguistiche potrebbe bastare questa osservazione. Ma a essa si aggiungono anche le particolari condizioni ambientali: la catena delle Ande, che si estende dall'estremo Nord all'estremo Sud del subcontinente, costituendone la spina dorsale, è caratterizzata da una situazione ecologica molto diversa rispetto a quella delle regioni orientali: nelle Ande la diversità ambientale varia assai meno con il variare della latitudine. Vi abitano popolazioni anch'esse assai simili sia geneticamente sia linguisticamente: sulla catena andina si parlano lingue appartenenti solamente a due delle nove principali sottofamiglie linguistiche del subcontinente. Al contrario, la regione orientale, più pianeggiante, risulta più eterogenea sia dal punto di vista genetico sia da quello linguistico: in questo caso le correlazioni lineari non sono appropriate per misurare l'associazione tra distanze geografiche, genetiche e linguistiche. Per valutare la correlazione tra variabilità genetica e variabilità linguistica risultano più indicati studi particolareggiati su singoli gruppi linguistici che non siano stati soggetti a troppe distruzioni ed estinzioni, come per esempio i Chibcha (Barrantes e coll., 1990).

L'analisi della correlazione tra genetica e linguistica in America può contribuire solo parzialmente alla soluzione del problema generale. Dei sette studi che sono stati considerati, soltanto uno (che ha utilizzato il coefficiente di correlazione lineare) ha dato risultati convincenti, e ciò per diverse ragioni, pur sussistendo una generale congruenza tra i due fenomeni. Nei casi in cui la correlazione lineare è risultata insoddisfacente, l'applicazione di altri metodi ha fornito risultati positivi. Inoltre, anche se questo punto è generalmente trascurato, la significatività statistica di correlazioni lineari tra distanze calcolate per coppie di popolazioni è saggiata da un test insoddisfacente perché non tiene conto della inevitabile correlazione interna tra le distanze (si calcolano $n(n-1)/2$ distanze dai dati di n popolazioni). Questo peraltro non è il caso del campione di Murillo e coll. (1977) in cui le coppie di popolazioni sono indipendenti. In Cavalli-Sforza e coll. (1992) si possono trovare ulteriori commenti al riguardo.

Riassumendo, tre studi su sette favoriscono l'ipotesi di una congruenza tra genetica e linguistica. Tuttavia per motivi metodologici, teorici e storici ci si aspetta che questa analisi di associazione fallisca il suo scopo nelle Americhe, soprattutto se si usano correlazioni lineari. Evidentemente l'analisi dei dati americani richiede ancora una parte di lavoro con metodi più raffinati.

Il sistema *AB0* in America è molto diverso rispetto al resto del mondo: gli Amerindi sono gli unici ad avere quasi completamente perso gli alleli *A* e *B*. Al contrario l'allele *A* si è conservato tra i Na-Denè e la sua frequenza è molto alta tra alcuni Almosani, mentre tra gli Eschimesi le frequenze degli alleli *A* e *B* sono molto più simili a quelle del resto del mondo. Il locus *AB0* rispecchia quindi abbastanza fedelmente, sebbene in modo imperfetto, le tre principali migrazioni di cui si è parlato.

Non sono ben note le cause della perdita di uno o due alleli di questo sistema, i quali sono invece presenti in tutte le altre popolazioni del mondo e, con qualche eccezione, anche in molti primati (Socha e Ruffié, 1983), con frequenze relativamente costanti. Quanto ampia sia stata la variazione casuale delle frequenze geniche nelle popolazioni amerindie verrà chiarito in questo paragrafo con molti altri esempi, sottolineando il fatto che la deriva genetica ha avuto in America un ruolo molto importante. Forse ci si potrebbe domandare se le irregolarità delle frequenze geniche in America siano dovute all'effetto della deriva genetica a causa del numero molto ridotto dei primi immigrati (effetto del fondatore); oppure al risultato di un collo di bottiglia successivo; o anche al persistere di dimensioni ridotte delle popolazioni per un lungo periodo. Possiamo anticipare che il comportamento dei loci *HLA* indica che possono essere realistiche la seconda e la terza ipotesi e che molte tribù hanno avuto origine da un numero esiguo di fondatori. Invece di trovare molti alleli di un locus *HLA*, come comunemente capita di osservare in altre popolazioni (anche in quelle di piccole dimensioni), nella tribù amerindia tipica troviamo solo pochi alleli con frequenze inusitatamente alte, mentre gli altri alleli sono rari o assenti. In un'altra tribù si osserva lo stesso fenomeno (rarità di gran parte degli alleli) anche se gli alleli più frequenti sono diversi. È poco probabile che questo particolare fenomeno, data la sua generalità, sia dovuto a selezione naturale, oppure all'effetto del fondatore a causa del basso numero dei primi immigranti dall'Asia. Il locus *AB0*, pur caratterizzato da un numero di alleli molto minore rispetto al sistema *HLA*, mette in evidenza un tipo di fenomeno analogo: una frequenza non comune dell'allele *A* in pochi gruppi, una frequenza sproporzionatamente alta dell'allele *0* (fino al 100%) in tutti gli altri. Non si trova quasi mai un'alta frequenza dell'allele *B*.

Benché sia elevata la probabilità che la distribuzione anomala del sistema *AB0* si debba, almeno in parte, alla deriva genetica, è difficile, se non impossibile, escludere l'effetto della selezione naturale. Come si è visto nel paragrafo 2.10, i fenotipi (o genotipi) *AB0* rispondono in modo differenziato a parecchie malattie infettive: una spiegazione della perdita degli alleli *A* e *B* tra gli Amerindi condivisa da molti si basa sul grado di sensibilità alla sifilide, alla quale gli individui *0* sono più resistenti, e ha origine dall'ipotesi che nel XV secolo la sifilide sia stata una malattia endemica nell'America centrale, diffusa poi in Europa dall'equipaggio di Cristoforo Colombo dopo il ritorno in Spagna. Studi diretti su pazienti (Mourant e coll., 1983) hanno mostrato che individui con gruppo sanguigno *0* guariscono più rapidamente (in base a test immunologici) dopo trattamenti chemioterapici. Le date e i luoghi dell'epidemia europea, iniziata subito dopo il ritorno dell'equipaggio di Colombo, corrispondono alle previsioni dell'ipotesi, anche se altri sostengono invece che la malattia ebbe origine in Africa da una spirocheta strettamente legata a quella responsabile della framboesia, una malattia non venerea (McNeill, 1976). Tuttavia una ricerca sulla correlazione tra la framboesia e il sistema *AB0* ha dato risultati negativi (Cavalli-Sforza, 1986 *b*).

La distribuzione geografica degli alleli *AB0*, illustrata nelle mappe, merita alcuni commenti. A causa della rarità degli alleli *A* e *B*, e del predominio dell'allele *0*, tutte le distribuzioni di frequenza sono asimmetriche. L'allele *0* si presenta con la frequenza minima nell'America del Nord, mentre l'allele *A* è frequente e raggiunge un picco del 45% circa (quasi tutti *A1*) nel Canada occidentale. Altrove l'allele *0* ha una frequenza quasi sempre superiore al 50%. Nell'estremo Sud, una piccola zona presenta un massimo di *A* superiore al 10% e un corrispondente abbassamento di frequenza dell'allele *0*. L'allele *A* (*A1*) è frequente anche in Groenlandia.

Tra gli Eschimesi, l'allele *B* mostra un picco nel Canada orientale e meridionale, dove la frequenza dello *0* è bassa e vi sono tracce di *A*.

Fatta eccezione per gli Eschimesi, la presenza simultanea di *A* e *B* nella proporzione di 4:1 indica la mescolanza con popolazioni caucasoidi. Probabilmente questo è il caso della costa orientale del Canada, quantunque l'assenza dell'allele *B* nelle regioni occidentali, nonostante l'alta frequenza dell'allele *A*, sia la prova che in queste regioni non sia avvenuta mescolanza. Facendo l'ipotesi che i neri africani abbiano portato geni *AB0* (e questo non è il caso del Canada), la proporzione di *A* e *B* dovrebbe essere minore di quella (4:1) ottenuta dalla mescolanza con popolazioni bianche. Si è evitato l'uso di dati di popolazioni mescolate, anche se vedremo che nelle regioni orientali di Stati Uniti e Canada è presente un discreto numero di gruppi misti. In quell'area si sono verificati contatti più intensi con gli europei, e non sorprende dunque che sia difficile trovare Amerindi «purosangue» (anche solo al 75%).

I variogrammi degli alleli *AB0* presentano un lungo segmento iniziale lineare, con pendenze piuttosto basse.

La fosfatasi acida (*ACP1*B*) mette in evidenza un gradiente pressoché regolare da nord a sud. La distribuzione è quasi bimodale, esprimendo la differenza principale tra Eschimesi e Amerindi dell'estremo Nord rispetto alle popolazioni del resto del continente. Il variogramma è approssimativamente lineare fino a 6400 km, con una pendenza abbastanza alta.

L'adenilato chinasi 1 (*AK1*) è, come il sistema *AB0*, un marcatore dovuto alla mescolanza con popolazioni caucasoidi. L'allele meno frequente, *AK1*2*, che ha una frequenza del 5% circa tra gli europei, è assente nelle altre popolazioni. La fascia di frequenze basse di *AK1*1* (< 97%) che si riscontra attraverso l'America settentrionale indica la mescolanza con popolazioni caucasoidi, confermando ed estendendo quanto osservato per l'*AB0*.

Il gruppo sanguigno Diego (*DI*A*) riveste un significato speciale in America: fu trovato prima fra gli Amerindi, nei quali, come mostra la mappa, la frequenza dell'allele *A* varia da meno del 5% a più del 35%. Questo allele si ritrova anche in alcune popolazioni orientali dell'Asia settentrionale, ma con frequenza più bassa, e si potrebbe dunque pensare a una sua origine nell'Asia nordorientale. La notevole variabilità in America è dovuta molto probabilmente alla deriva genetica. Il valore massimo viene raggiunto in Brasile, mentre nell'America settentrionale è raro o pressoché assente. La pendenza iniziale del variogramma è abbastanza alta, con un segmento lineare che si estende fino a meno di 1500 km.

Il gruppo sanguigno Duffy (*FY*) ha una frequenza molto variabile dell'allele *A*, che mostra un valore massimo nella regione artica. La sua distribuzione si estende su quasi tutto l'intervallo, ma rimane concentrata tra il 40% e il 100%. L'allele *B* è stato studiato molto meno: si sa però che raggiunge un picco di frequenza superiore al 40% tra il Brasile settentrionale e la Guyana. Il variogramma dell'allele *A* è regolare, mentre quello dell'allele *B* presenta una forte pendenza iniziale negativa.

L'allele *1* dell'esterasi D (*ESD*1*) mostra un massimo in Mato Grosso (Brasile meridionale), nel bacino del Paraguay e nell'America centrale; presenta anche un minimo assoluto nell'estrema parte orientale del Brasile. Il variogramma, che ha un'alta pendenza iniziale, è lineare fino a circa 2500 km.

L'allele *1* della gliossalasi 1 (*GLO1*1*) presenta un massimo nell'America centrale e valori bassi nell'America meridionale. La diminuzione regolare delle frequenze verso nord è un artefatto causato dalla quasi totale mancanza di dati relativi all'America del Nord, fatta eccezione per le zone settentrionali estreme. Il variogramma è approssimativamente lineare per almeno 3000 km, con pendenza alta.

L'allele *1* della componente gruppo-specifica o proteina legata alla vitamina D (*GC*1*) mostra un minimo nel Brasile centrale, e più a ovest un massimo relativo; l'irregolarità del variogramma è dovuta probabilmente alla vicinanza dei valori minimo e massimo. Il sottotipo elettroforeticamente veloce del *GC*1*, *GC*1F*, presenta due picchi sulla costa occidentale dell'America del Sud, un minimo relativo nell'estremo Sud e uno nell'estremo Nord.

Anche l'aptoglobina (*HP*1*) ha una distribuzione molto dispersa, dal momento che le frequenze geniche variano dallo 0% al 100%, con media pari al 55%. Il picco principale è nell'estremo Sud, ma ve ne sono altri secondari nell'America meridionale; i valori più bassi si riscontrano nell'estremo Nord. Sostanzialmente, si nota un gradiente nord-sud che, in questo caso, non può essere attribuito al clima. Il variogramma presenta un segmento iniziale lineare piuttosto corto e una pendenza positiva.

Gli antigeni codificati dai geni *HLA* rivelano, in modo assai insolito, un numero ristretto di alleli, specialmente nell'America meridionale (Black e coll., 1980). Soltanto *HLAA*2*, *A*9*, *A*28*, *A*30*, *A*31*, *A*33*, *HLAB*5*, *B*15*, *B*16*, *B*17*, *B*27*, *B*35* e *B*40* hanno frequenze medie significativamente diverse da zero. Una variabilità polimorfica così ristretta è attesa quando la diversità genetica di una popolazione ancestrale è stata più volte ridotta da una serie di colli di bottiglia.

Per il sistema *HLA*, sarebbe da considerare anche un possibile effetto della selezione: Black e Salzano (1981) sostengono in effetti che non mancano indizi di eterosi tra gli indiani dell'America meridionale, in quanto in una sottopopolazione di 122 individui (noti gli aplotipi *HLA* dei genitori) hanno osservato il 56% di omozigoti in meno rispetto al valore atteso. Se questo effetto fosse dovuto a una mortalità differenziale, potrebbe essere studiato efficacemente soltanto nelle rare popolazioni ancora soggette a un'alta mortalità preriproduttiva.

L'allele *HLAA* più frequente è l'*A*2* (media del 37%) che raggiunge valori massimi superiori al 50% nella parte sudoccidentale dell'America del Nord e in Venezuela, e valori minimi nelle Ande settentrionali e nella Groenlandia orientale. La distribuzione ha probabilmente almeno due mode. L'*HLAA*9* ha una frequenza media intorno al 31%, con un picco superiore all'80% nella Groenlandia orientale e nella regione artica nordoccidentale. Un picco secondario (superiore al 50%) si trova nelle Ande settentrionali, mentre nel resto dell'America del Sud le frequenze rimangono sotto il 20%; la distribuzione sembra avere un andamento bimodale. L'allele *A*19* ha una media del 17,5%, con un picco che supera il 40% nel Cile settentrionale e frequenze basse a nord della Colombia. L'*A*28*, con una frequenza media del 10%, presenta un picco vicino al 40% nell'estremo Sud. L'allele *A*30*, che ha una media soltanto dell'1%, mostra un picco superiore al 4% negli Stati Uniti sudorientali. Un sottotipo dell'*A*19*, l'*A*31*, ha una media del 15% e supera il 40% nell'Argentina settentrionale; la distribuzione appare anche in questo caso bimodale. L'*A*33*, sebbene raggiunga un massimo superiore al 15% negli Stati Uniti sudorientali, ha una media dell'1,8%.

L'allele *HLAB*5* presenta una frequenza media del 12%, un picco superiore al 50% nel Venezuela orientale e un picco secondario nella Groenlandia orientale. Sebbene la frequenza media sia dell'1%, il *B*7* raggiunge valori intorno al 10% nella regione artica occidentale. L'allele *B*14*, con una media pari allo 0,8%, ha frequenza superiore al 10% nelle Ande meridionali; il *B*15*, con media 11,5%, ha un picco nel Cile settentrionale. Il *B*16*, con una media pari al 13%, ha nelle Ande centrosettentrionali un picco superiore al 50% e picchi minori altrove. Il *B*21*, con una media dell'1,5%, ha un massimo superiore al 10% nelle regioni sudoccidentali estreme degli Stati Uniti. Il *B*22*, con media 0,7%, raggiunge una frequenza maggiore del 10% tra gli Eschimesi centrali. Ben noto per la sua associazione con la spondilite anchilosante, il *B*27* ha una frequenza media del 3,8%, con un massimo superiore al 20% in Alaska. È interessante notare che le tre tribù sudoccidentali, i Pima, i Papago e gli Zuñi, hanno origini comuni ma frequenze del *B*27* significativamente differenti. L'allele *B* più frequente, il *B*35*, ha una media del 20% e raggiunge circa il 70% in Brasile. Con una frequenza media vicina al 19%, il *B*40* supera il 50% tra gli Eschimesi della regione artica canadese occidentale.

In sintesi l'*HLA*, come gli altri sistemi genetici, mostra una variabilità elevata, molto probabilmente dovuta a deriva genetica, che però, come si è notato in precedenza, è resa più evidente dalla struttura multiallelica del sistema. Questo sistema genetico è rappresentato comunemente da un gran numero di alleli in quasi ogni popolazione del Vecchio Mondo, anche se di esigue dimensioni, e i vari alleli tendono ad avere frequenze relativamente basse. Nelle Americhe la situazione è invece differente: uno o pochi alleli hanno frequenza decisamente alta, raggiungendo talvolta valori superiori al 50%, in poche tribù o in una sola, mentre gli altri alleli sono di conseguenza rari. La maggior parte delle popolazioni sono tuttavia uniche in quanto, anche in popolazioni vicine, gli alleli con maggior frequenza differiscono l'uno dall'altro. Questo è il fenomeno atteso, almeno a livello qualitativo, in seguito al solo effetto della deriva genetica. In assenza totale di migrazione infatti la deriva genetica condurrebbe alla sopravvivenza finale di un solo allele in ciascuna popolazione. L'allele sopravvissuto viene selezionato in modo casuale tra quelli originariamente presenti e diventa tale con una probabilità uguale alla sua frequenza iniziale nella popolazione soggetta a deriva. È verosimile che all'inizio la maggior parte degli alleli fosse presente nell'Asia nordorientale; molti sono ancora presenti in alcune tribù, ma non in tutte.

Alcuni alleli si sono probabilmente perduti, forse pochi tra i fondatori, ma molti durante il processo evolutivo delle singole tribù, come si può osservare dalle distribuzioni locali geograficamente così differenti per ciascun allele. È come se la maggior parte delle popolazioni locali avesse avuto origine da un numero tanto limitato di individui da poter mantenere solo due o tre alleli con frequenze alte. In queste condizioni, non è necessario postulare un effetto del fondatore molto forte al momento del passaggio dalla Siberia verso l'America, o perfino anteriore. L'estrema variabilità fra le tribù indiane dell'America meridionale suggerisce l'esistenza di un successivo collo di bottiglia, forse più rilevante del primo, sempre che questo abbia avuto luogo. In altre parole, molti alleli possono essere stati presenti all'inizio per scomparire successivamente. Solo 17 alleli hanno una frequenza media sufficientemente alta per ricostruire le mappe dell'America: si tratta di circa la metà degli alleli presenti in Europa, anche se non si può concludere che la metà degli alleli sia andata perduta. È probabile che esistano degli alleli non ancora identificati, in quanto la maggior parte dei reagenti, essendo di origine caucasoide, non identifica necessariamente tutti gli alleli presenti in altre popolazioni.

La variabilità degli alleli *HLA* in funzione della distanza espressa dai variogrammi mostra, in America come in altri continenti, pendenze iniziali negative o piatte: sono 5 su 17. I segmenti lineari iniziali dei variogrammi con pendenze positive stanno in un intervallo tipico che a volte può estendersi fino a 3000 km.

Anche il sistema *GM* (o *IGHG1G3*) mostra una elevata variabilità locale. L'aplotipo più comune, *za;g*, varia dal 40% al 100%, presenta molti picchi e parecchi minimi. Il successivo aplotipo in ordine di importanza, *zax;g*, ha un massimo al centro dell'America meridionale e diminuisce quasi regolarmente intorno a questo.

Tutti gli altri aplotipi *GM* hanno frequenze medie minori, ma presentano generalmente picchi singoli, a volte molto elevati, in aree diverse. Lo *za;b0b1b3b4b5*, un aplotipo di origine negroide (rappresentato raramente nelle mappe a causa della scarsa disponibilità dei reagenti), ha una frequenza media che si avvicina al 2%, sebbene raggiunga un picco superiore al 6% in Guyana, dove probabilmente si sono verificate mescolanze con popolazioni africane. Un aplotipo orientale, *za;b0stb3b5*, che ha una frequenza media del 6%, raggiunge un massimo superiore al 20% in Alaska e in Labrador. Con una media dell'1,6%, il *fa;b0b1b3b4b5* ha vari picchi in regioni settentrionali e meridionali, di cui nessuno molto pronunciato. Un aplotipo caucasoide, *f;b0b1b3b4b5*, ha una frequenza media del 2,7% e picchi in Groenlandia e nelle regioni settentrionali dell'America del Sud.

È però difficile credere che tutti i massimi e minimi delle frequenze aplotipiche del *GM* siano dovuti a deriva genetica. Un'altra ipotesi potrebbe riferirsi al fatto che questo marcatore delle immunoglobuline reagisce a malattie infettive locali e, come si è analizzato in precedenza, possediamo alcuni indizi a riprova di ciò. Tuttavia, dal momento che la deriva genetica agisce con la stessa pressione su tutti i marcatori, è probabile che molti picchi o avvallamenti di frequenze geniche nelle mappe del *GM* in America siano dovuti a deriva.

KM(1&1,2)*, la parte costante della catena leggera dell'immunoglobulina, ha una media del 37%, una distribuzione che si estende dallo 0% all'80%, minimi nelle regioni settentrionali (ma almeno uno in quelle meridionali) e massimi nell'area di Panamá. I variogrammi delle immunoglobuline tendono a essere irregolari e non informativi.

Il gruppo sanguigno Kell (*KEL*K*) è un polimorfismo raro, quasi omogeneamente distribuito vicino al valore zero. Anche il *KEL*Jsa* è relativamente raro (media 2%), sebbene la mappa presenti un picco intorno al 20% sulle coste settentrionali dell'America meridionale. Il gruppo Kidd (*JK*A*) ha una distribuzione che varia dallo 0% all'80%, con minimi nelle zone meridionali estreme e nella regione di Panamá, e diversi massimi. Il suo allele complementare, *JK*B*, assai poco studiato in modo diretto, mostra un massimo complementare in Panamá. Anche il gruppo sanguigno Lewis, *LE*Le*, varia notevolmente, dal 10% al 100% presentando un massimo in Alaska. *LE*Le(a+)* ha un massimo in un'area limitrofa e un intervallo di variazione molto più ristretto. Quasi tutti questi gruppi sanguigni presentano variogrammi irregolari.

Il sistema *MNS*, a giudicare dai valori del parametro F_{ST}, mostra una variabilità minore rispetto agli altri geni, tuttavia l'intervallo di variazione delle frequenze geniche non è piccolo. L'allele *M* varia dal 30% al 100%, l'allele *S* dallo 0% a più dell'80%; probabilmente entrambe le distribuzioni di frequenza sono unimodali, ma le mappe geografiche presentano molti massimi e minimi relativi, che si estendono su quasi tutto l'intervallo. Dei quattro aplotipi solo il più raro, *Ns* (6% di frequenza media), non ha una distribuzione che si estende dallo 0% al 100% circa; i massimi e i minimi si trovano in aree che mostrano un forte effetto della deriva genetica per altri alleli, come le Ande centrosettentrionali o la regione artica, oppure in aree diverse, come la costa del Brasile meridionale. Tutti i variogrammi mostrano un aumento iniziale con pendenze regolari, anche se con oscillazioni, eccetto quello dell'*Ns*, che è pressoché piatto.

L'allele *1* del gruppo sanguigno *P1* ha una distribuzione che varia dal 5% al 100%, con un massimo nel Cile meridionale e minimi dislocati in altre zone, gran parte delle quali abitate dagli Eschimesi. Il valore dell' F_{ST} è elevato e il variogramma cresce nella sua parte iniziale.

La peptidasi A (*PEPA*), scarsamente studiata, non mostra un'elevata variabilità: l'allele *2* ha una frequenza media soltanto dello 0,6%. L'allele *T* del locus della sensibilità al sapore amaro della feniltiocarbammide (*PTC*T*) è poco conosciuto in questa parte del mondo: varia tra il 30% e il 100%, con massimi nel Cile meridionale e nella zona sudoccidentale dell'America del Nord, e minimi tra gli Eschimesi. Questa distribuzione geografica è in accordo con l'ipotesi di un vantaggio dei sensibili (*taster*) nelle zone in cui abbondano le piante ricche di sostanze antitiroidee, almeno nel senso che gli Eschimesi, cibandosi essenzialmente di carne e pesce, sono meno esposti al rischio. Non è ancora chiaro se nelle zone con le frequenze più alte di *taster* siano comuni piante commestibili dannose per le funzioni tiroidee.

La fosfoglucomutasi 1 (*PGM1*1*) varia dal 55% al 100%, con una media pari all'83,5% per l'allele *1*; il massimo si ha in Venezuela, sebbene esista un picco secondario nella regione dei Na-Denè. Vi sono molti minimi e, come ci si aspetta, il variogramma è irregolare. Il *PGM2*, molto meno conosciuto, mostra comunque una variabilità minore, essendo le frequenze dell'allele *1* comprese tra l'80% e il 100%. Un minimo è localizzato nelle regioni meridionali estreme. Il variogramma del *PGM2* non è informativo.

La 6-fosfogluconato deidrogenasi (*PGD*) mostra una frequenza bassa dell'allele *B*, con alcune anomalie nelle zone nordorientali dell'America del Nord e nel Cile settentrionale. È stata rappresentata solo la mappa dell'allele *C*; l'allele *B* ha una struttura complementare. Il variogramma ha pendenza iniziale moderata.

Anche il sistema *RH* è molto variabile. Le frequenze degli alleli *C* ed *E* si distribuiscono nell'intero intervallo (0%÷100%), mentre l'allele *D*, meno variabile, ha una frequenza media del 96%. L'allele *C* ha un picco nella zona di Panamá e un minimo nella regione artica; l'allele *D* ha una frequenza alta ovunque, fatta eccezione per un minimo sulla costa orientale dell'America del Nord (forse come riflesso della mescolanza con popolazioni caucasoidi, poiché gli europei hanno le frequenze dell'allele *d* [*RH*-negativo] più alte al mondo). L'allele *E* presenta un picco nella regione artica e nelle Ande, e un minimo nella zona di Panamá.

I più frequenti aplotipi *RH* sono *CDe* (52%) e *cDE* (36%): entrambi si distribuiscono sull'intero intervallo 0%÷100%. Il primo ha un picco in Panamá, il secondo nella regione artica. Successivi, in termini di frequenza, sono il *CDE* (4%), che ha diversi massimi relativi nell'America settentrionale e meridionale intorno al 30%; e il *cDe* (4,6%), che mostra un picco in una zona sudoccidentale dell'America del Nord. Generalmente l'aplotipo *cDe* è un buon indicatore della mescolanza con popolazioni negroidi, peraltro improbabile nelle aree sudoccidentali. L'aplotipo *cde* ha, in media, una frequenza pari al 2,5%, e può essere considerato come un buon indicatore della mescolanza con popolazioni caucasoidi; esso mostra infatti un picco intorno al 20% sulle coste orientali dell'America del Nord, dove si sono osservati altri segni di mescolanza. Non è chiaro se anche il massimo relativo nelle zone estreme nordoccidentali del Canada possa essere interpretato come il risultato della mescolanza con caucasoidi, in quanto altri marcatori non confermano tale ipotesi. Due aplotipi rari, *Cde* e *cdE*, mettono in evidenza una variabilità minore. L'aplotipo *cdE*, che supera il 3% in una piccola area del Messico, raggiunge l'1%÷2% nelle zone meridionali estreme dell'America del Sud. Il *Cde* mostra massimi molto bassi in Messico e nelle regioni sudoccidentali degli Stati Uniti. I variogrammi dell'*RH* mettono in evidenza oscillazioni meno marcate intorno alla curva interpolata rispetto ad altri alleli in America, probabilmente a causa del gran numero di dati; inoltre le pendenze sono in media abbastanza alte.

Le frequenze dell'allele *Se* del locus secretore (*SE*) variano da meno del 40% al 100%, raggiungendo un massimo intorno all'equatore. Alcune zone mancano di dati e quindi le mappe di quelle zone non riportano una variabilità reale; esempi ne sono il massimo in Florida (estrapolato dai dati messicani) e nelle regioni meridionali estreme. Il minimo in Brasile è invece ben documentato e non sorprende, dato il forte effetto della deriva genetica osservato in America.

La transferrina (*TF*) mette in evidenza pochi avvallamenti dell'allele più comune, *C*, mentre l'altro allele, *D*, raggiunge frequenze relativamente alte, intorno al 30%, in Panamá, nel Venezuela settentrionale e nel Labrador.

La conclusione più importante è che le Americhe, specialmente il subcontinente meridionale, mostrano una variabilità genetica molto elevata. Questa conclusione è documentata anche dai valori del parametro F_{ST} calcolati per le 491 popolazioni selezionate per le analisi più dettagliate. Di seguito vengono elencate, per confronto, la media dei valori di F_{ST} in America e le medie di altri gruppi etnici o regioni di interesse:

America 0,070 ± 0,006;
Caucasoidi (senza esclusioni) 0,043 ± 0,005;
Africa subsahariana 0,035 ± 0,014;
Australia 0,019 ± 0,004;
Nuova Guinea 0,039 ± 0,007;
Polinesia 0,031 ± 0,004.

Nelle diverse regioni dell'Asia i valori F_{ST} variano da 0,021 (Asia sudoccidentale) a 0,035 (Asia sudorientale).

Nella suddivisione delle Americhe, l'America del Sud presenta la variabilità più alta delle frequenze geniche: il valore F_{ST} medio è di 0,059 ± 0,006. Il gene con la variabilità maggiore è *SE*Se* (0,30), seguito da *KEL*Jsa* (0,19), *PGD*C* (0,18) e *TF*C* (0,16). Dopo l'America meridionale, la variabilità maggiore si osserva nelle aree settentrionali estreme: 0,051 ± 0,007 (inclusi gli Eschimesi, gli Aleuti, tutti i Na-Denè, e i Ciukci, che si uniscono agli Eschimesi); i geni più variabili sono *FY*A* (0,26), *LE*Le* (0,21), *PTC*T* (0,13) e *KM*(1&1,2)* (0,10).

L'America centrale e settentrionale, con l'inclusione dei Na-Denè ma non degli Eschimesi, ha in confronto un valore medio di F_{ST} abbastanza basso (0,034 ± 0,004). Il gene più variabile è *AB0*A1* (0,17), seguito da *A* (0,13), *HLAB*35* (0,12) e *0* (0,12). Tra i diversi gruppi linguistici, i Chibcha mostrano una variabilità comparabile a quella di tutte le popolazioni dell'America meridionale considerate insieme: 0,059 ± 0,007, e gli alleli più variabili risultano nell'ordine *DI*A* (0,17), *RH*cDE* e *CDe* (0,13 e 0,11), e infine *TF*D* (0,11).

Sono quindi pienamente confermate le considerazioni fatte osservando le mappe e le distribuzioni delle frequenze geniche. L'America, in particolare quella meridionale, risulta essere il continente con la maggiore variabilità genetica. Come conseguenza si notano oscillazioni molto marcate dei valori medi osservati del parametro F_{ST} a diverse distanze geografiche. Queste oscillazioni tendono a essere minori soltanto per i geni con un'alta densità di frequenze osservate: anche in questo caso tuttavia la forte variabilità geografica locale genera fluttuazioni assai rilevanti.

I valori F indicati in ciascuna mappa geografica in alto, a destra delle distribuzioni delle frequenze geniche, sono valori F_{ST}, ma, contrariamente a quelli elencati in precedenza, sono ottenuti dalle frequenze geniche delle popolazioni originarie. Essi dunque tengono conto di popolazioni escluse dalle 491 selezionate come popolazioni di riferimento genetico e, soprattutto, possono includere raggruppamenti di popolazioni contigue. I dati relativi alle 491 popolazioni sono invece stati usati per il calcolo dei valori F_{ST} indicati in precedenza. Poiché il raggruppamento di popolazioni contigue diminuisce i valori F_{ST} (Cavalli-Sforza e Feldman, 1990), non sorprende che i valori F_{ST} indicati nelle mappe siano più alti di quelli calcolati sulle 491 popolazioni.

Un approccio indipendente, basato sullo studio del DNA mitocondriale, conduce alle stesse conclusioni. Con una tecnica a bassa risoluzione, sono stati studiati polimorfismi basati sulla lunghezza dei frammenti di restrizione (RFLP) di tre tribù, Pima, Maya e Ticuna (Wallace e coll., 1985; Schurr e coll., 1990), la cui variabilità è risultata simile a quella dei geni indicati in precedenza. L'analisi dei marcatori DNA rende più semplice l'identificazione di mutanti specifici, e può essere d'aiuto nel rintracciare particolari migrazioni. Allo stato attuale delle conoscenze, sembrano piuttosto arbitrarie le inferenze relative al numero di immigrati in America presentate in alcuni articoli basati sullo studio del DNA mitocondriale, anche quando vengono adottate tecniche che permettono una risoluzione maggiore di quella accennata in precedenza.

6.13 MAPPE SINTETICHE DELL'AMERICA

La tabella 6.13.1 illustra la distribuzione della varianza totale delle prime sette componenti principali, che complessivamente rappresentano il

Tab. 6.13.1 Percentuali della varianza totale rappresentate dalle prime sette componenti principali delle frequenze geniche americane.

Componente principale	% della varianza totale	Componente principale	% della varianza totale
1	32,6	5	5,7
2	12,7	6	4,8
3	8,6	7	3,9
4	6,0		

Tab. 6.13.2 Geni che presentano le correlazioni più elevate con le prime sei componenti principali delle frequenze geniche americane.

CP*	Intervallo del coefficiente di correlazione		Geni
1	1,00÷0,90	(+)	*IGHG1G3*za;b0stb3b5, HLAB*27*
		(−)	—
	0,90÷0,80	(+)	*AB0*A, AB0*A1, ACP1*A, AG*X, HLAA*9, LE*Le*
		(−)	*AB0*0, AK1*1, DI*A, HLAA*1, HLAA*31, HP*1*
	0,80÷0,70	(+)	*HLAB*22, HLAB*40, HLAB*7*
		(−)	*IGHG1G3*zax;g, KM*(1&1,2)*
2	0,90÷0,80	(+)	*HLAA*30*
		(−)	—
	0,80÷0,70	(+)	*HLAA*33*
		(−)	*PGD*A*
	0,70÷0,60	(+)	*JK*B, GC*1*
		(−)	—
	0,60÷0,50	(+)	*HLAA*2, GLO1, HLAB*21*
		(−)	*TF*C, MNS*Ms*
	0,50÷0,40	(+)	*AB0*A2, AG*X, GC*1F, HLAB*16, P1*1*
		(−)	*FY*B, HLAB*15, LE*Le(a+), RH*D*
3	0,80÷0,70	(+)	—
		(−)	*IGHG1G3*za;b0b1b3b4b5*
	0,70÷0,60	(+)	*RH*E*
		(−)	*RH*CDe, RH*C, IGHG1G3*f;b0b1b3b4b5*
	0,60÷0,50	(+)	*RH*cdE, RH*cDE, IGHG1G3*fa;b0b1b3b4b5*
		(−)	*HLAB*5*
	0,50÷0,40	(+)	*PTC*T, HLAB*14*
		(−)	*PGM2*1, LE*Le(a+), JK*A*
4	0,70÷0,60	(+)	*HLAA*28*
		(−)	—
	0,60÷0,50	(+)	*HLAA*2, HLAB*35, PGM1*1*
		(−)	*HLAB*14*
	0,50÷0,40	(+)	*HLAB*21, PGM2*1*
		(−)	*HLAB*15*
5	0,60÷0,50	(+)	*ESD*1, GLO1*1, JK*B*
		(−)	—
	0,50÷0,40	(+)	*GC*1, FUT2(SE)*Se*
		(−)	*IGHG1G3*za;g, MNS*S, MNS*MS*
	0,40÷0,30	(+)	*IGHG1G3*zax;g, HLAB*5, PEPA*1, RH*CDe*
		(−)	*MNS*Ms, RH*cde*
6	0,60÷0,50	(+)	—
		(−)	*FY*B, KEL*K*
	0,50÷0,40	(+)	*HLAB*22, RH*E, RH*cDE, FUT2(SE)*Se*
		(−)	*AB0*B*
	0,40÷0,30	(+)	*CHE1*U, GC*1, GC*1F*
		(−)	—

Gli alleli associati a una correlazione positiva o negativa sono stati rispettivamente indicati con (+) e (−).

* Componente principale.

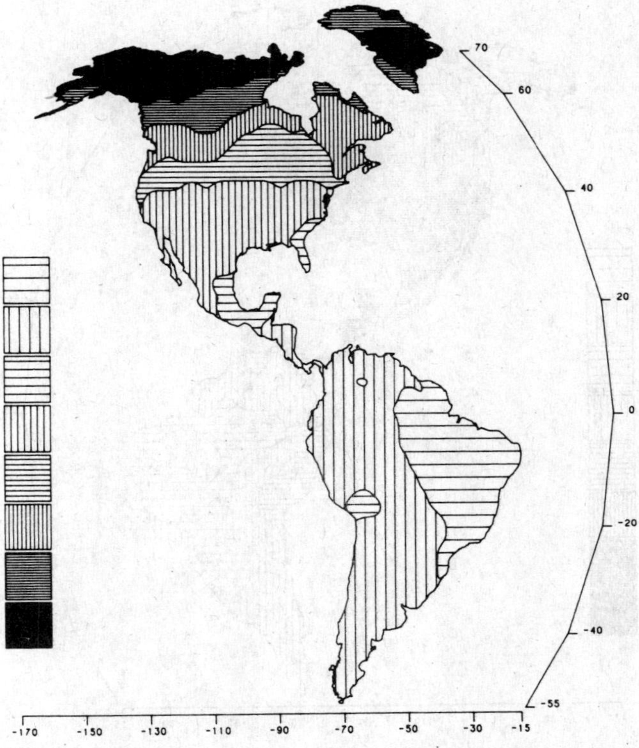

Fig. 6.13.1 Mappa sintetica delle Americhe ricostruita dai valori della prima componente principale.

74,3% della variabilità totale. La tabella 6.13.2 riporta le correlazioni delle prime sei componenti con le frequenze geniche.

L'analisi dei singoli geni (dei 72 usati per le analisi) mostra una variabilità locale molto elevata; raramente le loro strutture geografiche sono simili. Viceversa, in altri continenti, le strutture geografiche delle frequenze dei singoli geni si ripetono per molti geni diversi. Per tali continenti si può facilmente prevedere, in base alle strutture stesse e al numero di ripetizioni di ciascuna, la forma generale delle mappe sintetiche ottenute mediante le componenti principali e il relativo ordine di importanza. In America ciò si verifica in modo chiaro soltanto per le prime due mappe sintetiche, che corrispondono strettamente alle prime due fissioni dell'albero filogenetico.

La prima componente principale (fig. 6.13.1) mette in evidenza un gradiente in direzione nord-sud con la massima pendenza in Canada, sottolineando così la distinzione tra gli Eschimesi, il gruppo dei Na-Denè e le popolazioni amerindie più simili agli Eschimesi da un lato e il resto dell'America dall'altro. Nell'America meridionale si nota una distinzione tra le regioni orientali e quelle occidentali. Sulla base di alcune datazioni archeologiche, non accettate da tutti (si veda il par. 6.2), l'area

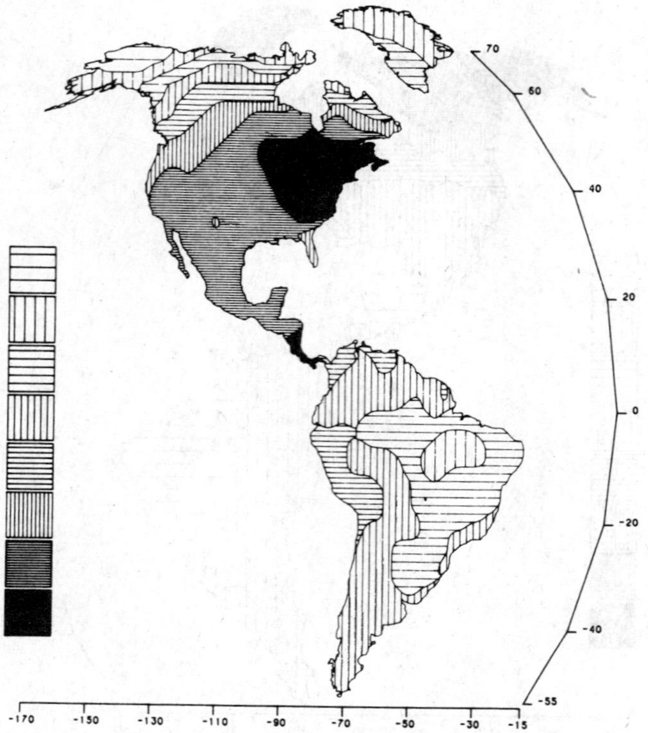

Fig. 6.13.2 Mappa sintetica delle Americhe ricostruita dai valori della seconda componente principale.

orientale potrebbe essere quella più antica. Si osserva una buona corrispondenza con la prima fissione, che separa gli Eschimesi e i Na-Denè da tutti gli Amerindi. Degna di nota l'alta correlazione dell'asse della prima componente principale con *IGHG1G3*za;b0stb3b5*, un tipico marcatore di origine asiatica.

La maggior parte delle discordanze riscontrate nella mappa della seconda componente principale (fig. 6.13.2) si osserva nell'America del Nord. Nell'America del Sud invece la variabilità è molto bassa, sebbene sia comunque evidente la differenza tra est e ovest. Nell'America settentrionale la differenza principale risulta tra Eschimesi e non Eschimesi, mentre i Na-Denè risultano più simili ai primi che ai secondi. Il picco che si osserva nella regione orientale dell'America del Nord rappresenta probabilmente la mescolanza con popolazioni caucasoidi: in quest'area il contatto tra caucasoidi e Amerindi è durato più a lungo. Nella zona si trovano *AB0*B*, frequenze relativamente alte di *AK1*2*, *IGHG1G3*f*, *b0b1b3b4b5* e frequenze alte di *RH*cde*, che testimoniano una forte mescolanza con popolazioni caucasoidi.

Risulta esservi una contraddizione tra le osservazioni sulle frequenze geniche dei marcatori caucasoidi indicate in precedenza (ricavate diretta-

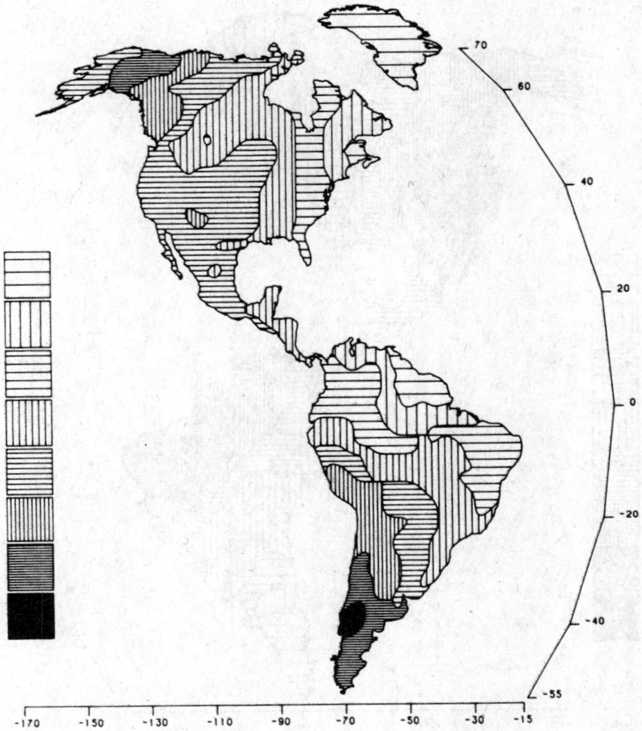

Fig. 6.13.3 Mappa sintetica delle Americhe ricostruita dai valori della terza componente principale.

mente dalle mappe delle frequenze geniche) e le correlazioni di questa seconda componente con le frequenze geniche riportate nella tabella 6.13.2. Potrebbe esserne causa una variabilità genetica apparentemente senza struttura, che tende a mascherare regolarità locali. Anche la presenza di un'eterogeneità etnica importante, cioè quella degli Eschimesi nel Nord, tende ad alterare il significato delle correlazioni di una componente principale con le singole frequenze geniche osservate in una regione specifica.

L'America centrale è più simile all'America settentrionale che a quella meridionale. Questa mappa mostra pertanto in modo approssimato una corrispondenza con la fissione tra i Na-Denè e gli Eschimesi, ma anche con quella tra l'America del Sud e il resto delle Americhe, mettendo in evidenza la mescolanza delle popolazioni orientali dell'America del Nord con i caucasoidi.

I valori estremi della terza componente principale (fig. 6.13.3) sono localizzati soprattutto nell'America del Sud, dove il maggiore contrasto si osserva fra le Ande nordorientali e quelle meridionali. Anche l'America del Nord mostra una variabilità tra zone orientali e zone occidentali, nella stessa direzione osservata nell'America del Sud. È possibile che i gradienti est-ovest osservati nell'America settentrionale e meridionale esprimano anche qui la mescolanza con i caucasoidi che, come è emerso

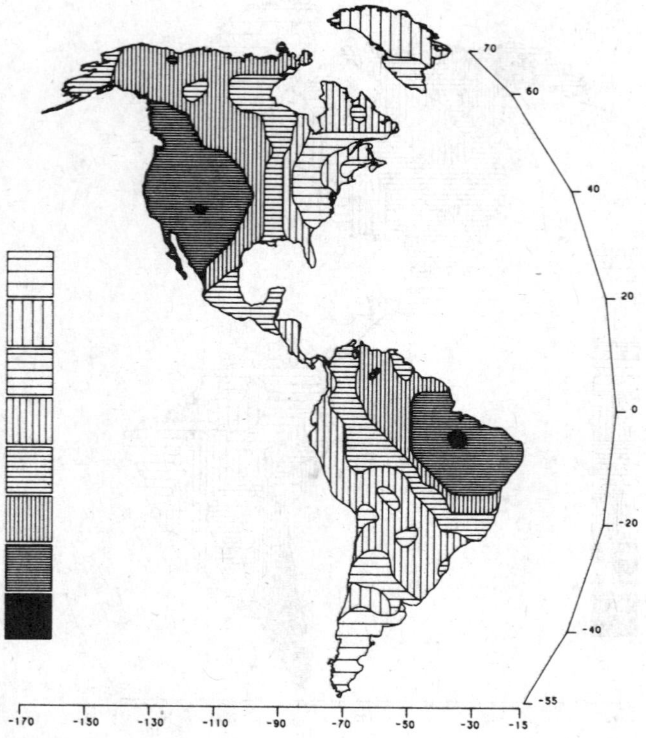

Fig. 6.13.4 Mappa sintetica delle Americhe ricostruita dai valori della quarta componente principale.

dall'analisi dei singoli geni, è elevata soprattutto nell'area centrorientale dell'America del Nord, sebbene sia presente anche nell'America del Sud. La mescolanza caucasoide si trova probabilmente anche tra gli Eschimesi della Groenlandia che, in modo particolare sulle coste orientali, ebbero contatti con i Vichinghi dal IX al XIV secolo. Alla fine i Vichinghi morirono di fame o vennero uccisi dagli Eschimesi (la loro sorte non è mai stata chiarita), ma comunque potrebbero essersi verificati scambi genetici tra queste due popolazioni. Se ciò fosse vero, non ci sorprenderebbe un grado di ombreggiatura simile nelle tre aree che possono avere subito un contributo caucasoide: la successiva componente principale fornisce ulteriori chiarimenti al riguardo. Una mescolanza diversa, ovvero con popolazioni africane, ha probabilmente avuto luogo nel Venezuela orientale e in Guyana.

Anche la quarta componente principale (fig. 6.13.4) presenta un gradiente in direzione ovest-est sia nell'America settentrionale sia in quella meridionale, benché, a differenza della terza componente, la direzione del gradiente sia invertita a nord e a sud. La somiglianza della terza e quarta componente aggiunge altri elementi a favore dell'ipotesi che sia le zone orientali della Groenlandia sia le coste orientali degli Stati Uniti ab-

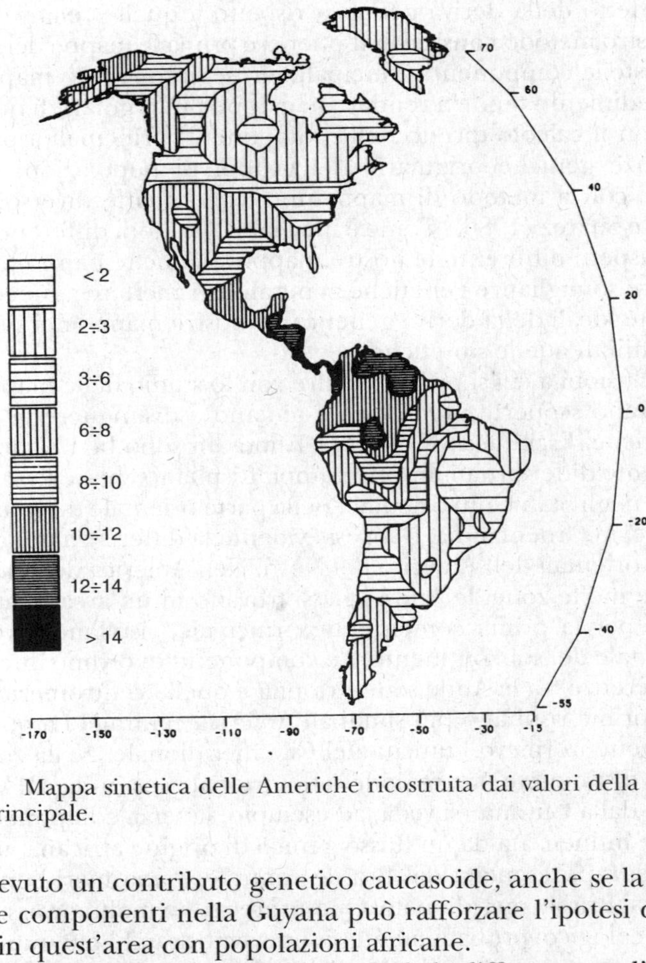

Fig. 6.13.5 Mappa sintetica delle Americhe ricostruita dai valori della quinta componente principale.

biano ricevuto un contributo genetico caucasoide, anche se la differenza tra le due componenti nella Guyana può rafforzare l'ipotesi di una mescolanza in quest'area con popolazioni africane.

La quinta componente (fig. 6.13.5) rivela la differenza tra l'area di Panamá e il resto dell'America e conferma una migrazione verso sud attraverso questa zona. La sesta mappa (non rappresentata) mostra una variabilità molto ridotta, tranne che nelle zone settentrionali estreme, dove mette in risalto la differenza tra abitanti delle isole Aleutine ed Eschimesi Yupik (insediati nella regione sudoccidentale dell'Alaska) rispetto agli Eschimesi del Canada centrosettentrionale.

Anche altri autori hanno usato l'approccio delle mappe sintetiche in America: O'Rourke e coll., sia per l'America del Nord (O'Rourke e coll., 1986; Suarez e coll., 1985) sia per quella del Sud (O'Rourke e Suarez, 1986), e Salzano e Callegari-Jacques (1988) per l'America del Sud. Entrambi i gruppi di studiosi hanno ottenuto, come noi, risultati che mettono in evidenza un effetto molto pronunciato della deriva genetica nell'America meridionale; le loro mappe mostrano strutture meno regolari delle nostre, e risultano in qualche modo più simili alle nostre mappe dei singoli geni. Le nostre mappe sintetiche sembrano tuttavia meno sensibili all'effetto della deriva genetica rispetto a quelle relative ai singoli geni. Il nostro metodo consiste nell'ottenere prima le mappe dei singoli geni, da queste le componenti principali e in seguito le loro mappe. Un simile procedimento tende a rendere le mappe più regolari di quanto non avvenga con il calcolo diretto delle componenti principali a partire dalle frequenze geniche originarie dei gruppi di popolazioni selezionate, oppure con il metodo di mappatura, leggermente diverso, usato da O'Rourke e Suarez (1986). Come è inevitabile, metodi differenti mettono in rilievo aspetti differenti: le nostre mappe sintetiche hanno lo scopo di sottolineare somiglianze genetiche generali. Per mettere a fuoco gli effetti altamente locali della deriva genetica, le nostre mappe dei singoli geni sono più utili di quelle sintetiche.

Le conclusioni a cui si può pervenire con lo studio delle mappe sintetiche rafforzano scoperte precedenti e aiutano a distinguere le principali aree genetiche. Eschimesi, Na-Denè e Almosani sono ben caratterizzati e ulteriormente differenziati in sottogruppi. Risultano chiare le infiltrazioni caucasoidi negli Stati Uniti orientali, nella parte orientale dell'America del Sud e, forse, in Groenlandia; è altresì evidente la differenza tra le coste occidentali e orientali dell'America del Nord. Nell'America del Sud si possono definire molte zone: le Ande, che si trovano in un'area relativamente omogenea per la prima componente principale, risultano diverse dalla parte orientale del subcontinente. Le componenti di ordine inferiore mostrano differenze tra le Ande settentrionali e quelle centromeridionali, in quanto le prime risultano più simili all'America centrale. La quarta componente mette in rilievo l'unicità del Cile meridionale. Nella zona orientale, si può distinguere una regione settentrionale costituita dal Venezuela orientale e dalla Guyana (si veda, ad esempio, la terza componente), probabilmente influenzata da un flusso genico di origine africana, una regione centrale, rappresentata dal Brasile centrale e una meridionale corrispondente al Brasile meridionale. Queste aree sono molto diverse dal punto di vista ecologico: probabilmente si sono avuti scambi più numerosi nell'ambito di ciascuna area ecologica che non tra due diverse.

La mappa a colori dell'America (tav. V f.t.) riassume il 63,9% della variabilità totale. Nell'America del Nord si osservano zone giallo-verdi e zone blu-verdi, corrispondenti rispettivamente alle popolazioni di lingua nadenè e agli Amerindi settentrionali. La riproduzione a colori non permette di distinguere chiaramente queste popolazioni dagli Eschimesi, probabilmente perché questi ultimi abitano una ristretta fascia costiera. La parte meridionale dell'America del Nord è violaceo-grigiastra, mentre l'area grigio-rosa al confine tra Arizona meridionale, New Mexico e Messico settentrionale rappresenta una sorta di zona mediana formata da varie popolazioni locali: Na-Denè meridionali (Apache e Navajo, mescolati geneticamente con gli Amerindi) e popolazioni limitrofe di lingua uto-azteca.

La mappa dell'America centrale mostra un complicato mosaico di colori, come ci si attende da una regione che probabilmente è stata attraversata più volte da un elevato numero di popolazioni. L'area occupata dalle popolazioni di lingua chibcha è relativamente più omogenea. La zona dei Caraibi ha assunto una colorazione fittizia in quanto non è più abitata da aborigeni.

Nell'America del Sud dominano due colori, rosso e violetto, nessuno dei quali è presente nell'America del Nord. Questi due colori compaiono anche nell'America centrale sebbene con intensità e sfumature diverse, e indicano tracce del passaggio attraverso la strettoia che si trova subito a nord di essa. In questa mappa il colore violetto, che si estende alle regioni settentrionali e nordorientali, dove si parlano principalmente le lingue delle famiglie tucano, caribica e ge, può indicare una direzione preferenziale di migrazione. L'altra migrazione predominante, di colore rosso brillante, si estende verso sud lungo le Ande, anche se, come ci hanno mostrato gli studi di archeologia, si espandeva dalle Ande verso le regioni orientali, principalmente le pianure amazzoniche. La macchia chiara al centro delle Ande, vicino alla Bolivia e al Perú, indica forse una possibile migrazione inversa a quella descritta da Thor Heyerdahl (1950), cioè l'arrivo di polinesiani nell'America del Sud?

6.14 RIASSUNTO DELLA STORIA GENETICA DELL'AMERICA

La struttura genetica del continente americano conferma pienamente le tre ondate migratorie di Amerindi, Na-Denè ed Eschimesi suggerite dagli studi linguistici e dalle analisi dei caratteri dentali. L'ordine temporale si desume principalmente da quello geografico nord-sud. Anche se ulteriori analisi potrebbero rivelare che alla prima ondata migratoria hanno contribuito più passaggi nel continente, per ora le informazioni archeologiche sono contraddittorie e la nostra comprensione della struttura genetica degli Amerindi è tanto incompleta da richiedere studi più approfonditi su questo problema.

Gli Eschimesi, cui è associata l'ultima ondata, occuparono abbastanza rapidamente la linea costiera dell'Artide, spingendosi raramente verso l'interno. Nelle zone orientali estreme (Groenlandia) essi possono essersi mescolati con popolazioni caucasoidi, forse in seguito a contatti con i Vichinghi, che si insediarono in Groenlandia e scomparvero poi in circostanze ancora sconosciute. È ragionevole supporre che alcune di queste popolazioni siano state assorbite dagli Eschimesi della Groenlandia.

La separazione linguistica e geografica tra i Na-Denè settentrionali e quelli meridionali risulta netta anche dal punto di vista genetico, e riflette probabilmente il flusso genico proveniente da altri Amerindi, soprattutto nei Na-Denè meridionali (Apache e Navajo) che hanno avuto maggiori opportunità di riceverlo in quanto a più diretto contatto con essi.

Gli Amerindi mostrano un quadro molto più complesso. Nell'America del Nord una fascia che attraversa il continente (più ampia nelle regioni orientali) indica una mescolanza con popolazioni caucasoidi, che si rintraccia anche altrove, benché meno intensa. Non abbiamo considerato le popolazioni in cui si sospettava un certo grado di mescolanza, ma è stato impossibile evitare del tutto popolazioni mescolate senza introdurre un errore sistematico arbitrario.

Nell'America del Sud, l'uso di mappe sintetiche permette di distinguere tre aree principali: le Ande, il bacino amazzonico e l'altopiano meridionale. Queste zone sono molto diverse dal punto di vista ecologico, e dunque lo scambio genetico fra le diverse regioni può essere stato meno frequente che al loro interno. Il quadro genetico all'interno delle singole regioni è talmente variabile da far ipotizzare una rilevante deriva genetica, osservata anche nell'America del Nord e in quella centrale, seppure in modo meno marcato. Inoltre una parte non irrilevante della variabilità genetica nell'America del Nord è una diretta conseguenza delle differenze principali tra Eschimesi, Na-Denè e Amerindi inalterate nei millenni a causa della separazione ecologica, comportamentale e sociale tra questi gruppi etnici. Nel resto del continente americano non esistono differenze etniche originarie così evidenti. Si sono verificate molte divisioni nell'ambito delle tribù e forse anche alcune fusioni. Parecchie tribù hanno avuto origine da un numero limitato di fondatori, giustificando l'effetto davvero predominante della deriva genetica intertribale e interregionale; è probabile che esse si siano spostate localmente, come fanno ancora oggi, soprattutto in aree quali i bacini del Rio delle Amazzoni e dell'Orinoco. Una testimonianza importante dell'estensione dei movimenti delle tribù amerindie è data dall'estrema frammentazione della mappa linguistica, in particolare nell'America del Sud.

Sarebbe interessante sapere se alcune delle famiglie linguistiche dell'America del Sud esistevano già prima del passaggio attraverso Panamá e, in tal caso, quale fu l'ordine d'ingresso. La famiglia linguistica andina si trova lungo le Ande, in alternanza con quella paez e, in talune zone, con quella equatoriale. Non è irragionevole pensare che le lingue andine abbiano fatto il loro ingresso prima di quelle paez in quanto si estendono fino all'estremo Sud. La famiglia paez, presente nell'America del Nord (Florida), è più strettamente legata a quella chibcha, presente nell'America del Sud e soprattutto nell'America centrale. I rapporti tra le famiglie chibcha e paez potrebbero essere precedenti al loro ingresso nell'America del Sud.

Sulla base dei dati genetici, è molto difficile dedurre l'ordine di ingresso delle popolazioni che parlano attualmente lingue caribiche, equatoriali, ge e pano. Sembra tuttavia ovvio ipotizzare, in base alla distribuzione geografica delle famiglie linguistiche, che l'ordine d'ingresso corrisponda a quello della loro diffusione in America meridionale, ritenendo che le prime siano quelle localizzate più a sud. L'estensione di alcune sottofamiglie è molto ampia: la famiglia equatoriale, ad esempio, è parlata dal Venezuela all'Uruguay.

	Ovest		Est
Nord (recenti)		chibcha	
			caribico
		tucano	
	pano	equatoriale	ge
Sud (antiche)	paez		
	andino		

Tali considerazioni potrebbero avere un peso maggiore se nell'America del Sud vi fosse una buona correlazione tra linguistica e genetica, che però manca o non è ancora stata individuata. Inoltre, il potente effetto della deriva genetica, molto variabile da luogo a luogo, rende l'interpretazione storica dell'albero filogenetico meno credibile nell'America meridionale che in altre parti del mondo. Quando le popolazioni sono di dimensioni molto ridotte e variabili, il tasso evolutivo causato dalla deriva genetica si fa talmente variabile che la lunghezza dei rami dell'albero, quando si usano distanze basate su frequenze geniche, è scarsamente indicativa del tempo evolutivo. È difficile dire se altri approcci, ad esempio l'uso del DNA mitocondriale, possano essere più utili.

Allo stato attuale delle conoscenze, l'ipotesi più semplice è che le fissioni e i movimenti delle tribù, i loro complessi flussi genici e le loro fusioni, e il disaccordo che ci si può attendere tra effetti genetici e linguistici delle fusioni fra tribù siano tutti elementi che contribuiscono a differenziare l'evoluzione genetica da quella linguistica e, per certi aspetti, anche il loro rapporto con la geografia di questa parte del mondo. Dalle analisi genetiche delle principali aree geografiche dell'America del Sud emergono alcune strutture regolari, anche se, a livello microgeografico, le correlazioni basse o negative tra genetica, geografia e linguistica mettono in evidenza la necessità di ricerche più particolareggiate, forse condotte con altri metodi. La ricerca eseguita da Spuhler nell'America del Nord e quella relativa ai Chibcha di Panamá (Barrantes e coll., 1990) ci rassicurano nella convinzione di percorrere la strada giusta quando pensiamo a un parallelismo della differenziazione genetica e linguistica in America: questo modello di ricerca è produttivo e a volte anche più informativo rispetto a lavori condotti a livello macrogeografico, sebbene non tutte le aree possano essere ugualmente adatte a un'analisi microgeografica.

In un modello ideato per saggiare se il popolamento delle Americhe possa aver prodotto l'alta variabilità genetica osservata (Cavalli-Sforza, 1986) sono state fatte cinque assunzioni: 1) le unità di popolazione o demi (tribù) hanno una dimensione di 500 individui; 2) scindendosi, i demi producono «gemme» di dimensione pari al 25% di quella dell'unità demica originale; 3) le gemme raddoppiano di dimensioni a ogni generazione di 25 anni (questo corrisponde a un tasso di crescita documentato in molte popolazioni che crescono senza controlli; si veda il par. 2.7); esse quindi raggiungono le dimensioni di un deme completo in 50 anni; 4) in questo ciclo di gemmazione (due generazioni), un deme si sposta in media di 400 km (8 km all'anno); 5) le gemme che si spostano in territori nuovi hanno una mortalità più bassa in quanto vanno a vivere in ambienti poco o per nulla contaminati da insediamenti precedenti; al contrario, i demi più arretrati rispetto al fronte di avanzamento rallenterebbero la crescita della popolazione. Probabilmente l'aumento della mortalità era causato da una rapida saturazione della densità della popolazione locale. L'assunzione di una crescita della popolazione rapida al fronte di avanzamento e più lenta o nulla nelle posizioni più arretrate è necessaria per qualsiasi tipo di espansione (Ammerman e Cavalli-Sforza, 1984).

In queste condizioni, l'occupazione delle Americhe potrebbe essere stata completa in pochi millenni e, in assenza di mescolanze tra demi, la variabilità genetica finale tra demi sarebbe stata anche troppo alta con $N = 500$. Il flusso genico tra demi ridurrebbe ovviamente la variabilità genetica. Pertanto le fusioni fra tribù devono aver rivestito un ruolo molto importante perché, se il modello descritto fosse valido, la variabilità genetica che così si ottiene sarebbe eccessiva.

È verosimile che un processo di gemmazione demica e di espansione in due dimensioni abbia una direzione casuale, certamente non orientata, eccetto che dalla ricerca di cacciagione o di ambienti più sicuri e confortevoli. L'idea che sia stato un gruppo singolo a migrare dall'Asia verso l'America appare poco realistica. Lungo le coste e i fiumi il processo sarebbe più vicino a quello unidimensionale e unidirezionale. Una velocità media di spostamento (casuale) pari a 8 km all'anno è alta, dal momento che tale ipotesi di casualità significa che spesso, ma non sempre, verrebbero occupati nuovi territori. Naturalmente è possibile che gli spostamenti siano avvenuti in modo discontinuo, e che il numero di chilometri percorsi per ciascuno spostamento sia stato superiore a 8 se le popolazioni permanevano nella stessa area per molti anni consecutivi. Questo schema di spostamenti ripetuti richiede un comportamento specifico che non è tipico delle popolazioni attuali di cacciatori-raccoglitori (ad esempio dei Pigmei africani; Cavalli-Sforza, 1986) le quali percorrono lunghe distanze durante l'anno, seguendo sentieri prestabiliti e circuiti ripetitivi e ben noti. Certamente in passato i Pigmei hanno percorso lunghe distanze alla ricerca di nuove dimore, ma oggi è difficile trovare situazioni paragonabili.

Il modello è molto approssimativo e soltanto una simulazione accurata potrebbe fornire valori più realistici. Forse solo in uno stadio successivo, quando la densità della popolazione si avvicina a quella di saturazione, le fusioni si fanno più comuni. È tuttavia difficile valutare il livello di saturazione della densità in ambienti così diversi e poco conosciuti come quelli dell'America del Sud. La densità di popolazione aumentò in modo graduale sulle Ande raggiungendo livelli molto più alti di quelli del resto del subcontinente. Di certo negli ultimi millenni, lo sviluppo di molti centri urbani, lo sfruttamento intelligente delle diverse nicchie ecologiche e l'efficace ordinamento sociale in stati ben organizzati hanno incrementato in modo graduale ma notevole la capacità ricettiva della regione andina.

Le civiltà più prospere si svilupparono sulle Ande e in molte parti dell'America centrale, dove il clima era più favorevole. Al di fuori delle Ande o in altre zone dell'America centrale non si sono mai riscontrati sviluppi analoghi, anche se è probabile che nelle regioni settentrionali del subcontinente, in tempi precedenti il contatto con gli europei, le tribù delle pianure avessero dimensioni relativamente ampie. Gruppi etnici più sedentari vivevano in comunità che raggiungevano le migliaia di individui (par. 6.4). Sicché, là dove le dimensioni della popolazione aumentarono, gli effetti della deriva genetica furono contenuti e, specialmente dove si svilupparono comunità urbane, subirono infine una drastica riduzione.

7

AUSTRALIA, NUOVA GUINEA E ISOLE DEL PACIFICO

7.1 GEOGRAFIA E AMBIENTE

7.1.a Australia

L'Australia, il più piccolo dei continenti, occupa il 5% della superficie terrestre (circa un quarto meno dell'Europa), ma ha una popolazione pari appena allo 0,3% di quella mondiale, in cui gli aborigeni costituiscono attualmente il 3% del totale. L'Australia è dunque il continente con la più bassa densità di popolazione: questo perché nella maggior parte del territorio il clima è estremamente arido e, di conseguenza, ha permesso solo un limitato sviluppo economico degli aborigeni che al tempo dei viaggi di James Cook (1768-1779), quando ebbe inizio la colonizzazione britannica dell'Australia, vivevano ancora come cacciatori-raccoglitori dell'Età della Pietra.

L'entroterra australiano è una grande pianura che non supera i 600 m di altitudine. Le precipitazioni, molto scarse nelle regioni centrali e occidentali, sono più abbondanti verso la costa; nelle zone sudoccidentali però il deserto si estende quasi fino al mare. Soltanto il 10% del territorio gode di una piovosità abbastanza elevata (più di 1 m all'anno). Hanno invece un clima molto umido le coste settentrionali e orientali dell'isola di Tasmania, ubicata all'estremità sudorientale. In latitudine, il continente si estende tra i paralleli 11° S e 44° S; di conseguenza le regioni settentrionali hanno un clima tropicale con vaste estensioni di mangrovie, mentre le coste nordorientali sono ricoperte da foreste pluviali tropicali (fig. 7.1.1). Alle spalle delle coste settentrionali si estende una foresta sempreverde; l'entroterra è occupato dalla savana e dalla prateria, mentre le zone centrali sono desertiche. Le terre sudorientali, sudoccidentali e la Tasmania godono di un clima temperato. In tempi più remoti, la Tasmania era collegata alla terraferma, ma se ne separò completamente forse meno di 10000 anni fa.

La flora e la fauna sono molto diverse da quelle dell'Asia sudorientale. La vegetazione è estremamente varia: si passa dalle foreste di eucalipto alle savane, alle macchie di acacia nelle zone più aride. Nel Pleistocene tut-

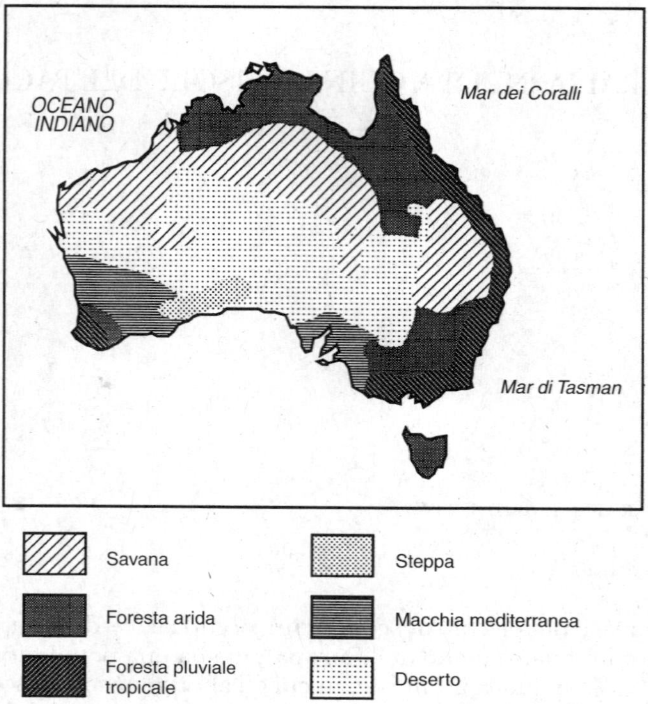

Fig. 7.1.1 Geografia del clima e della vegetazione in Australia. Da The Times Atlas of the World (1989).

tavia il clima era più freddo di quello attuale e nelle regioni sudorientali si estendeva un sistema di laghi d'acqua dolce. La zona del lago Mungo (si veda la fig. 7.2.1), localizzato nella regione sudorientale e prosciugato da circa 16000 anni, fu uno dei primi siti abitati (Jones, 1989).

7.1.b Nuova Guinea

La Nuova Guinea è la seconda isola del mondo dopo la Groenlandia; ha un'estensione pari a circa un decimo di quella dell'Australia, alla quale era unita prima della fine dell'ultima glaciazione. Attualmente Australia e Nuova Guinea sono separate dallo stretto di Torres, largo circa 150 km. La Nuova Guinea si estende da nordovest a sudest tra i paralleli 3° S e 10° S. La Catena Centrale percorre l'isola in lunghezza, raggiungendo altitudini elevate (circa 5000 m nel punto più alto); gli altipiani centrali raggiungono i 1000÷2000 m. Le precipitazioni sono abbondanti soprattutto nelle pianure costiere, dove domina la foresta tropicale; gli altipiani hanno invece un clima meno umido. La popolazione indigena totale supera i 3 milioni di abitanti, con una densità piuttosto alta per una popolazione che ha vissuto allo stato neolitico fino a questo secolo. Politica-

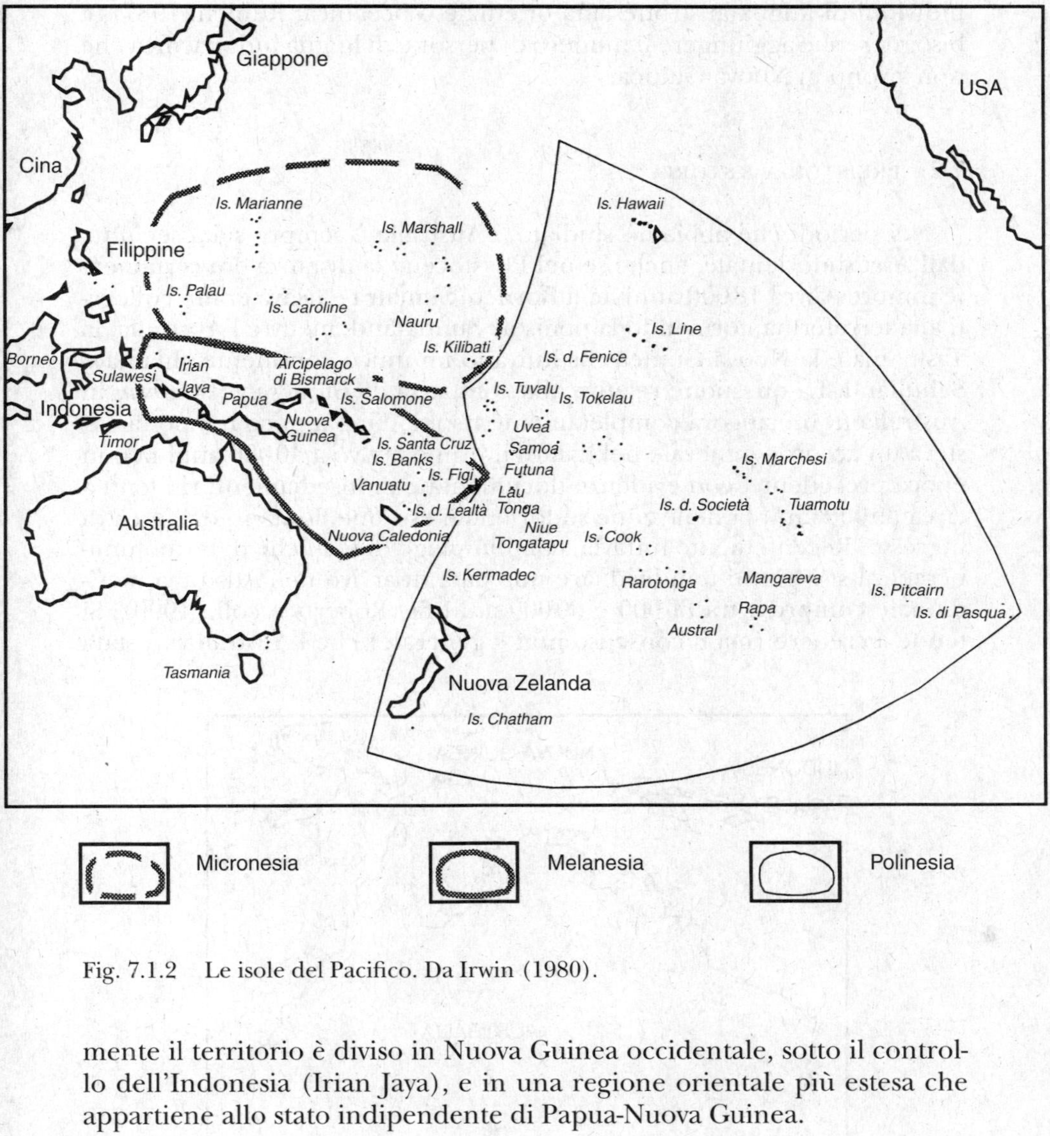

Fig. 7.1.2 Le isole del Pacifico. Da Irwin (1980).

mente il territorio è diviso in Nuova Guinea occidentale, sotto il controllo dell'Indonesia (Irian Jaya), e in una regione orientale più estesa che appartiene allo stato indipendente di Papua-Nuova Guinea.

7.1.c *Isole del Pacifico*

Le isole del Pacifico sono tradizionalmente divise in Melanesia (di cui fa parte la Nuova Guinea che preferiamo trattare separatamente), Micronesia e Polinesia (che comprende la Nuova Zelanda). Escludendo la Nuova Guinea e la Nuova Zelanda, l'area complessiva è di circa 250000 km², suddivisa in 10000 isole (si veda la fig. 7.1.2). In totale gli abitanti sono più di un milione e mezzo (come si può stimare sulla base del numero di individui di lingua austronesiana orientale o oceanica; Ruhlen, 1987), e bisognerebbe aggiungere il numero di persone di lingua indopacifica che non vivono in Nuova Guinea.

7.2 PREISTORIA E STORIA

Nei periodi che abbiamo studiato, l'Australia è sempre stata separata dall'Asia sudorientale, anche se nel Pleistocene la distanza era certamente minore. Circa 18 000 anni fa, il Borneo, Sumatra e Giava erano collegati alla terraferma, formando la penisola Sundaland, mentre l'Australia, la Tasmania e la Nuova Guinea costituivano un unico continente chiamato Sahulland. La questione relativa alla comparsa di *Homo sapiens sapiens* in Australia non è ancora completamente risolta. Fino a poco tempo fa esisteva un accordo generale nel datare il primo arrivo a 40 000 anni fa o in epoca precedente, con evidenze documentate di insediamenti risalenti a circa 39 000 anni fa nelle zone sudorientali estreme, lontano dall'area di ingresso. Recentemente tuttavia, con l'impiego di tecniche di termoluminescenza si è giunti a individuare una data di arrivo nell'Australia meridionale compresa tra 60 000 e 50 000 anni fa (Roberts e coll., 1990). Si tende a credere (ma il consenso non è generale) che l'Australia sia stata

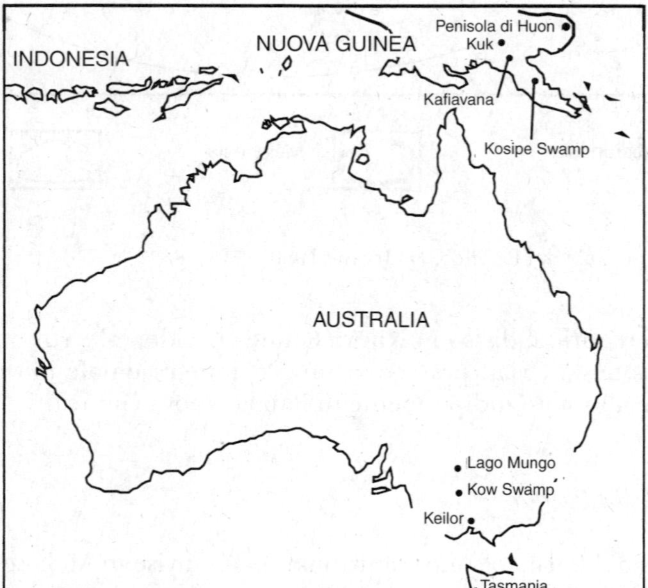

Fig. 7.2.1 Siti archeologici principali in Australia e Nuova Guinea. Da Whitehouse e Whitehouse (1975); Bailey (1980); Thorne (1980).

occupata soltanto da uomini anatomicamente moderni (si veda il par. 7.3).

I due siti archeologici più antichi in cui sono stati rinvenuti resti umani sono mostrati nella figura 7.2.1: 1) a ovest di Sydney, presso il lago Mungo, sono stati trovati i resti di una donna cremata a Lago Mungo I e la sepoltura (senza cremazione) di un uomo a Lago Mungo III, a distanza di 500 m dal primo ritrovamento. Le datazioni risalgono a 32 000÷26 000 anni fa per la donna (Bowler e Thorne, 1976; si veda anche Flood, 1983) e a un periodo precedente per l'uomo. Altri reperti più antichi inducono a ritenere che l'occupazione iniziale di quest'area sia avvenuta 37 000÷35 000 anni fa (Thorne, 1980). 2) Il secondo sito è quello di Keilor, a ovest di Melbourne, non lontano dal mare a nord della Tasmania, ma un tempo maggiormente nell'entroterra. Lo strato più antico potrebbe risalire a un periodo compreso fra 45 000 e 35 000 anni fa (Thorne, 1980).

La maggior parte del continente venne occupata molto presto. Anche per le regioni più interne si conosce una datazione antica: si pensa che le zone più favorevoli dal punto di vista ecologico fossero già occupate almeno 20 000 anni fa (Jones, 1987). Una mappa più particolareggiata delle datazioni relative all'occupazione dell'Australia e della Nuova Guinea si può trovare in un lavoro di Jones (1989). Gli studi di archeologia confermano quindi l'ipotesi di Birdsell (1957), basata su una simulazione dell'avanzamento della popolazione, secondo cui l'occupazione del continente sarebbe stata piuttosto rapida. Bowdler (1977) ritiene che la prima occupazione sia avvenuta lungo la fascia costiera. Poiché è probabile che il livello del mare sia aumentato da allora, molti dei siti archeologici più antichi potrebbero essere sommersi. L'ipotesi che la fascia costiera sia stata occupata per prima è resa più interessante dall'ovvia considerazione che i primi colonizzatori dovevano essere esperti nella navigazione d'alto mare. Nulla si conosce, tuttavia, a proposito del tipo di barche o zattere utilizzato.

L'unico animale introdotto dagli aborigeni nelle nuove terre è stato il dingo, uno dei pochi mammiferi non marsupiali trovati in Australia. I dingo sono perlopiù selvatici, ma alcuni sono stati addomesticati dagli aborigeni e usati per la caccia. I più antichi resti di dingo ritrovati in Australia risalgono ad almeno 6000 anni fa (Bailey, 1980). Questo animale è probabilmente originario dell'Asia sudorientale, e dovette competere con il tilacino (detto anche lupo marsupiale o della Tasmania) e il diavolo della Tasmania, entrambi ormai pressoché estinti.

Tra le datazioni antiche relative alla Nuova Guinea, i siti della penisola di Huon e di Kosipe Swamp (fig. 7.2.1) risalgono rispettivamente a 40 000 e 26 000 anni fa (Flood, 1983). Non si hanno informazioni sul periodo compreso tra questa data e quelle successive (Groube e coll., 1989; Kirk e Thorne, 1976).

È probabile che l'Australia e la Nuova Guinea siano state occupate dalla stessa popolazione, tuttavia alcuni archeologi, nonostante le scarse testimonianze, hanno ipotizzato diverse migrazioni distinte (per una rassegna si veda Habgood, 1989). Si è concordi nel ritenere tali popolazioni originarie dell'Asia sudorientale, ma mancano indicazioni dirette sul percorso seguito. Birdsell (1977) ha condotto un'analisi accurata delle diverse possibilità, suggerendo due itinerari principali (settentrionale e meridionale), per un totale di cinque varianti. Delle due vie meridionali possibili, la più probabile ha inizio da Giava e procede attraverso le Piccole Isole della Sonda e Timor verso l'Australia nordoccidentale. La via settentrionale più probabile va dal Borneo, attraverso Sulawesi e Ceram, verso Bird's Head (la parte nordoccidentale più estrema della Nuova Guinea). In ogni caso, il viaggio comprendeva un tragitto per mare di 80÷100 km e dunque erano necessarie imbarcazioni migliori di quelle usate oggi dagli aborigeni australiani.

Dall'epoca del primo insediamento, il clima ha subito molti cambiamenti e, in seguito ai diversi adattamenti biologici e culturali, potrebbero aver avuto luogo successive ondate migratorie. In tempi relativamente recenti, a partire da 6000÷5000 anni fa, si sviluppò una nuova tecnologia per produrre manufatti in pietra, denominata *Australian Small-Tool Tradition*, «tradizione australiana dei piccoli attrezzi». La tecnica non raggiunse la Tasmania, allora già separata dalla terraferma. Il boomerang più antico, ritrovato nell'Australia meridionale, viene fatto risalire a 10000 anni fa (Bailey, 1980).

7.2.a L'allevamento di animali e la coltivazione di piante in Nuova Guinea

Benché gli aborigeni australiani non abbiano mai sviluppato tecniche di coltivazione o di lavorazione dei metalli, in Nuova Guinea l'agricoltura fece la sua comparsa molto presto. Fino al 1960, sulle montagne centrali della Nuova Guinea erano di uso comune strumenti di pietra simili a quelli neolitici.

L'agricoltura si sviluppò sulle montagne; uno dei siti archeologici principali, Kafiavana, a est del monte Hagen, è un rifugio alpino che venne occupato per la prima volta almeno 11000 anni fa. Lo strato più antico presenta un'industria di pietra scheggiata caratteristica della Nuova Guinea e, a partire da 9000 anni fa, appaiono lame di accette o di asce che si diffondono successivamente in altre zone della Nuova Guinea. Sono state trovate conchiglie marine che indicano l'esistenza di scambi commerciali con popolazioni costiere. Nella provincia delle catene occidentali si sono scoperti canali di drenaggio per la bonifica di terreni paludosi che risalgono a 9000 anni fa, e vennero usati probabilmente per la coltivazione del taro (*Colocasia esculenta*). In altre zone della Nuova Guinea, tracce di sistemi del genere sono molto più recenti (3500 anni fa); ricerche effettuate sui pollini mettono tuttavia in evidenza che le montagne della Nuova Guinea erano state ampiamente deforestate almeno 5000 anni fa. Si ritiene che questi sviluppi agricoli fossero locali e non importati (si veda Bellwood, 1979). La patata dolce, di origine sudamericana, fu probabilmente introdotta circa 300 anni fa attraverso le Filippine, dove fu importata dagli Spagnoli; divenne presto il prodotto maggiormente coltivato, insieme al taro e all'igname, e consentì un'ulteriore crescita della popolazione.

I maiali e i polli vennero introdotti in Nuova Guinea dall'Asia continentale sudorientale, da Sumatra e da Giava (Bellwood, 1979). Questi sono i soli animali addomesticati in Melanesia, oltre al cane; i maiali e i polli non vennero però mai introdotti in Australia. La presenza del maiale indica l'esistenza di forme di agricoltura, in quanto questo animale viene in genere alimentato con prodotti agricoli (qui forse canna da zucchero, sagù, igname, banane e taro; Irwin, 1980). Nella società melanesiana l'importanza dei maiali va oltre le necessità strettamente alimentari. Le donne dedicano molto tempo all'allevamento e alla cura dei maiali, allattandoli al seno, spesso insieme ai propri figli, per evitare la rottura dei loro denti da latte che sono ritenuti di grande valore ornamentale. I melanesiani inoltre usano cibarsi della carne di maiale in occasione di speciali cerimonie. Sulla data di introduzione del maiale in Nuova Guinea vi sono opinioni contraddittorie: essa potrebbe risalire ad almeno 6000 anni fa (Spriggs, 1984), oppure, secondo Bellwood (comunicazione personale), a 2000 anni fa. La seconda ipotesi concorda meglio con i dati linguistici.

7.2.b L'occupazione del Pacifico

Sia dai dati archeologici sia da quelli linguistici si è tratta la conclusione (Bellwood, 1979) che i colonizzatori della Micronesia fossero di origine diversa rispetto a quelli della Polinesia. Probabilmente la Micronesia occidentale (Palau, Marianne e forse anche Yap) fu occupata direttamente attraverso l'Indonesia o le Filippine, mentre la Micronesia orientale (Caroline, Marshall, Nauru e Gilbert; si veda Spriggs, 1984) potrebbe essere stata occupata a partire dalla Melanesia, forse dalle isole Figi. Le Figi presentano alcune somiglianze culturali con la Polinesia, con cui potrebbero condividere le origini, anche se le somiglianze sono state attenuate dalla lunga separazione che seguì.

I reperti archeologici più antichi rinvenuti nelle isole Marianne si riferiscono a ceramiche probabilmente originarie delle Filippine centrali (1500 a.C.; Bellwood, 1979). Per le isole Palau o Yap non si hanno testimonianze relative a periodi precedenti la nostra era. Al momento del contatto con gli europei, l'isola di Yap dominava l'Impero yapese.

Una delle espansioni più importanti in direzione est, iniziata circa 3600 anni fa, mostra legami con una cultura nuova, denominata *Lapita* dal nome di un sito archeologico in Nuova Caledonia (Bellwood, 1979). Dall'Asia sudorientale insulare, nei successivi 2500 anni essa si diffuse prima in Melanesia, poi presso le popolazioni dell'intero Oceano Pacifico, a opera di popoli marinari molto mobili, esperti nelle tecniche agricole e nella fabbricazione della ceramica. Riscuote un certo consenso (Bellwood, 1979) l'ipotesi che i vasai della cultura Lapita parlassero lingue austronesiane e per primi le abbiano introdotte in Oceania. Le più antiche ceramiche Lapita, rinvenute nell'area che va dalla Nuova Guinea a Samoa, sono decorate con motivi molto caratteristici. I navigatori Lapita trasportarono inoltre l'ossidiana da un'isola all'altra, mettendo a punto particolari tecniche di fabbricazione che non facevano uso della ceramica. In

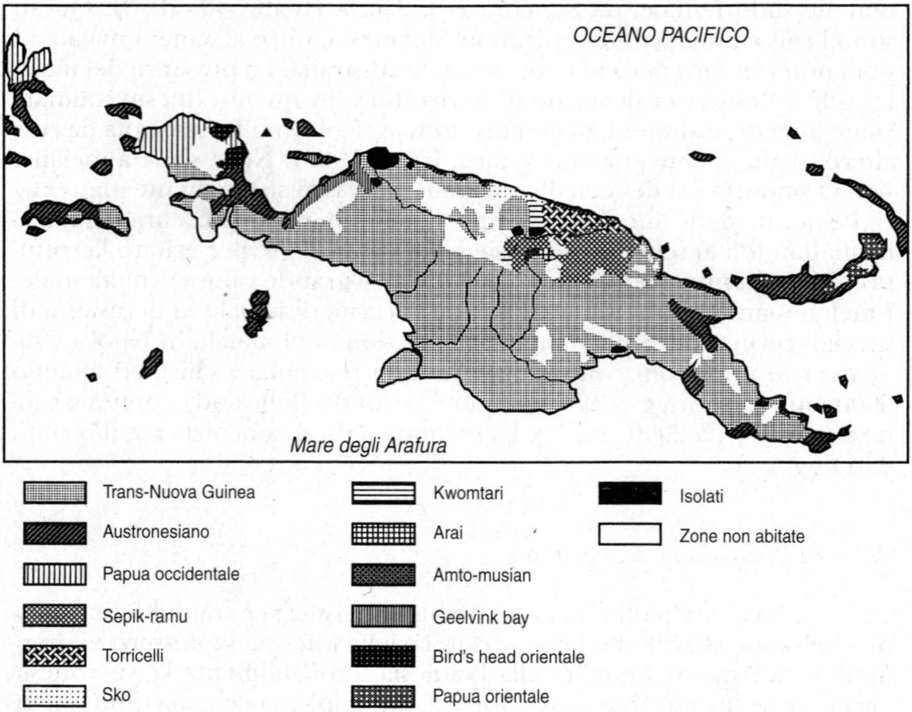

Fig. 7.2.2 Distribuzione attuale delle lingue papua e austronesiane in Nuova Guinea e nelle isole limitrofe. Da Wurm e Hattory (1983).

base alle loro forme, si è ipotizzato che le ceramiche Lapita, la cultura e i popoli che le diffusero nel Pacifico fossero originari della regione nordorientale dell'Indonesia o delle Filippine, forse anche della Cina (Bellwood, 1979). In molte zone costiere della Melanesia, i vasai Lapita vissero fianco a fianco con i Papua ivi già insediati, e talvolta vi si mescolarono. In quelle aree, ancora oggi vengono parlate le lingue delle due famiglie lapita e papua (si veda la fig. 7.2.2).

L'espansione austronesiana secondaria dalla Melanesia alla Polinesia fu forse resa possibile da un'invenzione importante, il bilanciere, che conferisce notevole stabilità alle canoe. Nell'Asia sudorientale insulare viene utilizzato un doppio bilanciere (su ciascun lato dello scafo), anche se in pieno oceano è preferibile usarne uno solo. Oltre a queste canoe, erano indispensabili conoscenze specifiche di navigazione e colonizzazione. Vennero sviluppati anche altri modelli di canoa, come quella doppia con due scafi di ugual misura, e grandi canoe da guerra, con uno o due scafi, dotate di pagaie (Bellwood, 1979).

La sequenza dell'occupazione della Polinesia, sulla quale però non tutti concordano (Bellwood, 1979, 1989), è stata la seguente (si veda la fig. 7.2.3):

Tonga: prima del 1200 a.C., insediamento dei vasai Lapita;

Samoa: occupate a partire da Tonga nel 1000 a.C.;

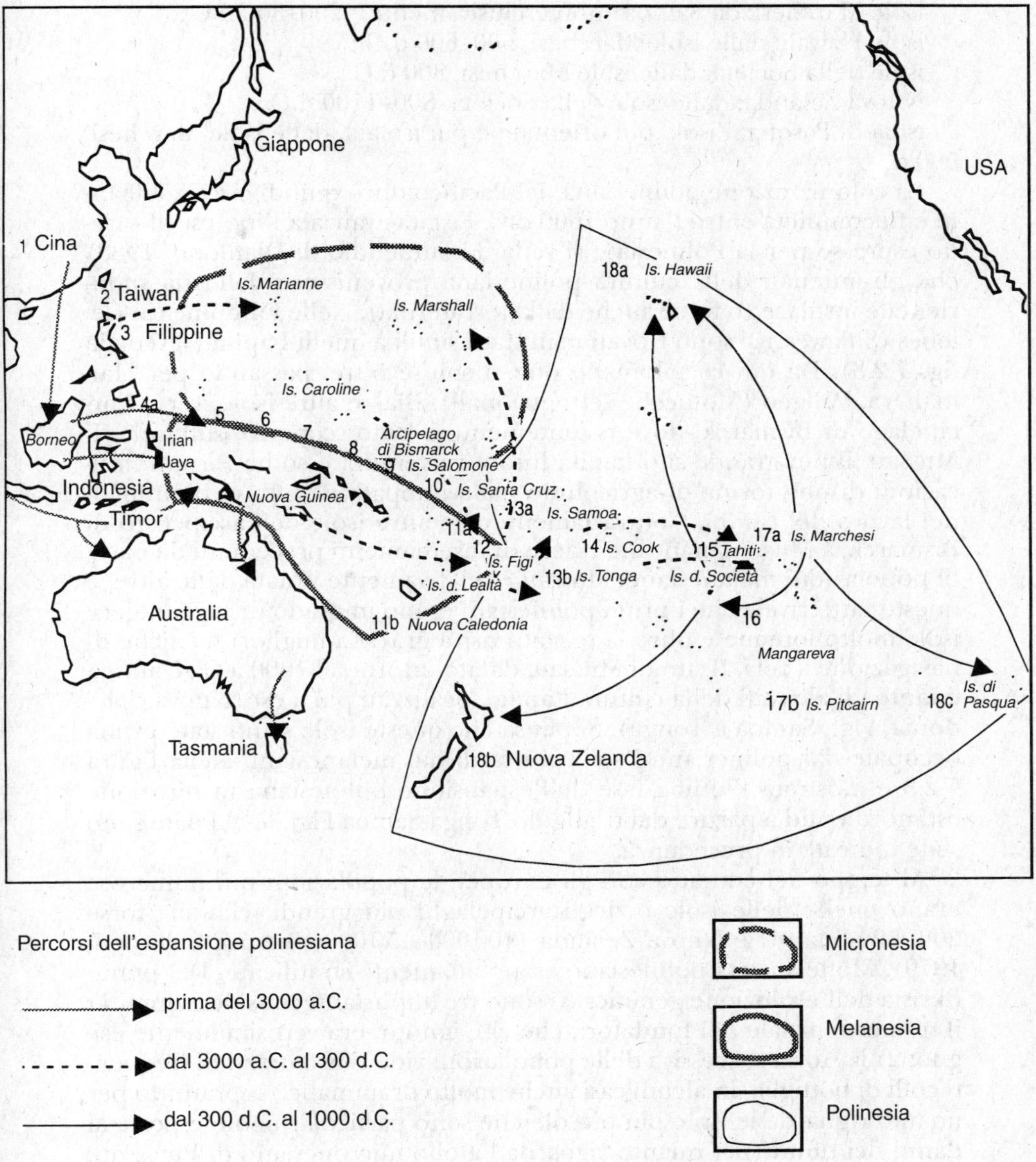

Fig. 7.2.3 Schema del «treno espresso per la Polinesia». Da Diamond (1988). Le ceramiche Lapita fiorirono tra il 1600 e il 500 a.C. nei siti 8-13; probabili ceramiche pre-Lapita sono state trovate in 3 e 4a, mentre 4b-7 sono siti ipotetici. Attualmente alcune popolazioni polinesiane vivono in 9-18, a eccezione del sito 17a, dove sono stati trovati manufatti polinesiani.

isole Marchesi: da Samoa (non esclusivamente), 200÷300 d.C.;
isole Hawaii: dalle isole Marchesi, 500÷600 d.C.;
isole della Società: dalle isole Marchesi, 800 d.C.;
Nuova Zelanda: dalle isole della Società, 800÷1100 d.C.;
isola di Pasqua: l'isola più orientale e più isolata, dalle isole Marchesi, 500 d.C.

La colonizzazione polinesiana del Pacifico durò quindi circa 2500 anni e fu completa entro l'anno 1000 d.C. È stata avanzata l'ipotesi (il «treno espresso per la Polinesia»; si veda il compendio di Diamond, 1988) che gli antenati della cultura polinesiana provenissero dall'Asia sudorientale insulare (o forse anche dalla terraferma). Nelle Filippine e a Celebes (Sulawesi) si sono trovati manufatti simili a quelli Lapita (si veda la fig. 7.2.3). Da qui la colonizzazione si spinse oltre, passando per Halmahera, Waigeo (Molucche settentrionali), Biak e altre isole, verso l'arcipelago di Bismarck, dove recentemente è stato scoperto, sull'isola di Mussau, il più grande sito Lapita finora rinvenuto; esso ha fornito indicazioni di una forma di agricoltura già sviluppata e dell'uso di animali nel lavoro dei campi. Contrariamente alle altre isole dell'arcipelago di Bismarck, a Mussau mancano tracce di insediamenti precedenti da parte di popolazioni melanesiane; Mussau è relativamente isolata dalle altre, e questo fatto rivela che i primi polinesiani erano in grado di raggiungere isole molto lontane e oltre la portata visiva grazie a migliori tecniche di navigazione a vela. Il sito di Mussau, datato intorno al 1600 a.C., è antico quanto gli altri siti della cultura Lapita, localizzati più a est (Nuova Caledonia, Figi, Samoa e Tonga). Si pensa che queste isole siano state prima occupate dai polinesiani e solo più tardi dai melanesiani. Nella figura 7.2.3 è mostrata l'ultima fase dell'espansione polinesiana in direzione est, nord e sud a partire dal triangolo Tonga-Samoa-Figi, le cui date sono state indicate in precedenza.

Al tempo del contatto con gli europei, le popolazioni più numerose erano quelle delle isole o degli arcipelaghi più grandi: Hawaii (forse 200 000 abitanti) e Nuova Zelanda (100 000÷150 000 abitanti; Bellwood, 1979). Molte società polinesiane erano altamente stratificate. Dal punto di vista dell'evoluzione genetica, vi sono tre importanti considerazioni: 1) il numero iniziale dei fondatori, che ci è ignoto, era verosimilmente esiguo; 2) la storia successiva delle popolazioni vide l'instaurarsi di frequenti colli di bottiglia, in alcuni casi anche molto drammatici, soprattutto per quanto riguarda le isole più piccole che sono particolarmente esposte ai danni dei tifoni (per quanto riguarda l'atollo micronesiano di Pingelap, si veda Morton e coll., 1972); 3) successive migrazioni indussero spesso ulteriori aumenti della popolazione.

7.3 ANTROPOLOGIA FISICA

Molti archeologi ritengono che i più antichi reperti umani (par. 7.2.1) appartengano a uomini anatomicamente moderni, simili agli aborigeni moderni: sussiste tuttavia una differenza sconcertante tra questi e una ricca collezione di scheletri rinvenuti a Kow Swamp, non lontano da Melbourne (si veda la fig. 7.2.1), datati tra 15000 e 9000 anni fa (Kirk e Thorne, 1976; Thorne, 1980). Gli uomini di Kow Swamp erano più grandi e robusti, con un prognatismo marcato. È per certi versi paradossale che si trovi un tipo di uomo più robusto in un periodo intermedio tra forme antiche e forme moderne entrambe gracili. Datazioni recenti, ottenute mediante risonanza di spin elettronico (*Electron Spin Resonance*, ESR), indicano che entrambi i tipi, robusto e gracile, erano presenti nella medesima area 30000÷25000 anni fa (Mellars e Stringer, 1989, p. 11). Thorne (1980) e Wolpoff e coll. (1984) hanno ipotizzato che i resti di Kow Swamp e altri due crani, uno del Queensland e l'altro dell'Australia Occidentale, appartengano ai discendenti di un tipo indonesiano più antico di *Homo erectus*. Brown (1987) sostiene che entrambi i reperti australiani del tipo gracile e robusto siano parte di una singola linea continua.

Birdsell ha avanzato l'ipotesi (per una rassegna, si veda Birdsell, 1979) che si siano verificate tre distinte migrazioni verso l'Australia. La prima fu quella dei Negritos oceanici, che saturarono l'area e furono poi sostituiti da popolazioni immigrate successivamente o si mescolarono con esse. Attualmente i Negritos si trovano ancora nelle isole Andamane, in Malaysia (i Semang) e nelle Filippine (Aeta). Sono di bassa statura, hanno carnagione scura, capelli molto crespi e, almeno quelli delle isole Andamane, sono affetti da steatopigia; le ultime due caratteristiche si riscontrano anche tra i Boscimani africani e le popolazioni africane con le quali i Boscimani si sono probabilmente mescolati. In Australia il tipo aborigeno presenta caratteristiche pressappoco omogenee e risulta diverso dai Negritos oceanici. Si notano tuttavia alcune eccezioni: ad esempio, 12 tribù di aborigeni che vivono nelle foreste vicino a Cairns (Queensland nordorientale) sono di bassa statura e hanno in alta percentuale capelli simili a quelli dei Negritos, peraltro comuni anche tra gli abitanti della Tasmania.

Nel modello di Birdsell relativo all'occupazione australiana, la seconda migrazione (quella dei Murrayani) sommerse e sostituì la prima ondata di migranti. I Murrayani sono così chiamati perché il loro tipo fisico corrisponderebbe a quello degli aborigeni storici, come quelli oggi presenti presso il bacino del fiume Murray, nella regione sudorientale. La terza ondata, denominata carpentariana, prende il nome dal golfo dell'Australia settentrionale. Al momento è difficile valutare la validità di questa ipotesi; forse alcuni elementi per ritenere verosimili le ultime due ondate derivano dalla suddivisione delle lingue australiane, come sarà discusso in seguito.

Secondo Howells (1989), i crani della Tasmania sono più simili a quelli dei melanesiani che a quelli degli australiani. Anche in questo caso, elementi linguistici confermerebbero l'ipotesi, in quanto le lingue della Tasmania appartengono alla famiglia indopacifica, della Nuova Guinea, e non a quella australiana.

Gli australiani moderni sono di varia statura, di corporatura più longilinea nelle regioni settentrionali, e di aspetto più tarchiato e peloso nelle zone meridionali; la pelle è quasi nera a nord, più chiara a sud. Gli occhi sono in genere marroni e i capelli neri, anche se nel deserto si trovano spesso individui con capelli biondi. I capelli di tipo negroide comuni in Tasmania si trovano solo in alcune tribù costiere. I discendenti autentici degli abitanti della Tasmania sono oggi estinti (si veda Diamond, 1991 *a*) e il fenotipo melanesiano è stato modificato a causa dei matrimoni con antiche popolazioni micronesiane e polinesiane.

In Nuova Guinea si trova il tipo australoide, con alcune differenze. I capelli sono ricci e molto folti e il naso è aquilino (una caratteristica che in Australia si riscontra solo nelle zone desertiche). Vi sono alcune tribù di «Pigmei», soprattutto sulle montagne. Gli abitanti della Nuova Guinea ricordano i Negritos oceanici. È possibile che il tipo negritico mostri un adattamento migliore ai climi tropicali (Omoto, 1985). Nelle altre isole della Melanesia, il fenotipo è simile a quello degli abitanti della Nuova Guinea, sebbene a volte meno marcato. Il naso arcuato tipico dei Papua non è la regola, e la carnagione può apparire più chiara, sebbene sempre marrone.

I polinesiani, generalmente robusti, sono di statura media, hanno carnagione bruna, capigliatura che va dal riccio al liscio e un viso con caratteristiche di tipo leggermente orientale. Il loro aspetto differisce notevolmente da isola a isola.

I micronesiani, generalmente più piccoli, hanno caratteristiche più variabili rispetto ai polinesiani. Nelle isole di Yap si riscontra una tipologia australoide. Si trovano individui con capelli crespi, mentre altri presentano caratteristiche orientali più marcate rispetto ai polinesiani.

Queste osservazioni antroposcopiche classiche trovano sostanziale conferma in alcune recenti analisi multivariate craniometriche e antropometriche (Howells, 1989).

7.4 LINGUISTICA

Al tempo del contatto con gli europei, in Australia vivevano probabilmente circa 200 000÷250 000 aborigeni (Jones, 1970), un numero che forse era vicino alla capacità di saturazione dell'area. Nel 1980 vi erano 205 000 aborigeni, di cui solo una piccola parte parla una lingua australiana originaria ed è considerata «purosangue». In un'area del Territorio del Nord, grazie a una recente iniziativa del governo australiano, vivono ancora circa 7500 aborigeni in condizioni molto simili a quelle tradizionali. Fino alla metà del secolo, la politica dominante era paragonabile a quella degli Stati Uniti verso gli indiani d'America, forse ancora più dura; negli ultimi anni invece si è fatta molto più illuminata. In Tasmania, vivevano circa 4000 persone; l'ultimo vero discendente della popolazione aborigena è morto nel 1876. Le malattie e i genocidi hanno contribuito alla riduzione e all'estinzione di molti gruppi aborigeni (Diamond, 1991 *a*).

Le lingue del Pacifico sono costituite da tre gruppi diversi.

1) Molte lingue erano parlate dagli aborigeni australiani, che si pensa abbiano iniziato l'occupazione di quest'area più di 40 000 o forse 55 000 anni fa (si veda il par. 7.2).

2) Le lingue papua, parlate in quasi tutta la Nuova Guinea e nelle isole

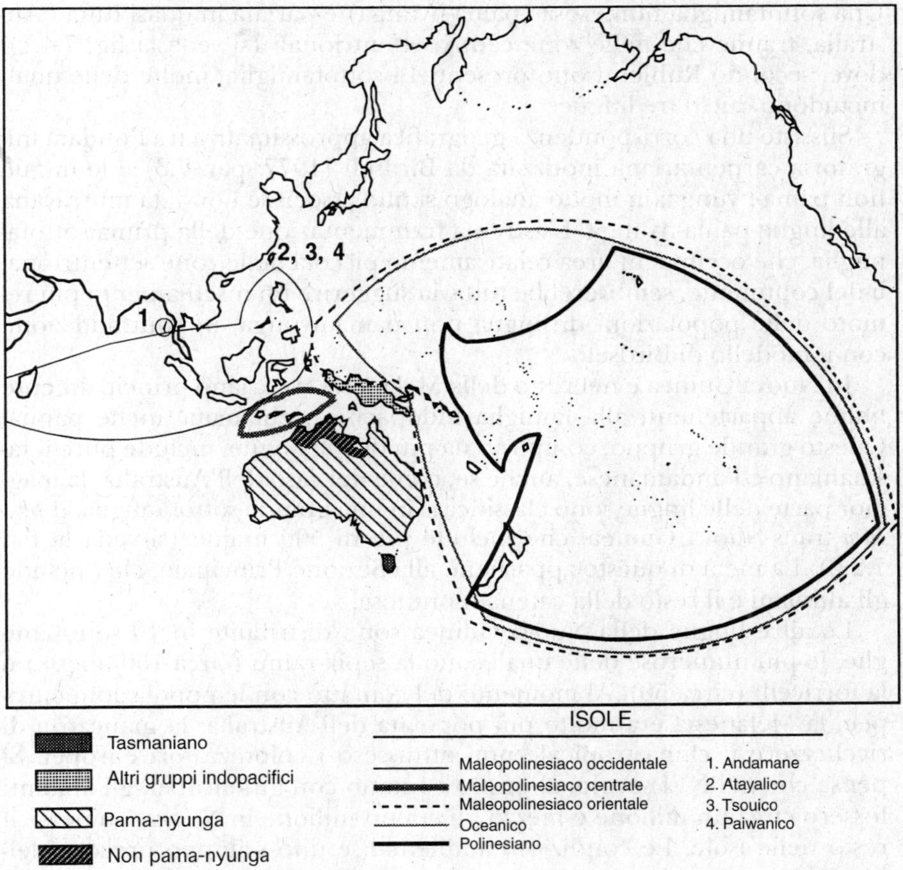

Fig. 7.4.1 Mappa linguistica dell'Oceano Pacifico, incluse le isole maggiori. Da Ruhlen (1987).

Andamane, formano secondo Greenberg (si veda Ruhlen, 1987) la famiglia indopacifica, la cui datazione più antica risale a 15000 anni fa o prima ancora (si veda Wurm, 1982).

3) Il gruppo più numeroso e geograficamente esteso è costituito dalle lingue austronesiane, parlate dal Madagascar alla Polinesia. La loro diffusione ebbe probabilmente inizio circa 5000 anni fa, a partire da o attraverso Formosa e le Filippine; furono introdotte in Melanesia circa 3500 anni fa e in Polinesia 2000 anni fa (Tryon, 1985).

Ancora oggi vengono parlate circa 170 lingue australiane (alcune da un numero molto limitato di individui) e quasi tutte, tranne forse una cinquantina, si estingueranno con buona probabilità entro le prossime due generazioni (Ruhlen, 1987). In origine vi erano 400÷500 lingue diverse, stimate in base al numero di tribù che generalmente usavano lingue distinte (Dixon, 1980). La classificazione non è particolarmente soddisfacente, ma molti ritengono che avessero tutte un'origine comune.

Una sottofamiglia numerosa (pama-nyunga) è parlata in quasi tutta l'Australia, tranne che nelle zone centrosettentrionali (si veda la fig. 7.4.1), dove, secondo Ruhlen, sono presenti 14 sottofamiglie, molte delle quali includono due o tre lingue.

Sussiste una corrispondenza geografica approssimativa tra l'ondata migratoria carpentariana ipotizzata da Birdsell (1977; par. 7.3) e le lingue non pama-nyunga; in modo analogo si può associare l'ondata murrayana alle lingue pama-nyunga. L'estrema frammentazione della prima sottofamiglia, che occupa un'area relativamente piccola nelle zone settentrionali del continente, sembrerebbe tuttavia suggerire un insediamento più remoto delle popolazioni di lingua non pama-nyunga, in contraddizione con il modello di Birdsell.

In Nuova Guinea e nel resto della Melanesia si parlano principalmente lingue appartenenti alla famiglia indopacifica, chiamata anche papua. Questo grande gruppo, composto da più di 700 lingue, include pure il tasmaniano e l'andamanese, anche se, come nel caso dell'Australia, la maggior parte delle lingue sono classificate in una grande sottofamiglia, il *phylum* trans-Nuova Guinea, che include più di 500 lingue (si veda la fig. 7.2.2). La metà di queste appartiene alla Sezione Principale, che include gli altipiani e il resto della catena montuosa.

Le altre lingue della Nuova Guinea sono distribuite in 10 sottofamiglie, le più numerose delle quali sono la sepik-ramu (circa 100 lingue) e la torricelli (circa 50). Al momento del contatto con le popolazioni europee, la Melanesia era molto più popolata dell'Australia; la mancanza di ricchezze e il clima tropicale non attrassero i colonizzatori europei. Si pensa che nel XVI secolo, al primo contatto con gli europei, gli abitanti fossero circa un milione e mezzo, di cui un milione in Nuova Guinea e il resto nelle isole. Le condizioni ambientali e uno sviluppo precoce dell'orticoltura permisero a questa popolazione di raggiungere una densità di gran lunga superiore a quella dell'Australia. L'Irian occidentale, o Irian Barat, è ancora oggi perlopiù sottosviluppato. L'influenza australiana nella parte orientale della Nuova Guinea e nelle isole vicine, incominciata alla fine del secolo scorso, è stata in gran parte benefica, e si è diffusa lentamente verso l'interno. Quando uno di noi (L. C.-S.) nel 1967 visitò le montagne della Nuova Guinea, molte popolazioni della zona sudoccidentale di Papua-Nuova Guinea non erano ancora «pacificate», ovvero non erano ancora sotto il controllo delle autorità australiane. Pertanto molti costumi tradizionali, tra cui quelli praticati dai cacciatori di teste, non erano ancora stati proibiti. Altre isole della Melanesia, come le Figi e la Nuova Caledonia, furono meta di un numero assai elevato di immigranti rispettivamente indiani ed europei.

In Melanesia si parlano anche lingue della famiglia austronesiana (quasi 1000 lingue), un sottogruppo della famiglia austro-tai (a sua volta una sottofamiglia della famiglia austrica) che include due gruppi.

1) Un gruppo occidentale (con più di 500 lingue parlate da più di 250 milioni di individui) che si estende dall'Indonesia al Madagascar, comprendendo Filippine e Asia sudorientale continentale (Vietnam meridio-

nale, Cambogia). Appartengono a questo ramo anche le lingue parlate nella Micronesia occidentale (chamorro, palauano e yapese).

2) Più di 400 lingue austronesiane denominate orientali, o oceaniche, vengono parlate da un milione e mezzo di persone in Melanesia, Micronesia e Polinesia. Esse vennero sicuramente diffuse dai navigatori indonesiani che popolarono le isole del Pacifico e, durante questo processo, trasmisero la loro eredità linguistica alle popolazioni delle coste settentrionali della Nuova Guinea, della maggior parte delle altre isole melanesiane, della Micronesia orientale e del Pacifico centrale, ovvero Polinesia (inclusa Figi, che è classificata geograficamente in Melanesia, ma si trova al confine con la Polinesia).

Soprattutto nelle isole più piccole della Melanesia, ma anche in zone della Nuova Guinea, la distinzione linguistica principale si attua fra individui di lingua austronesiana (AN) e individui di lingua non austronesiana o indopacifica (NAN).

Nell'area del Pacifico si trovano quindi 1800 lingue, quasi un terzo di tutte le lingue parlate nel mondo. Tranne quelle micronesiane e polinesiane (complessivamente meno di 40), queste lingue si trovano nel Pacifico occidentale e sudoccidentale, l'area con la massima concentrazione al mondo di lingue diverse. L'identificazione di parole austronesiane non più usate nelle lingue austronesiane moderne e prestate alle lingue papua, localizzate in aree geograficamente lontane, ha contribuito a tracciare la migrazione delle lingue in Nuova Guinea. Sembra plausibile che circa 3500 anni fa abbia avuto inizio una migrazione da est a ovest di popolazioni di lingua papua, dalla valle Markham nella regione nordorientale di Papua-Nuova Guinea. Questa migrazione potrebbe essersi verificata in seguito all'invasione di popolazioni di lingua austronesiana, con le quali le popolazioni di lingua papua ebbero un contatto tanto lungo e intenso da permettere l'adozione di un numero considerevole di parole austronesiane, inclusi i pronomi personali (Foley, 1986). Sembra che questa migrazione sia stata preceduta da un flusso migratorio «principale» più antico, in direzione ovest-est, che diffuse le lingue ancestrali del gruppo di lingue papua più numeroso (*phylum* trans-Nuova Guinea) nei quattro quinti della Nuova Guinea (circa 5000 anni fa). Questa migrazione più antica è suggerita anche dalla presenza di prestiti linguistici austronesiani di tipo più arcaico, che sembrano costituire un substrato linguistico profondo della Nuova Guinea (Wurm, 1982).

7.5 STRUTTURA GENETICA DELLE POPOLAZIONI DELL'OCEANIA

Gran parte delle nostre attuali conoscenze sulla genetica delle popolazioni dell'Oceania si deve al lavoro svolto nei laboratori di R.T. Simmons (Simmons, 1962; Simmons e Booth, 1971) e di R.L. Kirk (per una rassegna, Kirk, 1965, 1969; Sanghvi e coll., 1971). Nelle piccole e numerose isole dell'Oceano Pacifico, la deriva genetica casuale ha avuto una eccezionale opportunità di operare. Inoltre l'Australia e la Nuova Guinea rivestono un interesse unico in quanto, al primo contatto con le popolazioni europee, si trovavano ancora in uno stadio di sviluppo economico che in altre parti del mondo era stato superato migliaia di anni prima. Sebbene gli australiani vivessero in condizioni simili a quelle dei cacciatori-raccoglitori del Paleolitico, gli abitanti della Nuova Guinea avevano subito una rivoluzione neolitica, senza però raggiungere l'Età dei Metalli. Essi, che rappresentavano (e in una parte dell'isola rappresentano tuttora) gli esempi moderni degli orticoltori neolitici, sono estremamente interessanti dal punto di vista genetico e antropologico poiché la loro organizzazione non si è molto modificata. Soltanto alcune popolazioni delle foreste tropicali dell'America meridionale vivono in condizioni simili a quelle delle popolazioni della Nuova Guinea. In nessun'altra parte del mondo si possono trovare intatti stili di vita scomparsi in Europa e nella maggior parte dell'Asia migliaia di anni fa, e in Africa alcuni secoli fa. Gli aborigeni australiani forniscono invece esempi di stili di vita tipici del Paleolitico, anche se solo un piccolo gruppo è tuttora relativamente non acculturato. In Africa si trovano ancora cacciatori-raccoglitori che tuttavia non possono essere considerati perfetti esempi di vita paleolitica.

Quanto alla struttura della popolazione, le informazioni sui costumi tribali, sulle caratteristiche demografiche e soprattutto sui processi migratori possono rivestire grande interesse. Il problema fondamentale, ovvero quale proporzione della variabilità genetica sia dovuta alla selezione naturale differenziale e quale alla deriva genetica casuale, richiede la conoscenza di questi fattori. Dal punto di vista genetico, nessuna delle informazioni demografiche disponibili può essere considerata pienamente soddisfacente; tuttavia esistono almeno stime approssimative che sono degne di considerazione. Sussiste ancora la possibilità di raccogliere ulteriori informazioni in quanto alcune migliaia di aborigeni australiani vivono più o meno indisturbati nel Territorio del Nord e molte zone della Nuova Guinea occidentale sono ancora terre vergini. Tuttavia, dal punto di vista demografico, la maggior parte dell'Oceania è stata influenzata dal contatto con gli europei o dalle migrazioni che seguirono. I numeri riportati (la fonte principale è stata il lavoro di McEvedy e Jones, 1978) si riferiscono, per quanto è possibile, alle popolazioni prima del contatto, ma inevitabilmente sono molto approssimativi. Le stime relative agli individui che oggi appartengono ai vari gruppi linguistici sono tratte dallo studio di Grimes (1984).

La ricerca di Tindale sulle tribù australiane ha fornito le informazioni di base (riassunte nel 1953), mentre il lavoro successivo di Birdsell (1957, 1977) ha chiarito alcuni aspetti demografici ed ecologici di notevole interesse. Birdsell ha rilevato che le tribù australiane, definite in base a criteri linguistici e territoriali, hanno una dimensione censuaria la cui moda è di circa 500 individui. Sono stati avanzati dubbi riguardo la validità della definizione del territorio di una tribù (si veda la replica in Birdsell, 1977); in ogni caso sembra che la definizione linguistica sia metodologicamente più rigorosa. Le tribù sono in gran parte endogame, anche se non completamente: una stima indica che in media il 15% dei matrimoni è (o era) di tipo misto. L'esogamia varia fra tribù dal 7% al 21%, il che equivale a un tasso di migrazione pari al 3,5%÷10,5% per generazione (Tindale, 1953).

Il matrimonio potrebbe non essere l'unica causa di migrazione intertribale, ma probabilmente è la principale. Birdsell ha anche rilevato che i gruppi di cacciatori (di norma esogami) hanno una dimensione media di 25 individui. I numeri 25 e 500 erano detti «magici» e «mistici» (si veda Lee e DeVore, 1968), tuttavia essi concordano, con alcune variazioni, con la maggior parte dei dati etnografici di altre popolazioni (si veda Cavalli-Sforza, 1986 *b*). La dimensione della popolazione effettiva N_e è un terzo di quella censuaria (Cavalli-Sforza e Bodmer, 1971 *a*). Con un simile valore di N_e e un tasso di migrazione modesto, è probabile che la deriva genetica sia elevata; come si è visto nel capitolo 2, tutte le misure di variabilità genetica confermano tale ipotesi.

In Melanesia, il numero di individui di lingua non austronesiana era pari a circa un milione prima dell'incremento demografico seguito al contatto con le popolazioni europee. Se ciascuna delle oltre 700 lingue venisse associata a una tribù, si avrebbero 1300 individui per tribù, peraltro con una considerevole variabilità. Le stime sulle migrazioni intertribali sono inadeguate (per una dettagliata rassegna sulle ricerche condotte a Bougainville si veda Friedlaender, 1975, 1987); inoltre la struttura delle tribù non è necessariamente semplice. Un esempio è costituito dalla tribù dei Bundi, composta da oltre 4000 persone suddivise in 14 clan: ogni clan è esogamo solo se di piccole dimensioni e l'esogamia decresce regolarmente all'aumentare della dimensione del clan (Malcolm e coll., 1971).

In Polinesia e in Micronesia, la situazione cambia considerevolmente con il variare delle dimensioni delle isole. Le isole più grandi, la Nuova Zelanda (composta da due isole principali) e l'arcipelago delle Hawaii, avevano ciascuna lo stesso numero di abitanti dell'intera Australia. Di conseguenza, al momento del contatto con gli europei, la Nuova Zelanda aveva una densità di popolazione trenta volte superiore a quella dell'Australia. Tuttavia nel XVIII secolo, l'80%÷90% dei Maori viveva nelle zone agricole della regione settentrionale dell'Isola del Nord. L'Isola del Sud era abitata principalmente da cacciatori-raccoglitori a causa del clima piuttosto freddo (Bellwood, comunicazione personale). Le isole Hawaii avevano una densità di popolazione 15÷20 volte superiore a quella della Nuova Zelanda. Al momento del contatto, la Nuova Guinea aveva probabilmente una densità di popolazione analoga a quella della Nuova Zelanda. Queste differenze riflettono le diverse condizioni ecologiche e storiche e soprattutto il livello di sviluppo dell'agricoltura, completamente assente in Australia, più avanzato in Polinesia che in Nuova Guinea. La Tasmania presentava una densità di popolazione paragonabile a quella dell'Inghilterra nel Mesolitico (si veda il cap. 5).

Nelle altre isole del Pacifico vivono circa 100 000 polinesiani; le isole più popolate sono Tonga, Samoa e Tahiti. Molte isole dell'Oceano Pacifico hanno popolazioni di piccole dimensioni, in alcune vivono meno di 100 individui. Anche quando il numero di abitanti attuali è relativamente alto, i fondatori devono essere stati pochi. Dopo il primo insediamento, gli abitanti di molti atolli si sono ridotti di numero per diversi motivi, ma soprattutto a causa dei tifoni. Nell'atollo di Pingelap, in Micronesia, la popolazione attuale conta circa 1600 individui; nel 1775 uno dei molti tifoni causò una carestia tale da lasciare in vita solo 30 abitanti (Morton e coll., 1972).

Ovviamente ci si aspetta che le popolazioni delle isole più piccole abbiano subito un considerevole effetto della deriva genetica. Potrebbe essersi verificato lo stesso fenomeno per le lingue? Su questo argomento disponiamo di poche informazioni empiriche. Una fonte di potenziale confusione nasce dall'uso del termine «deriva», che ha un significato diverso in genetica e in linguistica. Questo termine è stato proposto da Sapir (1921) per descrivere una tendenza al cambiamento linguistico, soprattutto a livello fonetico, osservato in modo ricorrente in lingue diverse. Anche «evoluzione» ha un significato diverso nelle due discipline: in linguistica il termine implica generalmente un'idea di «progresso», ed è preferibile l'espressione «cambiamento». Nei cambiamenti microevolutivi rilevati nel corso della storia dell'uomo moderno, la probabilità di osservare un progresso è assai bassa, soprattutto quando il fattore evolutivo principale è la deriva genetica casuale. In biologia, la migrazione e le fluttuazioni statistiche dovute a dimensioni ridotte delle popolazioni si controbilanciano; tali fattori hanno un comportamento analogo nell'evoluzione linguistica? Sia a livello genetico sia a livello linguistico si possono avere effetti simili di isolamento dovuto alla distanza, e questo suggerisce pertanto un'analogia. Uno studio relativo alle isole della Micronesia (Cavalli-Sforza e Wang, 1986) ha rivelato che le somiglianze linguistiche tra le diverse isole concordano con il modello di isolamento dovuto alla distanza sviluppato per la variabilità genetica (riassunto nel par. 1.16), con in più la complicazione dovuta alla variabilità elevata dei tassi di cambiamento delle diverse parole.

Quando la popolazione di una piccola isola diverge da quella di origine, in condizioni di isolamento genetico completo (senza migrazione), la distanza genetica d tra esse cresce in modo direttamente proporzionale al tempo di separazione, e inversamente proporzionale al doppio della dimensione effettiva della popolazione N_e:

$$d = t / 2N_e$$

dove t è il tempo di separazione espresso in generazioni. Questa formula è valida per brevi distanze; negli altri casi la relazione è più complicata. In questa semplice formula (si veda il par. 1.4), se N_e è 10 volte più piccola, la distanza genetica aumenta di 10 volte. In presenza di migrazione, il tasso di cambiamento diminuisce con l'aumentare della migrazione. Inoltre, quanto minore è la dimensione della popolazione N_e, tanto maggiore sarà la migrazione, compensando parzialmente l'effetto della deriva genetica. Un'altra complicazione è rappresentata dai successivi movimenti di popolazioni che possono cambiare in maniera più o meno radicale la composizione etnica di un'isola. Questo fenomeno deve essersi verificato ripetutamente durante l'occupazione delle isole del Pacifico, rendendo molto complessa l'analisi della differenziazione genetica. Nel capitolo 2 si è notato che il ramo dell'albero che conduce alle isole della Polinesia è troppo lungo forse di un fattore 10. Poiché molte isole polinesiane sono di piccole dimensioni, è probabile che l'effetto della deriva genetica sia stato assai consistente, e si riduca in parte solo considerando risultati medi su molte isole. Un altro fattore può aver influito sulla lunghezza del ramo che porta ai polinesiani: a seconda del metodo utilizzato nella costruzione dell'albero, una mescolanza avvenuta in tempi remoti (forse tra i melanesiani e le popolazioni dell'Asia sudorientale) potrebbe generare un ramo molto corto, se il metodo usato consentisse rami di lunghezza variabile, oppure un punto di separazione troppo antico, se il metodo forzasse l'assunzione di un tasso evolutivo costante. Abbiamo già osservato nel capitolo 2 che dal punto di vista genetico la Nuova Guinea e l'Australia si distinguono bene, mentre la Polinesia, la Micronesia e la Melanesia tendono a formare un piccolo raggruppamento che mostra somiglianze sia con la Nuova Guinea sia con l'Asia sudorientale, associandosi all'una o all'altra a seconda del metodo di analisi. Questo indica in modo chiaro che si sono verificate consistenti mescolanze prima e dopo l'origine comune. Forse quella determinante si è avuta tra gli antenati dei melanesiani e quelli dei polinesiani. I melanesiani furono i primi a diffondersi dalla Nuova Guinea verso le vicine isole del Pacifico. In origine probabilmente gli antenati dei polinesiani provennero dall'Asia sudorientale continentale, attraverso le Filippine e l'Indonesia, e si diffusero molto più tardi rispetto ai melanesiani, prima attraverso le isole già occupate da questi, poi verso quelle più lontane nell'Oceano Pacifico (Pawley e Green, 1985).

Un libro esauriente sulla colonizzazione del Pacifico, pubblicato a cura di Hill e Serjeantson (1989), espone in maniera approfondita le conoscenze genetiche più recenti relative a quest'area. In particolare Kirk (1989), autore della maggior parte dei lavori sulla genetica delle popolazioni dell'Oceania, ha analizzato antigeni dei globuli rossi, proteine seriche e sistemi enzimatici del Pacifico, mentre Serjeantson (1989) ha studiato il sistema *HLA*; altri autori hanno preso in considerazione differenti sistemi genetici. Nel paragrafo successivo tratteremo separatamente l'Australia, la Nuova Guinea e le isole dell'Oceano Pacifico con i diversi metodi di analisi utilizzati nei capitoli precedenti.

7.6 GENETICA DELLE POPOLAZIONI DELL'AUSTRALIA E RELATIVE MAPPE SINTETICHE

Il quadro genetico basato sui dati delle singole tribù è estremamente frammentato, a causa dell'effetto della deriva genetica. Inoltre, nelle aree meridionali attualmente non vivono più aborigeni, anche se la loro localizzazione originaria è nota, almeno in via approssimativa, grazie al lavoro di Tindale (1953). È comunque più prudente considerare l'Australia meridionale priva di dati e, di conseguenza, i relativi valori delle mappe quali valori estrapolati dai punti circostanti, con tutte le incertezze legate a un simile procedimento. In Australia l'effetto della deriva genetica è stato molto forte, anche se non quanto nell'America del Sud, a giudicare dai valori medi di F_{ST} che, stimati dai campioni originari, sono 0,066, 0,050 e 0,084 rispettivamente in Australia, in Nuova Guinea e nelle isole del Pacifico. Il valore più elevato relativo alle isole del Pacifico può essere impu-

Tab. 7.6.1 Distanze genetiche (nel triangolo inferiore sinistro della matrice) tra i principali raggruppamenti geografico-linguistici delle popolazioni aborigene australiane e relativi errori standard (nel triangolo superiore destro della matrice). Tutti i valori sono stati moltiplicati per 10 000.

	TNN	TON	CPN	NPN	QPN	OPN
TNN	0	76	109	72	200	116
TON	180	0	146	55	483	79
CPN	293	429	0	75	252	129
NPN	258	223	268	0	448	97
QPN	551	602	872	779	0	422
OPN	354	393	394	381	1154	0

TNN, Territorio del Nord, lingua o tribù non specificata; TON, Territorio occidentale, popolazioni di lingua non pama-nyunga; CPN, Territorio centrale, popolazioni di lingua pama-nyunga; NPN, Territorio del Nord, popolazioni di lingua pama-nyunga; QPN, Queensland, popolazioni di lingua pama-nyunga; OPN, Territorio occidentale, popolazioni di lingua pama-nyunga.

tato non solo all'effetto della deriva, ma anche alla presenza di gruppi etnici diversi solo parzialmente mescolati.

Le distanze genetiche in base alle quali si è determinato l'albero filogenetico sono riportate nella tabella 7.6.1. Il numero medio di geni considerati è pari a 58. Si è tentato di ricostruire la storia del continente mediante l'analisi dell'albero filogenetico delle principali regioni per le quali erano disponibili dati sufficienti: Territorio del Nord, Queensland, Australia centrale e Australia Occidentale. Nell'Australia Occidentale è stato possibile separare le tribù di lingua pama-nyunga da quelle di lingua non pama-nyunga. Nel Territorio del Nord è stato invece possibile distinguere le tribù di lingua pama-nyunga da quelle che parlano una lingua non identificabile, probabilmente non pama-nyunga (fig. 7.6.1).

L'albero mette in evidenza che le tribù del Queensland, di lingua pama-nyunga, si configurano in una posizione estrema. Questo può avere almeno due spiegazioni, non mutualmente esclusive ma anzi con qualche elemento in comune. Essendo vicine alla Nuova Guinea, le popolazioni del Queensland potrebbero avere avuto scambi maggiori con le popolazioni di quest'isola rispetto alle altre popolazioni australiane. Questa ipotesi non è

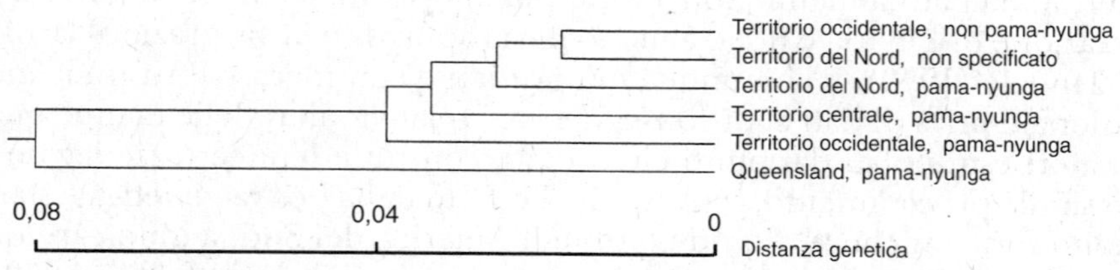

Fig. 7.6.1 Albero filogenetico di sei principali raggruppamenti geografico-linguistici dell'Australia.

Tab. 7.6.2 Percentuali della varianza totale rappresentate dalle prime cinque componenti principali in Australia.

Componente principale	% della varianza totale	Componente principale	% della varianza totale
1	43,8	4	6,4
2	16,3	5	5,3
3	11,5		

però confermata dall'analisi dei dati attualmente disponibili sulla Nuova Guinea (si veda la tab. 7.7.3). Un'altra ipotesi trae origine dalla presenza nel Queensland di un gruppo di tribù negritiche che suggerisce un'eterogeneità più antica. Tale gruppo potrebbe essere erede della prima ondata migratoria proposta da Birdsell (1977), che egli tuttavia ritiene sia stata sostituita (forse non completamente) da migrazioni successive.

Il raggruppamento più interno dell'albero corrisponde al Territorio del Nord + le tribù non pama-nyunga della zona settentrionale dell'Australia Occidentale. Ciò è in contrasto con il fatto che questa zona presenta la maggiore eterogeneità linguistica.

La mappa delle componenti principali non aggiunge informazioni a quelle fornite dall'albero, ed è dunque stata omessa. Le mappe sintetiche basate su 38 geni sono più informative. Le percentuali della variabilità totale, rappresentata dalle prime cinque componenti principali, vengono indicate nella tabella 7.6.2: complessivamente esse rappresentano l'83,3% della variabilità complessiva. I geni che contribuiscono maggiormente ai valori delle prime componenti principali sono elencati nella tabella 7.6.3.

La prima mappa sintetica dell'Australia (fig. 7.6.2a) mostra una differenza tra le regioni settentrionali e quelle sudoccidentali, con un valore molto elevato nel Queensland settentrionale. Non si può fare affidamento sul minimo nella zona sudoccidentale poiché attualmente in quest'area non vivono più popolazioni aborigene. Da questa mappa si può pertanto desumere che il Queensland non è così nettamente distinto dalle regioni nordoccidentali come l'albero della figura 7.6.1 indicherebbe in maniera semplicistica. I geni che danno il maggior contributo a questa componente principale sono *AB0*, *RH*, nonché alcuni enzimi. La scarsità o l'assenza di dati nelle regioni meridionali rende poco attendibile il minimo presente in quest'area.

Il contrasto fra la parte occidentale e quella orientale viene messo in evidenza nella seconda mappa sintetica (fig. 7.6.2b). Il minimo relativo alla regione occidentale è localizzato nella parte settentrionale dell'Australia Occidentale, dove si trova la maggior parte delle popolazioni di lingua non pama-nyunga per le quali vi erano dati disponibili. I geni che contribuiscono maggiormente ai valori di questa mappa sono *MNS* e i geni delle immunoglobuline. Il minimo presente nella parte meridionale non è affidabile in base alle considerazioni illustrate in precedenza.

Tab. 7.6.3 Geni che presentano le correlazioni più elevate con le più importanti componenti principali in Australia.

CP*	Intervallo del coefficiente di correlazione		Geni
1	1,00÷0,90	(+)	*AB0*0, RH*CDe, RH*cDe*
		(−)	*AB0*A, RH*cDE, RH*E*
	0,90÷0,80	(+)	*RH*C*
		(−)	*PGM1*1*
	0,80÷0,70	(+)	*AB0*B, CHE1*U, PGK1*1, PGM2*1*
		(−)	*AB0*A1, PGD*A*
2	0,80÷0,70	(+)	*MNS*Ns*
		(−)	*IGHG1G3*za;b0b1b3b4b5*
	0,70÷0,60	(+)	*KM*(1&1,2)*
		(−)	*MNS*Ms, P1*1*
	0,60÷0,50	(+)	*IGHG1G3*za;g, IGHG1G3*zax;g*
		(−)	—
3	0,90÷0,80	(+)	*ACP1*B*
		(−)	—
	0,80÷0,70	(+)	—
		(−)	—
	0,70÷0,60	(+)	*CHE2*(+), MNS*S*
		(−)	—
	0,60÷0,50	(+)	*RH*CDE, ESD*1*
		(−)	—
	0,50÷0,40	(+)	*GC*1, MNS*M*
		(−)	*ADA*1*

Gli alleli associati a una correlazione positiva o negativa sono stati rispettivamente indicati con (+) e (−).
* Componente principale.

La terza mappa sintetica (fig. 7.6.2c) contrappone i valori massimi dell'area centrale ai minimi localizzati nella parte meridionale del Queensland e nel centro della zona occidentale. Questa componente è caratterizzata principalmente dal contributo di geni codificanti per gli enzimi, in particolare da *ACP1*B* che mostra, tuttavia, una scarsa variabilità in Australia. I valori di questa componente potrebbero indicare una risposta selettiva al clima.

Dal momento che nessuno dei diversi movimenti migratori è ben identificato, è difficile metterli in relazione con i gradienti che risultano nelle mappe sintetiche. Tuttavia la mappa sintetica relativa alla seconda componente principale si accorda bene con le indicazioni essenziali del quadro linguistico e con la seconda e terza ondata ipotizzate da Birdsell.

Argomento di notevole interesse per la comprensione della storia generale delle migrazioni nel mondo è la possibile somiglianza di alcune antiche popolazioni dell'Asia meridionale e sudorientale con gli aborigeni australiani da un lato, e con gli africani dall'altro. Tali popolazioni so-

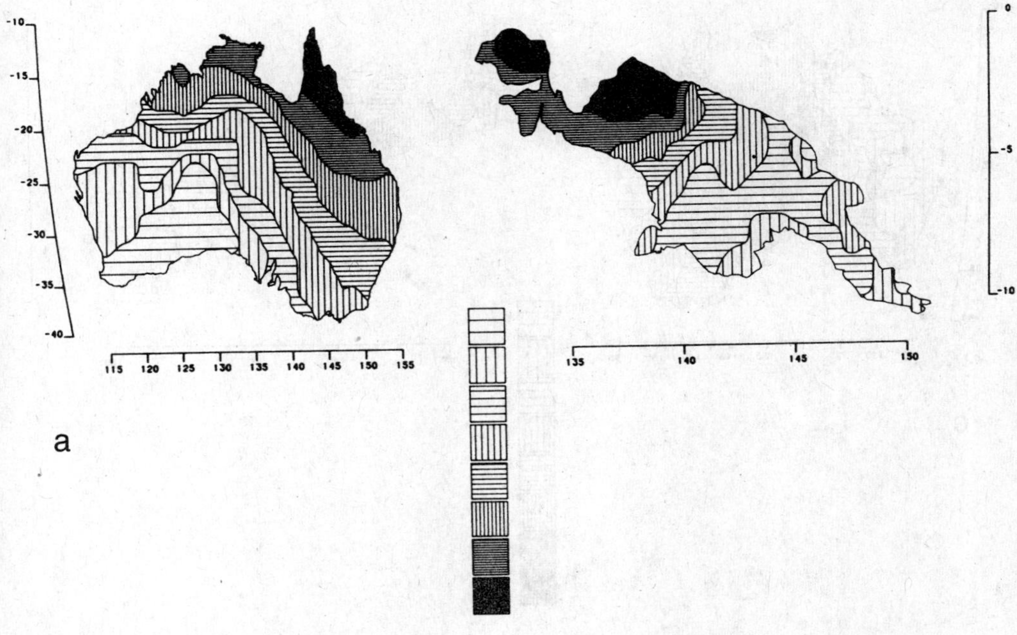

Fig. 7.6.2a Mappe sintetiche dell'Australia e della Nuova Guinea ricostruite dai valori della prima componente principale.

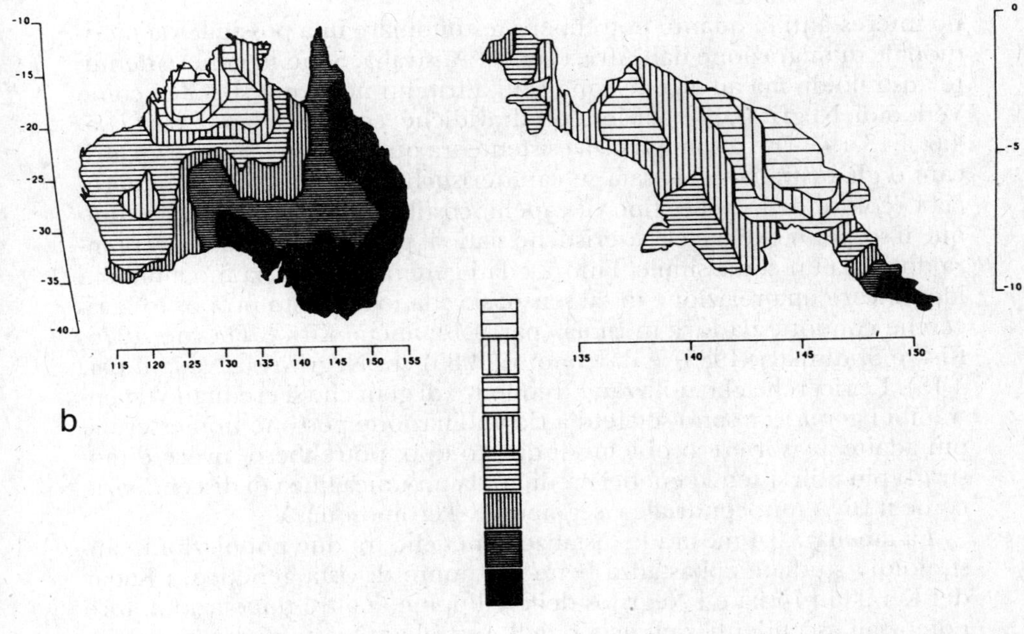

Fig. 7.6.2b Mappe sintetiche dell'Australia e della Nuova Guinea ricostruite dai valori della seconda componente principale.

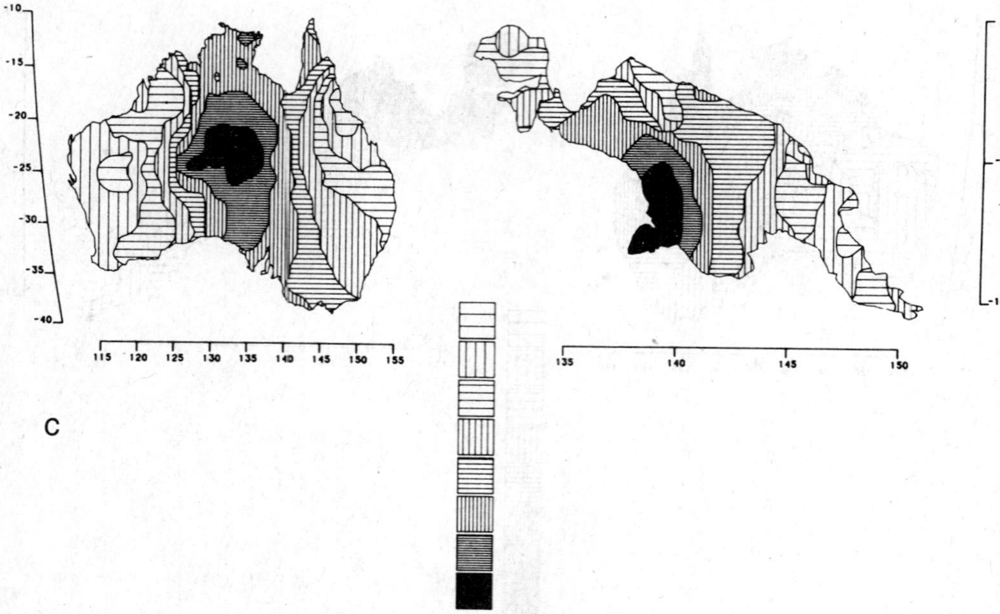

Fig. 7.6.2c Mappe sintetiche dell'Australia e della Nuova Guinea ricostruite dai valori della terza componente principale.

no interessanti in quanto potrebbero testimoniare una possibile via meridionale di migrazione dall'Africa verso l'Australia. Sono in genere definite australoidi, ma ad alcune sono stati attribuiti nomi più specifici come Veddoidi, Negritos, popolazioni predravidiche, ecc. (si vedano i parr. 4.5, 4.6, 4.13 e 4.14). La somiglianza esistente tra queste popolazioni e gli africani o gli australiani è basata su caratteristiche antroposcopiche superficiali (colore della pelle, tipo di capelli, costituzione fisica) e sorge dunque il sospetto che tali caratteristiche siano il prodotto di una convergenza dovuta a un clima simile. Finora i dati genetici non ci hanno aiutato a identificare una relazione in tal senso: si vedano a questo proposito le ricerche condotte da Kirk in India (par. 4.14; anche Kirk e Thorne, 1976; Kirk e Szathmary, 1985) e da Omoto (1985) sui Negritos (si veda il par. 4.13). Le ricerche che utilizzano frequenze di geni che si ereditano da entrambi i genitori e sono soggetti a ricombinazione possono non essere le più adatte a risolvere problemi di questo tipo; potrebbero invece dimostrarsi più utili sistemi genetici ereditati da un'unica linea di discendenza, come il DNA mitocondriale e segmenti del cromosoma Y.

La tabella 7.6.4 mostra le distanze genetiche tra due popolazioni «australoidi» studiate abbastanza bene dal punto di vista genetico, i Kadar del Kerala in India e i Negritos delle Filippine, e altre popolazioni, loro potenziali ascendenti, dell'Asia e dell'Australia. Queste distanze mostrano chiaramente una somiglianza maggiore con i vicini indiani o dell'Asia sudorientale piuttosto che con le popolazioni della Nuova Guinea o del-

Tab. 7.6.4 Distanze genetiche (× 10 000) (± errori standard) tra due popolazioni australoidi, i Kadar dell'India meridionale e i Negritos delle Filippine, e altre potenziali ascendenti di Oceania, Africa e Asia.

	Kadar	Negritos
India	554 ± 101	1031 ± 290
Popolazioni dravidiche	610 ± 160	893 ± 192
Indonesia	598 ± 198	1054 ± 362
Malaysia	2176 ± 1031	764 ± 159
Filippine	1169 ± 777	345 ± 82
Australia	1983 ± 535	1714 ± 513
Nuova Guinea	1826 ± 789	1589 ± 367
San	3018 ± 1111	1256 ± 326
Africa occidentale	3247 ± 1190	2210 ± 680
Kadar	0	1550 ± 857

l'Australia. La somiglianza con queste due ultime popolazioni è talvolta minore di quella con le popolazioni rappresentative del continente africano. La separazione è evidentemente troppo grande e il flusso genico dalle popolazioni vicine troppo elevato perché si possa trovare una relazione significativa utilizzando questo metodo e questi dati.

7.7 GENETICA DELLE POPOLAZIONI DELLA NUOVA GUINEA E RELATIVE MAPPE SINTETICHE

Grazie ai molti viaggi scientifici di C. Gajdusek e alle ricerche dei laboratori australiani (e non solo) che con lui hanno collaborato, è stato possibile analizzare un numero assai elevato di tribù della Nuova Guinea, saggiando molti geni, anche se le conoscenze genetiche non sono distribuite in modo omogeneo. Infatti la parte australiana è stata analizzata meglio dell'Irian Jaya, e in particolare si sono studiate piuttosto accuratamente le catene montuose orientali. Nonostante il notevole lavoro, la comprensione della struttura genetica di quest'area rimane ancora incompleta. Per di più, anche le informazioni linguistiche sono potenzialmente confuse. Wurm (in corso di stampa) ha studiato casi interessanti di rapide sostituzioni linguistiche in Nuova Guinea, causate, ad esempio, da vari tipi di tabù linguistici. Non sorprende la difficoltà di correlare in modo semplice schemi genetici e linguistici complessi con meccanismi di cambiamento che possono essere mutevoli. Un'ulteriore complicazione deriva dal fatto che le lingue austronesiane sono parlate anche nelle pianure costiere, soprattutto nelle zone settentrionali.

Molti studi microgeografici relativi alla Melanesia prendono in considerazione fattori sia genetici che linguistici. Lo studio forse più completo è quello di Friedlaender su Bougainville nelle isole Salomone (1971, 1975, 1987). La correlazione delle distanze genetiche con quelle linguistiche è risultata 0,53 (media tra due tipi di distanze genetiche) che va confrontata con i valori della correlazione con le distanze antropometriche (0,39), con le distanze geografiche (0,38), con le distanze di migrazione (0,35). Friedlaender conclude affermando che «le barriere linguistiche di per sé non costituiscono una barriera a lungo termine per le migrazioni a scopo matrimoniale». Nel corso di migliaia di anni durante i quali si sono verificati scambi genetici tra popolazioni vicine di lingua diversa, sono scomparse molte delle differenze genetiche originarie, mentre altre nuove sono state causate dalla deriva genetica. Anche le lingue sono cambiate, e possono essere state sostituite. Quando mancano informazioni storiche che consentano di spiegare discrepanze inattese, questa complessità sfida talvolta ogni strumento analitico disponibile.

In un'accurata indagine della differenziazione genetica e linguistica in Nuova Guinea, Serjeantson e coll. (1983) hanno riassunto alcuni precedenti tentativi di analisi del problema, che si basano però sull'analisi di un singolo gene: *GM*, l'allele *AB* (per aborigeni) del *GC* o un allele del gruppo sanguigno Gerbich. Studi più recenti hanno utilizzato aplotipi della regione in cui è localizzato il gene della β-globina, identificati da siti di restrizione del DNA, un sistema genetico relativamente potente ma potenzialmente sensibile ai meccanismi di una selezione naturale non del tutto compresa. In generale, è molto improbabile che lo studio di un singolo gene possa risolvere il problema in modo esaustivo. Evidentemente, tanto più la situazione è complessa, quanto più è necessario ricorrere ad analisi multivariate utilizzando il maggior numero possibile di geni; anche in questo caso il numero di marcatori impiegato potrebbe essere critico.

Nel volume a cura di Serjeantson e coll. (1983) viene riportato anche uno studio degli stessi autori che confronta, a livello microgeografico, le somiglianze genetiche e linguistiche delle popolazioni stanziate sulle coste settentrionali di Papua-Nuova Guinea, dove lingue austronesiane (AN) e non austronesiane (NAN) vengono parlate da popolazioni che vivono a fianco una dell'altra. Essi hanno rilevato una sovrapposizione considerevole della classificazione genetica con quella linguistica. Nell'albero genetico formato da 17 gruppi, i cinque gruppi linguistici AN si distribuiscono quasi casualmente tra i 12 gruppi NAN. Nella provincia di Bogia, situata a est della foce del fiume Ramu, che risulta la zona più studiata, la correlazione tra le distanze genetiche e linguistiche (misurate in base alla proporzione di *cognate* lessicali) è di 0,787. I coefficienti di correlazione tra questi due tipi di distanze e le distanze geografiche sono rispettivamente 0,925 e 0,787. Tuttavia, la correlazione tra distanze genetiche e distanze linguistiche si avvicina a zero se viene sottratto l'effetto della distanza geografica. Questi risultati sono basati su nove lingue soltanto, di cui una austronesiana; risulta inoltre difficile determinarne la significatività statistica. Nel lavoro originale le correlazioni sono state calcolate considerando i coefficienti di similarità genetica e linguistica e non le distanze, mentre noi abbiamo sostituito in modo artificioso il termine «similarità» con il termine «distanza», cambiando per semplicità il segno dei valori di correlazione per ottenere valori tutti positivi. Serjeantson e coll. concludono affermando che i gruppi di lingua austronesiana in Papua-

Nuova Guinea sono solo «epidermicamente» austronesiani, con un'espressione presa a prestito dal linguista Capell. Un risultato che questi autori tengono a sottolineare è che le relazioni linguistiche possono talvolta condurre a conclusioni errate se usate per inferire movimenti migratori senza tener conto anche delle relazioni genetiche.

Noi pensiamo che l'ostacolo maggiore a trovare in Nuova Guinea (e nel resto della Melanesia) una chiara distinzione genetica tra popolazioni AN e NAN derivi dal fatto che la migrazione delle popolazioni AN è molto antica. I dati archeologici risalgono a 5000÷3500 anni fa (Bellwood, 1979, 1989). Si è constatato che in un simile lasso di tempo (si veda il par. 1.17) i geni possono essere sostituiti, forse anche totalmente, a opera del flusso genico dei vicini. Quando la probabilità di una sostituzione genica parallela a una sostituzione linguistica è relativamente alta, la situazione può essere molto confusa e, in assenza di chiare informazioni storiche, impossibile da comprendere.

L'immigrazione AN deve essere stata numericamente consistente, data la rilevante influenza linguistica che si può riscontrare in alcune zone (si veda la fig. 7.2.2). Ci si può attendere che in media le tracce genetiche siano più chiare nelle aree maggiormente colonizzate dalle popolazioni immigrate di lingua AN. Una traccia di questa migrazione è stata trovata usando marcatori globinici, individuati mediante tecniche molecolari (Hill e coll., 1985; O'Shaughnessy e coll., 1990). La traccia, messa in evidenza da tre mutanti dell'emoglobina relativamente rari, sembra indicare tre diversi segmenti della migrazione austronesiana dalle Filippine verso la Nuova Guinea settentrionale, verso la Melanesia orientale e verso la Polinesia. I mutanti (o meglio gli aplotipi) rari, la cui frequenza è moltiplicata dalla selezione naturale, non si possono facilmente utilizzare per analizzare le migrazioni a livello quantitativo, ma possono costituire marcatori eccellenti a livello qualitativo, soprattutto se sono abbastanza complessi da rendere improbabile un'origine multipla. I dati non sono incompatibili con una colonizzazione polinesiana che includa percorsi attraverso la Melanesia e la Micronesia, forse confluenti nel crogiolo del triangolo Figi-Samoa-Tonga, dal quale si verificò la successiva migrazione finale verso il Pacifico orientale.

Nella nostra analisi dei polimorfismi classici abbiamo incluso, come di consueto, solo i gruppi tribali particolarmente ben studiati; le dimensioni delle popolazioni sono state tratte da Grimes (1984). I dati sulle regioni montuose sono particolarmente ben rappresentati. Raggruppati secondo la zona geografica in orientali, centrorientali, centrali e centroccidentali di Papua-Nuova Guinea, rispecchiano una suddivisione essenzialmente linguistica. Ad esempio, le montagne centrorientali includono i Fore (12000 individui, decimati dall'epidemia di kuru, una malattia neurodegenerativa attualmente debellata), i Gimi (16000), i Gahuku (35000), i Benabena (12000) e i Kamano (50000). La zona delle montagne orientali comprende gli Enga (110000), i Gadsup (11000), gli Auyana (6500) e i Tairora (8000), mentre altri gruppi sono rappresentati da un numero minore di tribù; la dimensione censuaria delle tribù, non sempre disponibile, tende a essere, in media, leggermente inferiore rispetto a quella delle

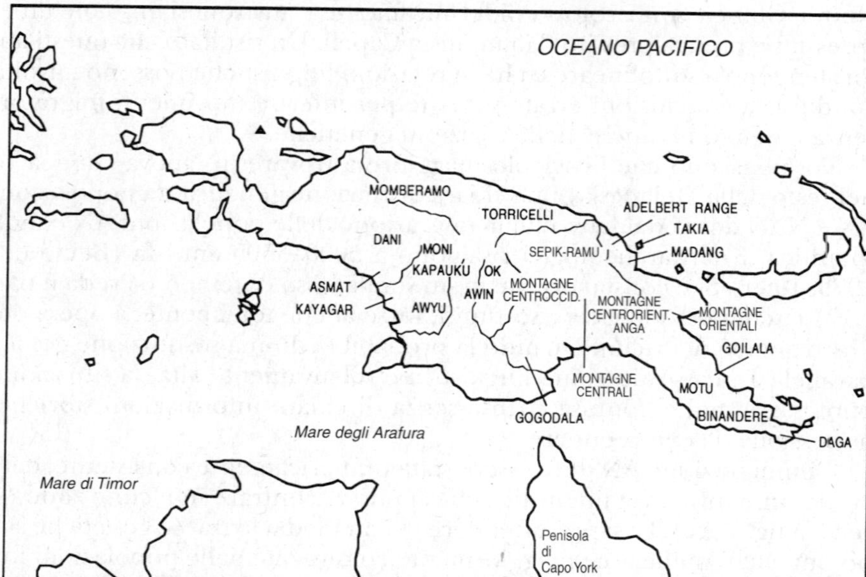

Fig. 7.7.1 Localizzazione delle tribù o raggruppamenti di tribù compresi nell'albero filogenetico della figura 7.7.2.

tribù appena elencate: Gogodala, 10500; Awin, 8000; Kayagar, 4000; Asmat, 38000; Goilala (noti anche come Kunimaipa), 8000; Moni, 25000; Anga (noti anche come Kukukuku), circa 40000; Kapauku, 10000; Awyu, 18000; Binandere, 3000; Daga, 5500. La localizzazione di queste tribù o insiemi di tribù è mostrata nella figura 7.7.1.

Utilizzando questi dati (24 tribù) si è ottenuto l'albero filogenetico della figura 7.7.2, mentre nella tabella 7.7.1 sono state tabulate le distanze genetiche F_{ST}. Il numero medio di geni analizzati è pari a 45 ± 4,3. L'albero mostra tre raggruppamenti che concordano, anche se in modo imperfetto, con aree geografiche. Il primo raggruppamento include tribù quali Asmat, Ok, Kayagar e Gogodala, tutte stanziate nelle pianure meridionali o in zone limitrofe (Dani), ma non include altre tribù contigue quali Moni e Kapauku, unite invece al secondo raggruppamento, che comprende tutte le popolazioni delle montagne di Papua-Nuova Guinea e molte popolazioni delle coste settentrionali, da est a ovest: Goilala o Kunimaipa, Sepik-Ramu, Torricelli e anche i lontani Momberamo. L'ultimo e più esiguo raggruppamento è formato da popolazioni delle zone sudorientali estreme (Motu e Binandere) e da tribù nordorientali: Madang, Adelbert e Takia. Molte popolazioni parlano una lingua austronesiana.

Se questo quadro fosse corretto, dovremmo accettare, malgrado una sostanziale corrispondenza con la geografia, alcune traslazioni geografiche. Il numero di marcatori genetici è basso (45 in media), in particolare Torricelli e Kapauku ne presentano il numero minore (20). Presi da soli,

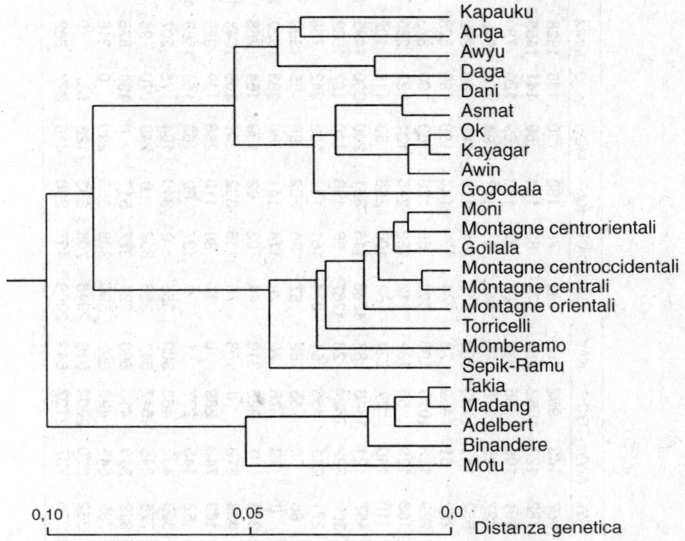

Fig. 7.7.2 Albero filogenetico di 24 tribù o raggruppamenti di tribù rappresentati nella figura 7.7.1.

questi dati non contribuiscono a risolvere il problema della correlazione di dati genetici e linguistici, particolarmente difficile in Nuova Guinea.

Nel grafico delle componenti principali della figura 7.7.3, la prima componente descrive il 26% della variabilità, la seconda il 21%. La prima CP mette in evidenza una suddivisione delle popolazioni che riflette approssimativamente un gradiente est-ovest. Le popolazioni dell'Irian Jaya stanno principalmente nella parte destra del diagramma, mentre quelle di Papua-Nuova Guinea sono a sinistra; il raggruppamento geografico più chiaro è invece quello delle montagne (in basso, centro-sinistra).

È utile esaminare le mappe sintetiche della Nuova Guinea (figg. 7.6.2a, b, c), notando che possono essere in certa misura diverse da quelle che ci aspetteremmo in base alle analisi precedenti. Mentre nelle figure 7.7.2 e 7.7.3 sono presentati i gruppi tribali studiati per il maggior numero di marcatori genetici, per le mappe sintetiche si sono utilizzati tutti i dati, generando prima le mappe dei singoli geni (descritte più avanti), e ottenendo poi da queste le mappe sintetiche. In queste mappe è stata quindi considerata una quantità di dati genetici maggiore rispetto a quelli utilizzati nelle figure 7.7.2 e 7.7.3, in quanto sono rappresentati tutti i dati raccolti dalla letteratura, con l'eccezione dei geni per i quali le informazioni erano troppo scarse per poter elaborare una mappa. La rappresentazione delle figure 7.6.2, 7.7.2 e 7.7.3 può pertanto risultare diversa.

Le percentuali di informazione fornite dalle prime sei componenti principali, che esprimono complessivamente l'80,4% dell'informazione totale, sono state riportate nella tabella 7.7.2. I geni che maggiormente hanno contribuito a queste sei componenti principali sono indicati nella tabella 7.7.3. Si sono usati complessivamente 38 geni.

	MOC	MCE	MOE	MCO	EBI	EDA	EGO	NAD	NMA	NSR	NTO	ANG	ASM	AWI	AWY	GOG	KAY	OK	DAN	KAP	MON	MMB	MNM	MNI
Montagne centrali	0	44	90	19	382	275	77	161	73	178	139	654	758	667	143	992	168	662	78	188	120	135	1328	823
Montagne centrorientali	141	0	82	32	394	345	58	350	60	65	100	106	837	782	123	1062	261	774	83	154	69	141	1455	642
Montagne orientali	338	240	0	52	163	73	43	104	138	287	243	432	466	401	100	555	332	402	57	172	69	120	799	426
Montagne centroccidentali	71	140	162	0	360	239	64	33	30	191	215	69	638	427	66	718	185	447	61	177	94	106	1542	855
Binandere	846	956	558	723	0	110	179	99	79	682	459	153	568	552	143	723	209	547	115	176	148	163	292	96
Daga	689	838	295	480	447	0	199	74	140	894	608	70	257	252	81	459	72	244	139	144	188	169	628	286
Goilala	182	153	177	177	515	640	0	79	53	158	79	336	742	729	122	1013	186	692	69	123	60	100	843	451
Adelbert	378	892	452	154	246	241	312	0	33	75	97	425	89	153	129	55	192	112	162	246	131	192	285	57
Madang	135	154	324	64	166	444	147	97	0	59	47	64	103	110	140	77	224	62	100	256	63	118	102	25
Sepik-Ramu	386	317	736	346	1219	1458	413	254	134	0	128	424	1678	1457	121	1846	87	1288	116	351	200	200	1495	1163
Torricelli	235	201	539	400	948	1168	211	383	113	408	0	340	1722	1399	322	2424	28	1267	66	196	140	107	1362	925
Anga	1091	390	745	301	585	357	669	1475	208	1160	837	0	377	271	211	489	51	274	161	128	103	242	768	459
Asmat	1333	1546	808	1051	1315	593	1312	439	309	2678	3086	906	0	66	68	55	62	57	35	252	98	95	1390	947
Awin	1265	1397	699	874	1173	460	1349	454	344	2652	2655	624	216	0	73	76	70	26	174	141	180	283	1620	1178
Awyu	490	399	275	182	332	190	493	437	421	324	474	591	310	254	0	225	310	44	102	92	139	164	758	223
Gogodala	1881	1957	1394	1354	1402	857	1745	170	187	2992	4216	1021	238	438	619	0	103	70	135	332	201	205	1543	1188
Kayagar	494	647	667	491	764	227	462	691	632	492	79	202	181	160	743	289	0	32	89	110	286	199	325	223
Ok	1183	1369	714	833	1095	470	1236	388	232	2435	2357	624	169	52	145	277	51	0	127	69	103	164	1568	1122
Dani	297	291	191	250	592	514	258	616	416	360	187	451	120	509	492	485	309	355	0	340	104	75	207	118
Kapauku	675	419	567	582	615	546	591	577	580	1055	430	377	822	775	245	547	317	256	852	0	249	370	95	310
Moni	262	107	176	189	387	487	133	393	176	455	309	231	287	329	510	413	580	227	377	517	0	134	575	113
Momberamo	305	357	388	352	477	666	318	542	253	611	359	630	386	795	645	490	692	500	308	853	290	0	316	142
Motu	3119	3191	2296	2795	623	1935	2046	803	270	3338	2566	2360	3469	3352	1570	3009	815	2946	706	383	1128	687	0	93
Takia	1792	1795	1248	1391	217	914	1094	187	56	2102	1608	1751	1920	2205	737	2127	849	2009	497	808	418	377	382	0

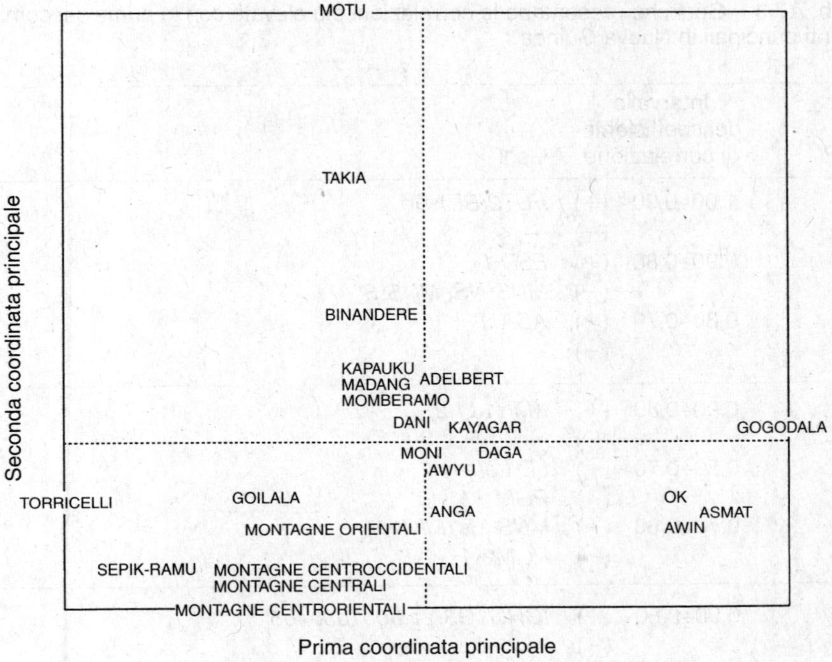

Fig. 7.7.3 Mappa delle componenti principali relativa a 24 tribù o raggruppamenti di tribù della Nuova Guinea.

Tab. 7.7.2 Percentuali della varianza totale rappresentate dalle prime sei componenti principali in Nuova Guinea.

Componente principale	% della varianza totale	Componente principale	% della varianza totale
1	24,0	4	7,7
2	19,8	5	6,7
3	17,0	6	5,2

La prima mappa sintetica (fig. 7.6.2a) mette in evidenza un gradiente longitudinale. In realtà si sa che avvennero diverse migrazioni da ovest a est e in direzione contraria, l'ultima probabilmente 4000÷3500 anni fa, dopo l'occupazione delle isole Nuova Britannia e Nuova Irlanda (si veda il par. 7.4) da parte delle popolazioni austronesiane. Questo gradiente longitudinale può essere interpretato come la differenza genetica di maggiore importanza esistente in Nuova Guinea.

Tab. 7.7.1 Distanze genetiche (nel triangolo inferiore sinistro della matrice) fra tribù della Nuova Guinea e relativi errori standard (nel triangolo superiore destro della matrice). Tutti i valori sono stati moltiplicati per 10 000.

Tab. 7.7.3 Geni che presentano le correlazioni più elevate con le prime sei componenti principali in Nuova Guinea.

CP*	Intervallo del coefficiente di correlazione		Geni
1	1,00÷0,90	(+)	*FUT2(SE)*Se*
		(−)	—
	0,90÷0,80	(+)	*ESD*1*
		(−)	*MNS*NS, MNS*S*
	0,80÷0,70	(+)	*ADA*1*
		(−)	—
2	0,90÷0,80	(+)	*KM*(1&1,2)*
		(−)	—
	0,80÷0,70	(+)	*LE*Le(a+)*
		(−)	*PGM1*1*
	0,70÷0,60	(+)	*MNS*Ms, MNS*M*
		(−)	*PGM2*1*
3	0,90÷0,80	(+)	*IGHG1G3*za;b0b1b3b4b5*
		(−)	—
	0,80÷0,70	(+)	*HP*1, RH*cDE, RH*E*
		(−)	—
	0,70÷0,60	(+)	—
		(−)	*RH*CDe, PGD*A*
	0,60÷0,50	(+)	*RH*CDE, GPT*1, MNS*Ns*
		(−)	*ACP1*B, IGHG1G3*fa;b0b1b3b4b5, RH*C, IGHG1G3*za;g*
4	0,70÷0,60	(+)	*AB0*A*
		(−)	—
	0,60÷0,50	(+)	—
		(−)	*ACP1*B*
	0,50÷0,40	(+)	*LE*Le(a+)*
		(−)	*RH*CDe, PGD*A, RH*C*
5	0,60÷0,50	(+)	*AB0*B, GC*1, IGHG1G3*zax;g*
		(−)	*AB0*0, RH*cDe*
6	0,60÷0,50	(+)	*MNS*N*
		(−)	—
	0,40÷0,30	(+)	*RH*cDE, PGK1*1, RH*E*
		(−)	*AB0*0, RH*CDe, GC*1, HP*1*

Gli alleli associati a una correlazione positiva o negativa sono stati rispettivamente indicati con (+) e (−).

* Componente principale.

Tab. 7.7.4 Distanze genetiche (× 10000) (± errori standard) fra regioni dell'Australia e della Nuova Guinea.

Australia	Nuova Guinea				
	Montagne orientali	Sudest	Nord	Sudovest	Ovest
Territorio del Nord (non pama-nyunga)	1071±243	663±232	806±161	664±217	1249±270
Ovest (non pama-nyunga)	801±167	689±120	1031±172	1357±289	1049±307
Centro	1184±380	960±274	910±317	2269±654	1241±726
Territorio del Nord	958±180	852±202	992±158	1828±396	992±273
Queensland	1128±285	1342±395	1291±206	1570±304	1203±296
Ovest	1432±272	1373±272	1431±336	2559±438	1518±427

La seconda mappa sintetica (fig. 7.6.2b) mette in rilievo un contrasto marcato tra le zone sudorientali estreme e le pianure settentrionali di Papua-Nuova Guinea. I valori più bassi definiscono l'area dei Sepik-Ramu, appartenenti a un gruppo linguistico che sembra condividere un certo numero di tratti culturali e genetici con gli aborigeni australiani (Tryon, 1985). È attraente l'idea che le popolazioni di lingua sepik-ramu possano essere considerate discendenti delle popolazioni australiane originarie che migrarono attraverso Papua-Nuova Guinea.

La terza mappa sintetica (fig. 7.6.2c) contrappone le pianure meridionali agli estremi occidentale e orientale, mettendo in evidenza un certo rapporto con la distribuzione delle popolazioni di lingua austronesiana e non austronesiana.

Una risposta parziale agli interrogativi che ci siamo posti nell'analisi precedente può venire dallo studio diretto della matrice delle distanze (tab. 7.7.4) tra le diverse regioni della Nuova Guinea e dell'Australia. L'analisi di questa matrice permette di identificare le possibili somiglianze sviluppatesi durante l'insediamento iniziale, nel corso delle migrazioni successive oppure degli scambi tra le due maggiori isole dell'Oceania. È possibile rilevare una debole indicazione di scambi intercorsi fra le zone settentrionali dell'Australia e la Nuova Guinea, soprattutto da parte di popolazioni di lingua non pama-nyunga. L'ipotesi dell'esistenza di antiche relazioni tra lingue non pama-nyunga e lingue indopacifiche è indubbiamente interessante, e si potrebbe pensare di saggiarne la validità. Il test può risultare difficile a causa della presenza di comunità molto esigue che adottano «vocabolari regionali», ovvero termini specifici di una particolare regione geografica (Capell, 1962).

L'identificazione di eventuali somiglianze tra i potenziali antenati dei protopolinesiani, che potrebbero essersi insediati in regioni della Nuova Guinea, e i moderni abitanti di queste terre (tab. 7.7.5) è stata l'oggetto di un'altra analisi. Le distanze F_{ST} tra i diversi possibili antenati protopolinesiani, o i loro discendenti moderni, e le popolazioni delle diverse zone della Nuova Guinea indicano che, a giudicare da questo tipo di analisi, solo le regioni estreme occidentali e sudorientali della Nuova Guinea

Tab. 7.7.5 Distanze genetiche (× 10 000) (± errori standard) fra suddivisioni geografiche dell'Asia sudorientale continentale e insulare e regioni della Nuova Guinea.

	Nuova Guinea				
Asia sudorientale continentale e insulare	Sudest	Montagne orientali	Nord	Sudovest	Ovest
Polinesia	1293 ± 173	1818 ± 366	1843 ± 387	2165 ± 508	1246 ± 251
Asia sudorientale	1097 ± 197	1860 ± 350	1718 ± 384	1943 ± 407	1145 ± 240
Indonesia	1196 ± 289	2340 ± 510	2143 ± 593	2403 ± 613	1120 ± 256
Filippine	1161 ± 184	1789 ± 324	1713 ± 366	2213 ± 471	1102 ± 211

possono aver ricevuto un flusso genico dai protopolinesiani. In effetti queste sono le aree in cui attualmente si parla il maggior numero di lingue austronesiane (fig. 7.2.2).

Un'analisi preliminare del DNA mitocondriale in Nuova Guinea (Stoneking e coll., 1986) è stata particolarmente ampia (Stoneking e coll., 1990): si sono esaminati 119 individui di 25 località della parte australiana (quella orientale) della Nuova Guinea e, dall'analisi dei siti di restrizione, si sono ottenuti 65 tipi di DNA mitocondriale, classificati in tre raggruppamenti principali più altri minori, che hanno indicato possibili migrazioni diverse. Si è osservata una somiglianza alquanto bassa con gli australiani, non maggiore di quella con gli africani o i caucasoidi. Benché questa analisi sia stata svolta con campioni di piccole dimensioni, è stato possibile mettere in evidenza una somiglianza con gli asiatici maggiore che con altre popolazioni; tale somiglianza è probabilmente significativa. Gli autori suggeriscono che la scarsa somiglianza con gli australiani sia dovuta alla comparsa di migrazioni successive, avvenute in Nuova Guinea negli ultimi 10 000 anni, le quali però non si estesero all'Australia. Esiste una correlazione tra distanze genetiche e distanze geografiche, ma è minima, mentre la bassa correlazione con le differenze linguistiche scompare se la si corregge per l'effetto della distanza geografica. Abbiamo riscontrato che i dati del DNA mitocondriale, nei limiti in cui sia possibile confrontarli, si accordano in modo eccellente con i dati del DNA nucleare.

La mappa a colori (tav. VI f.t.) comprende l'Australia e la Nuova Guinea. Le mappe delle frequenze geniche di tutti gli alleli sono state calcolate separatamente per ciascuna delle due regioni, per fare in modo che il calcolo delle frequenze geniche di una regione non fosse influenzato dai dati dell'altra. Ciò equivale ad alzare una barriera tra l'Australia e la Nuova Guinea nell'elaborazione delle mappe delle frequenze geniche. Analogamente, le componenti principali sono state calcolate in modo separato per le due aree; pertanto le affinità di colore tra zone dell'Australia e zone della Nuova Guinea non sono accidentali. Le mappe sintetiche a colori descrivono il 71,6% della variabilità complessiva in Australia e il 60,8% in Nuova Guinea.

La mappa a colori illustra quattro principali regioni genetiche. La colorazione verde-gialla osservata nell'Australia settentrionale si osserva anche nel Nord della Nuova Guinea e tende all'azzurro nella zona orientale estrema; la colorazione scura dell'Australia occidentale si trova anche nella Nuova Guinea sudorientale; il rosso appare nella parte meridionale della Nuova Guinea e dell'Australia, così come nell'Australia centrale.

7.8 GENETICA DELLE POPOLAZIONI DI MELANESIA, MICRONESIA E POLINESIA

L'albero filogenetico presentato nella figura 7.8.1 è stato costruito prendendo in considerazione le 31 popolazioni meglio conosciute delle isole del Pacifico. Le distanze genetiche F_{ST} sono riportate nella tabella 7.8.1. Il numero medio di geni analizzati è modesto: 37 con un errore standard di 3,5. Nella figura 7.8.2 è indicata la localizzazione delle isole.

Un raggruppamento di poche popolazioni, separato dal resto, include le quattro isole orientali della Polinesia. Il raggruppamento principale comprende invece due popolazioni di isole molto vicine alla Nuova Guinea (Tolai e Nuova Britannia) che si distinguono dalle altre. Altri due gruppi importanti compongono l'albero: A) uno è quasi esclusivamente melanesiano (9 su 10 popolazioni), con l'aggiunta di un piccolo gruppo

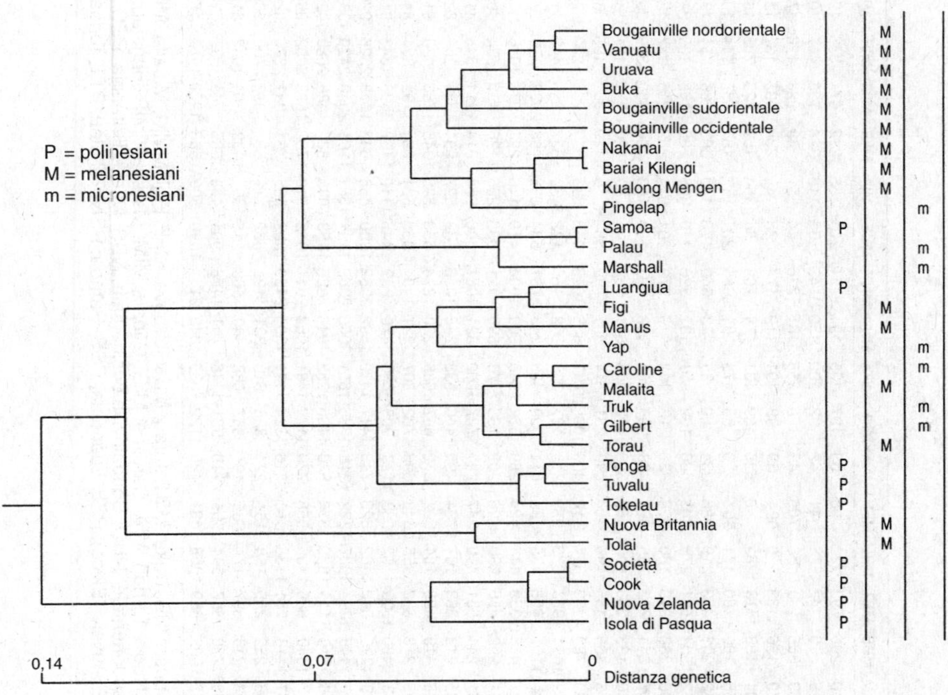

Fig. 7.8.1 Albero filogenetico di 31 popolazioni delle isole del Pacifico.

	MAM	MBB	MBT	MBU	MFF	MMM	MNK	MNA	MNN	MNT	MNE	MIA	MIG	MIM	MIP	MIT	MIL	MIY	NBB	NBE	NBO	NBS	PEC	PEP	PEZ	PES	PSE	PSL	PSS	PSN	PTT
MAM	0	206	93	122	98	63	197	135	191	351	201	155	213	671	353	128	170	222	288	359	303	774	328	535	495	291	128	40	372	137	81
MBB	618	0	142	78	41	47	92	200	155	143	33	116	324	738	467	102	123	72	131	123	67	159	175	346	199	260	516	86	172	98	395
MBT	369	366	0	88	705	49	126	256	181	236	44	51	48	923	126	173	246	180	83	123	139	491	241	579	427	319	257	142	316	114	194
MBU	279	156	163	0	594	39	98	191	119	174	28	43	239	932	137	125	94	132	82	75	195	417	305	674	519	425	472	73	74	188	351
MFF	304	169	1413	1282	0	526	489	131	78	202	54	354	159	426	785	160	60	96	729	580	580	366	171	354	280	145	236	58	210	300	183
MMM	258	180	180	171	907	0	68	173	84	665	201	37	187	587	114	100	120	110	125	163	296	366	206	525	380	276	235	82	83	69	175
MNK	462	203	453	219	988	234	0	35	33	640	178	140	303	65	51	132	42	298	161	189	503	376	326	520	408	343	452	79	146	506	375
MNA	552	504	521	275	343	466	132	0	132	526	118	305	286	168	135	241	43	432	177	259	170	325	238	572	383	304	239	206	500	328	213
MNN	468	288	513	180	328	326	12	142	0	772	201	214	252	215	127	186	263	382	120	100	127	221	354	601	482	417	428	93	34	208	329
MNT	977	344	1242	795	851	1488	995	804	993	0	196	163	406	450	300	307	461	333	292	488	575	81	512	501	564	421	654	342	187	490	547
MNE	550	133	266	105	169	359	402	405	541	532	0	80	120	471	161	88	137	201	25	264	173	166	317	517	449	473	431	246	60	410	386
MIA	475	465	155	195	754	90	281	514	501	799	353	0	129	832	195	61	80	77	145	164	330	329	246	594	437	257	219	44	184	247	158
MIG	790	780	123	654	347	403	1039	1047	885	1643	563	292	0	236	203	70	414	363	223	172	148	370	173	340	265	207	153	264	563	226	121
MIM	1939	1681	1973	1639	989	1216	167	338	502	1166	1122	1639	827	0	1410	111	66	514	837	866	491	774	293	650	474	465	405	979	231	476	365
MIP	1244	1151	608	495	2039	611	239	408	243	761	584	638	1156	2938	0	270	110	388	77	114	309	549	633	1173	919	946	870	148	570	465	748
MIT	421	413	359	444	424	250	532	540	500	1004	419	116	221	676	1055	0	127	135	174	169	330	301	245	502	396	325	158	95	164	125	98
MIL	481	292	456	230	126	269	188	76	590	911	336	208	1128	153	534	495	0	284	117	352	148	540	334	689	475	355	321	243	24	637	281
MIY	551	241	531	490	247	243	727	1062	821	1061	680	298	814	1714	1545	417	566	0	330	238	223	370	360	581	461	351	226	117	44	280	174
NBB	635	313	363	167	1734	490	445	533	246	1056	82	527	951	1633	251	824	354	960	0	40	107	413	511	967	748	892	661	120	138	355	578
NBE	726	419	498	184	1692	572	387	686	220	1274	553	625	1045	1766	420	811	875	988	128	0	96	367	446	667	574	755	785	212	125	416	636
NBO	695	218	603	555	1648	596	762	607	221	1491	358	801	691	1192	804	847	606	660	323	337	0	342	413	497	466	624	640	122	667	224	555
NBS	1513	480	1500	1162	1083	1173	908	688	470	289	446	1119	1452	2696	1343	912	1308	1323	1208	1032	1113	0	857	849	998	1009	1412	429	352	652	1165
PEC	1028	1295	940	1462	623	743	1417	1420	1592	2582	1290	888	642	1273	2228	920	1511	1302	1840	1704	1264	2845	0	110	49	28	134	361	112	255	177
PEP	1690	1445	1293	1807	1222	1218	1385	1651	2005	2389	1704	1387	1164	2040	2420	1357	1794	1819	2042	1967	1356	3093	431	0	84	152	257	644	284	216	260
PEZ	1436	1216	1115	1625	876	870	1436	1252	1946	2626	1453	943	887	1486	2689	1099	1304	1325	2053	1972	1444	3390	145	299	0	57	192	556	106	220	276
PES	1197	1040	886	1536	555	779	1172	1491	1962	2011	1612	716	762	1678	2052	964	1459	1153	2079	1916	1221	2178	53	478	167	0	140	412	192	325	176
PSE	467	1118	781	1136	610	516	1324	1121	1305	2439	1302	535	731	1081	2376	624	1193	741	1842	1787	1388	2947	484	1384	681	478	0	221	66	61	54
PSL	168	252	255	158	151	221	323	613	331	1121	552	134	697	2073	700	269	362	354	402	467	482	1120	1258	1896	1589	1458	645	0	102	160	109
PSS	493	214	897	174	685	191	357	668	80	580	218	391	1032	301	1042	618	29	59	497	390	1129	897	545	679	223	596	131	130	0	114	211
PSN	393	230	487	594	595	218	931	1146	701	1418	901	483	686	949	897	598	1472	591	627	690	363	1017	680	940	768	617	224	337	341	0	55
PTT	357	1008	659	1058	481	425	1129	1085	1042	2147	1090	509	568	1239	1952	477	1167	624	1505	1523	1126	2443	436	1168	735	411	111	437	402	133	0

MAM, Manus; MBB, Buka; MBT, Torau; MBU, Uruava; MFF, Figi; MMM, Malaita; MNK, Bariai Kilengi; MNA, Kualong Mengen; MNN, Nakanai; MNT, Tolai; MNE, Vanuatu (Nuove Ebridi); MIA, Caroline; MIG, Gilbert; MIM, Marshall; MIP, Pingelap; MIT, Truk; MIL, Palau; MIY, Yap; NBB, Bougainville nordorientale; NBE, Bougainville sudorientale; NBO, Bougainville occidentale; NBS, Nuova Britannia; PEC, isole Cook; PEP, isola di Pasqua; PEZ, Nuova Zelanda; PES, isole della Società; PSE, Tuvalu (Ellice); PSL, Luangiua; PSS, Samoa; PSN, Tokelau; PTT, Tonga.

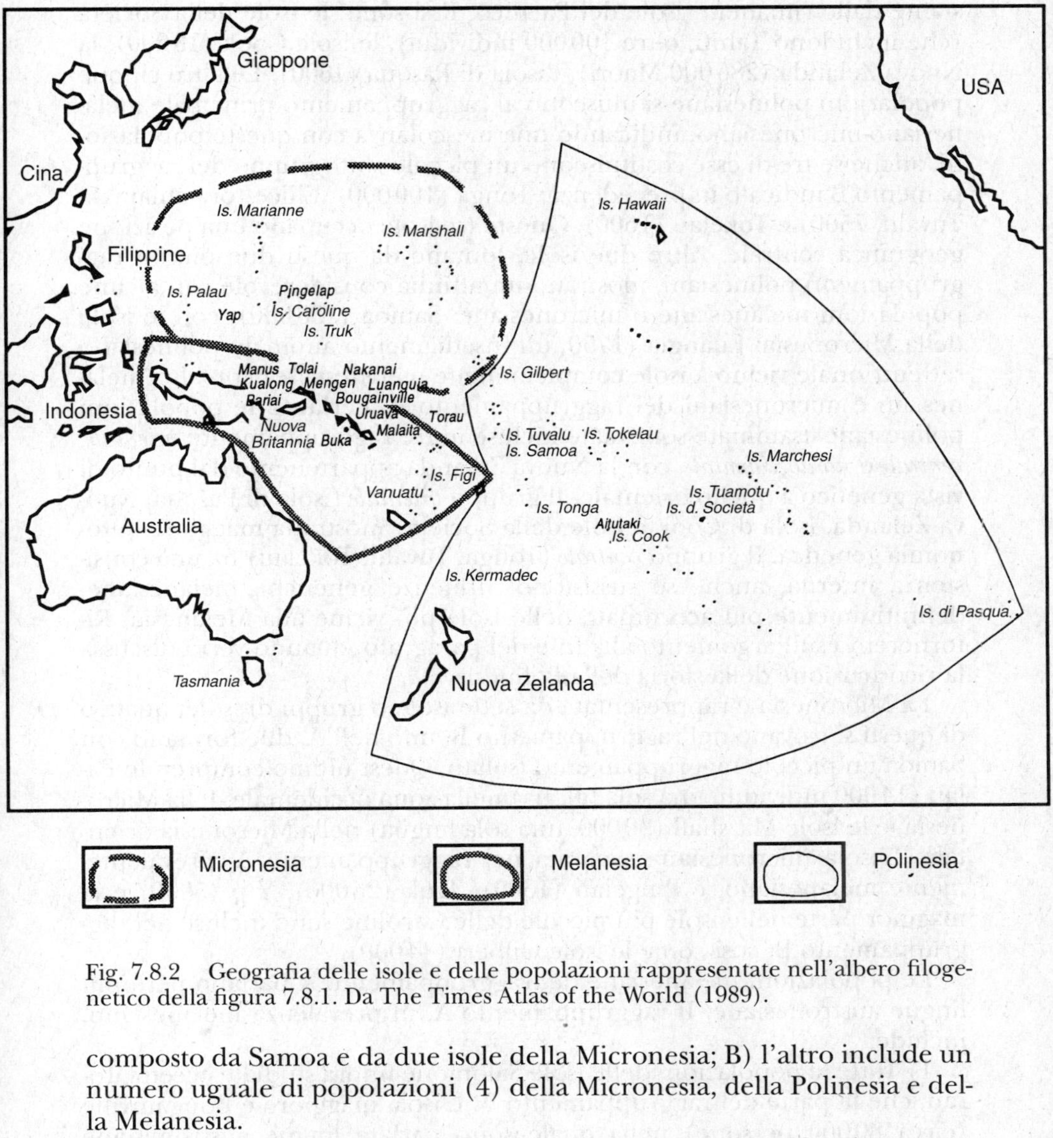

Fig. 7.8.2 Geografia delle isole e delle popolazioni rappresentate nell'albero filogenetico della figura 7.8.1. Da The Times Atlas of the World (1989).

composto da Samoa e da due isole della Micronesia; B) l'altro include un numero uguale di popolazioni (4) della Micronesia, della Polinesia e della Melanesia.

Nonostante l'associazione tra i dati genetici e la classificazione standard nei tre gruppi tradizionali principali delle isole del Pacifico (melanesiane, micronesiane e polinesiane; si veda la fig. 7.8.2) sia incompleta, l'ordine dei raggruppamenti corrisponde in linea generale a questa tipica classificazione.

I quattro gruppi polinesiani orientali formano un insieme molto di-

Tab. 7.8.1 Distanze genetiche (nel triangolo inferiore sinistro della matrice) fra popolazioni delle isole minori dell'Oceano Pacifico e relativi errori standard (nel triangolo superiore destro della matrice). Tutti i valori sono stati moltiplicati per 10 000.

stante dalle rimanenti isole del Pacifico. Essi sono: le isole della Società (che includono Tahiti, oltre 100 000 individui), le isole Cook (18 000), la Nuova Zelanda (280 000 Maori), l'isola di Pasqua (1600). Le altre cinque popolazioni polinesiane si uniscono al raggruppamento principale melanesiano-micronesiano, indicando una mescolanza con queste popolazioni, anche se tre di esse costituiscono un piccolo sottogruppo del raggruppamento B indicato in precedenza: Tonga (100 000), Ellice (ora chiamata Tuvalu, 7500) e Tokelau (1600). Queste tre isole occupano una posizione geografica centrale. Altre due isole, lontane da questi due piccoli raggruppamenti polinesiani, mostrano un'affinità considerevole con alcune popolazioni melanesiane o micronesiane: Samoa (138 000), con le isole della Micronesia; Luangia (1750, un insediamento anomalo polinesiano settentrionale vicino a isole completamente melanesiane) con altri melanesiani e micronesiani del raggruppamento B. Pertanto le popolazioni polinesiane esaminate sono state incluse in tre raggruppamenti: *orientale, centrale* e *nordoccidentale*, con la Nuova Zelanda appartenente dal punto di vista genetico a quello orientale. Il gruppo *orientale* (isola di Pasqua, Nuova Zelanda, isola di Cook e isole della Società) mostra la maggiore autonomia genetica. Il gruppo *centrale* (Tonga, Tuvalu, Tokelau) ha una consistenza interna, anche se sussistono influenze genetiche melanesiane, definitivamente più accentuate nelle isole più vicine alla Melanesia. Ritorneremo sull'argomento alla fine del paragrafo, quando verrà discussa la ricostruzione della storia della Polinesia.

La Micronesia è rappresentata da sette isole o gruppi di isole; quattro di questi si trovano nel raggruppamento B, uno nell'A, due formano con Samoa un piccolo raggruppamento isolato. Quest'ultimo comprende Palau (14 000 individui, una sola lingua) nella zona occidentale della Micronesia, e le isole Marshall (30 000, una sola lingua) nella Micronesia orientale. L'isola micronesiana separata nel raggruppamento A, prevalentemente melanesiano, è Pingelap (1300). Truk (26 000), Yap (5000) e la maggior parte delle isole più piccole delle Caroline sono incluse nel raggruppamento B, così come le isole Gilbert (44 000).

Le popolazioni melanesiane del raggruppamento A parlano perlopiù lingue austronesiane. Il raggruppamento A, in prevalenza melanesiano, include:

1) Tutte le popolazioni delle isole Salomone finora studiate eccetto Torau, che fa parte del raggruppamento B. L'isola maggiore è Bougainville (circa 80 000 persone) nella quale sono parlate lingue austronesiane (AN) e indopacifiche (NAN).

2) Due popolazioni della Nuova Britannia, l'isola maggiore dell'arcipelago di Bismarck (150 000 persone): Bariai (1000) e Nakanai (10 000) entrambe di lingua austronesiana. Altri campioni della Nuova Britannia si uniscono ai Tolai della Nuova Irlanda (un'isola dell'arcipelago di Bismarck a nord della Nuova Britannia, 86 000) ma al di fuori del raggruppamento principale.

3) Le Nuove Ebridi, ora chiamate Vanuatu, con 86 000 persone che parlano una lingua austronesiana.

Le quattro popolazioni melanesiane del raggruppamento micronesia-

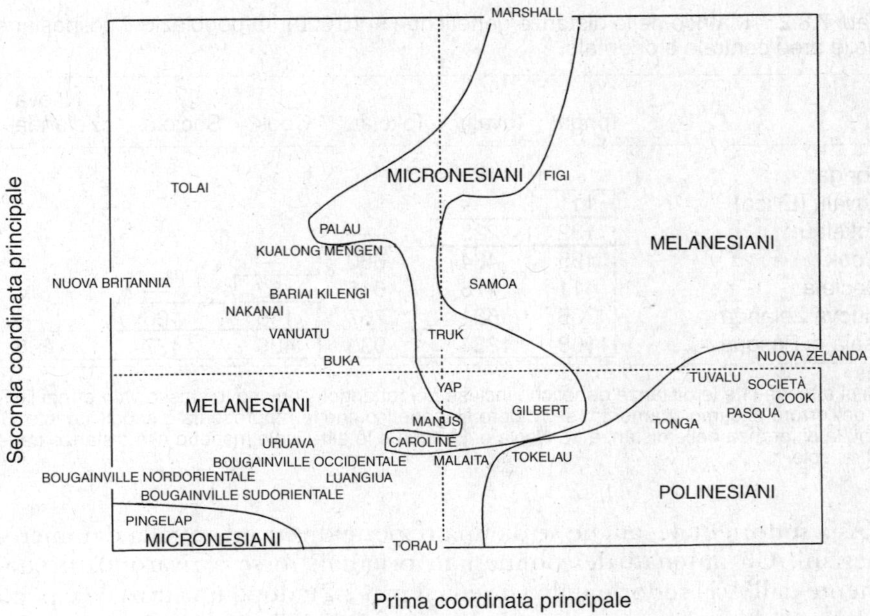

Fig. 7.8.3 Mappa delle componenti principali relativa alle popolazioni delle isole del Pacifico.

no-polinesiano B della figura 7.8.1 occupano la parte più settentrionale della Melanesia: Malaita (30000), la più settentrionale delle isole Salomone meridionali; Torau, una piccola isola a est di Bougainville; Manus, la più grande delle isole dell'Ammiragliato (23000); Figi (260000 con l'aggiunta di molti immigrati di altre etnie) al limite dell'area melanesiano-polinesiana. Forse le popolazioni micronesiane ancestrali hanno intrapreso i loro viaggi più recenti dopo essersi insediate per qualche tempo al confine settentrionale dell'attuale Melanesia. Potrebbero essere stati i primi coloni austronesiani che, dopo essersi mescolati con i melanesiani locali, proseguirono in direzione delle isole micronesiane.

La figura 7.8.3 mostra il grafico delle componenti principali delle popolazioni analizzate nell'albero della figura 7.8.1. La prima componente (27% della variabilità, contro l'11% della seconda) separa nettamente quasi tutte le popolazioni melanesiane (nella parte destra del diagramma) da quelle micronesiane e polinesiane, situate nella parte sinistra. I micronesiani si collocano tra i polinesiani e i melanesiani indicando, entro certi limiti, il risultato di un'antica mescolanza tra popolazioni dell'Asia sudorientale e melanesiani. Ciò potrebbe essere vero se i micronesiani fossero stati i primi colonizzatori della Melanesia settentrionale provenienti dall'Asia sudorientale e si fossero diffusi in seguito, specialmente verso il Pacifico settentrionale. Alcuni di essi potrebbero aver raggiunto quelle zone direttamente. I polinesiani trarrebbero origine dalla migrazione austronesiana più recente, proveniente anche in questo caso dal-

Tab. 7.8.2 Matrice delle distanze genetiche (× 10 000) fra popolazioni polinesiane delle aree centrale e orientale.

	Tonga	Tuvalu	Tokelau	Cook	Società	Nuova Zelanda
Tonga	—					
Tuvalu (Ellice)	111	—				
Tokelau	132	223	—			
Cook	435	484	680	—		
Società	411	478	616	52	—	
Nuova Zelanda	735	681	767	145	166	—
Isola di Pasqua	1168	1384	939	430	477	298

Ci si attende che le distanze genetiche incluse nei rettangoli abbiano lo stesso valore (nei limiti dell'errore di campionamento) se l'albero filogenetico che le rappresenta è soddisfacente. Si noti la differenza delle distanze tra l'Isola di Pasqua e le altre isole, rispetto alle distanze tra le altre isole.

l'Asia sudorientale, anche se da una regione diversa da quella dei micronesiani. Gli antenati dei polinesiani orientali forse arrivarono direttamente dall'Asia sudorientale (si veda il par. 7.2); dopo una iniziale e poco rilevante mescolanza con le popolazioni locali della Melanesia, essi continuarono la loro migrazione in direzione est, verso gli arcipelaghi orientali allora disabitati, dove infine si stabilirono in modo permanente. In relazione a questi eventi, Pawley e Green (1985) riportano alcune date approssimative che possono aiutarci a scegliere tra diversi scenari possibili; si veda anche Diamond (1988) e il paragrafo 7.2.

I polinesiani centrali e orientali, vivendo in aree non occupate dai melanesiani, meglio si adattano a un'analisi che assuma una struttura ad albero delle popolazioni. La parte che interessa della matrice delle distanze genetiche F_{ST} è riportata nella tabella 7.8.2. Da questa matrice si ottiene un albero (fig. 7.8.4) cui sono stati aggiunti luoghi e frecce di direzione in base a considerazioni geografiche e storiche. Le isole Cook e della Società, geneticamente affini, possono essere considerate insieme come un centro secondario di diffusione da dove vennero poi raggiunte la Nuova Zelanda e l'isola di Pasqua.

Come osservato in precedenza, l'isola di Tonga venne probabilmente

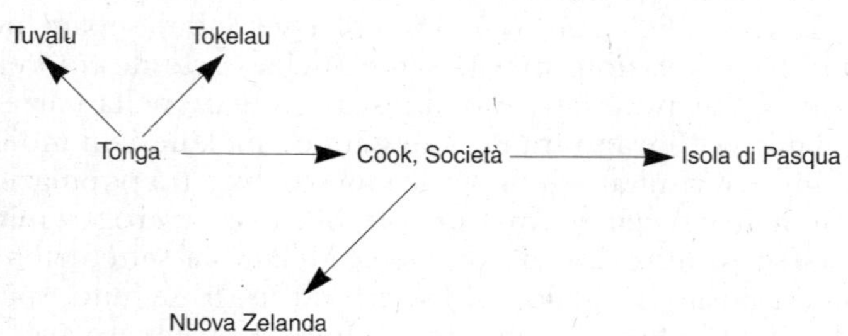

Fig. 7.8.4 Albero filogenetico basato sui dati della tabella 7.8.2 e sua interpretazione in termini di migrazioni.

colonizzata per prima nel 1200 a.C.; le isole Marchesi furono occupate nel 200÷300 d.C. da popolazioni provenienti da Samoa; le isole della Società da popolazioni delle isole Marchesi nel 500÷600 d.C.; l'isola di Pasqua prima del 300 d.C. e la Nuova Zelanda prima del 1000 d.C. (Bellwood, 1989). Se verranno portate alla luce tracce di insediamenti precedenti, ovviamente le datazioni elencate potrebbero non essere le più antiche. L'ordine con cui i rami orientali si staccano dall'albero concorda a livello qualitativo con queste datazioni, che però non sono confermate dal punto di vista quantitativo. La Nuova Zelanda ha una distanza genetica media (× 10000) di 155 dalle isole Cook e della Società, e di 453 dall'isola di Pasqua. Essendo improbabile che la colonizzazione dell'isola di Pasqua sia tre volte più antica di quella della Nuova Zelanda, si può pensare che l'evoluzione genetica verificatasi nelle isole Cook e della Società aumenti in qualche modo la loro distanza, rendendo maggiore la discrepanza. L'esempio mostra che lavorando su popolazioni molto esigue le loro dimensioni possono avere un effetto di distorsione sul calcolo delle distanze genetiche. La popolazione dell'isola di Pasqua ha subito molte fluttuazioni demografiche nel corso dei secoli. Le informazioni seguenti si riferiscono al lavoro di Bellwood (1979). L'isola subì un declino ambientale notevole prima della scoperta (la domenica di Pasqua del 1722). All'epoca del primo insediamento, l'isola era ricoperta da una fitta foresta (come testimoniano le analisi sulle tracce di polline); ma la maggior parte degli alberi era però scomparsa prima del XVIII secolo. Nel momento di massima espansione, vi erano forse 10000 abitanti. Nel 1774, Cook stimò la popolazione 700 individui; nel 1770 alcuni visitatori spagnoli avevano ritenuto ragionevole un numero variabile compreso tra 900 e 3000 abitanti; La Pérouse, nel 1786, valutò 2000 persone. Nel 1862, circa 1000 abitanti dell'isola di Pasqua vennero deportati in Perú dai mercanti di schiavi: 900 morirono in breve tempo, i rimanenti furono rimpatriati ma solo 15 arrivarono a destinazione, ammalati di vaiolo. Nel 1877 erano rimaste sull'isola solo 110 persone. Non si conoscono analoghe fluttuazioni verificatesi in Nuova Zelanda: attualmente la popolazione supera di quasi 100 volte quella dell'isola di Pasqua, ed è probabile sia stata quasi sempre numerosa.

Dalla formula indicata in precedenza ($d = t/2N_e$) si può calcolare in modo approssimativo la dimensione effettiva della popolazione, N_e, con l'implicita assunzione che la distanza genetica d sia dovuta interamente all'effetto della deriva genetica. Per l'isola di Pasqua, t, il tempo espresso in numero di generazioni dall'inizio, è pari a 70, mentre per la Nuova Zelanda vale almeno 40. L'approssimazione è attendibile per tempi molto brevi come questi. La dimensione effettiva della popolazione così calcolata è di circa 500 per l'isola di Pasqua e circa 1500 per la Nuova Zelanda. Questi valori rappresentano le medie aritmetiche calcolate sull'intero periodo: se fossero noti i dati demografici, dovrebbero essere invece calcolate le medie armoniche, più sensibili ai valori piccoli.

L'analisi genetica della Polinesia condotta da Serjeantson (1985) concorda sostanzialmente con la nostra, sebbene siano stati utilizzati esclusivamente i geni *HLA*. Uno studio più completo di Serjeantson (1989) ha considerato la possibilità di un contributo genetico minore nella Polinesia orientale da parte di popolazioni amerindie. Benché basate su prove esili, le prudenti osservazioni di Serjeantson si possono aggiungere a quelle di Bellwood (1989) nel sostenere che l'archeologia non può escludere l'esistenza di contatti preistorici tra l'America meridionale e la Polinesia. Bellwood ha citato come prove «il trasferimento della patata dolce delle Ande nell'Oceania orientale preistorica» e «lo stile inca di un rivestimento di pietra riscontrato almeno nella base di un tempio dell'isola di Pasqua». Altre possibili tracce del contatto derivano dalla somiglianza di attrezzi per la pesca. La speranza di avere prove più convincenti circa il contributo delle popolazioni dell'America del Sud alla Polinesia orientale, come ha suggerito Heyerdahl (1950), potrebbe venire dalle future ricerche di genetica molecolare: in realtà, come si vedrà in seguito, l'origine degli alleli associati ai marcatori classici è poco discriminante per tale fine. Forse esiste una notevole affinità genetica tra gli antenati degli Amerindi e gli antenati asiatici (dell'Asia sudorientale) dei polinesiani moderni. Se si volessero riferire ai loro discendenti le frequenze geniche di popolazioni insediate in piccole isole, sulle quali agisce una deriva genetica sicuramente elevata, difficilmente i risultati potrebbero essere convincenti. Se invece nelle popolazioni dell'America del Sud venissero scoperti mutanti molecolari non presenti in quelle dell'Asia sudorientale, l'identificazione di questi mutanti nei polinesiani costituirebbe un elemento fondamentale a favore dell'ipotesi di Heyerdahl. Alcune varianti dell'emoglobina studiate a livello molecolare in Oceania e precedentemente discusse (Hill e coll., 1989) hanno contribuito a delineare un «sentiero» genetico che, sulla base delle nostre attuali conoscenze, non conduce dall'America meridionale alla Polinesia, anche se non esclude questa eventualità. Sulla base dei dati genetici ora disponibili, risulta difficile individuare con precisione l'origine remota dei polinesiani. La tabella 7.8.3 riporta le distanze genetiche tra i polinesiani, selezionati sulla base di un numero elevato di marcatori (in media 86), e i discendenti ancora esistenti di molti gruppi di popolazioni assunti quali possibili antenati.

I polinesiani orientali sono i più rappresentativi tra le popolazioni della Polinesia poiché non hanno avuto possibilità di mescolarsi con popolazioni melanesiane locali. Tuttavia, prima delle ultime migrazioni di questo gruppo molto fortunato di colonizzatori dell'Oceano, può aver avuto luogo un flusso genico. Nell'albero generale (par. 2.3) essi si collocano insieme ai melanesiani e ai micronesiani, i cui antenati, nei millenni successivi all'arrivo in Melanesia dei protopolinesiani asiatici, hanno fornito un contributo di geni probabilmente sostanziale agli antenati dei polinesiani prima che avesse inizio o proseguisse la migrazione in direzione est. Le distanze sono affette da errori standard molto alti e i risultati ottenuti non sono tutti significativi dal punto di vista statistico; tuttavia i candidati migliori per rappresentare i protopolinesiani sono localizzati nell'Asia sudorientale. La tabella 7.8.3 riporta anche le distanze genetiche delle stesse popolazioni dagli abitanti dell'isola di Pasqua. I valori sono sempre maggiori (di una quantità approssimativamente costante) rispetto a quelli della Polinesia orientale, indicando che non vi è ragione di ritenere che

Tab. 7.8.3 Distanze genetiche (× 10 000) (± errori standard) tra raggruppamenti selezionati di popolazioni polinesiane e alcune popolazioni che discendono dai loro probabili antenati.

	Polinesia orientale	Isola di Pasqua
Sudamericani	1185 ± 283	1682 ± 371
Andini	1322 ± 301	1644 ± 312
Asiatici sudorientali	693 ± 185	1289 ± 337
Filippini	924 ± 269	1251 ± 309
Ainu	921 ± 289	1507 ± 450
Aborigeni di Taiwan	1143 ± 301	1695 ± 444
Media	1031	1511
Polinesiani orientali		207 ± 53

gli abitanti dell'isola di Pasqua abbiano un'origine particolare, nonostante la posizione di quest'isola sia molto più orientale e prossima all'America meridionale rispetto alle altre. L'elevata differenza tra le due colonne della tabella 7.8.3 è una probabile conseguenza dell'effetto della deriva genetica, che sull'isola di Pasqua deve essere stata molto forte.

7.9 MAPPE DEI SINGOLI GENI DELL'AUSTRALIA E DELLA NUOVA GUINEA

Le mappe dei singoli geni dell'Australia sono presentate insieme a quelle della Nuova Guinea, con la stessa scala delle frequenze geniche per rendere possibile il confronto. Nell'algoritmo di interpolazione dei punti della mappa, i campioni che risultano vicini geografici, anche se separati dal mare, influenzano i risultati dei calcoli. Pertanto, se l'Australia e la Nuova Guinea fossero state considerate insieme, si sarebbero influenzate reciprocamente. Per effettuare un'interpolazione separata si è generata una barriera artificiale, analogamente a quanto si è fatto per gli altri continenti. Le somiglianze osservate tra le aree delle due isole sono quindi reali e non derivano da artefatti originati dall'interpolazione.

L'Australia sudorientale, ove sono rimaste poche popolazioni aborigene, è densamente popolata da immigrati caucasoidi insediatisi in tempi recenti. Le mappe delle frequenze geniche sono quindi determinate quasi esclusivamente dalle informazioni disponibili per le zone settentrionali; i valori delle regioni meridionali, calcolati mediante interpolazione, non possono essere considerati attendibili.

Le mappe dell'Australia e della Nuova Guinea sono state disegnate, per ovvie ragioni, utilizzando scale diverse. I dati relativi alla Nuova Guinea, più numerosi, presentano una densità per unità di superficie molto più alta, per cui la Nuova Guinea è stata rappresentata con maggiore dettaglio. La parte settentrionale del Queensland, a forma di dito che punta in direzione nord, è la zona dell'Australia più prossima alla Nuova Guinea, dalla quale è separata dallo stretto di Torres; la parte della Nuova Guinea più vicina all'Australia è l'estremità della costa centromeridionale.

Il numero di geni per i quali è stato possibile elaborare le mappe delle due isole è circa la metà di quello degli altri continenti: ciò è dovuto in parte all'insufficienza di campioni saggiati per il sistema *HLA*, e in parte all'assenza (o alle frequenze molto basse) di alcuni alleli.

I geni *AB0* mostrano in Australia un gradiente nord-sud per l'allele *A* e per lo *0*, est-ovest per il *B*, sudest-nordovest per *A1*, mentre l'interpretazione degli stessi alleli in Nuova Guinea è più complessa. È interessante notare che l'antigene *B* è assente in Australia. I variogrammi hanno una pendenza iniziale abbastanza alta e sono lineari per circa 800 km.

L'allele *B* dell'enzima *ACP1* (fosfatasi acida) è molto diverso in Australia e in Nuova Guinea; nel primo caso è quasi fissato, tranne che nel Queensland e in una piccola zona orientale (questa diversità può essere originata da una differenza climatica). I variogrammi non sono informativi.

L'allele *1* dell'adenosindeaminasi, *ADA*, è vicino alla fissazione in Australia ma non in Nuova Guinea, e presenta un variogramma appiattito.

Le mappe dell'anidrasi carbonica 1 e 2 (*CA1* e *CA2*) sono disponibili soltanto per l'Australia. In entrambi i casi l'allele *1* è vicino alla fissazione; in particolare l'allele *CA1*1* presenta un gradiente nordest-sudovest. I variogrammi, lineari per un tratto alquanto limitato, presentano entrambi pendenze elevate.

L'allele *ESD*1* dell'esterasi D mostra un minimo nell'Australia centrale e un gradiente in direzione ovest-est in Nuova Guinea. Il variogramma relativo all'Australia non è informativo, mentre quello della Nuova Guinea presenta una pendenza elevata.

Il deficit dell'enzima 6-glucoso-fosfato deidrogenasi (*G6PD*def*) è presente quasi esclusivamente nella parte meridionale della Nuova Guinea.

La componente gruppo-specifica o proteina legata alla vitamina D (*GC*) è molto diversa in Australia e in Nuova Guinea. L'allele *GC*1*, che presenta una frequenza molto alta nella maggior parte dell'Australia, raggiunge un picco al centro della Nuova Guinea. Il variogramma ha una pendenza alta in Nuova Guinea, ma solo per un breve tratto iniziale.

L'allele *1* dell'aptoglobina (*HP*1*) è molto diverso in Australia e in Nuova Guinea: ha una frequenza relativamente bassa e abbastanza costante nel primo caso, mentre nel secondo è variabile e presenta un variogramma irregolare.

Le immunoglobuline *IGHG1G3* mostrano una variabilità considerevole dell'allele *fa;b0b1b3b4b5*, che ha una frequenza alta nella parte occidentale e moderatamente alta in quella orientale della Nuova Guinea, mentre non si hanno informazioni in Australia. L'allele *za;g* presenta una distribuzione peculiare in Australia, con valori massimi e minimi vicini tra loro in un'area ristretta della regione nordoccidentale, e un gradiente molto pronunciato in Nuova Guinea che risulta chiaramente indipendente dalla distribuzione australiana. In entrambe le isole, i variogrammi sono alquanto irregolari. L'allele *zax;g* ha una distribuzione ancora diversa, con massimi in regioni molto specifiche delle zone orientali dell'Australia e della Nuova Guinea. L'allele *za;b0b1b3b4b5* ha frequenza piuttosto bassa in Australia e un massimo alquanto elevato al centro della parte nordoccidentale della Nuova Guinea, con frequenze che decrescono radialmente da questo punto. L'allele delle immunoglobuline *KM(1&1,2)*, completamente indipendente dai precedenti, presenta una somiglianza molto interessante con l'allele *za;g*, indicata dalla presenza di massimi e minimi localizzati in una zona vicina a quella che mostra una grande variabilità per l'allele *za;g*. I variogrammi sono perlopiù inattendibili, tranne quello relativo all'allele *za;b0b1b3b4b5* in Nuova Guinea, che presenta una pendenza iniziale molto alta in accordo con il gradiente elevato e regolare osservato per questo allele.

Il comportamento insolito degli alleli *GM* nell'Asia sudorientale e in Melanesia si poteva già notare nelle mappe geografiche disegnate da Steinberg e Cook (1981). I geni diversi da quelli delle immunoglobuline non mostrano in questa regione una variabilità così elevata. La conclusione obbligata che se ne può trarre è che il fenomeno non sia dovuto a deriva genetica, ma debba essere il risultato di una selezione locale molto forte per l'uno o l'altro allele. Nell'Australia settentrionale si osserva anche una correlazione tra un allele del locus *KM* e uno del sistema *GM*. Entrambi i geni codificano per parti delle molecole degli anticorpi; in nessun'altra parte del mondo tuttavia il sistema *KM* mostra una variabilità così elevata. Gli anticorpi in questione hanno una funzione di difesa contro le malattie infettive: è quindi legittimo ipotizzare che in queste aree si siano talora verificate gravi epidemie contro le quali i vari alleli delle immunoglobuline hanno manifestato una resistenza differenziale. Quelle epidemie possono essere scomparse completamente, senza avere lasciato traccia della loro natura. In queste aree, la situazione epidemiologica non è così conosciuta da indurci a escludere la possibilità che alcune di queste malattie siano ancora presenti. L'associazione rilevata in Australia tra i sistemi *KM* e *GM* è comunque basata su osservazioni che si riferiscono a campioni di piccole dimensioni, e potrebbe dunque essere un tiro mancino statistico.

Un allele del gruppo sanguigno Lewis, *LE*Le*, mostra un moderato gradiente in Nuova Guinea, che ha un effetto limitato sulla parte iniziale del variogramma.

Il sistema eritrocitario *MNS* mostra una discreta variabilità dell'allele *M* sia in Australia, sia in Nuova Guinea, senza che tuttavia si riscontri un'elevata correlazione tra le due isole. L'allele *S* è praticamente assente in Australia, mentre è presente in Nuova Guinea con una frequenza media del 9,7%, e raggiunge il massimo nelle pianure costiere settentrionali. Di conseguenza, soltanto gli aplotipi *Ms* e *Ns* hanno una distribuzione geografica di un certo interesse, risultando molto simili alle distribuzioni dell'allele *M* e del suo complementare *N*. La mappa di *MS* è identica a quella di *M*, con frequenze geniche complementari a 100 rispetto a quelle di *M*. La maggior parte dei variogrammi ha un'alta pendenza iniziale ed è lineare solo per un segmento iniziale relativamente corto.

L'allele *1* del gruppo sanguigno *P1* varia modestamente, senza mostrare gradienti importanti.

L'allele *1* degli enzimi *PGM1* e *PGM2* (fosfoglucomutasi) presenta una variabilità limitata con gradienti che non caratterizzano questi geni; il variogramma relativo al primo ha una pendenza iniziale alta, mentre per il secondo è negativa.

L'allele *PGD*A* della 6-fosfogluconato deidrogenasi varia poco in Australia, di più in Nuova Guinea: il variogramma relativo a quest'ultima è inoltre irregolare.

L'allele *PGK1*1* della fosfogliceratochinasi, praticamente non polimorfico in Australia, è appena variabile in Nuova Guinea.

Il gruppo sanguigno *RH* mostra un polimorfismo soltanto per i geni *C* ed *E*, mentre l'allele *d* è assente. L'allele *C* è più frequente in Nuova Guinea, dove in alcune regioni settentrionali raggiunge una frequenza vicina al 100%; il relativo variogramma mostra una pendenza iniziale abbastanza elevata. In Nuova Guinea l'allele *E* è raro, mentre in Australia la frequenza aumenta da nord a sud. I variogrammi sono abbastanza regolari, con una pendenza abbastanza elevata. Poiché l'allele *d* è assente, sono possibili solo quattro aplotipi. In Australia, l'aplotipo *CDe* è presente con frequenze di rilievo soltanto in alcune zone, in particolare a ovest e a est. Le frequenze più alte dell'aplotipo *CDe*, spesso vicine al 100%, si trovano in Nuova Guinea; le altre (minori) si distribuiscono in Australia con un gradiente nordest-sudovest. L'aplotipo *cDE* si distribuisce in modo opposto al *CDe*; il *cDe* ha frequenze basse ovunque: in Australia con una media del 10,5% e frequenze maggiori nelle zone orientali, in Nuova Guinea con una media pari al 2,3%. I variogrammi hanno pendenze di modesta entità, se positive.

Il sistema secretore (*FUT2*Se*) ha una distribuzione piuttosto irregolare, come risulta dal numero relativamente elevato di punti eterogenei e dalla pendenza iniziale negativa del variogramma. Inoltre è poco noto nella Nuova Guinea occidentale, mentre non si conosce la sua distribuzione in Australia.

In Australia, l'allele *D* della transferrina (*TF*) mette in evidenza un gradiente totalmente determinato da un valore elevato nella parte meridionale, e di dubbia attendibilità dato il numero ridotto di aborigeni in tale zona. In Nuova Guinea si osserva una variabilità modesta.

7.10 MAPPE DEI SINGOLI GENI DELLE ISOLE DEL PACIFICO

Quando sussistono più osservazioni per ciascuna isola o gruppo di isole, è stato rappresentato il tratteggio corrispondente alla loro media. Per le isole del Pacifico, dato il loro isolamento e in analogia con il procedimento utilizzato per tutte le piccole isole degli altri continenti, non si è fatto ricorso a interpolazioni; di conseguenza non sono state calcolate le componenti principali. È noto (per una revisione, si veda Friedlaender, 1971) che quando la distanza tra le isole è alta e le isole sono piccole, come ad esempio in Micronesia, l'affinità genetica osservata per unità di distanza è di molto superiore a quella ottenuta confrontando villaggi sulla terraferma. L'esiguità delle popolazioni isolane e la notevole distanza tra le isole sono compensate dal fatto che per entrare in contatto con altri gruppi vengono ricoperte distanze maggiori, allargando pertanto l'ambito dei potenziali partner matrimoniali. Le mappe genetiche dell'Oceano Pacifico sono particolarmente interessanti per confrontare possibili centri di origine di migrazioni con le loro rispettive destinazioni.

Come è noto, il sistema *AB0* mostra differenze notevoli tra la maggior parte dell'America e il resto del mondo. Poiché si sospetta che questo sistema possa avere origini selettive, non risulta particolarmente utile ai fini della determinazione di affinità etniche.

Nella maggior parte della Melanesia e della Micronesia, *ACP1*A* e *ACP1*B* mostrano una variabilità notevole, dovuta forse a deriva genetica. Su larga scala, il gradiente lungo la latitudine sembra concordare con l'ipotesi generale di una risposta selettiva al clima.

L'allele *FY*A* risulta molto diverso in Melanesia e in Polinesia. Considerato separatamente, sembra provare l'ipotesi di Heyerdahl che la Polinesia sia stata occupata attraverso le Americhe, tuttavia pochi altri geni concordano con tale teoria.

Il deficit dell'enzima 6-glucoso-fosfato deidrogenasi (*G6PD*def*) mostra zone di alte frequenze in regioni dell'Asia sudorientale e della Nuova Guinea, probabilmente a causa di una reazione locale alla malaria.

L'allele *1* della transaminasi glutammico-piruvica (*GPT*) è caratterizzato da frequenze elevate in Australia, in alcune zone della Nuova Guinea e in poche altre località.

Per l'*HLAA*2* risulta evidente un certo effetto della deriva genetica in Polinesia, tuttavia non così marcato come, ad esempio, nell'America meridionale (si veda il cap. 6). L'*HLAA*9* presenta picchi nella Nuova Guinea meridionale e nell'America del Sud. Sebbene l'allele *A*10* raggiunga un massimo in Australia, nel resto del Pacifico assume valori omogenei con frequenze basse. L'*A*11* invece è quasi assente in Australia e ha un massimo nell'Asia sudorientale. Il *B*13*, assente nella Polinesia orientale, ha un massimo in Australia. Il picco del *B*15* è localizzato nell'America del Sud (Ande meridionali); quello del *B*16* in prossimità delle Ande settentrionali. Il *B*22*, assente in America, raggiunge i valori massimi in Australia, Nuova Guinea, Melanesia meridionale e Polinesia centrale. Il valore massimo relativo al gradiente lungo la latitudine dell'allele *B*27* si trova nell'America del Nord; l'allele *B*40* è più frequente nelle zone settentrionali estreme ed è caratterizzato da massimi secondari nel Pacifico meridionale. Molti alleli *HLA*, frequenti nei caucasoidi, come *A*1*, *A*3*, *B*5*, *B*7* e *B*8*, non sono presenti nelle popolazioni del Pacifico. Le popolazioni indigene americane sono prive degli alleli *A*1*, *A*3*, *B*7* e *B*21*, ma gli ultimi due sono presenti nell'America settentrionale.

La figura 7.10.1 riassume la distribuzione degli alleli *HLA* nelle popolazioni del Pacifico, inclusa l'America. Si possono fare diverse osservazioni. Il polimorfismo *HLA* è più limitato in Australia che in Nuova Guinea. Le popolazioni di lingua austronesiana hanno introdotto gli alleli *HLAA*2* e *HLAB*18* in Melanesia, ma non all'interno della Nuova Guinea. Il numero di vasai Lapita che lasciarono l'area di Samoa per la Polinesia orientale, circa 2000 anni fa, è stato probabilmente così basso da

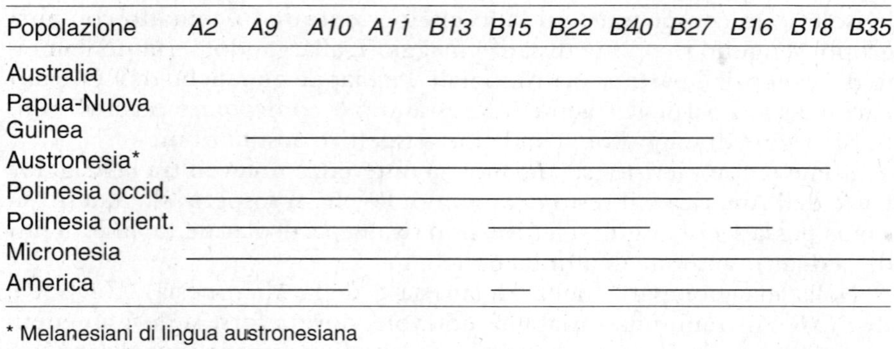

Fig. 7.10.1 Gli antigeni del sistema *HLA* nelle popolazioni del Pacifico. Modificata da Serjeantson (1985).

provocare la perdita del *B∗13* e del *B∗27* a causa della deriva genetica. La Micronesia presenta un allele non melanesiano, il *B∗35*, assente nelle altre zone del Pacifico, ma presente nelle Filippine. Infine, il profilo *HLA* degli indigeni americani non risulta avere relazioni con quello di qualsiasi altro gruppo del Pacifico, un'osservazione che va a sfavore dell'ipotesi di Heyerdahl (si vedano però in seguito i geni Duffy e Rhesus).

L'aptoglobina (*HP∗1*) presenta picchi in alcune regioni della Nuova Guinea e nell'isola di Pasqua, e una certa variabilità in America.

Il sistema *GM* (o *IGHG1G3*), come osservato in precedenza, varia notevolmente. L'aplotipo *fa;b0b1b3b4b5* presenta picchi nell'Asia sudorientale, nel Borneo e in alcune zone della Melanesia e della Micronesia; l'aplotipo *za;b0b1b3b4b5* mostra un picco nella Nuova Guinea occidentale. Sebbene l'aplotipo *za;g* sia particolarmente frequente in alcune zone dell'America, presenta picchi estremamente localizzati in Australia e Nuova Guinea. L'aplotipo *zax;g* è molto eterogeneo nell'America meridionale e raggiunge frequenze più alte in poche altre regioni.

L'allele *KM (1&1,2)* della catena leggera dell'immunoglobulina, *KM*, presenta una distribuzione eterogenea nell'America del Sud e, come visto in precedenza, una irregolarità altamente localizzata nell'Australia settentrionale.

L'allele *LE∗Le* del sistema genetico Lewis mostra un gradiente più o meno regolare nell'Oceano Pacifico; il *Le(a+)* varia notevolmente nell'ambito delle isole dell'Asia sudorientale e del Pacifico.

In America e nelle zone settentrionali e meridionali estreme dell'Asia orientale, il sistema *MNS* mostra frequenze elevate dell'allele *M*, mentre nel Pacifico le frequenze sono generalmente basse. L'allele *S* è molto frequente nella Siberia meridionale e nelle regioni orientali dell'America del Sud, ma è raro nel Pacifico. Gli aplotipi *MS* e *Ms* variano maggiormente; *MS* e *NS* sono rari nelle isole del Pacifico.

Anche l'allele *1* del gruppo sanguigno *P1* è relativamente raro, tranne in America, e le frequenze estreme si trovano, come al solito, nell'America meridionale.

La frequenza dell'allele *A* della 6-fosfogluconato deidrogenasi (*PGD*) è relativamente bassa in Melanesia, mentre risulta molto alta nelle Americhe.

Il *PGM1 ∗ 1* è caratterizzato da una grande variabilità nell'America del Sud e da una variabilità relativamente alta in Oceania. Il *PGM2 ∗ 1* ha una distribuzione analoga.

L'allele *1* della fosfogliceratochinasi (*PGK1*) è variabile, specialmente nelle isole occidentali del Pacifico, inclusa la Nuova Guinea.

Il gene *C* dell'*RH* presenta una notevole variabilità in Melanesia, mentre il gene *E* è poco frequente, tranne che nella Polinesia meridionale e orientale. La distribuzione geografica degli alleli *C* ed *E*, analogamente a quella dell'allele *FY∗A*, va a sostegno dell'ipotesi di Heyerdahl. Tuttavia, quando l'analisi è condotta a livello aplotipico, l'aplotipo *CDE* fa propendere per un'origine collocata nell'Asia sudorientale, gli aplotipi *cDE* e *CDe* per una nell'America meridionale, mentre per l'aplotipo *cDe* la collocazione dell'origine risulta ininfluente. Evidentemente, analisi basate su singoli geni possono risultare inattendibili per uno studio delle origini etniche.

Il gene secretore (*FUT∗Se*) è variabile, specialmente in Nuova Guinea, mentre l'allele *TF∗C* è poco frequente in modo particolare in Australia e in Nuova Guinea.

7.11 RIASSUNTO DELLA STORIA GENETICA DEL PACIFICO

L'occupazione dell'Australia e della Nuova Guinea, che risale ad almeno 50 000 anni fa, non fu probabilmente dovuta a un singolo evento. Gli studiosi citati in precedenza hanno ipotizzato molte ondate migratorie: è probabile che la prima abbia attraversato la Nuova Guinea diretta verso l'Australia nordorientale, sebbene le sue tracce possano essere state parzialmente cancellate da ondate successive, soprattutto nella Nuova Guinea occidentale. Le testimonianze genetiche non sono in disaccordo con questa ipotesi, in quanto le zone nordoccidentali e nordorientali sono differenziate, ma il gradiente, non così marcato, può essersi formato in tempi successivi. Le coste dell'Australia hanno raggiunto, almeno negli ultimi periodi, una densità di popolazione elevata; tuttavia anticamente le zone interne non erano aride come oggi e la regione centrale venne occupata relativamente presto. Oggi le zone centrali mostrano differenze genetiche rispetto a quelle costiere e questo potrebbe riflettere un adattamento a condizioni ambientali molto aride o molto umide.

Nel complesso, i dati genetici forniscono poche informazioni relative sia alla possibile sequenza delle migrazioni, sia allo schema dei successivi insediamenti. La struttura della popolazione australiana consisteva di centinaia di piccole tribù che occuparono con continuità l'intero continente. Questa struttura genera una deriva genetica talmente marcata che anche le popolazioni più vicine possono avere frequenze geniche molto differenti. In mancanza di barriere geografiche interne, non ci si attende una grande eterogeneità tra regioni diverse, e in effetti non la si osserva. Per alcuni geni, noti per essere potenzialmente soggetti a una forte pressione selettiva locale, si osservano poche variazioni estreme.

Le lingue australiane sono assai diverse tra loro, come ci si potrebbe attendere se la separazione fosse avvenuta in tempi molto remoti. È possibile che la suddivisione in piccole tribù, ciascuna di lingua diversa, abbia causato una differenziazione casuale delle lingue, agendo in maniera analoga alla deriva genetica. Mancano tuttavia solide basi empiriche o teoriche per sostenere che popolazioni soggette a una forte deriva genetica mostrino a livello locale anche una notevole variabilità linguistica. In Australia, l'unica netta differenziazione linguistica è quella tra le lingue pama-nyunga e non pama-nyunga. Queste ultime sono parlate in una zona nordoccidentale relativamente limitata: l'impossibilità di classificarle in una o più sottofamiglie indica che in questa piccola regione la variabilità linguistica locale è molto alta. Inoltre si osserva una certa correlazione tra le mappe geografiche dei geni e la distinzione tra le due sottofamiglie principali. Un'ipotesi potrebbe far pensare che le popolazioni di lingua pama-nyunga si siano diffuse nella maggior parte del continente in tempi relativamente recenti, sostituendo lingue più antiche; alla luce delle informazioni attuali resta tuttavia inspiegabile la vasta diffusione delle popolazioni che parlano queste lingue.

Tra la Nuova Guinea e l'Australia sembrano sussistere relazioni di antica parentela, forse maggiori per le zone settentrionali e nordoccidentali dell'Australia. Secondo Greenberg (1971), le popolazioni della Tasmania parlavano una lingua indopacifica e non australiana, tuttavia in assenza di informazioni genetiche è impossibile stabilire se queste popolazioni fossero più affini a quelle australiane o a quelle della Nuova Guinea.

La mappa della Nuova Guinea, caratterizzata da un gradiente in direzione est-ovest, mostra alcune differenze tra le pianure costiere e le regioni interne montuose. Dall'Asia sudorientale possono aver avuto luogo molte migrazioni, l'ultima delle quali, quella dei vasai Lapita, introdusse probabilmente le lingue austronesiane. In precedenza, molte isole della Melanesia erano state occupate da popolazioni di lingua indopacifica. Le popolazioni austronesiane si insediarono in diverse zone costiere della Nuova Guinea e sulle isole melanesiane. Fin dai tempi più remoti prese forma un complesso mosaico di villaggi i cui abitanti parlavano lingue di entrambe le famiglie linguistiche, quelle stesse che sono parlate ancora oggi. Le popolazioni di lingua austronesiana, comunque, sono in genere confinate nelle regioni costiere. In molte zone della Melanesia non è facile trovare una buona correlazione tra lingue e geni. Il tempo trascorso dalla prima migrazione potrebbe essere di 3000 anni o più per cui, supponendo un tasso di scambio genetico tra vicini simile a un tasso medio empirico, si avrebbe in ogni caso una sostituzione praticamente completa dei geni (si veda il par. 1.17). Non è noto quanto spesso si verifichi la sostituzione di una lingua: anche questo potrebbe contribuire alla nostra incapacità di trovare una chiara correlazione. Non sorprende quindi che in Melanesia le popolazioni di lingua AN e NAN mostrino differenze genetiche minime. A meno di una resistenza insolita all'esogamia o di possibilità limitate di matrimoni misti o di altre forme di flusso genico, è molto probabile che, dopo il periodo iniziale, i confini di questo complesso mosaico genetico si siano confusi. Un altro mosaico potrebbe poi aver sostituito quello originario nel caso di tribù con un numero esiguo di individui e un forte effetto della deriva genetica. In Nuova Guinea l'agricoltura si sviluppò abbastanza presto: migliaia di anni fa la densità di popolazione e, fino a un certo punto, le dimensioni delle tribù dovevano già essere molto maggiori di quelle caratteristiche dei gruppi di cacciatori-raccoglitori. Il contatto con gli europei, in seguito all'introduzione di nuove colture, ha indotto un ulteriore aumento della popolazione, senza peraltro alterare sostanzialmente la struttura tribale della Nuova Guinea (almeno fino a qualche decennio fa). Gli aborigeni australiani sono rimasti cacciatori-raccoglitori fino al contatto con gli europei: attualmente ben pochi conducono ancora lo stile di vita originario in una piccola area protetta.

Le prime migrazioni verso isole più lontane ebbero inizio più tardi: in direzione nord condussero all'occupazione della Micronesia, verso est alla colonizzazione della Polinesia. I micronesiani hanno una componente melanesiana maggiore rispetto ai polinesiani, come confermano anche i dati di marcatori genetici sia classici sia molecolari (Kirk, 1989; Serjeantson, 1989; Serjeantson e Hill, 1989). I discendenti delle popolazioni polinesiane che migrarono verso le isole centrali e orientali della Polinesia sono geneticamente distinti dalle popolazioni più occidentali dell'Oceania. È possibile che all'inizio le popolazioni protoaustronesiane originarie non siano giunte oltre Tonga, ma che, al verificarsi di successive migrazioni dalla Melanesia in direzione est, siano state spinte a espandersi ulteriormente verso est, nord e sud. Se è vera questa ipotesi, la notevole diluizione di geni polinesiani con geni melanesiani nelle isole a ovest di Tonga fu un evento secondario. Un'altra possibilità, suggerita da Bellwood (comunicazione personale), è che la mescolanza di colonizzatori polinesiani e abitanti melanesiani precedenti sia stata un evento successivo, per esempio dell'ultimo millennio.

L'analisi genetica è compatibile con l'idea che i polinesiani si siano mossi in un primo tempo da Tonga verso isole vicine in direzione est. I dati sono insufficienti per affermare che le prime soste abbiano avuto luogo nelle isole Cook o della Società. Di là, furono occupate la Nuova Zelanda e l'isola di Pasqua. Nell'isola di Pasqua in particolare l'importanza della deriva genetica è stata notevole, non solo per l'effetto del fondatore, ma anche per il contributo di colli di bottiglia successivi. È difficile a questo punto escludere completamente l'ipotesi di Heyerdahl (1950) di un contributo di geni amerindi alle popolazioni polinesiane, ma sembra improbabile che simile contributo abbia avuto un peso importante.

EPILOGO

8.1. L'APPROCCIO MULTIDISCIPLINARE

Il messaggio che con questa opera vorremmo trasmettere è la necessità di un approccio multidisciplinare a questioni di carattere storico, come quella relativa all'evoluzione dell'uomo moderno. Lo studio di questo complesso problema può essere notevolmente arricchito integrando i contributi provenienti dal maggior numero possibile di discipline: dalla demografia storica all'archeologia, alla paleoantropologia, alla linguistica, all'etnografia, fino alla genetica di popolazioni e alla genetica molecolare. Il solo modo per aumentare l'affidabilità dei nostri risultati è ricorrere a tutte le conoscenze disponibili nei diversi campi. Se alcune di esse venissero trascurate, potremmo scoprire in seguito che proprio quelle modificano sostanzialmente le conclusioni cui siamo pervenuti; è quindi auspicabile che siano considerate fin dall'inizio tutte le informazioni utilizzabili. Non dobbiamo però illuderci che le conoscenze di cui si vorrebbe disporre siano abbondanti e facilmente reperibili. È vero il contrario: le informazioni pertinenti sono scarse e generalmente imprecise in quasi tutte le discipline cui dobbiamo attingere; inoltre vi è un'ampia divergenza di opinioni e interpretazioni. In ogni caso riteniamo che un approccio multidisciplinare sia a priori preferibile, ben consci, tuttavia, di un serio svantaggio: è più facile commettere errori in settori di ricerca diversi dal proprio (ovviamente è possibile commettere errori anche nel proprio campo di ricerca, e saremo molto grati a coloro che ce li indicheranno). Oltre a ciò, è importante discernere le informazioni utili al nostro scopo, per esempio nell'ambito delle scienze archeologiche e storiche, così da aumentare la possibilità di loro integrazioni future.

Occorre evitare alcuni equivoci. È importante distinguere tra informazione genetica (relativa a caratteri ereditati in base alle rigorose regole mendeliane: dalle osservazioni sul DNA, a quelle sulle proteine o altre macromolecole mediante, ad esempio, test immunologici come per i gruppi sanguigni, ecc.) e dati di antropologia fisica in senso stretto (osservazioni di caratteri antropometrici e antroposcopici come la statura, misurazioni di ossa e denti, tratti qualitativi come il colore della pelle, ecc.). L'antropologia fisica ci ha permesso di scavare nel passato e pertanto, almeno in apparenza, è più interessante rispetto agli studi di genetica, che finora ci hanno fornito informazioni solo sulle popolazioni attuali. Questa situazione sta però cambiando in quanto si ripongono grandi aspettative nella possibilità di analizzare il DNA «fossile» nei reperti umani rinvenuti. Occorre comunque sottolineare che i dati dell'antropologia fisica *non* sono completamente affidabili ai fini di ricostruzioni storiche, perché possono subire cambiamenti a breve termine a opera della selezione naturale o a causa di modificazioni dirette del fenotipo. La selezione naturale può creare divergenze o convergenze in modi e direzioni che sono del tutto indipendenti dalla discendenza da un antenato comune, causando errori rilevanti nell'interpretazione storica; modificazioni dirette del fenotipo conducono a equivoci ancora peggiori. Viceversa i dati genetici, completamente esenti dal secondo tipo di errore, in genere non sono soggetti neppure agli errori del primo tipo. La ragione principale dell'assenza di distorsioni causate dalla selezione naturale è che molti, e probabilmente la grande maggioranza, dei caratteri genetici da noi studiati sono neutrali. Quindi, soprattutto quando si considera un elevato numero di dati genetici, è molto improbabile che convergenze o divergenze dovute all'effetto della selezione naturale diano luogo a intepretazioni errate.

È dunque fondamentale capire che i dati provenienti dall'antropologia fisica in senso stretto e quelli genetici sono soggetti a limitazioni diverse e forniscono informazioni differenti. Occorre anche ricordare la distinzione tra dati genetici (quali le frequenze di geni polimorfici che costituiscono la base del materiale considerato in questo libro) e cambiamenti associati a mutazioni che si osservano a livello individuale, come quelli desunti dall'analisi del DNA mitocondriale, il cui studio è molto meno esteso. L'interpretazione dei due tipi di informazione genetica si basa su metodologie diverse, come diverse sono le conclusioni che si ottengono: nel primo caso si considerano le popolazioni, nel secondo invece singoli individui o gruppi di individui, che non si possono equiparare a popolazioni.

8.2 GENETICA E STORIA EVOLUTIVA DELL'UOMO

Una volta premessi gli opportuni «distinguo», l'uso dei dati genetici per ricostruire quella che è, nel senso più ampio del termine, la storia dell'uomo ha l'attrattiva di portare in campo dati affidabili là dove l'informazione è scarsa o del tutto inesistente. I dati genetici sono altamente riproducibili e inoltre, se necessario, la dimensione del campione può essere incrementata allo scopo di ridurre l'errore statistico. In seguito possono comunque presentarsi alcune difficoltà di interpretazione. A volte comprendere l'evoluzione dei dati genetici è cosa semplice, ma questo non è sempre vero e quando si è interessati, come nel nostro caso, a una interpretazione di tipo storico, ci si può trovare sopraffatti dalla complessità e dalla molteplicità delle spiegazioni possibili. Disporre di dati affidabili è un ottimo punto di partenza, ma la loro interpretazione può ancora soffrire a causa di una ricerca storica poco approfondita: contrariamente a quanto accade nelle scienze sperimentali più note, gli eventi a cui siamo interessati non possono essere riprodotti, per cui l'interpretazione di dati pur oggettivi può essere comunque controversa. Nonostante questo, la raccolta e l'uso di informazioni genetiche su popolazioni di interesse storico tendono a fiorire e vanno incoraggiati. Fortunatamente sono numerosi gli scienziati che si occupano di raccogliere informazioni genetiche su varie popolazioni allo scopo di conoscerne le origini. L'interesse per gli studi genealogici, assai comune, corrisponde a consuetudini e inclinazioni profondamente radicate nell'uomo: se non fosse così non esisterebbero le migliaia di pubblicazioni che rendono possibile la compilazione di opere come questa. Chi di noi ha raccolto dati genetici sa che si tratta di un lavoro assai impegnativo; siamo quindi molto grati a tutti questi scienziati, alcuni dei quali (in particolare A.E. Mourant e i suoi collaboratori) hanno letteralmente dedicato la vita a questa impresa.

Com'è naturale, dobbiamo riconoscere umilmente i limiti e le lacune, forse impossibili da eliminare, presenti nel nostro tentativo di ricostruire la storia genetica delle popolazioni umane. Lo scienziato di laboratorio, abituato a ricercare una soluzione ai problemi definendoli chiaramente e impostando di conseguenza un esperimento appropriato, può ritenere poco interessanti i problemi storici, dal momento che in relazione a essi è molto più difficile operare scelte radicali all'interno di una varietà di spiegazioni possibili. Lo storico non può progettare esperimenti strettamente controllati per saggiare diverse ipotesi in modo non ambiguo; eppure egli troverà sempre indizi che gli permetteranno di sostenere ragionevolmente le sue conclusioni. Inoltre, dal punto di vista intellettuale, è molto stimolante tentare di avvicinarsi alla soluzione di un enigma così complicato ricostruendone gli elementi a partire da diverse fonti di conoscenza e introducendo a ogni passo nuove informazioni.

Alcune conclusioni specifiche raggiunte in questo libro sono originali o differiscono in parte da quelle che altri hanno esposto in precedenza. Il lavoro di ricerca necessario per poter essere sicuri di aver considerato adeguatamente tutte le opinioni e tutti i dati precedenti è stato arduo, e ci scusiamo con quegli autori che, per una ragione o per l'altra, non sono stati citati o le cui idee non sono state prese nella giusta considerazione. Il nostro sforzo è stato quello di condurre un'indagine completa per analizzare senza preconcetti una mole enorme di materiale. Abbiamo attribuito priorità all'analisi dei dati, piuttosto che alle interpretazioni fornite in precedenza da altri studiosi; nonostante ciò possiamo aver trascurato una parte dei dati esistenti. È stata considerata di massima importanza la necessità di usare il maggior numero possibile di geni, e questo ci ha indotti a scegliere il metodo piuttosto innovativo di effettuare confronti basati non sempre sugli stessi geni. In pratica però, la maggior parte dei geni, o molti di essi, sono gli stessi per quasi tutte le popolazioni, in quanto alcuni polimorfismi sono stati studiati più frequentemente di altri. Questo approccio ha una sua giustificazione se il campione di geni usato è sufficientemente numeroso così da poter essere considerato casuale. È difficile stabilire in modo rigoroso fino a che punto siamo arrivati a soddisfare tale requisito, ed è questo uno dei motivi che limitano la validità dei nostri risultati: potranno comunque essere verificati da ricerche future. Se avessimo cercato di confrontare le popolazioni limitandoci all'uso dei geni studiati in ciascuna di esse, in molti casi il numero di geni utilizzabili si sarebbe ridotto in modo tale da non risultare accettabile. In ogni caso, i dati che abbiamo raccolto rimangono a disposizione e potrebbero essere analizzati mediante approcci differenti.

Non riteniamo ovviamente che tutte le nostre interpretazioni siano corrette: anzi alcune sono addirittura provocatorie, e le proponiamo perché si effettuino ulteriori analisi con altre tecniche o, meglio ancora, con un numero maggiore di dati. Da quando abbiamo concluso la nostra raccolta di dati sono state pubblicate nuove informazioni genetiche, e molte altre saranno disponibili in futuro. In ambito scientifico, nessuna nuova ipotesi viene ritenuta valida se non è stata confermata in maniera indipendente almeno in un altro laboratorio. Prima di accettare alcune delle nuove interpretazioni che abbiamo proposto, altri scienziati potrebbero voler effettuare proprie indagini: questa è la buona tradizione scientifica. È difficile prevedere quante e quali delle nostre conclusioni saranno confermate nel lungo periodo; anche se, nella peggiore delle ipotesi, molte di esse venissero smentite (abbiamo peraltro utilizzato procedimenti statistici che dovrebbero rendere minima tale probabilità), riterremmo che queste interpretazioni, per quanto errate, abbiano comunque reso un servizio alla scienza, perché la loro chiara formulazione avrà stimolato altri studiosi a controllarle e a correggerle, ove necessario. I dati genetici offrono il grande vantaggio di poter essere aumentati a piacere o quasi, almeno fintanto che rimangano individui delle popolazioni in questione o campioni del loro materiale ereditario. Un altro vantaggio è la possibilità di saggiare la significatività statistica delle conclusioni. Non sono molte le scienze storiche che, come l'archeologia e la linguistica, possono godere di tale superiorità in ugual misura.

Quando è parso necessario o particolarmente istruttivo, abbiamo cercato di chiarire le incertezze legate ad alcune affermazioni preferendo sottolineare, anziché ignorare, conclusioni precedenti che si sono rivelate errate, incluse le nostre.

8.3 DIFFERENTI METODI DI ANALISI GENETICA A CONFRONTO

Per l'analisi genetica abbiamo usato diversi metodi: alberi filogenetici, mappe delle componenti principali, mappe geografiche riferite a singoli alleli o mappe sintetiche che riassumono le informazioni di molti alleli, correlazioni tra distanze geografiche e distanze genetiche sotto forma di variogrammi standardizzati, e altri ancora. Metodi diversi sono stati sviluppati in tempi troppo recenti per poter essere applicati sistematicamente ai nostri dati. Tra questi è promettente l'analisi delle barriere genetiche (Barbujani e Sokal, 1990), che si è dimostrata utile per indicare le correlazioni con le barriere fisiche e linguistiche. Tuttavia questa analisi non è adatta a generare barriere chiuse, ovvero a delimitare regioni. Questa richiesta è peraltro difficile da soddisfare, poiché una barriera è definita da un cambiamento molto brusco della pendenza di un gradiente, e questa condizione non si verifica necessariamente in ogni direzione intorno a una data regione. Un'altra tecnica statistica che ha raggiunto un certo grado di sviluppo (Sokal e Oden, 1978; Sokal, 1979; Sokal e Menozzi, 1982; Sokal e Wartenburg, 1983; Sokal e coll., 1986, 1989) prevede lo studio dell'autocorrelazione spaziale. Abbiamo limitato il nostro studio alla correlazione tra distanze genetiche e distanze geografiche, utilizzando variogrammi standardizzati. L'analisi dell'autocorrelazione nello spazio è in linea di principio uno studio statistico delle mappe geografiche; le mappe sono comunque di lettura più semplice e mettono in evidenza un maggior numero di particolari. Lo studio dell'autocorrelazione si aggiunge utilmente alle altre analisi per saggiare la significatività statistica di strutture geografiche previste da modelli teorici (Sokal e coll., 1991).

Può essere di qualche interesse riassumere la logica che abbiamo adottato nell'interpretazione dei metodi, sulla base della nostra esperienza comparativa. Nessun metodo di per sé è completamente adeguato: molto più utile è l'analisi degli stessi dati con metodi diversi, in quanto ciascuno di essi integra le informazioni degli altri (tuttavia alcuni metodi risultano più raccomandabili di altri a seconda della natura delle questioni che si vogliono affrontare).

Gli alberi filogenetici, nonostante i loro limiti, sono in ogni caso molto utili. I problemi principali sorgono nella scelta del metodo per la loro costruzione, mentre la scelta del tipo di distanza genetica da usare non è troppo critica. Abbiamo descritto, seppur brevemente, molti modi diversi per costruire gli alberi. Ci siamo avvalsi in particolare del procedimento denominato *average linkage* (UPGMA, par. 1.12.b) in quanto, dovendo trattare un numero elevato di popolazioni, è il più veloce e fornisce risultati simili a quelli che si ottengono con il metodo di massima verosimiglianza. Esso corrisponde a uno specifico modello evolutivo: indipendenza dei rami (assenza di convergenza o divergenza selettiva e di mescolanza) e tassi evolutivi costanti. In casi particolari entrambe le assunzioni potrebbero rivelarsi errate: da ciò derivano le limitazioni di questo metodo. Neppure l'uso di altre tecniche di costruzione degli alberi migliorerebbe necessariamente la situazione: per esempio i metodi di massima parsimonia non hanno una solida giustificazione teorica quando si studiano le frequenze geniche. Potrebbe essere meglio ricorrere a metodi basati sul principio di «evoluzione minima», che forniscono risultati analoghi benché non identici; tuttavia il metodo più semplice da usare in pratica (*neighbour joining*; Saitou e Nei, 1987) deve essere saggiato mediante numerose simulazioni perché se ne possa valutare appieno l'utilità. In ogni caso, questa tecnica ha gli stessi inconvenienti presentati dai metodi di massima parsimonia, in quanto non corrisponde a una specifica ipotesi evolutiva da saggiare.

Altre difficoltà nascono dall'esigenza di disporre di un buon numero di dati per ottenere risultati significativi, e dal problema di valutarne appunto la significatività. Negli ultimi anni il metodo del *bootstrap* ha fornito un contributo molto valido all'analisi degli alberi, in quanto permette non solo di saggiare la significatività dei segmenti e dei nodi dell'albero, ma anche di mettere in evidenza le possibili mescolanze. La lunga procedura necessaria per confrontare gli alberi ottenuti da molti ricampionamenti della matrice delle distanze è stata semplificata da un algoritmo sviluppato da E. Minch (non pubblicato). Esso, per inciso, conferma che i nostri dati relativi all'albero delle popolazioni di tutto il mondo lasciano incerto l'ordine di separazione di Nuova Guinea, Australia e Asia sudorientale. Tale questione richiede comunque ulteriori studi. L'altro problema che può complicare l'interpretazione degli alberi, la convergenza dovuta a selezione, genera minori difficoltà rispetto a quelle prodotte dalle mescolanze di popolazioni. La genetica molecolare, rendendoci possibile la conoscenza di alleli ancestrali, incomincia a fornirci alcune informazioni, anche se altro lavoro sarà necessario prima che si possa disporre di un insieme di dati adeguato.

La rappresentazione bidimensionale delle prime due componenti principali è un utile supplemento alle informazioni fornite dall'albero. Soprattutto (ma non esclusivamente) per il modo in cui le abbiamo calcolate, ovvero dalle distanze genetiche e non dalle correlazioni tra le frequenze geniche, le componenti principali tendono a fornire risultati simili a quelli degli alberi e la teoria (Cavalli-Sforza e Piazza, 1975) prevede proprio questo. Le componenti principali però sono più flessibili (basandosi su un numero maggiore di parametri) e sembrano talvolta dar luogo a interpretazioni più sensate (in casi resi difficili dalla scarsità o dalla complessità dei dati) di quelle indicate dagli alberi. Ovviamente questa è un'impressione soggettiva, ma l'esperienza insegna a non disdegnare il buonsenso quando si accettano conclusioni tratte dall'applicazione di metodi statistici.

Sembra ragionevole ritenere che gli alberi consentano di esprimere meglio l'informazione di tipo storico, poiché nella loro interpretazione evolutiva rappresentano in effetti una sequenza temporale di fissioni. I grafici bidimensionali delle componenti principali descrivono invece informazioni geografiche; spesso infatti risultano simili alle mappe geografiche delle popolazioni, sebbene distorte in modo caratteristico.

Un'elevata somiglianza tra i risultati deducibili dagli alberi e dalle componenti principali potrebbe far pensare a un paradosso o addirittura a una contraddizione, ma questa è solo apparente in quanto, a un tale livello di approssimazione, la storia e la geografia sono tra loro altamente integrate.

Non abbiamo studiato in alcun modo la correlazione tra i grafici bidimensionali delle componenti principali e la geografia, benché esistano metodi ben noti adatti a tale scopo (giustamente definiti «di Procuste»; Schönemann e Carroll, 1970; Lalouel, 1973). Di solito la correlazione con la geografia è evidente e, quando non lo è, non si ottiene molto di più cercando di imporla ai dati e misurarla; un'analisi simile può essere condotta in modo più sintetico studiando la correlazione tra le distanze genetiche e quelle geografiche. Per quasi tutte le mappe geografiche delle frequenze geniche abbiamo eseguito l'analisi dei «variogrammi», che mostra come la distanza genetica aumenti in funzione della distanza geografica; questa rappresentazione sostituisce quella introdotta da Morton (1982; Morton e coll., 1971, 1982) di una relazione inversa tra similarità genetica e distanza geografica. Entrambe le rappresentazioni sono caratterizzate da un segmento iniziale lineare (crescente in un caso, decrescente nell'altro) e da un asintoto. Abbiamo calcolato i variogrammi «standardizzati» per ogni singolo gene al fine di mettere in evidenza possibili eterogeneità: queste esistono e concordano con altre osservazioni fatte sugli stessi geni, ma risultano meno rilevanti del previsto. Molti variogrammi non sono lineari perché le informazioni relative a quel particolare gene non sono sufficienti, oppure perché la struttura della variabilità geografica è lontana da quella attesa in condizioni di equilibrio. Nella maggior parte dei casi, tuttavia, i dati sono sufficienti, oppure sufficiente è stato il tempo trascorso da quando si sono verificate le più importanti migrazioni del passato, perché la distanza genetica aumenti con la distanza geografica in maniera costante.

Nei casi difficili, può essere utile l'analisi della matrice delle distanze genetiche. Una matrice delle distanze molto grande può sembrare intrattabile, ma la difficoltà può essere ridotta di molto ordinando le popolazioni in base alla topologia di un albero. Una matrice «buona», con una buona *treeness* (cioè senza popolazioni mescolate e senza notevole discrepanza tra i tassi evolutivi, si veda il par. 1.12.g), mostrerà una struttura a blocchi rettangolari e triangolari, di cui abbiamo visto alcuni esempi. Le peculiarità dovute a mescolanze, o ad altri fattori, possono evincersi come deviazioni relativamente semplici da questa struttura a blocchi. Nella matrice, i valori di riga e colonna associati a popolazioni mescolate risulteranno generalmente più bassi, anche se è necessaria una verifica specifica dell'ipotetica mescolanza. La più semplice si limita all'esame della popolazione mescolata e delle due probabili popolazioni ancestrali, ma la maggior parte dei metodi esistenti si propongono di tener conto delle fonti di errore meno importanti, ignorando quelle rilevanti (ad esempio l'esistenza di più di due popolazioni ancestrali): di qui la necessità di lavorare ancora alla questione.

Si ritiene in genere che la matrice delle distanze, contrariamente alle rappresentazioni degli alberi e delle componenti principali, raccolga tutte le informazioni, ma questo non è del tutto vero in quanto geni diversi possono condurre a conclusioni evolutive differenti, e le distanze genetiche, calcolate come medie di distanze riferite a singoli geni, possono nascondere questa realtà. Fortunatamente sono pochi gli elementi che inducono a giudicare importante questo fenomeno, tuttavia essi non sono stati cercati in maniera sistematica.

Le mappe geografiche dei singoli alleli offrono uno strumento visivo per apprezzare l'estensione e i particolari della variabilità genetica. Abbiamo scelto di estendere al massimo l'uso delle mappe, anche quando alcune zone delle aree considerate risultavano scarsamente studiate sotto il profilo genetico: pertanto i valori sono stati estrapolati da quelli delle zone limitrofe.

Le mappe geografiche delle singole frequenze geniche sono state costruite come necessario fondamento per il calcolo delle mappe sintetiche; è interessante notare che la struttura genetica che si osserva in queste ultime si può prevedere studiando le mappe geografiche dei singoli alleli. Questo ovviamente non deve sorprendere. Le mappe sintetiche sono molto più efficaci di quelle dei singoli geni nel fornire un'immagine visiva dal cui esame si possono riconoscere piuttosto accuratamente l'origine e la direzione dei movimenti delle popolazioni umane, oppure la localizzazione di popolazioni isolate. Purtroppo le mappe sintetiche non forniscono indicazioni dirette sui tempi in cui questi processi si sono verificati: si possono però ottenere informazioni indirette. Benché in questo ambito le simulazioni siano ancora molto limitate (Sgaramella-Zonta e Cavalli-Sforza, 1973; Rendine e coll., 1986), quelle esistenti mostrano tuttavia che il fattore più importante delle principali migrazioni è il rapporto tra il numero degli immigrati e quello delle persone precedentemente insediate. Questo fattore si riflette sul rango della componente principale: la prima è la più importante, e la sua importanza relativa è determinata da fattori demografici, come la densità finale della popolazione migrante e di quella precedente la migrazione. Le discontinuità genetiche locali (massimi e minimi assoluti o relativi) osservate nelle mappe sintetiche sono condivise da più geni e sono pertanto la probabile conseguenza di una deriva genetica locale. I gradienti osservati nelle mappe sintetiche sono perlopiù il risultato di migrazioni importanti (spesso espansioni di popolazioni). Studi di simulazione hanno mostrato che occorrono millenni perché migrazioni locali successive appiattiscano un gradiente generato da un'importante migrazione precedente. L'accuratezza della localizzazione dei massimi e dei minimi dipende dalla risoluzione della mappa, ovvero dall'unità di distanza geografica usata nell'interpolazione dei diversi punti, che solitamente è di uno o più gradi.

Mediante le mappe sintetiche si possono individuare tre fenomeni principali.

1) In una mappa sintetica, l'espansione da un centro di diffusione si può osservare se, all'inizio, la popolazione in espansione era geneticamente diversa da quella che viveva nell'area di arrivo. Se il centro di diffusione non è molto esteso, la sua localizzazione geografica può essere accurata: la maggioranza delle migrazioni «demiche» (di popolazioni) trovate nelle mappe sintetiche di ordine superiore sembra essere associata a espansioni di popolazioni paleolitiche o neolitiche, oppure di entrambe. La densità di popolazione era molto bassa durante il Paleolitico, quindi l'effetto della deriva genetica fu estremamente elevato; le differenze genetiche principali si stabilirono durante questo periodo, ovvero più di 10 000 anni fa. Nel Neolitico, l'introduzione dell'agricoltura favorì un sostanziale aumento della densità di popolazione, raramente raggiunto in tempi successivi: in un solo millennio, a volte in pochi secoli, si verificarono incrementi di un fattore 10 o 100. È dunque lecito ritenere che le strutture genetiche osservate nelle mappe sintetiche di ordine superiore si siano determinate principalmente nel Paleolitico e nel Neolitico, te-

nendo presente che tali strutture hanno potuto anche resistere a successivi cambiamenti.

In ogni caso, per spiegare le componenti principali di ordine superiore è necessario chiamare in causa fenomeni demografici rilevanti: in termini di rapporto tra densità della popolazione immigrata rispetto a quella della popolazione residente, le epoche più remote hanno chiaramente un peso maggiore, e sono proprio quei fenomeni migratori che vengono generalmente identificati nelle mappe sintetiche. Si potrebbe parafrasare questa conclusione dicendo che le strutture genetiche più evidenti sono state determinate dagli eventi più antichi. Questa è una indicazione molto grossolana per affrontare la questione relativa alla datazione dei fenomeni che stanno alla base delle strutture genetiche riscontrate nelle mappe sintetiche, ma è l'indicazione più precisa che possiamo offrire.

2) Le aree locali scure o chiare di una mappa sintetica indicano il differenziarsi di una popolazione locale da quelle vicine, probabilmente per effetto della deriva genetica. Se questa divergenza locale iniziale fosse stata seguita da un aumento della popolazione (forse insufficiente a determinare una vasta espansione), in assenza di immigrazione dall'esterno, si dovrebbe osservare un massimo oppure un minimo locale, perlopiù secondario, non necessariamente accompagnato dall'indicazione di un'espansione da questo punto. I Baschi e i Lapponi in Europa ne costituiscono gli esempi più lampanti. Altri esempi sono rappresentati dalle aree locali scure e chiare nella seconda e terza mappa sintetica dell'Italia. L'area scura a nord di Roma, che corrisponde geograficamente all'antica Etruria, può riflettere una minore crescita della popolazione locale determinata dall'alto livello di cultura agricola e di organizzazione sociale raggiunto dagli Etruschi nella prima metà del I millennio a.C. La differenza genetica iniziale può essere stata prodotta sia da inincrocio locale che da deriva genetica, oppure dall'immigrazione in quest'area di popolazioni provenienti da altre zone. Antiche leggende suggeriscono quest'ultima ipotesi; informazioni più concrete potrebbero essere desunte dai dati genetici relativi alle popolazioni delle possibili zone di origine, oppure dalla tipizzazione genetica di ossa classificate come etrusche. Un aumento molto probabile della popolazione etrusca nel periodo del suo sviluppo maggiore, accompagnato e seguito da un possibile isolamento genetico, sarebbe stato sufficiente per permettere la conservazione delle tracce di questo isolato genetico. In altri casi, come ad esempio è avvenuto per i Liguri negli Appennini settentrionali, la conservazione delle differenze genetiche potrebbe semplicemente essere il risultato del maggiore isolamento di una popolazione originaria confinata in vallate circondate da montagne pressoché inaccessibili. Per distinguere questa interpretazione da quella di una successiva differenziazione dovuta all'effetto della deriva genetica locale, potrebbero essere utili considerazioni di carattere demografico. Ogni caso può richiedere un'analisi a sé, tenendo presente che le dimensioni della popolazione e la struttura delle migrazioni sono i fattori determinanti.

3) Sebbene le espansioni siano perlopiù conseguenza di «esplosioni» demografiche, potrebbe verificarsi anche il fenomeno opposto dell'«im-

plosione»: ad esempio una capitale può attirare immigranti da una vasta area. In precedenti mappe sintetiche dell'Europa (Menozzi e coll., 1978 *a*) – ma non in quelle attuali, ottenute con un metodo di interpolazione che smussa maggiormente le differenze – nelle aree approssimativamente corrispondenti a Parigi e Londra si potevano individuare zone di densità e colore particolari, simili alle densità e ai colori delle zone di origine delle popolazioni immigrate. Le migrazioni verso le capitali non si verificano necessariamente dalle aree limitrofe, ma piuttosto da aree lontane più povere: per Londra dalle regioni settentrionali delle isole britanniche, per Parigi dalla Francia meridionale. Pertanto, quando la risoluzione è adeguata, le capitali possono apparire come un'isola di colore diverso rispetto alla regione immediatamente circostante. Nella mappa dell'Italia, Roma, la capitale attuale, e Napoli, l'antica capitale del sud, si distinguono dal resto del paese.

L'interpretazione particolareggiata delle mappe sintetiche richiede conoscenze storiche e archeologiche. Non mancano mappe archeologiche dei manufatti, con indicazioni sui contatti tra popolazioni e forse anche sui movimenti migratori, ma sono generalmente incomplete o poco dettagliate, e risultano dunque poco adatte al nostro scopo. La dispersione dei manufatti più interessanti in innumerevoli musei e la scarsa conoscenza circa la loro esatta origine e datazione sono tali da rendere auspicabile anche se faticosa l'elaborazione di mappe più precise.

8.4 IL FUTURO DI QUESTA RICERCA

Poiché le sintesi che concludono i vari capitoli, dal 2 al 7, rendono superfluo un compendio generale, è più utile dedicare un po' di spazio a discutere il futuro della ricerca in questo campo, concentrando in particolare l'attenzione su quali dati sia necessario raccogliere.

La grande speranza è che il materiale paleoantropologico contenga ancora DNA non frammentato sufficiente per essere analizzato con le tecniche più recenti (Pääbo e coll., 1989). Purtroppo il materiale che può essere esaminato in questo modo è davvero scarso: nel momento in cui scriviamo queste righe, l'esempio più promettente si riferisce a una tribù indiana sconosciuta che viveva vicino a Windover, in Florida, tra 7000 e 8000 anni fa. Sono stati rinvenuti i resti dei corpi di 91 individui deceduti nell'arco di un periodo di mille anni, probabili vittime di sacrifici cerimoniali. La scoperta è stata fatta in una torbiera sommersa da acqua ad alto contenuto salino e con pH quasi neutro: queste condizioni hanno permesso un'eccellente conservazione del DNA di parecchi cervelli, che si è potuto amplificare mettendo in evidenza diversi tipi di reazioni *HLA*-specifiche (Doran e coll., 1986; Pääbo e coll., 1988). Poiché tuttavia in queste condizioni il DNA può risultare frammentato, sino ad oggi l'attendibilità di informazioni ottenute da materiale molto antico è piuttosto incerta. Studi di questo tipo possono risultare estremamente interessanti, ma è troppo presto per determinare se sia possibile trovare materiale in analogo stato di conservazione relativo a individui, località e tempi diversi.

La metodologia dell'analisi statistica è ancora lontana dall'essere perfetta; nessun metodo può singolarmente fornire risposte esaurienti. Confidare nei risultati di un unico metodo è rischioso quanto fidarsi delle conclusioni tratte da un singolo gene. Circa i metodi da preferire, le idee preconcette sono molte, spesso non espresse e in gran parte ingiustificate. Abbiamo esposto le ragioni che ci hanno indotto a preferire alcuni metodi piuttosto che altri, ma riteniamo anche indispensabile provarne diversi e confrontare i risultati, tenendo in considerazione le peculiarità di ciascuno di essi. I principali progressi che possiamo auspicare riguardano lo sviluppo di metodi di ricostruzione evolutiva basati su reti (alberi con mescolanze piuttosto che successioni di fissioni binarie) e di ulteriori test statistici basati sul metodo del *bootstrap*.

L'analisi genetica delle popolazioni umane è oggi a un bivio per due ragioni importanti. La prima è che un certo numero di popolazioni di notevole interesse sta scomparendo rapidamente: esse non sono in pericolo fisico, ma i mutamenti delle condizioni di vita e l'apertura allo sfruttamento e/o allo sviluppo di vaste aree alterano in modo rapido e irreversibile i mondi tribali che ancora sopravvivono in ogni continente. La scomparsa degli antichi stili di vita distrugge le vecchie comunità e la loro dispersione ne rende impossibile lo studio delle caratteristiche genetiche, in quanto solo per alcuni marcatori (del DNA mitocondriale e di parte del cromosoma Y) l'identità genetica non viene profondamente distorta da matrimoni misti con membri di altre comunità. Da una dettagliata indagine condotta da Grimes (1984) risulta che il numero di comunità linguistiche al limite dell'estinzione è molto alto: probabilmente all'estinzione delle lingue seguirà, prima o poi, quella dell'identità tribale.

La seconda ragione è che negli ultimi anni i metodi di analisi di laboratorio sono cambiati quasi radicalmente. I dati utilizzati in questo volume si riferiscono per la maggior parte a polimorfismi «classici». Benché questi metodi siano ancora utilizzati, tuttavia la loro diffusione è destinata a diminuire in favore di nuove tecniche che presentano anche il vantaggio di essere notevolmente semplificate e standardizzate, cosicché nel giro di pochi anni potranno essere automatizzate in parte o totalmente. Il numero e il tipo di geni che potrebbero essere usati è limitato soltanto dalla disponibilità finanziaria, che rappresenta un fattore d'importanza decisiva. Oggi l'analisi del DNA permette opzioni così varie che il numero e il tipo di geni da utilizzare sono oggetto di scelte importanti. Per quanto riguarda la quantità di geni, i nostri risultati empirici indicano che 50 polimorfismi (alleli indipendenti, possibilmente di molti loci) rappresentano la quantità minima nei casi di costruzione di alberi filogenetici semplici, ma non sono sufficienti per quelli con un numero molto alto di popolazioni. In quest'ultimo caso non è detto che anche 100 o più alleli possano risolvere tutti i problemi di costruzione degli alberi, ma permettono una ricerca senz'altro più accurata, e sono anzi necessari per trattare alberi di grandi dimensioni. Se gli alberi risultano complicati dalla presenza di popolazioni miste, possono essere necessari anche più di 200 alleli: quando abbiamo usato un numero basso di polimorfismi (50 o anche meno) si sono ottenuti risultati poco attendibili. Il grado di risoluzione dipende dal loro numero.

Con le nuove tecniche molecolari si possono scegliere polimorfismi particolari con un gran numero di alleli, non tuttavia tanto numerosi da pregiudicare la distinzione tra alleli diversi (si faccia riferimento alla discussione che segue). Nel determinare il numero totale di polimorfismi bisognerebbe anche cercare di bilanciare il numero di loci e il numero di alleli. La scelta di pochi loci con troppi alleli (come, ad esempio, nel caso in cui si utilizzi il solo sistema *HLA*, oppure un solo locus quale il DNA mitocondriale) non mette al riparo dall'eventuale presenza di possibili peculiarità di questi sistemi genetici. Inoltre, dal punto di vista statistico, l'aggiunta di un allele in un sistema multiallelico non è così efficace come l'aggiunta di un nuovo locus biallelico (Pamilo e Nei, 1988).

Ovviamente, anche se si possono ottenere risultati soddisfacenti con 100 polimorfismi, è meglio usarne di più. Le nuove metodologie molecolari si prestano a essere automatizzate: l'automazione, che è in fase di sviluppo soprattutto sotto la spinta del Progetto Genoma Umano (*Human Genome Project*), unita alla possibilità di usare nuovi tipi di polimorfismi del DNA (un compendio si può trovare in Bowcock e Cavalli-Sforza, 1991), dischiude nuovi orizzonti e consente, fra l'altro, di scegliere geni diversi a seconda delle popolazioni da confrontare. Per i nostri scopi (popolazioni lontane) preferiamo geni con tassi di mutazione piuttosto bassi, in quanto ci attendiamo un numero di alleli inferiore, il che diminuisce anche la probabilità di confondere alleli che potrebbero sembrare identici in base alla tecnica usata, ma che in realtà risultano originati da mutazioni diverse. Con il DNA si possono sequenziare, e in alcuni casi distinguere, mutazioni che con tecniche a bassa risoluzione sembrano simili ma non lo sono. Se la stessa mutazione ricorre più di una volta, è possibile distinguere eventi mutazionali differenti studiando polimorfismi vicini (aplotipi) a quelli nei quali si sono trovate tali mutazioni. Tuttavia questo metodo non è così sicuro come potrebbe sembrare, in quanto la conversione genica può trasferire in un altro aplotipo una mutazione o un segmento di DNA contenente più di una mutazione.

Piuttosto che cadere frequentemente nell'ambiguità dovuta alla ricorrenza delle mutazioni, è preferibile usare polimorfismi con tassi di mutazione bassi, facilmente identificabili dal loro esiguo numero di alleli. Preferire loci con pochi alleli non significa escludere il sistema *HLA*, che deve parte del suo polimorfismo (molti alleli) a una selezione per cui la diversità è favorita e non necessariamente ad alti tassi di mutazione. Sono invece esclusi molti sistemi «satelliti» del DNA (Jeffreys e coll., 1990), che presentano una varietà enorme di alleli, molti dei quali difficili da identificare con precisione. In realtà, si è dimostrato che alcuni di questi alleli sono generati da un alto tasso di mutazione. Per certi confronti, ad esempio tra popolazioni molto simili, potrebbe invece essere necessario un numero di alleli molto elevato. In questo caso ci si pongono domande simili a quelle tipiche della medicina legale (accertamento di paternità, identificazione di individui da cui provengono macchie di sangue o altre sostanze) o di ricerche particolari (identità di gemelli, concatenazione in alberi genealogici). In tutti questi studi (non solo in quelli di popolazioni) si vogliono usare sistemi genetici nei quali il numero di alleli non sia tanto elevato da rendere dubbia l'identificazione di bande così come vengono rivelate da una sonda in diversi individui. La localizzazione delle bande è soggetta a piccole variazioni, e quando le bande sono troppo numerose l'identificazione può risultare difficile. Il tasso di mutazione può essere tanto alto da generare molti mutanti che il metodo di rivelazione fa apparire identici o simili: per di più una mutazione somatica può far crollare l'interpretazione dei risultati (Bowcock e Cavalli-Sforza, 1991).

Le nuove metodologie di analisi a livello del DNA consentono di prelevare il materiale ereditario da un individuo e conservarlo in modo da poterlo esaminare in un secondo momento, con limitazioni minori di quelle incontrate per la conservazione e l'analisi dei marcatori classici. Mediante la «immortalizzazione» dei linfociti B (l'infezione di queste cellule mediante virus di Epstein - Barr provoca una loro moltiplicazione illimitata in coltura), si può assicurare una scorta potenzialmente infinita del DNA di un individuo. Le sole limitazioni note all'uso di tale DNA si riferiscono al riarrangiamento delle regioni di DNA che sintetizzano per le immunoglobuline ma, come già detto, il vantaggio principale dell'immortalizzazione è quello di fornire una riserva illimitata di materiale da analizzare. Per molte analisi, oggi è sufficiente una minore quantità di DNA, ed è possibile conservare per lunghi periodi quantità microscopiche di DNA così da poterle usare in seguito per i più vari tipi di test. Nelle condizioni attuali, dunque, è assolutamente possibile raccogliere *ora* campioni di sangue da popolazioni aborigene che corrono il rischio di scomparire, per conservare poi colture preferibilmente, ma non esclusivamente, linfoblastoidi.

Non si insisterà mai abbastanza sulla necessità di potenziare ogni sforzo diretto alla raccolta di campioni di sangue da popolazioni di un certo interesse, e alla loro conservazione in banche del DNA. Un'iniziativa in tal senso è stata intrapresa da uno degli autori (Cavalli-Sforza) in collaborazione con il professor K. Kidd del Dipartimento di Genetica della Yale University (Bowcock e coll., 1987; Cavalli-Sforza e coll., 1987), ma a causa dei limitati finanziamenti il numero di popolazioni «immortalizzate» finora è piuttosto esiguo. La tecnica per l'immortalizzazione, anche se non troppo elaborata, è relativamente costosa e richiede buona tecnologia, ma potrebbe essere eseguita in molti laboratori del mondo, anche nei paesi in via di sviluppo, dopo un adeguato addestramento del personale e un certo aggiornamento delle attrezzature. La principale limitazione consiste nella necessità del rifornimento di azoto liquido, non sempre disponibile al di fuori dei paesi sviluppati. Se però l'immortalizzazione venisse eseguita in laboratori ubicati in aree dotate di infrastrutture (ad esempio in Asia o nell'America meridionale), il problema del trasporto dei campioni di sangue potrebbe essere molto semplificato. Perché l'immortalizzazione abbia un'elevata probabilità di successo, i campioni di sangue devono raggiungere un laboratorio entro 48÷72 ore dal prelievo, ma la maggior parte delle popolazioni interessanti dal punto di vista genetico vive lontano dagli aeroporti internazionali, e in paesi in via di sviluppo in cui i laboratori attrezzati sono rari. L'immortalizzazione non è certo una tecnica economica: il costo minimo per 50 individui è di circa 10 000 dollari, a cui vanno aggiunti i costi per i prelievi e per la spedizione. Non è comunque necessario immortalizzare tutte le popolazioni esistenti, e questo costoso procedimento potrebbe essere riservato alle popolazioni eccezionalmente interessanti o uniche, che sono oggi poche centinaia. L'onere complessivo, che potrebbe essere condiviso da diversi laboratori (Cavalli-Sforza e coll., 1991), si aggirerebbe intorno al 2% dell'intero ammontare previsto per il Progetto Genoma Umano che, nella sua forma originaria, non prevedeva studi sulle variazioni individuali. Per soddisfare questa esigenza è in corso di sviluppo un'iniziativa denominata «Diversità del Genoma Umano» (*Human Genome Diversity*) (si vedano Cavalli-Sforza e coll., 1991; Roberts, 1991 e 1992): sappiamo che una parte del genoma varia molto da un individuo all'altro, e che l'informazione ivi contenuta è importante.

Da tutte queste considerazioni risulta evidente che non bisogna rimandare oltre uno studio collaborativo che potrebbe salvare dall'estinzione le informazioni relative alla storia genetica di *Homo sapiens sapiens.* Circa i criteri di selezione delle popolazioni abbiamo elaborato molte idee, alcune delle quali meritano di essere elencate (certe considerazioni sono rilevanti per la scelta degli individui e/o dei gruppi).

1) Informazioni dirette sul flusso genico all'interno di un gruppo sono estremamente importanti, meglio se particolareggiate. Generalmente queste informazioni sono disponibili solo per i periodi più recenti. I gruppi noti per accettare frequenti matrimoni esogamici, soprattutto se un coniuge è di origine completamente diversa, sono certamente candidati poco adatti per essere studiati.

2) Tranne che per casi molto rari, i figli di matrimoni esogamici (con un genitore esterno al gruppo) non dovrebbero far parte del campione, perché in molte parti del mondo l'esogamia è andata aumentando negli ultimi decenni. Richiedere che tutti gli antenati degli individui campionati appartengano al gruppo non è certo realistico, ma un criterio minimo di selezione potrebbe essere quello di includere soltanto gli individui che hanno entrambi i genitori nati nel loro stesso gruppo (sia esso tribù, villaggio o qualunque altra unità di raggruppamento). In alcuni casi questa regola potrebbe essere estesa ai quattro nonni.

3) Un processo di acculturazione molto accentuato è indice di contatti intensi con popolazioni vicine di diverso livello culturale, avvenuti forse in epoche antiche, che hanno favorito scambi genetici per lunghi periodi. Se possibile, si dovrebbero scartare campioni di questo tipo.

4) Popolazioni di dimensioni molto ridotte (da una a poche centinaia di individui) potrebbero aver subito un effetto della deriva genetica così marcato da causare una variazione bizzarra e drammatica delle frequenze geniche. Per questo motivo i gruppi numericamente esigui sono meno interessanti. Tuttavia alcuni tra questi, come ad esempio gli abitanti delle Isole Andamane, sono così unici che tutti gli adulti dovrebbero essere immortalizzati anche se sono solo cento o meno.

5) Per quanto possibile, si dovrebbe evitare di raccogliere campioni da

città, in quanto sono generalmente abitate da immigrati provenienti da aree e durante periodi non ben definiti. Nella maggior parte delle città, almeno sino a tempi recenti, non è mai stato possibile mantenere senza apporti esterni la dimensione della popolazione, che è rimasta costante oppure è aumentata quasi esclusivamente per effetto dell'immigrazione. Quindi le città forniscono campioni poco informativi dal momento che sono essenzialmente costituiti da immigrati di prima generazione o loro diretti discendenti.

6) Le aree rurali si prestano meglio di quelle urbane a un buon campionamento: è sempre auspicabile, e spesso possibile, un'analisi della storia locale.

7) Le aree che nel corso dei secoli hanno avuto il più basso tasso di immigrazione sono quelle più povere e isolate dal punto di vista geografico. È probabile che in tempi antichi vi si siano rifugiate popolazioni costrette dai nuovi invasori ad abbandonare i propri insediamenti originari: molte zone montuose che rientrano in questa categoria sono di notevole interesse, ma l'azione della deriva genetica (vedi punto 4) sconsiglia la loro scelta. Sarebbe quindi più opportuno selezionare il campione non da un singolo villaggio, ma da un'area più vasta e sufficientemente omogenea, quale può essere una valle con diversi villaggi, scegliendo pochi individui (anche soltanto uno per evitare situazioni di inincrocio) da ciascun villaggio. In questi casi studi demografici e onomastici sono particolarmente utili per identificare la distribuzione dei flussi genici.

8) Quando il sequenziamento di segmenti di DNA molto variabili diventerà una tecnica più diffusa, si potranno introdurre strategie più raffinate di campionamento delle popolazioni. Attualmente i dati riguardano soltanto alcune regioni del DNA mitocondriale e, in quantità più limitata, alcuni geni del sistema *HLA*. La diffusione di questa tecnologia rivoluzionerà la ricerca del settore quando si raggiungerà un livello più avanzato di automazione.

Sarebbe utile preparare un elenco delle popolazioni che meritano uno studio approfondito: si tratterà di un lavoro considerevole da svolgersi in collaborazione con gli antropologi. Quanto segue non costituisce un elenco, ma una serie di libere considerazioni sul tema, suddivise per continente.

Africa In Africa si dovrebbero studiare tutte le popolazioni del Sahara (alcune, come quelle della Libia meridionale e del Ciad settentrionale, sono pressoché inaccessibili da molti anni). Anche l'Etiopia e, in generale, l'Africa orientale richiedono studi approfonditi: particolare attenzione si deve prestare alle zone forestali dell'Etiopia occidentale e alle tribù di lingua omotica. Le popolazioni del Sudan meridionale, purtroppo sconvolte dalla guerra civile, sono di grande interesse. Meritano attenzione anche le possibili tracce di Khoisan e/o di popolazioni asiatiche nell'Africa orientale. Nell'Africa meridionale i Khoisan, che stanno lentamente scomparendo, non sono stati immortalizzati in numero sufficiente; alcuni gruppi di Pigmei potrebbero essere ulteriormente studiati. L'elevato numero di tribù presenti nell'Africa occidentale, centrale e meridionale offre possibilità illimitate di analisi: geneticamente assai simili, presentano tuttavia alcune differenze che potrebbero contribuire a comprendere come gli agricoltori si siano diffusi in quell'area. Altri gruppi composti da pochi individui, alcuni dei quali ancora cacciatori-raccoglitori, sono i probabili discendenti di più antiche popolazioni preagricole: la presunta origine sahariana di tribù di pastori dell'Africa subsahariana induce ad approfondire ulteriormente le possibili connessioni.

Asia In Asia vivono le due popolazioni più numerose, i Cinesi e gli Indiani, che insieme costituiscono circa metà della popolazione mondiale. Si tratta di due gruppi molto eterogenei dal punto di vista genetico. Alcune popolazioni indiane molto interessanti, denominate «australoidi» a causa dell'aspetto esteriore, potrebbero discendere da antiche popolazioni migrate dall'Africa verso l'Australia durante la diffusione di *Homo sapiens sapiens*: esigue e disperse, esse meritano un'analisi accurata, in quanto potrebbero essere simili ad altri gruppi (chiamati di solito Negritos) delle isole (in particolare le Andamane), della Malaysia e dell'Asia sudorientale insulare. Le numerose minoranze etniche della Cina, quasi tutte stanziate nelle regioni meridionali e alcune in quelle occidentali, sono studiate sistematicamente dall'«Academia Sinica» di Pechino. Queste minoranze sono caratterizzate dal fatto di aver mantenuto la propria lingua, ma potrebbero essere imparentate con molte popolazioni contigue, assorbite dalla cultura Han nel corso dei secoli. Per quanto riguarda questo continente, sorge il problema interessante di determinare il confine genetico tra l'Asia nordorientale e l'Asia sudorientale, e la relativa correlazione con le osservazioni archeologiche e paleoantropologiche. Non solo i Negritos, ma molte altre popolazioni dell'Asia sudorientale continentale e insulare, potenzialmente molto interessanti, sono state finora studiate pochissimo.

Le migrazioni verificatesi in Siberia negli ultimi secoli potrebbero rendere più difficile determinare le relazioni tra Siberiani e americani; tuttavia tutte le tribù che non hanno subito un'eccessiva acculturazione dovrebbero essere immortalizzate, così come occorrerebbe approfondire la possibile espansione di popolazioni provenienti dall'arcipelago giapponese. Infatti i gruppi che vivono nelle isole in vicinanza del Giappone e gli individui appartenenti alla casta giapponese più bassa, gli Eta, sono potenzialmente molto interessanti per verificare modelli d'interazione sociale e culturale, soprattutto se veramente questa condizione sociale si è trasmessa per via ereditaria.

L'Asia occidentale è considerata in genere come un crogiolo di popolazioni completamente alterato da guerre, invasioni e dal succedersi di imperi. Gli effetti di una conquista armata sono spesso trascurabili in termini di demografia genetica, a meno che non si verifichino genocidi di massa e consistenti migrazioni, forzate o spontanee, delle popolazioni conquistate. In ogni caso, zone montuose come il Caucaso e molte aree della Turchia dovrebbero essere studiate attentamente. Se le popolazioni dell'Iraq meridionale (gli «uomini delle paludi») potessero essere rintracciate dopo i recenti conflitti che hanno devastato il loro territorio, sarebbero particolarmente interessanti i loro collegamenti storici con i Sumeri.

Europa I Lapponi, poiché parlano dialetti distinti e i diversi gruppi presentano un differente grado di acculturazione e mescolanza con altre popolazioni scandinave, dovrebbero essere studiati separatamente. I Baschi dell'area basca centrale (Guipuzcoa) non sono stati studiati a fondo; popolazioni isolate dei Pirenei, delle Alpi, degli Appennini, dei Carpazi e, ancora, del Caucaso richiedono ulteriori analisi. In generale per tutti questi gruppi si potrebbero ottenere informazioni più complete conducendo studi paralleli di demografia, linguistica, genetica e indagini sui cognomi, come si è fatto per esempio per la Sardegna. Vi sono molti altri gruppi in Europa che meritano di essere studiati.

America, Australia, Nuova Guinea e isole del Pacifico In queste aree le popolazioni da analizzare sono davvero tantissime. I criteri per la scelta sono: dimensione non troppo ridotta; acculturazione minima; mescolanza minima (possibilmente assente) soprattutto con caucasoidi e africani, ma anche con altre tribù. Sarebbe meglio scegliere popolazioni che rappresentino diversi gruppi linguistici. Limitazioni notevoli impediscono di raggiungere molte popolazioni: le più interessanti sono le più difficili da campionare. Molto lavoro è stato eseguito personalmente e quasi in solitudine da Carleton Gajdusek in Nuova Guinea, sfortunatamente in un'epoca in cui non si sapeva che i globuli bianchi si potevano conservare: adesso potremmo avere i frigoriferi pieni di una collezione senza pari di campioni della Nuova Guinea.

Nelle righe che precedono abbiamo preso in considerazione soltanto il mondo tribale, ma meriterebbero di essere studiate anche popolazioni moderne sebbene il pericolo di una loro scomparsa sia minore e non sia necessario immortalizzarle. Molte di esse potrebbero essere campionate facilmente attingendo informazioni dalle banche del sangue, selezionando dalle liste dei donatori quelli di origine meglio definita.

8.5 EVOLUZIONE GENETICA E LINGUISTICA

Uno dei risultati più affascinanti delle ricerche che abbiamo esposto è stata la scoperta di importanti correlazioni tra l'albero evolutivo genetico e quello che si è capito dell'albero evolutivo linguistico: è ben noto che le lingue evolvono tanto rapidamente da rendere difficile risalire alle loro relazioni remote. Nessun linguista dubita dell'esistenza di rapporti filogenetici tra le lingue della famiglia indoeuropea; allo stesso modo la maggior parte delle altre famiglie linguistiche è stata ampiamente accettata, anche se sussiste qualche disaccordo circa la precisa delimitazione di ciascuna di esse. Le controversie più accese riguardano le lingue americane, come abbiamo detto in precedenza: un numeroso gruppo di americanisti statunitensi riconosce non meno di 50÷60 famiglie, tra le quali non sarebbe identificabile alcuna relazione (si veda il cap. 6). Greenberg (1987) invece, sviluppando idee inizialmente elaborate in parte da Sapir e Kroeber, raggruppa tutte queste lingue in un'unica famiglia, quella amerindia, distinguendola da altre due famiglie linguistiche dell'America del Nord, quella na-denè e quella eschimese.

Tra questi due punti di vista vi è evidentemente un profondo abisso e, dal momento che i metodi sui quali si basano sono molto diversi, sarà difficile colmarlo. Le nostre osservazioni sostengono in gran parte le teorie di Greenberg.

Il punto cruciale è: *perché mai dovrebbe esserci congruenza tra evoluzione genetica ed evoluzione linguistica?* Il motivo principale è che i due processi evolutivi, in linea di principio, seguono la stessa storia, la quale si può rappresentare, in modo più o meno semplificato, con una successione di fissioni della nostra specie. Quando due o più popolazioni si separano, inizia un processo di differenziazione sia dei geni sia delle lingue. Non è necessario assumere che i tassi evolutivi del processo genetico rimangano strettamente costanti lungo i diversi rami dell'albero; è sufficiente che sussista un'approssimativa proporzionalità (più in generale una relazione monotòna) tra i cambiamenti evolutivi accumulati nel tempo e il periodo trascorso, per cui più lontano è il tempo di separazione, più è probabile che la differenziazione sia maggiore. Non stiamo postulando un rigido orologio genetico: sebbene in prima approssimazione esso sia risultato valido per periodi lunghi, è probabile che risulti meno utile per periodi più brevi. Per l'evoluzione linguistica occorre postulare una simile assunzione di proporzionalità, ma, anche in questo caso, non è necessario che sia rigorosamente valido un reale «orologio linguistico». I tassi medi e i modi di cambiamento possono essere radicalmente diversi per i geni e per le lingue (e di fatto lo sono). Naturalmente è ragionevole attendersi che eventi successivi alle fissioni, quali sostituzioni di lingue e/o di geni, rendano il quadro più confuso; tuttavia la nostra conclusione è che questi eventi non hanno cambiato totalmente lo scenario. È probabile che siano storicamente più conosciute le sostituzioni di lingue, e ne abbiamo discusso alcuni esempi in precedenza. Le sostituzioni di geni causate da flusso genico sono più subdole e non così facilmente documentabili dal punto di vista storico, ma almeno possono essere saggiate a livello genetico sulle popolazioni moderne.

Esiste un modo complementare, ma non alternativo, per spiegare la congruenza tra evoluzione genetica e linguistica. È noto che i geni vengono trasmessi dai genitori ai figli e, come accennato in precedenza (par. 5.8), la cultura (inclusa la lingua) viene tramandata secondo una grande varietà di modi, uno dei quali (indicato come *trasmissione verticale*) è molto simile a quello della trasmissione genetica, essendo diretto dai genitori ai figli. I caratteri culturali così trasmessi tendono a mantenersi pressoché stabili tanto quanto quelli genetici. Sebbene siano scarse le informazioni sulle modalità di insegnamento della lingua, è molto probabile che tale compito ricada principalmente sui genitori, soprattutto in società tradizionali in cui non esistono scuole e il numero di coetanei è esiguo a causa delle dimensioni ridotte della popolazione. Per una società tradizionale, quella dei Pigmei africani, sembra provato che i genitori siano responsabili della trasmissione di circa il 90% dei caratteri culturali presi in esame (che non includevano tuttavia uno studio diretto della lingua; Hewlett e Cavalli-Sforza, 1986). Sembra inevitabile che i caratteri culturali trasmessi in modo verticale seguano da vicino la struttura del cambiamento storico dei geni e lo stesso si può dire della lingua. Nella società moderna questa correlazione è destinata a diminuire in seguito all'accresciuta importanza di altri meccanismi di trasmissione culturale che, diversamente da quello verticale, adottano cammini molto diversi e rendono più facile una diffusione orizzontale tra individui non imparentati fra loro. La scelta di limitare l'analisi alle popolazioni aborigene ha maggiormente accentuato il ruolo relativo delle società tradizionali, quindi della trasmissione culturale verticale.

In tali condizioni, la lingua non è l'unico carattere culturale che segue una trasmissione parallela a quella dei geni. Nella società moderna i genitori esercitano sui figli un'influenza più sottile, ad esempio nella trasmissione della religione e delle opinioni politiche (Cavalli-Sforza e coll., 1981; si veda anche il par. 5.8). Le religioni che non prevedono il proselitismo (ovvero quelle trasmesse non in maniera orizzontale ma quasi esclusivamente verticale), come quella ebraica, sono più probabilmente trasmesse con i geni. Non sorprende dunque che gli Ebrei abbiano mantenuto una somiglianza genetica considerevole all'interno del loro gruppo e con le popolazioni del Medio Oriente, alle quali sono legati da un'origine comune (Carmelli e Cavalli-Sforza, 1979; Cavalli-Sforza e Carmelli, 1979; Motulsky, 1980).

Nuova Guinea, Australia e America meridionale sono le zone nelle quali abbiamo riscontrato un accordo minimo o nullo tra geni e lingue. In queste aree, per un lungo periodo le condizioni di vita sono rimaste analoghe a quelle del Paleolitico e del Neolitico, anche se non può escludersi l'influenza di altri fattori. È molto semplice spiegare la mancanza di una precisa correlazione tra dati genetici e linguistici per le lingue austronesiane e non austronesiane in Nuova Guinea. La penetrazione austronesiana, limitata a pochi gruppi insediatisi sulle coste, ebbe luogo in un periodo tanto remoto che il quadro genetico fu successivamente confuso dalla sostituzione genica dovuta alla mescolanza con le popolazioni melanesiane vicine. Abbiamo fornito indicazioni circa il periodo di tempo necessario affinché una sostituzione genica sia tanto avanzata da non poter lasciare più traccia, e i tempi delle migrazioni austronesiane cadono certamente oltre questi limiti. Nell'America del Sud, le difficoltà derivano probabilmente da un'estrema differenziazione genetica, non correlata con le distanze geografiche, in questo caso elevate: una situazione difficile da spiegare e che si osserva molto raramente. In altre aree dell'America e della Melanesia la correlazione tra genetica e linguistica riemerge: forse l'uso di coefficienti di correlazione lineare non costituisce la scelta migliore (Cavalli-Sforza e coll., 1992).

Le discrepanze riscontrate nella correlazione tra lingue e geni nell'albero filogenetico del mondo si sono rivelate utili per individuare le cause storiche o genetiche dei casi eccezionali; tuttavia le conoscenze storiche non sempre sono sufficienti a spiegare tutte le possibili discrepanze che si potranno trovare in futuro. Ciò nonostante la correlazione generale da noi studiata e le correlazioni a livello locale individuate da molti autori in un certo numero di regioni geografiche possono definirsi ben fondate. È stata particolarmente illuminante la correlazione tra il ramo dell'albero filogenetico che comprende le popolazioni di Europa, Asia settentrionale e America e la superfamiglia linguistica del nostratico-euroasiatico-amerindio.

Stabilito il principio generale di una correlazione tra albero genetico e famiglie o superfamiglie linguistiche, si apre la possibilità di fare previsioni sui tempi e forse sui luoghi di origine delle famiglie e superfamiglie linguistiche e, infine, di completare l'albero evolutivo linguistico. In questo lavoro abbiamo fornito qualche esempio, ma un'applicazione rigorosa del principio richiede indagini specifiche. Tutto ciò conferma la validità di una previsione di Charles Darwin il quale, se anche non poteva immaginare le complicazioni dovute alle mescolanze genetiche e alle sostituzioni di lingue, si ispirò profondamente a considerazioni sull'evoluzione linguistica e alle sue analogie con l'evoluzione biologica, come risulta evidente dai numerosi commenti in proposito che compaiono nell'*Origine dell'uomo* (1871). Nel capitolo 14 dell'*Origine delle specie* (1859), Darwin scrive in particolare:

«... Se possedessimo una perfetta genealogia del genere umano, una disposizione genealogica delle razze dell'uomo offrirebbe la migliore classificazione delle varie lingue che oggi si parlano nel mondo; e se tutte le lingue estinte, e tutti i dialetti intermedi e lentamente modificatisi vi fossero inclusi, una tale sistemazione sarebbe l'unica possibile... ».

Questa affermazione ottimistica risulta oggi in larga misura corretta, sebbene le mescolanze tra popolazioni pongano dei limiti alla validità degli alberi sia genetici sia linguistici e richiedano l'elaborazione di modelli che contemplino alberi filogenetici con connessioni tra i rami (modelli di evoluzione reticolare). La nostra ricerca acquisterebbe ovviamente in rigore e in interesse, se l'indagine linguistica potesse stabilire in modo indipendente la propria filogenesi completa ad albero o a rete, perché allora il confronto tra filogenesi (ad albero o a rete) genetica e linguistica potrebbe essere ancor più convincente e significativo.

AGGIORNAMENTO PER L'EDIZIONE ITALIANA

Dalla pubblicazione dell'edizione americana di questo volume (avvenuta nel 1994) sono passati quasi quattro anni, ma l'aggiornamento della documentazione bibliografica risale a sei anni fa, che è un periodo molto lungo non tanto rispetto alle idee espresse nel libro che sembrano resistere bene al tempo, ma per i tipi di polimorfismi genetici che le nuove tecnologie della biologia molecolare ci stanno offrendo a un ritmo incalzante. Abbiamo ritenuto utile che il lettore di questa edizione italiana – condensata rispetto all'edizione originale nel numero delle mappe e priva delle tabulazioni dei dati originali (ma che include la mappa sintetica a colori della geografia genetica dell'Italia) – potesse assaporare quello che è stato fatto negli ultimi cinque anni grazie a un succinto sommario dei problemi affrontati nel testo che hanno ricevuto nuova luce. Potrà egli stesso constatare che nessuna delle conclusioni esposte in questo volume è stata smentita, ma, semmai, ulteriormente rafforzata da altri dati e differenti metodologie. L'osservazione nel paragrafo 1.6, che vanifica radicalmente l'idea di dividere la nostra specie in «razze» (argomento purtroppo sempre d'attualità, come dimostra la recente pubblicazione del volume d'ispirazione chiaramente razzista di Herrnstein e Murray, *The Bell Curve: the reshaping of American life by difference in intelligence*, 1994), è stata pienamente confermata dall'analisi di 109 polimorfismi del DNA in 16 popolazioni del mondo: la variabilità genetica tra individui della stessa popolazione è ben maggiore (84,4%) della variabilità tra continenti (10,8%) (Barbujani e coll., 1997).

ORIGINE DELL'UOMO ANATOMICAMENTE MODERNO (*Homo sapiens sapiens*)

Dove (geografia) L'albero filogenetico della figura 2.3.2 illustra il risultato che si ottiene considerando i cosiddetti polimorfismi «classici» prevalentemente esaminati in questo volume, ma tale struttura è stata recentemente confermata dall'analisi dei polimorfismi RFLP e dalle variazioni di sequenza del DNA mitocondriale (Stoneking, 1996), dall'analisi dei polimorfismi RFLP del DNA nucleare (Mountain e Cavalli-Sforza, 1994), dall'analisi dei polimorfismi del DNA del cromosoma Y (Jobling, 1996; Underhill e coll., 1997), dall'analisi dei polimorfismi da inserzione di elementi *Alu* (Batzer e coll., 1994), dall'analisi di loci STR (Bowcock e coll., 1994; Goldstein e coll., 1995) e dall'analisi di un locus VNTR (Armour e coll., 1996). In una metanalisi che si riferisce a frequenze ottenute mediante microsatelliti, RFLP, polimorfismi di proteine e inserzioni di elementi *Alu* in popolazioni umane differenti, Nei e Takezaki (1996) hanno introdotto le frequenze degli stessi marcatori negli scimpanzé e ottenuto un albero che separa, come ci si attende, le due specie e, nel gruppo delle popolazioni umane, le popolazioni africane da tutte le altre, e hanno concluso, avvalendosi di un test di significatività statistica, che le popolazioni africane hanno avuto la più lunga storia evolutiva indipendente. In un lavoro molto elegante, Zischler e coll. (1995) hanno isolato una sequenza parziale della regione di controllo del mitocondrio (D-loop) che è stata inserita nel cromosoma 11 umano poco prima dell'origine del pool genico mitocondriale dell'uomo anatomicamente moderno: tale marcatore costituisce un riferimento meno soggetto a sostituzioni nucleotidiche multiple di quanto lo sia la sequenza mitocondriale di uno scimpanzé e ancora l'analisi ha suggerito una radice africana dell'albero filogenetico.

Quando (storia) La possibilità di distinguere tra l'ipotesi policentrica (o multiregionale) e l'ipotesi monocentrica dell'origine della nostra specie dipende dalle stime che l'analisi genetica è in grado di calcolare non tanto sul dove, quanto sul quando sia avvenuta. Infatti, come è stato già sottolineato, entrambe le ipotesi riconoscono che gli ominidi hanno avuto origine in Africa e che si sono espansi dall'Africa a partire da 1,5 milioni di anni fa disperdendo geni che l'uomo anatomicamente moderno potrebbe aver ereditato. La differenza verte sull'esistenza o meno di una seconda, più recente, origine africana limitata all'uomo moderno. Si è anche osservato che l'albero filogenetico ricavato dalle differenze tra le frequenze geniche delle popolazioni attuali non può datare la sequenza delle fissioni dell'albero se non si ricorre ad almeno una datazione assoluta (radice dell'albero) ricavata da eventi esterni e/o alla conoscenza del tasso di mutazione del polimorfismo in esame (supponendo che sia mediamente costante nel tempo). Una datazione assoluta molto impiegata, soprattutto nell'analisi del DNA mitocondriale, è quella che segna la differenziazione del genere *Homo* dal primate evolutivamente più vicino a noi, lo scimpanzé (circa 5 milioni di anni fa): senza discutere i possibili errori nella stima di tale data, per esempio la non uniformità del tasso di mutazione nelle diverse parti del genoma mitocondriale o la possibilità di sostituzioni multiple e ricorrenti nello stesso sito nucleotidico soprattutto quando si considerano tempi così lunghi, le stime più recenti indicano un'età mediana di 200 000 anni per la linea mitocondriale umana più antica («ancestrale») con un limite superiore di confidenza al 95% che non va oltre i 500 000 anni (Stoneking, 1996). Tale limite di età riferito a linee mitocondriali sopravvissute fino ai giorni nostri definisce una divergenza genetica (l'età della linea mitocondriale antenata comune più recente), e poiché l'effetto cumulativo di più divergenze genetiche tende a precedere l'eventuale divergenza delle popolazioni che le portano, la divergenza tra popolazioni africane e popolazioni non africane indicata dal DNA mitocondriale deve essere avvenuta, con la massima verosimiglianza, in epoca successiva a 200 000 anni fa e, con una probabilità di errore minore del 5%, in epoca successiva a 500 000 anni fa. Goldstein e coll. (1995), assumendo che i microsatelliti evolvono guadagnando o perdendo singole unità di ripetizioni, hanno stimato la divergenza delle popolazioni non africane da quelle africane in un periodo compreso tra 213 000 e 56 000 anni fa. Le stime del tempo in cui è esistito il cromosoma Y antenato più recente dei cromosomi Y sopravvissuti fino ai giorni nostri si basano sulla variabilità della sequenza di un introne del gene ZFY (Dorit e coll., 1995; Weiss e von Haessler, 1996) e della regione YAP (*Y Alu Polymorphism*) (Hammer, 1995): risultano rispettivamente 170 000 e 188 000 anni fa con limiti superiori di confidenza al 95% che non superano i 500 000 anni fa. La concordanza delle stime risultanti dall'analisi di parti del genoma così diverse, ancorché insufficienti di numero, indica che una seconda origine africana più recente e monocentrica della nostra specie che abbia sostituito gli ominidi preesistenti è molto probabile. Un'altra prova della discontinuità tra l'uomo anatomicamente moderno e l'uomo a lui più simile in Europa, l'uomo di Neandertal, è stata recentemente fornita dall'analisi del DNA mitocondriale del Neandertal (Krings e coll., 1997); sono stati studiati più di 380 nucleotidi. Due persone prese a caso nella nostra specie differiscono mediamente in 8 di quei 380 nucleotidi mentre la differenza media tra una persona della nostra specie e l'esemplare di Neandertal studiato ammonta tra 22 e 36. Gli antenati comuni alle due specie sono vissuti in un arco di tempo che è stimato tra 550 000 e 690 000 anni fa. Inoltre il DNA mitocondriale dell'uomo di Neandertal non mostra una somiglianza con gli europei maggiore che con gli uomini moderni di altri continenti, come ci si aspetterebbe se, in accordo con l'ipotesi multiregionale, Neandertal si fosse trasformato nell'uomo moderno europeo.

ESPANSIONI DEMICHE

La transizione neolitica L'ipotesi originariamente formulata da Ammerman e Cavalli-Sforza che la diffusione dell'agricoltura nel Neolitico abbia indotto un'espansione demica è stata dimostrata (Menozzi e coll., 1978) e quantitativamente confermata (Sokal e coll., 1991; Piazza e coll., 1995) dalla distribuzione geografica dei polimorfismi «classici». Recentemente sono stati identificati due polimorfismi RFLP del cromosoma Y (Semino e coll., 1996) che sembrano descrivere rispettivamente i contributi genetici maschili paleolitico e neolitico nelle popolazioni europee attuali. La distribuzione delle linee mitocondriali in Europa sembra essere estremamente omogenea (Sajantila e coll., 1995) anche tra popolazioni che parlano lingue di famiglie diverse (indoeuropeo, ugro-finnico e basco), con la sola eccezione dei Saame (o Lapponi) a cui si accennerà in seguito. Richards e coll. (1996) in uno studio di 757 individui di vari stati europei, nel quale sono state paragonate le sequenze della regione di controllo del DNA mitocondriale, suggeriscono che i risultati si accordano meglio con l'idea di un'elaborazione della tecnica agricola sostanzialmente indigena accompagnata da una diffusione degli agricoltori dal Medio Oriente di scarsa rilevanza. Tale suggerimento si basa tuttavia su un modello evolutivo delle popolazioni europee che non prevede una crescita demografica delle popolazioni stesse, un'assunzione poco realistica, palesemente in contraddizione con i risultati forniti dagli altri dati genetici. In realtà il DNA mitocondriale mal si presta, a causa delle limitate dimensioni dei campioni analizzati, ad apprezzare le piccole differenze genetiche esistenti tra le popolazioni europee moderne. Inoltre dati recenti (Seielstad e coll., 1997), che confrontano i polimorfismi del DNA mitocondriale con quelli del cromosoma Y, mostrano che almeno in Europa il DNA mitocondriale tende a essere meno differenziato e perciò assai meno informativo, probabilmente per la maggior mobilità delle donne rispetto a quella degli uomini e per la maggiore poligamia nei maschi (Cavalli-Sforza e Minch, 1997).

Colonizzazione del Nuovo Mondo Le analisi della variazione del DNA mitocondriale identificata dai polimorfismi, sia RFLP sia di sequenza, hanno confermato l'idea illustrata in precedenza che i primi insediamenti della nostra specie in America siano il prodotto di tre ondate migratorie differenti attraverso la Beringia che hanno portato gli antenati delle popolazioni che oggi parlano una lingua amerindia non prima di 20 000÷25 000 anni fa e gli antenati delle popolazioni che oggi parlano una lingua na-denè o eschimese non prima della fase glaciale Younger Dryas datata 11 300 ± 500 anni fa (per una rassegna anche bibliografica di un dibattito lungi dall'essere esaurito si consulti Forster e coll., 1996).

La teoria della coalescenza L'analisi della distribuzione del numero di differenze nucleotidiche tra tutte le coppie di sequenze degli individui che appartengono a una data popolazione ha un certo interesse per inferire episodi di espansione demica nel corso dell'evoluzione di quella popolazione. La teoria della coalescenza (originariamente formulata da Kingman nel 1980; si veda Slatkin e Hudson, 1991; Rogers e Harpending, 1992) prevede, in termini estremamente semplificati, che episodi di improvvisa espansione demica generino distribuzioni di differenze nucleotidiche regolari a forma gaussiana o di Poisson la cui moda corrispondente a τ differenze nucleotidiche è proporzionale al tempo dopo l'espansione secondo la relazione $\tau = 2\mu lt$, dove μ è il tasso medio di mutazione per nucleotide, l è la lunghezza della sequenza in esame e t è il numero di generazioni dopo l'episodio di espansione demica; nel caso invece in cui le dimensioni della popolazione rimangono stazionarie, la distribuzione del numero di differenze nucleotidiche tra gli individui di quella popolazione è irregolare e multimodale. La teoria dipende in modo cruciale dalle stime dei tassi di mutazione che nel caso delle sequenze mitocondriali sono stati calibrati sulla base delle differenze nella regione di controllo tra la specie umana e quella dello scimpanzé. In effetti alcune popolazioni europee mostrano una distribuzione delle differenze in tale regione del DNA mitocondriale che, nella loro forma quasi normale o poissoniana, recano le tracce di espansioni recenti. Quando poi dalla posizione del picco delle distribuzioni si vuole calcolare la data di tali espansioni, il tasso di mutazione così calibrato porta a datazioni di circa 50 000÷60 000 anni fa (Rogers e Harpending, 1992), molto più antiche di quelle associate all'espasione demica degli agricoltori del Neolitico 10 000 anni fa. È stato suggerito che una frazione dei siti del genoma mitocondriale evolve molto rapidamente e che perciò i tassi derivati dal paragone con lo scimpanzé siano sottostime poco affidabili per datare eventi avvenuti recentemente (Pääbo, 1996), ma su questo problema sembra necessario ancora molto lavoro. Un'elegante applicazione della teoria della coalescenza riguarda lo studio delle relazioni genetiche tra Saame (o Lapponi) e Finlandesi, due popolazioni che parlano lingue uraliche affini e abitano nella stessa regione geografica. Le distribuzioni delle differenze nelle sequenze mitocondriali indicano tuttavia un'espansione demica per i Finlandesi e una popolazione stazionaria per i Saame, un risultato che è in accordo con una sussistenza basata sulla caccia e la raccolta da parte dei secondi e sull'economia agricola da parte dei primi. L'interpretazione più probabile di queste osservazioni (Sajantila e Pääbo, 1995) è che i Finlandesi si siano espansi perché in possesso della tecnologia agricola ma che abbiano assunto la lingua degli antenati dei Saame prima dell'avvento dell'agricoltura.

COEVOLUZIONE DI GENI E LINGUE

Su questo tema il dibattito sollecitato dal primo lavoro di Cavalli-Sforza e coll. (1988) è stato vivacissimo (si veda anche Cavalli-Sforza, 1996). Una parte degli sforzi è stata indirizzata allo studio statistico del problema, non banale dal momento che la distribuzione spaziale delle frequenze geniche e quella delle lingue sono entrambe autocorrelate nello spazio, per cui ogni test statistico classico per correlare i due tipi di distribuzione deve essere corretto per la ridondanza dei suoi gradi di libertà. La correlazione tra l'albero genetico e l'albero linguistico rappresentati nella figura 2.3.2 è comunque statisticamente significativa, un risultato ottenuto dopo la pubblicazione originale (Cavalli-Sforza e coll., 1992; Penny e coll., 1993). Barbujani e Pilastro (1993) hanno esaminato la distribuzione delle frequenze geniche per le famiglie linguistiche non indoeuropee la cui distribuzione potrebbe essere spiegata con una diffusione agricola a partire dal Vicino Oriente (il camito-semitico, l'elamo-dravidico e il protoaltaico) e ha trovato una corrispondenza debolmente significativa. È interessante notare che non è stata osservata alcuna correlazione tra gruppi linguistici e linee mitocondriali in Europa (Sajantila e coll., 1995): il caso già ricordato dei Saame è esemplare in quanto si tratta di una popolazione probabilmente di origine preneolitica la lingua dei cui antenati è stata assunta da una popolazione geneticamente diversa, i Finlandesi. Esempio analogo (discusso nel testo) è costituito dagli Ungheresi che, pur parlando una lingua uralica come i Saame e i Finlandesi, sono geneticamente diversi dagli uni e dagli altri e più simili alle popolazioni geograficamente vicine che parlano lingue indoeuropee.

Non vi è dubbio che il risultato più atteso da chi, come gli Autori, ritiene non infondata o già sufficientemente delineata l'esistenza di una correlazione tra evoluzione genetica e cambiamento linguistico, sarebbe quello di veder datata l'origine della ventina di superfamiglie linguistiche in cui sembrano strutturarsi le circa 5000 lingue che si parlano oggi nel mondo. L'esistenza di un'unica protolingua ancestrale, magari parlata dai nostri antenati nella loro patria africana, è comunque un'ipotesi difficile se non impossibile da verificare, comunque ancora molto impopolare presso i glottologi e gli storici delle lingue. La sfida è tuttavia lanciata dagli argomenti genetici e merita la considerazione non preconcetta di ogni serio studioso dell'evoluzione umana.

BIBLIOGRAFIA

Adovasio, J.M., Gunn, J.D., Donahue, J. e Stuckenrath, R. (1982), *Meadowcroft Rockshelter: A synopsis,* in Ericson, J.E., Taylor, R.E. e Berger, R., a cura di, *Peopling of the New World,* Ballena Press, Los Altos, Calif., pp. 97-103.

Aikens, C.M. (1983), *The far West,* in Jennings, J.D., a cura di, *Ancien North Americans,* W.H. Freeman, New York, pp. 149-201.

– (1990), *The first peopling of the new world,* in «Prehistoric Mongoloid Dispersals», numero speciale, 9, pp. 1-34.

Aird, I., Bentall, H.H. e Roberts, J.A.F. (1953), *A relationship between cancer of stomach and the ABO groups,* in «Br. Med. J.», 1, pp. 799-801.

Akbari, M.T., Papiha, S.S., Roberts, D.F. e Farhud, D.D. (1984), *Serogenetic investigations of two populations of Iran,* in «Hum. Hered.», 34, pp. 371-77.

Alekseev, V.P. (1979), *Anthropometry of Siberian peoples,* in Laughlin, W.S. e Harper, A.B., a cura di, *The First Americans: Origins, Affinities, and Adaptations,* G. Fischer, New York, pp. 57-90.

Alexander, J. (1980), *First-millennium Europe before the Romans,* Sherratt, A., a cura di, *The Cambridge Encyclopedia of Archaeology,* Crown, New York, pp. 222-26.

Allières, J. (1979), *Manuel pratique de Basque,* in *Roman Archaeological Documents,* Picard, Paris.

Allison, A.C. (1954 *a*), *The distribution of the sickle-cell trait in East Africa and elsewhere, and its apparent relationship to the incidence of subtertian malaria,* in «Trans. R. Soc. Trop. Med. Hyg.», 48, pp. 312-18.

– (1954 *b*), *Protection afforded by sickle-cell trait against subtertian malarial infection,* in «Br. Med. J.», 1, pp. 290-94.

– (1961), *Genetic factors in resistance to malaria,* in «Ann. NY Acad. Sci.», 91, 3, pp. 710-29.

Ambrose, S.H. (1982), *Archaeology and linguistic reconstructions of history in East Africa,* in Ehret, C. e Posnansky, M., a cura di, *The Archaeological and Linguistic Reconstruction of African History,* University of California Press, Berkeley, pp. 104-57.

Ammerman, A.J. (1989), *On the Neolithic transition in Europe: a comment on Zvelebil and Zvelebil* (1988), in «Antiquity», 63, pp. 162-65.
Ammerman, A.J. e Cavalli Sforza, L.L. (1973), *A population model for the diffusion of early farming in Europe,* in Renfrew, C., a cura di, *The Explanation of Culture Change,* Duckworth, London, pp. 343-57.
– (1984), *Neolithic Transition and the Genetics of Populations in Europe,* Princeton University Press, Princeton, N.J. [trad. it. *La transizione neolitica e la genetica di popolazioni in Europa,* Boringhieri, Torino, 1986].
Ammerman, A.J., Cavalli Sforza, L.L. e Wagener, D.K. (1976), *Toward the estimation of population growth in Old World prehistory,* in Zubrow, E., a cura di, *Demographic Anthropology: Quantitative Approaches,* University of New Mexico Press, Albuquerque, pp. 27-61.
Ananthakrishnan, R. e Walter, H. (1972), *Some notes on the geographical distribution of the human red cell acid phosphatase phenotypes,* in «Humangenetik», 15, pp. 177-81.
Anderson, S., Bankier, A.T., Barrel, B.G., de Bruijn, M.H.L., Coulson, A.R., Drouin, J., Eperon, I.C., Nierlich, D.P., Roe, B.A., Sanger, F., Schreier, P.H., Smith, A.J.H., Staden, R. e Young, I.G.H. (1981), *Sequence and organization of the human mitochondrial genome,* in «Nature», London, 290, pp. 457-65.
Anthony, D. e Brown, D. (1991), *The origins of horseback riding,* in «Antiquity», 65, pp. 22-38.
Antonarakis, S.E., Orkin, S.H., Kazazian, H.H., Goff, S.C., Boehm, C.D., Waber, P.G., Sexton J.P., Ostrer, H., Fairbanks, V.F. e Chakravarti, A. (1982), *Evidence for multiple origins of the beta E-globin gene in Southeast Asia,* in «Proc. Natl. Acad. Sci. USA», 79, pp. 6608-11.
Antonarakis, S., Boehm, C.D., Sergeant, G.R., Theisen, C.E., Dover, G.J. e Kazazian, H.H. (1984 *a*), *Origin of the* α^s *globin gene in Blacks: the contribution of recurrent mutation or gene conversion or both,* in «Proc. Natl. Acad. Sci. USA», 81, 3, pp. 853-56.
Antonarakis, S., Irkin, S.H., Cheng, T.C., Scott, A.F., Sexton, J.P., Trusko, S.P., Charache, S. e Kazazian, H.H. (1984 *b*), *Beta-thalessemia in American Blacks - Novel mutations in the tata box and an acceptor splice site,* in «Proc. Natl. Acad. Sci. USA», 81, 4, pp. 1154-58.
Archie, J.W. (1989), *Homoplasy excess ratios: new indices for measuring levels of homoplasy in phylogenetic studies and a critique of the consistency index,* in «Syst. Zool.», 38, pp. 253-69.
Armour, J.A.L., Anttinen, T., May, C.A., Vega, E.E., Sajantila, A., Kidd, J.R., Kidd, K.K., Bertranpetit, J., Pääbo, S. e Jeffreys, A.J. (1996), *Minisatellite diversity supports a recent african origin for modern humans,* in «Nature Genet.», 13, pp. 154-60.
Astolfi, P., Piazza, A. e Kidd, K.K. (1978), *Testing of evolutionary independence in simulated phylogenetic trees,* in «Syst. Zool.», 27, pp. 391-400.
Astolfi, P., Kidd, K.K. e Cavalli-Sforza, L.L. (1981), *A comparison of methods for reconstructing evolutionary trees,* in «Syst. Zool.», 30, pp. 156-69.

Bachman, C.G. (1961), *The Old Order Amish of Lancaster County,* Franklin and Marshall College, Lancaster, Pa.

Bailey, G.N. (1980), *Holocene Australia*, in Sherratt, A., a cura di, *The Cambridge Encyclopedia of Archaeology*, Crown, New York, pp. 333-41.

Barbujani, G. (1987 *a*), *Autocorrelation of gene frequencies under isolation by distance*, in «Genetics», 117, pp. 777-82.

– (1987 *b*), *Diversity of some gene frequencies in European and Asian populations. III. Spatial correlogram analysis*, in «Ann. Hum. Genet.», 51, pp. 345-53.

– (1988), *Diversity of some gene frequencies in European and Asian populations. IV. Genetic population structure assessed by the variogram*, in «Ann. Hum. Genet.», 52, pp. 215-25.

– (1991), *What do languages tell us about human microevolution?*, in «Trends Ecol. Evol.», 39, pp. 151-56.

Barbujani, G. e Sokal, R.R. (1990), *Zones of sharp genetic change in Europe are also linguistic boundaries*, in «Proc. Natl. Acad. Sci. USA», 87, 5, pp. 1816-19.

Barbujani, G. e Pilastro, A. (1993), *Genetic evidence on origin and dispersal of human populations speaking languages of the Nostratic macrofamily*, in «Proc. Natl. Acad. Sci. USA», 90, pp. 4670-73.

Barbujani, G., Oden, N.L. e Sokal, R.R. (1989), *Detecting regions of abrupt change in maps of biological variables*, in «Syst. Zool.», 38, 4, pp. 376-89.

Barbujani, G., Magagni, A., Minch, E. e Cavalli-Sforza, L.L. (1997), *An apportionment of human DNA diversity*, in «Proc. Natl. Acad. Sci. USA», 94, pp. 4516-19.

Barrantes, R., Smouse, P.E., Mohrenweiser, H.W., Gershowitz, H., Azofeifa, J., Arias, T.D. e Neel, J.V. (1990), *Microevolution in lower Central America: Genetic characterization of the Chibcha-speaking groups of Costa Rica and Panama, and a consensus taxonomy based on genetic and linguistic affinity*, in «Am. J. Hum. Genet.», 46, 1, pp. 63-84.

Barreca, F. (1986), *La civiltà fenicio-punica in Sardegna*, C. Delfino, Sassari.

Barry, I. (1980), *Tropical forest cultures of the Amazon basin*, in Sherratt, A., a cura di, *The Cambridge Encyclopedia of Archaeology*, Crown, New York, pp. 398-402.

Bastin, Y., Coupez, A. e de Halleux, B. (1983), *Classification lexicostatistique des langues bantoues (214 relevés)*, in «Bull. Séances Acad. R. Sci. Outre-Mer», 27, 2, pp. 173-99.

Bateman, R., Goddard, I., O'Grady, R.T., Funk, V.A., Mooi, R., Kress, W.J. e Cannell, P.F. (1990 *a*), *Speaking of forked tongues: the feasibility of reconciling human phylogeny and the history of language*, in «Curr. Anthropol.», 31, 1, pp. 1-13.

– (1990 *b*), *On human phylogeny and linguistic history - reply to comments*, in «Curr. Anthropol.», 31, 2, pp. 177-83.

– (1990 *c*), *Reply to comments*, in «Curr. Anthropol.», 31, 3, pp. 315-16.

Batzer, M.A., Stoneking, M., Alegria-Hartman, M., Bazan, H., Hass, D.H. e coll. (1994), *African origin of human-specific polymorphic Alu insertions*, in «Proc. Natl. Acad. Sci. USA», 91, pp. 12288-92.

Bayard, D. (1980), *East Asia in the Bronze Age*, in Sherratt, A., a cura di, *The Cambridge Encyclopedia of Archaeology*, Crown, New York, pp. 168-73.

Bellwood, P.S. (1979), *Man's Conquest of the Pacific: The Prehistory of Southeast Asia and Oceania*, Oxford University Press, New York.
– (1989), *The colonization of the Pacific: some current hypothesis*, in Hill, e Serjeantson, 1989, pp. 1-59.
Beloch, J. (1886), *Die Bevölkerung der Griechisch-römischen Welt*, Duncker und Humblot, Leipzig.
Bengston, J.D. e Ruhlen, M. (in corso di pubblicazione), *Global etymologies*, in Ruhlen, M., a cura di, *On the Origin of Languages: Studies in Linguistic Taxonomy*, Stanford University Press, Stanford, Calif.
Bernard, J. e Ruffié, J. (1976), *Hématologie et culture: le peuplement de l'Europe de l'ouest*, in «Ann. École Sci. Prat. Hautes Étud.», 4, pp. 661-76.
Bernini, L., Borri-Voltattorni, C. e Siniscalco, M. (1966), *Studies on dissociation and reassociation of haptoglobins. Hybridization between Hp1 Hp1 and Hp2 Hp2*, in «Atti Accad. Naz. Lincei», 40, pp. 279-89.
Bertranpetit, J. e Cavalli-Sforza, L.L. (1991), *A genetic reconstruction of the history of the population of the Iberian peninsula*, in «Ann. Hum. Genet.», 55, pp. 51-67.
Bhattacharrya, A. (1946), *On a measure of divergence between two multinomial populations*, in «Sankhya», 7, pp. 401-406.
Biasutti, R. (1959), *Le razze e i popoli della terra*, UTET, Torino.
Biraben, J.-N. (1980), *An essay concerning mankind's evolution*, in «Population», 4, pp. 1-13.
Birdsell, J.B. (1957), *Some population problems involving Pleistocene man*, in «Cold Spring Harbor Symp. Quant. Biol.», 22, pp. 47-69.
– (1977), *The recalibration of a paradigm for the first peopling of Greater Australia*, in Allen, J., Golson, J. e Jones, R., a cura di, *Sunda and Sahul. Prehistoric Studies in Southeast Asia, Melanesia and Australia*, Academic Press, London, pp. 113-67.
Bjarnason, O., Bjarnason, V., Edwards, J.H., Fridrikson, S., Magnusson, M., Mourant, A.E. e Tills, D. (1973), *The blood groups of Icelanders*, in «Ann. Hum. Genet.», 36, pp. 425-58.
Black, F.L. e Salzano, F.M. (1981), *Evidence for heterosis in the HLA system*, in «Am. J. Hum. Genet.», 33, pp. 894-99.
Black, F.L., Berman, L.L. e Gabbay, Y. (1980), *HLA antigens in South American Indians*, in «Tissue Antigens», 16, pp. 368-79.
Blumenbach, J.F. (1775), *De generis humani varietate nativa*, tesi di dottorato presentata alla Göttingen Universität.
Boas, F. (1940), *Race, Language, and Culture*, Collier Macmillan, New York.
Bodmer, W.F. e Cavalli-Sforza, L.L. (1968), *A migration matrix model for the study of random genetic drift*, in «Genetics», 59, pp. 565-92.
– (1976 *a*), *Genetics, Evolution, and Man*, W.H. Freeman, San Francisco.
– (1976 *b*), *Genes in populations*, in Bodmer e Cavalli-Sforza, 1976 *a*, pp. 229-58.
– (1976 *c*), *Genetic applications of probability and statistics*, in Bodmer e Cavalli-Sforza, 1976 *a*, pp. 709-54.
Bonnaud, P. (1981), *Terres et Langages, Peuples et Régions*, Clermont-Ferrand.
Bonné-Tamir, B. (1980), *The Samaritans – A living ancient isolate*, in Eriks-

son, W. e coll., a cura di, *Population Structure and Genetic Disorders*, Academic Press, London, pp. 27-41.

Bonné-Tamir, B., Zoosmann-Diskin, A., Ticher, A., Oppenheim, A., Avigad, S. e Kleiman, S. (1992), *Genetic Diversity among Jews reexamined: preliminary analyses at the DNA level*, in Bonné-Tamir, B. e Adam, A., a cura di, *Genetic Diversity among Jews: Diseases and Markers at the DNA Level*, Oxford University Press, New York, pp. 80-94.

Bosch-Gimpera, P. (1943), *El problema de los origines vascos*, in «Eusko-Jakintza», 3, p. 39.

Boserup, E. (1965), *The Conditions of Agricultural Growth: The Economics of Agrarian Change under Population Pressure*, Aldine, Chicago.

Bowcock, A.M., Bucci, C., Hebert, J.M., Kidd, J.R., Kidd, K.K., Friedlaender, J.S. e Cavalli-Sforza, L.L. (1987), *Study of 47 DNA markers in five populations from four continents*, in «Gene Geogr.», 1, 1, pp. 47-64.

Bowcock, A.M. e Cavalli-Sforza, L.L. (1991), *The study of variation in the human genome*, in «Genomics», 11, pp. 491-98.

Bowcock, A.M., Kidd, J.R., Mountain, J.L., Hebert, J.M., Carotenuto, L., Kidd, K.K. e Cavalli-Sforza, L.L. (1991), *Drift, admixture, and selection in human evolution: A study with DNA polymorphisms*, in «Proc. Natl. Acad. Sci. USA», 88, pp. 839-43.

Bowcock, A.M., Hebert, J.M., Mountain, J.L., Kidd, J.R., Kidd, K.K. e Cavalli-Sforza, L.L. (1992), *Study of an additional 58 DNA markers in five population from four continents*, in «Gene Geogr.», 5, pp. 151-73.

Bowcock, A.M., Ruiz-Linares, A., Tomfohrde, J., Minch, E., Kidd, J.R. e Cavalli-Sforza, L.L. (1994), *High resolution of human evolutionary trees with polymorphic microsatellites*, in «Nature», 368, pp. 455-57.

Bowdler, S. (1977), *The coastal colonisation of Australia*, in Allen, J., Golson, J. e Jones, R., a cura di, *Sunda and Sahul: Prehistoric Studies in Southeast Asia, Melanesia and Australia*, Academic Press, London, pp. 205-36.

Bowler, J.M. e Thorne, A.G. (1976), *Human remains from Lake Mungo: Discovery and excavation of Lake Mungo III*, in Kirk e Thorne, 1976, pp. 127-38.

Bowles, G.T. (1977), *The People of Asia*, Charles Scribner, New York.

Boyd, M.F., a cura di, (1949), *Malariology*, 2 voll., Saunders, Philadelphia.

Boyd, W.C. (1950 *a*), *Genetics and the Races of Man*, Little, Brown, Boston.

– (1950 *b*), *Use of blood groups in human classification*, in «Science», Washington D.C., 2903, 12, pp. 187-96.

– (1963), *Four achievements of the genetical method in physical anthropology*, in «Am. Anthropol.», 65, pp. 243-52.

Braudel, F. (1986), *L'identité de la France*, Arthaud-Flammarion, Paris, vol. I, pp. 88-94 [trad. it. *L'identità della Francia*, Il Saggiatore, Milano, 1988].

Bräuer, G. (1989 *a*), *The ES-11693 hominid from West Turkana and Homo Sapiens evolution in East Africa*, in Giacobini, 1989, pp. 241-45.

– (1989 *b*), *The evolution of modern humans: A comparison of the African and non-African evidence*, in Mellars e Stringer, 1989, pp. 123-54.

Bray, W. (1980), *Early agriculture in the Americas*, in Sherratt, A., a cura di, *The Cambridge Encyclopedia of Archaeology*, Crown, New York, pp. 365-74.

– (1988), *The Paleoindian debate*, in «Nature», London, 332, p. 107.

Brock, D.J.H. e Mayo, O., a cura di (1978), *The Biochemical Genetics of Man*, Academic Press, London.

Brooks, A.S. e Wood, B. (1990), *Palaeoanthropology: The Chinese side of the story*, in «Nature», London, 344, pp. 288-89.

Brown, P. (1987), *Pleistocene homogeneity and Holocene size reduction: the Australian human skeleton evidence*, in «Archaeol. Oceania», 22, pp. 41-67.

Brown, W.M. (1980), *Polymorphism in mitochondrial DNA of humans as revealed by restriction endonuclease analysis*, in «Proc. Natl. Acad. Sci. USA», 77, 6, pp. 3605-609.

– (1983), *Evolution of animal mitochondrial DNA*, in Nei, M. e Koehn, R.K., a cura di, *Evolution of Genes and Proteins*, Sinauer, Sunderland, Mass., pp. 62-88.

Campbell, L. e Mithun, M., a cura di (1979), *The Languages of Native America: Historical and Comparative Assessment*, University of Texas Press, Austin.

Camps, G. (1974), *Les Civilisations Préhistoriques de l'Afrique du Nord et du Sahara*, Doin, Paris.

Cann, R.L. e Wilson, A.C. (1983), *Length mutations in human mitochondrial DNA*, in «Genetics», 104, 4, pp. 699-711.

Cann, R.L., Brown, W.M. e Wilson, A.C. (1982), *Evolution of human mitochondrial DNA: A preliminary report*, in Bonné-Tamir, B., Cohen, T. e Goodman, R.M., a cura di, *Progress in Clinical and Biological Research*, Alan R. Liss, New York, vol. 103A, pp. 157-65.

Cann, R.L., Stoneking, M. e Wilson, A.C. (1987), *Mitochondrial DNA and human evolution*, in «Nature», London, 325, pp. 31-36.

Cao, A., Gossens, M. e Pirastu, M. (1989), *Annotation: Alpha thalassaemia mutations in Mediterranean populations*, in «Br. J. Haematol.», 71, pp. 309-12.

Capell, A. (1962), *A Linguistic Survey of the Southwestern Pacific*, Oceanic Linguistic Monograph, South Pacific Commission, New Caledonia, vol. VII.

Carmelli, D. e Cavalli-Sforza, L.L. (1979), *The genetic origin of the Jews: A multi-variate approach*, in «Hum. Biol.», 51, pp. 41-61.

Casals, T., Nunes, V., Maña, P., Chillon, M., Lazaro, C., Vasquez, C. e Estivill, X. (1990), *Cystic fibrosis in the Basque Country: European origin of the 4F508 mutation (Abstract)*, in «Am. J. Hum. Genet.», 47, supplemento, p. A 129.

Casals T., Vasquez, C., Lazaro, C., Girbau, E., Gimenez, F.J. e Estivill, X. (1992), *Cystic fibrosis in the Basque Country: High frequency of mutation F508 in patients of Basque origin*, in «Am. J. Hum. Genet.», 50, pp. 404-10.

Casanova, M., Leroy, P., Boucekkine, C., Weissenbach, J., Bishop, C., Fellous, M., Purello, M., Fiori, G. e Siniscalco, M. (1985), *A human Y-linked DNA polymorphism and its potential for estimating genetic and evolutionary distance*, in «Science», Washington D.C., 230, pp. 1403-406.

Cassero, C., Montana, R., Arena, M. e Modiano, G. (1986), *The distribution of human genetic polymorphism in India with special reference to the Hindus*, in «Atti Accad. Naz. Lincei», 18, pp. 3-252.

Cavalli-Sforza, L.L. (1958), *Some data on the genetic structure of human populations*, in «Proc. 10th Int. Congr. Genet.», pp. 388-407.

– (1963), *The distribution of migration distances, models and applications to genetics*, in Sutter, J., a cura di, *Human displacements: Measurement, methodological aspects*, Entretiens de Monaco en Sciences Humaines, Éditions Sciences Humaines, Monaco, pp. 139-58.

– (1973), *Some current problems in human population genetics*, in «Am. J. Hum. Genet.», 25, pp. 82-104.

– (1974), *Genetics of human populations*, in «Sci. Am.», 231, 3, pp. 81-89.

– (1986 *a*), *African Pygmies*, Academic Press, Orlando, Fla.

– (1986 *b*), *Population structure*, in Gershowitz, H., Rucknagel, D.L. e Tashian, R.E., a cura di, *Evolutionary Perspectives and the New Genetics*, Alan R. Liss, New York, pp. 13-30.

– (1988), *The Basque population and ancient migrations in Europe*, in «Munibe», 6, pp. 129-37.

– (1990), *How can one study individual variation for three billion nucleotides of the human genome?*, in «Am. J. Hum. Genet.», 46, 4, pp. 649-51.

Cavalli-Sforza, L.L. (1996), *Geni, popoli e lingue*, Adelphi, Milano.

Cavalli-Sforza, L.L. e Bodmer, W.F. (1971 *a*), *The Genetics of Human Populations*, W.H. Freeman, San Francisco.

– (1971 *b*), *Mendelian populations*, in Cavalli-Sforza e Bodmer, 1971 *a*, pp. 39-70.

Cavalli-Sforza, L.L. e Carmelli, D. (1979), *The Ashkenazi gene pool: Interpretations*, in Goodman, R.M. e Motulsky, A., a cura di, *Genetic diseases among Ashkenazi Jews*, Raven Press, New York, pp. 93-102.

Cavalli-Sforza, L.L. e Edwards, A.W.F. (1964), *Analysis of human evolution*, in «Proc. 11th Int. Congr. Genet.», 2, pp. 923-33.

– (1967), *Phylogenetic analysis: Models and estimation procedures*, in «Am. J. Hum. Genet.», 19, pp. 223-57.

Cavalli-Sforza, L.L. e Feldman, M. (1981), *Cultural Transmission and Evolution: A Quantitative Approach*, Princeton University Press, Princeton, N.J.

– (1990), *Spatial subdivisions of populations and estimates of genetic variation*, in «Theor. Popul. Biol.», 37, pp. 3-25.

Cavalli-Sforza, L.L. e Minch, E. (1997), *Paleolithic and Neolithic Lineages in the European Mitochondrial Gene Pool*, in «Am. J. Hum. Genet.», 61, pp. 247-51.

Cavalli-Sforza, L.L. e Piazza, A. (1975), *Analysis of evolution: Evolutionary rates, independence and treeness*, in «Theor. Popul. Biol.», 8, pp. 127-65.

Cavalli-Sforza, L.L. e Wang, W.S. (1986), *Spatial distance and lexical replacement*, in «Language», 62, 1, pp. 38-55.

Cavalli-Sforza, L.L., Feldman, M.W., Chen, K.H. e Dornbusch, S.M. (1982), *Theory and observation in cultural transmission*, in «Science», Washington D.C., 218, pp. 19-27.

Cavalli-Sforza, L.L., Kidd, J.R., Kidd, K.K., Bucci, C., Bowcock, A.M., Hewlett, B.S. e Friedlaender, J.S. (1987), *DNA markers and genetic variation in human species,* in «Cold Spring Harbor Symp. Quant. Biol.», 51, pp. 411-17.

Cavalli-Sforza, L.L., Menozzi, P., Piazza, A. (1993), *Demic expansions and human evolution,* in «Science», 259, pp. 639-46.

Cavalli-Sforza, L.L., Minch, E. e Mountain, J. (1992), *Coevolution of genes and languages revisited,* in «Proc. Natl. Acad. Sci. USA», 89, pp. 5620-24.

Cavalli-Sforza, L.L., Piazza, A., Menozzi, P. e Mountain, J. (1988), *Reconstruction of human evolution; bringing together genetic, archaeological, and linguistic data,* in «Proc. Natl. Acad. Sci. USA», 85, pp. 6002-6006.

– (1989), *Genetic and linguistic evolution,* in «Science», Washington D.C., 244, pp. 1128-29.

– (1990), *Comments following Bateman et al. 1990,* in «Curr. Anthropol.», 31, 1, pp. 16-18.

Cavalli-Sforza, L.L., Wilson, A.C., Cantor, C.R., Cook-Deegan, R.M. e King M.-C. (1991), *Call for a worldwide survey of human genetic diversity: A vanishing opportunity for the Human Genome Project,* in «Genomics», 11, pp. 490-91.

Central Statistical Board of the USSR, a cura di (1987), *The USSR in Figures for 1986: Brief Statistical Handbook,* Finansy i Statistika Publishers, Moskva.

Chagnon, N.A. (1983), *Yanomamo: The Fierce People,* a cura di G. Splinder e L. Splinder, Holt, Rinehart, Winston, New York.

Chagnon, N.A., Neel, J.V., Weitkamp, L., Gershowitz, H. e Ayres, M. (1970), *The influence of cultural factors on the demography and pattern of gene flow from the Makiritare to the Yanomama Indians,* in «Am. J. Phys. Anthropol.», 32, 3, pp. 339-49.

Chakraborti, D. (1980), *Early agriculture and the development of towns in India,* in Sherratt, A., a cura di, *The Cambridge Encyclopedia of Archaeology,* Crown, New York, pp. 162-67.

Chakraborty, R. (1986), *Gene admixture in human populations: Models and predictions,* in «Yearb. Phys. Anthropol.», 29, pp. 1-43.

Chakraborty, R. e Roychoudhury, A.K. (1978), *Is there a pattern of gene differentiation in the Indian populations?,* in «Hum. Genet.», 43, pp. 321-28.

Chakraborty, R., Blanco, R., Rothhammer, F. e Llop, E. (1976), *Genetic variability in Chilean Indian populations and its association with geography, language, and culture,* in «Soc. Biol.», 23, pp. 73-81.

Chamla, M.-C. e Gloor, P.-A. (1987), *Variations diachroniques depuis trois siècles. Données et facteurs responsables,* in Ferrembach, D., Susane, C. e Chamla, M.-C., a cura di, *L'Homme, son évolution, sa diversité: Manuel d'Anthropologie physique,* Doin, Paris, pp. 463-90.

Chang, K.-C. (1977), *The Archaeology of Ancient China,* 3ª ediz., Yale University Press, New Haven, Conn.

Charbonneau, H. (1984), *Trois siècles de dépopulation amérindienne,* in Normandeau, L. e Piche, V., a cura di, *Les Populations Amérindiennes et Inuit du Canada,* Presses de l'Université de Montréal, Montréal, pp. 28-48.

Chard, C.S. (1974), *Northeast Asia in Prehistory,* University of Wisconsin Press, Madison.

Chebloune, Y., Pagnier, J., Trabuchet, G., Faure, C., Verdier, G., Labie, D.

e Nigon, V. (1988), *Structural analysis of the 5′ flanking region of the beta-globin gene in African sickle-cell anemia patients: further evidence for three origins of the sickle-cell mutation in Africa,* in «Proc. Natl. Acad. Sci. USA», 85, pp. 4431-35.

Chen, K.-H. e Cavalli-Sforza, L.L. (1983), *Surnames in Taiwan: Interpretations based on geography and history,* in «Hum. Biol. Oceania», 55, pp. 367-74.

Chen, K.-H., Cann, H., Chen, T.C., Van West, B., Wang, L. e Cavalli-Sforza, L.L. (1985), *Genetic markers of an aboriginal Taiwanese population,* in «Am. J. Phys. Anthropol.», 66, pp. 327-37.

China Handbook Editorial Committee (1985), *Life and Life Styles,* Foreign Language Press, Beijing.

Christiansen, F.B. e Feldman, M.W. (1986), *Population Genetics,* Blackwell Scientific, Palo Alto, Calif.

Cipriani, L. (1966), *The Andaman Islanders,* trad. di D.T. Cox, Weidenfeld and Nicolson, London.

Clark, J.D. (1970), *The Prehistory of Africa,* Praeger, New York.

– (1989), *The origins and spread of modern humans: A broad perspective on the African evidence,* in Mellars e Stringer, 1989, pp. 565-88.

Clark, J.G.D. (1965), *Radiocarbon dating and the expansion of farming culture from the Near East over Europe,* in «Proc. Prehist. Soc.», 31, pp. 57-73.

– (1972), *Star Carr: A case study in bioarcheology,* in Casagrande, J.B., Goodenough, W.H., Hammel, E.A. e Heizer, R.F., a cura di, *An Addison-Wesley Module in Anthropology,* Addison-Wesley, Menlo Park, Calif., vol. X, pp. 1-42.

Cleveland, W.S. (1979), *Robust locally weighted regression and smoothing scatterplots,* in «J. Am. Stat. Assoc.», 74, pp. 829-36.

Cliff, A.D. e Ord, J.K. (1981), *Spatial Processes: Models and Applications,* Pion, London.

Cohen, M.N. (1977), *The Food Crisis in Prehistory: Over Population and Origins of Agriculture,* Yale University Press, New Haven, Conn.

Collins, R. (1986), *The Basques,* Blackwell, Oxford.

Constant, J., Cleve, H., Dykes, D., Fischer, M., Kirk, R.L., Papiha, S.S., Scheffran, W., Scherz, R., Thymann, M. e Weber, W. (1983), *The polymorphism of the vitamin D-binding protein (Gc): isoelectric focusing in 3M urea as an additional method for identification of genetic variants,* in «Hum. Genet.», 65, pp. 176-80.

Contini, M., Cappello, N., Griffo, R., Rendine, S. e Piazza, A. (1989), *Géolinguistique et géogénétique: une démarche interdisciplinaire,* in «Géolinguistique», 4, pp. 129-97.

Cook, S.F. e Borah, W. (1971), *Essays in Population History, Mexico and the Caribbean,* University of California Press, Berkeley, vol. I, cap. VI.

Coon, C.S. (1954), *The Races of Europe,* Macmillan, New York.

– (1963), *The Origin of Races,* Alfred A. Knopf, New York [trad. it. *L'origine delle razze,* Bompiani, Milano, 1970].

– (1965), *The Living Races of Man,* Alfred A. Knopf, New York.

Costanzo, A. (1948), *La statura degli italiani ventenni nati dal 1854 al 1920,* in «Ann. Stat.», 2, serie VIII, pp. 64-123.

Count, E. (1950), *This Is Race*, Shuman, New York.
Crick, F.H. (1988), *What Mad Pursuit: A Personal View of Scientific Discovery*, Basic Books, New York [trad. it. *La folle caccia*, Rizzoli, Milano, 1990].
Crow, J.F. e Kimura, M. (1970), *An Introduction to Population Genetics Theory*, Harper & Row, New York.
Crystal, D. (1987), *The Cambridge Encyclopedia of Language*, Cambridge University Press, Cambridge [trad. it. *Enciclopedia Cambridge delle scienze del linguaggio*, a cura di Pier Marco Bertinetto, Zanichelli, Bologna, 1993].

Dahlberg, G. (1943), *Mathematical Methods for Population Genetics*, Karger, London.
– (1947), *Mathematical Methods for Population Genetics*, Karger, New York.
Dahlberg, G. e Wahlund, S., a cura di (1941), *The race biology of the Swedish Lapps. II. Anthropometrical survey*, The Swedish State Institute for Race Biology, Uppsala.
Damon, A. (1968), *Secular trend in height and weight within Old American families at Harvard, 1870-1965*, in «Am. J. Phys. Anthropol.», 29, pp. 45-50.
Darlington, C.D. (1947), *The genetic component of language*, in «Heredity», 1, 1, pp. 269-86.
Darwin, C. (1859), *On the Origin of Species*, J. Murray, London.
– (1871), *The Descent of Man, and Selection in Relation to Sex*, J. Murray, London.
Das, S.K., Mukherjee, B.N., Malhotra, K.C., Majumdar, P.P. e Partha P. (1978), *Serological and biochemical investigations among five endogamous groups of Dehli, India*, in «Ann. Hum. Biol.», 5, 1, pp. 25-31.
Dausset, J. e Sveigaard, A. (1977), *HLA and Disease*, Williams and Wilkins, Baltimore.
Davis, K. (1973), *Cities and mortality*, in *International Population Conference*, International Union for the Scientific Study of Population, Liège.
Dawson, W.R. (1936), *Pygmies and dwarfs in Ancient Egypt*, in «J. Egypt. Archaeol.», London, 24, 2, pp. 185-89.
Delfiner, P. (1976), *Linear estimation of non-stationary spatial phenomena*, in Guarasio, M., David, M. e Haijbregts, C., a cura di, *Advanced Geostatistics in the Mining Industry*, Reidel, Dordrecht, pp. 49-68.
Denaro, M., Blanc, H., Johnson, M.J., Chen K.-H., Wilmsen, E., Cavalli-Sforza, L.L. e Wallace, D. (1981), *Ethnic variation in HPA I cleavage patterns of human mitochondrial DNA*, in «Proc. Natl. Acad. Sci. USA», 78, 9, pp. 5768-6772.
Denbow, J. (1984), *Prehistoric herders and foragers of the Kalahari: the evidence for 1500 years of interaction*, in Schrire, C., a cura di, *Past and Present in Hunter-Gatherer Studies*, Academic Press, Orlando, Fla., pp. 175-93.
– (1989), *From the Congo to the Kalahari: Data and hypotheses about the political economy of the western stream of the Early Iron Age*, in *African Studies 16th Annual Spring Symposium*, Urbania, Ill., pp. 1-21.
Denbow, J.R. e Wilmsen, E.N. (1986), *Advent and course of the pastoralism in the Kalahari*, in «Science», Washington D.C., 234, pp. 1509-15.
Desmarais, J.-C. (1977), *Idéologies et races dans l'ancien Rwanda*, tesi di dot-

torato presentata alla Facoltà di Antropologia dell'Université de Montréal.

Devoto, M., Romeo, G., Serre, J.L., Meerman, G., Cappello, N. e Piazza, A. (1990), *Gradient of distribution in Europe of the world CF mutation and of its associated haplotypes,* in «Hum. Genet.», 85, pp. 436-41.

Diamond, J.A. (1990), *The talk of the Americas,* in «Nature», London, 344, pp. 589-90.

– (1991 *a*), *The Rise and Fall of the Third Chimpanzee: Evolution and Human Life,* Radius, London [trad. it. *Il terzo scimpanzé: ascesa e caduta del primate Homo Sapiens,* Bollati Boringhieri, Torino, 1994].

– (1991 *b*), *The earliest horsemen,* in «Nature», London, 350, pp. 275-76.

Digombe, L., Schmidt, P.R., Mouleingui-Boukosso, V., Mombo, J. e Locko, M. (1988), *The development of an Early Iron Age prehistory in Gabon,* in «Curr. Anthropol.», 29, 1, pp. 179-84.

Dikov, N.N. (1988), *On the road to America,* in «Nat. Hist.», 1, pp. 12-15.

Di Rienzo, A. e Wilson, A.C. (1991), *Branching pattern in the evolutionary tree for human mitochondrial DNA,* in «Proc. Natl. Acad. Sci. USA», 88, pp. 1597-1601.

Dixon, R.M. (1980), *The Languages of Australia,* Cambridge University Press, Cambridge.

Doe, B. (1980), *The emergence of Arabia,* in Sherratt, A., a cura di, *The Cambridge Encyclopedia of Archaeology,* Crown, New York, pp. 212-15.

Dolgopolskij, A.B. (1970), *Gipoteza drevneišego rodstva jazykov severnoj evrazii,* in «Proc. 7th Int. Congr. Anthropol. Ethnol. Sci. (Moscow)», 5, pp. 620-28.

– (1988), *The Indo-European homeland and lexical contacts of Proto-Indo-European with other languages,* in «Mediterr. Lang. Rev.», 3, pp. 7-31.

Doran, G.H., Dickel, D.N., Ballinger, W.E., Agee, O.F., Laipis, P.J. e Hauswirth, W.W. (1986), *Anatomical, cellular and molecular analysis of 8,000-yr-old human brain tissue from the Windover archaeological site,* in «Nature», London, 323, pp. 803-806.

Dorit, R.L., Akashi, H. e Gilbert, W. (1995), *Absence of polymorphism at the ZFY locus on the human Y chromosome,* in «Science», 268, pp. 1183-85.

Dow, M. (1989), *Categorical analysis of cross-cultural survey data: Effects of clustering on chi-square tests,* in «J. Quant. Anthropol.», 1, pp. 335-52.

Du, R., Yuan, Y., Hwang, J., Mountain, J. e Cavalli-Sforza, L.L. (1991), *Chinese Surnames and the Genetic Differences between North and South China,* Paper 0027, Morrison Institute for Population Resource Studies, Stanford, Calif.

Dutta, P.C. (1984), *Biological anthropology of Bronze Age Harappans: New perspectives,* in Lukacs, J.R., a cura di, *The People of South Asia,* Plenum, New York, pp. 59-75.

Edwards, A.W.F. e Cavalli-Sforza, L.L. (1964), *Reconstruction of evolutionary trees,* in Heywood, V.E. e McNeill, J., a cura di, *Phenetic and Phylogenetic Classification,* The Systematics Association, London, pp. 67-76.

Efron, B. (1982), *The Jackknife, Bootstrap, and Other Resampling Plans,* Society for Industrial and Applied Mathematics, Philadelphia.

Embleton, S.M. (1986), *Statistics in historical linguistics*, in «Quantitative Linguistic», Bochum, 30, pp. 1-194.

Encyclopaedia Britannica (1974), 15ª ediz., Helen Heningway Benton, Chicago.

Erlich, H.A., a cura di (1989), *PCR Technology: Principles and Applications for DNA Amplification*, Stockton Press, New York.

Erodoto (1964), *Histoires*, IV, in «Historiens Grecs», Bibliothèque de la Pléiade, Éditions Gallimard, Paris.

Excoffier, L. (1990), *Evolution of human mitochondrial DNA: Evidence for departures from a pure neutral model of populations at equilibrium*, in «J. Mol. Evol.», 30, pp. 125-39.

Excoffier, L. e Langaney, A. (1989), *Origin and differentiation of human mitochondrial DNA*, in «Am. J. Hum. Genet.», 44, pp. 73-85.

Excoffier, L., Pellegrini, B., Sanchez-Mazas, A., Simon, C. e Langaney, A. (1987), *Genetics and history of sub-Saharan Africa*, in «Yearb. Phys. Anthropol.», 30, pp. 151-94.

Fagan, B.M. (1987), *The Great Journey: The Peopling of Ancient America*, Thames and Hudson, London.

Falconer, D.S. (1960), *Introduction to Quantitative Genetics*, Ronald Press, New York.

Farris, J.S. (1972), *Estimating phylogenetic trees from distance matrice*, in «Am. Nat.», 106, pp. 645-68.

– (1973), *On the use of the parsimony criterion for inferring evolutionary trees*, in «Syst. Zool.», 26, pp. 77-88.

Feldman, M.W. e Cavalli-Sforza, L.L. (1989), *On the theory of evolution under genetic and cultural transmission with application to the lactose absorption problem*, in Feldman, M.W., a cura di, *Mathematical Evolutionary Theory*, Princeton University Press, Princeton, N.J., pp. 145-73.

Feldman, M.W., Nabholz, M. e Bodmen, W.F. (1969), *Evolution of the Rh polymorphism: A model for the interaction of incompatibility, reproductive compensation, and heterozygote advantage*, in «Am. J. Hum. Genet.», 21, 2, pp. 171-93.

Felsenstein, J. (1973), *Maximum-likelihood estimation of evolutionary trees from continuous characters*, in «Am. J. Hum. Genet.», 25, pp. 471-92.

– (1982), *Numerical methods for inferring evolutionary trees*, in «Q. Rev. Biol.», 57, 4, pp. 379-404.

– (1985), *Confidence limits on phylogenies: An approach using the bootstrap*, in «Evolution», 39, pp. 783-91.

Fierro-Domenech, A. (1986), *Le Pré carré: géographie Historique de la France*, Robert Laffont, Paris.

Fisher, R.A. (1930), *The Genetical Theory of Natural Selection*, Dover, New York.

– (1937), *The wave of advance of advantageous genes*, in «Ann. Eugen.», London, 7, pp. 355-69.

Fitch, W.M. e Margoliash, M. (1967), *Construction of evolutionary trees*, in «Science», Washington D.C., 155, pp. 279-84.

Flannery, K.V. (1973), *The origins of agriculture,* in «Ann. Rev. Anthropol.», 2, pp. 271-310.

Flatz, G. (1967), *Hemoglobin E: Distribution and population dynamics,* in «Hum. Genet.», 3, pp. 189-234.

– (1987), *Genetics of lactose digestion in humans,* in «Adv. Hum. Genet.», 16, pp. 1-77.

Flatz, G. e Rotthauwe, H.W. (1977), *The human lactase polymorphism. Physiology and genetics of lactose absorption and malabsorption,* in «Prog. Med. Genet.», 2, pp. 205-50.

Flight, C.R. (1988), *The Bantu expansion and the SOAS network,* in «Hist. Africa», 15, pp. 261-301.

Flood, J. (1983), *The Archaeology of Dreamtime,* University of Hawaii Press, Honolulu.

Foley, R.A. (1991), *The silence of the past,* in «Nature», London, 353, p. 114.

Foley, W.A. (1986), *The Papuan languages of New Guinea,* Cambridge University Press, Cambridge.

Forster, P., Harding, R., Torroni, A. e Bandelt, H.-J. (1996), *Origin and Evolution of Native American mtDNA Variation: A Reappraisal,* in «Am. J. Hum. Genet.», 59, pp. 935-45.

Fraser, G.R. (1976), *The Causes of Profound Deafness in Childhood,* Johns Hopkins University Press, Baltimore.

Freeman, L. (1980), *The development of human culture,* in Sherratt, A., a cura di, *The Cambridge Encyclopedia of Archaeology,* Crown, New York, pp. 79-86.

Friedlaender, J.S. (1971), *Isolation by distance in Bougainville Island,* in «Proc. Natl. Acad. Sci. USA», 68, pp. 704-707.

– (1975), *Patterns of Human Variation: The Demography, Genetics, and Phenetics of Bougainville Islanders,* Harvard University Press, Cambridge, Mass.

– a cura di (1987), *The Solomon Islands Project: A Long-term Study of Health, Human Biology, and Culture Change,* Oxford University Press, Oxford.

Friedlaender, J.S., Sgaramella-Zonta, L.A., Kidd, K.K., Lai, L.Y.C., Clark, P. e Walsh, R.J. (1971), *Biological divergences in South-Central Bougainville: An analysis of blood polymorphism gene frequencies and anthropometric measurements utilizing tree models, and a comparison of these variables with linguistic, geographic, and migrational «distances»,* in «Am. J. Hum. Genet.», 23, pp. 253-70.

Friedrich, P. (1970), *Proto-Indo-European Trees: The Arboreal System of a Prehistoric People,* University of Chicago Press, Chicago.

Gabriel, K.R. (1971), *The biplot geographical display of matrices with application to principal component analysis,* in «Biometrika», 58, pp. 453-67.

Gadgil, M. e Thapar, R. (1990), *Human ecology in India: Some historical perspectives,* in «Interdiscipl. Sci. Rev.», 15, 3, pp. 209-23.

Gamble, C. (1986), *Cambridge World Archaeology. The Palaeolithic Settlement of Europe,* Cambridge University Press, Cambridge.

Gamkrelidze, T.V. e Ivanov, V.V. (1990), *The early history of Indo-European languages,* in «Sci. Am.», 262, 3, pp. 110-16.

Garlake, P. (1980), *Early states in Africa,* in Sherratt, A., a cura di, *Cambridge Encyclopedia of Archaeology,* Crown, New York, pp. 348-54.

Garn, S.M. (1971), *Human Races. 3,* Charles C. Thomas, Springfield, Ill.

Ghosh, A.K., Kirk, L., Joshi, S.R. e Bhatia, H.M. (1977), *A population genetic study of the Kota in the Nilgiri Hills, South India,* in «Hum. Hered.», 27, pp. 225-41.

Giacobini, G., a cura di (1989), *Hominidae,* Jaca Book, Milano.

Giacobini, G. e Mallegni, F. (1989), *Les Néandertaliens Italiens. Inventaire des restes et nouvelles découvertes,* in Giacobini, 1989, pp. 379-85.

Giblett, E.R. (1969), *Genetic Markers in Human Blood,* Blackwell Scientific, Oxford.

Gillespie, J.H. (1987), *Molecular evolution and the neutral allele,* in «Oxf. Surv. Evol. Biol.», 4, pp. 10-37.

Gimbutas, M. (1970), *Proto-Indo-European culture: The Kurgan culture during the fifth, fourth, and third millenna B.C.,* in Cardona, G., Hoenigswald, H.M. e Senn, A.M., a cura di, *Indo-European and Indo-Europeans,* University of Pennsylvania Press, Philadelphia, pp. 155-95.

– (1991), *The Civilization of the Goddess,* Harper, San Francisco.

Glass, B., Li, C.C. (1953), *The dynamics of racial intermixture, and analysis based on the American Negro,* in «Am. J. Hum. Genet.», 5, pp. 1-20.

Glover, I.C. (1980), *Agricultural origins in East Asia,* in Sherratt, A., a cura di, *The Cambridge Encyclopedia of Archaeology,* Crown, New York, pp. 152-61.

Goldstein, D.B., Ruiz-Linares, A.R., Cavalli-Sforza, L.L. e Feldman, M.W. (1995), *Genetic absolute dating based on microsatellites and the origin of modern humans,* in «Proc. Natl. Acad. Sci. USA», 92, pp. 6723-27.

Goodenough, W.H. (1966), *The evolution of pastoralism and Indo-European origins,* in Cardona, G., Hoenigswald, H.M. e Senn, A.M., a cura di, *Indo-European and Indo-Europeans,* University of Pennsylvania Press, Philadelphia, pp. 253-65.

Goodman, M. (1985), *Rates of molecular evolution: The hominid slowdown,* in «BioEssays», 3, pp. 9-14.

Gould, S.J. (1989), *Grimm's greatest tale,* in «Nat. Hist.», 2, pp. 20-23.

Gower, J.C. (1966), *Some distance properties of latent root and vector methods used in multivariate analysis,* in «Biometrika», 53, 3, 4, pp. 325-38.

Grayson, D.K. (1987), *Death by natural causes,* in «Nat. Hist.», 5, pp. 8-13.

Great Britain Meteorological Office (1968), *Tables of Temperatures, Relative Humidities, and Precipitation of the World,* Air Ministry Meteorological Office, London.

Greenberg, J.H. (1949-50, 1954), *Studies in African linguistic classification,* in «Southw. J. Anthropol.», 8 parti, 5, 1949; 6, 1950; 10, 1954.

– (1955), *Studies in African Linguistic Classification,* Compass Publishing, Bradford, Conn.

– (1963), *The Languages of Africa,* Indiana University Publication, Bloomington.

– (1971), *The Indo-Pacific hypothesis,* in «Curr. Trends linguistics», 8, pp. 807-71.

– (1976), *Lecture,* Stanford University, Stanford, Calif.

– (1987), *Language in the Americas*, Stanford University Press, Stanford, Calif.

Greenberg, J.H. e Ruhlen, M. (1992), *Linguistic origins of native Americans*, in «Sci. Am.», 267, 5, pp. 94-99.

Greenberg, J.H., Turner II, C.G. e Zegura, S.L. (1986), *The settlement of the Americas: A comparison of the linguistic, dental, and genetic evidence*, in «Curr. Anthropol.», 27, 5, pp. 477-97.

Griffin, J.B. (1980), *Agricultural groups in North America*, in Sherratt, A., a cura di, *The Cambridge Encyclopedia of Archaeology*, Crown, New York, pp. 375-81.

Grimes, B., a cura di (1984), *Languages of the World: Ethnologue*, 10ª ediz., Wycliffe Bible Translators, Dallas, Tex.

Groube, L.M., Chappell, J., Muke, J. e Price, D. (1986), *A 40,000 year-old human occupation site at Huon Peninsula, Papua New Guinea*, in «Nature», 324, pp. 453-55.

Groves, C.P. (1989), *A regional approach to the problem of the origin of modern humans in Australasia*, in Mellars e Stringer, 1989, pp. 274-85.

Guerin, P., Rouger, P. e Lucotte, G. (1988), *A new TaqI BO variant detected with the p49 probe on the human Y chromosome*, in «Nucleic Acids Res.», 16, p. 7759.

Guglielmino-Matessi, C.R., Gluckman P. e Cavalli-Sforza, L.L. (1979), *Climate and the evolution of skull metrics in man*, in «Am. J. Phys. Anthropol.», 50, pp. 549-64.

Guglielmino-Matessi, C.R., Viganotti, C. e Cavalli-Sforza, L.L. (1983), *Spatial distributions and correlations of cultural traits in Africa*, Consiglio Nazionale delle Ricerche, Pavia.

Guglielmino-Matessi, C.R., Piazza, A., Menozzi, P. e Cavalli-Sforza, L.L. (1990), *Uralic genes in Europe*, in «Am. J. Phys. Anthropol.», 83, 1, pp. 57-68.

Guidon, N. (1987), *Cliff notes*, in «Nat. Hist.», 8, pp. 6-12.

Guthrie, M. (1967), *Comparative Bantu: An Introduction to the Comparative Linguistics and Prehistory of Bantu Languages*, Gregg Press, Farnborough, England, vol. I.

Habgood, P.J. (1989), *The origin of anatomically modern humans in Australasia*, in Mellars e Stringer, 1989, pp. 245-73.

Hajdu, G.F. (1975), *Finno-Ugrian languages and peoples*, trad. di G.F. Cushing, Andre Deutsch, London.

Haldane, J.B.S. (1949), *Disease and evolution*, in «Ricerca Sci.», 19, supplemento 1, pp. 3-10.

Hammer, M.F. (1995), *A recent common ancestry for human Y chromosomes*, in «Nature», 378, pp. 376-78.

Hammond Medallion World Atlas (1981), Hammond, Maplewood, N.J.

Hanihara, K. (1985), *Origins and affinities of Japanese as viewed from cranial measurements*, in Kirk e Szathmary, 1985, pp. 105-12.

Harding, R.M., Rosing, F.W. e Sokal, R.R. (1989), *Cranial measurements do not support Neolithization of Europe by demic expansion*, in «Homo», 40, pp. 45-58.

Harlan, J.R. (1971), *Agricultural origins: Centers and non-centers,* in «Science», Washington D.C., 174, pp. 468-74.

Harris, H. (1966), *Enzyme polymorphisms in man,* in «Proc. R. Soc. B.», 164, pp. 298-310.

– (1980), *The Principles of Human Biochemical Genetics,* 3ª ediz. riveduta, Elsevier/North-Holland Biomedical Press, Amsterdam.

Harrison, G.A. e Owen, J.J.T. (1964), *Studies on the inheritance of human skin colour,* in «Ann. Hum. Genet.», 28, pp. 27-37.

Hartl, D. e Clark, A.G. (1989), *Principles of Population Genetics,* 2ª ediz., Sinauer, Sunderland, Mass. [trad. it. *Genetica della popolazione,* Zanichelli, Bologna, 1993].

Hassan, F.A. (1975), *Determination of the size, density, and growth rate of hunting-gathering populations,* in Poloyor, S., a cura di, *Population, Ecology, and Social Evolution,* Mouton, Den Haag, pp. 27-52.

Heincke, F. (1898), *Naturgeschichte des Herings,* Salle, Berlin.

Heine, B., Hoff, H. e Vossen, R. (1977), *Neuere Ergebnisse zur Territorialgeschichte der Bantu,* in Möhling, W.J.G., Rottland, F. e Heine, B., a cura di, *Zur Sprachgeschichte und Ethnohistorie in Afrika,* Dietrich Reimer, Berlin, pp. 57-72.

Hennig, W. (1966), *Phylogenetic systematics,* University of Illinois Press, Urbana.

Henrici, A. (1973), *Numerical classification of Bantu languages,* in «Afr. Lang. Stud.», 14, pp. 82-104.

Hewlett, B.S. e Cavalli-Sforza, L.L. (1986), *Cultural transmission among the Aka pygmies,* in «Am. Anthropol.», 88, pp. 922-34.

Heyerdahl, T. (1950), *The Kon-Tiki Expedition,* Allen and Unwin, London [trad. it. *Kon-tiki: 4000 miglia su una zattera attraverso il Pacifico,* A. Martello-Giunti, Firenze, 1976].

Hiernaux, J. (1968 *a*), *Bantu expansion: The evidence from physical anthropology confronted with linguistic and archaeological evidence,* in «J. Afr. Hist.», IX, 4, pp. 505-15.

– (1968 *b*), *La Diversité humaine en Afrique Sub-Saharienne: Recherches biologiques,* Institut de Sociologie, Université Libre, Bruxelles.

– (1975), *The People of Africa,* Scribner's, New York.

Hill, A.V.S. e Serjeantson, S.W., a cura di (1989), *The Colonization of the Pacific: A Genetic Trail,* Clarendon Press, Oxford.

Hill, A.V.S., O'Shaughnessy, D.F. e Clegg, J.B. (1989), *Haemoglobin and globin gene variants in the Pacific,* in Hill e Serjeantson, 1989, pp. 246-85.

Hillis, D.M. e Moritz, C., a cura di (1990), *Molecular Systematics,* Sinauer, Sunderland, Mass.

Hirszfeld, L. e Hirszfeld, H. (1919), *Essai d'application des méthodes au problème des races,* in «Anthropologie», 29, pp. 505-37.

Hostetler, J.A. e Huntington, G.E. (1980), *The Hutterites in North America,* Holt, Rinehart and Winston, New York.

Hotelling, H. (1933), *Analysis of a complex of statistical variables into principal components,* in «J. Educ. Psychol.», 24, pp. 417-41, 498-520.

Howell, F.C. (1984), *Introduction,* in Smith, F.H. e Spencer, F., a cura di,

The Origins of Modern Humans: A World Survey of the Fossil Evidence, Alan R. Liss, New York, pp. XIII-XXII.

Howells, W.W. (1973), *Cranial variation in man: A study by multivariate analysis of patterns of difference among recent human populations*, in «Pap. Peabody Mus. Archaeol. Ethnol. Harv. Univ.», 67, pp. 1-259.

– (1981), *Origins of the Chinese people: Interpretation of the recent evidence*, in Keightly, D.N., a cura di, *The Origins of Chinese Civilization*, University of California Press, Berkeley, pp. 297-319.

– (1986), *Physical anthropology of the prehistoric Japanese*, in Pearson, R.L., Barnes, G.L. e Hutterer, K.L., a cura di, *Windows on the Japanese Past*, Center for Japanese Studies, Ann Arbor, Mich., pp. 85-99.

– (1989), *Skull shapes and the map: craniometric analyses in the dispersion of modern Homo*, in «Pap. Peabody Mus. Archaeol. Ethnol. Harv. Univ.», 79, pp. 1-189.

Il'ič-Svityč, V.M. (1971), *Opyt Sravnenija Nostratičeskich Jazykov*, Nauka, Moskva.

Imaizumi, Y., Morton, N.E. e Harris, D.E. (1970), *Isolation by distance in artificial populations*, in «Genetics», 66, 3, p. 569.

Ingram, V.M. (1957), *Gene mutations in human haemoglobin: The chemical difference between normal and sickle cell hemoglobin*, in «Nature», London, 180, pp. 326-28.

Irwin, G.J. (1980), *The prehistory of Oceania: Colonization and cultural change*, in Sherratt, A., a cura di, *The Cambridge Encyclopedia of Archaeology*, Crown, New York, pp. 324-32.

Isaac, G.L. (1972), *Chronology and the tempo of cultural change during the Pleistocene*, in Bishop, W.W. e Miller, J.A., a cura di, *Calibration of Hominoid Evolution: Recent Advances in Isotopic and Other Dating Methods Applicable to the Origins of Man*, Scottish Academic Press, New York, pp. 381-430.

– (1976), *Stages of cultural elaboration in the Pleistocene: Possible archaeological indicators of the development of language capabilities*, in Harnald, S.R., Steklis, H.D. e Lancaster, J., a cura di, *Origins and Evolution of Language and Speech*, New York Academy of Sciences, New York, vol. 280, pp. 275-88.

Jacob, F. (1977), *Evolution and tinkering*, in «Science», Washington D.C., 196, pp. 1161-66.

Jaeger, G. (1974), *Étude hémotypologique d'une communauté sara centrafricaine*, in «Cah. Anthropol. Écol. Hum.», 2, 2, pp. 19-124.

Jakubiczka, S., Arnemann, J., Cooke, H.J., Krawczak, M. e Schmidtke, J. (1989), *A search for restriction fragment length polymorphism on the human Y chromosome*, in «Hum. Genet.», 84, pp. 86-88.

Jeffreys, A.J., Neumann, R. e Wilson, V. (1990), *Repeat unit sequence variation in minisatellites: A novel source of DNA polymorphism for studying variation and mutation by single molecule analysis*, in «Cell. Mol. Neurobiol.», 60, 3, pp. 473-85.

Jenkins, T., Zoutendyk, A. e Steinberg, A.G. (1970), *Gammaglobulin groups (Gm and Inv) of various southern African populations*, in «Am. J. Phys. Anthropol.», 32, pp. 197-218.

Jennings, J.D. (1983), *Origins*, in *Ancien North Americans*, W.H. Freeman, New York, vol. I, pp. 25-67.

Jobling, M. (1996), *The Y chromosome and human evolution*, in Jackson, M.S., Strachan, T. e Dover, D., a cura di, *Human Genome Evolution*, Bios Scientific Publishers, Oxford, pp. 283-301.

Johanson, D.C. (1989), *The current status of Australopithecus*, in Giacobini, 1989, pp. 77-96.

Johnson, M.J., Wallace, D.C., Ferris, S.D., Rattazzi, M.C. e Cavalli-Sforza, L.L. (1983), *Radiation of human mitochondria DNA types analyzed by restriction endonuclease cleavage patterns*, in «J. Mol. Evol.», 19, pp. 255-71.

Johnston, F.E. e Schell, L.M. (1979), *Anthropometric variation of Native American children and adults*, in Laughlin, W.S. e Harper, A.B., a cura di, *The First Americans: Origins, Affinities, and Adaptations*, G. Fischer, New York, pp. 275-91.

Jones, F.L. (1970), «The Structure and Growth of Australia's Aboriginal Population», in *Aborigines in Australian Society*, Australian National University Press, Canberra.

Jones, R.M. (1987), *Paleolithic archaeology – Pleistocene life in the dead heart of Australia*, in «Nature», London, 328, 6132, p. 666.

– (1989), *East of Wallace's line: Issues and problems in the colonization of the Australian continent*, in Mellars e Stringer, 1989, pp. 743-82.

Jorde, L.B. (1980), *The genetic structure of subdivided human populations: A review*, in Mielke, J.H. e Crawford, M.H., a cura di, *Current Developments in Anthropological Genetics*, Plenum, New York, vol. I, pp. 135-208.

– (1985), *Human genetic distance studies: Present status and future prospects*, in «Annu. Rev. Anthropol.», 14, pp. 343-73.

Jukes, T.H., a cura di (1987), *Molecular evolutionary clock*, in «J. Mol. Evol.», 26, pp. 1-171.

Karlin, S., Kennett, R. e Bonné-Tamir, B. (1979), *Analysis of biochemical genetic data on Jewish population. II. Results and interpretations of heterogeneity indices and distance measures with respect to standards*, in «Am. J. Hum. Genet.», 31, pp. 341-65.

Karve, I. e Malhotra, K.C. (1968), *A biological comparison of eight endogamous groups of the same rank*, in «Curr. Anthropol», 9, 2-3, pp. 109-24.

Kendall D.G. (1965), *Mathematical models of the spread of infection*, in *Conference on Mathematics and Computer Science in Biology and Medicine*, Medical Research Council, London, pp. 213-25.

Kennedy, K.A.R., Chiment, J., Disotell, T. e Meyers, D. (1984), *Principal-components analysis of prehistoric South Asian crania*, in «Am. J. Phys. Anthropol.», 64, pp. 105-18.

Khazanov, A.M. (1984), *Nomads and the Outside World*, Cambridge University Press, Cambridge.

Kidd, D. (1980), *Barbarian Europe in the first millennium*, in Sherratt, A., a cura di, *The Cambridge Encyclopedia of Archaeology*, Cambridge University Press, New York, pp. 295-303.

Kidd, K.K. (1973), *L'Origine dell'Uomo*, «Atti Accad. Naz. Lincei», 182.

Kidd, K.K. e Cavalli-Sforza, L.L. (1974), *The role of genetic drift in the dif-*

ferentiation of Icelandic and Norwegian cattle, in «Evolution», 28, 3, pp. 381-95.

Kimura, M. (1968), *Evolutionary rate at the molecular level*, in «Nature», London, 217, pp. 624-26.

– (1983), *The Neutral Theory of Molecular Evolution*, Cambridge University Press, Cambridge.

Kimura, M. e Weiss, G.H. (1964), *The stepping-stone model of population structure and the decrease of genetic correlation with distance*, in «Genetics», 49, pp. 561-76.

Kingman, J.F.C. (1982 *a*), *On the genealogy of large populations*, in «J. Appl. Probab.», 19A, pp. 27-43.

– (1982 *b*), *The coalescent*, in «Stochastic Processes Their Appl.», 13, pp. 235-48.

Kirk, R.L. (1965), *Genetic Markers in Australian Aborigenes*, Australian Institute of Aboriginal Studies, Canberra.

– (1976), *Serum protein and enzyme markers as indicators of population affinities in Australia and the Western Pacific*, in Kirk e Thorne, 1976, pp. 329-46.

– (1979), *Genetic differentiation in Australia and the Western Pacific and its bearing on the origin of the first Americans*, in Laughlin, W.S. e Harper, A.B., a cura di, *The First Americans: Origins, Affinities, and Adaptations*, G. Fischer, New York, pp. 211-37.

– (1989), *Population genetic studies in the Pacific: Red cell antigen, serum protein, and enzyme systems*, in Hill e Serjeantson, 1989, pp. 60-119.

Kirk, R.L. e Szathmary, E., a cura di (1985), *Out of Asia: Peopling the Americas and the Pacific*, The Journal of the Pacific History, Canberra.

Kirk, R.L. e Thorne, A.G. (1976), *The Origin of the Australians*, Australian Institute of Aboriginal Studies, Canberra.

Klein, R.G. (1980), *Later Pleistocene hunters*, in Sherratt, A., a cura di, *The Cambridge Encyclopedia of Archaeology*, Crown, New York, pp. 87-95.

– (1989 *a*), *The Human Career: Human Biological and Cultural Origins*, University of Chicago Press, Chicago.

– (1989 *b*), *Biological and behavioural perspectives on modern human origins in southern Africa*, in Mellars e Stringer, 1989, pp. 529-46.

Kluge, M. e Farris, J.S. (1969), *Quantitative phyletics and the evolution of anurans*, in «Syst. Zool.», 18, pp. 1-32.

Koyama, S. (1978), *Jomon subsistence and population*, in «Senri Ethnol. Stud.», 2, pp. 1-65.

Kreitman, M. (1987), *Molecular population genetics*, in «Oxford Surv. Evol. Biol.», 4, pp. 38-60.

Krings, M., Stone, A., Schmitz, R.W., Krainitzki, H., Stoneking, M. e Pääbo, S. (1997), *Neanderthal DNA sequences and the origin of Modern Humans*, in «Cell», 90, pp. 19-30.

Kroeber, A.L. (1939), *Cultural and Natural Areas of Native North America*, University of California Press, Berkeley.

Kruskal, J.B. (1971), *Multi-dimensional scaling in archaeology: Time is not the only dimension*, in Hodson, F.R., Kendall, D.G. e Tautu, P., a cura di, *Mathematics in the Archaeological and Historical Sciences*, Edinburgh University Press, Edinburgh, pp. 119-32.

Kruskal, J.B., Dyen, I. e Black, P. (1971), *The vocabulary and method of reconstructing language trees: Innovations and large-scale applications,* in Hodson, F.R., Kendall, D.G. e Tautu, P., a cura di, *Mathematics in the Archaeological and Historical Sciences,* Edinburgh University Press, Edinburgh, pp. 361-80.
Kuzolik, A.E., Wainscoat, J.S., Sergeant, G.R., Kar, B.C., Al-Awamy, B., Essan, G.J.F., Falusi, A.G., Hague, S.K., Hilali, A.M., Kate, S., Ranasinghe, W.A.E.P. e Weatherall, D.J. (1986), *Geographical survey of the beta S-globin gene haplotypes: Evidence for an independent Asian origin of the sickle-cell mutation,* in «Am. J. Hum. Genet.», 39, pp. 239-44.

Lal, B.B. (1954), *Excavations at Hastinapura,* in «Ancient India», 10, pp. 5-151.
Lalouel, J.M. (1973), *Topology of population structure,* in Morton, 1973, pp. 139-49.
Landsteiner, K. (1901), *Über Agglutinationserscheinungen normalen menschlichen,* in «Wiener Klin. Wochenschr.», 14, pp. 1132-34.
Landsteiner, K. e Wiener, A.S. (1940), *An agglutinable factor in human blood recognized by immune sera for rhesus blood,* in «Proc. Soc. Exp. Biol. Med.», 13, p. 223.
Langley, C.H. e Fitch, W.M. (1973), *Appendix to the constancy of evolution: A statistical analysis of the alpha and beta hemoglobins, cytochrome c, and fibrinopeptide A,* in Morton, N.E., a cura di, *Models and measures of population structure,* University of Hawaii Press, Honolulu, pp. 259-62.
Laslett, P. (1983), *Demographic and microstructural history in relation to human adaptation: Reflections on newly established evidence,* in Ortner, D.J., a cura di, *How Humans Adapt: A Biocultural Odyssey,* Smithsonian Institution Press, Washington D.C., pp. 343-70.
Lathrap, D.W. (1977), *Our father the cayman, our mother the gourd: Spinden revisited, or a unitary model for the emergence of agriculture in the new world,* in Reed, 1977, pp. 713-51.
Lathrop, G.M. (1982), *Evolutionary trees and admixture: Phylogenetic inferences when some populations are hybridized,* in «Ann. Hum. Genetic.», 46, pp. 245-55.
Laughlin, W.S. (1980), *Aleuts: Survivors of the Bering Land Bridge,* Holt, Rinehart and Winston, New York.
Le Bras, H. e Todd, E. (1981), *L'Invention de la France: Atlas anthropologique et politique,* Livre de Poche, Paris.
Lee, D.E. (1982), *On K-nearest neighbor Voroni diagrams in the plane,* in «IEEE (Inst. Electr. Electron. Eng.) Trans. Comp.», C-31, pp. 478-87.
Lee, R.B. e DeVore, I., a cura di (1968), *Man the Hunter,* Aldine, Chicago.
Leff, G. (1975), *William of Ockham: The Metamorphosis of Scholastic Discourse,* Manchester University Press, Manchester.
Le Play, F. (1875), *L'Organisation de la famille,* Mame, Tours.
Levine, P. e Stetson, R.E. (1939), *An interesting case of intragroup agglutination,* in «J. Am. Med. Assoc.», 113, pp. 126-27.
Lewontin, R.C. (1972), *The apportionment of human diversity,* in Dobzhan-

sky, T.H., Hecht, M.K. e Steer, W.C., a cura di, *Evolutionary Biology*, Appleton-Century-Crofts, New York, vol. VI, pp. 381-98.

Lewontin, R.C. e Hubby, J.L. (1966), *A molecular approach to the study of genetic heterozygosity in natural populations. II. Amount of variation and degree of heterozygosity in natural populations of «Drosophila pseudoobscura»*, in «Genetics», 54, pp. 595-609.

Lewontin, R.C. e Krakauen, J. (1974), *Distribution of gene frequency as a test of the theory of the selective neutrality of polymorphism*, in «Genetics», 74, pp. 175-95.

Li, W.H. e Graur, D. (1991), *Fundamentals of Molecular Evolution*, Sinauer Sunderland, Mass.

Lieberman, P. (1989), *The origins of some aspects of human language and cognition*, in Mellars e Stringer, 1989, pp. 391-414.

Lilliu, G. (1983), *La civiltà dei Sardi. Dal Neolitico all'età dei nuraghi*, ERI, Torino.

Lipe, W.D. (1983), *The Southwest*, in Jennings, J.D., a cura di, *Ancient North Americans*, W.H. Freeman, New York, pp. 421-93.

Lisker, R. (1981), *Estructura genetica de la poblacion mexicana (aspectos medicos y anthropologicos)*, Salvat, Barcelona.

Livi, R. (1896-1905), *Antropometria militare*, Giornale del Regio Esercito, Roma.

Livingstone, F.B. (1976), *Hemoglobin history in West Africa*, in «Hum. Biol. Oceania», 48, pp. 487-500.

– (1984), *The Duffy blood groups, vivax malaria, and malaria selection in human populations: A review*, in «Hum. Biol. Oceania», 56, pp. 413-25.

– (1985), *Frequencies of Hemoglobin Variants: Thalassemia, the Glucose-6-Phosphate*, Oxford University Press, New York.

– (1989), *Simulation of the diffusion of the Beta-globin variants in the old world*, in «Hum. Biol. Oceania», 61, 3, pp. 297-309.

Livshits, G., Sokal, R.R. e Kobyliansky, E. (1991), *Genetic affinities of Jewish populations*, in «Am. J. Hum. Genet.», 49, pp. 131-46.

Loomis, W.F. (1967), *Skin-pigment regulation of vitamin-D biosynthesis in man*, in «Science», Washington D.C., 157, pp. 501-506.

Lucotte, G. e Ngo, K.Y. (1985), *A highly polymorphic probe that detects TaqI RFLPs on human Y chromosome*, in «Nucleic Acids Res.», 13, pp. 82-85.

Lucotte, G., Sriniva, K.R., Loirat, F., Hazout, S. e Ruffié, J. (1990), *The p49/TaqI Y-specific polymorphisms in three groups of Indians*, in «Gene Geogr.», 4, pp. 21-28.

Lundborg, H. e Wahlund, S., a cura di (1932), *The race biology of the Swedish Lapps. I. General survey. Prehistory. Demography*, The Swedish State Institute for Race Biology, Uppsala.

Luzzato, L., Usanga, E.A. e Modiano, G. (1985), *Genetic resistance to «Plasmodium falciparum»: studies in the field and in cultures in vitro*, in Rollinson, D. e Anderson, R.M., a cura di, *Ecology and Genetics of Host-Parasite Interactions*, Academic Press, London, pp. 205-14.

Lynch, T.F. (1990), *Man in South America? A critical review*, in «American Antiquity», 55, pp. 12-36.

MacNeish, R.S. (1978), *Late Pleistocene adaptations,* in «J. Anthropol. Res.», 34, pp. 475-96.

Mahalanobis, P.C. (1936), *On the generalized distance in statistics,* in «Proc. Natl. Inst. Sci. India», 12, pp. 49-55.

Malcolm, L.A., Booth, P.B. e Cavalli-Sforza, L.L. (1971), *Intermarriage patterns and blood group frequencies in the Bundi people of the New Guinea highlands,* in «Hum. Biol. Oceania», 43, 2, pp. 187-99.

Malécot, G. (1948), *Les Mathématiques de l'hérédité,* Masson, Paris.

– (1950), *Quelques schémas probabilités sur la variabilité des populations naturelles,* in «Ann. Univ. Lyon Sci. A.», 13, pp. 37-60.

– (1965), *Les covariances dans un milieu en équilibre statistique,* in «Cah. Rhodaniens», 14, pp. 1-29.

– (1966), *Probabilité et hérédité,* Presse Universitaire de France, Paris.

– (1967), *Identical loci relationships,* in «Proc. Fifth Berkeley Symp. Math. Statist. Prob.», 4, pp. 317-32.

– (1969), *The Mathematics of Heredity,* Freeman-Cooper, San Francisco.

Mallory, J.P. (1989), *In Search of the Indo-Europeans: Language, Archaeology and Myth,* Thames and Hudson, London.

Mantel, N. (1967), *The detection of disease clustering and a generalized regression approach,* in «Cancer Res.», 27, pp. 209-20.

Marshall, J.C. (1989), *The descent of the larynx?,* in «Nature», London, 338, pp. 702-703.

Martin, P. (1973), *The discovery of America,* in «Science», Washington D.C., 179, pp. 969-74.

Martin, R. (1957), *Lehrbuch der Anthropologie. 3,* G. Fischer, Stuttgart.

Masson, V.M. e Sarianidi, V.I. (1972), *Ancient Peoples and Places,* in Tringham, R., a cura di, *Central Asia: Turkmenia before the Achaemenids,* Praeger, New York, vol. LXXIX.

Mather, K. (1949), *Biometrical Genetics,* Methuen, London [trad. it. *Elementi di biometria,* Boringhieri, Torino, 1972].

Mather, K. e Jinks, J.L. (1977), *Biometrical Genetics,* Cornell University Press, Ithaca, N.Y.

Matheron, G. (1971), *The theory of regionalized variables and its applications,* Cahiers du Centre de Morphologie Mathématique de Fontainebleau, 5, École Nationale Supérieure de Mines, Paris.

McAlpin, D.W. (1981), *Proto-Elamo-Dravidian: The Evidence and Its Implications,* University of Pennsylvania Press, Philadelphia.

McEvedy, C. e Jones, R. (1978), *Atlas of World Population History,* Penguin Books, New York.

McKusick, V.A. (1992), *Mendelian Inheritance in Man: Catalogs of Autosomal Dominant, Autosomal Recessive, and X-Linked Phenotypes,* 10ª ediz., Johns Hopkins University Press, Baltimore, Md.

McNeill, W.H. (1976), *Plagues and Peoples,* Anchor Books, Garden City, N.Y. [trad. it. *La peste nella storia: epidemie, morbi e contagio dall'antichità all'età contemporanea,* Einaudi, Torino, 1981].

Mellars, P. e Stringer, C., a cura di (1989), *The Human Revolution: Behavioural and Biological Perspectives in the Origins of Modern Humans,* Princeton University Press, Princeton, N.J.

Menges, K.H. (1977), *Dravidian and Altaic*, in «Anthropos», 72, pp. 129-79.

Menozzi, P., Piazza, A. e Cavalli-Sforza, L.L. (1978 *a*), *Synthetic maps of human gene frequencies in Europe*, in «Science», Washington D.C., 201, pp. 786-92.

– (1978 *b*), *Synthetic gene frequency maps and an application to the analysis of the spread of the neolithic in Europe (Abstract)*, in «Am. J. Hum. Genet.», 30, p. 125A.

Merimee, T.J., Hewlett, B., Cavalli-Sforza, L.L. e Zapf, J. (1987), *The riddle of pygmy stature*, in «N. Engl. J. Med.», 317, 11, pp. 709-10.

Miller, L.H., Mason, S.J., Clyde, O.F. e McGinniss, M.H. (1976), *The resistance factor to «Plasmodium vivax» in blacks*, in «N. Engl. J. Med.», 295, p. 302.

Minch, E. (1992), *Estimating reliability of phylogenetic trees: bootstrapping and the lattice representation* (inedito).

Modiano, G., Benerecetti-Santachiara, A.S., Gonano, F., Zei, G., Capaldo, A. e Cavalli-Sforza, L.L. (1965), *An analysis of ABO, MN, Rh, Hp, Tf, and G6PD types in a sample from the human population of Lecce Province*, in «Ann. Hum. Genet.», 29, pp. 19-31.

Mooney, J. (1928), *The aboriginal population of America north of Mexico*, in «Smithson. Misc. Collec.», 80, 7.

Moorey, P.R.S. (1980), *Mesopotamia and Iran in the Bronze Age*, in Sherratt, A., a cura di, *The Cambridge Encyclopedia of Archaeology*, Crown, New York, pp. 120-27.

Moran, P.A.P. (1950), *Notes on continuous stochastic phenomena*, in «Biometrika», 37, pp. 17-23.

Mori, F. (1974), *The earliest Saharan rock engravings*, in «Antiquity», 48, pp. 87-92.

Morral, N. e coll. (1994), *The origin of the major cystic fibrosis mutation (ΔF-508) in European populations*, in «Nature Genetics», 7, pp. 169-75.

Morris, A.G. (1986), *Khoi and San craniology: A re-evaluation of the osteological reference samples*, in Singer, R. e Lundy, T., a cura di, *Variation, Culture and Evolution in African Population*, Witwatersrand University Press, Johannesburg, pp. 1-12.

Morris, C. (1980), *Andean South America: From village to empire*, in Sherratt, A., a cura di, *The Cambridge Encyclopedia of Archaeology*, Crown, New York, pp. 391-97.

Morton, N.E., a cura di (1973), *Genetic Structure of Populations*, University of Hawaii Press, Honolulu.

– (1982), *Outline of Genetic Epidemiology*, Karger, Basel.

Morton, N.E., Crow, J.F. e Muller, H.J. (1956), *An estimate of the mutational damage in man from data on consanguineous marriages*, in «Proc. Natl. Acad. Sci. USA», 421, pp. 855-63.

Morton, N.E., Yee, S. e Lew, R. (1971), *Bioassay of kinship*, in «Biometrics», 27, 1, p. 256.

Morton, N.E., Lew, R., Husserl, I.E. e Little, G.F. (1972), *Pingelap and Mokil Atolls: Historical genetics*, in «Am. J. Hum. Genet.», 24, pp. 277-89.

Morton, N.E., Kenett, R., Yee, S. e Lew, R. (1982), *Bioassay of kinship in populations of Middle Eastern origin and controls,* in «Curr. Anthropol.», 23, 2, pp. 157-67.

Motulsky, A.G. (1980), *Ashkenazi Jewish gene pools: Admixture, drift, and selection,* in Eriksson, A.W., Forsius, H., Nevanlinna, H.R., Workman, P.L. e Norio, R.K., a cura di, *Population Structure and Genetic Disorders,* Academic Press, London, pp. 353-65.

Mountain, J.L. e Cavalli-Sforza, L.L. (1994), *Inference of human evolution through cladistic analysis of nuclear DNA restriction polymorphisms,* in «Proc. Natl. Acad. Sci. USA», 91, pp. 6515-19.

Mountain, J.L., Lin, A.A., Bowcock, A.M. e Cavalli-Sforza, L.L. (1992), *Evolution of modern humans: Evidence from nuclear DNA polymorphisms,* in «Phil. Trans. R. Soc. Lond. B.», 337, pp. 159-65.

Mourant, A.E. (1954), *The Distribution of the Human Blood Groups,* Blackwell Scientific, Oxford.

– (1978), *The Genetics of the Jews,* Clarendon Press, Oxford.

Mourant, A.E., Kopec, A.C. e Domaniewska-Sobczak, K. (1976 *a*), *The Distribution of the Human Blood Groups and Other Polymorphisms,* Oxford University Press, London.

Mourant, A.E., Tills, D. e Domaniewska-Sobczak, K. (1976 *b*), *Sunshine and the geographical distribution of the alleles of the Gc system of plasma proteins,* in «Hum. Genet.», 33, pp. 307-14.

Mourant, A.E., Kopec, A.C. e Domaniewska-Sobczak, K. (1978), *Blood Groups and Diseases,* Oxford University Press, Oxford.

Murdock, G.P. (1959), *Africa: Its Peoples and Their Culture History,* McGraw-Hill, New York.

– (1967), *Ethnographic Atlas,* University of Pittsburgh Press, Pittsburgh, Pa.

Murillo, F., Rothhammer, F. e Llop, E. (1977), *The Chipaya of Bolivia: Dermatoglyphics and ethnic relationships,* in «Am. J. Phys. Anthropol.», 46, pp. 45-50.

Murphy, R. (1969), *The Population of China: An Historical and Contemporary Analysis,* Stanford University Press, Stanford, Calif.

Myres, J.L. (1953), *Geographical History in Greek Lands,* Clarendon Press, Oxford.

Nakahori, Y., Tamura, T., Yamada, M. e Nakagone, Y. (1989), *Two 47z [DXYS5] RFLPs on the X and the Y chromosome,* in «Nucleic Acids Res.», 17, p. 2152.

Neel, J.V. (1978 *a*), *Rare variants, private polymorphisms, and locus heterozygosity in Amerindian populations,* in «Am. J. Hum. Genet.», 30, pp. 465-90.

– (1978 *b*), *The population structure of an Amerindian tribe, the Yanomama,* in «Annu. Rev. Genet.», 12, pp. 365-413.

– (1980), *On being headman,* in «Perspect. Biol. Med.», 23, pp. 277-94.

Neel, J.V. e Ward, R.H. (1970), *Village and tribal genetic distances among American Indians and the possible implications for human evolution,* in «Proc. Natl. Acad. Sci.», 65, pp. 323-30.

Neel, J.V. e Weiss, K.M. (1975), *The genetic structure of a tribal population, the Yanomama Indians. XII. Biodemographic studies,* in «Am. J. Phys. Anthropol.», 42, 1, pp. 25-52.

Neel, J.V., Layrisse, M. e Salzano, F.M. (1977), *Man in the tropics: the Yanomama Indians*, in Harrison, G.A., a cura di, *Population Structure and Human Variation*, International Biological Programme, Cambridge University Press, Cambridge, vol. II, pp. 109-42.

Nei, M. (1978), *The theory of genetic distance and evolution of human races*, in «Jpn. J. Hum. Genet.», 23, pp. 341-69.

– (1987), *Molecular Evolutionary Genetics*, Columbia University Press, New York.

Nei, M. e Livshits, G. (1989), *Genetic relationships of Europeans, Asians and Africans and the origin of modern «Homo sapiens»*, in «Hum. Hered.», 39, pp. 276-81.

Nei, M. e Roychoudhury, A.K. (1972), *Gene differences between Caucasian, Negro, and Japanese populations*, in «Science», Washington D.C., 177, pp. 434-35.

– (1974), *Genic variations within and between the three major races of Man, Caucasoids, Negroids, and Mongoloids*, in «Am. J. Hum. Genet.», 26, pp. 421-43.

– (1982), *Genetic relationship and evolution of human races*, in «Evol. Biol.», 14, pp. 1-59.

– (1988), *Human Polymorphic Genes: World Distribution*, Oxford University Press, New York.

Nei, M. e Tajima, F. (1983), *Maximum likelihood estimation of the number of nucleotide substitutions from restriction sites data*, in «Genetics», 105, pp. 207-17.

Nei, M. e Takezaki, N. (1996), *The root of the phylogenetic tree of human populations*, in «Mol. Biol. Evol.», 13, pp. 170-77.

Ngo, K.Y., Vergnaud, G., Johnsson, C., Lucotte, G. e Weissenbach, J. (1986), *A DNA detecting multiple haplotypes of human Y chromosome*, in «Am. J. Hum. Genet.», 38, pp. 407-18.

Nijenhuis, L.E. e Hendrikse, I.M. (1986), *Blood group studies in Pygmies and in a few Bantu populations*, in Cavalli-Sforza, L.L., a cura di, *African Pygmies*, Academic Press, Orlando, Fla., pp. 181-99.

Nurse, G.T., Weiner, J.S. e Jenkins, T. (1985), *The peoples of southern Africa and their affinities*, Research Monographs on Human Population Biology, 3, Clarendon Press, Oxford.

Oakey, R. e Tyler-Smith, C. (1990), *Y Chromosome DNA haplotyping suggests that most European and Asian men are descendent from one of two males*, in «Genomics», 7, pp. 325-30.

Oates, J. (1980), *The emergence of cities in the Near East*, in Sherratt, A., a cura di, *The Cambridge Encyclopedia of Archaeology*, Crown, New York, pp. 112-19.

The Odyssey World Atlas (1966), Odyssey Press, New York.

O'Grady, R.T., Goddard, I., Bateman, R.M., DiMichelle, W.A., Funk, V.A., Kress, W.J., Mooi, R. e Cannell, P.F. (1989), *Genes and tongues*, in «Science», Washington D.C., 243, p. 1651.

Ohayon, E. e Cambon-Thomsen, A. (in corso di pubblicazione), *Les Marques génétiques dans les provinces françaises*, 2 voll. Inserm-Doin, Paris.

Omoto, K. (1972), *Polymorphisms and genetic affinities of the Ainu of Hokkaido*, in «Hum. Biol. Oceania», 1, 4, pp. 278-88.

– (1973), *The Ainu: A racial isolate?*, in «Israel J. Med. Sci.», 9, 9-10, pp. 1285-90.

– (1985), *The Negritos: Genetic origins and microevolution*, in Kirk e Szathmary, 1985, pp. 123-45.

O'Rourke, D.H. e Suarez, B.K. (1986), *Patterns and correlates of genetic variation in South Amerindians*, in «Ann. Hum. Biol.», 13, pp. 13-31.

O'Rourke, D.H., Suarez, B.K. e Crouse, J.D. (1985), *Genetic variation in North Amerindian populations: Covariance with climate*, in «Am. J. Phys. Anthropol.», 67, pp. 241-50.

O'Shaughnessy, D.F., Hill, A.V.S., Bowden, D.K., Weatherall, D.J. e Clegg, J.B. (1990), *Globin genes in Micronesia: Origins and affinities of Pacific Island peoples*, in «Am. J. Hum. Genet.», 46, pp. 144-55.

O'Shea, J. (1980), *Mesoamerica: From village to empire*, in Sherratt, A., a cura di, *The Cambridge Encyclopedia of Archaeology*, Crown, New York, pp. 382-90.

Pääbo, S. (1996), *Mutations in the mitochondrial microcosm*, in «Am. J. Hum. Genet.», 59, pp. 493-96.

Pääbo, S., Gifford, J.A. e Wilson, A.C. (1988), *Mitochondrial DNA sequences from a 7000-year-old brain*, in «Nucleic Acids Res.», 16, 20, pp. 9775-87.

Pääbo, S., Higuchi, R.G. e Wilson, A.C. (1989), *Ancient DNA and the polymerase chain reaction: The emerging fields of molecular archaeology*, in «J. Biol. Chem.», 264, 17, pp. 9709-12.

Pacciarini, M.L., Bowcock, A.M., Kidd, K.K. e Cavalli-Sforza, L.L. (inedito), *Variation and evolution of an endogenous retrovirus (ERV3) in humans and primates*, pp. 1-10.

Pagnier, J., Mears, J.G., Dundabelkodja, O., Schaeferego, K.E., Beldjord, C., Nagel, R.L. e Labie, D. (1984), *Evidence for the multi-centric origin of the sickle-cell hemoglobin gene in Africa*, in «Proc. Natl. Acad. Sci. USA», 81, 6, pp. 1771-73.

Pallottino, M. (1978), *The Etruscans*, Penguin Books, New York [trad. ingl. da *Etruscologia*, Hoepli, Milano, 1968].

Pamilo, P. (1990), *Statistical tests of phenograms based on genetic distances*, in «Evolution», 44, pp. 689-97.

Pamilo, P. e Nei, M. (1988), *Relationships between gene trees and species trees*, in «Mol. Biol. Evol.», 5, 5, pp. 568-83.

Pampiglione, S. e Ricciardi, M.L. (1986), *Parasitological surveys of pygmy groups*, in Cavalli-Sforza, 1986 *a*, pp. 153-65.

Pandit, X. e Chattopadhayay, M. (1991), *A note on bioanthropological profile of the Onge of Little Andaman*, relazione presentata al Simposio sulla diversità genetica e culturale nei popoli indiani, 29 gennaio 1991, Indian Institute of Science, Bangalore.

Papiha, S.S., Chahal, S.M.S., Roberts, D.F. e Singh, I.P. (1980), *Genetic studies among Kanet and Koli of Kinnar District in Himachal Pradesh, India*, in «Am. J. Phys. Anthropol.», 53, pp. 275-83.

Parr, P. (1980), *The Levant in the early first millennium B.C.*, in Sherratt, A., a cura di, *The Cambridge Encyclopedia of Archaeology*, Crown, New York, pp. 196-99.

Pauling, L., Itano, H.A., Singer, S.J. e Wells, I.C. (1949), *Sickle-cell anemia, a molecular disease*, in «Science», Washington D.C., 110, pp. 543-48.

Pawley, A. e Green, R.C. (1985), *The proto-oceanic language community*, in Kirk e Szathmary, 1985, pp. 123-46.

Pederson, H. (1931), *Linguistic Science in the Nineteenth Century: Methods and Results*, Harvard University Press, Cambridge, Mass.

Penny, D., Watson, E.E. e Still, M.A. (1993), *Trees from Languages and Genes are very similar*, in «Syst. Biol.», 42, pp. 382-84.

Phillipson, D.W. (1980), *Iron Age Africa and the Expansion of the Bantu*, in Sherratt, A., a cura di, *The Cambridge Encyclopedia of Archaeology*, Crown, New York, pp. 342-47.

– (1982), *The Later Stone Age in Sub-Saharan Africa: Physical Anthropology*, in Clark, J.D., a cura di, *The Cambridge History of Africa: From the Earliest Times to c. 500 B.C.*, Cambridge University Press, Cambridge, pp. 410-77.

Piazza, A. (1986), *The genetic data from the French provinces: A tentative summary*, in Ohayon, E. e Cambon-Thomsen, A., a cura di, *Génétique des populations humaines*, Inserm, Paris.

Piazza, A. e Menozzi, P. (1983), *Geographic variation in human gene frequencies*, in Felsenstein, J., a cura di, *Numerical Taxonomy, Proceedings of a NATO Advanced Study Institute*, Springer, Berlin, pp. 444-50.

– (1984), *HLA-A, B genes in the world and the effect of climate*, in Albert, E.D., Bauer, M.P. e Mayr, W.R., a cura di, *Histocompatibility Testing*, Springer, Berlin, p. 602.

Piazza, A., Sgaramella-Zonta, L., Gluckman, P., Cavalli-Sforza, L.L. (1975), *Fifth histocompatibility workshop gene-frequency data-phylogenetic analysis*, in «Tissue Antigens», 5, pp. 445-63.

Piazza, A., Menozzi, P. e Cavalli-Sforza, L.L. (1980), *The HLA-A, B gene frequencies in the world: Migration or selection?*, in «Hum. Immunol.», 4, pp. 297-304.

– (1981 *a*), *The making and testing of geographic genefrequency maps*, in «Biometrics», 37, 4, pp. 635-59.

– (1981 *b*), *Synthetic gene frequency maps of man and selective effects of climate*, in «Proc. Natl. Acad. Sci. USA», 78, 4, pp. 2638-42.

Piazza, A., Mayr, W.R., Contu, L., Amoroso, A., Borelli, I., Curtoni, E.S., Macello, C., Moroni, A., Olivetti, E., Richiardi, P. e Ceppellini, R. (1985), *Genetic and population structure of four Sardinian villages*, in «Ann. Hum. Genet.», 49, pp. 47-63.

Piazza, A., Rendine, S., Zei, G., Moroni, A. e Cavalli-Sforza, L.L. (1987), *Migration rates of human populations from surname distributions*, in «Nature», London, 329, 6141, pp. 714-16.

Piazza, A., Cappello, N., Olivetti, E. e Rendine, S. (1988 *a*), *The Basques in Europe: A genetic analysis*, in «Munibe (Antropologia-Arqueologia)», 6, pp. 168-76.

– (1988 *b*), *A genetic history of Italy*, in «Ann. Hum. Genet.», 52, pp. 203-13.

Piazza, A., Rendine, S., Menozzi, P., Mountain, J. e Cavalli-Sforza, L.L.

(1995), *Genetics and the origin of European languages,* in «Proc. Natl. Acad. Sci. USA», 92, pp. 5836-40.

Piazza, A., Griffo, R., Cappello, N., Grassini, M., Olivetti, E., Rendine, S. e Zei, G. (in preparazione), *Genetic structure and lexical differentiation in Sardinia,* in Piazza, A. e Cavalli-Sforza, L.L., a cura di, *Language Change and Biological Evolution* (di prossima pubblicazione).

Pickersgill, B. e Heiser, C.B., Jr. (1977), *Origins and distribution of plants domesticated in the new world tropics,* in Reed, 1977, pp. 803-35.

Piggott, S. (1965), *Ancient Europe from the Beginnings of Agriculture to Classical Antiquity,* Edinburgh University Press, Edinburgh [trad. it. *Europa antica: dagli inizi dell'agricoltura all'antichità classica,* Einaudi, Torino, 1976].

Plinius Secundus, Gaius, *Plinii naturalis historia* (*Plinio: storia naturale*), Giardini, Pisa, 1984-1987.

Pope, G.G. e Cronin, J.E. (1984), *The Asian hominidae,* in «J. Hum. Evol.», 13, pp. 377-96.

Postgate, N. (1980), *The Assyrian empire,* in Sherratt, A., a cura di, *The Cambridge Encyclopedia of Archaeology,* Crown, New York, pp. 186-92.

Potter, T.W. (1980), *Rome and its empire in the west,* in Sherratt, A., a cura di, *The Cambridge Encyclopedia of Archaeology,* Crown, New York, pp. 232-38.

Presland, G. (1980), *Forest cultures of South and South-East Asia,* in Sherratt, A., a cura di, *The Cambridge Encyclopedia of Archaeology,* Crown, New York, pp. 272-76.

Quack, B., Guerin, P., Ruffié, J. e Lucotte, G. (1988), *Mapping of probe p49 to the proximal part of the human Y chromosome,* in «Cytogenet. Cell Genet.», 47, p. 232.

Quinton, P.M. (1982), *Abnormalities in electrolyte secretion in cystic fibrosis sweat gland due to decreased anion permeability,* in Quinton, P.M., Martinez, R.J. e Hopfer, U., a cura di, *Fluid and Electrolyte Abnormalities in Exocrine Glands in Cystic Fibrosis,* San Francisco Press, San Francisco, pp. 53-76.

Race, R.R. e Sanger, R. (1975), *Blood Groups in Man,* Blackwell Scientific, Oxford.

Rackham, H., a cura di (1979), *Pliny: Natural History,* Harvard University Press, Cambridge, Mass., libri I e II.

Rao, C.R. (1948), *The utilization of multiple measurements in problems of biological classification,* in «J.R. Stat. Soc. Ser. B», 10, 2, pp. 159-93.

Reddy, B.M. e Rao, D.C. (1989), *Phenylthiocarbamide taste sensitivity revisited: Complete sorting test supports residual family resemblance,* in «Genet. Epidemiol.», 6, pp. 413-21.

Reed, C.A., a cura di (1977), *Origins of Agriculture,* Mouton, Den Haag.

Reed, T.E. (1969), *Caucasian genes in American Negroes,* in «Science», Washington D.C., 165, pp. 762-68.

Rendine, S., Piazza, A. e Cavalli-Sforza, L.L. (1986), *Simulation and separation by principal components of multiple demic expansions in Europe,* in «Am. Nat.», 128, 5, pp. 681-706.

Renfrew, C. (1969), *Trade and culture process in European prehistory*, in «Curr. Anthropol.», 10, pp. 151-69.

– (1973), *Before Civilisation: The Radiocarbon Revolution and Prehistoric Europe*, Jonathan Cape, London [trad. it. *L'Europa della preistoria*, Laterza, Roma, 1987].

– (1987), *Archaeology and Language: The Puzzle of Indo-European Origins*, Jonathan Cape, London.

– (1989 *a*), *Models of change in language and archaeology*, in «Trans. Philolog. Soc.», 87, 2, pp. 103-55.

– (1989 *b*), *The origins of Indo-European languages*, in «Sci. Am.», 261, 4, pp. 106-14.

– (1989 *c*), *Reply to comments*, in «Trans. Philolog. Soc.», 87, 2, pp. 172-78.

– (1992), *Archaeology, genetics and linguistic diversity*, in «Man», 27, pp. 445-78.

Retzius, G. (1900), *Crania Suecica Antiqua*, Aftonbladts Druckerei, Stockholm.

Reynolds, J., Weir, B.S. e Cockerham, C.C. (1983), *Estimation of the coancestry coefficient: Basis for a short-term genetic distance*, in «Genetics», 105, pp. 767-79.

Rice, T.T. (1957), *The Scythians*, Thames and Hudson, London [trad. it. *Gli sciti*, Il Saggiatore, Milano, 1969].

Richards, M., Corte-Real, H., Forster, P., Macaulay, V., Wilkinson-Herbots, H., Demaine, A., Papiha, S., Hedges, R., Bandelt, H.-J. e Sykes, B. (1996), *Paleolithic and Neolithic Lineages in the European Mitochondrial Gene Pool*, in «Am. J. Hum. Genet.», 59, pp. 185-203.

Rightmire, P.G. (1989), *Middle Stone Age humans from Eastern and Southern Africa*, in Mellars e Stringer, 1989, pp. 109-22.

Ripley, W.Z. (1899), *The Races of Europe*, Appleton, New York.

Roberts, D.F. (1973), *Climate and human variability*, in Baker, P.T., Casagrande, J.B., Goodenough, W.H. e Hammel, E.A., a cura di, *An Addison-Wesley Module in Anthropology*, Addison-Wesley, Menlo Park, Calif., vol. XXXIV, pp. 1-38.

Roberts, L. (1991), *A genetic survey of vanishing people*, in «Science», Washington D.C., 252, pp. 1614-17.

– (1992), *Anthropologists climb (gingerly) on board*, in «Science», 258, pp. 1300-1301.

Roberts, R.G., Jones, R. e Smith, M.A. (1990), *Report of thermoluminescence dates supporting arrival of people between 50 and 60 k.y. in southern Australia*, in «Nature», London, 345, p. 153.

Robertson, A. (1975), *Gene frequency distributions as a test of selective neutrality*, in «Genetics», 81, pp. 775-85.

Rodriguez-Larralde, A., Pavesi, A., Scapoli, C., Conterio, F., Siri, G., Barrai, I. (1994), *Isonymy and the Genetic Structure of Sicily*, in «J. Biosch. S.c.i.», gennaio.

Rogers, A.R. e Harpending, H. (1992), *Population growth makes waves in the distribution of pairwise genetic differences*, in «Mol. Biol. Evol.», 9, pp. 552-69.

Ross, P.E. (1991), *Hard words*, in «Sci. Am.», 264, 4, pp. 138-47.

Rouhani, S. (1989), *Molecular genetics and the pattern of human evolution: Plausible and implausible models*, in Mellars e Stringer, 1989, pp. 47-61.

Roychoudhury, A.K. (1974), *Gene differentiation among caste and linguistic populations of India*, in «Hum. Hered.», 24, pp. 317-22.

– (1977), *Gene diversity in Indian populations*, in «Hum. Genet.», 40, pp. 99-106.

– (1983), *Tribes of India*, in Satyavati, G.V., a cura di, *Peoples of India: Some Genetical Aspects*, Indian Council of Medical Research, New Delhi, pp. 1-30.

Roychoudhury, A.K. e Nei, M. (1988), *Human Polymorphic Genes: World Distribution*, Oxford University Press, New York.

Ruhlen, M. (1975), *A Guide to the Languages of the World*, Stanford University Press, Stanford, Calif.

– (1987), *A Guide to the World's Languages*, Stanford University Press, Stanford, Calif.

– (1990), *Phylogenetic relations of Native American languages*, in «Prehistoric Mongoloid Dispersals», numero speciale, 9, pp. 75-96.

– (1991), *Postscript*, in Ruhlen, M., a cura di, *Guide to the World's Languages*, Stanford University Press, Stanford, Calif., pp. 379-407.

Russell, T. (1987), *American Indian Holocaust and Survival*, University of Oklahoma Press, Norman.

Saha, N., Kirk, R.L., Shanbhag, S., Joshi, S.H. e Bhatia, H.M. (1974), *Genetic studies among the Kadar of Kerala*, in «Hum. Hered.», 24, pp. 198-218.

– (1976), *Population genetic studies in Kerala and the Nilgiris (South West India)*, in «Hum. Hered.», 26, 3, pp. 175-97.

Saitou, N. e Nei, M. (1987), *The neighbor-joining method: A new method for reconstructing phylogenetic trees*, in «Mol. Biol. Evol.», 4, 4, pp. 406-25.

Sajantila, A. e Pääbo, S. (1995), *Language replacement in Scandinavia*, in «Nature Genet», 11, pp. 359-60.

Sajantila, A., Lahermo, P., Anttinen, T., Lukka, M., Sistonen, P., Savontaus, M.-L., Aula, P., Beckman, L., Tranebjaerg, L., Geddedahl, T. e coll. (1995), *Genes and languages in Europe: an analysis of mitochondrial lineages*, in «Genome Research», 5, pp. 42-52.

Salzano, F.M. e Callegari-Jacques, S.M. (1988), *South American Indians: A Case Study in Evolution*, Clarendon, Oxford.

Salzano, F.M., Neel, J.V., Gershowitz, H. e Migliazza, E.C. (1977), *Intra- and intertribal genetic variation within a linguistic group: The Ge-speaking Indians of Brazil*, in «Am. J. Phys. Anthropol.», 47, pp. 337-47.

Sánchez Albornoz, N. (1977), *La población de América Latina desde los tiempos precolombinos al año 2000*, Alianza Editorial, Madrid.

Sanchez-Mazas Cutanda, A. (1990), *Polymorphisme des systèmes immunologiques Rhésus, «GM» et «HLA» et histoire du peuplement humain*, tesi di dottorato presentata all'Université de Genève.

Sanderson, M.J. e Donoghue, M.J. (1989), *Patterns of variation in levels of homoplasy*, in «Evol. Biol.», 43, 8, pp. 1781-95.

Sanghvi, L.D., Kirk, R.L. e Balakrishnan, V. (1971), *A study of genetic dis-*

tance between populations of Australian aborigines, in «Hum. Biol.», 43, pp. 445-58.

Sankoff, D. (1970), *On the rate of replacement of word-meaning relationships*, in «Language», 46, pp. 564-69.

Sapir, E. (1921), *Language: An Introduction to the Study of Speech*, Harcourt, Brace and World, New York [trad. it. *Il linguaggio: introduzione alla linguistica*, a cura di P. Valesio, Einaudi, Torino, 1969].

– (1958), *Time perspective in aboriginal America culture*, in Mandelbaum, D.G., a cura di, *Selected Writings of Edward Sapir in Language, Culture, and Personality*, University of California Press, Berkeley, pp. 389-462.

SAS Institute (1983), *SAS User's Guide: Basics, Statistics, Version 5*, SAS Institute, Cary, N.C.

Schanfield, M.S., Alexeyeva, T.E. e Crawford, M.H. (1979), *Studies on the immunoglobulin allotypes of Asiatic populations. VIII. Immunoglobulin allotypes among the Tuvinians of the U.S.S.R.*, in «Hum. Hered.», 30, 6, pp. 343-49.

Shepartz, L.A. (1988), *Who were the later Pleistocene eastern Africans?*, in «Afr. Archaeol. Rev.», 6, pp. 57-72.

Schönemann, P.H. e Carroll, R.M. (1970), *Fitting one matrix to another under choice of a central dilation and a rigid motion*, in «Psychometrika», 35, pp. 245-55.

Schurr, T.G., Ballinger, S.W., Gan Y.-Y., Hodge, J.A., Merriwether, D.A., Lawrence, D.N., Knowler, W.C., Weiss, K.M. e Wallace, D.C. (1990), *Amerindian mitochondrial DNAs have rare Asian mutations at high frequencies, suggesting they derived from four primary maternal lineages*, in «Am. J. Hum. Genet.», 46, 3, pp. 613-23.

Schwarcz, H.P., Grun, R., Vandermeersch, B., Bar-Yosef, O., Valladas, H. e Tchernov, E. (1988), *ESR dates for the hominid burial site of Quefzeh in Israel*, in «J. Hum. Evol.», 17, pp. 733-37.

Schweger, C.E. (1990), *The full-glacial ecosystem of Beringia*, in «Prehist. Mongoloid Dispersal Bull.», 7, pp. 35-51.

Seielstad, M., Minch, E. e Cavalli-Sforza, L.L., *Genetic evidence for a higher female migration rate in humans* (in corso di stampa).

Semino, O., Passarino, G., Brega, A., Fellous, M. e Santachiara-Benerecetti, S. (1996), *A View of the Neolithic Demic Diffusion in Europe through Two Y Chromosome Specific Markers*, in «Am. J. Hum. Genet.», 59, pp. 964-68.

Serjeantson, S.W. (1985), *Migration and admixture in the Pacific*, in Kirk e Szathmary, 1985, pp. 133-45.

– (1989), *HLA genes and antigens*, in Hill e Serjeantson, 1989, pp. 120-73.

Serjeantson, S.W. e Hill, A.V.S. (1989), *The colonization of the Pacific: The genetic evidence*, in Hill e Serjeantson, 1989, pp. 286-94.

Serjeantson, S.W., Ryan, D.P. e Thompson, A.R. (1982), *The colonization of the Pacific: The story according to human leukocyte antigens*, in «Am. J. Hum. Genet.», 34, pp. 904-18.

Serjeantson, S.W., Kirk, R.L. e Booth, P.B. (1983), *Linguistic and genetic differentiation in New Guinea*, in «J. Hum. Evol.», 12, pp. 77-92.

Ševoroškin, V. (1989), *Methods in interphyletic comparisons*, in «Ural-Altaisch Jahrb.», 61, pp. 1-26.

Sgaramella-Zonta, L. e Cavalli-Sforza, L.L. (1973), *A method for the detection of a demic cline,* in Morton, 1973, pp. 128-35.

Shaffer, J.G. (1984), *The Indo-Aryan invasions: Cultural myth and archaeological reality,* in Lukacs, J.R., a cura di, *The People of South Asia,* Plenum, New York, pp. 77-90.

Shannon, C.E. e Weaver, W. (1972), *The Mathematical Theory of Communication,* University of Illinois Press, Urbana [trad. it. *La teoria matematica delle comunicazioni,* ETAS libri, Milano, 1983].

Shaw, T.C. (1980), *Agricultural origins in Africa,* in Sherratt, A., a cura di, *The Cambridge Encyclopedia of Archaeology,* Crown, New York, pp. 179-84.

Shepard, D. (1968), *A two-dimensional interpolation function for irregularly spaced data,* in *Proceedings of the 1968 ACM National Conference,* Brandon Systems, Princeton, N.J., pp. 517-24.

Sherratt, A. (1980), *The beginnings of agriculture in the Near East and Europe,* in Sherratt, A., a cura di, *The Cambridge Encyclopedia of Archaeology,* Crown, New York, pp. 102-11.

Shinnie, P.L. (1978), *The Nilotic Sudan and Ethiopia, c. 660 B.C. to c. A.D. 600,* in Fage, J.D., a cura di, *The Cambridge History of Africa: From c. 500 B.C. to A.D. 1050,* Cambridge University Press, London, pp. 210-71.

Sibley, C.G. e Ahlquist, J.E. (1984), *The phylogeny of the hominid primates, as indicated by DNA-DNA hybridization,* in «J. Mol. Evol.», 20, pp. 2-15.

Simmons, R.T. (1962), *Blood group genes in Polynesians and comparisons with other Pacific peoples,* in «Oceania», 32, pp. 198-210.

Simmons, R.T. e Booth, P.B. (1971), *A Compendium of Melanesian Genetic Data. Parts I-IV,* Roneoed, Commonwealth Serum Laboratories, Melbourne.

Singer, R. (1978), *The biology of the San,* in Tobias, 1978, pp. 115-29.

Skellam, J. (1951), *Random dispersal in theoretical populations,* in «Biometrika», 38, pp. 196-218.

– (1973), *The formulation and interpretation of mathematical models of diffusionary processes in population biology,* in Bartlett, M. e Hiorns, R., a cura di, *The Mathematical Theory and Dynamics of Biological Populations,* Academic Press, London, pp. 53-85.

Slatkin, M. e Hudson, D. (1991), *Pairwise comparisons of mitochondrial DNA sequences in stable and exponentially growing populations,* in «Genetics», 129, pp. 555-62.

Smith, F.H. (1984), *Fossil hominids from the upper Pleistocene of Central Europe and the origin of modern Europeans,* in Smith, F.H. e Spencer, F., a cura di, *The Origins of Modern Humans: A World Survey of the Fossil Evidence,* Alan R. Liss, New York, pp. 137-209.

Smith, P.E.L. (1982), *The Late Palaeolithic and Epi-Palaeolithic of Northern Africa,* in Clark, J.D., a cura di, *The Cambridge History of Africa,* vol. I: *From the Earliest Times to c. 500 B.C.,* Cambridge University Press, Cambridge, pp. 342-409.

Smouse, P.E. (1982), *Genetic architecture of swidden agricultural tribes from lowland rain forests of South America,* in Crawford, M.H. e Mielke, J.H., a cura di, *Current Developments in Anthropological Genetics,* Plenum, New York, vol. II, pp. 139-78.

Smouse, P.E., Vitzhum, V.J. e Neel, J.V. (1981), *The impact of random and lineal fission on the genetic divergence of small human groups: A case study among the Yanomama,* in «Genetics», 98, pp. 179-97.

Sneath, P.H.A. e Sokal, R.R. (1973), *Numerical Taxonomy,* W.H. Freeman, San Francisco.

Sober, E. (1988), *Reconstructing the Past: Parsimony, Evolution and Inference,* Massachusetts Institute of Technology Press, Cambridge, Mass.

Socha, W.W. e Ruffié, J. (1983), *Blood Groups of Primates: Theory, Practice, Evolutionary Meaning,* Monographs in Primatology, Alan R. Liss, New York, vol. III.

Sokal, R.R. (1979), *Ecological parameters inferred from spatial correlograms,* in Patil, G.P. e Rosenzweig, M., a cura di, *Contemporary Quantitative Ecology and Related Ecometrics,* International Co-operative Publishing House, Fairland, Md., pp. 167-96.

– (1988), *Genetic, geographic, and linguistic distances in Europe,* in «Proc. Natl. Acad. Sci. USA», 85, pp. 1722-26.

Sokal, R.R. e Menozzi, P. (1982), *Spatial autocorrelations of HLA frequencies in Europe support demic diffusion of early farmers,* in «Am. Nat.», 119, pp. 1-17.

Sokal, R.R. e Michener, C.D. (1958), *A statistical method for evaluating systematic relationship,* in «Univ. Kansas Sci. Bull.», 38, pp. 1409-38.

Sokal, R.R. e Sneath, P.H.A. (1963), *Principles of Numerical Taxonomy,* W.H. Freeman, San Francisco.

Sokal, R.R. e Oden, N.L. (1978), *Spatial autocorrelation in biology. 2. Some biological implications and four applications of evolutionary and ecological interest,* in «Biol. J. Linn. Soc.», 10, pp. 229-49.

Sokal, R.R. e Wartenburg, D.E. (1983), *A test of spatial autocorrelation analysis using an isolation-by-distance model,* in «Genetics», 105, pp. 219-37.

Sokal, R.R. e Winkler, E.M. (1987), *Spatial variation among Kenyan tribes and subtribes,* in «Hum. Biol. Oceania», 59, pp. 147-64.

Sokal, R.R., Smouse, P.E. e Neel, J.V. (1986), *The genetic structure of a tribal population, the Yanomama Indians. XV. Patterns inferred by autocorrelation analysis,* in «Genetics», 114, pp. 259-87.

Sokal, R.R., Oden, N.L. e Thompson, B.A. (1988), *Genetic changes across language boundaries in Europe,* in «Am. J. Phys. Anthropol.», 76, pp. 337-61.

Sokal, R.R., Oden, N.L., Legendre, P., Fortin, M., Kim, J., Thomson, B.A., Vaudor, A., Harding, R.M. e Barbujani, G. (1989 *a*), *Genetics and language in European populations,* in «Am. Nat.», 135, pp. 157-75.

Sokal, R.R., Harding, R.M. e Oden, N.L. (1989 *b*), *Spatial patterns of human gene frequencies in Europe,* in «Am. J. Phys. Anthropol.», 80, pp. 267-94.

Sokal, R.R., Oden, N.L. e Wilson, C. (1991), *Genetic evidence for the spread of agriculture in Europe by demic diffusion,* in «Nature», London, 351, pp. 143-45.

Southern, E.M. (1975), *Detection of specific sequences among DNA fragments separated by gel electrophoresis,* in «J. Mol. Biol.», 98, pp. 503-17.

Spielman, R.S., Migliazza, E.C. e Neel, J.V. (1974), *Regional linguistic and genetic differences among Yanomama Indians,* in «Science», Washington D.C., 184, pp. 637-44.

Spicyn, V.A. (1985), *Biokimičeskij Polimorfizm Čeloveka: Antropologičeskie Aspekti,* University of Moscow Press, Moskva.

Spoor, C.F. e Sondaar, P.Y. (1986), *Human fossils from the endemic island fauna of Sardinia,* in «J. Hum. Evol.», 15, pp. 399-408.

Spriggs, M. (1985), *The Lapite cultural complex: Origins, distribution, contemporaries, and successors,* in Kirk e Szathmary, 1985, pp. 202-23.

Spuhler, J.N. (1972), *Genetic, linguistic, and geographical distances in native North America,* in Weiner, J.S. e Huizinga, J., a cura di, *The Assessment of Population Affinities in Man,* Clarendon Press, Oxford, pp. 72-95.

– (1979), *Genetic distances, trees, and maps of North American Indians,* in Laughlin, W.S. e Harper, A.B., a cura di, *The First Americans: Origins, Affinities, and Adaptations,* G. Fischer, New York, pp. 135-83.

Spurdle, A.B., Morris, D.J. e Jenkins, J. (1989), *Y-chromosome probe p49f detects new TaqI variants and complex PvuII haplotypes,* in «Cytogenet. Cell Genet.», 51, p. 1084.

Starostin, S.A. (1989), *Nostratic and Sino-Caucasian,* in Ševoroškin, V., a cura di, *Exploration in Language Macrofamilies,* Studienverlag Dr. N. Brockmeyer, Bochum, pp. 42-66.

Steinberg, A.G. e Cook, C.E. (1981), *The Distribution of the Human Immunoglobulin Allotypes,* Oxford University Press, Oxford.

Stern, C. (1973), *Principles of Human Genetics,* W.H. Freeman, San Francisco [trad. it. *Principi di genetica umana,* Zanichelli, Bologna, 1977].

Stoneking, M. (1996), *Mitochondrial DNA variation and human evolution,* in Jackson, M.S., Strachan, T. e Dover, D., a cura di, *Human Genome Evolution,* Bios Scientific Publishers, Oxford, pp. 263-81.

Stoneking, M. e Cann, R.L. (1989), *African origin of human mitochondrial DNA,* in Mellars e Stringer, 1989, pp. 17-30.

Stoneking, M., Bhatia, K. e Wilson, A.C. (1986), *Rate of sequence divergence estimated from restriction maps of mitochondrial DNAs from Papua New Guinea,* in «Cold Spring Harbor Symp. Quant. Biol.», 51, pp. 433-39.

Stoneking, M., Jorde, L.B., Bhatia, K. e Wilson, A.C. (1990), *Geographic variation in human mitochondrial DNA from Papua New Guinea,* in «Genetics», 124, pp. 717-33.

Straus, L.G. (1989), *Age of the modern Europeans,* in «Nature», London, 342, pp. 476-77.

Stringer, C.B. (1978), *Some problems in middle and upper Pleistocene hominid relationships,* in «Evolution», London, 3, pp. 395-418.

– (1988), *Paleoanthropology – the dates of Eden,* in «Nature», London, 331, pp. 565-66.

– (1989 *a*), *The origin of early modern humans: A comparison of the European and non-European evidence,* in Mellars e Stringer, 1989, pp. 232-44.

– (1989 *b*), *Neanderthals, their contemporaries, and modern human origins,* in Giacobini, 1989, pp. 351-55.

Stringer, C.B., Hublin, J.J. e Vandermeersch, B. (1984), *The origin of anatomically modern humans in Western Europe,* in Smith, F.H. e Spencer, F., a cura di, *The Origins of Modern Humans: A World Survey of the Fossil Evidence,* Alan R. Liss, New York, pp. 51-135.

Stringer, C.B., Grun, R., Schwarcz, H.P. e Goldberg, P. (1989), *ESR dates for the hominid burial site of ES Skhul in Israel,* in «Nature», London, 338, pp. 756-58.

Stronach, D. (1980), *Iran and the Achaemenians and Seleucids,* in Sherratt, A., a cura di, *The Cambridge Encyclopedia of Archaeology,* Crown, New York, pp. 206-11.

Suarez, B.K., Crouse, J.D. e O'Rourke, D.H. (1985), *Genetic variation in North Amerindian populations: The geography of gene frequencies,* in «Am. J. Phys. Anthropol.», 67, 3, pp. 217-32.

Sulimirski, T. (1970), *The Samaritans,* Praeger, New York.

Swadesh, M. (1971), *The Origin and Diversification of Language,* a cura di J. Sherzer, Aldine/Atherton, Chicago.

Swafford, D.L. (1985), *Phylogenetic Analysis Using Parsimony (PAUP), Version 2.4,* Illinois Natural History Survey, Champaign, Ill.

– (1989), *Phylogenetic Analysis Using Parsimony (PAUP), Version 3.0g,* Illinois Natural History Survey, Champaign, Ill.

Szathmary, E.J.E. (1981), *Genetic markers in Siberian and Northern North American populations,* in «Yearb. Phys. Anthropol.», 24, pp. 37-73.

– (1985), *Peopling of North America: Clues from genetic studies,* in Kirk e Szathmary, 1985, pp. 79-104.

Tattersall, I., Delson, E. e Van Couvering, J., a cura di (1988), *Encyclopedia of Human Evolution and Prehistory,* Garland, New York.

Thapar, R. (1980), *India before and after the Mauryan empire,* in Sherratt, A., a cura di, *The Cambridge Encyclopedia of Archaeology,* Crown, New York, pp. 257-61.

Thomas, J.M.C. (1963), *Les Ngbaka de la Lobaye,* Mouton, Paris.

Thomas, J.M.C. e Bouquiaux, L. (1967), *La détermination des catégories grammaticales dans une langue à classes,* in Manessy, G. e Houis, M., a cura di, *La Classification nominale dans les langues négro-africaines,* Centre National de la Recherche Scientifique, Paris, pp. 27-44.

Thompson, E.A. (1975), *Human Evolutionary Trees,* Cambridge University Press, Cambridge.

Thompson, G. (1988), *HLA disease associations: Models for insulin-dependent diabetes melletus and the study of complex human genetic disorders,* in «Annu. Rev. Genet.», 22, pp. 31-50.

Thorne, A. (1980), *The arrival of man in Australia,* in Sherratt, A., a cura di, *The Cambridge Encyclopedia of Archaeology,* Crown, New York, pp. 96-100.

Tills, D., Kopec, A.C. e Tills, R.E. (1983), *The Distribution of the Human Blood Groups and Other Polymorphisms,* Oxford University Press, Oxford.

The Times Atlas of the World (1989), 7ª ediz., John Bartholomew & Son, Edinburgh [trad. it. *Il grande atlante storico Mondadori-Times,* a cura di G. Barraclough, Mondadori, Milano, 1980].

Tindale, N.B. (1953), *Tribal and intertribal marriage among the Australian aborigines,* in «Hum. Biol.», 25, pp. 169-90.

Tiwari, J.L. e Terasaki, P.I. (1985), *HLA and Disease Associations*, Springer, Heidelberg.

Tobias, P.V., a cura di (1978), *The Bushmen: San hunters and herders of Southern Africa*, Human and Rousseau, Cape Town.

– (1989), *Hominid variability, cladistic analysis and the place of Australopithecus Africanus*, in Giacobini, 1989, pp. 119-27.

Torgerson, W.S. (1958), *Theory and Methods of Scaling*, Wiley, New York.

Torroni, A., Semino, O., Scozzari, R., Sirugo, G., Spedini, G., Abbas, N.F.M. e Santachiara-Benerecetti, A.S. (1990), *Y chromosome DNA polymorphisms in human populations: Differences between Caucasoids and Africans detected by 49a and 49f probes*, in «Ann. Hum. Genet.», 54, pp. 287-96.

Tringham, R. (1971), *Hunters, fishers and farmers of eastern Europe: 6000-3000 B.C.*, Hutchinson University Library, London.

Trinkaus, E. (1984), *Western Asia*, in Smith, F.H. e Spencer, F., a cura di, *The Origins of Modern Humans: A World Survey of the Fossil Evidence*, Alan R. Liss, New York, pp. 251-93.

Trombetti, A. (1923), *Le origini della lingua basca*, Forni, Bologna.

Tryon, D.T. (1985), *Peopling the Pacific: A linguistic appraisal*, in Kirk e Szathmary, 1985, pp. 147-59.

Tucker, A.N. (1969), *Sanye and Boni*, in Greschat, H.-J. e Jungraithmary, H., a cura di, *Wort und Religion: Kalima wa Din*, Evangelischer Missionsverlag, Stuttgart, pp. 67-81.

Turner, C.G., II (1987), *Late Pleistocene and Holocene population history of East Asia based on dental variation*, in «Am. J. Phys. Anthropol.», 73, 3, pp. 305-21.

– (1989), *Teeth and prehistory in Asia*, in «Sci. Am.», 260, 2, pp. 88-96.

Turri, E. (1983), *Gli uomini delle tende: i pastori nomadi tra ecologia e storia, tra deserto e bidonville*, Edizioni di Comunità, Milano.

Underhill, P.A., Jin, L., Lin, A.A., Mehdi, S.Q., Jenkins, T., Davis, R.W., Cavalli-Sforza, L.L. e Oefner, P.J. (1997), *Detection of numerous Y chromosome simple sequence polymorphisms by denaturing high-performance liquid chromatography (DHPLC)*, in «Genome Research», 7, 10, pp. 1-10.

Undevia, J.V., Balakrishnan, V., Kirk, R.L., Blake, N.M., Saha, N. e McDermid, E.M. (1978), *A population genetic study of the Vania Soni in western India*, in «Hum. Hered.», 28, 2, pp. 104-21.

Valladas, H., Joron, J.L., Valladas, G., Arensburg, B., Bar-Yosef, O., Belfer-Cohen, A., Goldberg, P., Laville, H., Meignen, L., Rak, Y., Tchernov, E., Tillier, A.-M. e Vandermeersch, B. (1987), *Thermoluminescence dates for the Neanderthal burial site at Kebara in Israel*, in «Nature», London, 330, pp. 159-60.

Valladas, H., Reyss, J.L., Joron, J.L., Valladas, G., Bar-Yosef, O. e Vandermeersch, B. (1988), *Thermoluminescence dating of Mousterian «Proto-Cro-Magnon» remains from Israel and the origin of modern man*, in «Nature», London, 331, pp. 614-16.

Valladas, H., Cachier, H., Maurice, P., Bernaldo de Quiros, F., Clottes, J.,

Cabrera Valdés, V., Uzquiano, P. e Arnold, M. (1992), *Direct radiocarbon dates for prehistoric paintings at the Altamira, El Castillo and Niaux caves*, in «Nature», 357, pp. 68-70.

Vandermeersch, B. (1989 *a*), *The evolution of modern humans: Recent evidence from Southwest Asia*, in Mellars e Stringer, 1989, pp. 155-64.

– (1989 *b*), *Homogénéité ou hétérogénéité des Néandertaliens*, in Giacobini, 1989, pp. 311-17.

– (1989 *c*), *L'origine de l'homme moderne: le point de vue de la paléoanthropologie*, in Giacobini, 1989, pp. 415-21.

Vansina, J. (1984), *Western Bantu expansion*, in «J. Afr. Hist.», 25, pp. 129-45.

Vansina, J. e Brunschwig, H. (1982), *Études Africaines: Offertes à Henri Brunschwig*, Éditions de l'École des Hautes Études en Sciences Sociales, Paris.

Vark, G.N. van (1985), *Multivariate analysis in physical anthropology*, in Krishnaiah, P.R., a cura di, *Multivariate Analysis IV*, Elsevier Science, New York, pp. 599-611.

Vidyarthi, L.P. (1983), *Tribes of India*, in Satyavati, G.V., a cura di, *Peoples of India: Some Genetical Aspects*, Indian Council of Medical Research, New Delhi, pp. 85-103.

Vidyarthi, L.P. e Rai, B.K. (1985), *The Tribal Culture of India, 2*, Concept, New Delhi.

Vigilant, L., Pennington, R., Harpending, H., Kocher, T.D. e Wilson, A.C. (1989), *Mitochondrial DNA sequences in single hairs from a southern African population*, in «Proc. Natl. Acad. Sci. USA», 86, pp. 9350-54.

Vishnu-Mittre (1977), *Origins and history of agriculture in the Indian sub-continent*, in «J. Hum. Evol.», 7, pp. 31-36.

Voegelin, C.F. e Voegelin, F.M. (1977), *Classification and Index of the World's Languages*, Elsevier North Holland, New York.

Voel, F. e Motulsky, A.G. (1986), *Human Genetics: Problems and Approaches*, Springer, Berlin.

Wagener, D.K. (1973), *An extension of migration matrix analysis to account for differential immigration from the outside world*, in «Am. J. Hum. Genet.», 25, pp. 47-56.

Wagner, M.L. (1941), *Historische Lautlehre des Sardischen*, Max Niemeyer, Halle (Saale).

Wahba, G. (1982), *Constrained regularization for ill-posed linear operator equations, with applications in meteorology and medicine*, in Gupta, S.S. e Berger, J.O., a cura di, *Statistical Decision Theory and Related Topics III.*, Academic Press, New York, vol. II, pp. 383-418.

– (1984), *Surface fitting with scattered, noisy data on Euclidian d-spaces and on the sphere*, in «Rocky Mt. J. Math.», 14, pp. 281-99.

Wahba, G. e Wendelberger, J. (1980), *Some new mathematical methods for variational objective analysis using splines and cross validation*, in «Mon. Weather Rev.», 108, pp. 36-57.

Wainscoat, J.S. (1987), *Out of the garden of Eden*, in «Nature», London, 325, p. 13.

Wainscoat, J.S., Hill, A.V.S., Boyce, A.L., Flint, J., Hernandez, M., Thein, S.L., Old, J.M., Lynch, J.R., Falusi, A.G., Weatherall, D.J. e Clegg, J.B. (1986), *Evolutionary relationship of human populations from an analysis of nuclear DNA polymorphisms,* in «Nature», London, 319, pp. 491-93.

Wainscoat, J.S., Hill, A.V.S., Thein, S.L., Flint, J., Chapman, J.C., Weatherall, D.J., Clegg, J.B. e Higgs, D.R. (1989), *Geographic distribution of alpha- and beta-globin gene cluster polymorphisms,* in Mellars e Stringer, 1989, pp. 31-38.

Wallace, D.C., Garrison, K. e Knowler, W.C. (1985), *Dramatic founder effects in Amerindian mitochondrial DNAs,* in «Am. J. Phys. Anthropol.», 68, pp. 149-55.

Wang, W.S.-Y. (1991), *Explorations in language,* Pyramid Press, Taipei.

Wang, W.S.-Y. e Cavalli-Sforza, L.L. (1986), *Transport proteins in pygmies,* in Cavalli-Sforza, 1986 *a*, pp. 291-303.

Ward, J.H. (1963), *Hierarchical grouping to optimize an objective function,* in «JASA (J. Am. Stat. Assoc.)», 58, pp. 236-44.

Ward, R.H. e Neel, J.V. (1970), *Gene frequencies and microdifferentiation among the Makiritare Indians. IV. A comparison of a genetic network with ethnohistory and migration matrices; a new index of genetic isolation,* in «Am. J. Hum. Genet.», 22, pp. 538-61.

Wayne, R.K., Van Valkenburgh, B. e O'Brien, S.J. (1991), *Molecular distance and divergence time in carnivores and primates,* in «Mol. Biol. Evol.», 8, 3, pp. 297-319.

Weidenreich, F. (1939), *Six lectures on «Sinanthropus pekinensis» and related problems,* in «Bull. Geol. Soc. China», 19, pp. 1-110.

– (1945), *Apes, Giants, and Man,* University of Chicago Press, Chicago.

Weir, B.S. (1989), *Genetic Data Analysis: Methods for Discrete Population Genetic Data,* Sinauer, Sunderland, Mass.

Weir, B.S. e Cockerham, C.C. (1984), *Estimating F-statistics for the analysis of population structure,* in «Evolution», 38, pp. 1358-70.

Weiss G. e von Haessler, A. (1996), *How many Ys?,* in «Science», 272, pp. 1359-60.

Weiss, K.M. (1988), *In search of times past: Gene flow and invasion in the generation of human diversity,* in Mascie-Taylor, C.G.N. e Lasker, G.W., a cura di, *Biological Aspects of Human Migration,* Cambridge University Press, Cambridge, pp. 130-66.

Weiss, K.M. e Maruyama, T. (1976), *Archeology, population genetics and studies of human racial ancestry,* in «Am. J. Phys. Anthropol.», 44, pp. 31-50.

Weitkamp, L.R. e Chagnon, N.A. (1968), *Albumin Maku: A new variant of human serum albumin,* in «Nature», London, 217, pp. 759-60.

Whitehouse, D. (1980), *The expansion of the Arabs,* in Sherratt, A., a cura di, *The Cambridge Encyclopedia of Archaeology,* Crown, New York, pp. 289-94.

Whitehouse, D. e Whitehouse, R. (1975), *Archaeological Atlas of the World,* W.H. Freeman, San Francisco.

Wijsman, E.M. (1984), *Techniques for estimating genetic admixture and applications to the problem of the origin of the Icelanders and the Ashkenazi Jews,* in «Hum. Genet.», 67, pp. 441-48.

– (1986), *Estimation of genetic admixture in pygmies,* in Cavalli-Sforza, 1986 *a*, pp. 349-58.

Wijsman, E.M. e Cavalli-Sforza, L.L. (1984), *Migration and genetic population structure with special reference to humans,* in «Annu. Rev. Ecol. Syst.», 15, pp. 279-301.

Wijsman, E.M., Zei, G., Moroni, A. e Cavalli-Sforza, L.L. (1984), *Surnames in Sardinia. II. Computation of migration matrices from surname distributions in different periods,* in «Ann. Hum. Genet.», 48, pp. 65-78.

Williams, R.C., Steinberg, A.G., Gershowitz, H., Bennet, P.H., Knowler, W.C., Pettitt, D.J., Butler, W., Baird, W., Dowda-Rea, L., Burch, T.A., Morse, H.G. e Smith, C. (1985), *GM allotypes in Native Americans: Evidence for three distinct migrations across the Bering land bridge,* in «Am. J. Phys. Anthropol.», 66, pp. 1-19.

Wilson, A.C. e Sarich, V.M. (1969), *A molecular time scale for human evolution,* in «Proc. Natl. Acad. Sci. USA», 63, pp. 1088-93.

Wilson, A.C., Cann, R.L., Carr, S.M., George, M., Gyllensten, U.B., Helm-Bychowsky, K.M., Higuchi, R.G., Palumbi, S.R., Prager, E.M., Sage, R.D. e Stoneking, M. (1985), *Mitochondrial DNA and two perspectives on evolutionary genetics,* in «Biol. J. Linn. Soc.», 26, pp. 375-400.

Wilson, A.P. e Franklin, I.R. (1968), *The distribution of the Diego blood group and its relationship to climate,* in «Caribbean J. Sci.», 8, pp. 1-13.

Wobst, H.M. (1974), *Boundary conditions for paleolithic social systems: A simulation approach,* in «Am. Antiq.», 39, pp. 147-78.

Wolpoff, M.H. (1989), *Multiregional evolution: The fossil alternative to Eden,* in Mellars e Stringer, 1989, pp. 62-108.

Wolpoff, M.H., Wu, X. e Thorne, A.G. (1984), *Modern «Homo sapiens» origins: A general theory of hominid evolution involving the fossil evidence from East Asia»,* in Smith, F.H. e Spencer, F., a cura di, *The Origins of Modern Humans: A World Survey of the Fossil Evidence,* Alan R. Liss, New York, pp. 411-83.

Womble, W.H. (1951), *Differential systematics,* in «Science», Washington D.C., 114, pp. 315-22.

Wright, R. (1991), *Quest for the mother tongue,* in «Atlantic», 267, 4, pp. 39-68.

Wright, S. (1943), *Isolation by distance,* in «Genetics», 28, pp. 114-38.

– (1946), *Isolation by distance under diverse systems of mating,* in «Genetics», 31, pp. 39-59.

– (1951), *The genetical structure of populations,* in «Ann. Eugen.», 15, pp. 323-54.

Wu, X. (1988), *Comparative study of early Homo sapiens from China and Europe,* in «Acta Anthropol. Sinica», 7, pp. 287-93.

Wurm, S.A. (1982), *Papuan languages of Oceania,* in «Ars Linguistica», 7, Tübingen.

– *Migrations and languages in the Pacific area,* in Piazza, A. e Cavalli-Sforza, L.L., a cura di, *Language Change and Biological Evolution,* (in preparazione).

Wurm, S.A. e Hattory, S., a cura di (1983), *Language Atlas of the Pacific Area,* Australian Academy of the Humanities, Canberra.

Yamamoto F., Clausen, H., White, J., Marken, J. e Hakamori, S. (1990), *Molecular genetic basis of the histoblood group ABO system,* in «Nature», London, 345, pp. 229-33.

Zambardino, R.A. (1980), *Mexico's population in the sixteenth century: Demographic anomaly or mathematical illusion?,* in «J. Interdiscipl. Hist.», 11, 1, pp. 1-27.

Zei, G., Guglielmino-Matessi, C.R., Siri, R., Moroni, A. e Cavalli-Sforza, L.L. (1983), *Surnames as neutral alleles: Observations in Sardinia,* in «Hum. Biol. Oceania», 55, 2, pp. 357-65.

Zei, G., Piazza, A., Moroni, A. e Cavalli-Sforza, L.L. (1986), *Surnames in Sardinia. III. The spatial distribution of surnames for testing neutrality of genes,* in «Ann. Hum. Genet.», 50, pp. 169-80.

Zhimin, A. (1990), *The proto-handaxe and its tradition in China,* in «Acta Anthropol. Sinica», 9, 4, pp. 311-20.

Zischler, H., Geisert, H., von Haessler, A. e Pääbo, S. (1995), *A nuclear «fossil» of the mitochondrial D-loop and the origin of modern humans,* in «Nature», 378, pp. 489-92.

Zohary, D. e Hopf, M. (1988), *Domestication of Plants in the Old World,* Clarendon, Oxford.

Zubrow, E. (1989), *The demographic modelling of neanderthal extinction,* in Mellars e Stringer, 1989, pp. 212-31.

Zvelebil, M. (1980), *The rise of the nomads in Central Asia,* in Sherratt, A., a cura di, *The Cambridge Encyclopedia of Archaeology,* Crown, New York, pp. 252-56.

– a cura di (1986 *a*), *Hunters in Transition: Mesolithic Societies of Temperate Eurasia and Their Transition to Farming,* Cambridge University Press, Cambridge.

– (1986 *b*), *Mesolithic prelude and neolithic revolution,* in Zvelebil, 1986 *a*, pp. 5-15.

– (1986 *c*), *Mesolithic societies and the transition to farming: Problems of time, scale and organization,* in Zvelebil, 1986 *a*, pp. 167-88.

Zvelebil, M. e Zvelebil, K.V. (1988), *Agricultural transition and Indo-European dispersal,* in «Antiquity», 62, pp. 574-83.

INDICE ANALITICO

I numeri in corsivo rinviano a figure e tabelle

TAVOLE E MAPPE GENETICHE

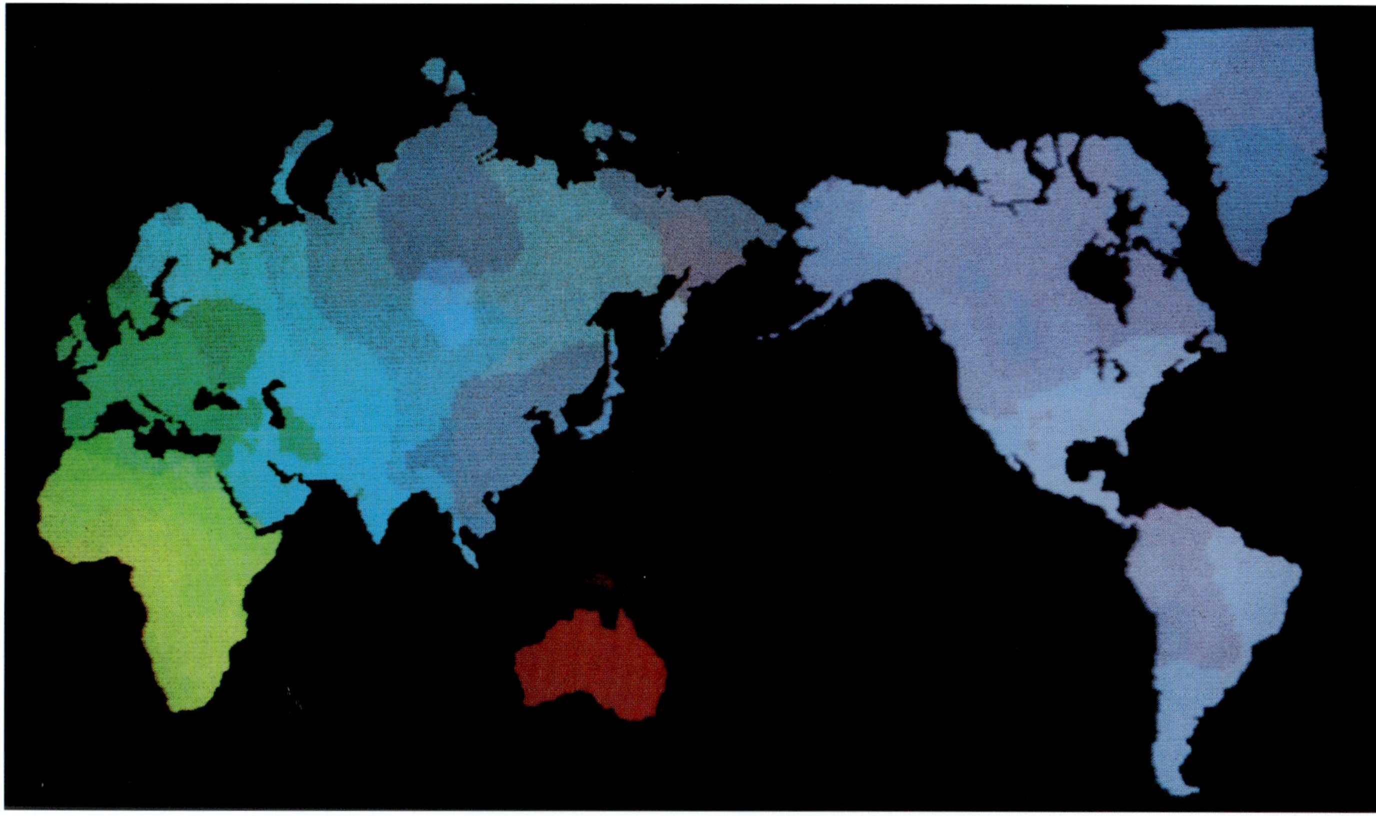

I. MONDO Sono evidenziate quattro regioni etniche principali; in giallo-verde sono gli africani, in rosso gli australiani e in blu-verde i caucasoidi. Gli orientali mostrano la variazione genetica maggiore e condividono alcune somiglianze con gli europei da un lato (la colorazione violaceo-azzurrognola nella Siberia centrale) e con gli australiani dall'altro (il colore violaceo in alcune zone dell'America e nelle regioni asiatiche che conducono allo stretto di Bering). Sono chiaramente visibili i gradienti dovuti alle mescolanze tra africani e caucasoidi nell'Africa settentrionale e tra caucasoidi e orientali nell'Asia centrale (si veda il cap. 2). In questa e nelle mappe che seguono il colore verde è associato alla prima componente principale, il blu alla seconda e il rosso alla terza.

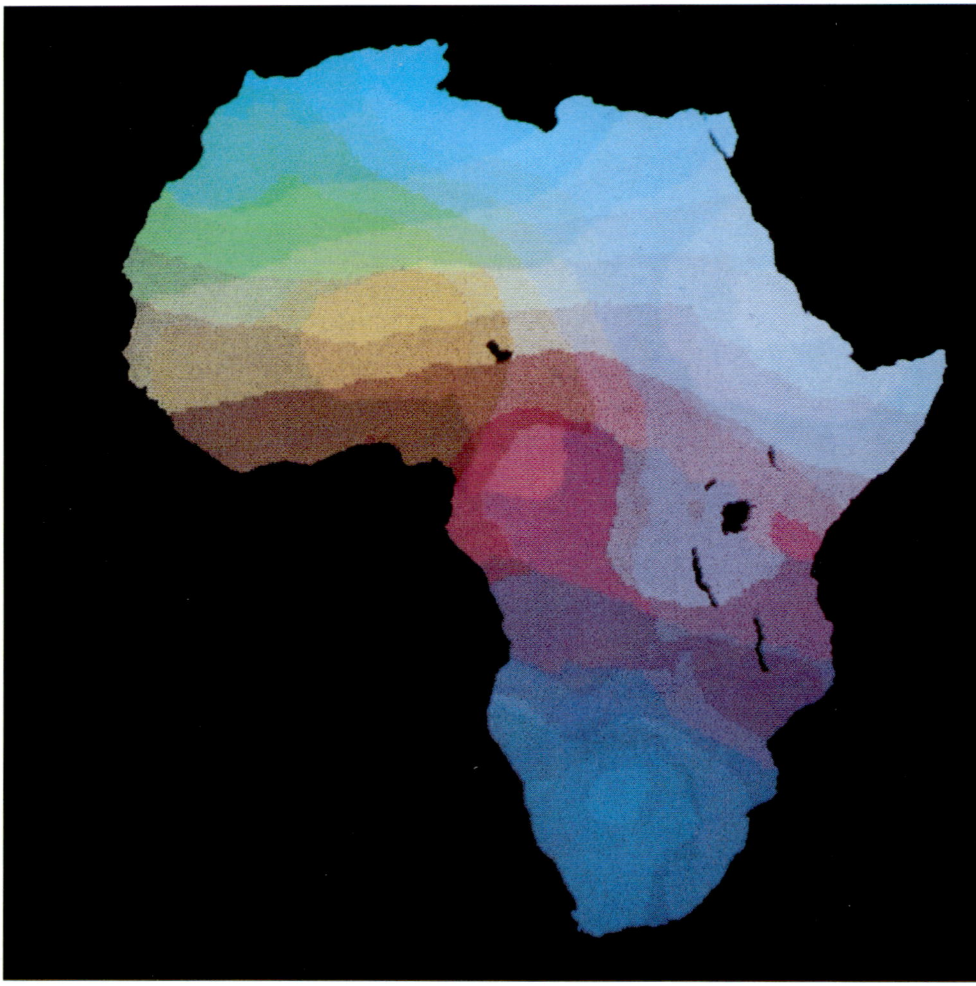

II. AFRICA Sono evidenziate tre regioni etniche principali. La fascia giallo-verde-azzurra rappresenta gli africani settentrionali caucasoidi, quella rosso-violacea corrisponde al tipo etnico nero africano e quella blu indica i Khoisan (Boscimani e Ottentotti), che hanno alcune caratteristiche in comune con gli asiatici e che potrebbero essere stati presenti nell'Africa orientale in epoche precedenti. L'area colorata che ha centro nel Camerun potrebbe rappresentare l'area di origine dell'espansione agricola bantu verso sud e verso est (si veda il cap. 3).

III. ASIA Sono evidenziate tre regioni etniche principali: verde chiaro con una sfumatura centrale gialla nell'Asia sudoccidentale, blu nella Siberia centrosettentrionale e rosso nelle aree orientali, che varia da un colore estremamente scuro (l'Asia sudorientale è quasi invisibile) a uno molto chiaro tra gli orientali settentrionali, al viola più a nordest. L'espansione dell'agricoltura dal Medio Oriente, in verde chiaro, si sovrappone a un'altra espansione (la sfumatura gialla intorno alla metà meridionale del Mar Caspio), che è probabilmente associata all'espansione turca (si veda il cap. 4).

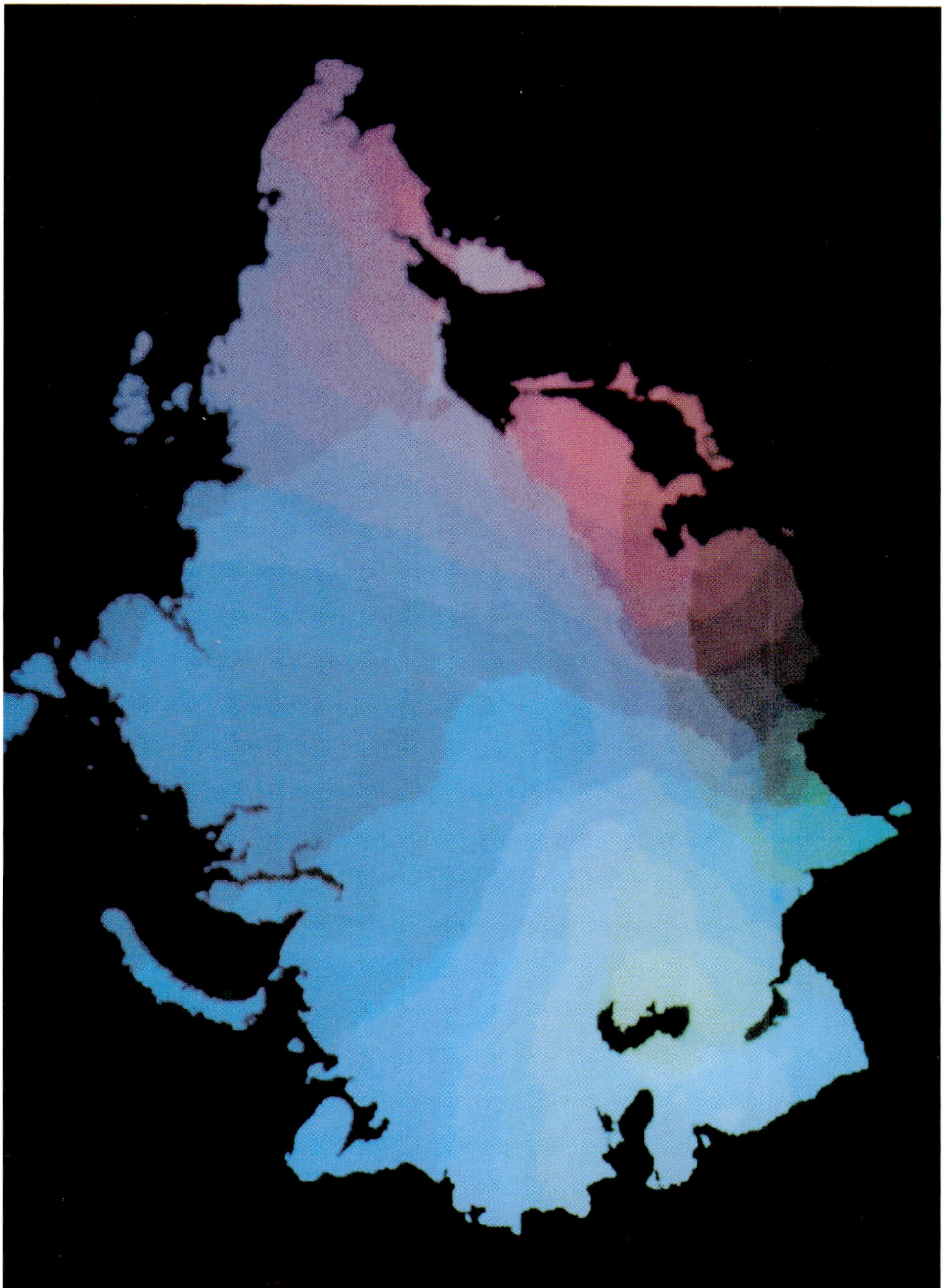

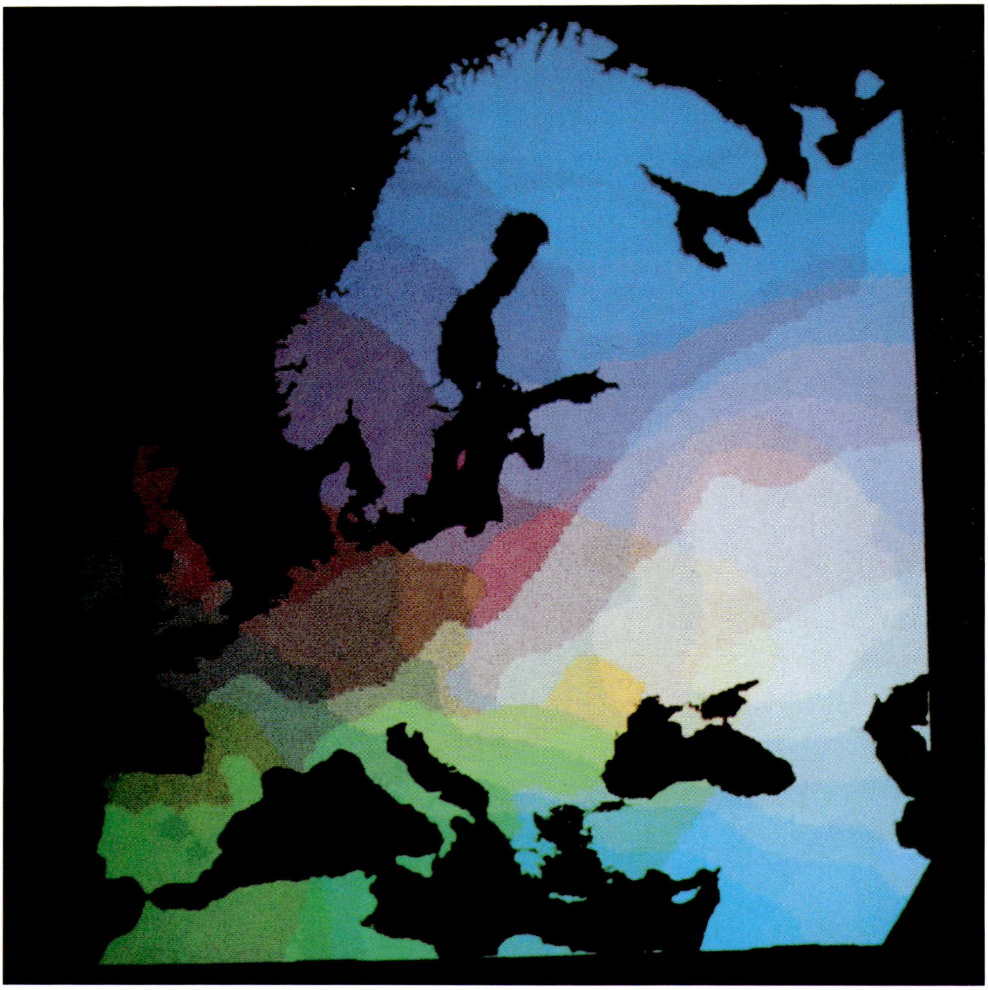

IV. EUROPA Sono evidenziate cinque regioni etniche principali: in blu i Lapponi (o Saame) nella Scandinavia settentrionale (il colore si estende verso est e include altre popolazioni uraliche in Finlandia e nella Russia settentrionale), in rosso scuro le popolazioni di lingua germanica (dalla Scandinavia alla Germania settentrionale, a gran parte dell'Inghilterra), in grigio-blu le popolazioni delle zone celtiche nelle isole britanniche (tranne la Scozia, ma con l'inclusione delle aree basche nella Francia sudoccidentale e nella Spagna settentrionale), in verde la maggioranza delle popolazioni del Mediterraneo e in rosa-arancione quelle della Russia meridionale. Il rosso e il verde potrebbero rappresentare i due principali flussi migratori di agricoltori neolitici provenienti dal Medio Oriente, uno diretto verso nordovest attraverso i Balcani (dove la componente rossa si assottiglia), l'altro diretto verso ovest attraverso il Mediterraneo. La componente rosa-arancione rappresenta probabilmente le migrazioni dalle steppe, dovute in parte ai primi pastori nomadi e in parte ai loro discendenti (si veda il cap. 5).

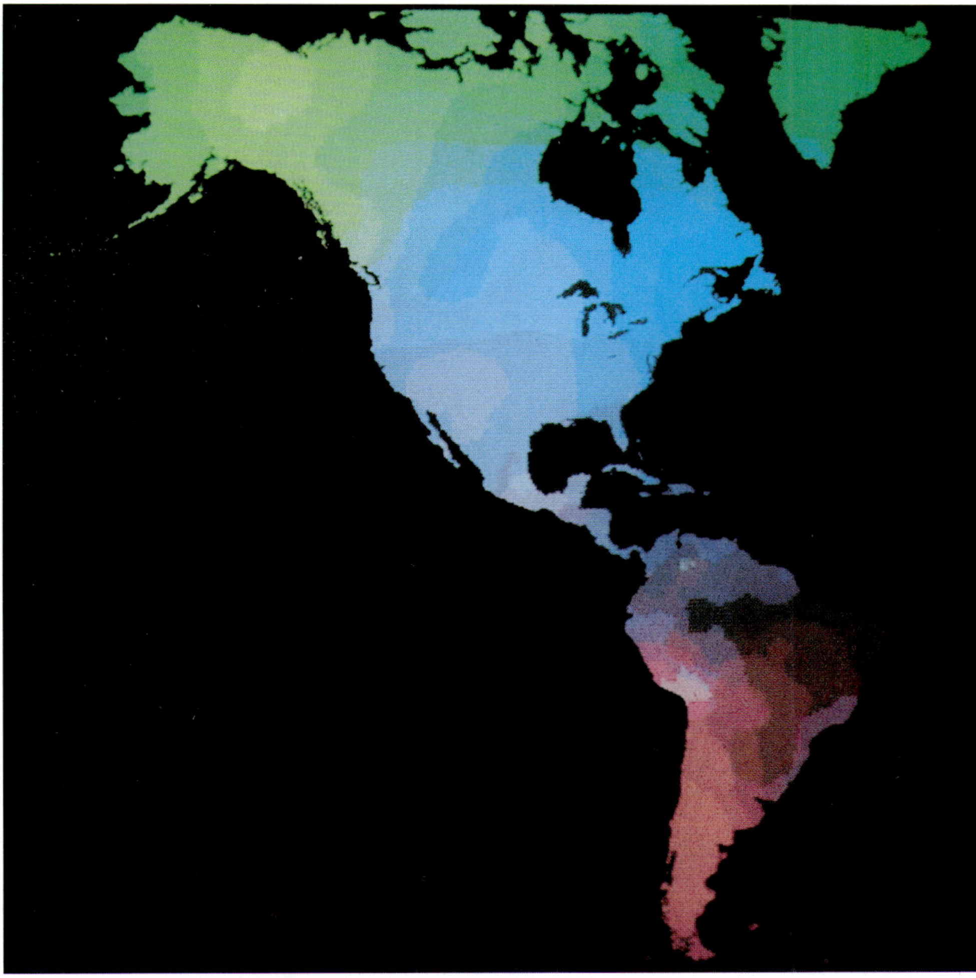

V. AMERICA L'America settentrionale è in blu-verde (perlopiù Amerindi settentrionali) e giallo-verde (popolazioni di lingua na-denè). La figura non mostra una chiara distinzione tra i Na-Denè e gli Eschimesi, probabilmente perché questi ultimi abitano una stretta fascia costiera. La parte meridionale dell'America settentrionale è violaceo-grigiastra, e la zona grigio-rosa al confine tra Arizona meridionale, New Mexico e Messico settentrionale è una sorta di zona mediana formata da varie popolazioni: i Na-Denè meridionali (Apache e Navajo, mescolati geneticamente con gli Amerindi) e le popolazioni limitrofe di lingua uto-azteca. L'America centrale mostra un complicato mosaico di colori, come ci si aspetta da una zona attraversata più volte da gruppi differenti. L'area occupata dalle popolazioni di lingua chibcha è relativamente omogenea. Nell'America meridionale predominano due colori, il rosso e il violetto, nessuno dei quali è presente nell'America settentrionale. Entrambi i colori compaiono anche nell'America centrale e indicano le tracce del passaggio attraverso la strettoia che si trova subito a nord di essa. Il colore violetto si estende verso nord e nordest e potrebbe rappresentare una direzione preferenziale di migrazione, dove si parlano perlopiù le lingue delle famiglie tucano, caribica e ge. L'altra migrazione predominante (rosso brillante) è quella in direzione sud lungo le Ande, ma prove archeologiche testimoniano un'espansione dalle Ande verso est, diretta in particolare alle pianure dell'Amazzonia (si veda il cap. 6).

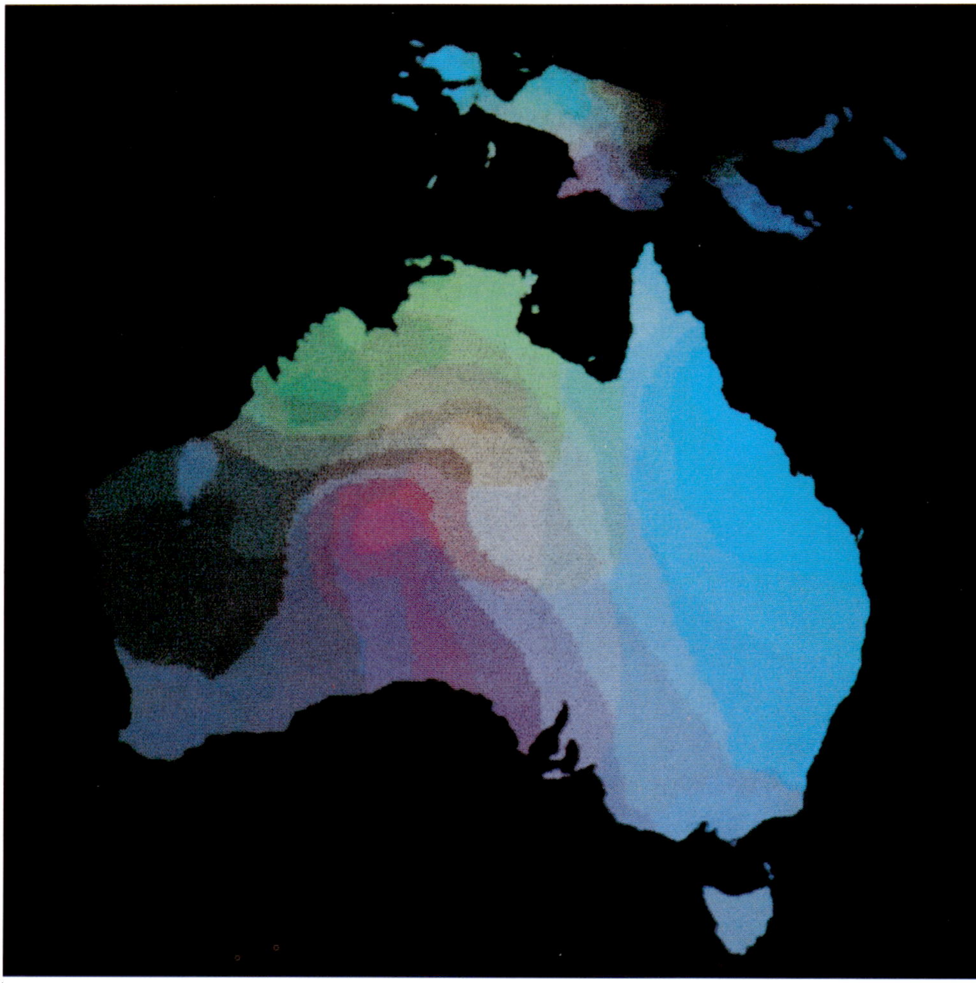

VI. AUSTRALIA E NUOVA GUINEA Sono evidenziate quattro regioni principali: verde-giallo per la parte settentrionale di Australia e Nuova Guinea, azzurro per le zone orientali estreme, un colore scuro per l'Australia occidentale e la Nuova Guinea sudorientale e rosso per la Nuova Guinea meridionale e l'Australia meridionale e centrale. È difficile visualizzare uno schema di insediamento comune per Australia e Nuova Guinea.

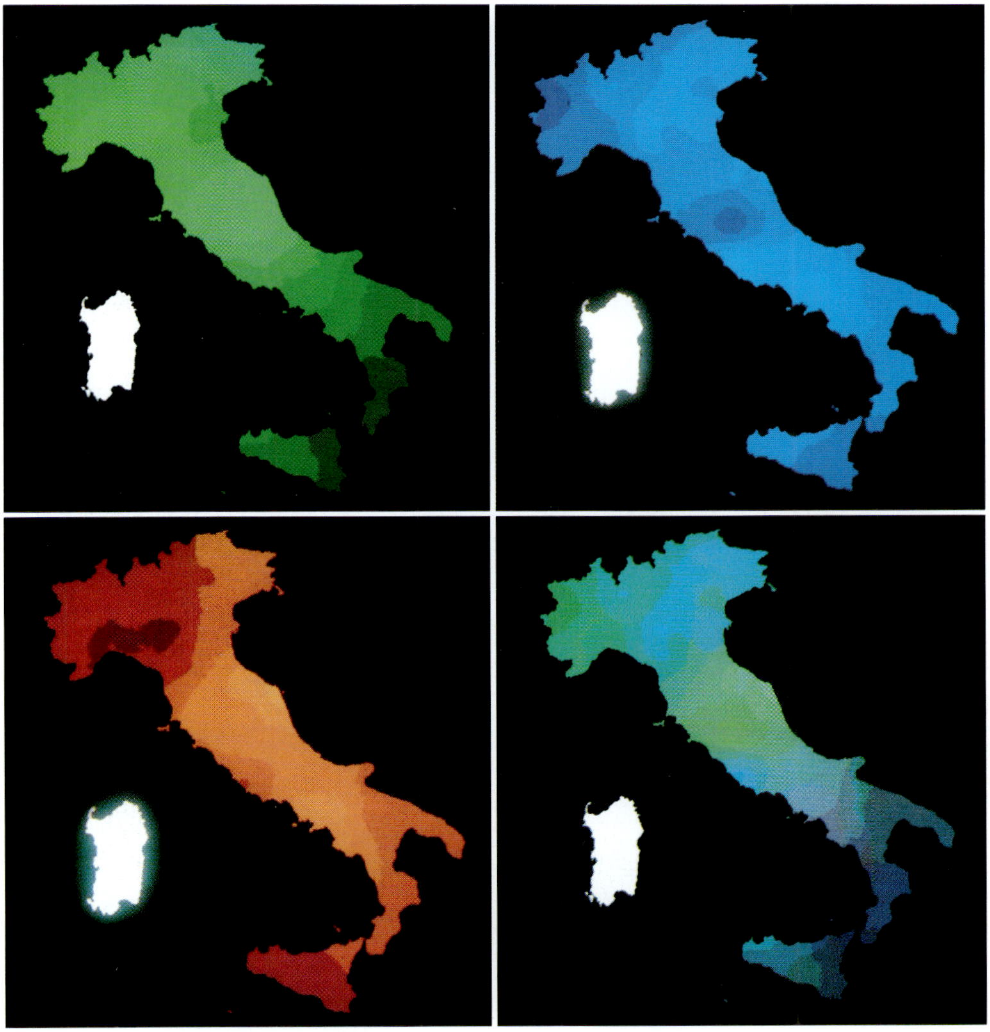

VII Mappa sintetica della variabilità genetica in Italia che riassume i risultati dell'analisi delle prime tre componenti principali discusse nel testo (par. 5.7). Sintetizza l'informazione di 34 frequenze geniche rappresentando il 60% circa della variabilità genetica totale ed è ottenuta sovrapponendo al calcolatore le mappe delle figure 5.7.1, 5.7.2, 5.7.3 rispettivamente con i colori verde, blu e rosso. In questa, come nella mappa della prima componente principale (fig. 5.7.1), le regioni della Magna Grecia risultano ben evidenziate.

VIII (*verso*) Distribuzione geografica delle famiglie linguistiche e degli isolati linguistici, secondo Ruhlen (1987). Nella figura superiore sono indicate solo le popolazioni aborigene; nella figura inferiore sono state inserite anche le popolazioni moderne. La distribuzione di queste ultime è tratta, con alcune modifiche, dal Times Atlas of the World, edizione 1989. Ai quattro rami linguistici indoeuropei sono stati assegnati differenti colori, come segnalato nella legenda. Il colore per le «altre lingue indoeuropee» è stato utilizzato per tutte le lingue indoeuropee nella mappa superiore.

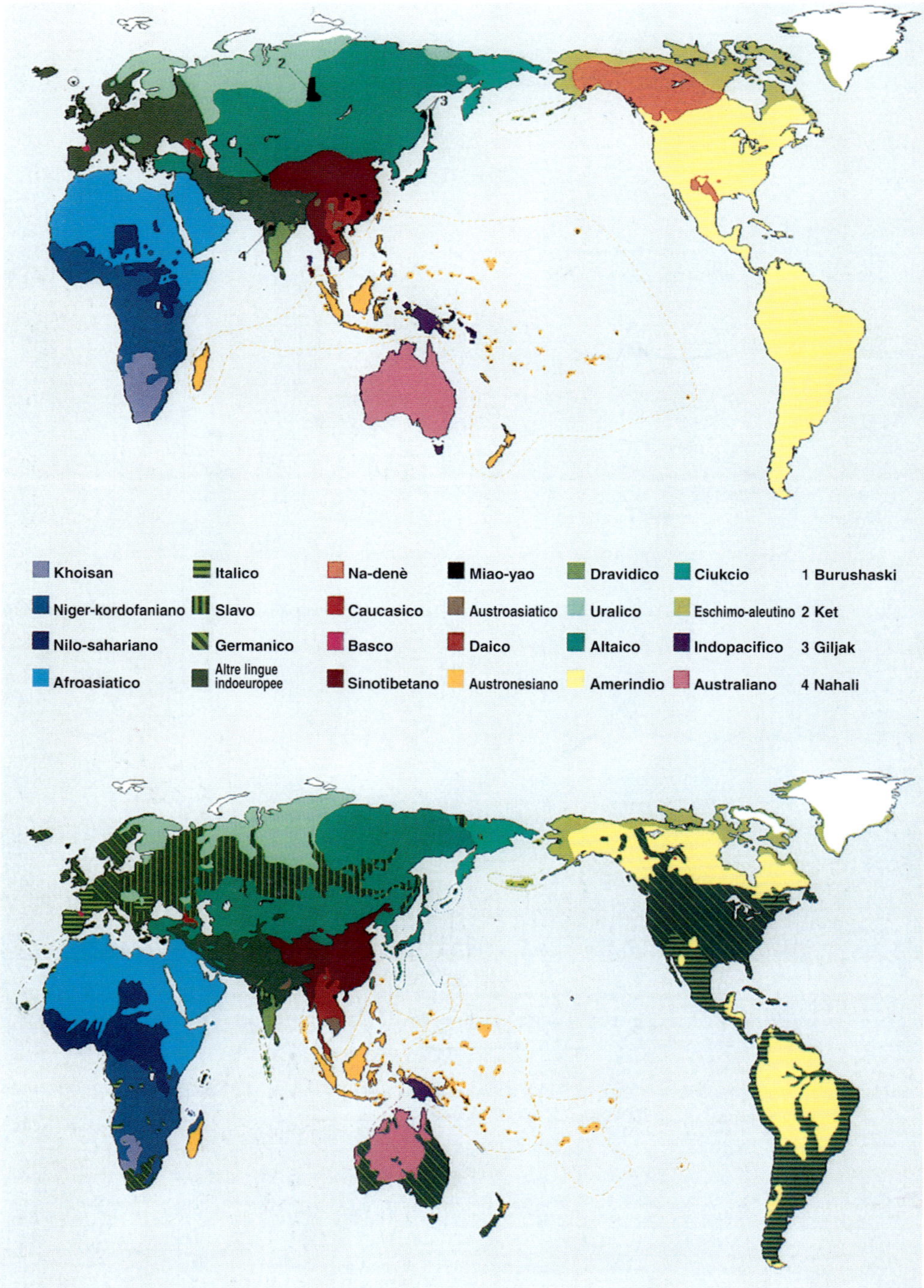
1
2
3
4
Khoisan
Niger-kordofaniano
Nilo-sahariano
Afroasiatico
Italico
Slavo
Germanico
Altre lingue indoeuropee
Na-denè
Caucasico
Basco
Sinotibetano
Miao-yao
Austroasiatico
Daico
Austronesiano
Dravidico
Uralico
Altaico
Amerindio
Ciukcio
Eschimo-aleutino
Indopacifico
Australiano
1 Burushaski
2 Ket
3 Giljak
4 Nahali

AB0*0

1 MONDO

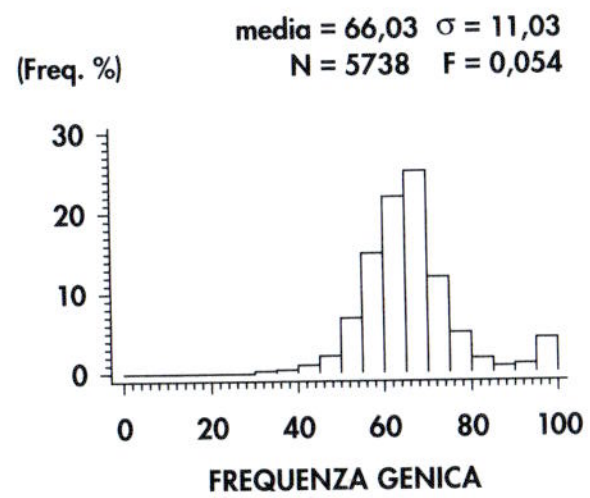

media = 66,03 σ = 11,03
N = 5738 F = 0,054
(Freq. %)
30
20
10
0
0
20
40
60
80
100
FREQUENZA GENICA

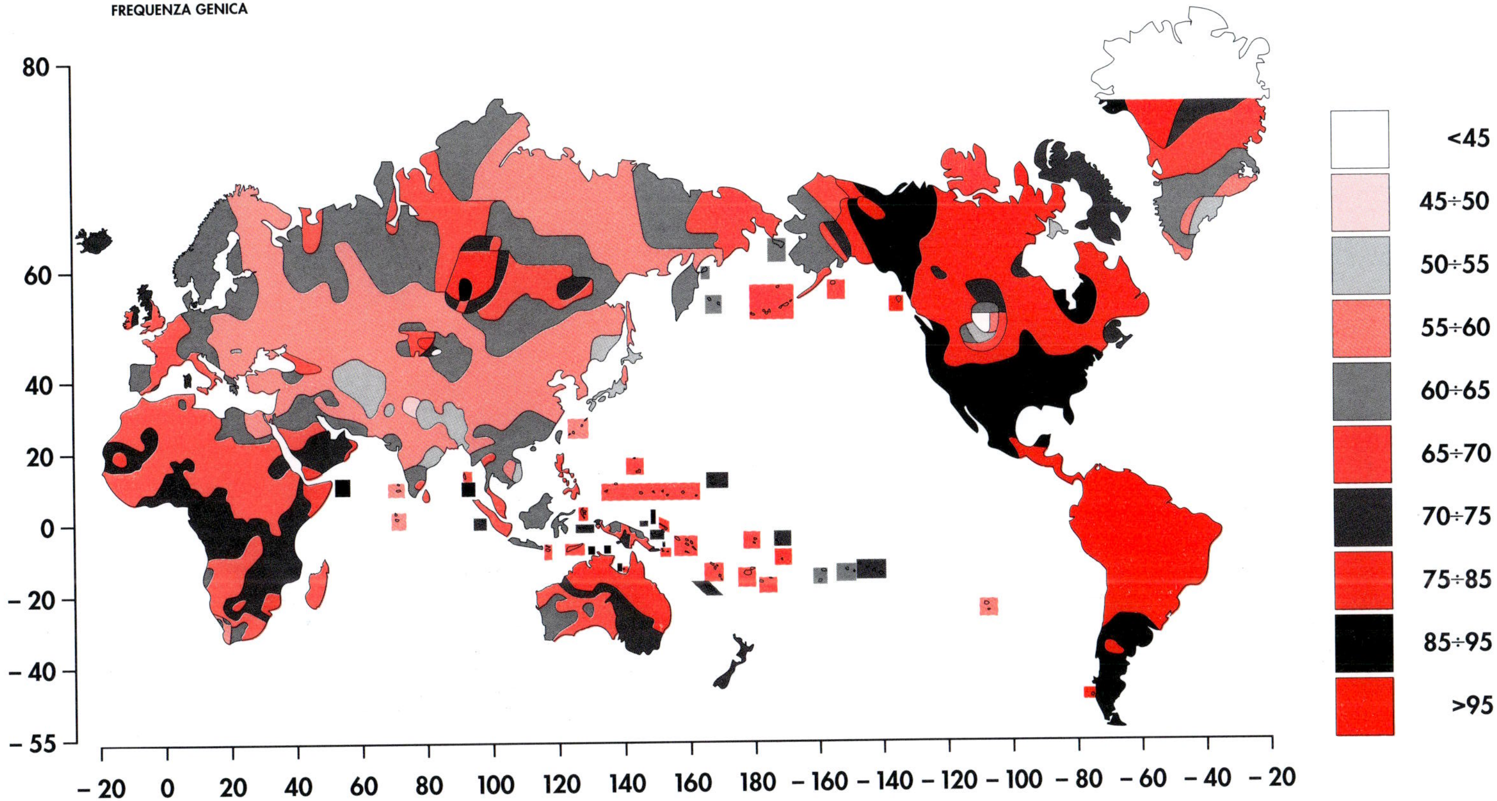

80
60
40
20
0
– 20
– 40
– 55
– 20
0
20
40
60
80
100
120
140
160
180
– 160
– 140
– 120
– 100
– 80
– 60
– 40
– 20
<45
45÷50
50÷55
55÷60
60÷65
65÷70
70÷75
75÷85
85÷95
>95

ACP1*B

2 MONDO

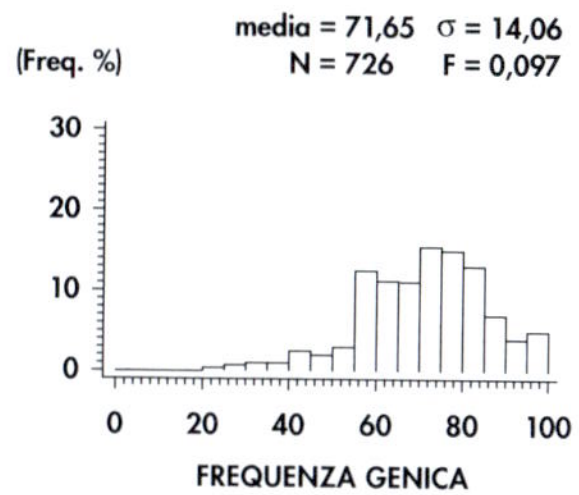

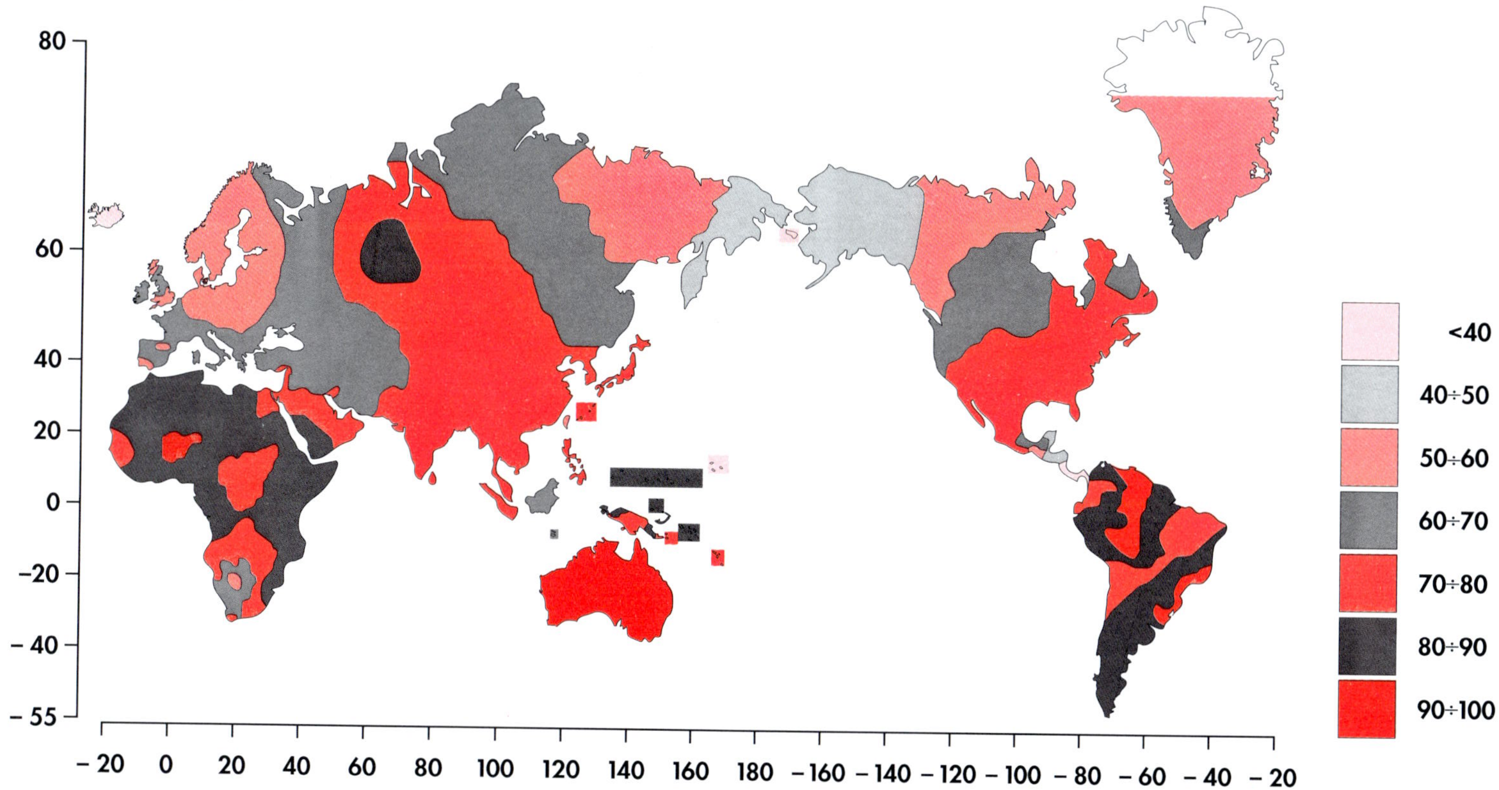

FY*A

3 MONDO

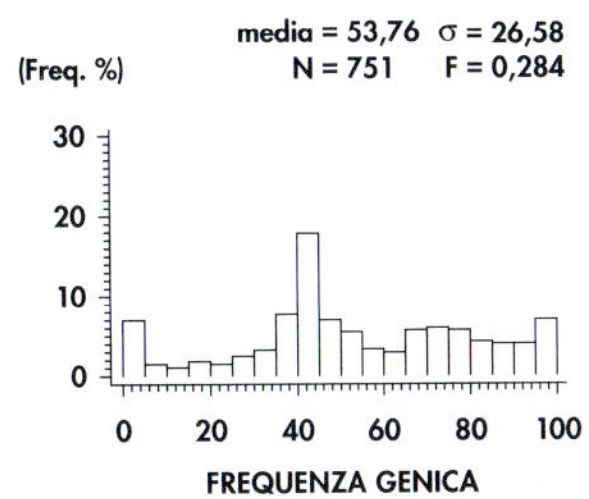

media = 53,76 σ = 26,58
N = 751 F = 0,284
(Freq. %)
30
20
10
0
0
20
40
60
80
100
FREQUENZA GENICA

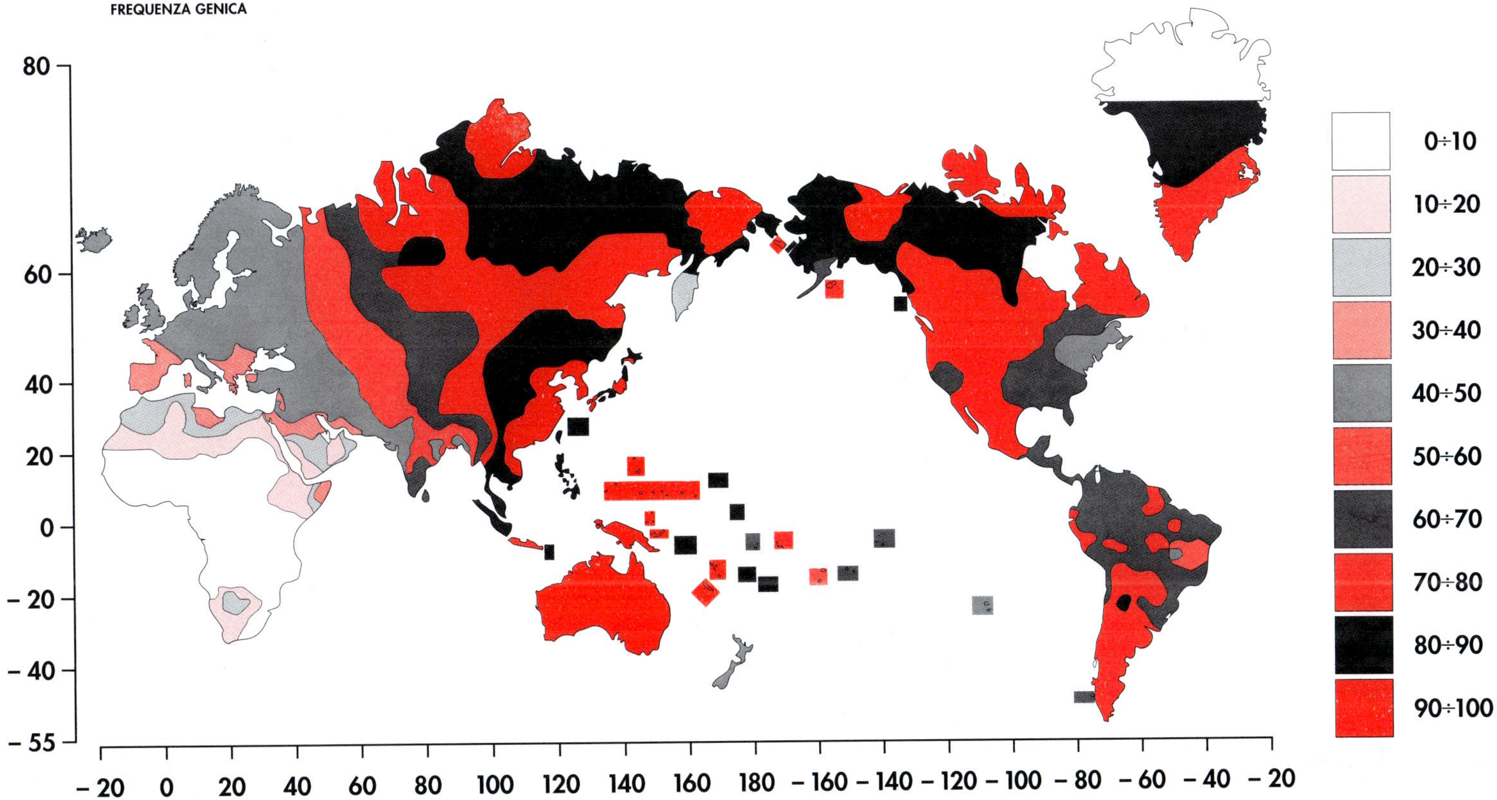

80
60
40
20
0
– 20
– 40
– 55
– 20
0
20
40
60
80
100
120
140
160
180
– 160
– 140
– 120
– 100
– 80
– 60
– 40
– 20
0÷10
10÷20
20÷30
30÷40
40÷50
50÷60
60÷70
70÷80
80÷90
90÷100

GLO1*1

4 MONDO

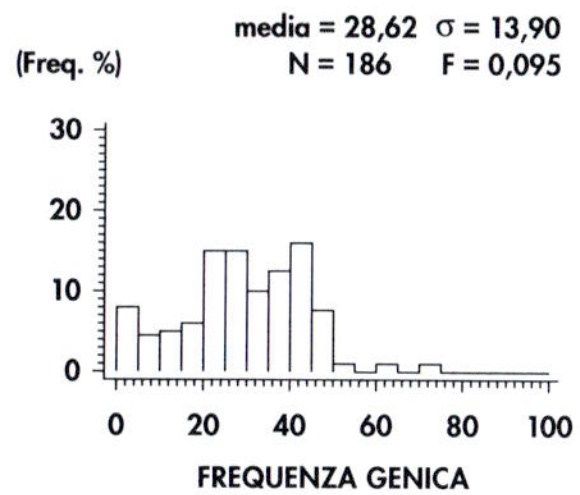

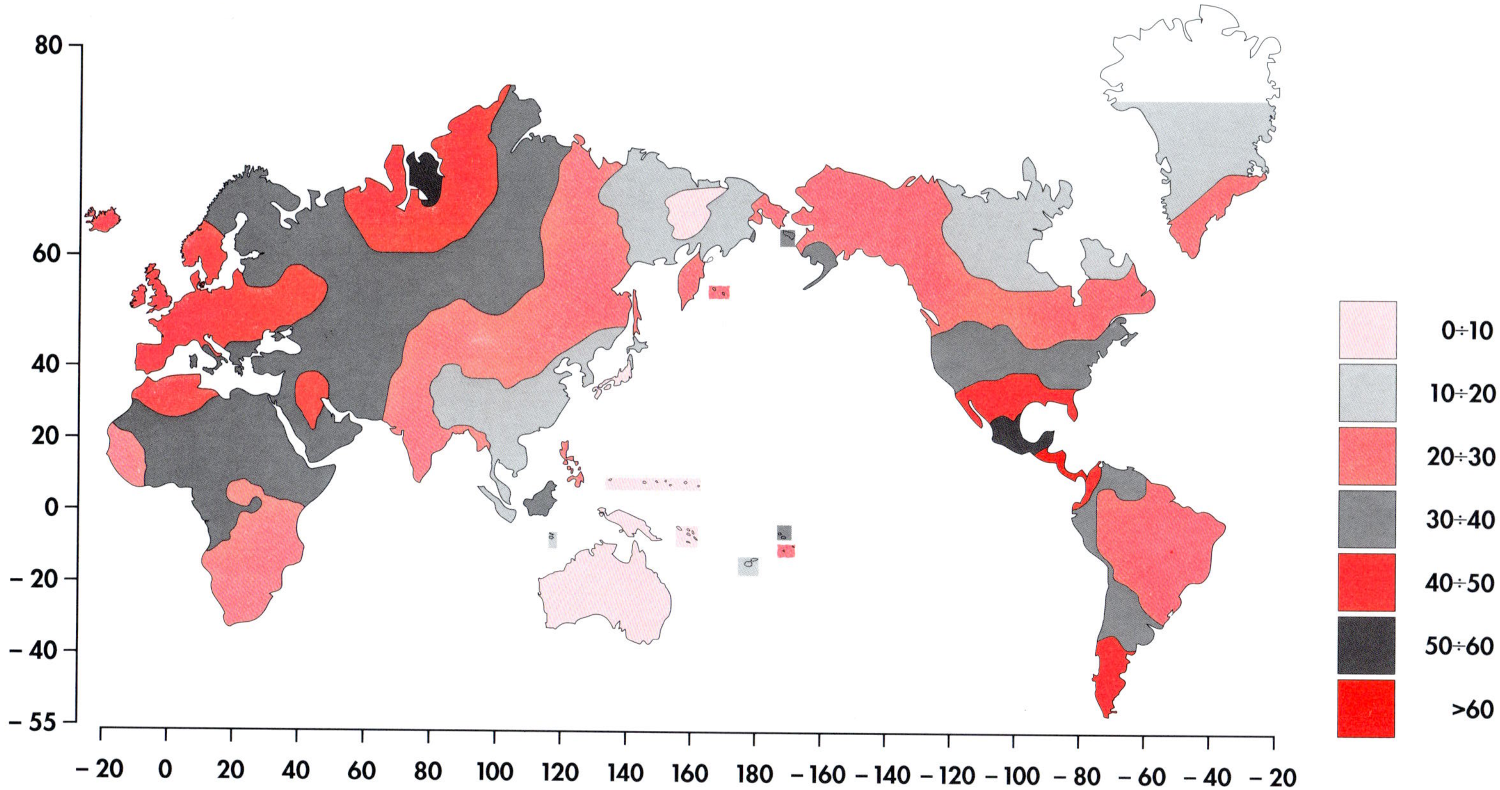

GC*1

5 MONDO

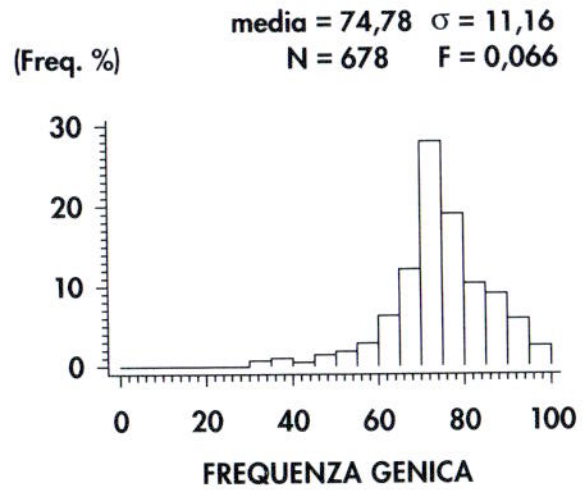

(Freq. %)
media = 74,78 σ = 11,16
N = 678 F = 0,066
30
20
10
0
0 20 40 60 80 100
FREQUENZA GENICA

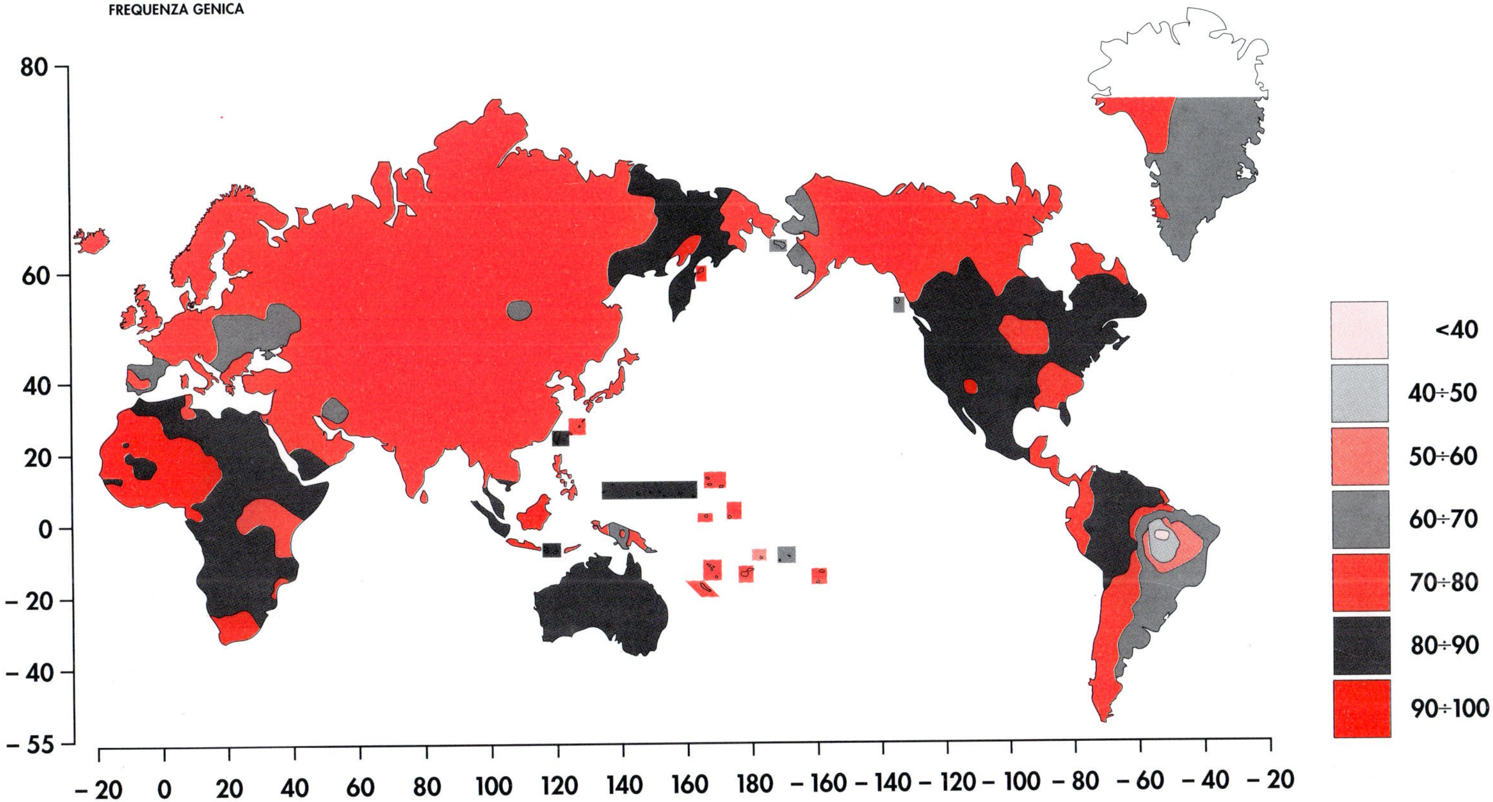

80
60
40
20
0
– 20
– 40
– 55
– 20 0 20 40 60 80 100 120 140 160 180 – 160 – 140 – 120 – 100 – 80 – 60 – 40 – 20
<40
40÷50
50÷60
60÷70
70÷80
80÷90
90÷100

HP*1

6 MONDO

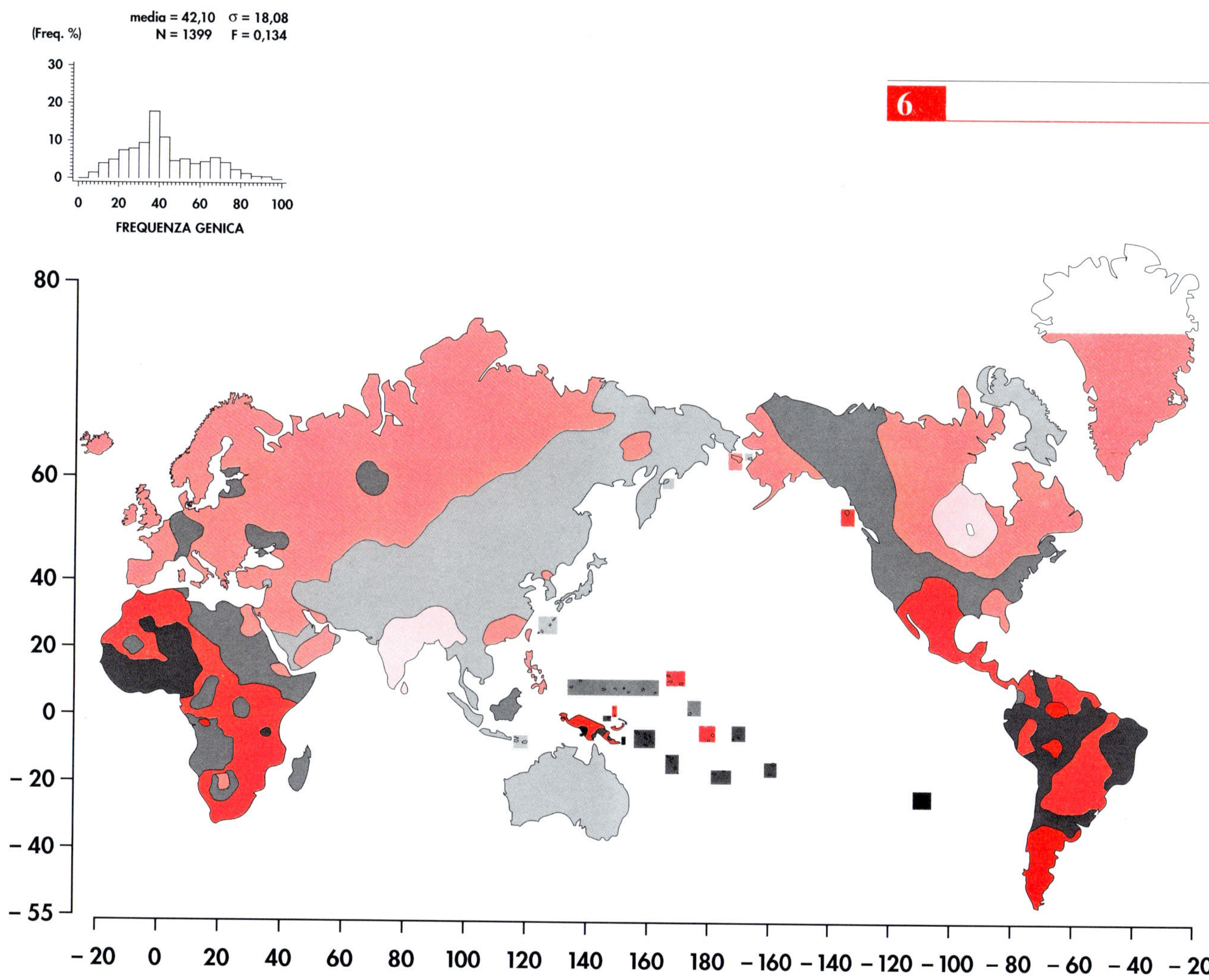
media = 42,10 σ = 18,08
N = 1399 F = 0,134
(Freq. %)
30
20
10
0
0 20 40 60 80 100
FREQUENZA GENICA
80
60
40
20
0
– 20
– 40
– 55
– 20 0 20 40 60 80 100 120 140 160 180 – 160 – 140 – 120 – 100 – 80 – 60 – 40 – 20
0÷10
10÷20
20÷30
30÷40
40÷50
50÷60
60÷70
70÷80
>80

HLAA*2

7 MONDO

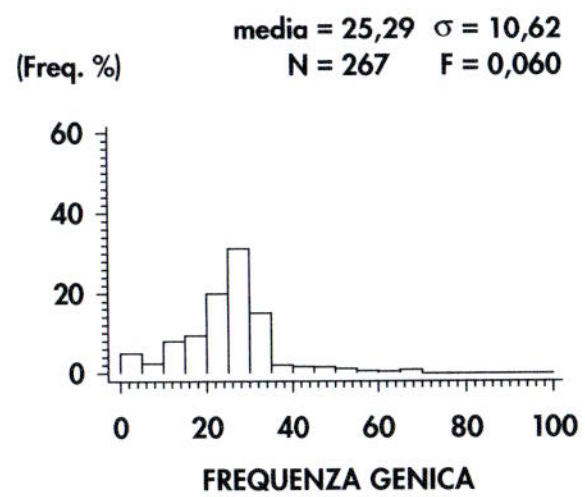

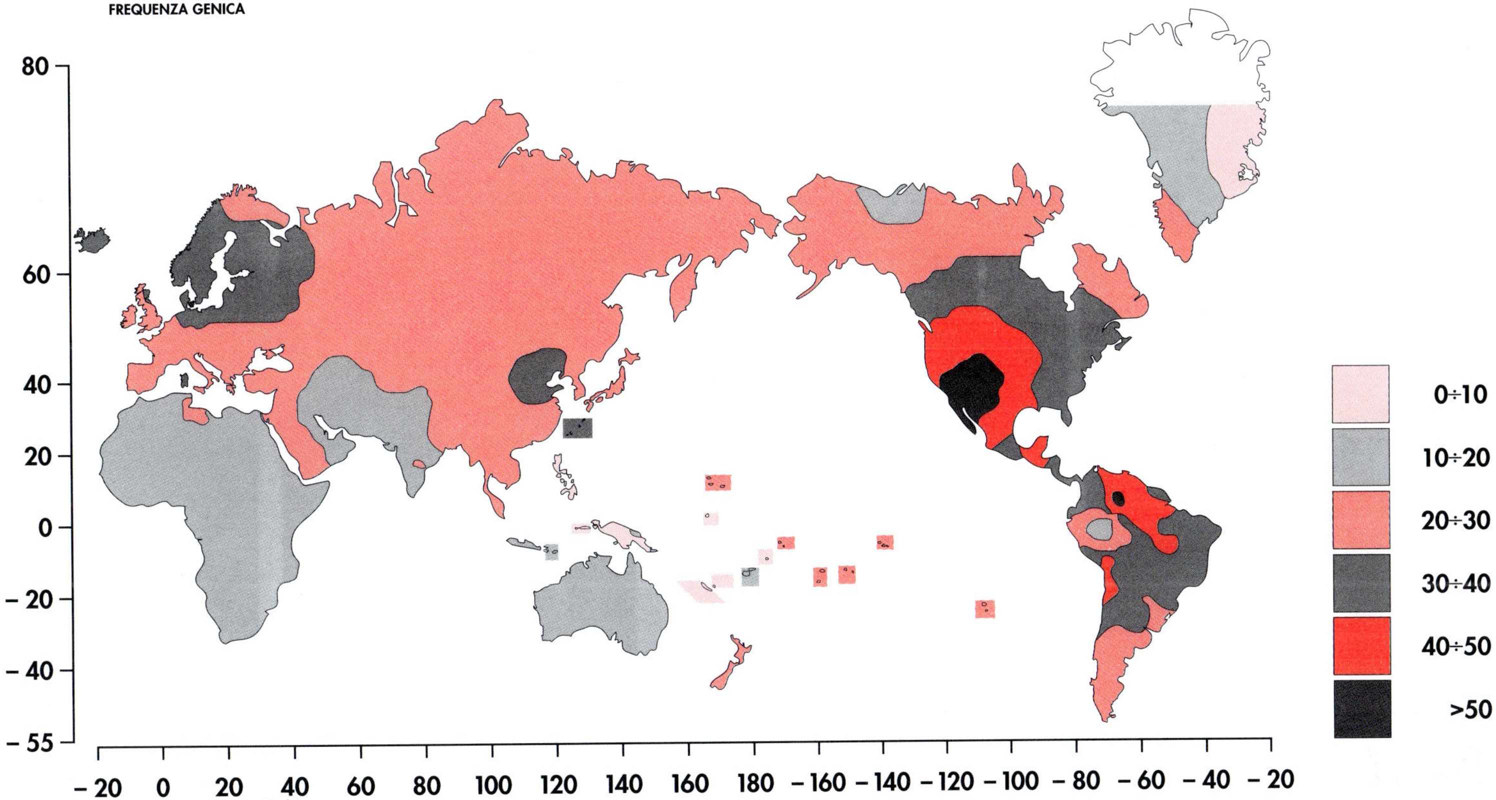

HLAA*9

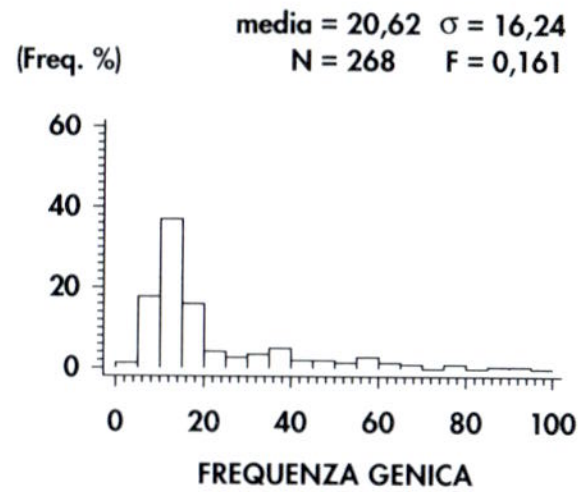

media = 20,62 σ = 16,24
N = 268 F = 0,161
(Freq. %)
60
40
20
0
0
20
40
60
80
100
FREQUENZA GENICA

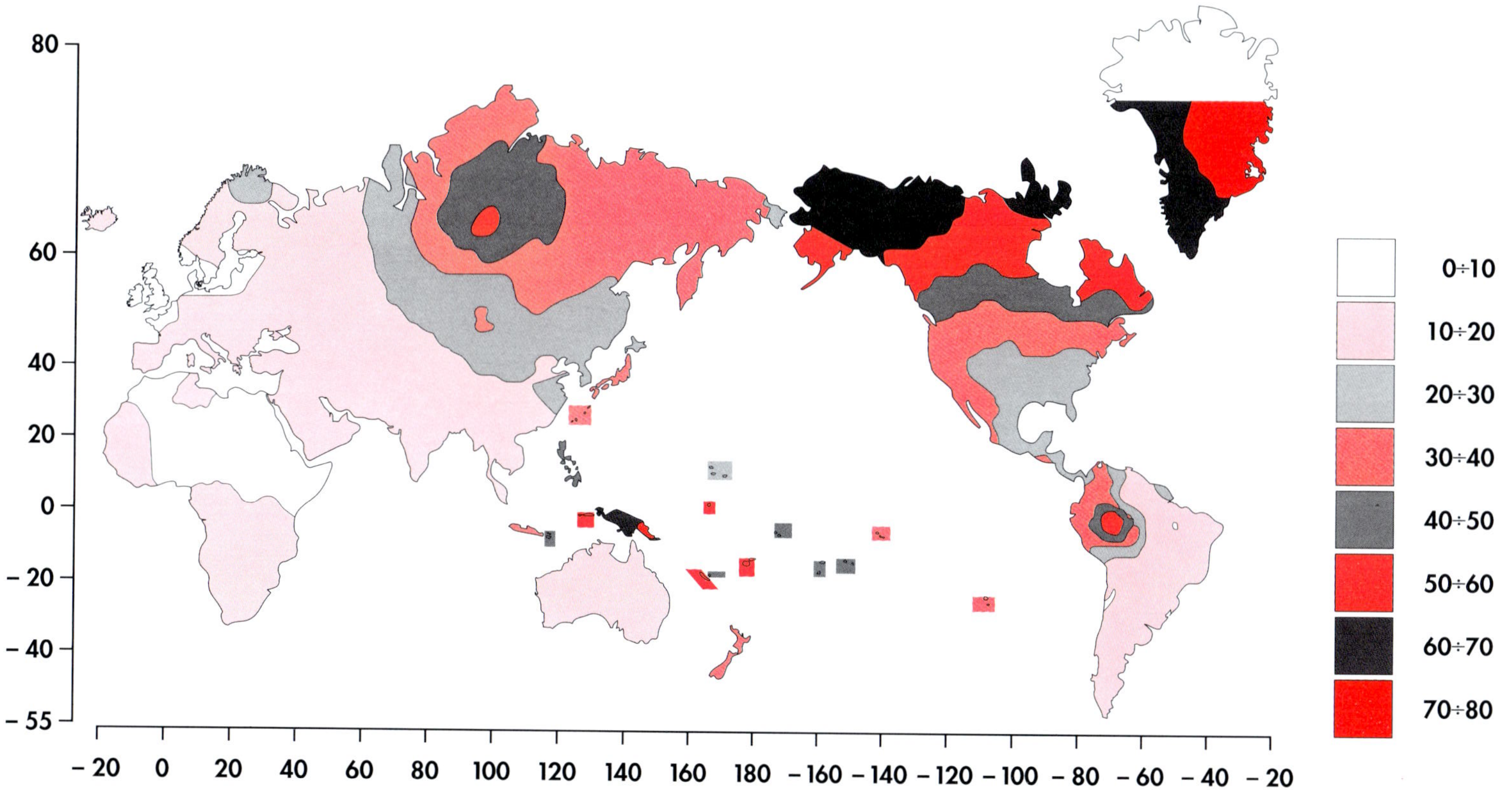

80
60
40
20
0
– 20
– 40
– 55
– 20
0
20
40
60
80
100
120
140
160
180
– 160
– 140
– 120
– 100
– 80
– 60
– 40
– 20
0÷10
10÷20
20÷30
30÷40
40÷50
50÷60
60÷70
70÷80

HLAA*10

9 MONDO

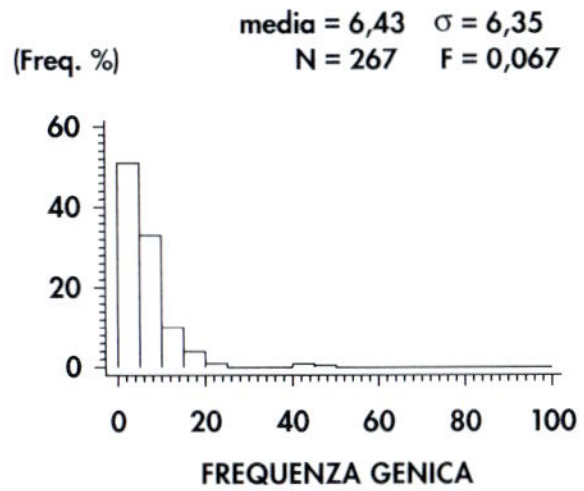

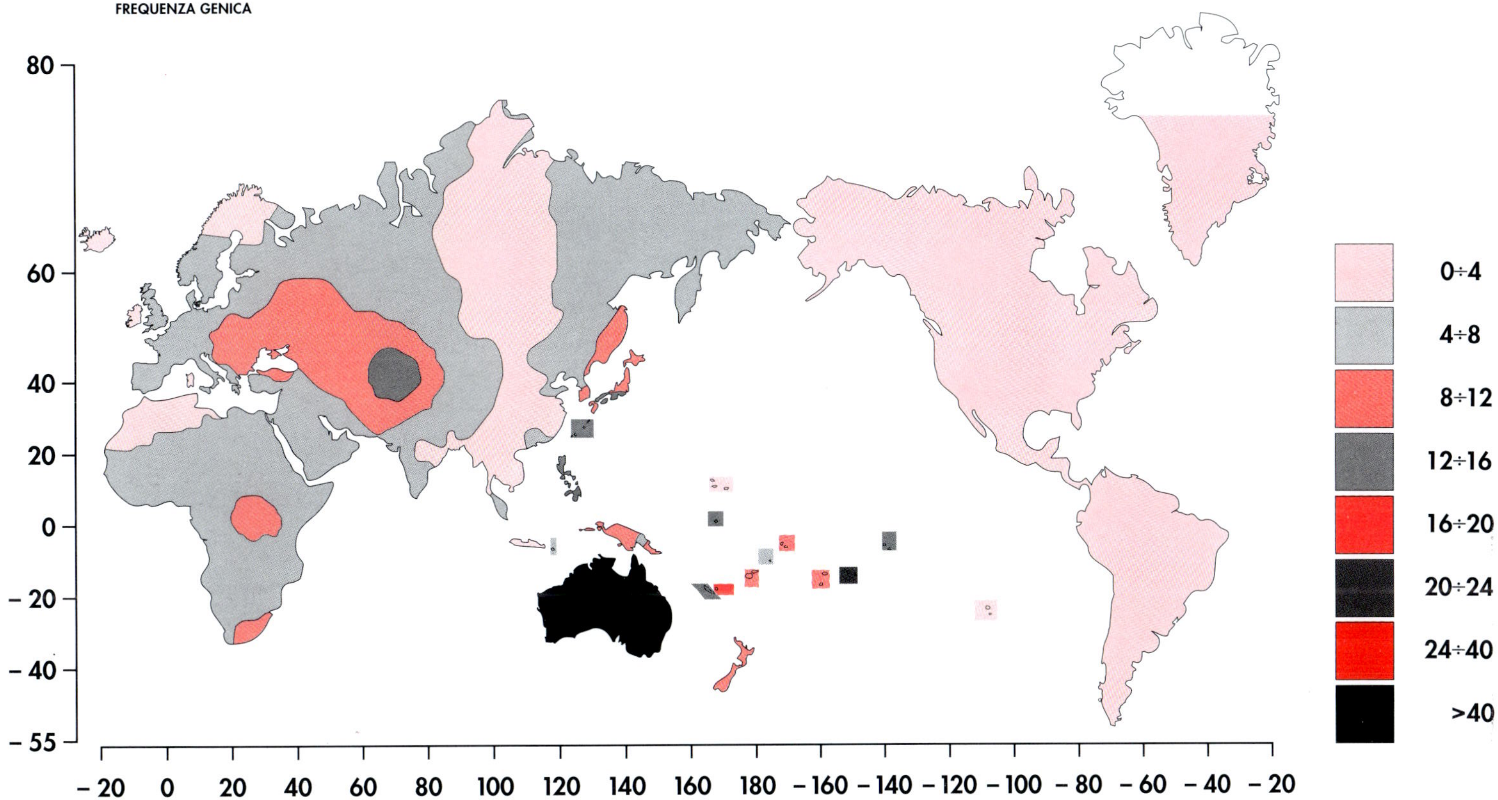

HLAB*7

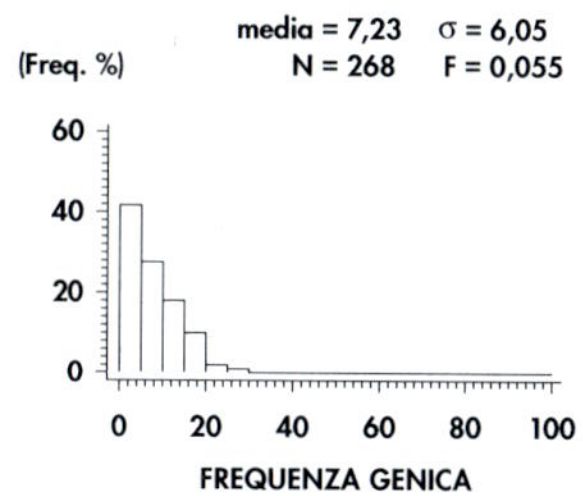
media = 7,23 σ = 6,05
N = 268 F = 0,055
(Freq. %)
60
40
20
0
0
20
40
60
80
100
FREQUENZA GENICA

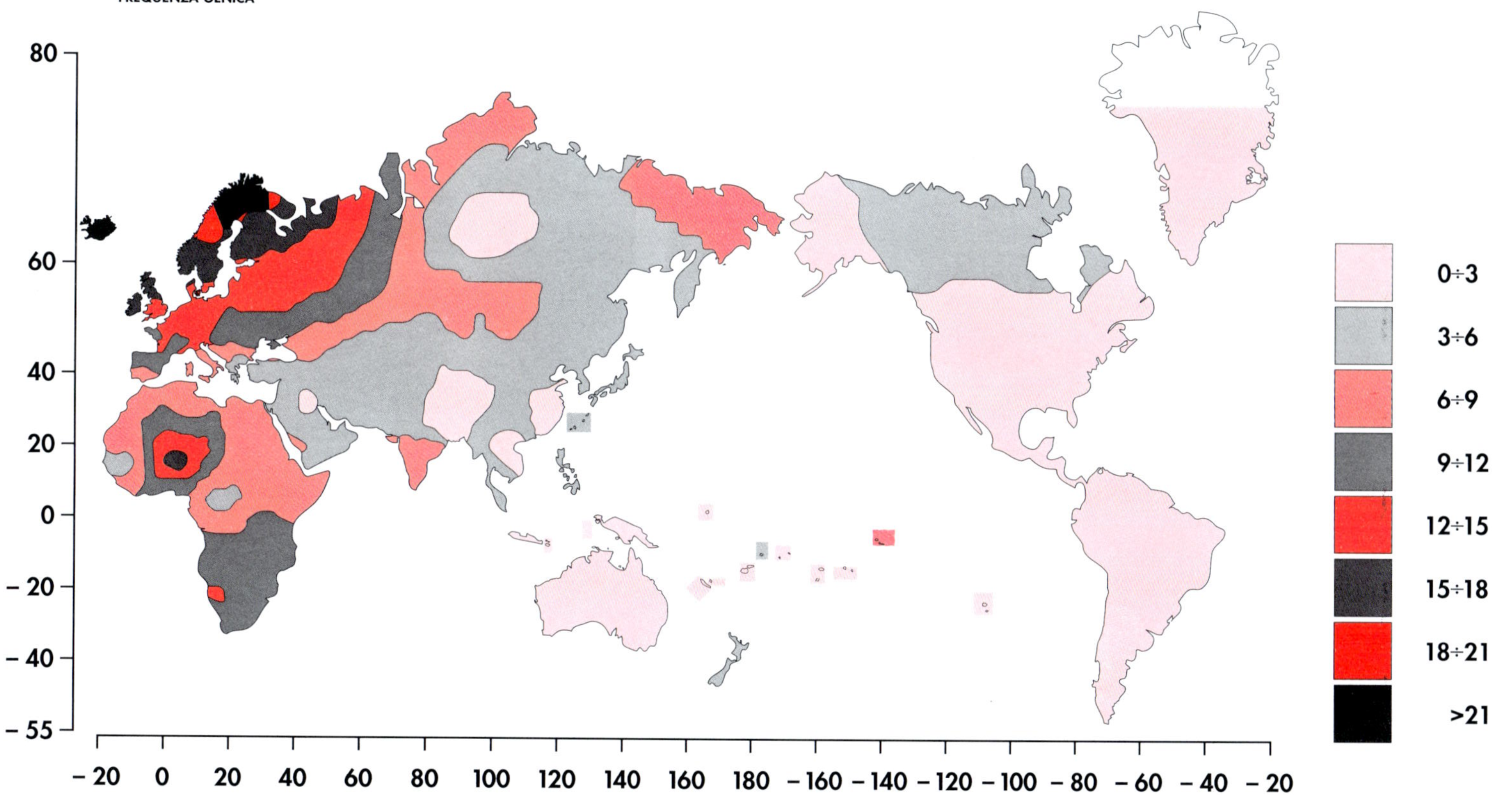
80
60
40
20
0
– 20
– 40
– 55
– 20
0
20
40
60
80
100
120
140
160
180
– 160
– 140
– 120
– 100
– 80
– 60
– 40
– 20
0÷3
3÷6
6÷9
9÷12
12÷15
15÷18
18÷21
>21

HLAB*15

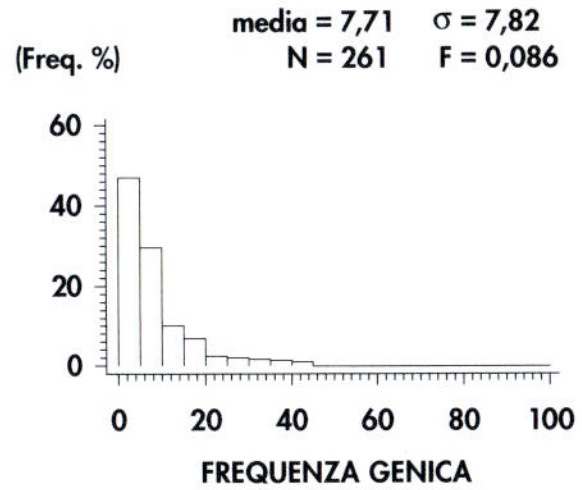
media = 7,71 σ = 7,82
N = 261 F = 0,086
(Freq. %)
60
40
20
0
0
20
40
60
80
100
FREQUENZA GENICA

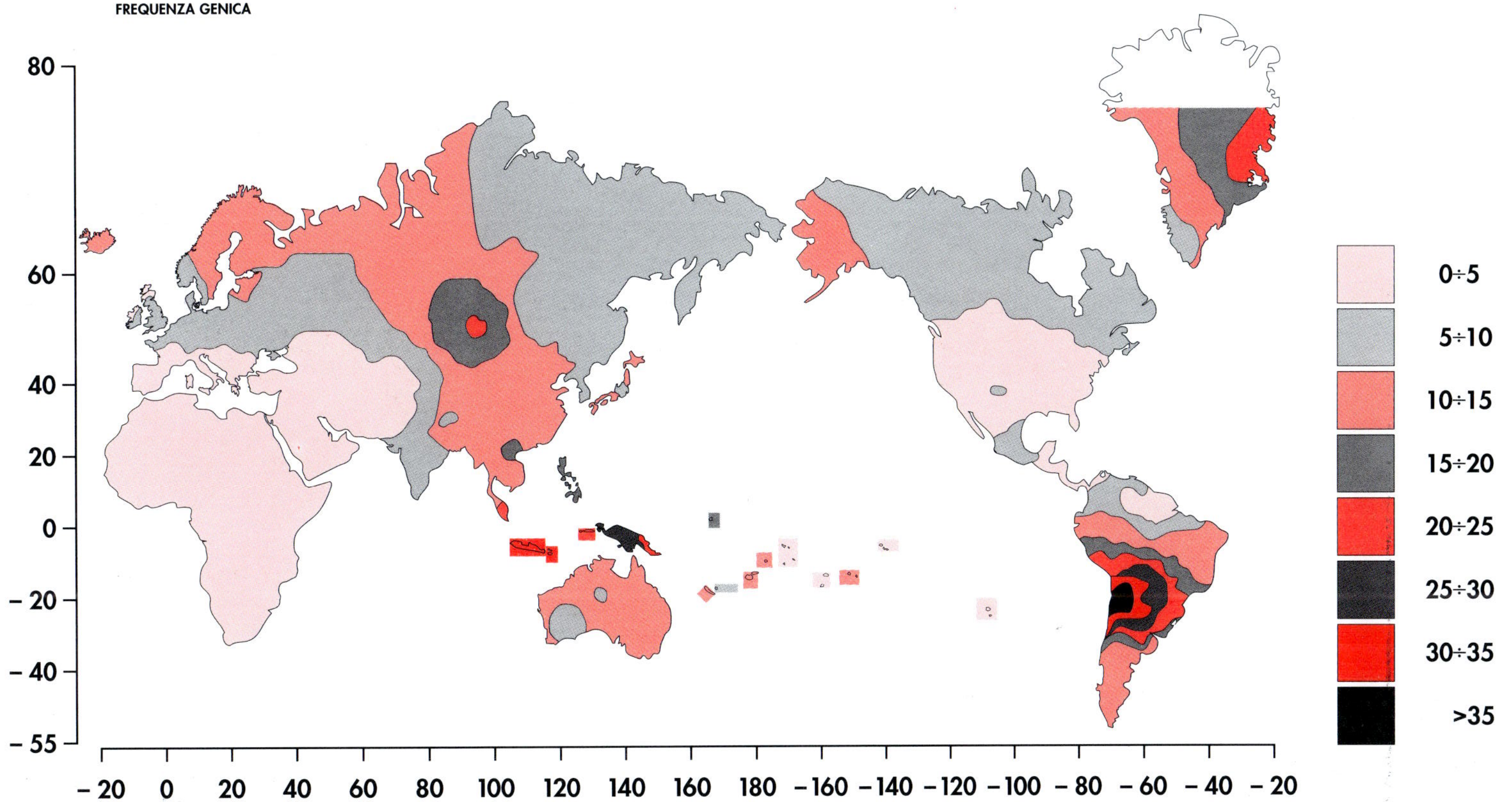
80
60
40
20
0
– 20
– 40
– 55
– 20
0
20
40
60
80
100
120
140
160
180
– 160
– 140
– 120
– 100
– 80
– 60
– 40
– 20
0÷5
5÷10
10÷15
15÷20
20÷25
25÷30
30÷35
>35

HLAB*27

12 MONDO

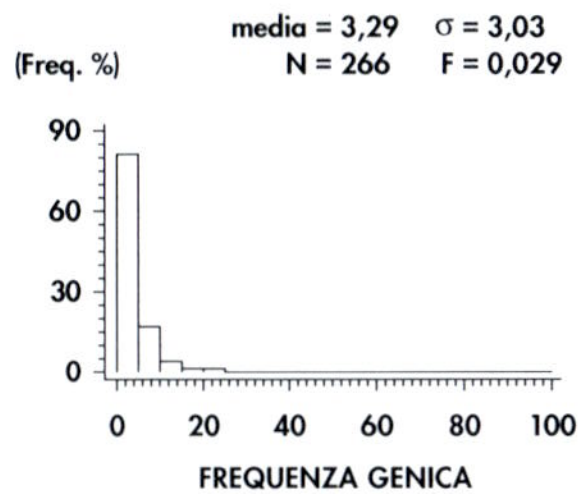

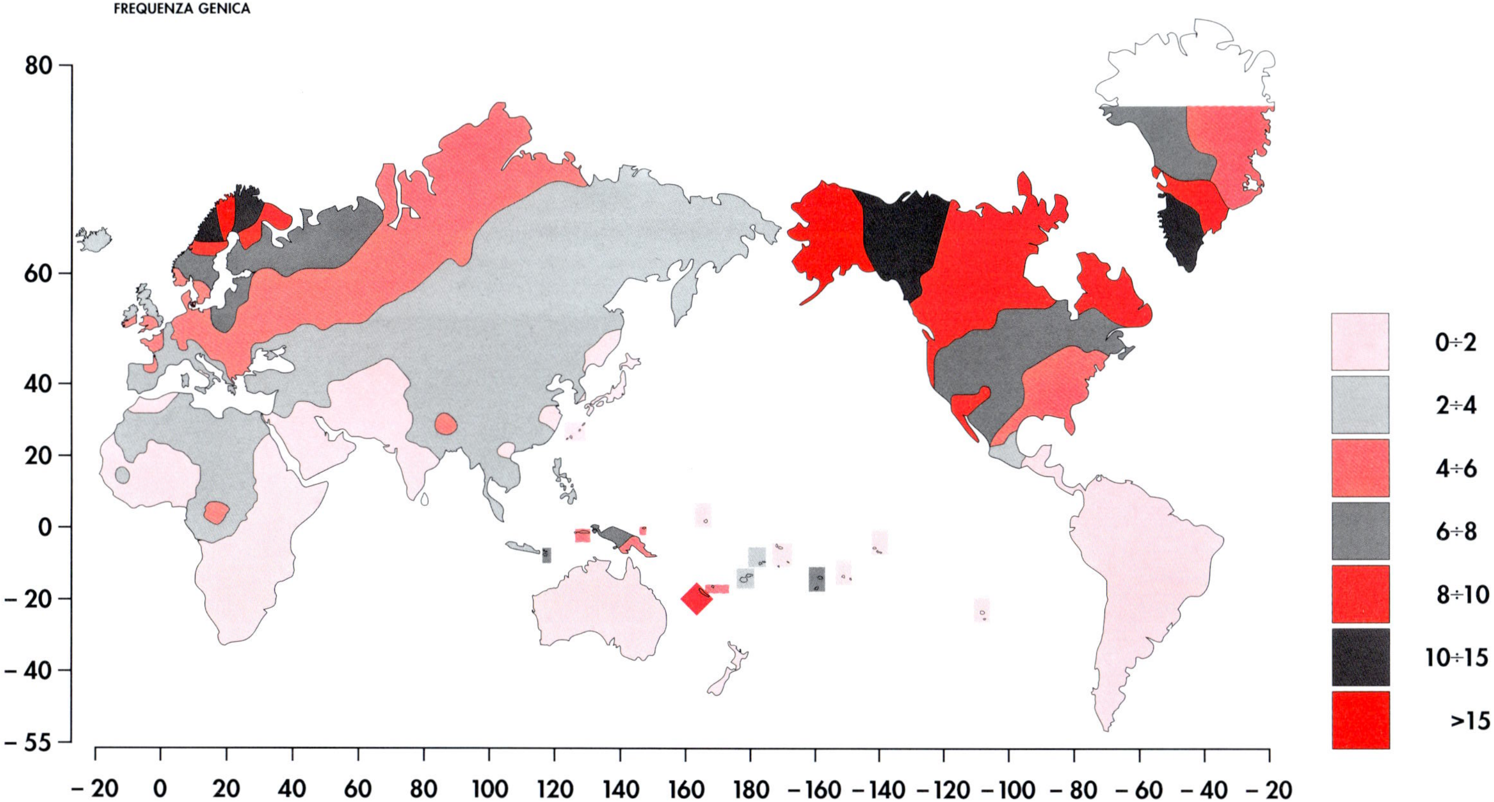

*HLAB*35*

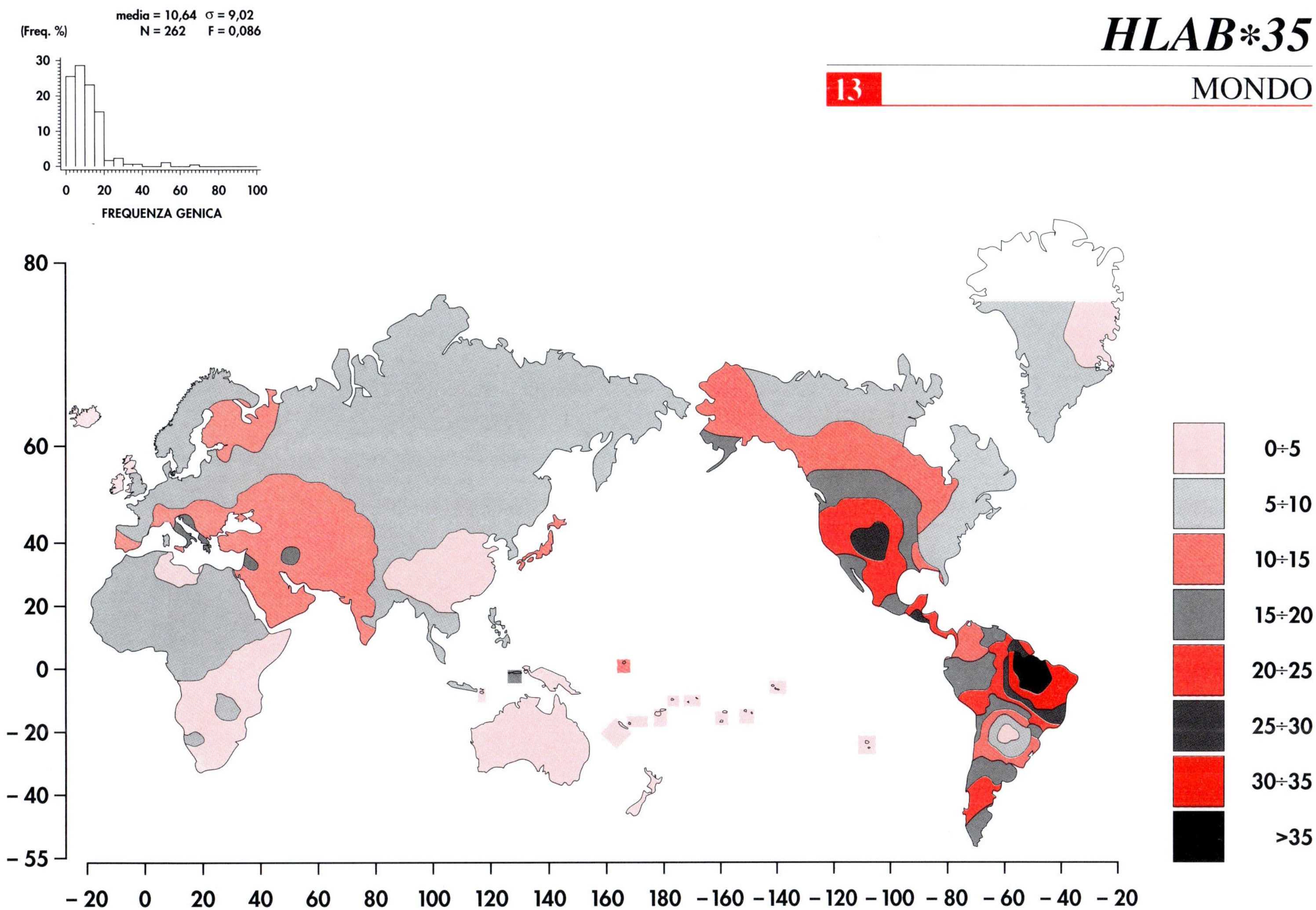
media = 10,64 σ = 9,02
N = 262 F = 0,086
(Freq. %)
30
20
10
0
0
20
40
60
80
100
FREQUENZA GENICA
80
60
40
20
0
– 20
– 40
– 55
– 20
0
20
40
60
80
100
120
140
160
180
– 160
– 140
– 120
– 100
– 80
– 60
– 40
– 20
0÷5
5÷10
10÷15
15÷20
20÷25
25÷30
30÷35
>35

IGHG1G3*za;g

14 MONDO

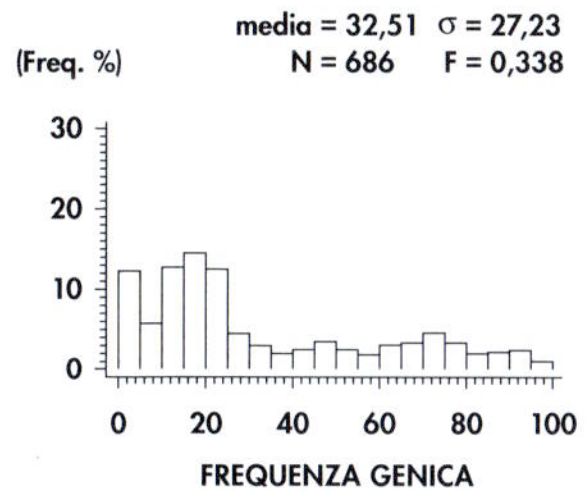

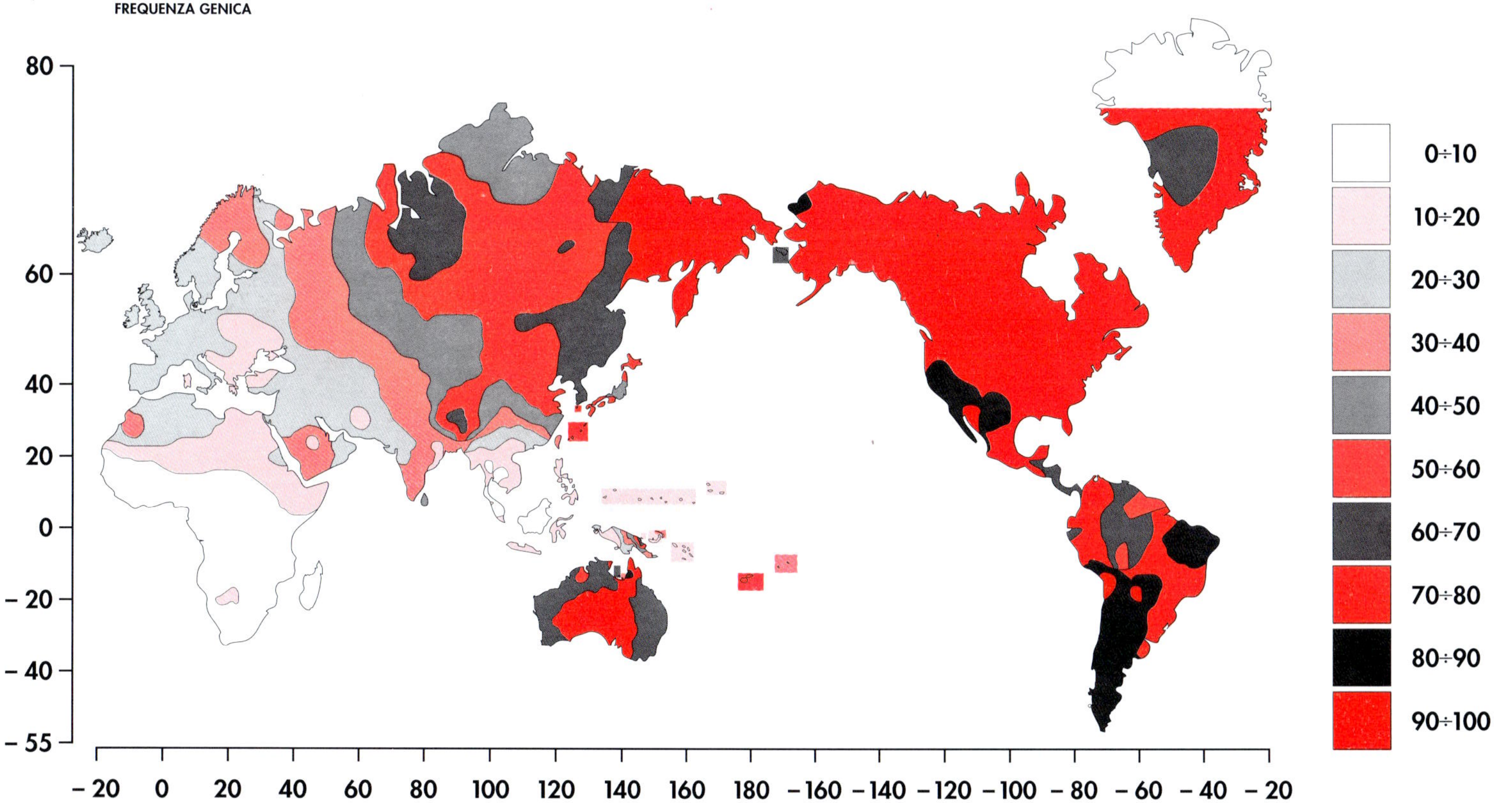

IGHG1G3*f;b0b1b3b4b5

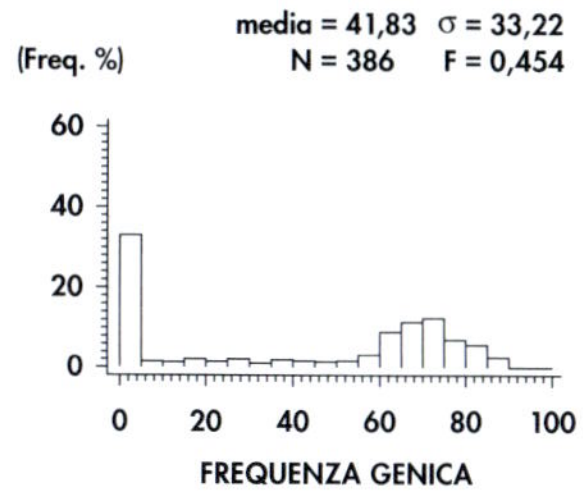

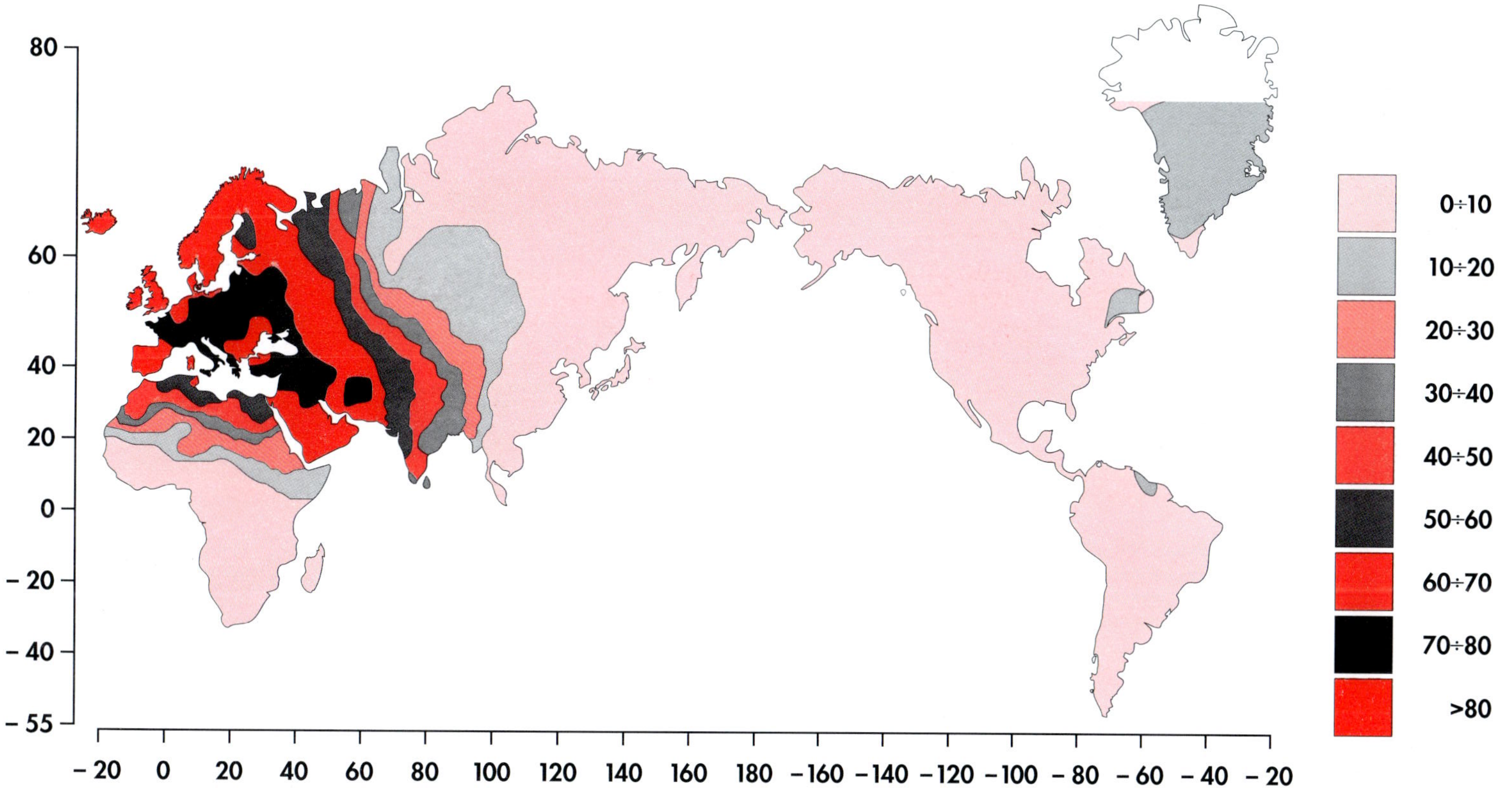

*IGHG1G3*za;b0b1b3b4b5*

16 MONDO

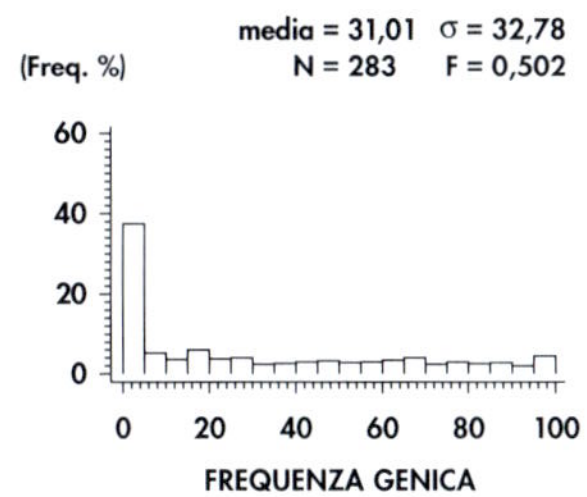

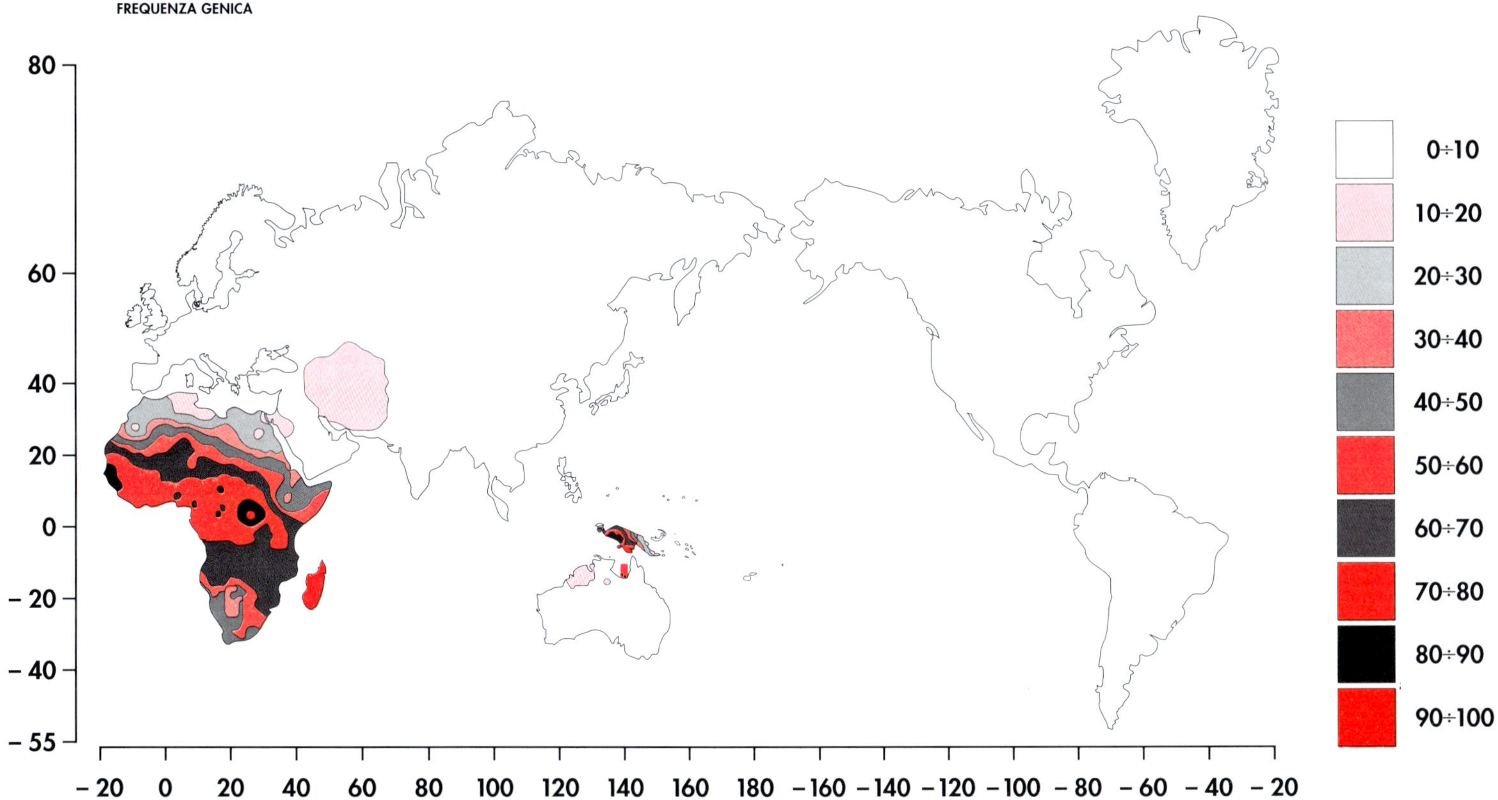

IGHG1G3*fa;b0b1b3b4b5

17 MONDO

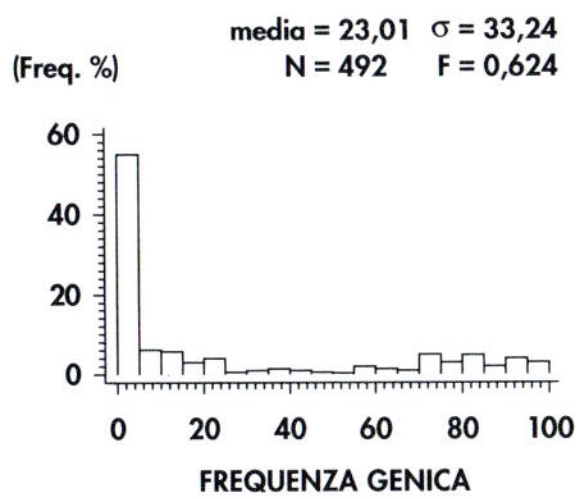

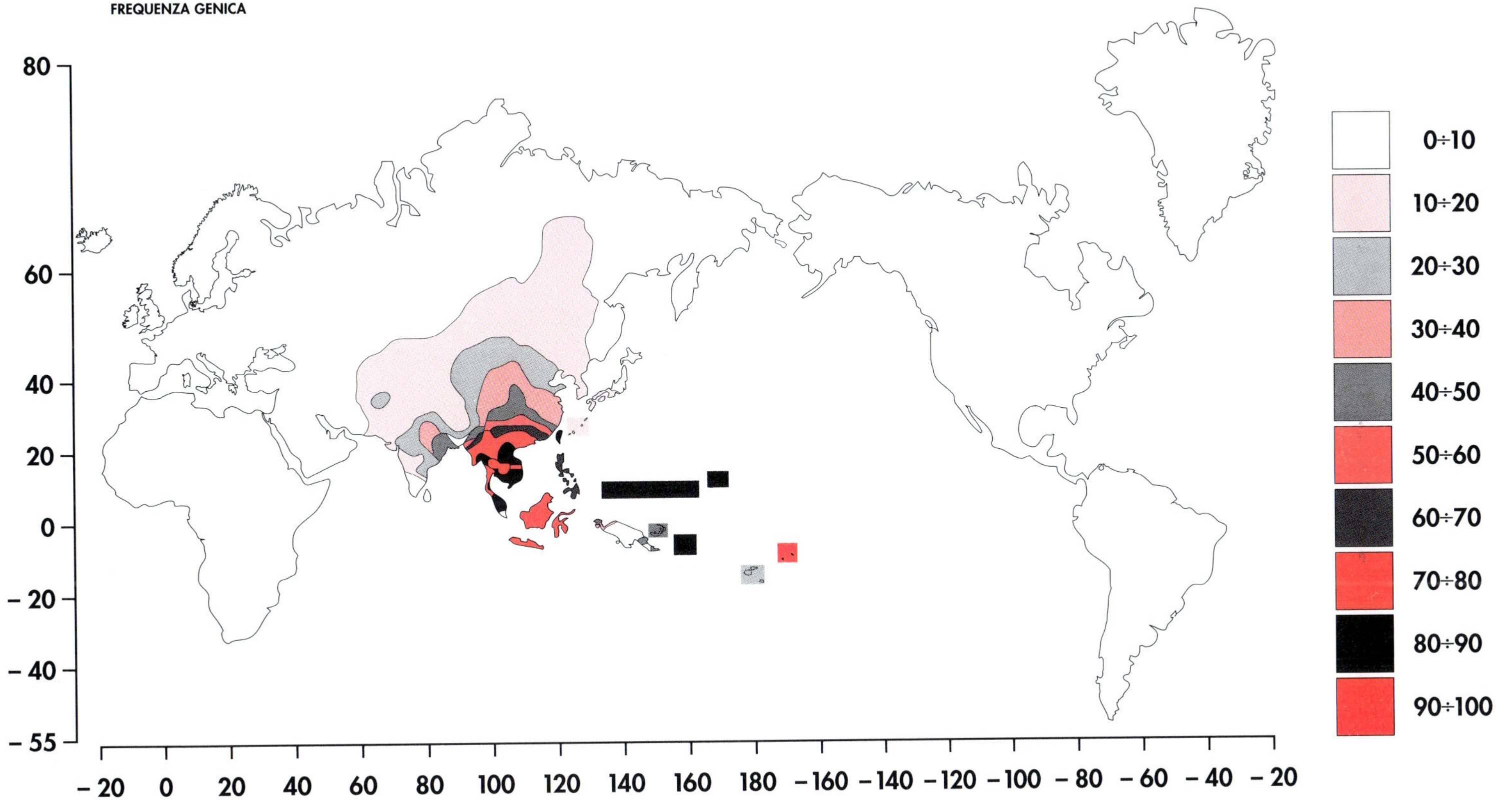

JK*A

18 MONDO

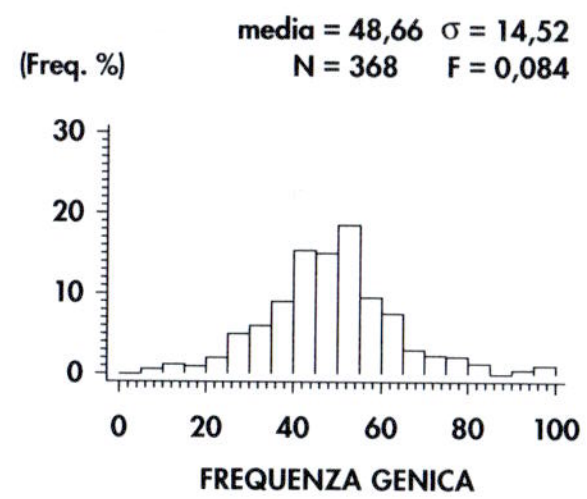

media = 48,66 σ = 14,52
N = 368 F = 0,084
(Freq. %)
30
20
10
0
0
20
40
60
80
100
FREQUENZA GENICA

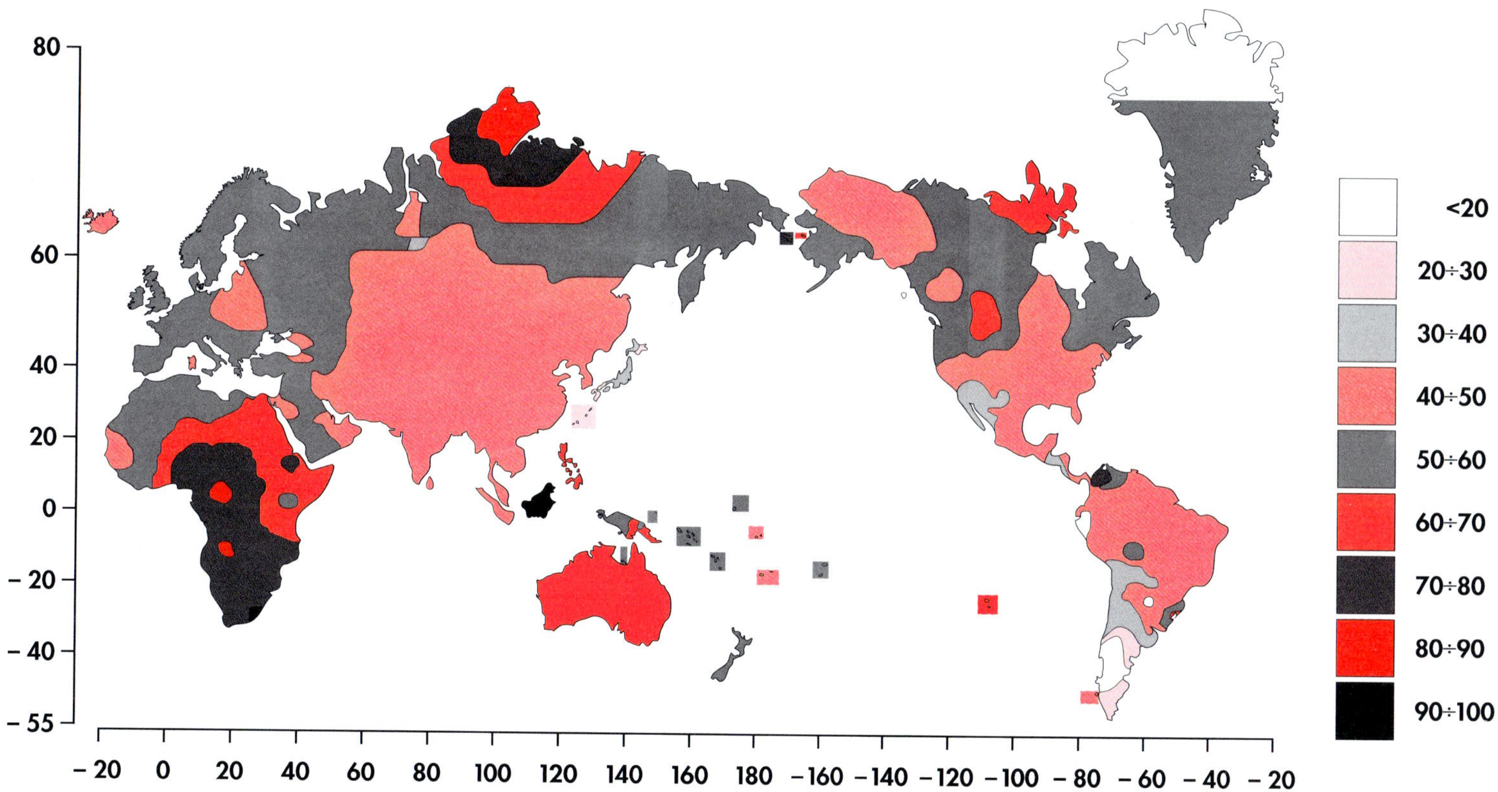

80
60
40
20
0
– 20
– 40
– 55
– 20
0
20
40
60
80
100
120
140
160
180
–160
–140
–120
–100
– 80
– 60
– 40
– 20
<20
20÷30
30÷40
40÷50
50÷60
60÷70
70÷80
80÷90
90÷100

MNS*Ms

19 MONDO

media = 36,22 σ = 17,20
N = 956 F = 0,128

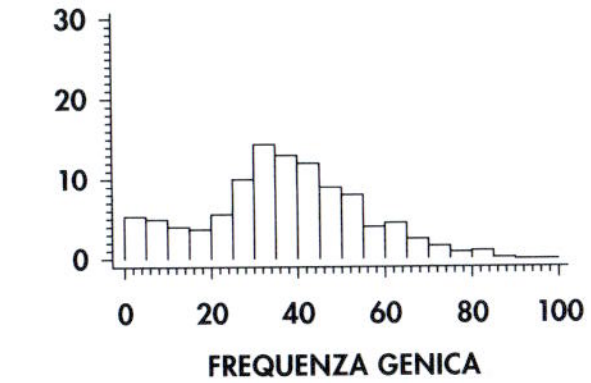

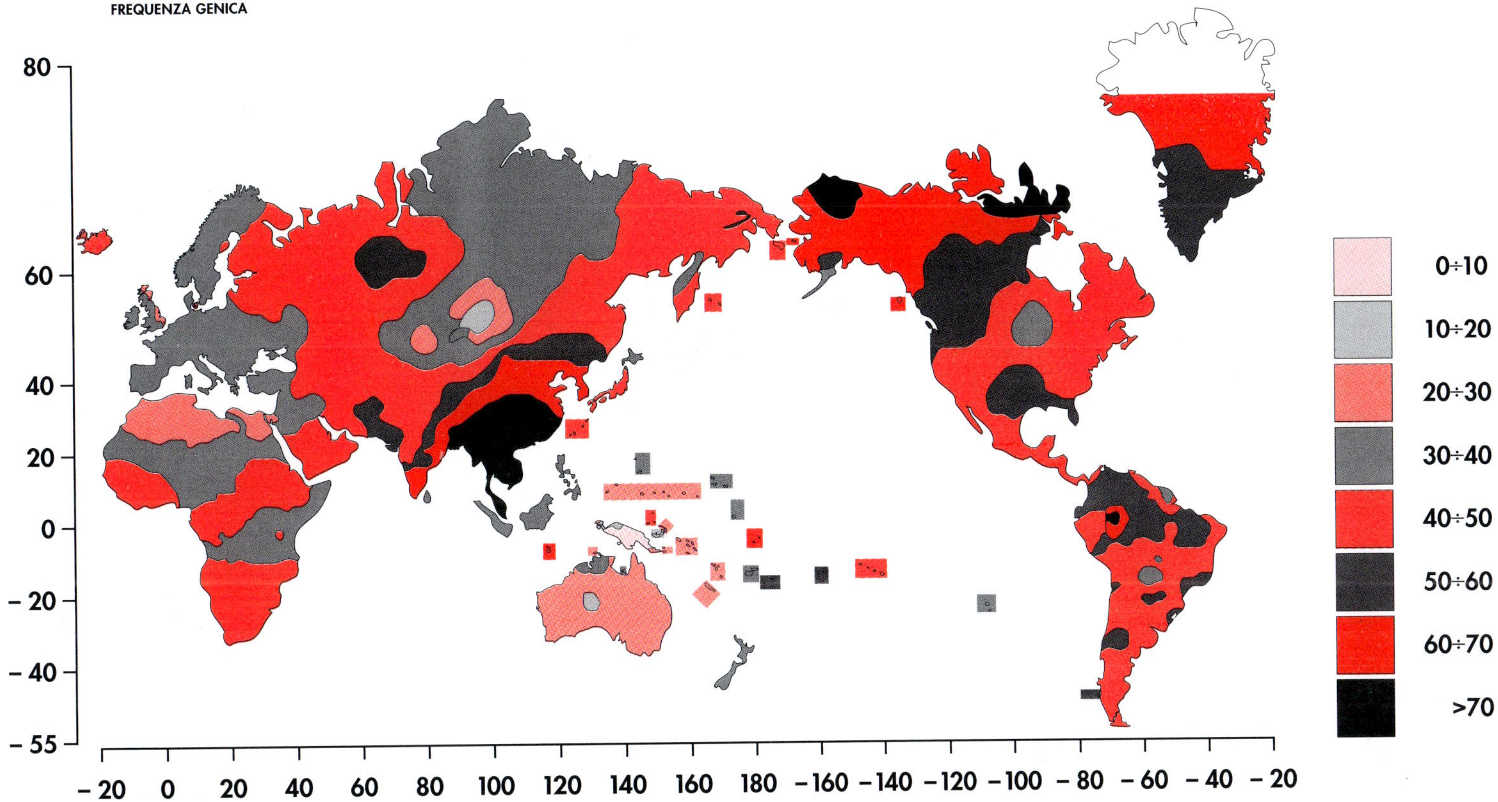

*MNS*Ns*

MONDO

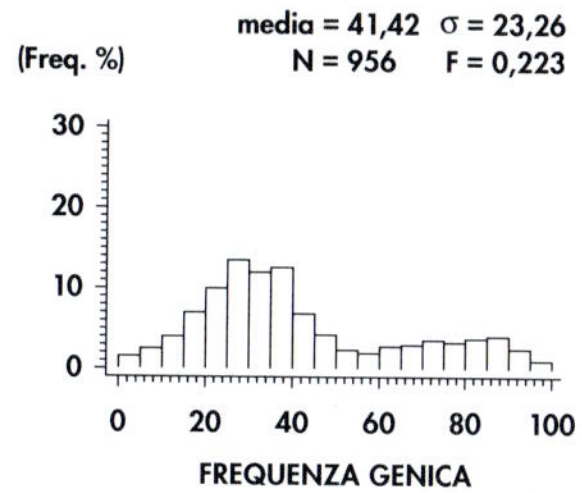
media = 41,42 σ = 23,26
N = 956 F = 0,223
(Freq. %)
30
20
10
0
0
20
40
60
80
100
FREQUENZA GENICA

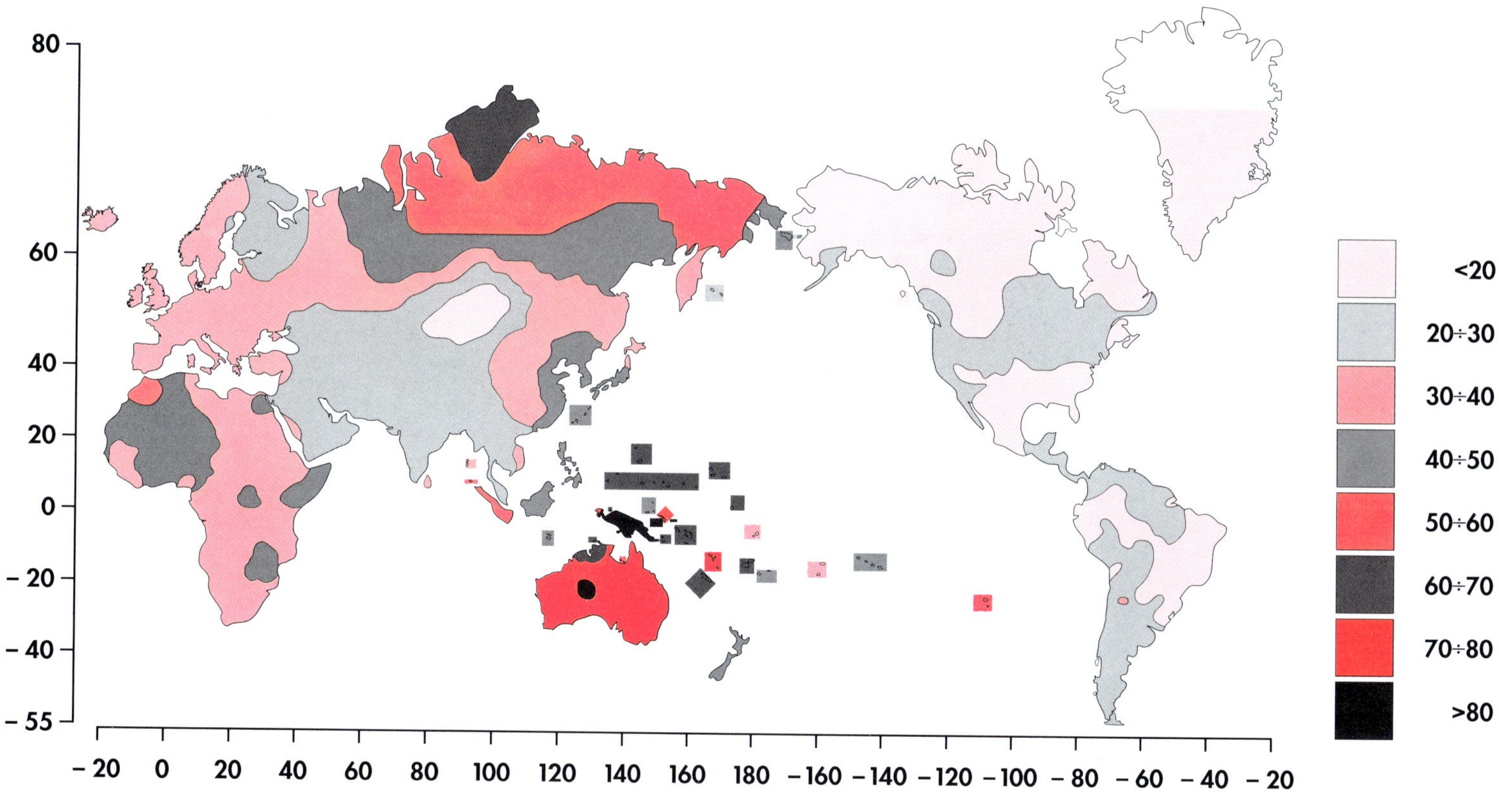
80
60
40
20
0
– 20
– 40
– 55
– 20
0
20
40
60
80
100
120
140
160
180
– 160
– 140
– 120
– 100
– 80
– 60
– 40
– 20
<20
20÷30
30÷40
40÷50
50÷60
60÷70
70÷80
>80

PGM1*1

MONDO

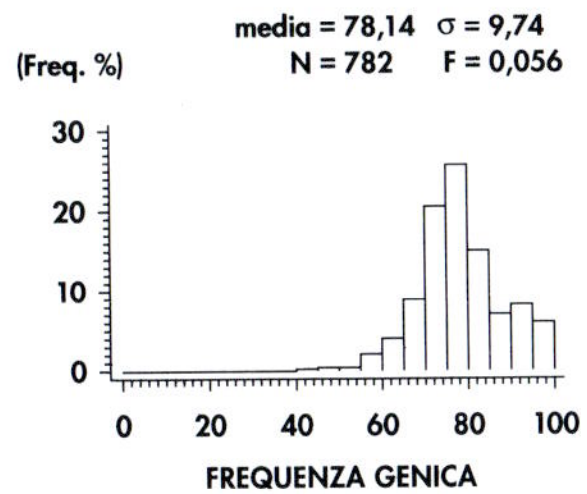
media = 78,14 σ = 9,74
N = 782 F = 0,056
(Freq. %)
30
20
10
0
0
20
40
60
80
100
FREQUENZA GENICA

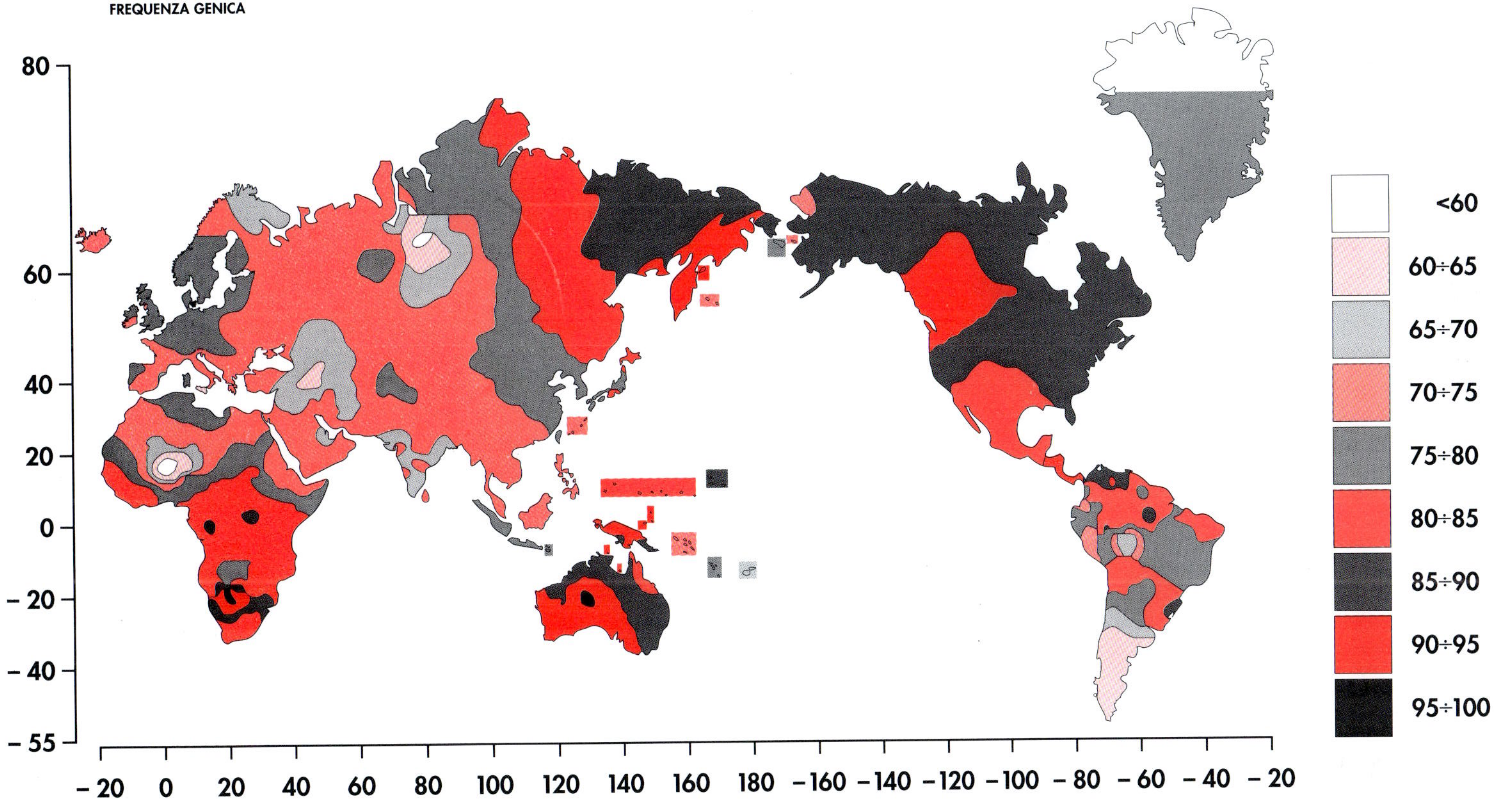
80
60
40
20
0
- 20
- 40
- 55
- 20
0
20
40
60
80
100
120
140
160
180
- 160
- 140
- 120
- 100
- 80
- 60
- 40
- 20
<60
60÷65
65÷70
70÷75
75÷80
80÷85
85÷90
90÷95
95÷100

RH*CDe

22 MONDO

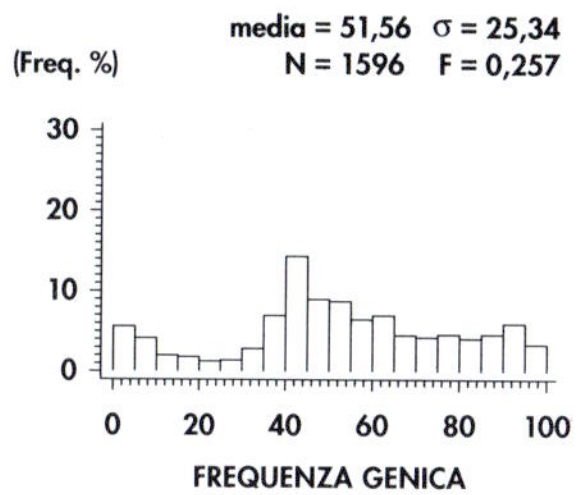

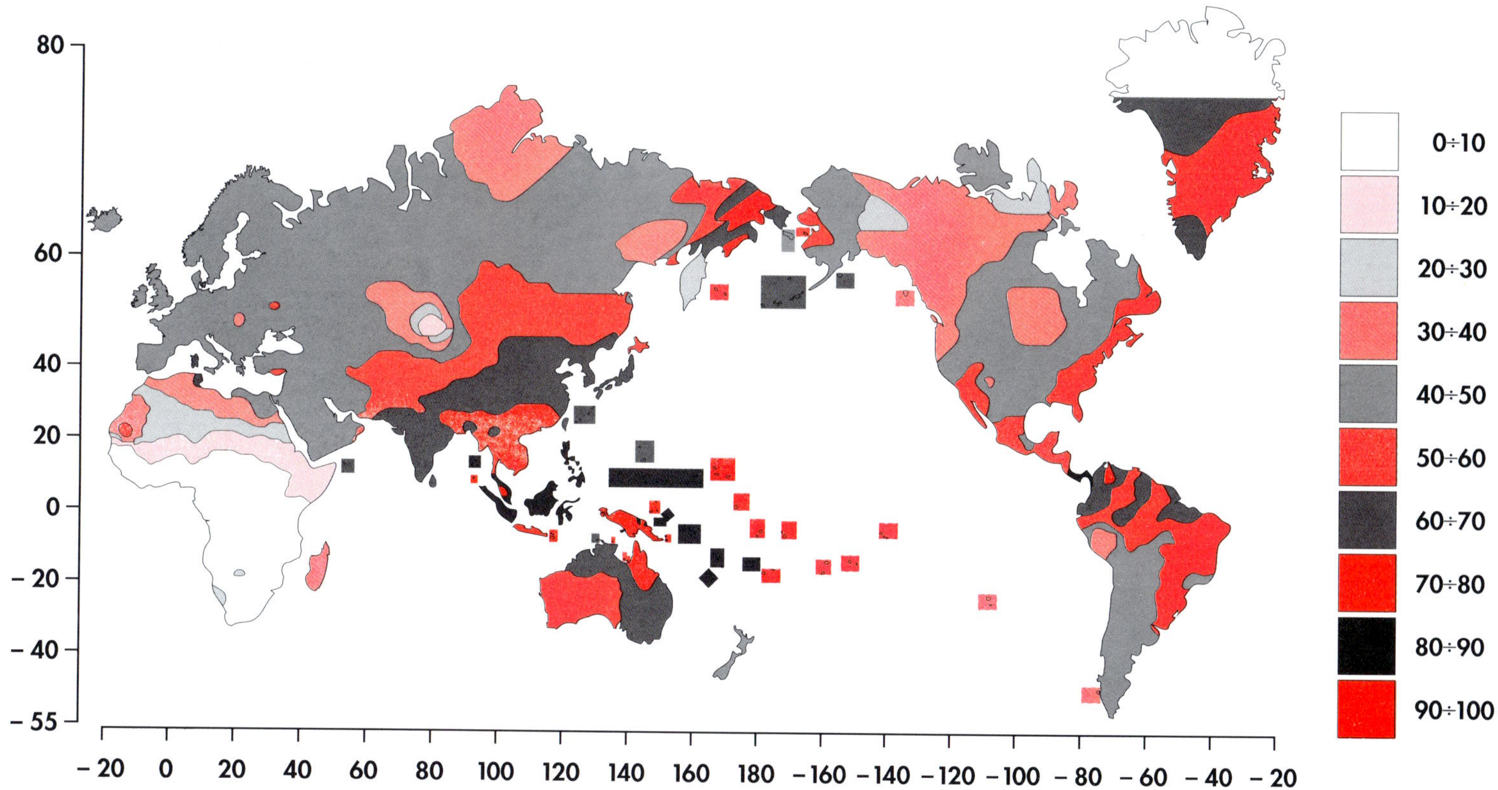

RH*cDe

MONDO

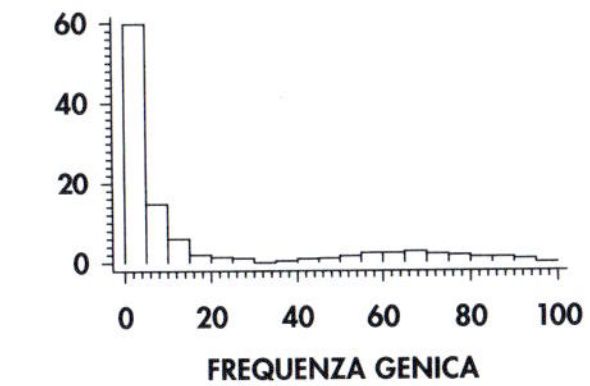
(Freq. %)
media = 13,58 σ = 22,62
N = 1596 F = 0,436
60
40
20
0
0
20
40
60
80
100
FREQUENZA GENICA

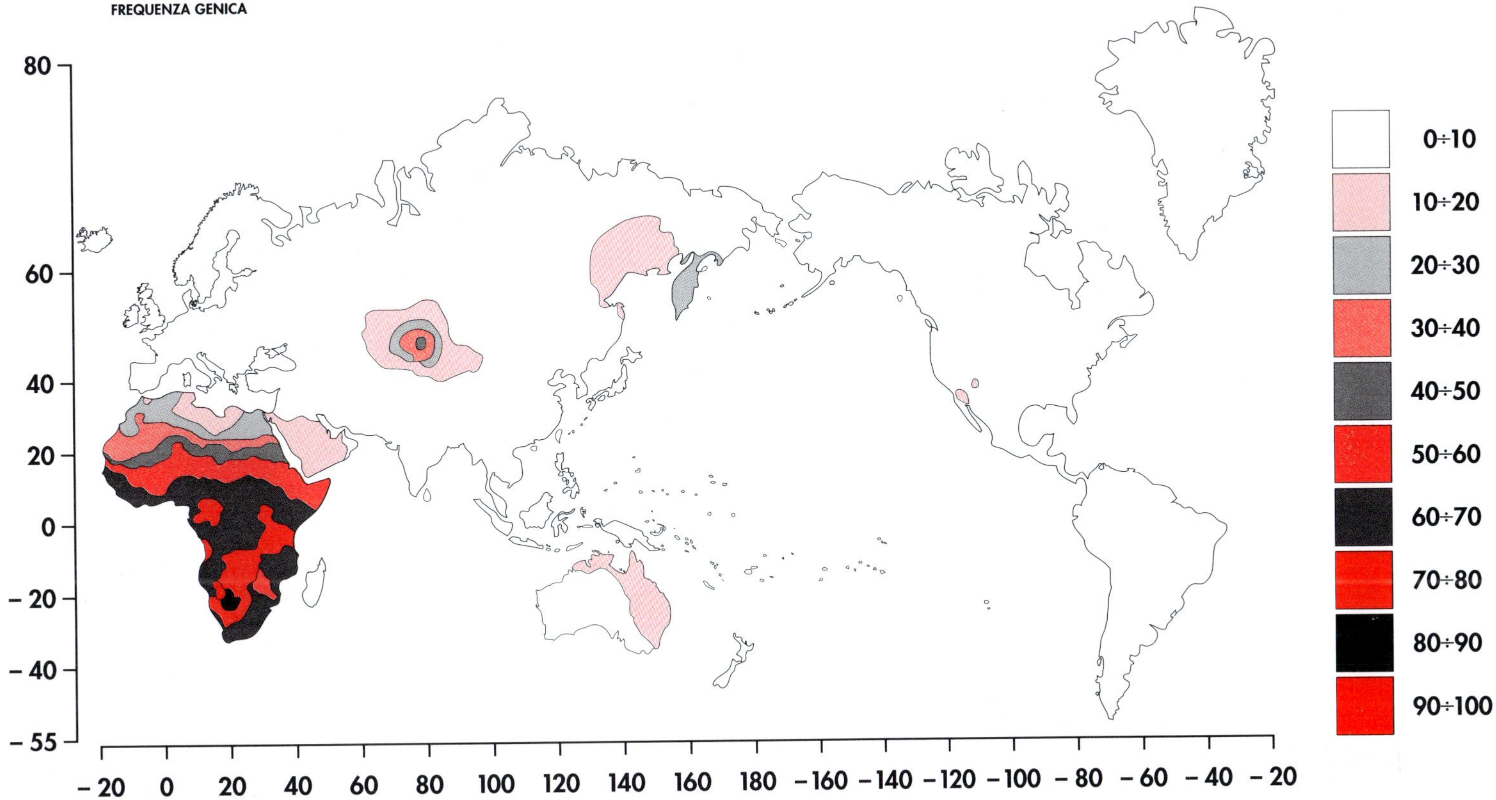
80
60
40
20
0
– 20
– 40
– 55
– 20
0
20
40
60
80
100
120
140
160
180
– 160
– 140
– 120
– 100
– 80
– 60
– 40
– 20
0÷10
10÷20
20÷30
30÷40
40÷50
50÷60
60÷70
70÷80
80÷90
90÷100

*RH*cde*

MONDO

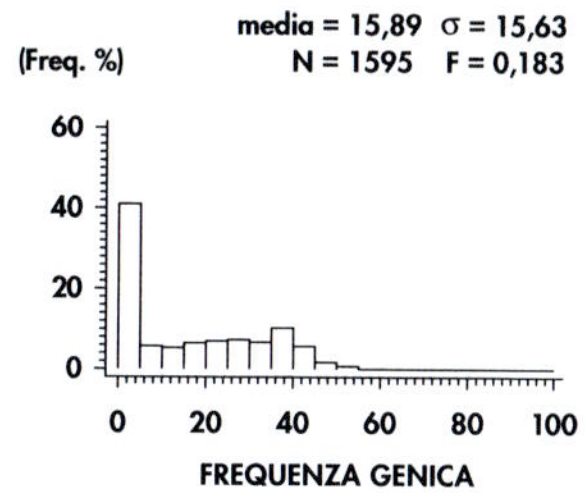
media = 15,89 σ = 15,63
N = 1595 F = 0,183
(Freq. %)
60
40
20
0
0
20
40
60
80
100
FREQUENZA GENICA

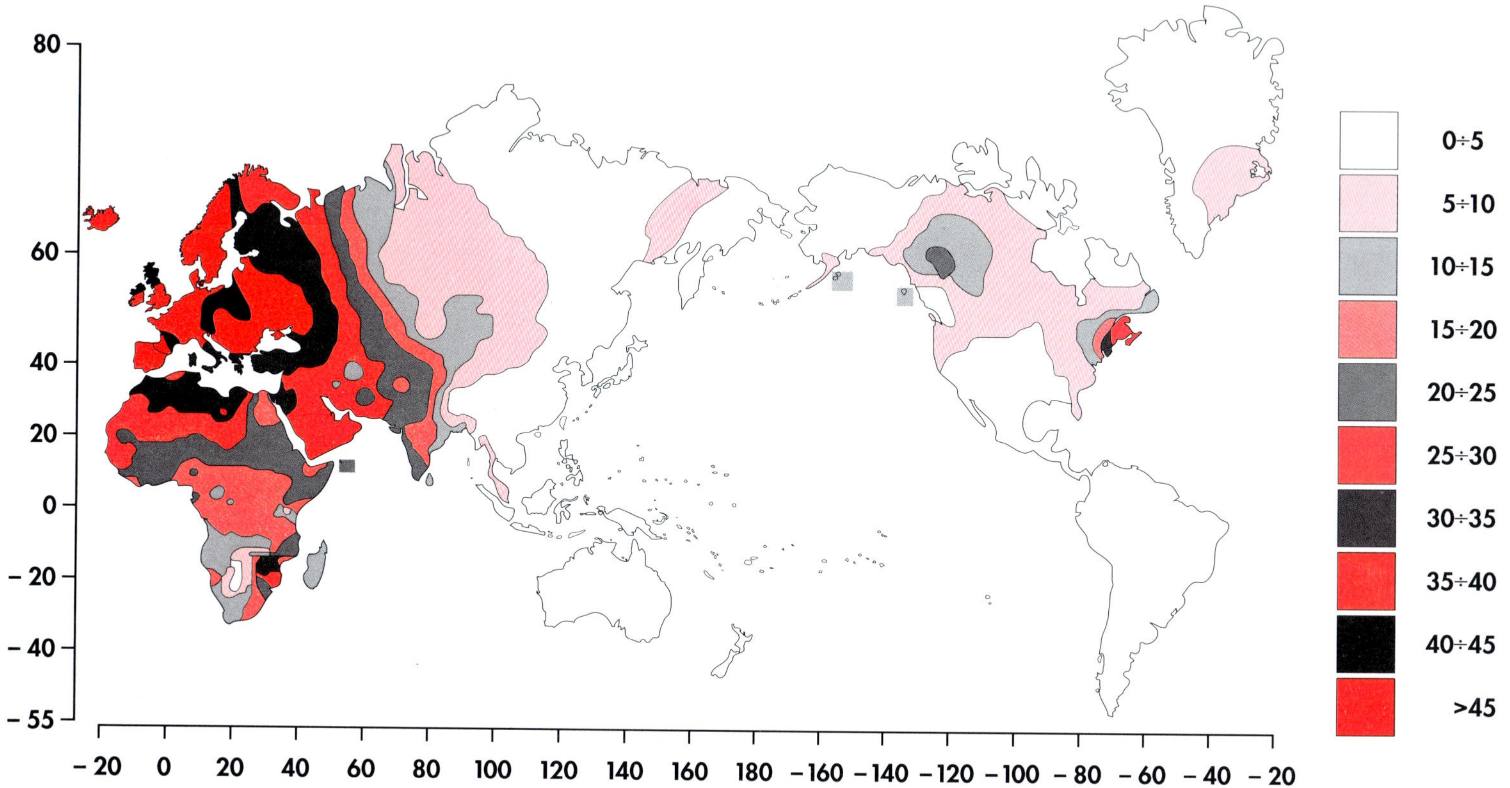
80
60
40
20
0
- 20
- 40
- 55
- 20
0
20
40
60
80
100
120
140
160
180
- 160
- 140
- 120
- 100
- 80
- 60
- 40
- 20
0÷5
5÷10
10÷15
15÷20
20÷25
25÷30
30÷35
35÷40
40÷45
>45

*FY*0*

AFRICA

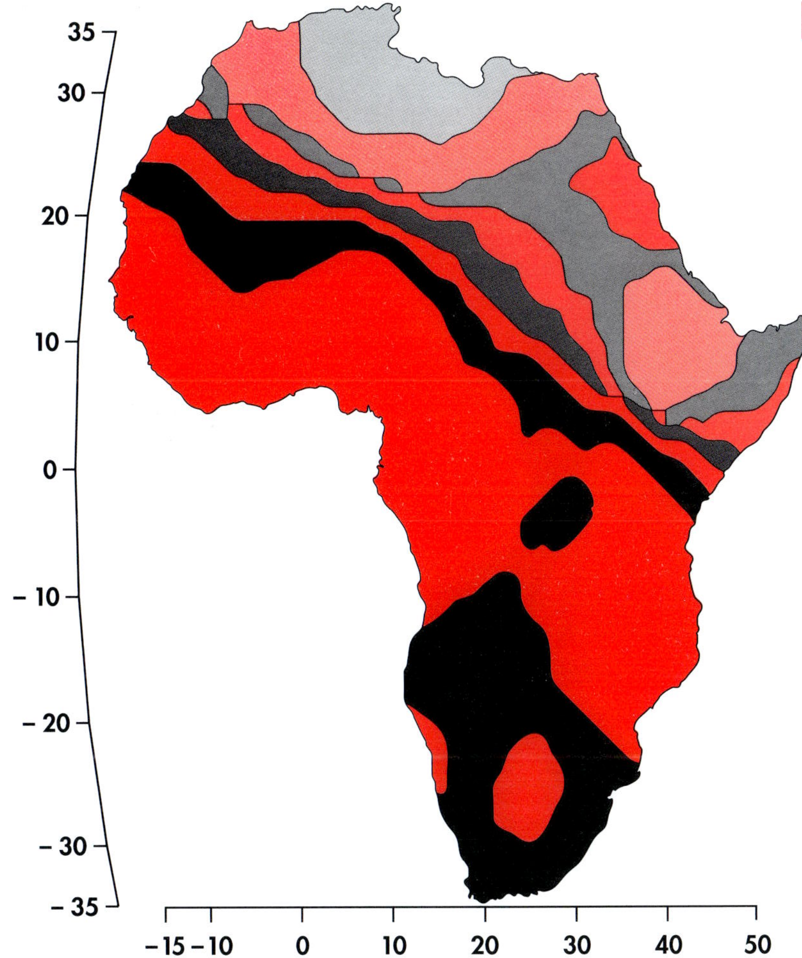

media = 91,41 σ = 15,82
N = 41 F = 0,319

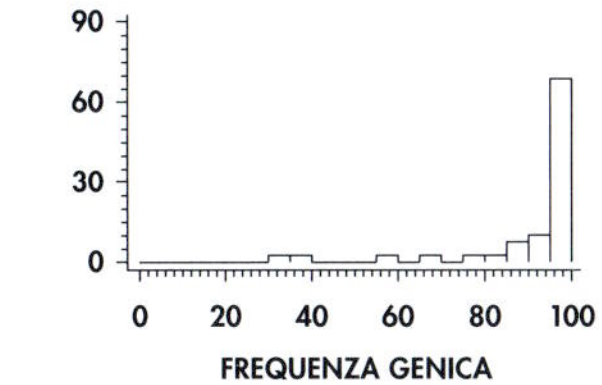

- <50
- 50÷70
- 70÷75
- 75÷80
- 80÷85
- 85÷90
- 90÷95
- 95÷100

G6PD*B+

26 AFRICA

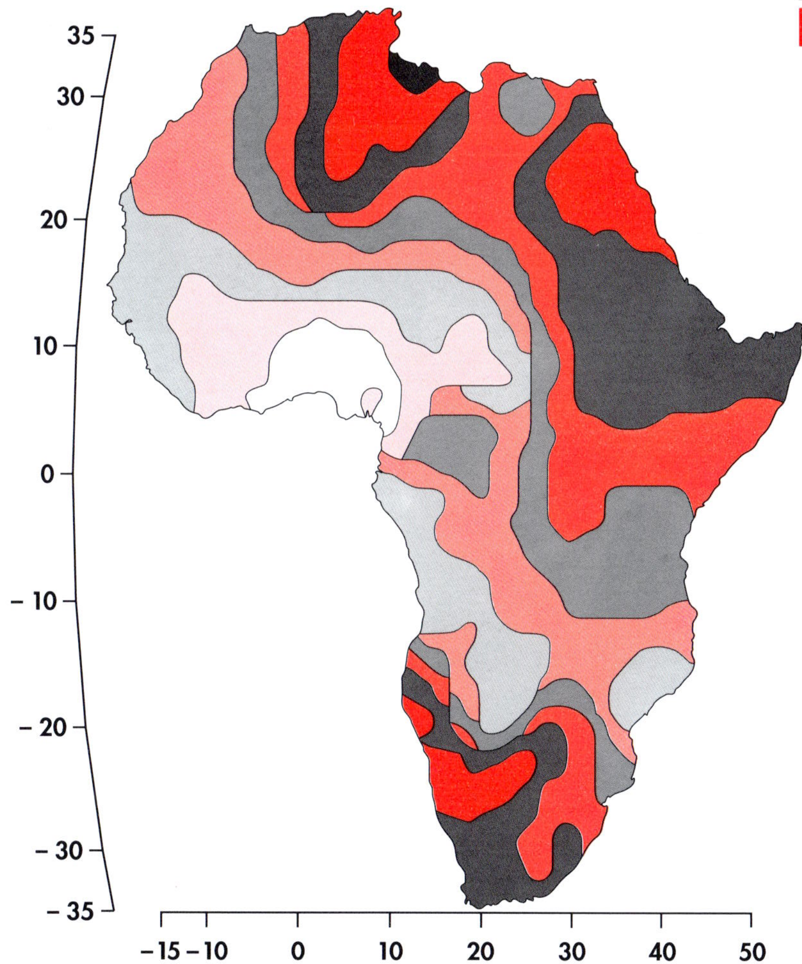

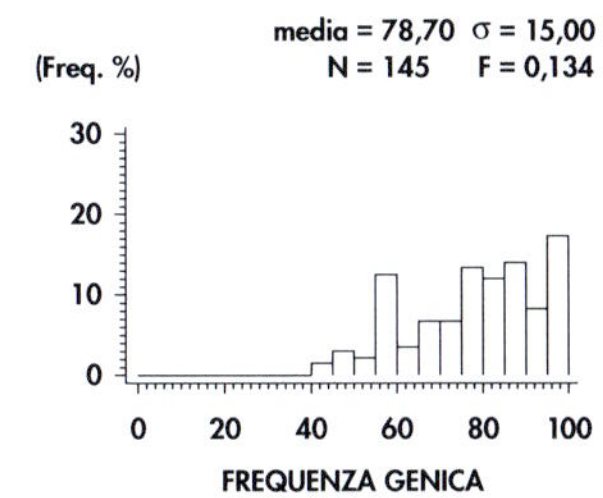

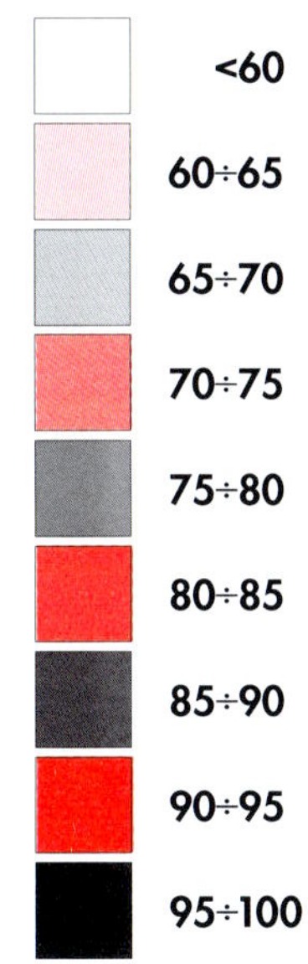

IGKC(KM)*(1&1,2)

27 ASIA

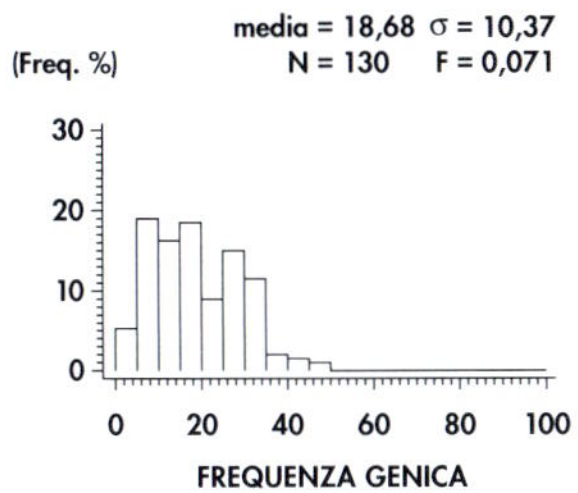

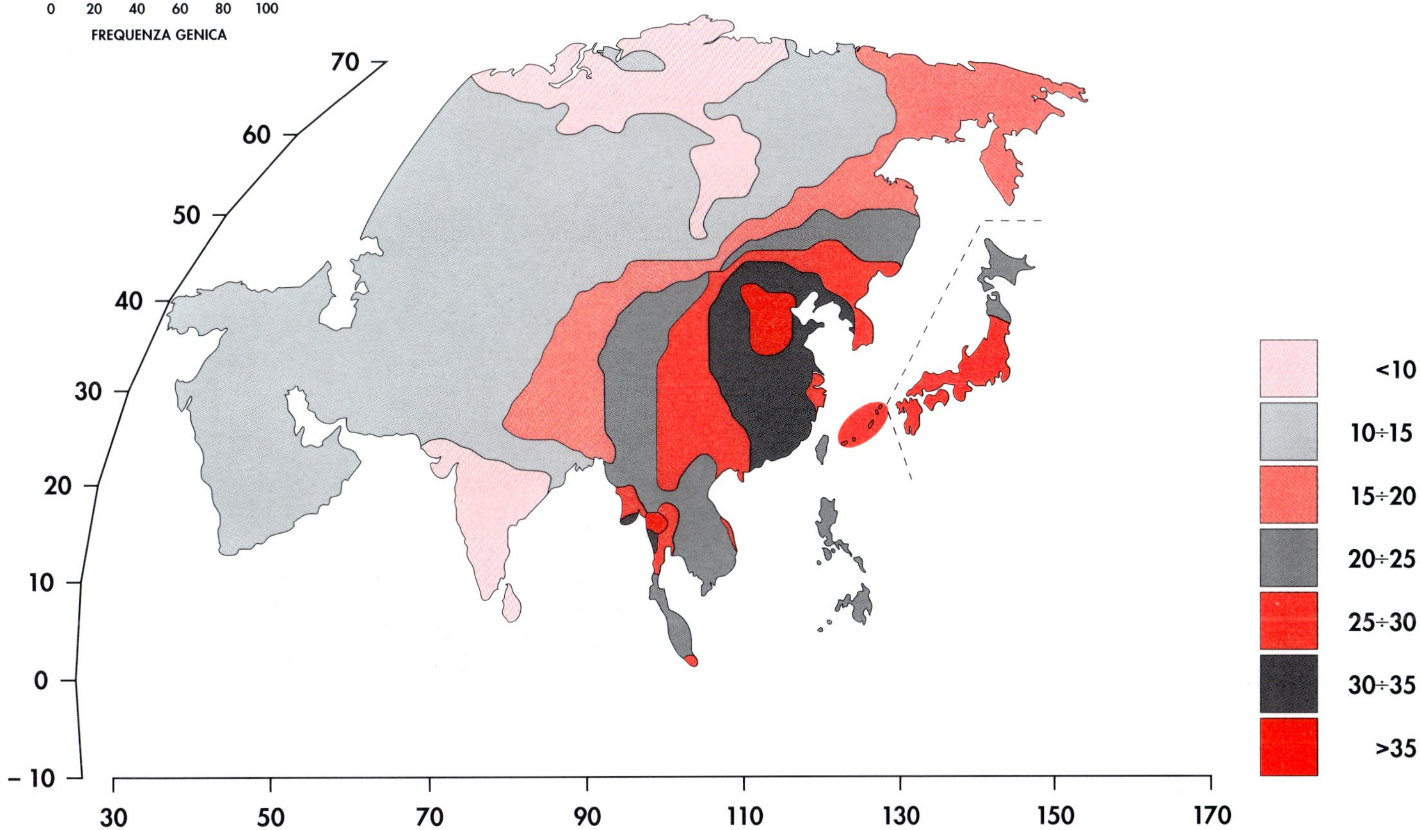

MNS*S

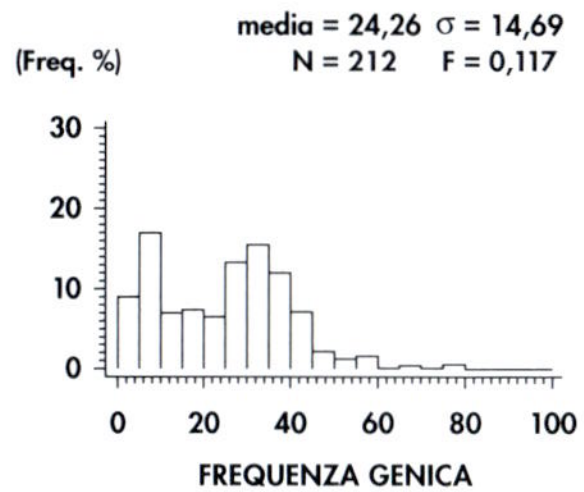

media = 24,26 σ = 14,69
N = 212 F = 0,117
(Freq. %)
30
20
10
0
0
20
40
60
80
100
FREQUENZA GENICA

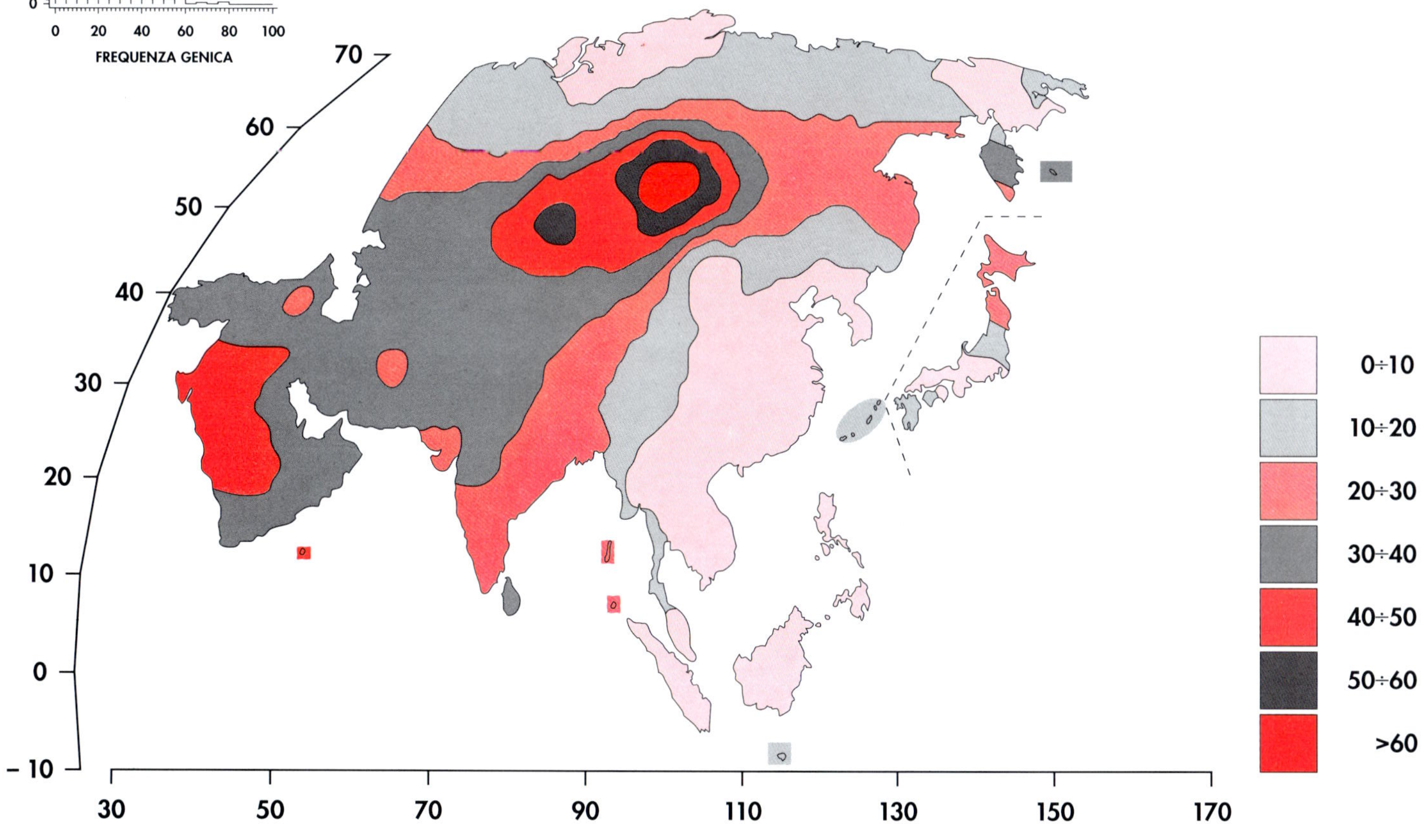

70
60
50
40
30
20
10
0
– 10
30
50
70
90
110
130
150
170
0÷10
10÷20
20÷30
30÷40
40÷50
50÷60
>60

HLAA*1

 EUROPA

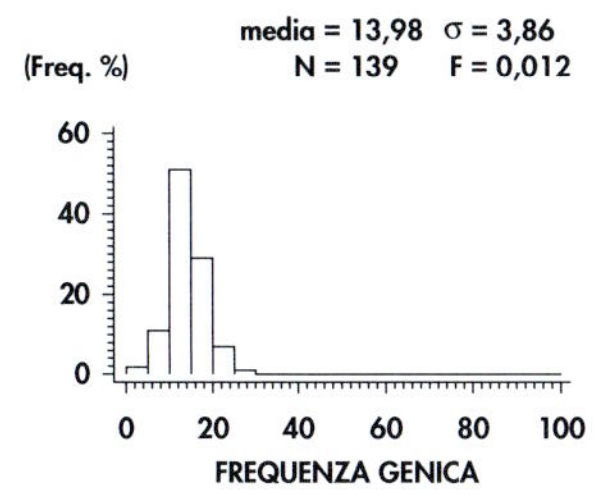

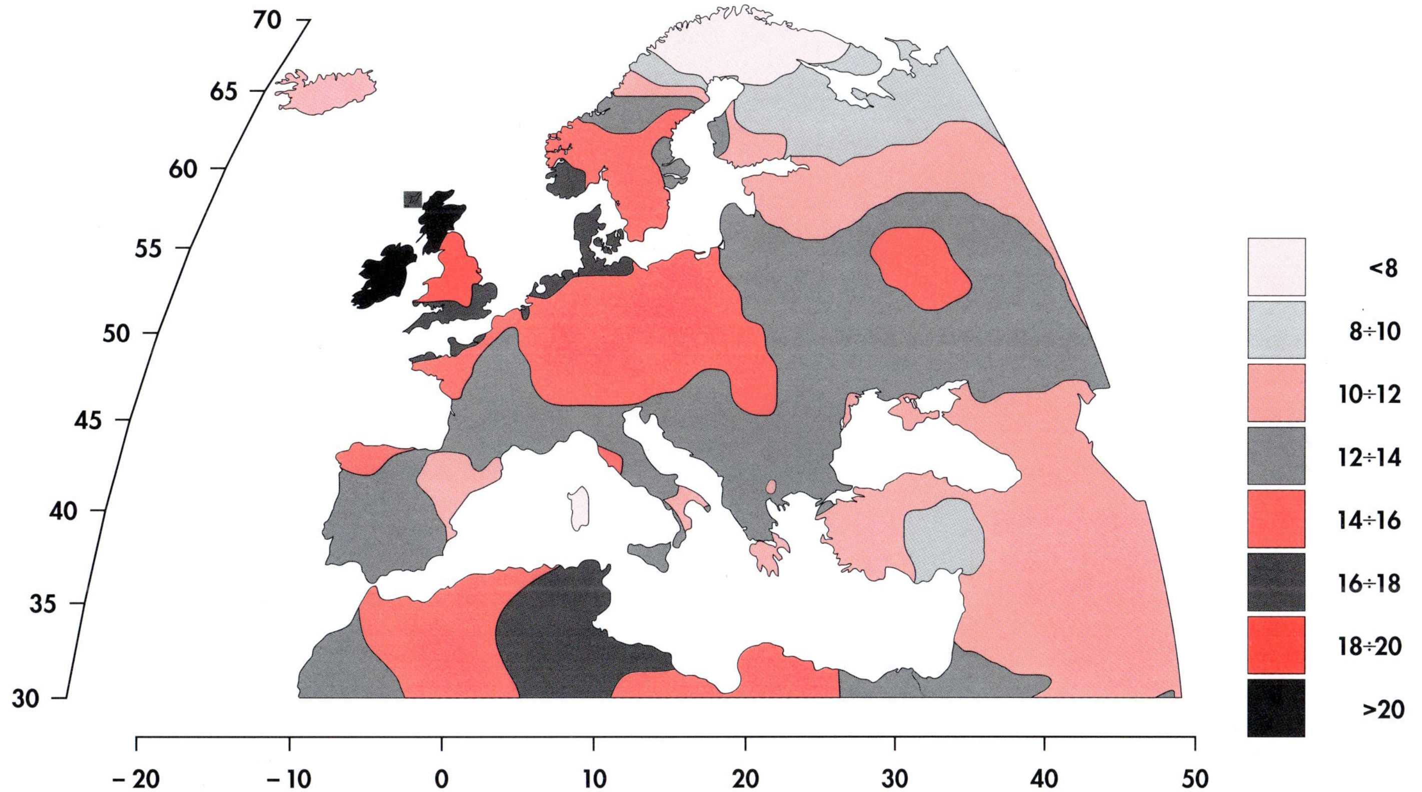

*HLAB*18*

 EUROPA

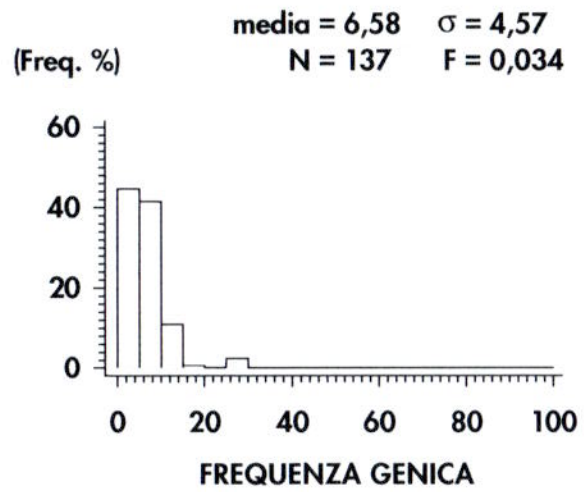

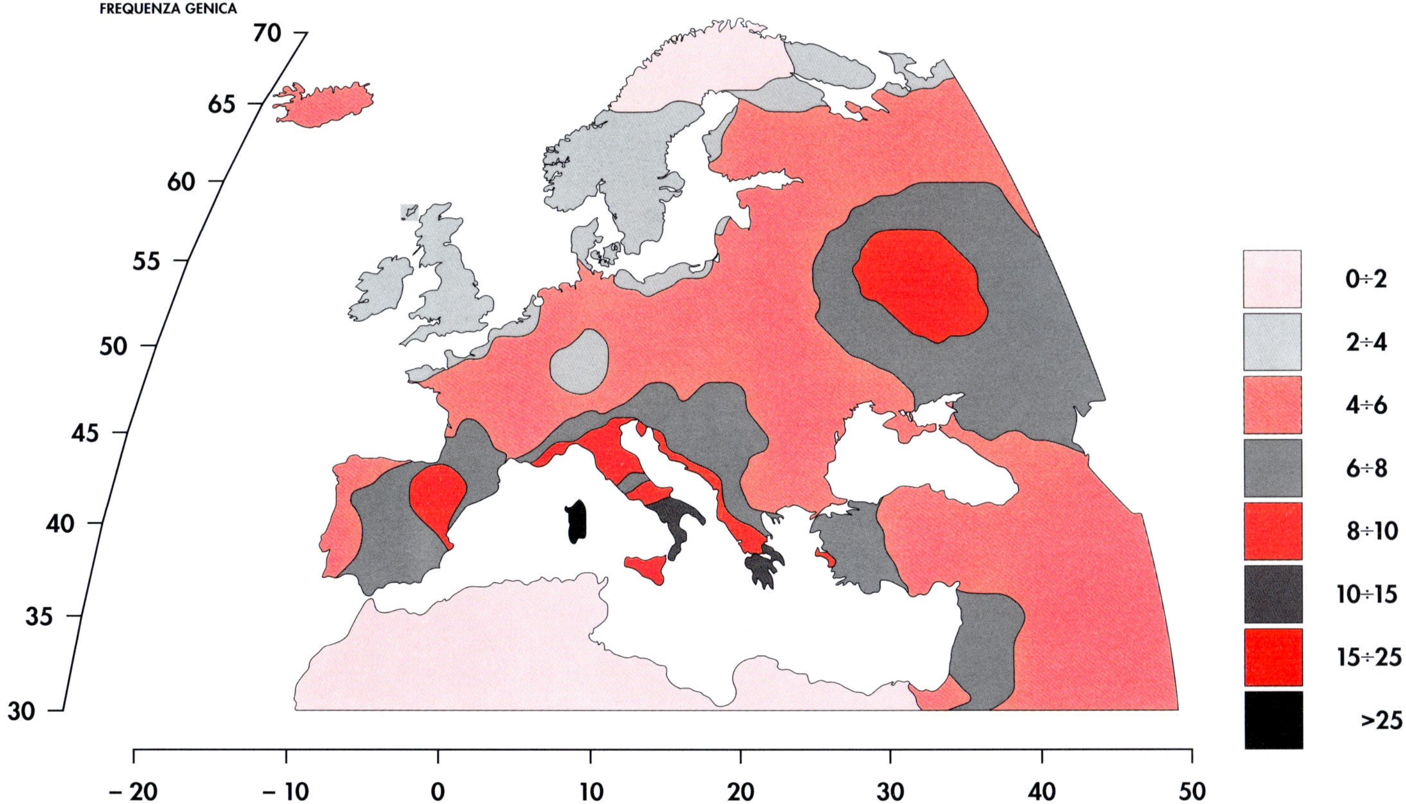

DI*A

31 AMERICA

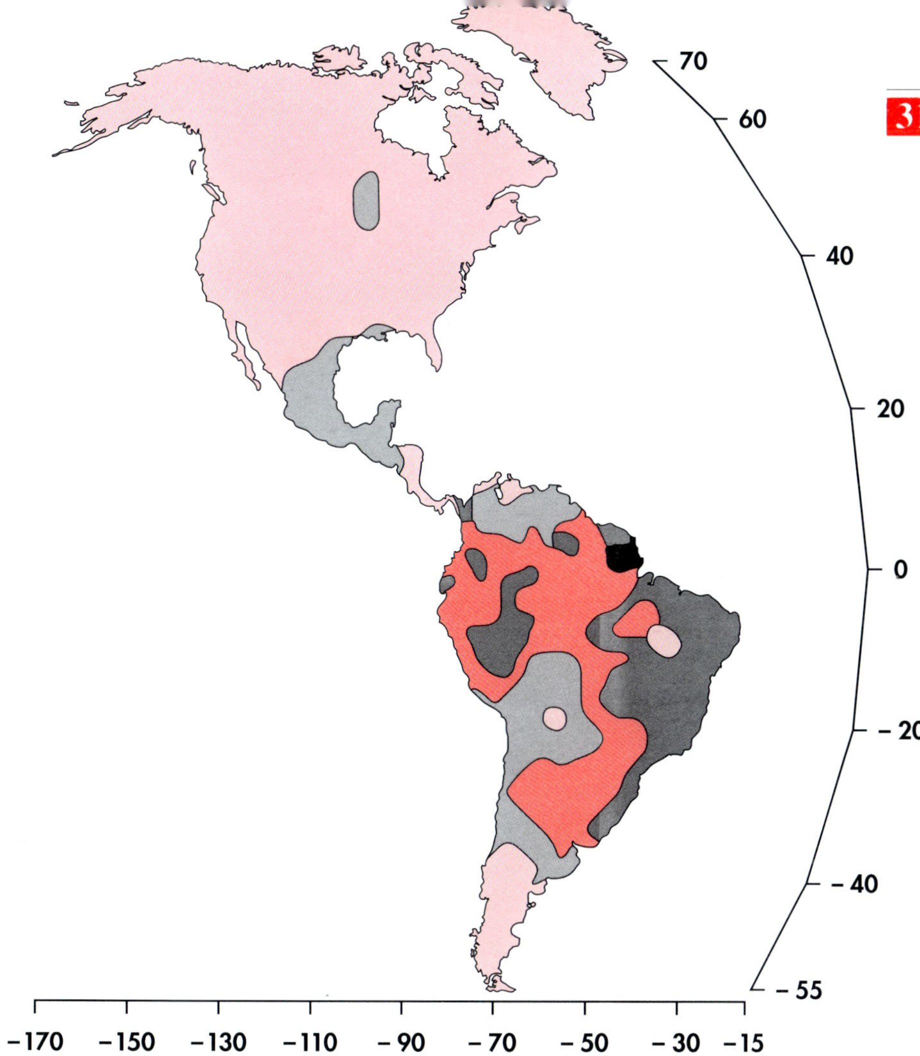

media = 9,56 σ = 9,99
N = 230 F = 0,115

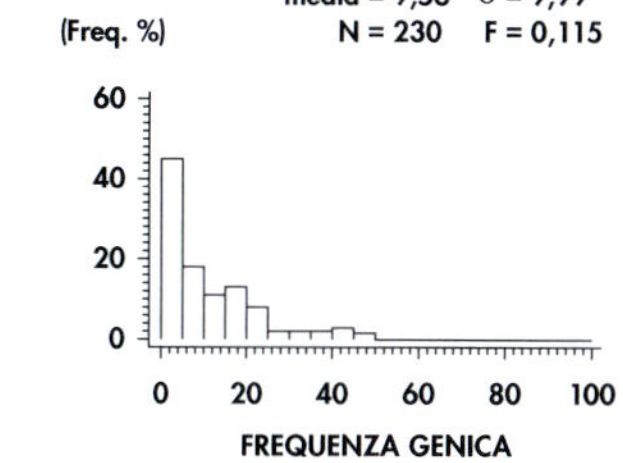

0÷5
5÷10
10÷15
15÷20
20÷25
25÷30
30÷35
>35

*FUT2(SE)*Se*

32 AMERICA

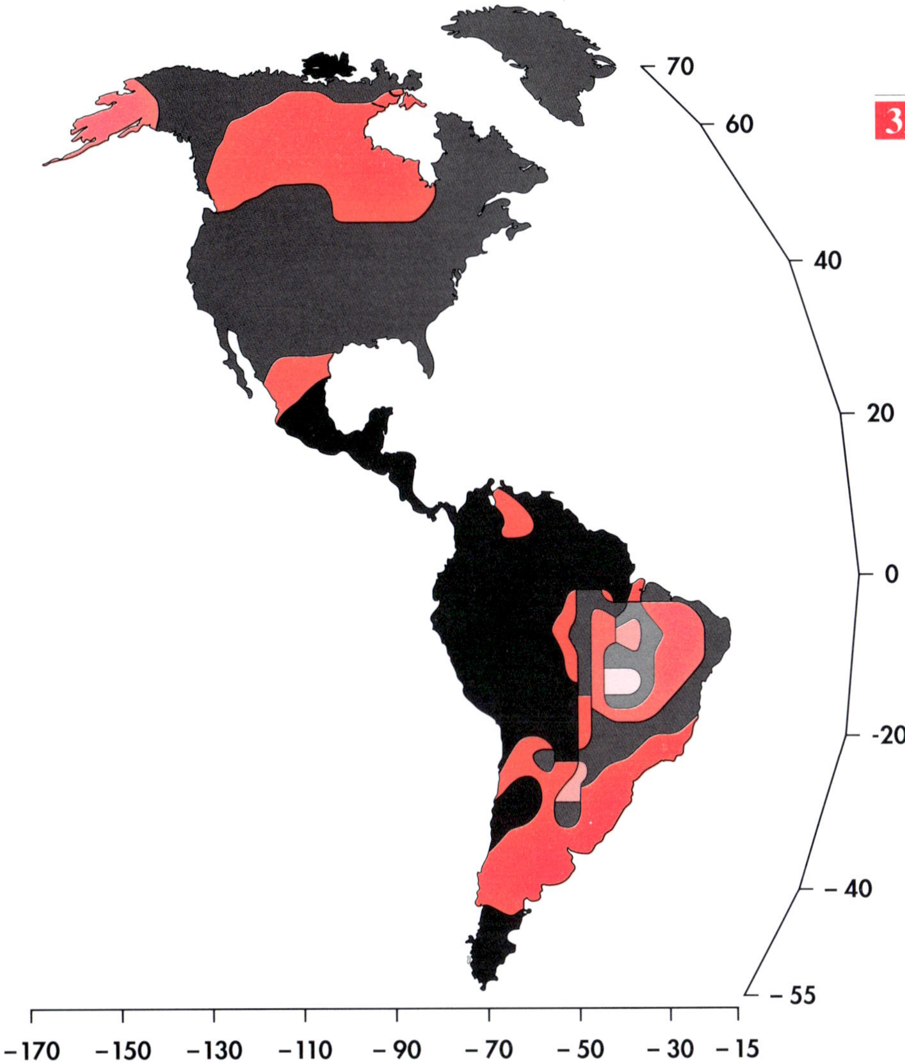

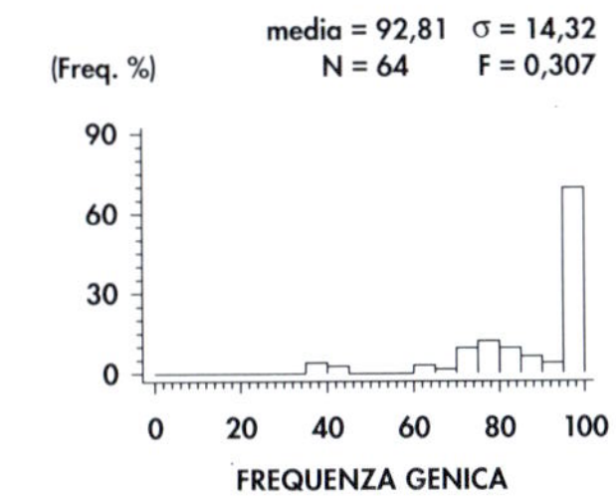

gli Adelphi

VOLUMI PUBBLICATI

1. Milan Kundera, *L'insostenibile leggerezza dell'essere* (19ª ediz.)
2. Konrad Lorenz, *L'anello di Re Salomone* (16ª ediz.)
3. J.R.R. Tolkien, *Lo hobbit* (15ª ediz.)
4. Fritjof Capra, *Il Tao della fisica* (12ª ediz.)
5. Karen Blixen, *Sette storie gotiche* (6ª ediz.)
6. Joseph Roth, *La Cripta dei Cappuccini* (9ª ediz.)
7. Gerald Durrell, *La mia famiglia e altri animali* (11ª ediz.)
8. Robert M. Pirsig, *Lo Zen e l'arte della manutenzione della motocicletta* (13ª ediz.)
9. Jan Potocki, *Manoscritto trovato a Saragozza* (5ª ediz.)
10. Nell Kimball, *Memorie di una maîtresse americana* (4ª ediz.)
11. John G. Neihardt, *Alce Nero parla* (9ª ediz.)
12. Douglas R. Hofstadter, *Gödel, Escher, Bach* (6ª ediz.)
13. Salvatore Satta, *Il giorno del giudizio* (6ª ediz.)
14. Giorgio Colli, *La sapienza greca, I* (3ª ediz.)
15. James Joyce, *Dedalus* (4ª ediz.)
16. René Guénon, *Simboli della Scienza sacra* (5ª ediz.)
17. Georg Groddeck, *Il libro dell'Es* (7ª ediz.)
18. Arthur Schnitzler, *Il ritorno di Casanova* (6ª ediz.)
19. Antonin Artaud, *Eliogabalo* (2ª ediz.)
20. *Vita di Milarepa*, a cura di J. Bacot (3ª ediz.)
21. Milan Kundera, *Lo scherzo* (10ª ediz.)
22. M.P. Shiel, *La nube purpurea* (3ª ediz.)
23. René Daumal, *Il Monte Analogo* (4ª ediz.)
24. Konrad Lorenz, *L'altra faccia dello specchio* (5ª ediz.)
25. Elias Canetti, *La lingua salvata* (8ª ediz.)
26. Roberto Calasso, *Le nozze di Cadmo e Armonia* (8ª ediz.)
27. Georges Simenon, *L'uomo che guardava passare i treni* (11ª ediz.)
28. Joseph Roth, *La milleduesima notte* (6ª ediz.)
29. *Bhagavadgītā*, a cura di A.-M. Esnoul (5ª ediz.)
30. Henry Corbin, *Storia della filosofia islamica* (2ª ediz.)
31. Michel de Montaigne, *Saggi*, due voll. (3ª ediz.)
32. Robert Walser, *Jakob von Gunten*
33. Giorgio Colli, *La sapienza greca, II* (2ª ediz.)
34. Milan Kundera, *La vita è altrove* (8ª ediz.)
35. Douglas R. Hofstadter-Daniel C. Dennett, *L'io della mente* (3ª ediz.)
36. Karl Kraus, *Detti e contraddetti* (3ª ediz.)
37. Georges Simenon, *Betty* (7ª ediz.)
38. Joseph Roth, *Giobbe* (7ª ediz.)
39. Guido Morselli, *Roma senza papa* (2ª ediz.)
40. Adolf Loos, *Parole nel vuoto* (4ª ediz.)
41. *Zhuang-zi* [*Chuang-tzu*] (2ª ediz.)
42. *Il Cantico dei Cantici*, a cura di Guido Ceronetti (5ª ediz.)
43. Benedetto Croce, *Storia d'Europa nel secolo decimonono* (2ª ediz.)
44. Karen Blixen, *Racconti d'inverno* (5ª ediz.)
45. Jurgis Baltrušaitis, *Il Medioevo fantastico* (4ª ediz.)
46. Glenn Gould, *L'ala del turbine intelligente* (3ª ediz.)
47. Milan Kundera, *L'immortalità* (7ª ediz.)
48. Giorgio Colli, *La sapienza greca, III* (2ª ediz.)
49. *Il diario di Nijinsky*

50. Edwin A. Abbott, *Flatlandia* (7ª ediz.)
51. Georges I. Gurdjieff, *Incontri con uomini straordinari* (5ª ediz.)
52. *I Vangeli gnostici*, a cura di Luigi Moraldi (5ª ediz.)
53. Georges Simenon, *Pietr il Lettone* (4ª ediz.)
54. Fleur Jaeggy, *I beati anni del castigo* (4ª ediz.)
55. Georges Simenon, *L'impiccato di Saint-Pholien* (5ª ediz.)
56. Friedrich Hölderlin, *Le liriche* (2ª ediz.)
57. Aśvaghoṣa, *Le gesta del Buddha* (2ª ediz.)
58. Joseph Roth, *Confessione di un assassino* (4ª ediz.)
59. Marco Polo, *Milione*
60. Gitta Sereny, *In quelle tenebre* (2ª ediz.)
61. Henri-Pierre Roché, *Jules e Jim* (5ª ediz.)
62. Elias Canetti, *Il frutto del fuoco* (3ª ediz.)
63. Georges Simenon, *La ballerina del Gai-Moulin* (5ª ediz.)
64. Roberto Calasso, *La rovina di Kasch*
65. Brantôme, *Le dame galanti*
66. Ingeborg Bachmann, *Tre sentieri per il lago* (3ª ediz.)
67. Milan Kundera, *Amori ridicoli* (7ª ediz.)
68. Georges Simenon, *Il defunto signor Gallet* (5ª ediz.)
69. Djuna Barnes, *La foresta della notte*
70. Herman Melville, *Moby Dick o la Balena* (6ª ediz.)
71. *Tao tê ching*, a cura di J.J.L. Duyvendak (4ª ediz.)
72. Georges Simenon, *Il porto delle nebbie* (7ª ediz.)
73. Emanuele Severino, *Essenza del nichilismo*
74. Robert M. Pirsig, *Lila* (3ª ediz.)
75. Georges Simenon, *Il cane giallo* (6ª ediz.)
76. Karen Blixen, *Ultimi racconti* (3ª ediz.)
77. Elias Canetti, *Il gioco degli occhi* (3ª ediz.)
78. Bruce Chatwin, *Le Vie dei Canti* (7ª ediz.)
79. Oliver Sacks, *Risvegli* (3ª ediz.)
80. *I Ching. Il Libro dei Mutamenti* (6ª ediz.)
81. Georges Simenon, *Il pazzo di Bergerac* (4ª ediz.)
82. Joseph Roth, *Fuga senza fine* (4ª ediz.)
83. Thomas Bernhard, *Perturbamento* (2ª ediz.)
84. Georges Simenon, *Una testa in gioco* (4ª ediz.)
85. Immanuel Kant, *Critica della ragione pura* (2ª ediz.)
86. Aldous Huxley, *La Filosofia Perenne*
87. Robert Hughes, *La riva fatale*
88. Georges Simenon, *La balera da due soldi* (5ª ediz.)
89. *Il libro degli Eroi*, a cura di Georges Dumézil
90. J. M. Jauch, *Sulla realtà dei quanti*
91. Karl Kraus, *Gli ultimi giorni dell'umanità*
92. Georges Simenon, *Un delitto in Olanda* (5ª ediz.)
93. Etty Hillesum, *Diario 1941-1943* (5ª ediz.)
94. Joseph Roth, *La Marcia di Radetzky* (4ª ediz.)
95. Pietro Citati, *Tolstoj*
96. Bruce Chatwin, *Sulla collina nera* (6ª ediz.)
97. Julian Jaynes, *Il crollo della mente bicamerale e l'origine della coscienza*
98. Irenäus Eibl-Eibesfeldt, *Amore e odio*
99. Georges Simenon, *Il Crocevia delle Tre Vedove* (6ª ediz.)
100. Hugo von Hofmannsthal, *Il libro degli amici*
101. Georges Simenon, *Il caso Saint-Fiacre* (4ª ediz.)
102. Colette, *Il puro e l'impuro* (2ª ediz.)
103. Vladimir Nabokov, *Lolita* (8ª ediz.)

104. Georges Simenon, *La casa dei fiamminghi* (3ª ediz.)
105. Franz Werfel, *Una scrittura femminile azzurro pallido* (5ª ediz.)
106. Anna Maria Ortese, *Il cardillo addolorato* (4ª ediz.)
107. Elémire Zolla, *I mistici dell'Occidente, I*
108. Elémire Zolla, *I mistici dell'Occidente, II*
109. Georges Simenon, *Liberty Bar* (4ª ediz.)
110. Henri-Pierre Roché, *Le due inglesi e il continente* (2ª ediz.)
111. *Le lettere di Groucho Marx* (3ª ediz.)
112. Milan Kundera, *Il valzer degli addii* (6ª ediz.)
113. Stendhal, *Vita di Henry Brulard - Ricordi d'egotismo*
114. Georges Simenon, *L'ombra cinese* (4ª ediz.)
115. Álvaro Mutis, *L'ultimo scalo del Tramp Steamer* (2ª ediz.)
116. Bruce Chatwin, *Il viceré di Ouidah* (3ª ediz.)
117. Theodore Sturgeon, *Cristalli sognanti*
118. Georges Simenon, *Il cavallante della «Providence»* (3ª ediz.)
119. Georges Simenon, *Pedigree* (3ª ediz.)
120. Charles Dickens, *Il Circolo Pickwick* (3ª ediz.)
121. Ernst Jünger, *Un incontro pericoloso*
122. Georges Simenon, *All'Insegna di Terranova* (4ª ediz.)
123. Helga Schneider, *Il rogo di Berlino* (3ª ediz.)
124. Vladimir Nabokov, *Il dono* (2ª ediz.)
125. Milan Kundera, *Il libro del riso e dell'oblio* (4ª ediz.)
126. James M. Cain, *La morte paga doppio*
127. Georges Simenon, *La chiusa n. 1* (3ª ediz.)
128. Willa Cather, *Una signora perduta*
129. Fleur Jaeggy, *La paura del cielo*
130. Norman Maclean, *In mezzo scorre il fiume*
131. Arthur Schnitzler, *Doppio sogno* (10ª ediz.)
132. Leo Perutz, *Tempo di spettri*
133. Georges Simenon, *La casa del giudice* (4ª ediz.)
134. Oliver Sacks, *Un antropologo su Marte* (2ª ediz.)
135. Norman Lewis, *Napoli '44*
136. Georges Simenon, *Maigret* (5ª ediz.)
137. Charles Duff, *Manuale del boia*
138. Wanda von Sacher-Masoch, *Le mie confessioni*
139. Robert Louis Stevenson, *L'Isola del Tesoro* (2ª ediz.)
140. Georges Simenon, *I sotterranei del Majestic* (4ª ediz.)
141. Arthur Schopenhauer, *Parerga e paralipomena* (due voll.)
142. Cathleen Schine, *La lettera d'amore* (7ª ediz.)
143. J.-J. Langendorf, *Una sfida nel Kurdistan*
144. Alexandre Dumas, *La Sanfelice* (due voll.)
145. Georges Simenon, *L'uomo di Londra* (4ª ediz.)
146. *Jung parla*
147. Georges Simenon, *L'ispettore Cadavre* (4ª ediz.)
148. Milan Kundera, *La lentezza* (5ª ediz.)
149. Max Stirner, *L'unico e la sua proprietà*
150. Margarete Buber-Neumann, *Milena, l'amica di Kafka*
151. Eric Ambler, *Il caso Schirmer* (2ª ediz.)
152. James M. Cain, *Il postino suona sempre due volte*
153. Varlam Šalamov, *I racconti della Kolyma* (2ª ediz.)
154. Georges Simenon, *Le vacanze di Maigret* (4ª ediz.)
155. Piero Meldini, *L'avvocata delle vertigini*
156. Benedetto Croce, *Storie e leggende napoletane*
157. Georges Simenon, *Firmato Picpus* (2ª ediz.)
158. Thomas Bernhard, *Il soccombente*

159. Roberto Calasso, *Ka*
160. David Vogel, *Vita coniugale*
161. Georges Simenon, *Il mio amico Maigret* (2ª ediz.)
162. Leonardo Sciascia, *A ciascuno il suo* (3ª ediz.)
163. Bruce Chatwin, *Utz* (2ª ediz.)
164. Antonello Gerbi, *La disputa del Nuovo Mondo*
165. J.R. Ackerley, *Mio padre e io*
166. Serena Vitale, *Il bottone di Puškin*
167. Georges Simenon, *Maigret a New York* (2ª ediz.)
168. David Garnett, *Aspetti dell'amore*
169. Charles Sprawson, *L'ombra del Massaggiatore Nero*
170. Eric Ambler, *La maschera di Dimitrios* (3ª ediz.)
171. Alberto Arbasino, *Fratelli d'Italia*
172. Milan Kundera, *I testamenti traditi* (2ª ediz.)
173. Georges Simenon, *Maigret e la vecchia signora* (2ª ediz.)
174. Frank McCourt, *Le ceneri di Angela* (2ª ediz.)
175. Georges Simenon, *Cécile è morta*
176. Robert Byron, *La via per l'Oxiana*
177. Andrzej Szczypiorski, *La bella signora Seidenman*
178. Georges Simenon, *I Pitard*
179. Georges Simenon, *Il morto di Maigret*

FINITO DI STAMPARE NEL NOVEMBRE 2000
DAL CONSORZIO ARTIGIANO « L.V.G. » - AZZATE

Printed in Italy

gli Adelphi
Periodico mensile: N. 180/2000
Registr. Trib. di Milano N. 284 del 17.4.1989
Direttore responsabile: Roberto Calasso